HUBERT FEIEREIS und REINHARD SALLER

Erweiterte Schulmedizin

Band 2: Psychosomatische Medizin und Psychotherapie

Ein Lesebuch für alle Fachgebiete

Erweiterte Schulmedizin

Anwendung in Diagnostik und Therapie

Herausgegeben von Reinhard Saller und Hubert Feiereis

Band 2:
Psychosomatische Medizin und Psychotherapie

Ein Lesebuch für alle Fachgebiete

Herausgegeben
von
Hubert Feiereis und Reinhard Saller

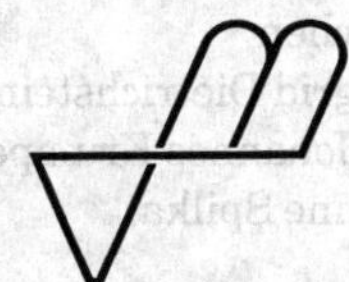

Hans Marseille Verlag GmbH München

Prof. Dr. HUBERT FEIEREIS
Medizinische Universität
Ratzeburger Allee 160
23538 Lübeck

Prof. Dr. REINHARD SALLER
Departement für Innere Medizin
Universitätsspital
Rämistraße 100
CH-8091 Zürich

Inhaber: Hans Marseille, Verleger, München
Herstellungsbüro Wien: Karl Binder, Ingrid Dietrichstein, Wolfgang Habesohn, Helmut Krumpel, Johannes Krumpel, Michael Miedler, Heinrich Spilka, Hermine Spilka, Alice Walter, Harald Wölfig
Druck (auf chlorfrei gebleichtem Papier) und Bindung: Ebner Ulm

Inhaltsverzeichnis

Vorwort

R. SALLER, Zürich

In diesem Buch wird eine umfassende ganzheitliche Betrachtung der Erkrankungen des Menschen in den Vordergrund gestellt. Unabhängig von allen Modeströmungen bleibt ein gut fundiertes psychosomatisches Wissen ein Grundbestandteil ärztlicher Tätigkeit. In diesem Zusammenhang sei auf den Beitrag von CURTIUS (Hippokrates), vor 34 Jahren geschrieben, hingewiesen, der noch heute unverändert gilt.

Außer der Beschreibung der sehr verschiedenartigen Erkrankungen werden neben den patientenbezogenen Erfahrungen Strukturen psychosomatischen Denkens und Handelns aufgezeigt. In jedem Beitrag wird deutlich, daß psychosomatische Krankheiten aber auch sehr reale Krankheiten sind.

Die Artikel weisen darüber hinaus auf die Bedeutung des Inhalts und der Form von Sprechen und Sprache hin, angefangen von der Anamnese, über die Diagnose zur Therapie und damit auf die Rolle der Psychosomatik und Psychotherapie in allen Bereichen der Medizin.

Die Herausgeber hoffen, daß die Anregungen und Informationen auch langfristig aufgegriffen, vertieft und erweitert werden, sowohl in der Klinik als auch in der Praxis.

Ärztinnen und Ärzte aller Fachgebiete sind eingeladen, sich einzulassen auf dieses spannende, umfangreiche, und zutiefst befriedigende Aufgabenfeld der Medizin.

Den Autoren danken wir herzlich! Ihr großes Entgegenkommen hat ein pünktliches Erscheinen des Buches ermöglicht.

Psychologische Therapie bei chronischen und akuten Schmerzen

Grundlagen, Methoden und Effektivität

H.-D. BASLER, Marburg, und S. UNNEWEHR, Berlin

Einleitung

Schätzungen zufolge leiden in der Bundesrepublik Deutschland etwa 3 Millionen Menschen an chronischen Schmerzen, davon 90% an schweren Kopf- oder Rückenschmerzen. Fast 10% der Gesamtbevölkerung nehmen regelmäßig Schmerzmedikamente, wobei von den über 600 verschiedenen Analgetikapräparaten, die auf dem Markt erhältlich sind, jährlich etwa 130 Millionen Packungen verbraucht werden (19).

Neben den direkten Krankheitskosten hat die hohe Zahl chronischer Schmerzerkrankungen auch eine erhebliche sozioökonomische Bedeutung: Es kommt jährlich zu etwa 20 Millionen krankheitsbedingten Fehltagen am Arbeitsplatz. Nur etwa 40–50% der Patienten, die länger als 6 Monate arbeitsunfähig geschrieben wurden, kehren in den Arbeitsprozeß zurück, so daß Schmerzen zu den häufigsten Gründen für eine frühzeitige Berentung führen.

Rückenbeschwerden sind der häufigste Anlaß für einen Arztbesuch: Jeder 4. Patient sucht deswegen einen Orthopäden oder Allgemeinmediziner auf, so daß die Behandlung chronischer Schmerzpatienten angesichts dieser epidemieartigen Häufung für die behandelnden Fachleute eine große Herausforderung darstellt.

Akuter und chronischer Schmerz

Eine wichtige Grundlage für das Verständnis der nachfolgend beschriebenen Behandlungsmaßnahmen ist die Unterscheidung zwischen akutem und chronischem Schmerz.

Akuter Schmerz hält Sekunden bis maximal Wochen an und ist in der Regel an erkennbare Auslöser, z. B. exogene schädigende Reize oder endogene Prozesse, wie Entzündungen, gebunden. Der Schmerz erfüllt bei diesen Patienten eine äußerst wichtige und sinnvolle biologische Warnfunktion, denn er signalisiert dem Körper eine drohende oder bereits eingetretene Gewebsschädigung und setzt Schutzverhalten, wie etwa das Wegziehen der Hand von der Herdplatte oder das Aufsuchen eines Arztes in Gang.

Akuter Schmerz beschränkt sich im allgemeinen auf eng umschriebene Körperareale, deren Lokalisation zusammen mit der Schmerzqualität oftmals sichere Hinweise auf die Schmerzursache liefert. Maßnahmen zur Beseitigung der

Schmerzursache führen beim akuten Schmerz meist rasch zur völligen Schmerzreduktion und stehen im Vordergrund der Behandlungsmethoden.

Von chronischen Schmerzen spricht man, wenn die Schmerzen über den Zeitraum des normal zu erwartenden Heilungsprozesses hinaus weiter bestehen. Als allgemein akzeptiertes Kriterium hat sich dabei in der Schmerzforschung eine Dauer von 6 Monaten durchgesetzt (6). Als chronisch wird ein Schmerz demnach definiert, wenn er über einen Zeitraum von mindestens 6 Monaten andauernd oder wiederkehrend auftritt.

Die Lokalisation des chronischen Schmerzes ist im Gegensatz zum akuten Schmerz meist weniger eng umschrieben und liefert keine genauen Hinweise auf die zugrundeliegende Ursache. Die Ursachen des chronischen Schmerzes sind meistens nicht oder nicht mehr zu beheben (z. B. bei degenerativen Prozessen oder entzündlichen rheumatischen Erkrankungen), so daß der Schmerz hier seine ursprüngliche Warn- oder Signalfunktion verliert.

Hieraus ergibt sich ein unterschiedlicher Behandlungsschwerpunkt bei akuten und chronischen Schmerzen: Während die Behandlung des akuten Schmerzes primär auf die Beseitigung seiner Ursache gerichtet ist, so ist sie beim chronischen Schmerz auf den Schmerz selbst und seine Linderung fokussiert. Weder medikamentöse noch chirurgische Interventionen führen im Falle eines chronischen Schmerzes zu einer dauerhaften Besserung des Leidens. Oft gibt es nur die Möglichkeit, durch medikamentöse oder physiotherapeutische Interventionen akute Krankheitsschübe aufzufangen und die Schmerzen zu lindern.

Vorsicht ist geboten, wenn Strategien zur Behandlung des akuten Schmerzes unreflektiert auf die Behandlung chronischer Schmerzzustände übertragen werden: So unterziehen sich in der Bundesrepublik jährlich etwa 50000 Patienten einer operativen Kreuzschmerztherapie, obwohl es inzwischen gut belegt ist, daß nur 50–80% der Patienten nach der Operation gute Behandlungsergebnisse aufweisen (2).

Auch bei der langfristigen medikamentösen Behandlung besteht die Gefahr von schädlichen Nebenwirkungen: So sind bei langfristiger Einnahme von Analgetika u. a. Schädigungen des Magen-Darm-Traktes, Blutbildveränderungen, Leber- und Nierenschäden zu erwarten (4). Außerdem kann die medikamentöse Dauerbehandlung von Kopfschmerzen sekundär wiederum Kopfschmerz induzieren (9), so daß die Symptomatik nicht gelindert, sondern durch diese Art der Behandlung sogar noch verstärkt wird.

Beim Patienten führen die anhaltenden Schmerzen zu einer Reihe von psychischen und sozialen Konsequenzen: Der stete Wechsel von Hoffnung in Zusammenhang mit der Suche nach neuen erfolgversprechenden Therapien und anschließender Enttäuschung, wenn diese fehlschlagen, führt zu Reaktionen von Ärger und Resignation gegenüber ärztlichen Therapiemaßnahmen. Die Patienten machen zunehmend die Erfahrung, ihren Körper nicht unter Kontrolle zu haben und ihren Schmerzen hilflos ausgeliefert zu sein. Sie versuchen, den Schmerz durch Einschränkung der körperlichen Aktivität zu verringern und zeigen vermehrt Schonverhalten. Sie ziehen sich von vielen Aktivitäten und damit häufig auch von Freunden und Bekannten zurück, so daß soziale Defizite entstehen. Häufig kann der Beruf nicht mehr in gewohnter Weise ausgeübt werden; es kommt zu einer großen Zahl von Fehltagen am Arbeitsplatz, wobei am Ende dieses Prozesses häufig die vorzeitige Berentung steht.

Die Aufmerksamkeit der Patienten konzentriert sich somit immer mehr auf den eigenen Körper und den Schmerz, wodurch wiederum das Schmerzerleben erheblich verstärkt werden kann. Die Patienten befinden sich in einem Teufelskreis: Die Schmerzen beeinflussen ihr psychisches und körperliches Befinden; dieses hat wiederum nachhaltigen und verstärkenden Einfluß auf das Schmerzerleben.

Eine sinnvolle und auf Dauer effektive Behandlung muß dem Patienten Strategien vermitteln, wie er sich aktiv mit seinen Schmerzen und den daraus resultierenden Konsequenzen auseinandersetzen und die Schmerzen – bei möglichst geringer Medikation zur Vermeidung schädlicher Nebenwirkungen – besser kontrollieren kann.

Als ein vielversprechender Therapieansatz, der dies zum erklärten Ziel hat, erweist sich in den letzten Jahren die integrative medizinische und psychologische Therapie, bei der zusätzlich zu den üblichen medizinischen Behandlungsverfahren verstärkt psychologische Methoden zur Behandlung von Schmerzen angewendet werden und Ärzte und Psychologen kooperieren.

Abb. 1 u. 2 beschreiben den Teufelskreis des Schmerzes sowie die Ansatzpunkte und Methoden der medizinischen und psychologischen Behandlung. Während bei der medizinischen Behandlung die medikamentöse Therapie im Vordergrund steht, nimmt bei der psychologischen Behandlung der Patient selbst diesen Platz ein. Die Fremdkontrolle des Schmerzes (Medikamente, sonstige medizinische und passiv-physiotherapeutische Maßnahmen) soll durch die Aktivierung von Selbstkontrollfähigkeiten ergänzt oder im Idealfall ganz ersetzt werden.

Im folgenden stellen wir die Grundlagen und Methoden der psychologischen Schmerzbehandlung sowie deren Effektivität dar. Dabei soll ebenfalls auf institutionelle Voraussetzungen bzw. Rahmenbedingungen und die Notwendigkeit der interdisziplinären Kooperation von Experten verschiedener Fachgebiete eingegangen werden.

Physiologische und psychologische Aspekte der Schmerzverarbeitung sowie Ableitung von Therapieansätzen

Die Gate-Control-Theorie

Das derzeit bekannte physiologische System der Schmerzverarbeitung hat mit der von DESCARTES formulierten Vorstellung von Schmerzfasern, die Informationen von Schmerzrezeptoren zum Gehirn weitermelden und dort Schmerzen auslösen, nur wenig gemein. Selbst wenn unser Wissen noch lückenhaft ist, so können wir doch ein sehr komplexes System identifizieren, das Schmerzinformationen auf verschiedenen Ebenen verarbeitet (Tab. 1).

Der Informationsfluß verläuft dabei nicht nur von peripher nach zentral, sondern die skizzierten Ebenen beeinflussen sich durch nervale und biochemische Rückkopplungsmechanismen, wie es zunächst von MELZACK u. WALL (14) mit der Gate-Control-Theorie beschrieben wurde.

Diese Autoren haben den populär gewordenen Begriff der »Schmerzpforte« geprägt. Hierbei handelt es sich um neuronale Verschaltungen auf der Ebene des Rückenmarks, die eine Erklärung dafür liefern, daß das Schmerzerleben durch gedankliche und emotionale Bedingungen ebenso wie durch den Spannungszustand der Muskulatur beeinflußt werden kann. In die Schmerzpforte münden sowohl muskuläre Reflexkreise als auch aus höheren Hirnzentren absteigende Leitungsbahnen ein, die die Weiterleitung von aus der Peripherie stammenden Schmerzafferenzen hemmen oder fördern können.

An der Schmerzverarbeitung sind gleichzeitig verschiedene andere komplexe Systeme, wie das der Muskulatur, des sympathischen Nervensystems, des aufsteigenden retikulären Aktivierungssystems

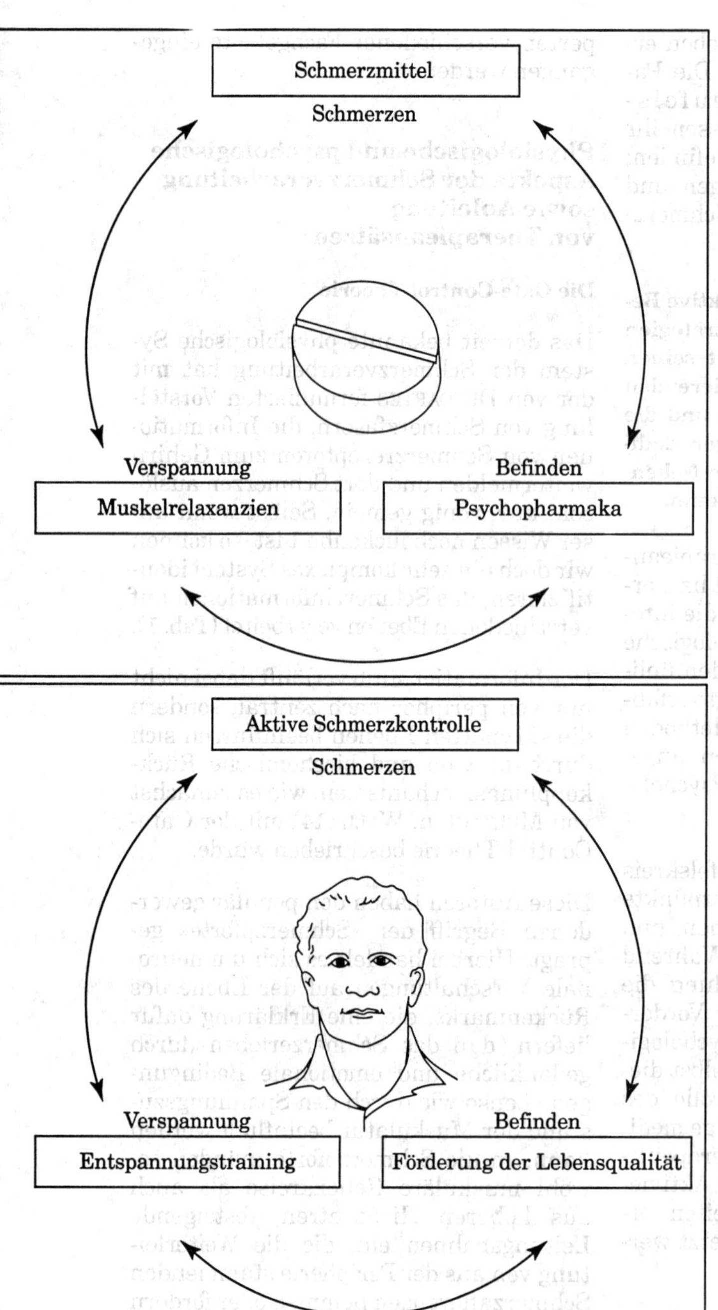

Abb. 1 und 2
Ansatzpunkte medizinischer und psychologischer Behandlungsmaßnahmen

und des limbischen Systems beteiligt: Schmerzinformationen beeinflussen diese Systeme und werden durch sie wiederum beeinflußt (18).

Psychologische Modellvorstellungen basieren auf diesen neurophysiologischen Erkenntnissen. Therapeutisch bedeutungsvoll geworden sind das psychophysiologische, das operante und das kognitive Modell.

Das psychophysiologische Modell

Auf psychophysiologischer Ebene wird chronischer Schmerz erklärt als Folge eines Schmerz-(Muskel)verspannungs-Schmerz-Zirkels. Ganz gleich, welche Schmerzursache ursprünglich vorhanden war, die Verschaltung der schmerzleitenden Bahnen im Rückenmark führt rein reflektorisch zu einem Tonusanstieg in der dem Reflexkreis zugeordneten Muskulatur. Hier entsteht eine Vasokonstriktion bis hin zur Ischämie, die die Ausschüttung von Kininen fördert, wodurch wiederum die Nozizeptoren der Gruppe III und IV im Muskelgewebe gereizt werden. Die erneute Schmerzinformation verstärkt die Muskelspannung; ein Teufelskreis wird in Gang gesetzt (Abb. 4).

Ergänzt wird diese Modellvorstellung durch die Streßhypothese, entweder im Sinne einer unspezifischen Erhöhung der Muskelspannung auf Stressoren, wie es SELYE (17) postulierte, oder aber im Sinne der Spezifitätshypothese, wonach Personen auf spezifische, für sie bedeutsame Belastungssituationen mit einem für sie spezifischen muskulären Reaktionsmuster reagieren. So reagierten chronisch Schmerzkranke im Vergleich zu gesunden Kontrollgruppen unter experimentell hergestellten Streßsituationen mit einer erhöhten Muskelaktivität im Sinne einer Tonussteigerung in den schmerzenden Bereichen (5).

Hieraus begründet sich der Einsatz von Entspannungsverfahren, besonders der progressiven Muskelrelaxation oder des Biofeedbacks. Beide Methoden haben sich als sehr effektiv in der Schmerzbehandlung erwiesen (13). Ausgehend von diesem Modell erscheint auch der Einsatz von Methoden der Streßbewältigung in der psychologischen Schmerztherapie sinnvoll. Da hierzu erst wenige Studien vorliegen, kann über die generelle Effektivität eines Streßbewältigungstrainings noch zu wenig ausgesagt werden.

Das operante Modell

Nach dem Modell des operanten Lernens erhöhen positive Konsequenzen, die auf ein Verhalten folgen, die Wahrscheinlichkeit wieder auftretender Schmerzen. FORDYCE (8) hat als erster operante Lernprozesse zur Erklärung und Therapie des Schmerzes herangezogen.

Hiernach wird als Schmerzverhalten jedes beobachtbare Verhalten bezeichnet, durch das der Kranke kommuniziert, daß

Tab. 1 Schmerzinformationen auf verschiedenen Ebenen und Schmerzverarbeitung (18)

Verarbeitungsebenen	Anteil an der Schmerzverarbeitung
Neokortex	Affektive und kognitive Verarbeitung
Hypothalamus-Hypophyse	Hormonfreisetzung Endorphine
Hirnstamm	Kreislauf- und Atmungsregulation
Rückenmark	Motorische und sympathische Reflexe

er an Schmerzen leidet. Neben der verbalen Schmerzschilderung sind dies vor allem Mimik und Gestik, Schonbewegungen, aber auch die Reduktion von körperlicher Aktivität und Leistung, die Weigerung, Verantwortung für sich selbst und andere zu übernehmen sowie schließlich die Einnahme von Schmerzmedikamenten.

Auf das Schmerzproblem bezogen sind solche Verhaltensweisen – besonders bei akuten Schmerzen – durchaus funktional, solange sie den Schmerz reduzieren und keine zusätzlichen Probleme für den Kranken verursachen. Schonbewegungen können im Akutzustand die Überbeanspruchung eines geschädigten Organs vermeiden helfen und somit den Heilungsprozeß fördern. Bei chronischen Schmerzen begünstigen sie jedoch eine Dekonditionierung der Muskulatur und eine einseitige Überlastung der geschädigten Organe, so daß sich in der Folge das Schmerzproblem verschlimmert, wie beispielsweise die Gefahr der Auslösung von Kopfschmerzen durch die langfristige Einnahme analgetischer Medikamente.

Vermeidung von Aktivität und Leistung kann zwar kurzfristig eine Entlastung von schmerzhaften und ungeliebten Tätigkeiten mit sich bringen, langfristig aber erhöht sich das Risiko der sozialen Isolierung, des Verlustes von Selbstwertgefühl und Kontrollbewußtsein bis hin zur Depression.

Unter Berücksichtigung des operanten Ansatzes verfolgt man therapeutisch folgende Ziele: Schmerzverhalten soll durch systematische Nichtbeachtung gelöscht werden, und schmerzinkompatibles Verhalten wird systematisch verstärkt in der Absicht, die »gesunden« Anteile der Person zu erweitern und mehr Lebensfreude zu ermöglichen. Bei den Patienten kann durch operante Programme eine Zunahme der Aktivität, eine Abnahme der Medikation sowie eine Verbesserung der Stimmung erreicht werden, wobei die Schmerzintensität nur geringfügig verändert wird (12). Die Durchführung operanter Programme ist allerdings ambulant kaum möglich, so daß deren Einsatz auf ein stationäres Setting beschränkt bleibt.

Das kognitive Modell

Im Zentrum des kognitiven Ansatzes stehen die Kognitionen, d. h. die Gedanken und Bewertungen, die ein Patient hinsichtlich seiner Schmerzen äußert sowie die sich hieraus ergebenden Konsequenzen im Bereich der Emotionen und des Verhaltens. (Das kognitive Modell nimmt hierbei Bezug auf die zuvor skizzierte Gate-Control-Theorie, nach der die schmerzleitenden Informationen aufgrund ihrer neuronalen Verschaltungen sowohl auf der Ebene des Rückenmarks als auch in höheren Hirnzentren durch gedankliche und emotionale Prozesse beeinflußt werden.)

Chronischer Schmerz kann als so überwältigend interpretiert werden, daß er eine Einstellung von Machtlosigkeit und Hilflosigkeit bis hin zum absoluten Kontrollverlust begünstigt. Die Einstellung von Hilflosigkeit (»ich kann gegen meine Schmerzen überhaupt nichts tun«; »meine Schmerzen bringen mich noch um«, »es wird ja doch nicht besser«) kann generalisieren und somit zu negativen emotionalen Reaktionen, wie Angst und Depression führen.

Negative Bewertungen der eigenen Kontrollkompetenzen verbunden mit negativen emotionalen Reaktionen begünstigen eine Öffnung der »Schmerzpforte« und verstärken das Schmerzerleben. Zentrales Ziel des kognitiven Ansatzes ist es daher, die Kompetenz zur Selbstkontrolle, u. a. durch ein gedankliches Training, zu erhöhen und hierdurch die Schmerzwahrnehmung günstig zu beeinflussen. Der Patient soll in die Lage versetzt werden, die hilflose Einstellung gegenüber seiner Krankheit abzubauen und so sein Leben wieder mehr genießen zu können.

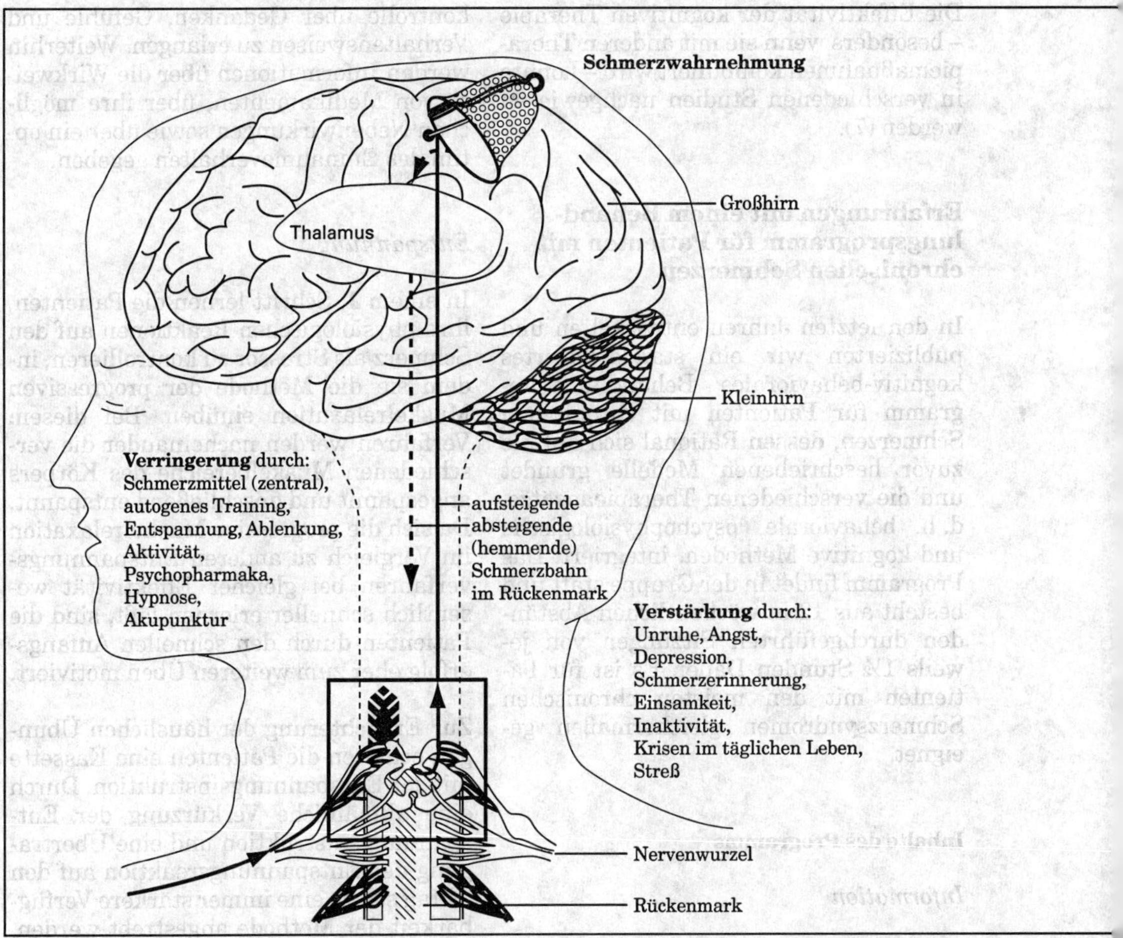

Schmerzwahrnehmung
Großhirn
Thalamus
Kleinhirn
Verringerung durch:
Schmerzmittel (zentral),
autogenes Training,
Entspannung, Ablenkung,
Aktivität,
Psychopharmaka,
Hypnose,
Akupunktur
aufsteigende
absteigende
(hemmende)
Schmerzbahn
im Rückenmark
Verstärkung durch:
Unruhe, Angst,
Depression,
Schmerzerinnerung,
Einsamkeit,
Inaktivität,
Krisen im täglichen Leben,
Streß
Nervenwurzel
Rückenmark

Abb. 3
Vereinfachte Darstellung des Verlaufs der nozizeptiven Nervenfasern vom Daumen zur Hirnrinde. Seperat ist das Schließen des Tormechanismus (»gate«) im Rückenmark eingezeichnet (mit freundlicher Genehmigung der Schmerzambulanz Göttingen)

Vorgang des Aufschaukelns des Schmerzes
Schmerz-
empfindung
Initiale
Funktions-
störung
Weitere
Muskel-
anspannung
Muskelanspannung
Ischämie
Weiteres Aufschaukeln
Schmerzverstärkung

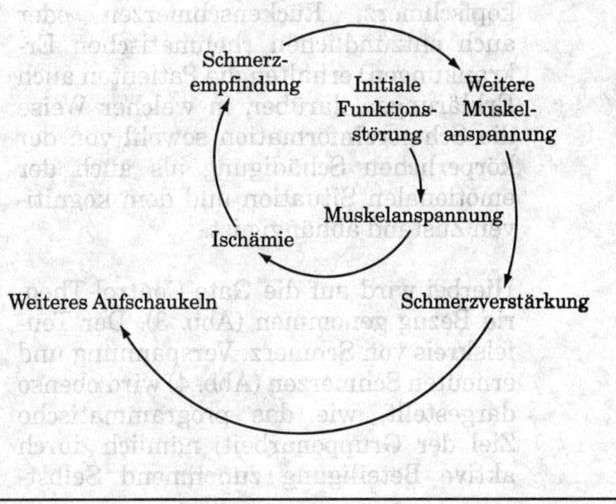

Abb. 4
Zusammenspiel von Schmerz und Muskelanspannung im Sinne einer positiven Rückkopplung

Die Effektivität der kognitiven Therapie – besonders wenn sie mit anderen Therapiemaßnahmen kombiniert wird – konnte in verschiedenen Studien nachgewiesen werden (7).

Erfahrungen mit einem Behandlungsprogramm für Patienten mit chronischen Schmerzen

In den letzten Jahren entwickelten und publizierten wir ein standardisiertes kognitiv-behaviorales Behandlungsprogramm für Patienten mit chronischen Schmerzen, dessen Rational sich auf die zuvor beschriebenen Modelle gründet und die verschiedenen Therapieansätze, d. h. behaviorale, psychophysiologische und kognitive Methoden, integriert. Das Programm findet in der Gruppe statt und besteht aus 12 in wöchentlichen Abständen durchgeführten Sitzungen von jeweils 1½ Stunden Dauer. Es ist für Patienten mit den meisten chronischen Schmerzsyndromen gleichermaßen geeignet.

Inhalte des Programms

Information

Neben krankheitsspezifischer Information (d. h. z. B. Informationen über die Pathogenese von Migräne, Spannungskopfschmerz, Rückenschmerzen oder auch entzündlichen rheumatischen Erkrankungen) erhalten die Patienten auch Erklärungen darüber, in welcher Weise die Schmerzinformation sowohl von der körperlichen Schädigung als auch der emotionalen Situation und dem kognitiven Zustand abhängig ist.

Hierbei wird auf die Gate-Control-Theorie Bezug genommen (Abb. 3). Der Teufelskreis von Schmerz, Verspannung und erneuten Schmerzen (Abb. 4) wird ebenso dargestellt, wie das programmatische Ziel der Gruppenarbeit, nämlich durch aktive Beteiligung zunehmend Selbstkontrolle über Gedanken, Gefühle und Verhaltensweisen zu erlangen. Weiterhin werden Informationen über die Wirkweise von Medikamenten, über ihre möglichen Nebenwirkungen sowie über ein optimales Einnahmeverhalten gegeben.

Entspannung

In einem 1. Schritt lernen die Patienten, ihre physiologischen Reaktionen auf den Schmerz als Stressor zu kontrollieren, indem sie die Methode der progressiven Muskelrelaxation einüben. Bei diesem Verfahren werden nacheinander die verschiedenen Muskelbereiche des Körpers angespannt und anschließend entspannt. Da sich die progressive Muskelrelaxation im Vergleich zu anderen Entspannungsverfahren bei gleicher Effektivität wesentlich schneller erlernen läßt, sind die Patienten durch den schnellen Anfangserfolg eher zum weiteren Üben motiviert.

Zur Erleichterung der häuslichen Übungen erhalten die Patienten eine Kassette mit der Entspannungsinstruktion. Durch eine allmähliche Verkürzung der Entspannungsinstruktion und eine Übertragung der Entspannungsreaktion auf den Alltag soll so eine immer stärkere Verfügbarkeit der Methode angestrebt werden. Besonderer Wert wird auf ein Training der schmerzenden Muskulatur gelegt.

In einem 2. Schritt erlernt der Patient, wie er sich mit Hilfe von imaginativen Techniken (»Phantasiereisen«) entspannen und den Schmerz durch Aufmerksamkeitsumlenkung zumindest zeitweise ausblenden kann.

Veränderung von Gedanken und Gefühlen

Den Patienten wird hier zunächst der Zusammenhang zwischen negativen Emotionen, z. B. Angst, Depression oder Wut und dem irrationalen Denken verdeutlicht. Anschließend lernen die Patienten mit Hilfe von Selbstbeobachtungsbögen ihre eigenen – meist wenig bewußten – negativen Gedanken und die sich daraus ergebenden Gefühle und Verhaltensweisen systematisch zu identifizieren. Anschließend werden die entdeckten und als dysfunktional erkannten Gedanken Schritt für Schritt durch Gedanken ersetzt, die die Krankheitsverarbeitung fördern.

Förderung positiven Erlebens

Um Depression und Leiden weiter zu verringern, werden die Patienten ermutigt, Strategien der Ablenkung gezielt einzusetzen. Um die für die Patienten charakteristische Aufmerksamkeitsfokussierung auf den Schmerz mit allen sich daraus ergebenden negativen Konsequenzen zu durchbrechen und auf Dinge umzulen-

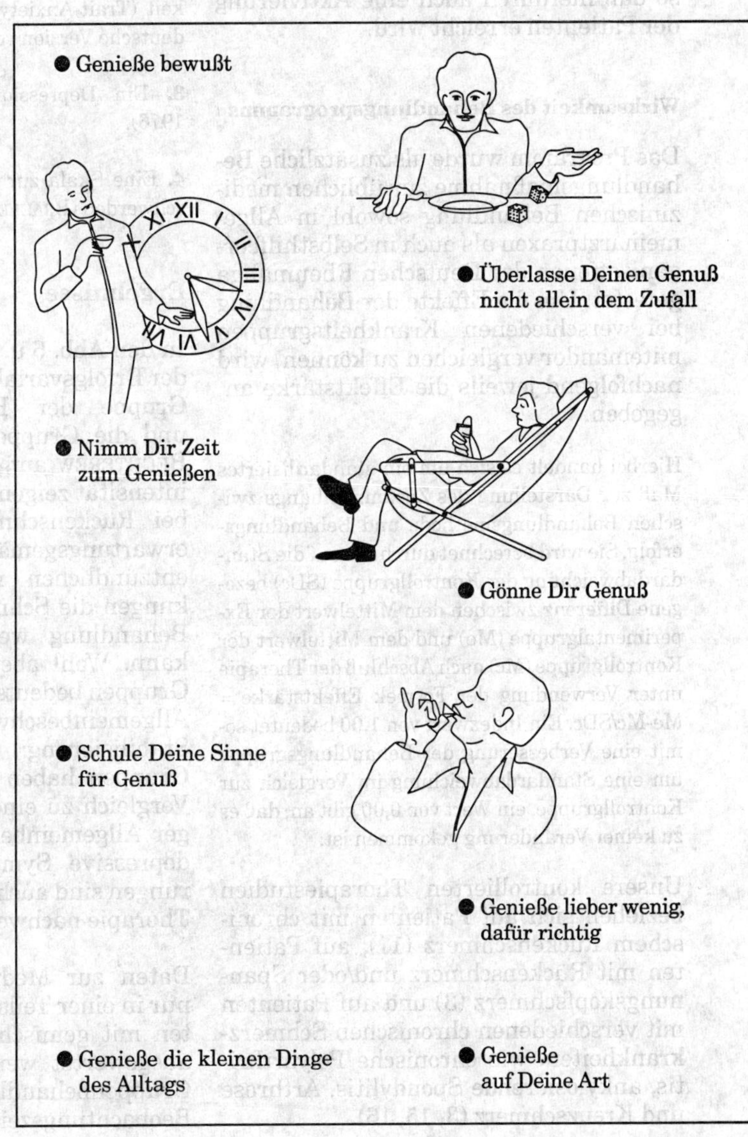

Abb. 5
»Genußtraining«: Regeln für das intensivere Erleben von angenehmen Aktivitäten unter dem Motto: »Genuß – eine gute Medizin«

ken, die die Patienten genießen und an denen sie sich erfreuen können, werden ihnen in einem sogenannten »Genußtraining« Regeln für das intensivere Erleben von angenehmen Aktivitäten nahegebracht (Abb. 5) und die konkrete Anwendung dieser Regeln exemplarisch durch Riech- und Tastübungen erprobt.

In einem 2. Schritt werden konkrete Handlungspläne für die Durchführung von angenehmen Aktivitäten entworfen, so daß hierdurch auch eine Aktivierung der Patienten erreicht wird.

Wirksamkeit des Behandlungsprogramms

Das Programm wurde als zusätzliche Behandlungsmaßnahme zur üblichen medizinischen Behandlung sowohl in Allgemeinarztpraxen als auch in Selbsthilfeorganisationen der Deutschen Rheumaliga getestet. Um die Effekte der Behandlung bei verschiedenen Krankheitsgruppen miteinander vergleichen zu können, wird nachfolgend jeweils die Effektstärke an gegeben.

Hierbei handelt es sich um ein standardisiertes Maß zur Darstellung des Zusammenhangs zwischen Behandlungsmethode und Behandlungserfolg. Sie wird berechnet durch die auf die Standardabweichung der Kontrollgruppe (SDc) bezogene Differenz zwischen dem Mittelwert der Experimentalgruppe (Me) und dem Mittelwert der Kontrollgruppe (Mc) nach Abschluß der Therapie unter Verwendung der Formel: Effektstärke = Me-Mc/SDc. Ein Indexwert von 1,00 bedeutet somit eine Verbesserung der Behandlungsgruppe um eine Standardabweichung im Vergleich zur Kontrollgruppe, ein Wert von 0,00 gibt an, daß es zu keiner Veränderung gekommen ist.

Unsere kontrollierten Therapiestudien beziehen sich auf Patienten mit chronischem Rückenschmerz (11), auf Patienten mit Rückenschmerz und/oder Spannungskopfschmerz (3) und auf Patienten mit verschiedenen chronischen Schmerzkrankheiten, wie chronische Polyarthritis, ankylosierende Spondylitis, Arthrose und Kreuzschmerz (3, 15, 16).

Folgende Erhebungsinstrumente wurden vor und nach der Behandlung sowie zum Follow-Up sowohl in der Therapie- als auch in der Kontrollgruppe eingesetzt:

1. Ein über 14 Tage geführtes Schmerztagebuch, das die Intensität des Schmerzes, das Ausmaß der funktionalen Beeinträchtigung durch den Schmerz, die Stimmung sowie das Ausmaß der Schmerzmedikation erfaßt.

2. Ein Fragebogen zur Erfassung der Ängstlichkeit (Trait-Anxiety-Inventory von SPIELBERGER, deutsche Version von LAUX u. Mitarb., 1981).

3. Ein Depressionsfragebogen (von ZERSSEN 1976).

4. Eine Skala zur Erfassung von Allgemeinbeschwerden (BRÄHLER u. SCHEER 1983).

Ergebnisse

In den Abb. 6 u. 7 sind die Effektstärken der Erfolgsvariablen exemplarisch für die Gruppe der Rückenschmerzpatienten und die Gruppe der Patienten mit M. BECHTEREW aufgeführt. In der Schmerzintensität zeigen sich die größten Effekte bei Rückenschmerzpatienten, während erwartungsgemäß bei den Patienten mit entzündlichen rheumatischen Erkrankungen die Schmerzintensität durch die Behandlung wenig beeinflußt werden kann. Wohl aber zeigen sich in beiden Gruppen bedeutsame Therapieeffekte bei Allgemeinbeschwerden und emotionaler Stabilisierung: Die Patienten beider Gruppen haben durch die Therapie im Vergleich zu einer Kontrollgruppe weniger Allgemeinbeschwerden und weniger depressive Symptome. Diese Veränderungen sind auch noch 6 Monate nach der Therapie nachweisbar.

Daten zur Medikation konnten bisher nur in einer Teilstichprobe von 22 Patienten mit gemischten Schmerzsyndromen ausgewertet werden. Während vor der Gruppenbehandlung in einem 14tägigen Beobachtungszeitraum durchschnittlich

Abb. 6 und 7
Effektstärke der Erfolgsvariablen bei verschiedenen Schmerzsyndromen

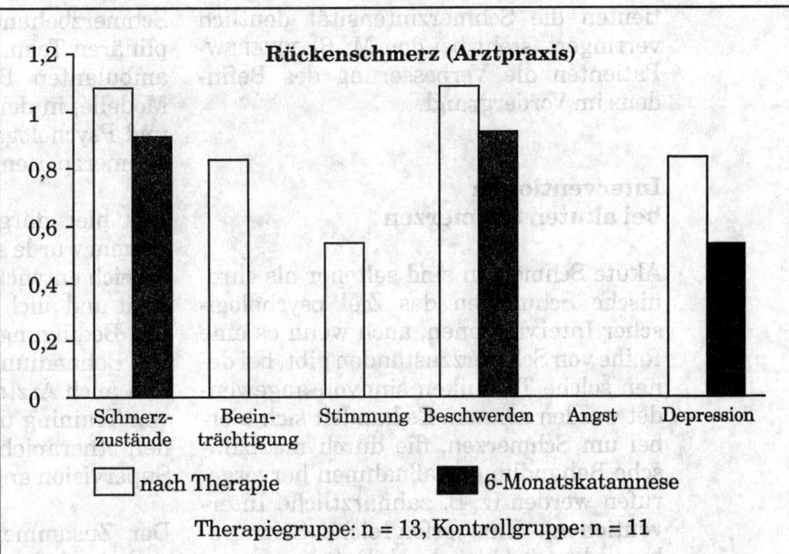

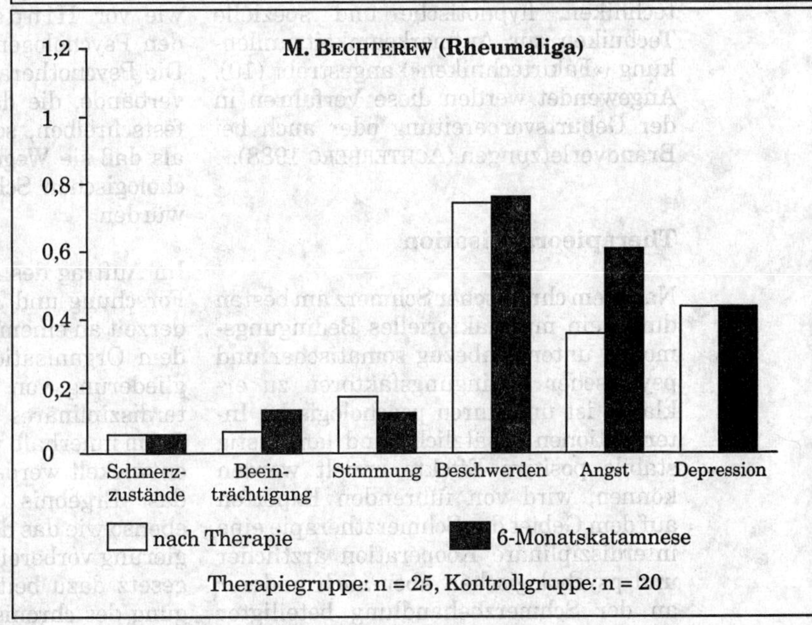

an 5,2 Tagen Schmerzmedikamente eingenommen wurden, waren nach Abschluß des Gruppenprogramms nur noch an durchschnittlich 1,9 von 14 Tagen Schmerzmedikamente eingenommen worden. Diese Reduktion ist auch statistisch signifikant ($t = 2{,}39$; $df = 21$; $p < 0{,}05$).

Insgesamt wird anhand dieser Daten deutlich, daß ein psychologisches Behandlungsprogramm in Kombination mit der üblichen medizinischen Behandlung zusätzliche positive Effekte erzielt, die auch noch langfristig bestehen bleiben. Während sich bei den Rückenschmerzpatienten die Schmerzintensität deutlich verringert, steht bei den M. BECHTEREW-Patienten die Verbesserung des Befindens im Vordergrund.

Interventionen bei akuten Schmerzen

Akute Schmerzen sind seltener als chronische Schmerzen das Ziel psychologischer Interventionen, auch wenn es eine Reihe von Schmerzzuständen gibt, bei denen solche Techniken sinnvoll angewendet werden können. Es handelt sich hierbei um Schmerzen, die durch medizinische Behandlungsmaßnahmen hervorgerufen werden (z. B. zahnärztliche Interventionen). Eine erfolgreiche Schmerzkontrolle wird hier durch Entspannungstechniken, hypnotische und spezielle Techniken zur Aufmerksamkeitsumlenkung (»Fakirtechniken«) angestrebt (10). Angewendet werden diese Verfahren in der Geburtsvorbereitung oder auch bei Brandverletzungen (ACHTERBERG 1988).

Therapieorganisation

Nachdem chronischer Schmerz am besten durch ein multifaktorielles Bedingungsmodell unter Einbezug somatischer und psychischer Bedingungsfaktoren zu erklären ist und durch psychologische Interventionen zusätzliche und langfristig stabile positive Effekte erzielt werden können, wird von führenden Experten auf dem Gebiet der Schmerztherapie eine interdisziplinäre Kooperation ärztlicher und psychologischer, aber auch anderer an der Schmerzbehandlung beteiligter Disziplinen, z. B. Physiotherapeuten und Sozialarbeiter, gefordert. Dabei sollte die Kooperation möglichst frühzeitig, d. h. möglichst schon in der diagnostischen Phase beginnen.

Als einen positiven Schritt in diese Richtung können die in jüngster Zeit in der Bundesrepublik gegründeten Schmerzkliniken angesehen werden, in denen Schmerzbehandlung in einem interdisziplinären Team stattfindet. Aber auch im ambulanten Bereich existieren bereits Modelle, in denen niedergelassene Ärzte und Psychologen in der Behandlung von Schmerzpatienten kooperieren.

Das hier dargestellte Behandlungsprogramm wurde speziell für diesen Einsatzbereich entwickelt und hat seine Effektivität und auch Praktikabilität unter diesen Bedingungen unter Beweis gestellt. Die Behandlung oblag dabei Psychologen und auch Ärzten, die sich einem intensiven Training unterzogen hatten und denen therapiebegleitend psychologische Supervision angeboten wurde.

Der Zusammenarbeit zwischen Ärzten und Psychologen stehen allerdings nach wie vor Hindernisse im Wege, die den Psychologen schwer benachteiligen. Die Psychotherapierichtlinien der Ärzteverbände, die das Delegationsverfahren festschreiben, schaffen mehr Barrieren, als daß sie Wege zu einer besseren psychologischen Schmerzbehandlung ebnen würden.

Im Auftrag des Bundesministeriums für Forschung und Technologie arbeiten wir derzeit an einem Forschungsvorhaben, in dem Organisationsmodelle für die Eingliederung von Psychologen in ein interdisziplinäres schmerztherapeutisches Team innerhalb von Schmerzambulanzen entwickelt werden. Es ist zu hoffen, daß das Ergebnis dieses Modellversuchs ebenso wie das derzeit von der Bundesregierung vorbereitete Psychotherapeutengesetz dazu beitragen wird, die Versorgung des chronischen Schmerzpatienten im interdisziplinären Team zu verbessern.

Zusammenfassung

Als chronisch werden Schmerzen definiert, die über einen Zeitraum von mindestens 6 Monaten bestehen und die Schutzfunktion, die akuten Schmerzen zugeschrieben wird, verloren haben. Chronische Schmerzen führen zu einer Reihe von körperlichen, psychischen und sozialen Beeinträchtigungen. Als geeignete Therapiemaßnahme, die diese Aspekte einbezieht, hat sich in letzter Zeit die integrative medizinische und psychologische Therapie erwiesen, deren Grundlagen und Effektivität dargestellt werden.

Literatur

1. BASLER, H. D. u. Mitarb.: Psychologische Schmerztherapie. Springer, Berlin 1990.

2. BASLER, H. D., P. GRISS u. I. FLORIN: Prädiktoren des Erfolges von Operationen an der Wirbelsäule. In: BASLER, H. D., H. P. REHFISCH u. A. ZINK (Hrsg.): Psychologie in der Rheumatologie. Springer, Heidelberg (im Druck).

3. BASLER, H. D. u. H. P. REHFISCH: Gruppenbehandlung chronischer Schmerzpatienten in allgemeinärztlichen Praxen. Der Schmerz **3,** 22–27 (1989).

4. BRUNE, K.: Schmerzmittel auf dem Prüfstand. Was kann man testen, was sollte man vergleichen, wie wählt man aus? Fortschr. Med. **25,** 483–488 (1986).

5. FLOR, H., D. C. TURK u. N. BIRBAUMER: Assessment of stress-related psychophysiological reactions in chronic back pain patients. J. consult. clin. Psychol. **53,** 354–364 (1985).

6. FLOR, H. u. D. C. TURK: Etiological theories and treatments for chronic low back pain. I. Somatic models and interventions. Pain **19,** 105–121 (1984).

7. FLOR, H. u. D. C. TURK: Der kognitiv-verhaltenstherapeutische Ansatz und seine Anwendung. In: BASLER, H. D. u. Mitarb. (Hrsg.): Psychologische Schmerztherapie. S. 501–517. Springer, Berlin 1990.

8. FORDYCE, F. E.: Behavioral methods for chronic pain and for illness. Mosby, St. Louis 1976.

9. GERBER, W. D., W. MILTNER u. U. NIEDERBERGER: Soziale und verhaltensmäßige Faktoren bei der Entwicklung und Aufrechterhaltung von schmerzmittelinduzierten Kopfschmerzen. In: SOYKA, D. (Hrsg.): Chronische Kopfschmerzsyndrome. S. 179–190. Fischer, Stuttgart 1988.

10. GHEORGHIU, V. A.: Suggerierte Analgesie bei Intoleranz von Anästhetika. Zahnimplantation unter Hypnose. Hypnose und Kognition **3,** 2–8 (1986).

11. KALUZA, G. u. H. D. BASLER: Group outpatient treatment for chronic back pain patients. In: VINCK, J. u. Mitarb. (Hrsg.): Topics in Behavioral Medicine. S. 269–276. Lisse, Swets & Zeitlinger, Frankfurt 1986.

12. KEEFE, F. J. u. K. M. GIL: Behavioral concepts in the analysis of chronic pain syndromes. J. consult. clin. Psychol. **54,** 776–783 (1986).

13. KRÖNER-HERWIG, B. u. R. SACHSE: Biofeedbacktherapie. Kohlhammer, Stuttgart 1988.

14. MELZACK, R. u. P. WALL: Pain mechanisms: a new theory. Science **50,** 971–979 (1965).

15. REHFISCH, H. P.: Psychologische Schmerztherapie bei chronischer Polyarthritis. Akt. Rheumatol. **13,** 34–37 (1988).

16. REHFISCH, H. P. u. H. D. BASLER: Kognitive Verhaltenstherapie bei Patienten mit ankylosierender Spondylitis. Z. Rheumatol. **48,** 79–85 (1989).

17. SELYE, H.: The general adaptation syndrome and diseases of adaption. J. clin. Endocr. **6,** 217–230 (1946).

18. ZIMMERMANN, M.: Physiologie von Nozizeption und Schmerz. In: ZIMMERMANN, M. u. H. O. HANDWERKER (Hrsg.): Schmerz. Konzepte ärztlichen Handelns. S. 1–43. Springer, Berlin 1984.

19. ZIMMERMANN, M. u. H. SEEMANN: Der Schmerz – ein vernachlässigtes Gebiet der Medizin? Springer, Berlin 1986.

Gruppenanalyse – ein Überblick

R. BATTEGAY, Basel

Einleitung

Die Gruppenanalyse ist eine der Methoden der Gruppenpsychotherapie. Daneben kennen wir noch viele andere Techniken des Vorgehens in der Gruppenbehandlung, wie zum Beispiel die direktiv-suggestiven Verfahren, die systemisch orientierten Behandlungen, bei denen es darum geht, über die Interaktionen zwischen den einzelnen Mitgliedern diese selbst zu beeinflussen, und das Psychodrama (32). Außerdem kennen wir beschleunigende Verfahren, in denen das Gruppenmilieu vorwiegend den verstärkenden Hintergrund für die psychotherapeutische Wirkung des Leiters abgibt, wie z. B. die Methode der themenzentrierten Interaktion (15), der Gestalttherapie (34) und der transaktionalen Therapie (13). In diesem Artikel soll nun aber speziell die Gruppenanalyse zur Sprache kommen.

Der Mensch ist ein Gruppenwesen

Da der Mensch stets einbezogen und von Geburt an bis zu seinem Tod angewiesen ist auf ihn mit einbeziehende Gruppen, geschieht die Einzelbehandlung eigentlich in einem Milieu, das nicht der Lebenswirklichkeit entspricht. Außerdem wurde schon früh durch die Untersuchungen von KURT LEWIN (28) erkannt, daß den Worten eines einzelnen nie die Bedeutung zukommt, die eine Gruppendiskussion für die Beteiligten beinhaltet.

Auch körperliche Krankheiten und insbesondere die funktionellen Leiden, die wir als Organneurosen oder als psychosomatische Syndrome oder, wenn sie bereits zur Schädigung des körperlichen Substrats geführt haben, als psychosomatische Krankheiten bezeichnen, stellen zutiefst auch ein Symptom der Familie oder einer anderweitigen Gruppe dar, in die die Betroffenen mit einbezogen sind. So können verborgen oder offen konflikthafte Beziehungen in einer Familie zu psychosomatischen Symptomen bei einem Mitglied führen. Zum Arzt kommt dann jeweils nur der offiziell Kranke, nur das »Präsentiersymptom« (3), während die anderen zu Hause bleiben, vielleicht aber kränker sind als der sich zu erkennen gebende Patient. Um so wichtiger ist es, Patienten mit Neurosen, also unbewußten Fehlentwicklungen, die auf Mangel- oder Konflikterfahrungen in der frühen Kindheit beruhen, aber auch Individuen mit psychosomatischen Syndromen oder Krankheiten nicht nur individuell, sondern auch gruppenpsychotherapeutisch zu erfassen. Selbst Leiden, die als somatische gelten, können in einer therapeutischen Gruppe zumindest besser bewältigt werden. So wird beispielsweise Diabetikern die Insulinabhängigkeit durch Eingliederung in eine Gruppe von gleichermaßen Betroffenen erleichtert.

Acting-in und Acting-out

Die Gruppenanalyse hat aber auch das alte, in der Psychoanalyse herrschende Tabu gegen das Agieren (es sollten alle Regungen in Worte gekleidet und nicht in einer Handlung ausgelebt werden) in Frage gestellt (22). Zwar hat FREUD (20) ein Agieren außerhalb der Therapiesitzung von einem Agieren innerhalb der psychoanalytischen Situation unterschieden, wobei er das zweite durchaus als Objekt der Analyse tolerierte. Es war aber der Gruppenanalyse vorbehalten, das Agieren, sofern es innerhalb der therapeutischen Situation erfolgt, als ebenso wichtige Aussage aufzufassen wie die verbalen Äußerungen. Wie ich bereits früher festgehalten habe (7), können Erinnerungen etwa nicht in Form von Worten, sondern zuerst als Handlungen zum Vorschein kommen. FREUD beschränkte sich, wie wir aus der heutigen Sicht der Gruppenanalyse erkennen können, zu sehr auf das Wort. Es kommt in der Gruppenanalyse ebenso auf die Haltung und die Verhaltensweisen, die Mimik und Pantomimik, den Augenausdruck, die Hautdurchblutung, Körperhaltung, Sitzhaltung usw. der Beteiligten an, da die Interaktionen in der Gruppe nicht nur auf verbaler, sondern ebenso sehr auf averbaler Ebene vor sich gehen.

Sogar wenn das Agieren außerhalb der therapeutischen Gruppe geschieht und z. B. Untergruppen oder Paarformationen zwischen den Sitzungen gebildet werden, ist dieser Vorgang nicht zu verhindern. Es sollte allerdings zu Beginn einer Gruppentherapie empfohlen werden, das, was sich in solchen Untergruppen oder Paaren abspielt, wieder in die Gruppe zu bringen, da sonst wertvolle Regungen, die ohne das durch den Gruppenanalytiker repräsentierte Über-Ich (Gewissen) in solchen Treffen eher durchbrechen, der Gruppe als Material verlorengehen. Die individuelle Analyse hat von der Gruppenanalyse in dieser Beziehung gelernt, wenn SANDLER u. Mitarb. (35) bemerken, daß psychische Inhalte in der Aktion mehr als in der Erinnerung zum Vorschein kommen können.

In den analytischen Gruppen erkennen wir oft eine Wiederholung eines Verhaltens, das mit einem ursprünglichen Konflikt oder mit einer früh erlittenen Mangelerfahrung zusammenhängt. Schon allein diese Repetition einer Handlung deutet auf eine vielleicht anfänglich noch unbewußte, später aber, mit zunehmendem Erkennen des Agierens, bewußte Aktion, die ihren Ursprung in der Vergangenheit hat.

Das ganze Spektrum menschlicher Ausdrucksweisen kann Thema der gruppenanalytischen Arbeit darstellen. Der Therapeut bedarf zu dessen Erfassung einer Empathie, die aber nie zum Verlust der therapeutisch notwendigen Distanz führen darf.

Gruppenträume

In der Gruppenanalyse muß ferner ebenso wie in der Einzelanalyse auch das vorgebrachte Traummaterial beachtet werden. In Träumen, deren Inhalt irgendwie in einer Beziehung mit der Gruppe steht, manifestiert sich zwar vor allem das Unbewußte des Berichterstatters, doch reflektiert das Traumgeschehen gleichzeitig etwa das Verhalten eines oder mehrerer anderer Gruppenmitglieder.

Diese Träume, die in irgendeiner Beziehung zu der Gruppe stehen, nenne ich Gruppenträume (12). Ich bezeichne sie nicht etwa deshalb so, weil alle Mitglieder in einer bestimmten Zeit ähnliches träumten. Eine solche gleichzeitige Induktion unbewußter Vorgänge kam in den langen Jahren meiner gruppentherapeutischen Erfahrungen seit 1953 nie vor. Es würde auch auf eine außerordentlich starke Fusionstendenz zwischen den Gruppenmitgliedern hindeuten, wenn alle gleichzeitig von einem bestimmten Inhalt träumten. Man könnte damit nicht mehr sagen, daß es eine rollendifferenzierte Gruppe wäre, sondern eine gleichgeschaltete »Masse im Kleinen«, bei der allenfalls nur noch der Leiter herausragte, die anderen aber mehr oder weniger vollkommen ihre Eigenständigkeit zugunsten des Kollektivs aufgegeben hätten. Was im Unbewußten eines einzelnen verarbeitet und in Träumen sichtbar wird, kann sich indes auch im Verlaufe einer therapeutischen Gruppe fördernd für die Bearbeitung unbewußter Probleme von anderen Mitgliedern auswirken.

In analytischen Gruppen von 7–9 Mitgliedern, die sich wöchentlich für 1–1½ Stunden treffen, geht es nicht darum, daß alle Mitglieder jeden ihrer Träume referieren. Ganz abgesehen davon, daß ein solches Vorgehen aus zeitlichen Gründen nicht möglich wäre, würde bei einer ausschließlichen Zentrierung auf die Träume das aktuelle Gruppengeschehen aus den Augen verlorengehen. Auch könnten die Traumberichte als Widerstand gegen die Bearbeitung wichtiger unbewußter Konflikte und Mangelerfahrungen wie aber auch gegen die Wahrnehmung des Hier und Jetzt der realen Gruppeninteraktionen eingesetzt werden. SHUTTLEWORTH-JORDAN u. Mitarb. (36) haben indes eine Methode beschrieben, bei der es nur darum geht, Träume zu bearbeiten. Dabei besteht meines Erachtens die Gefahr, daß sich die Beteiligten sehr für die Traumbearbeitung einsetzen, damit aber gelegentlich ihre Abwehr gegen die Erhellung von unbewußten Mangelerfahrungen und Konflikten kaschieren.

In der Gruppe lassen wir bei der Traumbearbeitung, neben den Assoziationen des referierenden Träumers, auch die Gedankeneinfälle der übrigen zu. Die Beteiligten fühlen sich oft sehr stark angesprochen durch den Trauminhalt, wobei sie selbst etwa nicht nur durch die Reflexion ihres eigenen Verhaltens im Traum des anderen, sondern auch durch Erkennen unverarbeiteter Probleme bei den übrigen Gruppenmitgliedern zum Durcharbeiten eigener Tendenzen angeregt werden.

Gruppennormen und »Anomie«

Eine Hauptindikation zur Gruppenanalyse besteht aber darin, daß die so Erfaßten, außer dem Einsichtserwerb, einen sozialen Lernprozeß durchmachen. Dementsprechend ist nicht nur die Analyse von (unbewußten) Übertragungen und Widerständen wichtig, sondern auch das Sammeln von Realitätserfahrungen, wie auch die Infragestellung von früh erlernten neurotischen Verhaltensweisen und das Neuerlernen eines der aktuellen Realität angemesseneren Verhaltens, das ein Coping (27), ein Bewältigen der Anforderungen in der sozialen Wirklichkeit, erleichtert. Damit ist auch ausgedrückt, daß die Gruppenanalyse nie rein psychoanalytisch vor sich gehen kann, sondern stets auch verhaltenstherapeutische Momente mit einschließt.

In der analytischen Gruppe ist nach dem Gesagten nicht nur die innerpsychische Realität entscheidend, sondern auch das darin sich vollziehende soziale Geschehen. Jeder an einer Gruppe Beteiligte hat, neben dem Wunsch, sich seinen eigenen Phantasien zu widmen und sie zu äußern, auch das Bestreben, sich im Gruppenverband zu verwirklichen. Daher passen die Mitglieder ihre Ansichten und Verhaltensweisen einander bis zu einem gewissen Grade an, so daß es zu einer Art Gruppennorm der Meinungen und des Gebarens kommt. Damit im Zusammenhang stehen auch ungeschriebene Regeln in der Bewertung der Einstellung und des Verhaltens der Beteiligten. Wer sich nicht in diese Normen einfügt, gerät, selbst in analytischen Gruppen, bald in eine Außenseiterposition bzw. in »Anomie«, also in einen Zustand der Regellosigkeit, wie das DURKHEIM (17) und MERTON (31) beschrieben haben. Zwar gilt in einer Gruppenanalyse die Regel der freien Interaktion (23), d. h., daß jedes Mitglied frei ist zu tun und zu lassen, was es selbst will; dennoch führt die gegenseitige Einflußnahme zu den erwähnten Normen. Dieser normative Effekt auch der analytischen Gruppen birgt in sich die Gefahr, daß sich Menschen mit einer Selbstwertproblematik oder Individuen mit einer Borderlinestruktur (mit brüchiger Ich-Struktur) – oder gar Schizophrene mit fragmentiertem Ich – etwa zu sehr der Gruppennorm anpassen oder sie – zu ihrem Schutze – gänzlich ignorieren. Der normative Effekt kann aber auch günstige Auswirkungen zeitigen, indem beispielsweise Neurotiker es lernen, vermehrt der äußeren Realität Rechnung zu tragen und sich eine bessere Ich-Kontrolle anzueignen.

Verstärkerwirkung der Gruppe auf die Gefühle und Kognitionen

Die Gruppenanalyse beinhaltet auf der einen Seite infolge der Verstärkerwirkung der Gruppe auf die Gefühle (6) – da die Gefühle eines Beteiligten immer auch Emotionen bei anderen aus der Latenz hervorholen – eine Belebung des Lustprinzips. Mit der affektiven Anregung werden gleichzeitig auch die erkennenden Funktionen aktiviert. Auf der anderen Seite bedeutet die realitätsintensive Gruppe (5) aber auch eine Konfrontation mit dem Realitätsprinzip. Während in der Einzelpsychoanalyse das, was auf der Couch an Einsicht erworben wurde, getrennt von der analytischen Situation, in der Außenwelt, sozial erhärtet werden muß, können in der Gruppenanalyse, indem Lustprinzip und Realitätsprinzip zugleich aktiviert werden, ein Einsichtsprozeß und soziales Lernen gleichermaßen erfolgen.

So vermag ein Mitglied beispielsweise zu erkennen, durch was es dazu gebracht wird, immer wieder ein geltungsstrebendes Verhalten an den Tag zu legen. In einer späteren Phase, in der es die negativen Verstärker für sein entsprechendes Gebaren wahrnimmt, kann es lernen, dieses allmählich abzubauen und ein neues Verhalten üben. Es wird dann dafür positive Verstärker erhalten, so daß es schließlich zu einer Änderung seines Gebarens kommt.

Bifokale Aufmerksamkeit

In der Gruppenanalyse kann es nicht etwa darum gehen, die Gruppe als Ganzes anzusprechen. Bion (14), Ezriel (18), Kächele u. Mitarb. (26), Argelander (2), Wexler u. Mitarb. (38) u. a. haben die Gruppe als Ganzes genommen und ihre Deutungen weitgehend nur auf die Beziehung Therapeut/Gruppe bezogen. Vor allem an der Tavistock-Klinik in London wurde diese Methode praktiziert. Malan u. Mitarb. (30) haben nun aber bei einer katamnestischen Untersuchung festgestellt, daß die Erfolge der Gruppenanalyse an dieser Klinik gleich Null waren. Nach meiner Erfahrung kommt es beim ausschließlichen Ansprechen der Gruppe als Ganzes sehr leicht zu schwersten narzißtischen Kränkungen und zu profunden und malignen Regressionen der Beteiligten (4). Wir müssen dabei berücksichtigen, daß die Gruppe, die auf diese Weise angesprochen wird, als Gesamtes kein Erleben hat, denn Erleben ist nur im einzelnen möglich. Zweifellos beeinflussen die verschiedenen Beteiligten einander in ihren Gefühlen und in ihren kognitiven Funktionen. Es kommt also zu einer gewissen gegenseitigen Induktion der Emotionen und Kognitionen. Dementsprechend kann es auch zu einer wechselseitigen Beeinflussung der Phantasien der Beteiligten kommen, jedoch nie so, daß eine völlige Übereinstimmung der Phantasietätigkeit der einzelnen Beteiligten gegeben wäre. Selbst wenn die Beteiligten, wie Anzieu (1) und Dorey (16) es nennen, ein gemeinsames »fantasme de groupe« entwickeln, ist die Ausgestaltung eines solchen Phantasmas nie identisch in allen Beteiligten. Ich halte es auch für fragwürdig, wie Kaës (25) von einem »appareil psychique groupal« zu sprechen. Vielleicht meint dieser Autor den Vorgang der Fusion in der Phantasie eines Menschen, der bis zu einem gewissen Grade bei jeder Beziehungsaufnahme zu beobachten ist. Begegnet ein Individuum in der Gruppe den anderen Beteiligten, so dehnt es sein Selbst auf sie aus, denn es hat, trotz der Erfahrung früherer Objekte

(Menschen), kein so nahe erlebtes Muster zur Verfügung als sein eigenes Selbst, um es für das Verständnis anderer zu benutzen. Ich nenne dieses Wir-Gefühl »narzißtisches Gruppenselbst«; »Gruppenselbst«, weil es ein um die Gruppe erweitertes Selbst ist, »narzißtisches«, weil nun dieses Gruppenselbst narzißtisch besetzt wird. Auf dieser Basisbeziehung bauen sich dann die aktiven Ich-Leistungen auf wie die Identifikation, die Projektion, die Abgrenzung vom Objekt usw. Die 3. Stufe der Beziehung ist der freie Entscheid für oder gegen ein Objekt. Alle diese Vorgänge spielen sich aber in den einzelnen Beteiligten ab. Ein psychischer Apparat der Gruppe besteht nicht. Im psychologischen Bereich zählt das Individuum und dessen Erleben der Gruppensituation. Diese Aussage gilt selbst dann, wenn wir das menschliche Erleben systemisch betrachten.

Es ist sicher auch in der Gruppenanalyse notwendig, den soziologisch-interaktionell-horizontalen vom vertikal-motivationell-psychologischen Standpunkt zu unterscheiden. Während vom ersten, soziologischen Standpunkt aus die Gruppe als Ganzes betrachtet werden kann, ist es vom zweiten, subjektiven Standpunkt aus nicht möglich, das Erleben des einzelnen zu vernachlässigen. Jeder einzelne Gruppenzugehörige möchte als Individuum erkannt und anerkannt werden. Wenn die Gruppenanalytiker, vor allem in der Anfangszeit, die Gruppe als Ganzes ansprachen, so geschah es wohl nicht zuletzt deshalb, weil sie ihre Erfahrung mit der Einzelpsychoanalyse direkt auf die Gruppe umgesetzt haben. Sie legten, bildlich gesprochen, die Gruppe auf die Couch, und, wohl nicht zuletzt als Produkt ihres Gegenwiderstandes, haben sie sich nicht mit den beteiligten Individuen, sondern nur mit einem Fusionsprodukt auseinandersetzen wollen. Meine Erfahrung lehrt mich, daß in einer analytischen Gruppe die Aufmerksamkeit bifokal verteilt werden muß, und zwar auf die einzelnen Beteiligten einerseits und die Gruppensituation andererseits. Auf der einen Seite gilt es, die (unbewußten) Übertragungen der einzelnen auf die verschiedenen Beteiligten oder die Gesamtheit der Mitglieder zu erkennen wie auch die Verhaltensweisen der einzelnen Beteiligten im Hier und Jetzt einzuschätzen, auf der anderen Seite muß die Gruppensituation und damit die gegenseitige Einflußnahme beachtet werden.

Gruppenpsychotherapie in der Psychosomatik

Eine gruppenanalytische Psychotherapie im Sinne der Einsichtsförderung und der Haltgebung wirkt sich auch günstig auf psychosomatische Syndrome und Krankheiten aus. So haben wir an der Basler Psychiatrischen Universitätspoliklinik beispielsweise Fettsüchtige gruppentherapeutisch behandelt (8). Um einerseits die Adipösen in ihrem Erleben besser erfassen zu lernen und andererseits das Nahrungsaufnahmeverhalten dieser Patienten wirksamer beeinflussen zu können, wurde eine psychotherapeutische Gruppe zusammengestellt. Die Gruppenpsychotherapie fand unter der Leitung eines Arztes statt und war vorwiegend analytisch orientiert. Es ergab sich unter anderem, daß die mittlere relative Gewichtsabnahme der Gruppe – es nahmen insgesamt 11 Patientinnen daran teil – während der Gruppenpsychotherapie statistisch signifikant ($p < 0,05$) war. Dieses Resultat kam dadurch zustande, daß 8 von 11 Patientinnen während der Behandlung abnahmen, während 1 in ihrem Gewicht konstant blieb und 2 zunahmen. Zur Zeit der katamnestischen Untersuchung, 2 Jahre nach Beendigung der Gruppenpsychotherapie, hatte die Gruppe im Mittel immer noch weniger Gewicht als vor Beginn der Behandlung. Dieser Unterschied war aber nicht mehr signifikant, d. h., es traten mehrere Rezidive in Richtung erneut stärkerer Übergewichtigkeit auf. Immerhin waren 6 von 11 Patientinnen zur Zeit der Katamneseerhebung immer noch leichter als vor Beginn der Therapie. 1 war gleich schwer wie vorher, 4 waren schwerer als vor Beginn der Behandlung.

Nach den erwähnten Befunden zu schließen, übte die Adipösengruppe während ihrer Aktivität eine deutliche Wirkung auf das Eßverhalten der Beteiligten aus, doch hielt die Wirkung der Gruppenpsychotherapie nach deren Beendigung nicht oder zumindest nicht bei allen an. Wir schlossen aus unseren Resultaten, daß eine Adipösengruppe über lange Zeit, eigentlich lebensbegleitend, den Kranken zur Verfügung stehen sollte, um ihnen jene Gefühlswärme zu geben, an denen es ihnen oft in ihrer Kindheit und in ihrem späteren Leben gebrach und die sie zur Kompensation mit übermäßiger Nahrungsaufnahme trieb, aber auch um ihnen jenen Halt zu vermitteln, den sie gegen die Versuchungen, die die Nahrungsmittel für sie darstellen, so sehr bedürfen.

Andere Autoren, wie beispielsweise FRANKO (19), versuchen, Patienten mit Eßstörungen, z. B. mit Bulimia nervosa, im Rahmen einer Kurz-Gruppenpsychotherapie zu behandeln, wobei es ihnen meist nicht so sehr um die analytische Erhellung unbewußter Bedürfnisse und Erwartungen geht als um die verhaltenstherapeutische Korrektur des Nahrungseinnahmeverhaltens.

Stadien der Gruppenentwicklung

Schon aus der gegenseitigen emotionalen und kognitiven Beeinflussung der Gruppenmitglieder ergibt sich, daß sie allesamt einen ähnlichen Entwicklungsprozeß durchgehen, ohne aber in ihren Phantasien gleichgeschaltet zu sein. Auch zeigt sich in allen therapeutischen Gruppen, mögen sie analytisch oder anderweitig orientiert sein, daß in den einzelnen Gruppen ein weitgehend übereinstimmender Entwicklungsprozeß stattfindet. Wir können diesen in 5 Phasen einteilen:

1. Explorative Kontaktnahme,
2. Regression,
3. Katharsis,
4. Einsicht,
5. sozialer Lernprozeß.

Nicht alle Mitglieder treten in exakt derselben Zeit in eine neue Phase ein, doch sind bei einer geschlossenen Gruppe meist psychodynamisch ähnliche Vorgänge bei den Beteiligten zu erkennen. Dabei ist die Gruppengröße selbstverständlich auch von Bedeutung.

Vor allem die 1. Phase, jene der explorativen Kontaktnahme, verläuft in der Regel kürzer, je übersichtlicher die Gruppe ist. Dabei hat sich eine Zahl von 5–9 Mitgliedern am besten bewährt. Wird die Zahl kleiner, so lastet zuviel Verantwortung auf den einzelnen, wird sie größer, so bestehen mehr Schwierigkeiten, wie z. B. Scham oder Scheu, sich in eine Gruppe einzugeben.

Daß es in jeglicher Gruppe zu einer solchen Entwicklung in Stadien kommt, ist zum Teil auch dadurch bedingt, daß Menschen, die in eine Gruppensituation kommen, sich nicht nur typisch individuell verhalten, sondern auch kollektivtypisch, und zwar wie sich Menschen seit Urzeiten in Gruppen verhielten. So sehen wir auch in analytischen Gruppen, daß die einen mehr beachtet zu werden wünschen und beinahe reflektorisch in die hierarchisch oberen Positionen rücken möchten, während die anderen ebenso die Verantwortung für das Gruppengeschehen von sich weisen und untere Positionen aufsuchen.

Ich habe an anderem Ort (5) von einer Urgruppenreminiszenz gesprochen. Wir könnten, in Anlehnung an C. G. JUNG (24), von der Aktivierung eines Gruppenarchetyps in den einzelnen sprechen. Die an einer Gruppe Beteiligten verhalten sich demnach nicht nur nach spezifisch persönlichen, sondern auch nach kollektivtypischen Motiven. Dabei ist es in der Gruppenanalyse wesentlich, mit den Beteiligten, neben den individuell unbewußten Problemen, auch diese kollektiv angelegten Erlebens- und Verhaltensmuster durchzuarbeiten, da sie in jedem Leben, durch die individuelle Lebensgeschichte gefärbt, eine persönliche Bedeutung gewinnen. So sehr der Gruppenanalytiker auf der einen Seite auch solche archaischen Bereiche der Persönlichkeiten der Mitglieder zu beachten hat, ebensosehr muß er sich aber davor hüten, nur diese kollektivtypischen Seiten zu sehen und die Mitglieder etwa nur als Partikel eines Ganzen zu betrachten.

Sündenbockrolle und das Phänomen der »Opferung Isaaks«

Eine Tendenz, die wir in den analytischen wie auch in anderen therapeutischen Gruppen sehen können, ist etwa der Versuch der Gruppenmitglieder, ihre aggressiven Ich-Bereiche auf ein Mitglied zu projizieren und dieses als Sündenbock zu benutzen bzw. zu mißbrauchen. Der Gruppenanalytiker muß in diesen Fällen bald auf die entsprechenden Projektionstendenzen eingehen und versuchen, sie den Mitgliedern bewußt zu machen und ihnen helfen, sie durchzuarbeiten. Dabei ist es wesentlich, das Mitglied, das diese Sündenbockrolle übernimmt, in seinem Ich und in seinem Selbstgefühl so zu stärken, daß es sich ein anderes Mal gegen die Übernahme einer solchen Rolle zu wehren vermag.

In bezug auf den »Sündenbock« gilt es wieder, außer der Beachtung des manifesten Verhaltens, auch dessen unbewußte Dynamik zu erfassen. Man wird dabei erkennen, daß nicht etwa immer ein masochistisches Selbstbestrafungsbedürfnis bzw. eine sadomasochistische Tendenz am Ursprung eines solchen Gebarens steht, sondern ein Mangel im Selbst bzw. im Selbstwerterleben. Dabei besteht bei den Betroffenen infolge ungenügender narzißtischer Besetzung ein archaisches, durch kein Selbstwerterleben gemildertes Über-Ich, das das Seine dazu beiträgt, diese Individuen noch weiter zu verunsichern. Es kommt bei dieser Gelegenheit zu einer unbewußten Kollusion zwischen dem Sündenbock und den übrigen Gruppenmitgliedern, die ihrerseits aus unbewußten Motiven ein Mitglied in diese Rolle drängen. Dementsprechend sollen auch ihre Motive mit analysiert werden.

An anderem Ort (10) habe ich einen Vorgang in der Gruppenanalyse und sonstigen Gruppenpsychotherapie mit der Bezeichnung »das Phänomen der Opferung Isaaks« beschrieben, bei dem sich, im Unterschied zum »Sündenbock«, ein Gruppenmitglied sichtbar aktiv der Gruppe als Opfer anbietet, wobei diese ebenso offensichtlich aus unbewußten Motiven kolludiert. Es wurden damit jene Gruppenbeteiligten anvisiert, die, wenn z. B. die Gruppe schweigt oder sich in einer Spannungssituation befindet, spontan eingehend über ihre eigenen Probleme sprechen und sich so, bildlich gesprochen, als Opfer auf den Altar der Gruppe legen. Die übrigen Beteiligten sprechen dann nur über die Probleme des symbolischen »Isaak«, und sie deuten an ihnen herum. Sie entwickeln keinerlei Solidarität mit ihm und sprechen nicht über ihre eigenen Schwierigkeiten. Der sich auf diese Weise Opfernde sucht seine Rolle also viel aktiver als der Sündenbock, so daß das Wirken der übrigen Gruppenmitglieder gegenüber dem »Isaak« weniger aggressiv als gegenüber einem Sündenbock wirkt.

Es ist noch weniger häufig eine sadomasochistische Neigung oder eine narzißtische Störung, die zu diesem Verhalten führt, als beim Sündenbock. Gelegentlich kann ein Größenselbst, das ein narzißtisches Defizit kompensieren soll, zur Übernahme einer solchen Rolle in der Gruppe führen. Es kann aus einem Mangel an Selbstwerterleben heraus ein unbewußter Geschwisterkonflikt bestehen und ein Betroffener sich dementsprechend vor den übrigen Gruppenmitgliedern, auf die er (unbewußt) seine Geschwister überträgt, in den Vordergrund schieben. Wir sehen jedoch dieses Phänomen der Opferung Isaaks vor allem bei Gruppenmitgliedern, welche offensichtlich unbewußt ödipal fixiert sind. Im Beisein des »Vaters« (= Gruppenleiter) und der »Mutter« (= Gruppe) möchte sich der/die sich selbst Opfernde z. B. als unschuldig darstellen. Die Übernahme der Rolle von Isaak wird dann unbewußt dazu benutzt, Schuldgefühle bei ihm selbst zu reduzieren. Dieses ödipal bedingte Agieren ist vom analytischen Standpunkt aus durchaus nicht unstatthaft. Es wird, wie erwähnt, im Rahmen der Gruppenanalyse als Objekt der Analyse genommen, wenn auch eine zu ausgiebige Übernahme dieser Opferrolle zu Scham beim Betroffenen und etwa zu Schuldgefühlen bei den übrigen führt, die es dann auch wieder zu verarbeiten gilt.

Wir sehen häufig, daß die Gruppenbeteiligten, die eine Sündenbock- oder eine solche Isaak-Opferrolle übernehmen, im allgemeinen in ihrem Leben einen Lernprozeß durchgemacht haben, indem sie in ihren Ursprungsfamilien und nachfolgend in anderen Kollektiven immer diese Rolle übernommen haben. Sie haben damit zwar eventuell dazu beigetragen, diese Kollektive zusammenzuhalten, haben so auch unbewußte Tendenzen bis zu einem gewissen Grade lustbringend leben und erleben können, doch haben sie auf diese Weise ihre freie Entwicklung behindert, da sie, wie erwähnt, in allen Gruppen nach dem gleichen Muster handelten, ohne eine Reifung durchgemacht zu haben.

Vielfältige und mehrdimensionale Übertragungen

Die Gruppenanalyse zeichnet sich ferner dadurch aus, daß die Gruppe, wie bereits kurz erwähnt, gleichzeitig mehrere Übertragungen (37) ermöglicht, und zwar von einem Mitglied auf mehrere andere, also multiple Übertragungen. Gleichzeitig, parallel dazu, stehen andere in anderen Übertragungsbeziehungen zueinander (multidimensionale Übertragungen).

Das Leiterverhalten

LIEBERMAN u. Mitarb. (29) haben das Verhalten eines Gruppentherapeuten mittels standardisierter Skalen gemessen, und sie haben die Resultate von Gruppentherapien unterschiedlicher Methoden mit dem Verhalten des Therapeuten zu korrelieren versucht. Dabei hat sich herausgestellt, daß ganz unabhängig von der dem therapeutischen Vorgehen zugrundeliegenden Theorie die Erfolge vor allem vom Leitergebaren abhängig waren. Erfolgreiche Gruppenleiter waren: der Versorger (Provider), der der Gruppe immer wieder gefühlsmäßige Zuwendung schenkte, der Sozialingenieur (Social Engineer), der interaktionell schwierige Situationen zu entwirren verhalf und der Ansporner (Energizer), der die Betreffenden immer wieder zur Arbeit an sich selbst ermunterte. Erfolglose Therapeuten waren: der Laisser-Faire-Typ (The Laisser Faire), der direktiv Leitende (Manager) und der Unpersönliche (Impersonal Style).

Der Erfolg hängt aber auch von unbewußten Faktoren im Gruppentherapeuten ab. In einem Supervisionsseminar, das ich während einer Tagung leitete, berichtete ein etwa 55jähriger Gruppenanalytiker u. a., daß er angesichts seiner Scheidungssituation froh sei, eine analytische Gruppe zu haben. Dem Kollegen mußte klargemacht werden, daß er eine starke, unbewußte Fusion mit der Gruppe eingegangen war, offenbar, um sich selbst zu bestärken bzw. sein narzißtisches Defizit zu kompensieren. Eine derart extreme Bindung des Therapeuten an die Gruppe ist für einen solchen Kreis folgenschwer, da eine Gruppenanalyse dann unendlich weiterdauern kann. Der Gruppenanalytiker muß sich vor solchen fusionären Tendenzen, die ihn von der Gruppe abhängig werden lassen, hüten, auch weil er damit die Gruppe an sich bindet.

Um solche, von unbewußten Strebungen herrührende Haltungen und Verhaltensweisen zu erkennen, ist es wesentlich, daß sich der Gruppenanalytiker nach der

Sitzung Zeit für Reflexionen läßt. Es ist sicher nicht richtig, sich nach Beendigung einer Sitzung mit einer Gruppe sogleich einer nächsten zuzuwenden.

Protokoll der Gruppensitzung

Bei jeder gruppenanalytischen Sitzung sollte ein Protokoll geführt werden, wobei es immer schwer ist zu entscheiden, ob während oder nach der Gruppensitzung aufgeschrieben werden soll. Werden während der Sitzung Notizen gemacht, so erleben die Beteiligten einen Teil der Aufmerksamkeit des Therapeuten mit Recht als fixiert. Ist aber die Sitzung vorbei, so besteht die Gefahr, daß, auch bedingt durch die Gegenübertragung, nur das erinnert wird, was aus dieser Sicht im Gedächtnis bleiben kann. Ich ziehe es vor, während der Sitzung aufzuschreiben, und zwar nur das mir als essentiell Erscheinende. Doch ist diese Frage sehr schwierig zu beurteilen. FURRER (21) hat in einer Publikation festgestellt, daß ihm jeweils nach einer Sitzung nicht mehr alle Gruppenbeteiligten in Erinnerung standen, und daß es von seiner Gegenübertragung abhing, wen er vergaß. Deshalb ist es wahrscheinlich schon besser, während der Gruppensitzung aufzuschreiben.

Resultate

Außer den erwähnten Arbeiten von LIEBERMAN u. Mitarb. (29) sowie MALAN u. Mitarb. (30) sind wenige stichhaltige Publikationen über die Erfolge der Gruppentherapie erschienen. Immerhin haben OESTERHELD u. Mitarb. (33) versucht, die Resultate der Gruppenpsychotherapie mit Bulimiepatienten anhand der Literaturangaben herauszufinden. Sie haben aber vor allem festgestellt, daß die Untersuchungsresultate meist aufgrund der Personenzahl errechnet wurden, die die Gruppentherapie bis zum Ende durchhielt, und nicht aufgrund der Zahl der Patienten, die sie begonnen haben. Schon daraus ließ sich erkennen, daß die Resultate dieser Untersuchungen irrelevant waren.

Zusammen mit Frau R. VON MARSCHALL habe ich 1976, 1979 und 1983 eine Gruppe von Schizophrenen untersucht, die zuvor ausschließlich mit Neuroleptika behandelt worden waren und dann zusätzlich in eine therapeutische Gruppe, die allerdings nicht rein analytisch geführt werden konnte, integriert worden sind (9, 11). Wir kamen in allen 3 Untersuchungen auf eine signifikante Reduktion der Gesamtspitalaufenthaltsdauer pro Jahr und auf eine ebenso signifikante Reduktion der Spitalaufnahmen pro Jahr, während, wenn einmal eine Hospitalisierung notwendig wurde, die Zeit des einzelnen Spitalaufenthaltes nur einem Trend zur Reduktion entsprach. Wir haben auch anhand der Befragung der Patienten, der Angehörigen und anderer Bezugspersonen abgeklärt, wie es mit der Kontakt-, Genuß- und Arbeitsfähigkeit der Betreffenden steht. 1976 und 1979 kamen signifikante Besserungen heraus für alle 3 Parameter, während 1983 nur noch die Kontakt- und die Genußfähigkeit als signifikant gebessert erschien, die Arbeitsfähigkeit aber lediglich einen Trend zur Besserung zeigte. Dabei ist zu berücksichtigen, daß sich inzwischen die allgemeine Arbeitssituation verschlechtert hatte und die von uns Untersuchten, selbst wenn sie arbeitsfähig waren, oft keine Stelle mehr fanden. Wir haben die nahen Angehörigen der Patienten zu parallelen Gruppensitzungen eingeladen, zuerst einmal pro Woche, dann, bereits nach etwa ½ Jahr, nur noch einmal pro Monat. Inhalt der Diskussionen waren nicht nur die Probleme der Patienten, sondern auch eigene bewußte und unbewußte Regungen und Befürchtungen. Mit der Zeit kam es zu einer relativ konstanten Beteiligung einer kleinen Zahl von Angehörigen, während zu Beginn die Teilnahme zwischen sehr kleinen und relativ großen Zahlen schwankte.

Über die Resultate der Gruppenanalyse läßt sich noch nichts Bindendes aussagen, wenn es auch, nach der Literatur und eigenen Erfahrungen zu schließen, als klar erscheint, daß mit Hilfe dieser Behandlung nicht nur ein Einsichtserwerb, sondern, wie erwähnt, auch ein sozialer Lernprozeß durchgemacht werden kann. MICHAEL BALINT hat vielleicht Ähnliches gedacht, wenn er schrieb: »Jeder, der auf beiden Gebieten (Gruppenpsychotherapie und individuelle Psychotherapie) Erfahrung besitzt, wird zustimmen, daß die therapeutischen Ergebnisse jeweils ganz verschieden sind, obwohl es schwer zu beschreiben ist, worin der genaue Unterschied besteht. Versuchen wir immerhin eine, wenn auch grob umrissene und keineswegs gut belegte Definition zu geben, die wenigstens die Richtung aufweisen soll, in welcher dieser Unterschied zu suchen ist. Man könnte vielleicht sagen, daß der Patient nach einer erfolgreichen psychoanalytischen Behandlung deutlich weniger neurotisch (oder psychotisch), aber vielleicht nicht unbedingt wirklich reif geworden ist; nach einer erfolgreichen Behandlung mit Gruppenmethoden ist der Patient nicht notwendigerweise weniger neurotisch, aber deutlich reifer.«

Zusammenfassung

Die Gruppenanalyse, eine Methode, die mit 5–7 Patienten einsichtsfördernd und einen sozialen Lernprozeß ermöglichend arbeitet, nimmt den verbalen Ausdruck und ebenso das Verhalten, das sich in den Interaktionen manifestiert, zum Gegenstand der Analyse. Gruppenträume, die eine Bedeutung nicht nur für den Träumer, sondern auch für andere Gruppenbeteiligte haben, vermögen etwa bei allen Mitgliedern Einsichtsvorgänge zu fördern.

Die Tendenzen in einer Gruppe, einzelne von der Norm auszuschließen, sie als Sündenbock zu statuieren oder die scheinbar freiwillige Kollusion eines Mitglieds mit der Gruppe in seiner Rolle als sich opfernder »Isaak« werden beschrieben.

Mittels der Verstärkerwirkung der Gruppe auf die Gefühle und Kognitionen werden vorher abgewehrte Konflikt- und Mangelerfahrungen sicht- und behandelbar. Der Therapeut wird in bifokaler Weise den einzelnen wie der Gruppe als Gesamtheit seine Aufmerksamkeit schenken. Die Stadien der Gruppenentwicklung (explorative Kontaktnahme, Regression, Katharsis, Einsicht, sozialer Lernprozeß) lassen deutlich werden, daß nicht nur individuell Typisches, sondern auch Kollektivtypisches, wie es seit eh und je in Gruppen zum Vorschein kam, erkennbar wird. Auf Fusions- und Gegenübertragungstendenzen des Therapeuten, die den Behandlungsprozeß behindern können, ist zu achten. Wenn auch klinisch die Erfolge der Gruppenanalyse wie der übrigen Gruppenpsychotherapien offensichtlich sind, steckt die Forschung über die exakte Erfassung der Resultate dieser Behandlungsmethoden noch in den Anfängen.

Literatur

1. ANZIEU, D.: De la méthode psychanalytique et de ses règles dans les situations de groupe. Perspect. psychiatr. **33**, 5–14 (1971).

2. ARGELANDER, H.: Gruppenanalyse unter Anwendung des Strukturmodells. Psyche **22**, 913 (1968).

3. BALINT, M. u. E.: Psychotherapeutische Techniken in der Medizin. Huber/Klett, Bern-Stuttgart 1963.

4. BALINT, M.: Therapeutische Aspekte der Regression. Die Theorie der Grundstörung. Klett, Stuttgart 1970. Titel der Originalausgabe: The Basic Fault. Therapeutic Aspects of Regression. Tavistock, London 1968.

5. BATTEGAY, R.: Psychodynamische Verhältnisse bei der Gruppenpsychotherapie. Psychiatria Neur. Neurochir. **63**, 333-342 (1960).

6. BATTEGAY, R.: Die Verstärkerwirkung der therapeutischen Gruppe. Prax. Psychother. **6**, 9–13 (1961).

7. BATTEGAY, R.: Der Mensch in der Gruppe. Band III. Huber, Bern-Stuttgart-Wien, 1969, 3. Aufl. 1979.

8. BATTEGAY, R. u. Mitarb.: Gruppenpsychotherapie mit Adipoesen.: Gruppenpsychotherapie und Gruppendynamik **17**, 163–172 (1981).

9. BATTEGAY, R. u. R. von MARSCHALL.: Trends in Long-Term Group Psychotherapy with Schizophrenics. Group Analysis **XV/1**, 17–21 (1982).

10. BATTEGAY, R.: The Phenomenon of the »Sacrifice of Isaac« in Therapeutic Groups. group analysis **3**, 217–230 (1983).

11. BATTEGAY, R. u. R. v. MARSCHALL: Progress in Psychotherapy Research. Ref. 2nd European Conference on Psychotherapy Research, Louvain-la-Neuve, 3.–7. September 1985. In: HUBER, W. (Hrsg.): Progress in Psychotherapy Research, Sten. 150–160. Presses Universitaires de Louvain, 1987.

12. BATTEGAY, R.: Die Bedeutung des Traumes in der Gruppenpsychotherapie. In: BATTEGAY, R. und A. TRENKEL (Hrsg.): Der Traum aus der Sicht verschiedener psychotherapeutischer Schulen. Huber, Bern-Stuttgart-Toronto, 1976, 2. Aufl. 1987.

13. BERNE, E.: Principles of Group Treatment. Oxford University Press, New York 1966.

14. BION, W. R.: Experiences in Groups. Tavistock Public., London 1961.

15. COHN, R.-C.: Von der Psychoanalyse zur themenzentrierten Interaktion. Klett, Stuttgart 1975.

16. DOREY, R.: La question du fantasme dans les groupes. Perspect. psychiatr., **33**, 23–26 (1971).

17. DURKHEIM, E.: Les règles de la méthode sociologique. Alcan, Paris 1893. 9. Aufl. 1938.

18. EZRIEL, H.: The Role of Tranference in Psycho-Analytic and other Approaches to Group Treatment. Acta Psychother. **7**, 101 (1959).

19. FRANKO, D. L.: The Use of a Group Meal in the Brief Group Therapy of Bulimia Nervosa. Int. J. Group Psychother. **43**, 237–242 (1994).

20. FREUD, S.: Erinnern, Wiederholen, Durcharbeiten. Zeitschrift für Psychoanalyse Bd. II, 1914, und Gesammelte Werke Bd. X, 126–136. Imago, London 1946.

21. FURRER, W.: Zur Kontrolle der Gegenübertragung in der Gruppentherapie. Gruppenpsychotherapie & Gruppendynamik, **6**, 230–235 (1972).

22. GANZARAIN, R. u. B. BUCHELE: Acting Out During Group Psychotherapy for Incest. Int. J. Group Psychother. **37**, 185–200 (1987).

23. HEIGL-EVERS, A. u. F. HEIGL: Analytische Einzel- und Gruppenpsychotherapie: Differentia Specifica. Gruppenpsychotherapie und Gruppendynamik, Bd. 2, S. 21–52. Vandenhoeck und Ruprecht, Göttingen 1968.

24. JUNG, C. G.: Die Bedeutung von Konstitution und Vererbung für die Psychologie. In: Die Medizinische Welt. Ärztliche Wochenschrift **III/47**, S. 1677–1679, Berlin, November 1929 und Gesammelte Werke, Bd. **8**. Die Dynamik des Unbewußten, S. 125–133, Walter, Olten 1971.

25. KAËS, R.: Trous repères théoriques pour le travail psychanalytique groupal: l'étayage multiple, l'-appareil psychique groupal, la transtionalité. Perspect. psychiatr. **71**, 145–157 (1979).

26. KÄCHELE, H. u. Mitarb.: Zur Fremdbeurteilung des psychoanalytischen Gruppenprozesses. Gruppenpsychotherapie und Gruppendynamik, Bd. 9, S. 285. Vandenhoeck & Ruprecht, Göttingen-Zürich 1975.

27. LAZARUS, R. S.: Psychological Stress and the Coping Process. McGraw-Hill, New York 1966.

28. LEWIN, K.: Feldtheorie in den Sozialwissenschaften. Huber, Bern-Stuttgart 1963.

29. LIEBERMAN, M. A., I. D. YALOM u. M. B. MILES: Encounter Groups: First Facts. Basic Books, New York 1973.

30. MALAN, D. H. u. Mitarb.: Group Psychotherapy, a Long-term Follow-up Study. Archs gen. Psychiat. **33**, 1303–1315 (1976).

31. MERTON, R. K.: Social Theory and Social Structure. Free Press, Glencoe III. 1957.

32. MORENO, J. L.: Psychodrama. Beacon House, New York 1946.

33. OSTERHELD, J. R., M. S. McKENNA u. N. B. GOULD: Group Psychotherapy of Bulimia: A Critical Review. Int. J. Group Psychother. **37**, 163–184 (1987).

34. PERLS, F. S.: Gestalt-Therap Verbatim. Real People Press Lafayette, California, 1969.

35. SANDLER, J., Chr. DARE u. A. GOLDER: The Basis of the Psychoanalytic Process. Allen & Unwin, London 1973.

36. SHUTTLEWORTH-JORDAN u. Mitarb.: A Systematized Method for Dream Analysis in a Group Setting. Int. J. Group Psychother. **38**, 473–489 (1988).

37. SLAVSON, S. R.: Analytic Group Psychotherapy. Columbia University Press, New York 1950.

38. WEXLER, B. E. u. Mitarb.: Group Psychotherapy with Schizophrenic Patients: An Example on the Oneness Group, Int. J. Group Psychother. **34**, 451–471 (1984).

Psychosomatische Aspekte der Adnexitis

J. BAUER, Freiburg im Breisgau

Pathogenetische Modelle

Die Pathogenese der Adnexitis (im englischen Schrifttum heute als »pelvic inflammatory disease« [PID] bezeichnet) gilt bis heute als nicht vollständig enträtselt (2, 10), trotz aller, vor allem von mikrobiologischer Seite kommender Befunde. Auf den Aspekt der Infektion reduzierte Hypothesen mußten unbefriedigend bleiben. Zwar zeigen neuere, mittels verbesserter Abstrichmethoden ausgeführte Untersuchungen, daß bei mehr als der Hälfte aller Patientinnen mit Adnexitis eine lnfektion durch Chlamydia trachomatis und/oder Neisseria gonorrhoea nachgewiesen werden kann (3, 8). Da die Mehrzahl (60–80%) aller urogenitalen Gonorrhö-lnfektionen jedoch asymptomatisch verläuft (1, 4, 9) und da immerhin etwa 10% aller gesunden Frauen einen Chlamydia trachomatis-positiven Befund bieten, ohne an einer Adnexitis zu erkranken (7), müssen weitere Faktoren wirksam werden, damit es über bereits vorhandene Keime zur Aszension einer Infektion in die Adnexe kommen kann (2, 10). Dies gilt auch für andere verdächtigte Keime (Mycoplasma hominis, Ureaplasma urealyticum, Escherichia coli), zumal da das Erregerspektrum von Zervixschleim und Adnexpunktat bei Adnexitiden meist nicht übereinstimmt (3).

Die Adnexitis tritt bei den betroffenen Frauen meist rezidivierend auf, trotz konsequenter Therapie. (Vom amerikanischen Center for Disease Control [CDS] primär empfohlen wird heute eine antibiotische Kombinationstherapie mit Cefoxitin und Doxycyclin.) Der gefürchtete Ausgang in Infertilität macht die Adnexitis zu einem erstrangigen Problem für den Arzt (11).

Diese Situation war der Ausgangspunkt für Untersuchungen, ob psychosomatische Faktoren an der Pathogenese der Adnexitis beteiligt sind.

Erste psychosomatische Untersuchungen

LEMNETE u. Mitarb. (6) beobachteten bei einer psychiatrisch orientierten Untersuchung bei Patientinnen mit Adnexitis im Vergleich zu einem allgemein-gynäkologischen Kollektiv doppelt so häufig neurotische Persönlichkeitszüge mit konfliktreichen Partnerbeziehungen. DIETMAR RICHTER fand aufgrund tiefenpsychologischer Explorationen (11) bei fast allen Patientinnen, daß sie unmittelbar vor Erkrankung in einem Konflikt ihrer Partnerbeziehung standen, meistens zwischen 2 Partnern, ohne sich für einen allein entscheiden zu können. Die Patientinnen lebten bei den verschiedenen männlichen Partnern als desintegrierend empfundene Impulse aus: Der eine Partner war eine verständnisvolle, verläßliche und immer verfügbare Persönlichkeit, dabei meist antriebsarm und nachgiebig. Diesen Partnern gegenüber (von RICHTER als »Vater-Typ« bezeichnet) hatten die Patientinnen eine selektive Sexualstörung. Beim anderen Partner – hier aktiv wirkende und auf ihre Ausstrahlung bedachte, dabei willkürliche und unzuverlässige Persönlichkeiten – suchten die Patientinnen die Befriedigung ihrer sexuellen Wünsche (RICHTER nannte diesen Partner »Don-Juan-Typ«).

Damit war durch eine erstmalige tiefenpsychologische Untersuchung ein überraschend einheitliches Zweipartnerschema gefunden. Nach RICHTER wirkt der Versuch der Patientin, sich für eine der beiden Partnerbeziehungen zu entscheiden, krankheitsauslösend.

Überprüfung des »Zweipartnerschemas«

An diese Ergebnisse anknüpfend, haben wir systematisch und ohne Auswahl die innerhalb eines Zeitraums in der Universitäts-Frauenklinik Freiburg stationär aufgenommenen 27 Patientinnen mit gesicherter Adnexitis eingehend und unter Supervision des Instituts für Psychoanalyse und Psychotherapie Freiburg tiefenpsychologisch untersucht.

Zunächst fiel am Partnerschaftsverhalten unseres Kollektivs auf, daß keine der untersuchten Patientinnen eine Partnerbeziehung hatte, in der sie sich geborgen und verstanden fühlte und die sie zugleich in sexueller Hinsicht als befriedigend erlebte. Bei allen untersuchten Frauen wurden Anlehnungs- und Geborgenheitswünsche und sexuelle Sehnsüchte auf jeweils entgegengesetzte Partnerpersönlichkeiten projiziert, die mit den von RICHTER beschriebenen übereinstimmten.

Geschildert wurden von den Patientinnen Partnerschaften (meist von längerer Dauer), in denen sich beide Partner in hohem Maße gegenseitig verfügbar hielten, wo »über alles geredet« werden konnte, aber auch eine eifersüchtige gegenseitige Einengung herrschte, und aus denen durchweg Anorgasmie und Dyspareunie resultierten. Im Gegensatz dazu standen impulsiv zustandegekommene, häufig aber auch nur impulsiv gewünschte Beziehungen zu faszinierend wirkenden Partnern, die über das Erotisch-Sexuelle nicht hinausgingen und die, falls sie verwirklicht würden, rasch scheiterten.

Die simultane bzw. eine simultan in Betracht gezogene Beziehung zu einem 2. Partner unmittelbar vor der Erkrankung fanden wir, anders als RICHTER, jedoch nur bei der Hälfte (14 von 27) unserer Patientinnen, während bei der anderen Hälfte die beiden ihrem Charakter nach genau konträren Partnerschaftsarten in der Biographie der jeweiligen Patientin einander folgten.

Für alle Patientinnen galt, daß sie in der symbiotischen »Anlehnungsbeziehung« das sexuell Befriedigende, in der anderen Beziehung Geborgenheit und Stetigkeit vermißten. Die gerade bestehende Partnerschaft wurde durch die jeweils latenten Sehnsüchte ge- und schließlich zerstört. Die Patientinnen lebten in einem inneren Dauerkonflikt. Unmittelbar vor der Erkrankung hatte sich bei allen eine Situation ergeben, die einen Verzicht auf die erotisch-sexuellen Sehnsüchte bedeutete.

Zur Vorgeschichte

Warum Geborgenheit und Sexualität nur desintegrierend, nicht bei demselben Partner erlebt werden konnten, könnte möglicherweise durch die biographische Vorgeschichte mitbedingt sein. ⅔ der Patientinnen hatten früher kein komplettes Elternhaus. Fast alle (25 von 27) berichteten eine noch bis in die Gegenwart erheblich belastete Beziehung zu den Müttern bzw. deren Ersatzpersonen (Heimmütter, erziehende Großmütter u. a.). Diese übten in auffallendem Maße Einfluß auf die Entscheidungen (Liebespartnerwahl, Berufswahl u. a. m.) ihrer schon erwachsenen Töchter aus. Daraus entstanden bei den Patientinnen reaktive feindselige Gefühle, die sie ihren Müttern gegenüber aber ängstlich zurückhielten. Anbindung, Einengung durch große Strenge seitens der Mütter, verbunden mit einer unruhigen familiären Gesamtatmosphäre ließ sich bei allen unseren Patientinnen bis in die Kindheit zurückverfolgen. Im Gegensatz zur Dominanz der Mütter fiel einheitlich eine Unverbindlichkeit der Vater-Tochter-Beziehung auf. Entweder waren die Väter ganz oder (z. B. berufsbedingt) häufig abwesend, oder sie waren schon älter bzw. körperlich hinfällig, oder sie hielten sich in der Familie im Hintergrund. Die Patientinnen konnten am Vater kein realistisches Partnerbild entwickeln.

Psychosomatisch bedeutsam: eine spezielle Verarbeitungsform gehemmter Aggressivität

In der späteren Wahl eines nachgiebigen, immer verfügbaren, jederzeit verständnisbereiten Partners erkennt man den Versuch, die von Kind auf als gefährdet erlebte Geborgenheit zu finden und festzuhalten. Die sich zwangsläufig ergebende Einengung wird dann aber als quälend empfunden, zumal da sie gleichsam eine Neuauflage und Verstärkung der Einengung seitens der Mutter darstellt. Wie schon ihren Müttern gegenüber waren alle Patientinnen auch gegenüber ihren »Anlehnungspartnern« nicht in der Lage, sich adäquat durchzusetzen, Wünsche vorzutragen, Konditionen festzulegen oder sich notfalls zu verweigern.

Psychosomatisch bedeutsam erscheint nun ein wiederholt übereinstimmend geschildertes Verhaltensmuster, wie die Patientinnen in einer Situation quälend erlebter Einengung mit ihren angestauten Wutimpulsen verfuhren: Sie entledigten sich ihres Ärgers, indem sie sich impulsiv »aus Rache« auf einen sexuellen Kontakt einließen.

Dazu Beispiele: Einer Patientin war mit 16 Jahren von der Heimmutter der Bikini weggenommen worden. Sie sagte ihr in ohnmächtigem Zorn: »Wenn Du mir alles wegnimmst, dann laß ich mir ein Kind machen, das kannst Du mir dann nicht mehr wegnehmen!«, ging zu ihrem Freund und schlief erstmals mit ihm. Eine andere Patientin konnte ihre beabsichtigte Ehepartnerwahl gegenüber ihrer Mutter nicht durchsetzen und sagte deshalb ihrem Freund: »Komm, wir machen ein Kind, dann können wir heiraten.« Eine weitere Patientin war aus Verärgerung über ihren »Anlehnungspartner« allein ausgegangen und »wollte aus Wut voll power flirten«.

Der Genitalapparat als Verarbeitungsorgan aggressiver Impulse

Psychodynamisch gesehen wird hier die Sexualität zum Adressaten, psychosomatisch-topografisch wird der Genitalapparat zum Verarbeitungsorgan aggressiver Impulse. Wir fanden diese Verarbeitungsweise von Wutimpulsen, welche die sexuelle Sphäre mißbräuchlich zur »Kampfzone« macht, auch bei jenen anderen Patientinnen, die uns so drastisch einleuchtende Episoden nicht erzählen konnten. Je mehr sie die Einengung in den »Anlehnungspartnerschaften« empfanden, desto stärker verweigerten die Patientinnen – unbewußt – ihren Partnern die sexuelle Hingabe (bewußt erlebt werden Anorgasmie und Dyspareunie), und desto stärker auch spüren sie Sehnsüchte nach einer völlig anderen – sexuellen – Art von Partnerschaft.

Die Patientinnen können diese Dynamik in sich nicht steuern. Sie geraten wiederholt in dieselben Konflikte. Sie können 2 gleichermaßen wichtige Gefühlsinhalte nur desintegrierend auf verschiedenartige Partner projizieren: Anlehnung, Geborgenheit und Sexualität können sie nicht zugleich erleben.

Entzündliche Adnexreaktion bei verhinderter Impulsabfuhr

Solange die psychisch »eingespielte« Verarbeitung der Ärgerreaktionen gelingt (Abfuhr in der sexuellen Sphäre), scheinen keine psychosomatischen Reaktionen aufzutreten: Einige Patientinnen berichteten aus ihrer Vorgeschichte über symptomfreie Phasen bei – an sexuelle Verwahrlosung grenzenden – häufigen Partnerwechseln. Erste Symptome traten immer dann auf, wenn der stark erlebte Wunsch nach sexueller Entlastung nicht erfüllt werden konnte, etwa wenn die Patientin aus Rücksicht auf ihre »Anlehnungspartnerschaft« verzichtete oder wenn ein angebahnter Kontakt aufgrund der Unzuverlässigkeit des neuen Partners scheiterte.

Unsere Hypothese ist, daß die angestauten, ihrem Charakter nach aggressiven Impulse, die von den Patientinnen aus Angst von klein auf nicht adäquat geäußert werden konnten, kurz vor Erkrankung an ihrer gewohnten Abfuhr in die Sexualsphäre gehindert wurden. Neuromuskuläre Fehlinnervationen, wie der Tubenspasmus, anhaltende unphysiologische Kontraktionen der vegetativen Muskulatur im kleinen Becken, Stasevorgänge, Hypoxie, Ödem in der Perisalpinx und Hypersekretion der Tubenepithelien könnten schließlich jene lokale Resistenzminderung bewirken, die dann über bereits vorhandene Keime zur Aszension der Infektion in den Adnexapparat und zum Aufflammen der Entzündung führt.

Eigene Beobachtungen

Beobachtung 1

40jährige Patientin, Aufnahme wegen kolikartiger Unterleibsschmerzen; klinisch festgestellte, pelviskopisch gesicherte Adnexitis. Kein gonorrhoischer Befund, kein vorangegangener gynäkologischer Eingriff. Erkrankung nicht postmenstruell.

Die Patientin war von ihrer Mutter, später zusätzlich von ihren Großeltern aufgezogen worden. Der Vater »war fast nie da« und verscholl bei Kriegsende. Mit ihrer Mutter konnte sie »nie vertraulich sprechen«. Die Behandlung zu Hause war streng und oft herabwürdigend. »Großmutter hat täglich auf mir herumgehackt, aus mir würde keine richtige Frau, vielleicht habe ich mich deshalb so an meinen (späteren) Mann hingehängt.« Die Patientin bezog wegen Aufnahme ihrer ersten Freundschaft im Alter von 16 Jahren von ihrer Mutter Prügel.

Dieser Freund, den sie gemocht habe, aber nicht habe heiraten wollen, wurde ihr 1. Sexualpartner. Mit 18 Jahren von ihm schwanger geworden, aber noch in Ausbildung stehend, ließ sie erstmals eine Interruptio vornehmen. Nach erneuter Schwangerschaft heiratete die Patientin dann mit 21 Jahren ihren Freund. Bei seinen Eltern wohnend, mit denen sich die Patientin gut verstand, bot er ihr zwar bisher vermißte Häuslichkeit, andererseits sollte sie aber eine Neuauflage ihrer zu Hause erlebten Einengung und ihrer Unfähigkeit, ihre Interessen zu vertreten, erleben: Das jungvermählte Paar zog zur Mutter des Mannes, die plötzlich »ewig krank« gewesen sei und sich von ihrem Sohn bedienen ließ. Die Patientin konnte ihrer Verärgerung nicht Ausdruck geben. »Ich habe mich gefügt.« Sie sah in ihrem Mann, obwohl er ihr gegenüber zunehmend tyrannisch aufgetreten sei, schließlich ein »Waschweib«, hatte aber selbst nicht den Mut, Konsequenzen zu ziehen. Sie entwickelte eine Dyspareunie. Dessen ungeachtet gebar sie ihrem Mann 3 Kinder (und ließ zwischendurch 3 weitere Interruptiones durchführen). Obwohl sich beide eifersüchtig überwachten, unterhielt die Patientin zu ihrer emotionalen Entlastung von Beginn über die gesamte Dauer ihrer Ehe außereheliche sexuelle Beziehungen. Als der Ehemann davon erfuhr und der Patientin nun seinerseits die Treue aufkündigte, erfolgte die Scheidung. Die Kinder kamen zum Ehemann. In jenem insgesamt 15jährigen bewegten Zeitraum war keine Adnexitis aufgetreten!

Die Patientin lebte darauf mit jenem Partner zusammen, der vor der Scheidung ihr letzter außerehelicher Liebhaber gewesen war. Sie beschrieb diesen Partner als unstete, zu Späßen und »Blödsinn« aufgelegte Persönlichkeit; er habe sie sexuell voll befriedigt. Nach einigen Monaten trennte er sich einer anderen Frau wegen von der Patientin. Dies habe sie »böse mitgenommen«, sie verlor 10 kg Gewicht. Es traten erstmals jeweils prämenstruelle Unterleibsschmerzen auf.

Die Patientin wandte sich einem neuen Partner zu, mit dem sie sich zunächst gut verstand. Die Gründung eines kleinen gemeinsamen Geschäfts wurde geplant, finanzielle Vorbereitungen getroffen. Verträge wurden entworfen. Wenige Monate vor der geplanten Eröffnung fühlte sich ihr Partner, der wie die Patientin noch als Angestellter tätig war, krank, wurde dann zunehmend bequem und antriebslos, widmete seine freie Zeit seiner verwitweten Mutter, ließ sich kündigen und seinen Unterhalt von der Patientin bestreiten. Obwohl sie enttäuscht und verärgert war, brachte sie eine Trennung nicht zustande, denn »es wäre furchtbar für ihn gewesen«. Die Patientin entwickelte statt dessen eine Dyspareunie, wandte sich aber keinem anderen Partner zu.

Auch die Pläne zur gemeinsamen Geschäftsgründung wurden von der Patientin nicht gestoppt. Sie fühlte sich nun körperlich allgemein zunehmend geschwächt. Kurz vor Unterzeichnung der Verträge, die sie auf unabsehbare Zeit an ihren unbefriedigenden Partner gebunden hätten, bekam die Patientin kolikartige Unterleibschmerzen und wurde mit einer akuten Adnexitis stationär aufgenommen.

Beobachtung 2

21jährige Patientin, Aufnahme wegen kolikartiger Unterleibsschmerzen am letzten Tag der Periode. Klinisch diagnostizierte, pelviskopisch gesicherte Adnexitis; gonorrhoische Infektion.

Die Patientin war das Kind körperlich behinderter Eltern. Diese hatten unter Hinweis auf ihre eigene Hilfsbedürftigkeit der Patientin die von ihr gewünschte Krankenschwesternausbildung verweigert mit der Begründung, sie sei dann häufig von zu Hause abwesend. Da die Eltern nichts dagegen hatten, daß die Patientin als ungelernte Verkäuferin arbeitete, konnte diese Begründung nicht überzeugen. Die Patientin lebte zu Hause.

Mit 20 Jahren erste Liebesbeziehung. Ihr Partner war unternehmungslustig, er sei oft mit ihr ausgegangen. Sie habe es dabei »genossen, wenn auch andere sich um mich beworben haben«. Ihr Freund sei häufig auch allein oder mit Freunden weggegangen. Er war ihr erster Sexualpartner, sie war in sexueller Hinsicht mit ihm glücklich. Dieser Freund trennte sich nach einigen Monaten einer anderen Frau wegen von ihr.

Die Patientin wandte sich darauf einem neuen Partner zu, der etwas unbedarft und »nicht eingebildet« gewesen sei. »Bei ihm wußte ich, daß er nicht fremdgehen würde.« Diese Sicherheit hatte ihre Kehrseite in eifersüchtiger Überwachung durch ihn, der selbst sehr anhänglich war. Er sei mit ihr nur selten ausgegangen. Die sexuelle Beziehung war für die Patientin nicht befriedigend. Nach Monaten trifft die Patientin zufällig ihren ersten Freund, unterhält sich mit ihm und erzählt davon ihrem gegenwärtigen Freund, der mit einem Eifersuchtsanfall reagiert. Er macht ihr nun, möglicherweise in der Hoffnung, auf diese Weise sicherzugehen, einen Heiratsantrag. Die enthusiastische Antwort der Patientin sei gewesen »Warum nicht?«, die Heirat wurde vereinbart. In dieser Situation traten bei der Patientin am letzten Tag der Periode kolikartige Unterleibsschmerzen auf, die zur Einweisung führten.

Beobachtung 3

26jährige Patientin, Aufnahme wegen seit Wochen bestehender, symptomatisch anbehandelter Unterleibsschmerzen; klinisch diagnostizierte Rezidivadnexitis (Ersterkrankung 3 Jahre vorher), kein gonorrhoischer Befund, kein vorangegangener gynäkologischer Eingriff; Erkrankung nicht postmenstruell.

Die Patientin wuchs in den ersten Lebensjahren bei den Großeltern auf, später bei den Eltern. Der Vater sei cholerisch, die Patientin nehme ihn daher nicht richtig ernst, die Mutter sei »streng, aber gerecht«.

Ihre erste Liebesbeziehung ging die Patientin mit 19 Jahren ein, nachdem sie, um zu studieren, von zu Hause ausgezogen war. Ihr Freund war eine sehr dynamische Persönlichkeit, der vielfältigen Hobbys nachging. Er war ihr erster Sexualpartner. Sexuelle Probleme bestanden nicht. Der Freund trennte sich nach einer über einjährigen Beziehung sehr abrupt von der Patientin, vermutlich wegen einer anderen Frau. Es folgte für die Patientin eine Phase häufig wechselnder kurzer Beziehungen. Schließlich unternahm sie wieder den Versuch einer dauerhaften Beziehung, diesmal mit einem »eher weichen Typ«, »ein bißchen ein Phlegma«. Trotzdem zog die Patientin mit ihm zusammen. Kurz darauf nichtgonorrhoische Erstadnexitis (stationäre Behandlung in einer anderen Klinik).

Die Patientin wechselte nach dieser Erkrankung den Studienort, um Distanz zu ihrem Freund zu bekommen. Die Konsequenz einer Trennung aber vermochte sie ihm gegenüber nicht zu ziehen, vielmehr vereinbarte sie, der Freund solle ihr zu einem späteren Zeitpunkt nachziehen. 6 Monate später, kurz vor diesem Nachzug, wäre die Patientin an ihrem neuen Wohnort gerne eine Beziehung zu einem Kommilitonen eingegangen, für den sie Sympathie empfand, verbot sich dies aber mit Rücksicht auf ihren bisherigen Partner. In dieser Situation traten unmittelbar erneute Unterleibsschmerzen auf.

Das erneute Zusammenleben mit ihrem bisherigen Freund erwies sich für die Patientin als quälend. Es herrschten ständiger Zank und eifersüchtige Überwachung. Die Patientin fühlte sich aber nicht in der Lage, eine Trennung durchzusetzen. Beide unternehmen einen gemeinsamen Urlaub im Ausland. Die Patientin verliebt sich heftig in einen einheimischen jungen Mann, eine richtige Beziehung kommt des mitgereisten Freundes wegen nicht zustande. Sie vereinbart mit ihrem neuen Liebhaber jedoch, daß dieser nach einer Frist zu ihr nach Deutschland übersiedeln werde.

Doch die Patientin kann sich nach Rückkehr wieder nicht zur Trennung entschließen. »Ich habe es einfach nicht geschafft, ihm zu sagen: »Zieh aus.« »Außerdem weiß ich nicht, ob mir meine Eltern nicht den Scheck streichen würden, wenn ich mit einem Ausländer zusammenzöge.« In dieser Situation traten erneut heftige Unterleibsschmerzen auf, die schließlich zur stationären Aufnahme in unserer Klinik führten.

Therapeutische Konsequenzen

Bei der Behandlung der Adnexitis ergibt sich, daß der Umgang der Patientinnen mit ihrer Sexualität und ihrer Aggressivität in die Therapie mit einbezogen werden sollte. Die Patientinnen sollten vor allem lernen, ihre Ansprüche, Wünsche und Abgrenzungsbedürfnisse mit adäquaten Mitteln durchzusetzen, anstatt sie auf sexuellem Gebiet, insbesondere durch abrupt vorgenommene Partnerwechsel »auszuagieren«. Der Verdacht bzw. die Feststellung eines psychosomatischen Gesamtzusammenhangs kann der Patientin gegenüber selbstverständlich nur in einer psychotherapeutischen Situation präsentiert werden, was Zeit und geduldiges Eingehen voraussetzt. Ermöglicht es die Introspektionsfähigkeit der Patientin, sollte im Sinne einer Rezidivprophylaxe bei der adnexitischen Ersterkrankung künftig immer auch an die Indikation einer psychotherapeutischen Behandlung gedacht werden.

Literatur

1. AHMAD, M. M. u. V. W. PARRISH: Study of the occurrence of gonorrhea in postpartum woman. Am. J. Obstet. Gynec. **118,** 368–372 (1974).

2. BRABIN, L. u. Mitarb.: Pelvic inflammatory disease: a clinical syndrome with social causes. Ann. trop. Med. Parasit. **86** Suppl., 1–9 (1992).

3. FARO, S. u. Mitarb.: Vaginal flora and pelvic inflammatory disease. Am. J. Obstet. Gynec. **169,** 470–474 (1993).

4. KHOURY, S. A. u. C. J. LINWOOD: Administration problems and solutions in screening for gonorrea. Health Serv. Res. **89,** 286–292 (1974).

5. KREBS, D. u. W. SCHALLENBERG: Bakteriologische Befunde bei gynäkologischen Erkrankungen. Arch. Gynaek. **209,** 960–964 (1971).

6. LEMNETE, E. u. Mitarb.: Psychosomatic disorders conmitant with pelvic inflammation in woman. Psychosomatic Medicine in Obstetrics and Gynaecology, 3rd Int. Congr. 1971. Karger, Basel 1972.

7. MAYER, H. O.: Die Bedeutung der Scheiden- und Zervikalflora in Hinblick auf die aufsteigenden Infektionen. Wien. klin. Wschr. **103,** 695–703 (1991).

8. McCORMACK, W. M.: Pelvic inflammatory disease. New Engl. J. Med. **330,** 115–119 (1994).

9. NOONAN, A. S. u. Mitarb: Gonorrhea screening in an urban hospital family planning program. Am. J. publ. Hlth **64,** 700–704 (1974).

10. RICE, P. A. u. J. SCHACHTER: Pathogenesis of pelvic inflammatory disease. What are the questions? J. Am. med. Ass. **266,** 2612 (1991).

11. RICHTER, D.: Die Adnexitis aus psychosomatischer Sicht. Therapiewoche **28,** 9508–9522 (1978).

Erschienen in:
internist. prax. **22,** 525–530 (1982)
tägl. prax. **23,** 521–526 (1982)
gynäkol. prax. **6,** 725–730 (1982)

Kurzpsychotherapie bei psychosomatischen Krankheiten

D. BECK, Basel †

Einleitung und Definition

Die Kurzpsychotherapie ist eine Behandlungsform, die in den letzten Jahrzehnten zunehmend an Bedeutung gewonnen hat. Sie ist ursprünglich aus Erkenntnisdrang und Experimentierfreude der ersten Psychoanalytiker in den 20er Jahren entsprungen. Nach dem 2. Weltkrieg wurde sie zu einem wichtigen Instrument, weil immer mehr Kranke an psychischen und funktionellen Organstörungen litten, die bei keinem Psychoanalytiker einen Behandlungsplatz fanden. Die Entwicklung eines kürzeren Behandlungsverfahrens ermöglichte es, mehr Patienten therapeutische Hilfe angedeihen zu lassen.

Die Kurzpsychotherapie ist eine Behandlungsform, die sich von vornherein ein umschriebenes und begrenztes psychotherapeutisches Ziel setzt und auf eine breite Persönlichkeitsumstrukturierung, wie dies in der Psychoanalyse möglich ist, verzichtet. Sie dauert im allgemeinen 10–30 Sitzungen à 30–50 Minuten, wobei eine Sitzung alle 8–14 Tage stattfindet.

Indikation

Die Kurztherapie ist nicht eine Therapieform, die überall dort, wo langfristige Psychotherapieverfahren versagen, einspringen kann, sondern sie hat ein umschriebenes Indikationsgebiet. Sie ist im allgemeinen indiziert bei relativ ich-starken Patienten mit einem guten Behandlungsmotiv, bei denen sich ein umschriebenes Problem als Therapieziel finden läßt. Eine weitere Vorbedingung ist, daß der Patient mit seinem Arzt und dessen Deutungen arbeiten kann. Die Kurztherapie verlangt also eine gesunde Persönlichkeit, die durch eine akute seelische Belastung in einen nicht mehr zu bewältigenden Konflikt gekommen ist und daher psychische oder psychosomatische Symptome entwickelt hat. Eine langjährige und chronische psychische Fehlentwicklung, die sich in einer Vielzahl von Beschwerden äußert, ist für eine Kurztherapie im allgemeinen nicht geeignet.

Der Patient benötigt für diese Behandlungsform weiterhin eine gute Motivation, d. h., er muß ein starkes Bedürfnis in sich fühlen, mit einem Arzt in einer auf Deutungen beruhenden Therapie zusammenzuarbeiten.

Schließlich ist es für diese Behandlungsform wichtig, daß der Arzt einen umschriebenen Konflikt, einen sog. Fokus lokalisieren kann, der als Leitlinie für die ganze Behandlung dient und der sich in der Folge auch als bearbeitbar erweist. Dieser Fokus ist ein unbewußter Konflikt; er wird vom Patienten in den ersten Gesprächen nicht als ein umschriebenes Problem an den Arzt herangetragen, sondern der Therapeut muß ihn aus den verschiedenen Informationen und Klagen »extrapolieren«.

Beispiel

31j. Frau mit dem Hauptsymptom Schwitzen an den Händen schildert im 1. Gespräch, wie sie alle ihre Lebensprobleme, die sie mit dem Freund, dem Geschäft und der Freizeit habe, ohne weiteres meistere, wie sie sich aber doch unglücklich fühle wegen ihrer schweißtriefenden Hände. Sie hat eine enorme leistungsbezogene Entwicklung hinter sich mit Abitur und Spezialausbildung auf juristischem Gebiet, so daß sie heute Leiterin einer großen Abteilung im Versicherungswesen ist. Sie klagt dann aber plötzlich über ihren Chef, der sie ausnutze und von ihr so viel verlange, daß sie manchmal gar nicht wisse, wie sie all die Anforderungen bewältigen solle. Neben ihrem sehr anstrengenden Beruf hat sie über das Wochenende einen Zweitberuf, in dem sie ein kleines Baugeschäft administrativ betreibt; ferner verwaltet sie mit ihrem Freund ein riesiges Haus.

Aus der Kindheit ist zu erfahren, daß sie die älteste von 3 Mädchen ist und daß ihr Vater nach dem Krieg aus politischen Gründen lange Zeit arbeitslos war. Sie habe stets der Mutter beigestanden und habe ihre kleinen Geschwister erzogen, als die Mutter wegen der Arbeitslosigkeit des Vaters das Brot verdienen mußte.

Der Konflikt, der sich in diesen Informationen aus dem 1. Gespräch andeutet und der als Linie für die Kurztherapie diente, war: »Ich mußte früher die ›große Schwester‹ für meine kleinen Geschwister sein und mußte auch Vaterstelle vertreten. Heute noch habe ich diese Rolle der helfenden und alle Schwierigkeiten meisternden großen Schwester beibehalten (im Geschäft, in der Freizeit und beim Freund), aber im Grunde möchte ich diese Rolle los sein. Meine Schweißhände künden von der Angst, die dieser Konflikt in mir auslöst.«

Für die Kurztherapie ist es nun entscheidend, ob in den weiteren Gesprächen dieser Konflikt als therapeutische Linie fruchtbar gemacht werden kann oder nicht. Je erfahrener ein Arzt und Psychotherapeut ist, desto leichter wird es ihm gelingen, einen solchen Fokus abzugrenzen. Von der Lokalisation des Fokus hängt aber das Gelingen einer Kurztherapie allein nicht ab, sondern die Kurztherapie steht und fällt mit der Fähigkeit des Patienten, diesen inneren Konflikt in der kurzen zur Verfügung stehenden Zeit zu bearbeiten.

Technik

Die Technik der Kurztherapie zeichnet sich durch 3 Grundlinien aus:

1. gezieltes Vorgehen,
2. frühes Deuten von Widerstand und Übertragung,
3. Ermunterung und Bestätigung.

Gezieltes Vorgehen

Die 1. Grundlinie meint, daß die ganze Behandlung g e z i e l t und dem H a u p t k o n f l i k t entsprechend aufgebaut wird. Alle Konflikte, die nicht unmittelbar in Beziehung zum Zentralkonflikt, zum Fokus, stehen, werden weggelassen. Bei der genannten Patientin mit den schwitzenden Händen war der Hauptkonflikt auf ihre Identifikation mit der leistungsorientierten Mutter und den Protesten gegen diese Identifikation zentriert. Im Laufe der Behandlung zeigten sich als weiterer Konfliktbereich starke homosexuelle Tendenzen. Dieses nicht fokusgerechte Problem konnte wegen der Kürze der Zeit in der Behandlung nicht bearbeitet werden.

Frühes Deuten von Widerstand und Übertragung

Dem Patienten werden viel früher als in Einzelpsychoanalysen dynamische Vermutungen angeboten, die sich immer auf den Hauptkonflikt beziehen. Ebenso werden Widerstandsphänomene früh zur Sprache gebracht. Diese können sich etwa in stetigem Gerede über die Symptomatik, langen Schweigepausen, mißmutiger Stimmung, latenter Kritik an der Behandlung, Rückzugsmanöver, Stundenverschiebungen usw. äußern. Neben den Widerstandsformen werden auch Übertragungsäußerungen früh gedeutet, damit nicht, wie in der Langzeitanalyse, eine tiefe Regression entsteht.

Beispiel

25j. Schauspieler mit Angst und Unsicherheit bei Theaterauftritten verschlief die 2. Sitzung und kam zu spät. Als er erschien, wurde er auf sein Versäumnis angesprochen. Der Pat. gab hierauf seiner Enttäuschung über den Arzt Ausdruck. Er habe ihn sich als einen mächtigen Nestor und als einen welterfahrenen Weisen vorgestellt. Die tatsächliche Erscheinung widerspreche dem allem und habe ihn sehr enttäuscht.

Der Pat. konnte durch das frühe Aufgreifen dieses Widerstandsphänomens (Verschlafen) in zweierlei Weise angesprochen werden: Einmal wurde deutlich, daß er offenbar Angst vor offener Kritik hat und diese nur via Fehlleistung (Verschlafen) andeuten kann. Zweitens ist es für ihn eine Kränkung, wenn er nicht eine Kapazität, sondern einen Durchschnittsmenschen als Therapeuten hat. Die Exklusivanforderungen an den Arzt spiegelten seine Exklusivanforderungen an sich selbst, die er nicht erfüllen konnte und die zur Unsicherheit und Angst auf der Bühne führten.

Das frühe Aufgreifen des Widerstandsphänomens »Verschlafen« ermöglichte es, dem Patienten 2 wichtige Problemkreise, die mit seinem Hauptsymptom in Zusammenhang stehen, bewußt zu machen.

Ermunterung und Bestätigung

Dies heißt, daß der Therapeut immer wieder jene psychischen Anteile des Patienten mit im Auge hat, die funktionieren und die in der Realität zu Befriedigungen führen. Bestätigung und Ermunterung sind wichtig, damit der Blick des Patienten von seinen aktuellen Schwierigkeiten auch weggerichtet wird auf das tatsächlich im Leben Erreichte. Dies wirkt ichstärkend und -stützend. Die zuversichtliche und optimistische Grundhaltung des Arztes, daß durch die Therapie ein Heilungsprozeß in Gang gesetzt und das aktuelle Problem, wie bisherige Schwierigkeiten im Leben, gelöst werden kann, fördern im Patienten das therapeutische Engagement. Eigentliche Ratschläge sind mit Bestätigung oder Ermunterung nicht gemeint, da im allgemeinen die Therapie dahin führt, daß der Patient selbst in die Lage versetzt wird, seine Lebensentscheidungen zu treffen.

Spezielle Behandlungsprobleme bei funktionellen und psychosomatischen Krankheiten

Die Kurzpsychotherapie als ein Verfahren, das nur 10–30 Sitzungen in Anspruch nimmt, müßte sich eigentlich bei all den vielen funktionellen Organstörungen und bei gewissen psychosomatischen Krankheiten im engeren Sinn geradezu anbieten, da 30–40% der Patienten einer Allgemeinpraxis an solchen Störungen leiden. Es ist nun auffällig, daß die Kurzpsychotherapie viel eher bei rein psychischen Störungen, wie Angstzuständen und Depressionen, eingesetzt wird als bei den genannten Erkrankungen. Dies hat seine Gründe, wobei hier 3 erwähnt seien.

1. Ein erster Grund für die relative Vernachlässigung der psychosomatischen Krankheiten in der Kurztherapie bezieht sich auf eine Behandlungsschwierigkeit, die sich aus der Struktur des Patienten ergibt. Ein Großteil der Kranken mit funktionellen und psychosomatischen Symptomen leidet an chronifizierten Charakterneurosen. Dies bedeutet für den Patienten, daß er eine Psychotherapie für seine Körperbeschwerden zunächst gar nicht wünscht. Der Kranke leidet an seinem bewußtseinsfähigen Körpersymptom und nicht an seinem unbewußten Konflikt oder an seiner Fehlhaltung.

In Beispielen: Der Kranke leidet an seinem Reizmagen und nicht an seiner Passivität oder seinen Abhängigkeitswünschen. Es stören ihn die Kopfschmerzen und nicht seine überhöhten Leistungsanforderungen im Beruf. Es schmerzen ihn die funktionellen Herzbeschwerden und nicht seine Trennungsängste von der Mutter. Es kränkt ihn seine Ejaculatio praecox und nicht seine illusionäre Überhöhung von Frauen.

Die charakterneurotischen Fehlhaltungen sind Folgen infantiler Fixierungen und unbewußter Ängste. Der Patient erlebt sie, da sie unbewußt sind, nicht als etwas Pathologisches, Störendes oder zu Korrigierendes. Er leidet lediglich an seinem Körpersymptom. »Ich bin impotent und habe es nicht im Kopf«, sagte ein Patient. Die psychoanalytische Theorie nimmt für die Entstehung psychosomatischer Symptome an, daß sie das Resultat eines speziellen Abwehrvorganges, der sog. Konversion oder Somatisation, sind. Das Wesen dieser Abwehr besteht darin, das Ich des Patienten von Konflikten zu verschonen. Da Konfliktbewußtsein und seelischer Leidensdruck beim Kranken nicht vorhanden sind, fehlt ihm auch das wesentliche Motiv für jegliche Form einer Psychotherapie, einschließlich Kurzpsychotherapie. Wenn es daher trotzdem zu einer Behandlung kommen soll, muß der Patient dafür zunächst motiviert werden. Mit anderen Worten heißt dies, daß das bisher konfliktfreie Ich des Kranken mit Konflikten konfrontiert werden muß. Dies hat in der Anfangsphase der Kurztherapie oft eine Verschlechterung des psychischen Befindens des Kranken zur Folge.

Das große therapeutische Problem besteht nun darin, überhaupt einen Konfliktbereich beim Patienten zu finden, der für das Ich des Kranken assimilierbar ist. Als anfängliche Orientierungshilfe dient in der Behandlung oft ein n e u r o t i s c h e r C h a r a k t e r z u g oder eine n e u r o t i s c h e R e a k t i o n s w e i s e, die nicht so sehr Konfliktcharakter hat, sondern mehr als pathologischer Persönlichkeitszug auffällt und an dem der Patient insgeheim auch leidet. Ein Beispiel dafür ist etwa die mit Protesten und Angst durchsetzte Tendenz zur Leistungsidentifikation mit der Mutter bei der genannten Patientin mit Schweißhänden oder die Tendenz zur Anklammerung in aggressiven Auseinandersetzungen bei Patienten mit Herzneurose. Es ist oft sehr schwierig, neurotische Grundeinstellungen aus den ersten Gesprächen beim Patienten herauszufinden. Wenn dies nicht gelingt, kann eine Kurzpsychotherapie auch nicht erfolgen, weil ja der rote Faden für die Behandlung fehlt. Als Hilfe zum Auffinden einer neurotischen Reaktionsbereitschaft dient oft die sog. auslösende Situation, d. h. das psychologische Verständnis jener Situation, in der der Patient sein Symptom zum ersten Mal bekommen hat.

Beispiel

Bei einem 33j. Pat. mit funktionellen Magenstörungen waren die Magenschmerzen erstmals aufgetreten, nachdem er nach jahrelanger und fleißiger Arbeit an das ersehnte Ziel seiner Wünsche angelangt und zum Prokuristen befördert worden war.

Anstatt jetzt die Früchte seiner Arbeit genießen zu können, erkrankte er an einem Reizmagen.

Aus diesen Daten der auslösenden Situation konnten bei diesem Patienten als neurotische Charaktereinstellung übertriebene Leistungsideale vermutet werden, deren Funktion es war, die unbewußten Bedürfnisse nach Wohlergehen und passivem Genuß abzuwehren.

2. Ein 2. Grund, warum psychosomatische Krankheiten seltener mit Kurzpsychotherapie behandelt werden, hängt mit

Schwierigkeiten beim Arzt zusammen, die bei ihm in der Konfrontation mit dieser Krankheitsgruppe entstehen. Man hat Patienten mit psychosomatischen und funktionellen Symptomen wegen ihrer charakterneurotischen Konfliktlosigkeit auch schon als »emotionelle Analphabeten« bezeichnet, um ihre schwere Zugänglichkeit zu gefühlshaftem Erleben zu kennzeichnen. Die Abriegelung der emotionellen Seite im Patienten kann beim Arzt zu Ungeduld, aggressiver Gereiztheit und zu forschem Draufgängertum führen, weil ihn der Patient in seinen therapeutischen Intentionen ständig frustriert. Der Kranke kommt immer wieder zum Arzt, bietet ihm sein Körpersymptom an und reagiert auf Fragen nach seinem seelischen Ergehen mit ablehnender Oberflächlichkeit. Der Arzt fühlt sich abgelehnt und frustriert. Es setzen bei ihm dann gern Gegeneinstellungsreaktionen ein, wie Ärger oder Ungeduld, die so lange die therapeutische Beziehung belasten, bis der Arzt diese Reaktionen als ein Symptom des Patienten erkannt hat.

Beispiel

So konnten etwa die langfädigen und aggressiv getönten Symptomschilderungen über Rückenschmerzen bei einer 38j. Pat. dem Arzt einen Fingerzeig geben, daß sich die Kranke sehr hilflos fühlte und daß sie im Grunde eine große Angst hatte, überwältigt zu werden. Die Langweile, die der Arzt in sich selbst bei diesen Symptomschilderungen registrierte, war ein wertvoller Hinweis auf die Hilflosigkeit der Pat. ihm gegenüber. Das Registrieren des eigenen Gefühls ermöglichte es dem Kollegen, die innere Welt der Pat. besser zu verstehen.

Es gibt in der Beziehung zu dieser Krankheitsgruppe für den Arzt einige besondere Fallstricke. Da der Patient an den Therapeuten stets unbewußte magische Helfererwartungen hat und sich schwach oder abhängigkeitsbedürftig fühlt, wird der Arzt in eine aktive Helferrolle hineingedrängt. Dies kann in ihm therapeutische Allmachtsphantasien erwecken und ihn zu schädlicher Polypragmasie verleiten. Die Kurzpsychotherapie zeichnet sich zwar durch eine hohe Aktivität im Geben von Deutungen aus. Alle anderen Formen von Aktivitäten sind aber unerwünscht, da sie nur die infantilen Wünsche des Patienten befriedigen und ihm die Chance nehmen, durch Einsicht und besseres Selbstverständnis reifer zu werden. Schädliche Aktivitäten sind etwa das nicht indizierte Abgeben von Medikamenten, das unreflektierte Verschreiben von manuellen Therapien, das »automatische« Herbeiziehen des Ehegatten oder des Geschäftspartners usw. In der Kurztherapie ist es immer sehr wichtig, daß der Arzt genau weiß, was er tut und warum er etwas tut.

3. Der 3. Grund, weshalb psychosomatische Leiden relativ selten mit Kurzpsychotherapie behandelt werden können, beruht auf der Eigengesetzlichkeit dieser Leiden. Psychosomatische Krankheiten sind abnorme seelische Reaktionen und Neurosen, die sich in Organfunktionsstörungen oder Organläsionen manifestieren. Eine abnorme seelische Reaktion, die sich psychosomatisch äußert, ist etwa Durchfall vor dem Examen. Dabei klingt diese psychosomatische Reaktion mit Wegfall der auslösenden Belastung wieder ab, d. h., mit bestandenem Examen verschwindet die überschießende Organfunktionsstörung. Bei den Neurosen handelt es sich um seelische Fehlentwicklungen, die auf die frühe Kindheit zurückgehen und sich in unbewußten Konflikten äußern, die regressiv zu einer libidinösen Überbesetzung der Organe und damit zu einer Organfunktionsstörung führen.

Das hier interessierende Problem besteht nun darin, daß sich oft von einem näher nicht bekannten Zeitpunkt an das »somatische Betriebsstück« eigengesetzlich weiter entwickelt und keine Beziehung mehr zum »psychischen Betriebsstück« aufweist. Es kommt, wie es MITSCHERLICH ausdrückt, zur »Zerreißung des psychosomatischen Simultangeschehens«. Klinisch heißt dies, daß die funktionellen Magenbeschwerden, die bisher von psychischen Einflüssen abhingen, zu einem bestimmten Zeitpunkt sich zum Magenulkus entwickeln, das nun seinerseits unabhängig von psychischen Einflüssen nach somatischer Eigengesetzlichkeit weitergeht. Wenn ein psychosomatisches Symptom bis zur somatischen Eigengesetzlichkeit fortgeschritten ist, was für alle Krankheiten mit Organläsionen, wie Colitis ulcerosa, Ulcus duodeni und ventriculi, Asthma bronchiale gilt, dann ist eine Kurztherapie von 10–30 Sitzungen nicht mehr möglich. Es gibt zwar einzelne Berichte über erfolgreiche Behandlungen bei diesen Patienten, für die Kurztherapie des praktischen Arztes kommen sie aber nicht in Frage. Es eignen sich daher von allen psychosomatischen Störungen für die Kurztherapie am ehesten die funktionellen Organstörungen, die eine relativ kurze Krankheitsdauer zeigen und die unter akuten und für den Arzt überblickbaren psychischen Belastungen bei einem sonst relativ gesunden Patienten entstanden sind.

Ergebnisse

Obwohl es ein schwieriges Unterfangen ist, psychotherapeutische Behandlungsergebnisse zu überprüfen, kann man heute sagen, daß die Kurzpsychotherapie bei geeigneter Indikation eine Behandlung ist, die dem Kranken eine umschriebene und dauerhafte Hilfe gewährt. Die Kurzpsychotherapie vermag nicht, eine Strukturveränderung zu erreichen, wie sie nach einer 400–500stündigen Psychoanalyse erfolgt. Sie ist immer eine Hilfe, die auf den umschriebenen Konfliktbereich und den daraus entstehenden Symptomen bezogen ist, deretwegen der Patient zur Behandlung kam. Oft geht aber von einem neurotischen Konflikt eine Irradiation auf die verschiedensten anderen Lebensbezirke aus, die alle verändert werden, wenn der Grundkonflikt gelöst wird.

Beispiel

So verbesserte sich bei einem Pat. mit Impotenz, dessen Konflikt auf die Autoritätsangst vor dem Vater bezogen und in der Kurztherapie durchgearbeitet worden war, auch seine Beziehung zu anderen Menschen als dem Vater (zu Vorgesetzten, Kollegen und zur Frau), weil er früher seine Autoritätsangst in diese Personen hineinprojiziert und damit die Beziehungen zu ihnen belastet hatte.

Die Heilungs- und Besserungsquote liegt bei der sachgerechten Kurzpsychotherapie, wie bei den anderen Psychotherapieformen, bei ⅔ Heilungen und Besserungen und ⅓ Mißerfolgen. Heilung oder Besserung bedeutet, daß der umschriebene unbewußte Konfliktbezirk durchgearbeitet worden ist, so daß die Symptomatik dauerhaft verschwinden oder wesentlich gelindert werden konnte.

Anforderungen an den Therapeuten und Gefahren

Die Kurzpsychotherapie lernt man, wie jegliche psychotherapeutische Behandlungsform, nur zu einem Drittel aus dem Lesen entsprechender Literatur. Das 2. Drittel des Lernprozesses stammt aus der Erfahrung mit eigenen Patienten und das 3. Drittel aus den Kontrollen mit einem erfahrenen Supervisor. Für eine Kurzpsychotherapie ist ein Arzt am besten vorbereitet, wenn er eine psychoanalytische Ausbildung hat. Wer diese Voraussetzung nicht mitbringt, benötigt bei den ersten Behandlungen unbedingt einen Supervisor oder eine Gruppe von Kollegen, in der die einzelnen Probleme, die Indikation und die Therapieschritte besprochen werden können. Eine absolute Kontraindikation für eine Kurztherapie ist gegeben, wenn es nicht gelingt, ein umschriebenes Therapieziel abzugrenzen, oder wenn der Patient nicht zu einem fruchtbaren Arbeitsbündnis mit dem Therapeuten bewegt werden kann.

Von Seiten des Therapeuten gibt es unbewußte Motivationen, die für die Therapie gefährlich sein können. Ich denke an therapeutischen Ehrgeiz in Kombinationen mit fehlender Sachkenntnis oder an therapeutische Omnipotenzgefühle in Verbindung mit mangelnder Selbstkritik. Ehrgeizhaltungen und therapeutische Allmachtsillusionen des Arztes, der meint, überall schnell helfen zu müssen, bringen konkrete Gefahren für den Patienten mit sich. Die Gefahren können so aussehen, daß dem Patienten taktlose oder vergewaltigende Deutungen an den Kopf geworfen werden, die Abneigung und Widerstreben gegen jede Form von Psychotherapie hervorrufen. Gelegentlich kann eine Abwehrreaktion auf derart ungeschicktes Verhalten zur Regression führen, die bis zum Objektverlust und klinisch zu einem schizophrenieähnlichen Bild führt. Es verlangt viel Erfahrung vom Therapeuten, um jenes Maß an Deutungsbelastung zu finden, die für eine optimale Therapie gerade nötig ist und den Patienten noch nicht überfordert.

Es ist ein Paradoxon der Kurzpsychotherapie, daß sie beim Arzt recht hohe Voraussetzungen verlangt und andererseits zu einem relativ bescheidenen Behandlungsziel führt. Damit der Arzt dieses Paradoxon bei sich selber aushält, muß er die Fähigkeit zur Selbstbejahung trotz der Selbstbeschränkung besitzen, und er muß in sich selbst eine Toleranz für Unvollkommenes haben. Er sollte vor sich selbst zugeben können, daß die Kurztherapie häufig nur ein mangelhafter Behelf ist, da sie ja nur eine umschriebene Konfliktbearbeitung anbietet.

Literatur

1. BECK, D.: Die Kurzpsychotherapie (wissenschaftliches Taschenbuch). Huber, Bern-Stuttgart-Wien 1974.

2. BELLAK, L. u. L. SMALL: Kurzpsychotherapie und Notfallpsychotherapie. Suhrkamp, Frankfurt 1972.

3. WOLBERG, L.: Short-term psychotherapy. Grune & Stratton. New York-London 1965.

Erschienen in:
internist. prax. **15,** 139–144 (1975)
tägl. prax. **16,** 139–144 (1975)

Diagnose und Therapie psychischer Veränderungen des alternden Menschen

P. Berner, Paris,
H. G. Zapotoczky, Graz, und
H. Walter, Wien

Einleitung

Zum Verständnis der Entstehung und des Verlaufes psychischer Störungen ist es wichtig, zwischen prädisponierenden, auslösenden und aufrechterhaltenden Bedingungen zu unterscheiden, die jeweils somatischer oder psychosozialer Art sein können (1). Zu den Prädispositionen im engeren Sinne rechnet man Beeinträchtigungen, die bereits in der prä- und perinatalen Periode vorliegen oder in den Entwicklungsjahren entstehen.

Auf der somatischen Ebene handelt es sich hierbei um Erbanlagen, prä- und perinatale Schädigungen, bzw. um Hirntraumen und Infektionen im Laufe des Heranwachsens, während umweltbedingte Dispositionen mit einer mangelnden Mutter-Kind-Bindung oder mit inadäquaten Lernprozessen zusammenhängen. Zu diesen Vorbedingungen können sich im weiteren Lebensverlauf zusätzlich Risikofaktoren, wie Drogen- oder Alkoholabusus, Traumen, Infektionen, hormonelle Veränderungen bzw. ungünstige psychosoziale Lebensbedingungen gesellen, die die Krankheitsbereitschaft erhöhen. Die gleichen Faktoren können auch, ebenso wie ein akuter physischer oder psychischer Streß, die Erkrankung auslösen. Diese kann dann entweder einen eigengesetzlichen Verlauf nehmen oder durch Fortbestehen der auslösenden Bedingungen bzw. durch ungünstige Reaktionen des Milieus oder des Individuums selbst im Sinne von Verstärkungen oder Bestrafungen aufrechterhalten werden.

Die neuere Forschung weist darauf hin, daß psychische Erkrankungen häufig auf Interaktionen zwischen mehreren der angeführten Bedingungen zur Entstehung und Aufrechterhaltung zurückzuführen sind. Das trifft besonders für die psychischen Störungen des höheren Alters zu, das – im Vergleich zu früheren Lebensphasen – veränderte Voraussetzungen für diese Erkrankungen hat (33). Im späteren Leben können sich genetische Dispositionen auswirken, die in früheren Lebensabschnitten keine Folgen haben, so daß bei psychischen Alterskrankheiten oft mehrere erblich bedingte Störungen miteinander verbunden sind. Des weiteren entwickeln sich mit zunehmendem Alter zusätzliche Risikofaktoren. Dementsprechend ist die Alterspsychiatrie mit mannigfaltigen Interaktionen endogener und erworbener somatischer Krankheiten sowie konstitutioneller und psychoreaktiver Störungen konfrontiert (19). Sie muß daher in besonderem Maße der Forderung Kretschmers (18) nach einer mehrdimensionalen Diagnostik entsprechen, da erst nach Bewertung der einzelnen pathogenetischen Faktoren sinnvolle therapeutische Schritte (es handelt sich meist um mehrere) unternommen werden können.

Die möglichen Wechselwirkungen zwischen hirnorganischen Prozessen, endogenen Psychosen und psychoreaktiven Störungen lassen sich eindrücklich bei depressiven Verstimmungen veranschaulichen. Diese stellen – falls der organische Abbau nicht zu weit fortgeschritten ist und noch kein akuter Verwirrtheitszustand vorliegt – die häufigste psychische Alteration des alternden Menschen dar. Die Depressivität kann rein reaktiv (z. B. nach einem Verlusterlebnis) entstehen oder Ausdruck einer genetisch bedingten endogenen affektiven Psychose sein. Aber auch ein organisches Grundleiden kann sich unmittelbar in einer, gelegentlich sogar als typisch endogen anmutenden Symptomatik manifestieren, da die von BONHOEFFER (7) als exogene Reaktionstypen bezeichneten körperlich begründbaren psychischen Störungen nicht selten diese »endogenomorphe« Gestalt annehmen.

Organische Hirnprozesse können gelegentlich zufällig miteinander verbunden sein; sehr häufig liegen jedoch die in Abb. 1 dargestellten Wechselbeziehungen vor: Reaktive Depressionen können ebenso wie endogene einen bereits vorhandenen Hirnprozeß im Sinne einer zerebralen Dekompensation erst manifest werden lassen, während organische Hirnfunktionsstörungen ihrerseits reaktive oder endogene Verstimmungen auszulösen vermögen. So kann das Innewerden der geistigen Leistungsreduktion zu einer depressiven Reaktion führen, und eine endogene Phase kann durch organische Veränderungen ausgeklinkt oder in ihrer Symptomatik verstärkt werden.

Diagnostische Zuordnungsmodi

Die Versuche der klassischen Psychiatrie, aufgrund von »pathognomonischen« Symptomen bzw. Syndromen oder von bestimmten Verlaufsmerkmalen eine kategoriale nosologische Diagnostik zu entwickeln, haben aus zweierlei Gründen ihr Ziel nicht erreicht: Einerseits hat sich gezeigt, daß deskriptive Querschnitts- und Verlaufsmerkmale keine eindeutigen Rückschlüsse auf ganz bestimmte Ätiologien zulassen. Sie erlauben bestenfalls, Wahrscheinlichkeitsbeziehungen zu gewissen pathogenetischen Mechanismen, d. h. zu Teilstrecken der Gesamtpathogenese, herzustellen.

Andererseits können innerhalb der einleitend skizzierten Interaktionen mehrerer Entstehungsbedingungen bestimmte pathogenetische Mechanismen, wie z. B. psychogene Bewältigungsmuster so sehr in den Vordergrund treten, daß sie die kategoriale Zuordnung determinieren, wodurch andere mögliche Kausalfaktoren der Aufmerksamkeit entgehen. Angesichts dieses Sachverhaltes geben auch die modernen psychiatrischen Klassifikationen, wie das DSM-III-R oder die ICD-10 nicht vor, eine strikt nosologische Diagnostik anzubieten. Sie beziehen sich vielmehr weitgehend nur auf klinisch relevante Erscheinungsbilder, die im Sinne einer mehrdimensionalen Diagnostik auch kombiniert registriert werden können.

Diese Zuordnungssysteme verbessern die Vergleichbarkeit von Studien und vereinheitlichen die medizinische Statistik. Sie enthalten jedoch immer noch quantitative und qualitative Unterscheidungskriterien, die dazu führen können, gewisse pathogenetische Teilfaktoren nicht richtig zu bewerten. Deshalb erscheint es wichtig, sich beim einzelnen Patienten an diagnostischen Leitlinien zu orientieren, die den Weg zur Identifizierung der jeweiligen Bedingungskonstellationen für die Entstehung und Aufrechterhaltung der Störung erleichtern.

Dieses Vorgehen zentriert sich zunächst auf die Frage, ob die vorliegende Störung mit einer organischen Hirnkrankheit oder einer genetisch bedingten »endogenen« Erkrankung in Zusammenhang stehen könnte. Dieser Verdacht ergibt sich, wenn das klinische Bild eine »organische« bzw. eine »endogenomorphe« Achsensym-

Abb. 1
Mögliche Interaktionen zwischen organischen Hirnprozessen und Depressionszuständen

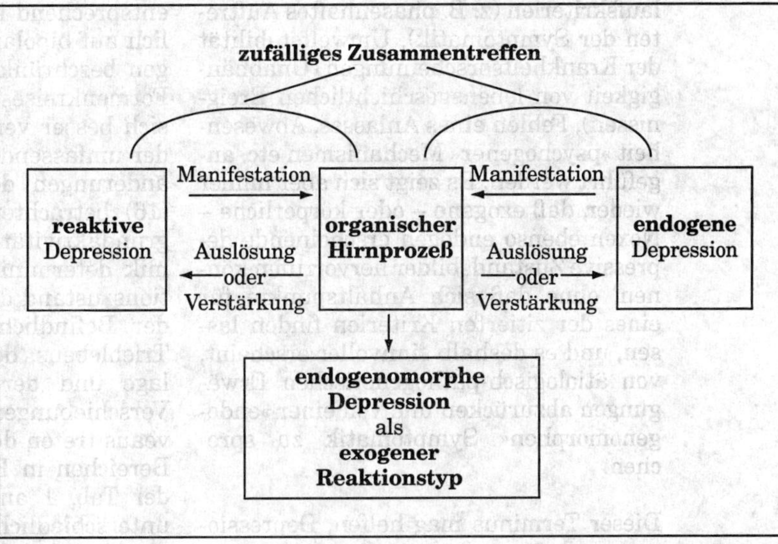

ptomatik aufweist, die einen dieser Krankheitstypen annehmen läßt. Diese Merkmale reichen jedoch zu einer eindeutigen Zuordnung noch nicht aus; sie müssen erst durch zusätzliche Faktoren, wie organische Befunde, Verlaufskriterien oder Hinweise auf erbliche Belastungen erhärtet werden. Sodann müssen mit der Achsensymptomatik kombinierte Phänomene auf ihre Genese untersucht werden (z. B. ob es sich um den Einsatz unangemessener Bewältigungsstile handelt), um auch sie gezielt behandeln zu können.

Eine rein psychogene Störung kann nur dann als wahrscheinlich angesehen werden, wenn die Symptomatik keine Merkmale enthält, die den Verdacht auf eine organische oder endogene Erkrankung erwecken könnten. Aber auch in solchen Fällen ist diese Annahme durch anamnestische Daten, somatische Untersuchungen und eine sorgfältige Verlaufsbeobachtung zu überprüfen.

Im folgenden soll die klinische Diagnostik psychischer Störungen im Alter in der Perspektive der geschilderten Zuordnung dargestellt werden. Hierbei erscheint es am einfachsten, von der üblichen Gruppierung auszugehen, die bei körperlich nicht begründbaren Störungen zwischen »funktionellen Psychosen« ohne somatisches Grundleiden und »psychoreaktiven Störungen« unterscheidet.

Funktionelle Psychosen im Alter

Unter dieser Bezeichnung werden in der Regel ausgeprägte Verstimmungszustände und paranoide Erkrankungen zusammengefaßt.

Verstimmungszustände

Die weitaus häufigsten Verstimmungszustände im Alter weisen depressive Züge auf. Deshalb wird diese Erkrankungsgruppe meist unter Bezugnahme auf Depressionen erörtert. Hierbei wird in der klassischen psychiatrischen Literatur zwischen reaktiven (psychoreaktiven, psychogenen) und endogenen Depressionen unterschieden, wobei für die letztere Diagnose von verschiedenen Autoren Anhaltspunkte wie erbliche Belastung, Verlaufskriterien (z. B. phasenhaftes Auftreten der Symptomatik), Umweltstabilität der Krankheitserscheinungen (Unabhängigkeit von lebensgeschichtlichen Ereignissen), Fehlen eines Anlasses, Abwesenheit »psychogener« Mechanismen etc. angeführt werden. Es zeigt sich aber immer wieder, daß exogene – oder körperliche – Noxen ebenso endogen erscheinende depressive Zustandsbilder hervorrufen können, ohne daß sich Anhaltspunkte für eines der zitierten Kriterien finden lassen, und es deshalb sinnvoller erscheint, von ätiologisch-pathogenetischen Erwägungen abzurücken und von einer »endogenomorphen« Symptomatik zu sprechen.

Dieser Terminus mag helfen, Depressionen »endogenomorphen« Gepräges zu erkennen, die besonders bei alten Menschen sehr oft in zeitlich – inhaltlichem Zusammenhang mit lebensgeschichtlich wichtigen Ereignissen stehen und von vielen Autoren nur deshalb nicht als endogen aufgefaßt werden. Nicht zuletzt erlaubt der Begriff auch jene Störungen näher zu betrachten, die als »dysphorische« Verstimmungen (in der europäischen Psychiatrie als gereizte Mißgestimmtheit verstanden) oder als »Mischzustände« erscheinen. Diese beiden Stimmungsanomalien werden in der Psychiatrie relativ wenig berücksichtigt, obwohl sie gerade bei alten Menschen viel häufiger zu beobachten sind als rein manische oder rein depressive Syndrome. Endogenomorphe Depressionen entgehen oft der richtigen Einstufung, weil die Veränderung der Stimmungslage – die traurige Verstimmung – keinen obligatorischen Bestandteil des Syndroms darstellt. Die klinische Forschung hat ergeben, daß sogar bei eindeutig endogenen Depressionen die Symptomatik nur auf eine Antriebs- und Interesselosigkeit beschränkt bleiben kann, was zur Bildung des Begriffes »depressio sine depressione« geführt hat.

Die Vielfalt der Erscheinungsbilder von Störungen, die neueren Erkenntnissen entsprechend im Rahmen des ursprünglich auf bipolare Stimmungsschwankungen beschränkten »manisch-depressiven Formenkreises« auftreten können, läßt sich besser verstehen, wenn man sie in der umfassenderen Perspektive von Veränderungen der seelischen »Dynamik« (16) betrachtet. Die auch als »Hintergrundaktivität« (32) bezeichnete Dynamik determiniert den jeweiligen Funktionszustand des emotionellen Erlebens, der Befindlichkeit, des Antriebes, des Trieblebens, der vegetativen Reaktionslage und der Schlaf-Wach-Regulation. Verschiebungen des dynamischen Niveaus treten dementsprechend in diesen Bereichen in Erscheinung, wobei die in der Tab. 1 angeführten Phänomene in unterschiedlichen Kombinationen oder manchmal auch jeweils allein das Bild beherrschen können. Über das aszendierende zentrale Aktivierungssystem können dynamische Veränderungen auch höhere kortikale Funktionen beeinträchtigen. So vermag z. B. die Antriebsstörung bei Depressionen Denkvorgänge im Sinne der Einfallsarmut und des als »Monoideismus« bezeichneten ständigen Kreisens um bestimmte Denkinhalte zu beeinflussen.

Dem heutigen Wissensstand entsprechend, ist zwischen stabilen dynamischen Entgleisungen und einer dynamischen Unstetigkeit zu unterscheiden. Wie die Abb. 2 veranschaulicht, gehören zu den ersteren manische, depressive und dysphorische Syndrome sowie »stabile Mischzustände«. Bei den 3 Prägnanztypen liegen »konkordante« Veränderungen in den in Tab. 1 angegebenen Teilbereichen vor, während bei den Mischzuständen einzelne Manifestationsmöglichkeiten eines Prägnanztyps mit gewissen Merkmalen eines anderen »diskordant« verknüpft sind. Bei all diesen stabilen Verschiebungen ist anzunehmen, daß der Störungsschwerpunkt in limbischen Strukturen gelegen ist. Sie zeichnen sich durch eine Beharrungstendenz aus und werden durch Umwelteinflüsse nicht verändert.

Die dynamische Unstetigkeit hingegen ist durch ein rasches Alternieren von Verschiebungen in den verschiedenen Funktionsgebieten charakterisiert. Da die Frequenz der Aktivierungs- und Hemmungsvorgänge in den einzelnen Bereichen meist nicht gleich ist, ergeben sich auch bei diesen »alternierenden Mischzuständen« simultan kontradiktorische Kombinationen, die jedoch – im Gegensatz zu den stabilen Mischzuständen – in ihrer Konstellation ständig wechseln. So können z. B. ekstatische Lustbetontheit, ängstlich-depressive Befindlichkeit oder Gereiztheit einander in einer anderen zeitlichen Folge abwechseln als motorische Erregung und Hemmung oder vegetative Veränderungen. Im Gegensatz zu den stabilen dynamischen Entgleisungen können alternierende Mischbilder durch Umweltreize in ihrem Gepräge verändert werden. Diese Reagibilität sowie das Auftreten von Symptomen, die der »general arousal reaction« zugehören, lassen einen Störungsschwerpunkt in der Formatio reticularis vermuten.

Zwischen alternierenden Mischbildern und stabilen dynamischen Verschiebungen gibt es, wie die Abb. 2 zeigt, Übergänge, bei welchen gewisse Funktionsbereiche bereits stabil verändert sind, während andere noch Merkmale der »arousal reaction« im Sinne der Agitiertheit oder vegetativer Erregungssymptome zeigen.

Die geschilderten dynamischen Störungen können bei verschiedensten organischen Hirnfunktionsbeeinträchtigungen auftreten; die dynamische Unstetigkeit kann sogar gelegentlich bei labilen Konstitutionstypen rein psychogen zustande kommen. Der Verdacht, es handele sich um eine endogene affektive Psychose, ergibt sich mit großer Wahrscheinlichkeit, wenn ein »endogenomorph-zyklothymes Achsensyndrom« (5) vorliegt, das durch eine Kombination einer dynamischen Verschiebung mit den in der Abb. 2 dargestellten Biorhythmusveränderungen gekennzeichnet ist. Die Bezugnahme auf dieses Achsensyndrom ermöglicht es,

1. **Veränderungen der Gefühlstönung des Erlebens**
   im Stimmungsbereich
   im affektiven Ansprechen
   in der emotionalen Resonanz
   in der Realitätsbeurteilung
   im Selbstwerterleben
   im ästhetischen Werterleben

2. **Veränderungen der vitalen Befindlichkeit**
   allgemeine Frische oder Spannung oder Abgeschlagenheit (Müdigkeit ohne Erholungserlebnis im Schlaf, Schwere-Druckgefühl im Kopf, Globusgefühl im Hals, Druckgefühl im Brust- und Bauchbereich [Korsettgefühl], »Inneres« Schwindel- und Unsicherheitsgefühl)

3. **Veränderungen des Antriebs, erkennbar als Modifikationen**
   der Entscheidungsfreudigkeit
   der Psychomotorik
   der Denk- und Sprachaktivität

4. **Veränderungen des Trieblebens**
   Libido
   Potenz

5. **Veränderungen der vegetativen Reaktionslage und der Schlaf-Wach-Regulation** betreffend
   die Darmfunktion
   die Schweiß-, Speichel- und Tränensekretion
   die Körpertemperatur
   den Blutdruck
   den Appetit und die Fettspeicherung
   das Schlafmuster

Tab. 1
Manifestationsmöglichkeiten dynamischer Verschiebungen

eine eventuelle endogene Verursachung auch bei jenen Zuständen nicht zu übersehen, die nicht der typischen Depression (charakterisiert durch eine Restriktion, bzw. negative Tönung der in Tab. 1 angeführten Funktionen) oder der typischen Manie (bei der es zu einer Steigerung bzw. positiven Tönung dieser Funktionen kommt) entsprechen.

Das Nicht-Erkennen einer endogenen affektiven Grundstörung ist häufig durch die Art bedingt, in welcher der Patient auf die Veränderung seiner Dynamik reagiert. Versucht er, sich mit den durch das veränderte Aktivierungsniveau bedingten psychischen Symptomen, die er oft als unerklärliches »Anderssein« erlebt, auseinanderzusetzen, lassen sich gewisse Gesetzmäßigkeiten erkennen:

1. Ist die Amplitude der dynamischen Verschiebung in Richtung der Depression oder Manie nur niedrig, so ist die Möglichkeit zur persönlichen Verarbeitung gegeben, und es kommt eher zu einer Aktualisierung affektbeladener innerer Konflikte, die häufig als neurotische Störung fehleingeschätzt wird.

2. Leichtere dysphorische Verstimmungen werden oft als Charakterveränderungen interpretiert und im Alter auf einen beginnenden Abbauprozeß bezogen. Eine ausgeprägtere Gereiztheit führt häufig zur Entwicklung von Beeinträchtigungsideen, wobei vom Patienten die Gründe für die eigene Verstimmung in der Außenwelt gesucht werden.

3. Bei alternierenden Mischbildern stehen häufig rasch wechselnde vegetative Entgleisungen im Vordergrund. Diese manifestieren sich in einer Fülle von körperlichen Beschwerden, für die sich kein organisches Substrat finden läßt und die von den Patienten meist als Folgen lebensgeschichtlicher Belastungen interpretiert werden. Von Ärzten werden diese oft – bei Nichtbeachtung der endogenomorphen Symptomatik – als »vegetative Dystonie« eingestuft.

4. Je unsteter die Hintergrundsymptomatik, um so mehr wird die Fähigkeit des Patienten strapaziert, sich die als Folge des raschen Wechsels des Aktivierungsniveaus auftretenden körperlichen wie psychischen Beschwerden zu erklären. Das kann den Einsatz übertrieben wirkender Bewältigungsmechanismen zur Folge haben, die dem Krankheitsbild eine oft als rein neurotisch aufgefaßte Gestalt, z. B. im Sinne einer polyphobischen oder hysterischen Symptomatik, verleihen .

5. Eine dynamische Unstetigkeit mit hohen Amplituden führt zur Entzügelung des »impressiven Wahrnehmungsmodus« (16). Dadurch entwickeln sich Anmutungserlebnisse, Illusionen, Halluzinationen und eventuell auch Orientierungsstörungen, auf deren Basis sich wahnhaft-halluzinatorische oder delirante Syndrome ausbilden können.

Die geschilderten Ausgestaltungsmöglichkeiten dynamischer Verschiebungen zeigen, daß neben leichten manischen und depressiven Verstimmungen insbesondere die dysphorische Gereiztheit sowie alternierende Mischzustände die Gefahr der Larvierung und damit der Nichtbeachtung einer endogenomorph-zyklothymen Symptomatik heraufbeschwören. Diese Gefahr ist bei alten Menschen aus zweierlei Gründen besonders groß: Einerseits verleiten die häufig ungünstigen Lebensbedingungen besonders zu auf Umwelteinflüsse bezogenen Interpretationen. Andererseits fördern in diesem Lebensabschnitt oft zusätzliche somatische Beeinträchtigungen bei einer genetischen Disposition zu endogenen Stimmungsschwankungen deren Destabilisierung, wodurch alternierende Mischbilder entstehen.

Paranoide Erkrankungen

Wahnstörungen gehören zu den häufigsten psychischen Krankheitsbildern des höheren Lebensalters. Bei ihrer diagnostischen Zuordnung ist zu beachten, daß

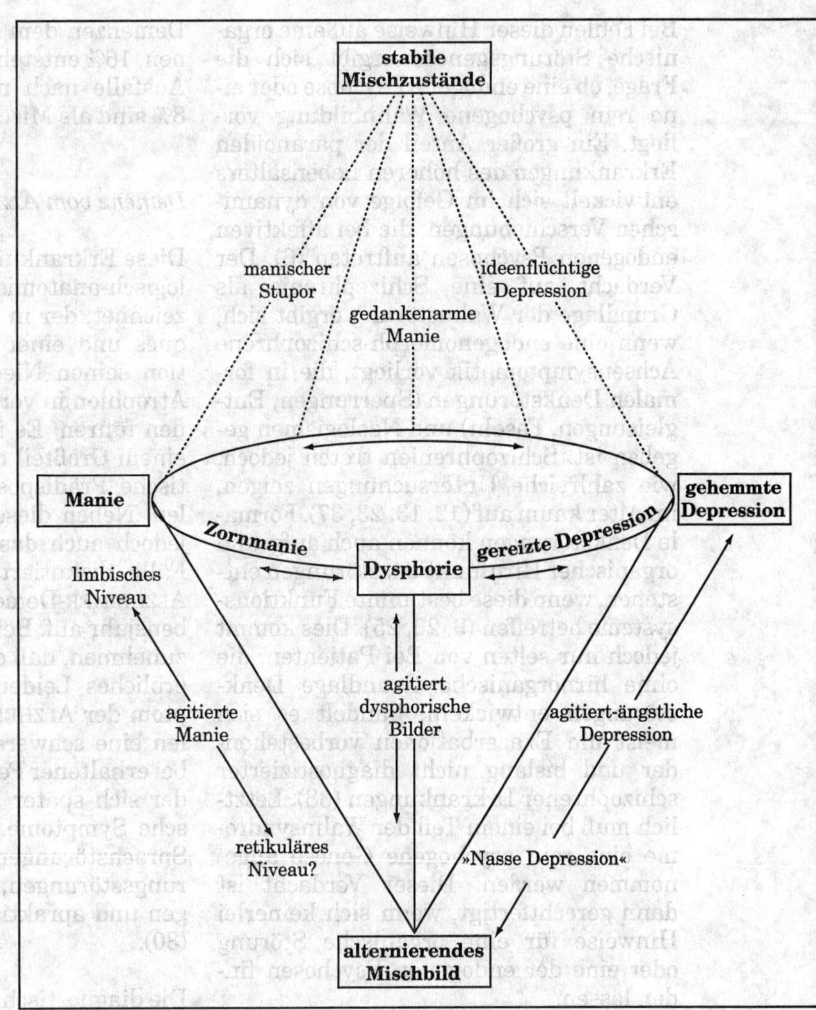

Abb. 2
Beziehungen zwischen stetigen und unstetigen dynamischen Verschiebungen

Wahn als eine unspezifische Reaktionsform aufzufassen ist, die aufgrund unterschiedlicher Bedingungskonstellationen zustande kommen kann. Bei den paranoiden Erkrankungen des älteren Menschen sind häufig organisch bedingte Funktionsstörungen beteiligt. In diesen Fällen wird meist eine umweltbedingte akute Wahngewißheit durch Zusammentreffen mit einem organischen Psychosyndrom chronifiziert. Hierbei scheinen dementielle Abbauprozesse jedoch erst sehr spät deutlicher zum Tragen zu kommen, während es sich bei vielen in der zweiten Lebenshälfte auftretenden Wahnerkrankungen um erworbene Schädigungen (Alkoholismus, Hirntraumen oder -infektionen, fixierter Hochdruck!) handelt (6). Die Beteiligung somatischer Verursachungen an der Wahnstörung läßt sich annehmen, wenn ein organisches Achsensyndrom vorliegt, das durch nachweisbare Beeinträchtigungen des Kurz- und Langzeitgedächtnisses sowie des Abstraktionsvermögens und der Urteilskraft gekennzeichnet ist.

Bei Fehlen dieser Hinweise auf eine organische Störungsgenese ergibt sich die Frage, ob eine endogene Psychose oder eine rein psychogene Wahnbildung vorliegt. Ein großer Anteil der paranoiden Erkrankungen des höheren Lebensalters entwickelt sich im Gefolge von dynamischen Verschiebungen, die bei affektiven endogenen Psychosen auftreten (6). Der Verdacht auf eine Schizophrenie als Grundlage der Wahnstörung ergibt sich, wenn eine endogenomorph-schizophrene Achsensymptomatik vorliegt, die in formalen Denkstörungen (Sperrungen, Entgleisungen, Faseln) und Neologismen gegeben ist. Schizophrenien treten jedoch, wie zahlreiche Untersuchungen zeigen, im Alter kaum auf (12, 13, 23, 37). Formale Denkstörungen können auch aufgrund organischer Hirnfunktionsstörungen entstehen, wenn diese bestimmte Funktionssysteme betreffen (9, 20, 25). Dies kommt jedoch nur selten vor. Bei Patienten, die ohne hirnorganische Grundlage Denkstörungen entwickeln, handelt es sich meist um Exazerbationen vorbestehender und bislang nicht diagnostizierter schizophrener Erkrankungen (38). Letztlich muß bei einem Teil der Wahnsyndrome eine rein psychogene Genese angenommen werden. Dieser Verdacht ist dann gerechtfertigt, wenn sich keinerlei Hinweise für eine organische Störung oder eine der endogenen Psychosen finden lassen.

Organische Hirnprozesse

Bei den organischen Abbauprozessen kann man zwischen primären und sekundären Demenzen unterscheiden (28). Die letzeren sind hauptsächlich auf extrazerebrale Erkrankungen, wie endokrine Störungen, Infektionen, Intoxikationen und bei älteren Menschen besonders auf Krankheiten des Herz-Kreislaufsystems zurückzuführen. Die beiden häufigsten primären Demenzen sind die Demenz vom ALZHEIMER-Typ und vom vaskulären Typ (Multiinfarktdemenz). Nach JELLINGER u. Mitarb. (17) sind mehr als 60% der Demenzen dem ALZHEIMER-Typ zuzuordnen, 16% entstehen durch Summation der Ausfälle nach mehreren Infarkten und 8% sind als Mischdemenzen anzusehen.

Demenz vom ALZHEIMER-Typ

Diese Erkrankung ist durch einen pathologisch-anatomischen Befund ausgezeichnet, der in der Ausbildung von Plaques und einer Neurofibrillendegeneration seinen Niederschlag findet, die zu Atrophien in verschiedenen Rindenregionen führen. Es ist anzunehmen, daß bei einem Großteil dieser Erkrankung genetische Prädispositionen eine Rolle spielen. Neben dieser familiären Form wird jedoch auch das Auftreten sporadischer Fälle diskutiert. Gelegentlich tritt die ALZHEIMER-Demenz schon vor dem 65. Lebensjahr auf. Bei diesen Patienten ist anzunehmen, daß es sich wohl stets um ein erbliches Leiden handelt. Als Leitsymptom der ALZHEIMER-Demenz ist bei vielen eine schwere Merkfähigkeitsstörung bei erhaltener Persönlichkeit zu sehen, zu der sich später andere neuropsychologische Symptome, wie Wortfindungs- und Sprachstörungen, räumliche Orientierungsstörungen, Wahrnehmungsstörungen und apraktische Symptome gesellen (30).

Die diagnostischen Leitlinien für die »Demenz bei ALZHEIMER-Erkrankung« im ICD-10 (kodiert unter F00) fordern folgende Merkmale:

1. Vorliegen einer Demenz (definiert durch Abnahme der intellektuellen Leistungsfähigkeit, Beeinträchtigungen in den persönlichen Aktivitäten des täglichen Lebens, Verschlechterung der emotionalen Kontrolle etc.);

2. Schleichender Beginn mit langsamer Verschlechterung. Im weiteren Verlauf kann ein Plateau erreicht werden. Die Demenz bei ALZHEIMER-Erkrankung ist zum gegenwärtigen Zeitpunkt irreversibel;

3. Fehlen klinischer Hinweise oder spezieller Untersuchungsbefunde, die auf eine System- oder Hirnerkrankung hinweisen, die eine Demenz verursachen kann (z. B. Hypothyreose, Hyperkalzämie, Vitamin B_{12}-Mangel, Niazinmangel, Neurosyphilis, Normaldruck-Hydrozephalus, subdurales Hämatom);

4. Fehlen eines plötzlichen apoplektischen Beginns oder neurologischer Herdzeichen, wie Hemiparese, Sensibilitätsverlust, Gesichtsfeldausfälle und Koordinationsstörungen in der Frühphase der Krankheit (solche Phänomene können jedoch später hinzukommen).

Unter der Diagnose: F00 »Demenz bei ALZHEIMER-Erkrankung« werden in der ICD-10 folgende Diagnosen zusammengefaßt:

F00.0 Demenz bei ALZHEIMER-Erkrankung, mit frühem Beginn (Typ 2);
F00.1 Demenz bei ALZHEIMER-Erkrankung, mit spätem Beginn (Typ 1);
F00.2 Demenz bei ALZHEIMER-Erkrankung, atypische oder gemischte Form;
F00.9 nicht näher bezeichnete Demenz bei ALZHEIMER-Erkrankung.

Vaskuläre Demenz

Für diese Störung hat sich mittlerweile der Terminus Multiinfarktdemenz eingebürgert, weil sich bei dieser Erkrankung häufig zahlreiche Mikroinfarkte in den Stammganglien, im Hirnstamm und Kleinhirn und außerdem Demyelinisierungen im Marklager der Großhirnhemisphären finden. Die Demenz läßt sich wahrscheinlich mit den letztgenannten Läsionen in Zusammenhang bringen (30). Im ICD-10 ist die vaskuläre Demenz mit F01 kodiert, wobei zwischen »vaskulärer Demenz mit akutem Beginn« (F01.0), »Multiinfarkt-Demenz« (vorwiegend kortikal) (F01.1), »subkortikaler vaskulärer Demenz« (F01.2), »gemischter (kortikaler und subkortikaler) vaskulärer Demenz« (F01.3), »anderen vaskulären Demenzen« (F01.8) und »nicht näher bezeichneten vaskulären Demenzen« (F01.9) unterschieden wird. Die vaskulären Demenzen unterscheiden sich von der Demenz bei ALZHEIMER-Erkrankung durch den Beginn, die klinischen Merkmale und den Verlauf. Typischerweise bestehen in der Vorgeschichte transitorisch-ischämische Attacken mit kurzen Bewußtseinsstörungen, flüchtigen Paresen oder Visus-Verlust mit gewisser Beeinträchtigung von Gedächtnis und Denken.

Diese Demenzform kann nach einer einzelnen ischämischen Episode abrupt auftreten oder sich allmählich entwickeln. Sie ist gewöhnlich das Resultat einer Infarzierung des Gehirns als Folge einer vaskulären Erkrankung, einschießlich der zerebrovaskulären Hypertonie. Die Infarkte sind meist klein, kumulieren aber in ihrer Wirkung. Der Beginn liegt gewöhnlich im späteren Lebensalter. In der ICD-10 Klassifikation werden als diagnostische Leitlinien folgende Symptome angegeben: ungleichmäßige kognitive Beeinträchtigung, so daß Gedächtnisverlust, intellektuelle Beeinträchtigung und neurologische Herdzeichen auftreten können. Einsicht und Urteilsfähigkeit können relativ gut erhalten sein. Ein plötzlicher Beginn, eine schrittweise Verschlechterung und auch neurologische Herdzeichen und Symptome erhöhen die Wahrscheinlichkeit der Diagnose. Bestätigt kann sie manchmal nur durch die Computertomographie oder durch die neuropathologische Untersuchung werden. Eine Reihe von weiteren Symptomen werden als »zusätzliche Merkmale« bezeichnet, die bei dieser Erkrankung auch vorkommen können: Hypertonie, Karotisgeräusche, Affektlabilität mit dynamischer Labilisierung, vorübergehende Episoden von Bewußtseinstrübung oder Delir, bei manchen Patienten auch Persönlichkeitsveränderungen.

Trotz der angeführten grundsätzlichen Unterschiede in Symptomatik und Verlauf lassen sich die ALZHEIMER-Demenz und die vaskuläre Demenz klinisch oft nicht sicher unterscheiden (19). Aus praktischer Sicht ist die Feststellung wichtig, welche zerebralen Funktionen betroffen sind, was durch den Einsatz neuropsychologischer Untersuchungsmethoden angestrebt werden kann. Sind höhere kortikale Funktionen beeinträchtigt, treten vor allem Denk- und Intelligenzleistungsstörungen in den Vordergrund, sowie als »Werkzeugstörungen« bezeichnete, umschriebene zerebrale Funktionsausfälle, die nicht deutlich ausgeprägte aphasische, agnostische oder apraktische Symptome umfassen.

Liegt die Störung im Bereich subkortikaler Strukturen, kann sich eine Beeinflussung des zentralen Aktivierungssystems ergeben, die zu einer Veränderung der Hintergrundaktivität führt, die sekundär auch die kortikalen Funktionen beeinträchtigen kann. Dies kann sich in Form der geschilderten dynamischen Entgleisungen oder deren Folgen ausdrücken. Sie können gelegentlich einen endogenomorphen Charakter annehmen, entsprechend einem Betroffensein der »dynamogenen Zone« (14). ROTH u. KAY (34) haben Herz- und Kreislauferkrankungen bei über der Hälfte ihrer an manisch-depressiven Symptomen leidenden Patienten im Senium nachweisen können. Hierbei muß erwogen werden, daß bei einer Reihe dieser Kranken auch Interaktionen zwischen einer organisch-vaskulären und einer endogen-zyklothymen Disposition vorliegen. Auch bei Wahnbildungen im Alter spielen organische Hirnprozesse zweifellos eine bedeutende Rolle, wobei dynamische Entgleisungen mitwirken können (6). Nicht zuletzt lassen sich auch Verwirrtheitszustände auf Schädigungen im Hirnstamm zurückführen. Man sollte heute – einer Anregung PETERS (29) folgend – statt von Verwirrtheit besser von einem raschen Wechsel der »situativen Orientiertheit« sprechen, die meist zu persönlichen Deutungen und Interpretationen des Patienten führen, was sich klinisch in einer »Labilität der biographischen Orientierung« klar zeigt (21).

Die richtige diagnostische Zuordnung organischer Hirnprozesse im Alter kann durch moderne bildgebende Verfahren wesentlich verbessert werden. Dennoch ist vielfach eine präzise Diagnose oft nur durch histologische Autopsiebefunde möglich. Diese erlauben auch meist erst die Feststellung eines Krankheitsprozesses, der nicht dem vaskulären oder ALZHEIMER-Demenztyp zugehört, sondern eine der selteneren anderen Hirnerkrankungen, wie z. B. Morbus PICK, Chorea HUNTINGTON oder JAKOB-CREUTZFELD-Erkrankung, aufzeigt.

Im Hinblick auf die Möglichkeit therapeutischer Maßnahmen muß man Prodromalsymptome organischer Hirnprozesse besonders beachten. Derartige vorzeitige Versagenszustände (2) können sich als Mißgestimmtheit, Erschöpfungsgefühl, Antriebsmangel und intellektuelle Störungen anzeigen. Diese Beschwerden, die nicht selten als neurasthenisch-hypochondrisch interpretiert werden, was zur Verkennung von organischen Prozessen führen kann, wurden von BONHOEFFER (7) als »hyperästhetisch-emotionelle Schwächezustände« bezeichnet und den akuten exogenen Reaktionstypen zugerechnet.

Psychoreaktive Störungen

Wie erwähnt können neurotische Symptome auch bei endogenen und organischen Erkrankungen auftreten – besonders dann, wenn das Ausmaß der Störung nur geringfügig ist. Man muß deshalb bei einer anscheinend psychogenen Symptomatik eine differentialdiagnostische Klärung anstreben, die sich am Vorliegen endogenomorpher oder organischer Achsensyndrome, sowie an neuropsychologischen und instrumentellen Untersuchungen orientiert.

POST (21) nimmt eine Häufung neurotischer Beschwerden zwischen dem 35.-45. Lebensjahr und eine neuerliche Zunahme nach dem 65. Lebensjahr an. Dabei konnte er eine Wandlung des Krankheitsbildes insofern beobachten, als in der Kindheit eher hysterische Phobien, im Erwachsenenalter eher Angstzustände und im Alter Depressionen mit leichten Schuldgefühlen vorherrschen. Auf die Bedeutung depressiver Beimischungen bei psychogenen Störungen im Alter weist auch McDonald hin (24). Bei einem Vergleich von Neurotikern mit und ohne Depression zeigt sich, daß bei der Mehrzahl der Untersuchten depressive Verstimmungen anzutreffen sind und daß diese Patienten vor dem 60. Lebensjahr meist keine neurotischen Krankheitsmanifestationen geboten haben. Bei länger bestehenden neurotischen Erkrankungen ist im Alter eher mit einer Abschwächung der Symptome zu rechnen (26).

Zwar erscheint auch der Einwand von Loewenthal u. Berkmann (22) berechtigt, daß die häufig zitierten kritischen Situationen, wie Verwitwung und Pensionierung, wichtige aber zu grobe Kategorien darstellen. Man kann aber nicht umhin, im Alter eine Einbuße an menschlichen Beziehungen, an Verwirklichungsmöglichkeiten, an Lebenszielen, kurzum an sozialen Verstärkern anzunehmen, die zu einer Anstauung von unlustbetonten Affekten und damit zu einer Labilisierung körperlicher Funktionen führen können (36). Auch Substanzen wie Alkohol, Schlafmittel oder Tranquilizer, die zur Überwindung dieser »Depressionen« eingenommen werden, bewirken gelegentlich eine dynamische Labilisierung. Daraus läßt sich erklären, daß Ereignisse in der Außenwelt sowohl somatische Veränderungen, wie z. B. Kreislaufreaktionen und auch das Auslösen eines endogenomorph-zyklothymen Achsensyndroms nach sich ziehen können.

Therapie

Die Therapie psychischer Erkrankungen im Alter erfordert jeweils die Erstellung eines auf den jeweiligen Patienten abgestimmten Gesamtbehandlungsplanes, in den unter Umständen mehrere Disziplinen der Medizin (Innere Medizin, Orthopädie, Zahnheilkunde, Physikotherapie usw.) einbezogen werden müssen. Hierbei ist zu bedenken, daß ältere Menschen häufig eine Bilanz ihres Lebens ziehen, wobei sich das »Endgültigkeitsproblem« (35) in seiner ganzen Tragweite entfaltet. Dementsprechend wichtig sind daher psychotherapeutische Überlegungen. Schon das bloße Anhören des kranken, alten Menschen, der über das sprechen möchte, was ihn quält, kann als ein »Annehmen«, als Erleichterung empfunden werden. Angesichts der möglichen komplexen Interaktionen zwischen körperlich begründbaren oder endogenen primären Hirnfunktionsstörungen, Allgemeinerkrankungen und psychosozialen Störfaktoren muß man in der Behandlung gezielt Pharmakotherapien mit psycho- und milieutherapeutischen Maßnahmen kombinieren.

Die *medikamentöse* Therapie psychischer Alterserkrankungen wird zunächst durch den allgemeinen Körperzustand bestimmt. Dabei stehen Wiederherstellung suffizienter Herz- und Kreislaufverhältnisse (z. B. Digitalisierung), Regulierung von Stoffwechselentgleisungen, die durch Diabetes mellitus, Leberzellschädigung, Nierenversagen usw. verursacht werden, und Elektrolytverschiebungen besonderes im Vordergrund. Bei den chronisch zerebralen Durchblutungsstörungen unterscheidet man am sinnvollsten zwischen einem Hyper- und Hypotoniesyndrom und verordnet Sympathikolytika und blutdrucksenkende Mittel im ersteren bzw. eine Kombination von Sympathikomimetika und gefäßerweiternden Medikamenten im letzteren Fall.

Für die Behandlung der dementiellen Symptomatik werden Nootropika eingesetzt, wie z. B. Piracetam, das aufgrund bisheriger Forschungsergebnisse auf den intrazellulären Stoffwechsel anregend wirkt. Diese Substanzen haben sich besonders bei primär rückbildungsfähigen organischen Psychosyndromen (etwa nach Schädel-Hirn-Trauma oder nach chronischem Alkoholabusus), aber auch bei konstanten leichten Psychosyndromen bewährt, vor allem, wenn Intensitätsänderungen vorliegen, wie das am Beginn zerebraler Abbauvorgänge meist der Fall ist. Bei unruhigen, agitierten, schwer dementen Patienten sind diese Medikamente kontraindiziert, da sie die Erregung verstärken können.

Bei Verstimmung endogenomorpher Natur wird man zunächst eine genaue Zuordnung des psychischen klinischen Bildes zu den Antriebsverhältnissen zu treffen haben, wie sie sich aus der Abb. 2 ergeben. Besonders wichtig ist hierbei die Feststellung, von welchem Sektor die Störung der Hintergrundaktivität ausgeht. Dabei zeigt sich, daß endogenomorphe Verstimmungen im Alter häufig den alternierenden Mischbildern und Dysphorien entsprechen und einer kombinierten Therapie von Antidepressiva und Neuroleptika zugänglich sind. Diese instabilen Mischbilder, die sich nicht durch eine massive Antriebsveränderung im Sinne einer manischen oder depressiven Polarisierung zeigen, erlauben eine verhältnismäßig gute Steuerung durch Außenweltreize und sprechen daher neben medikamentöser Behandlung auf Psychotherapie meist gut an.

Als dämpfende Mittel bei gesteigertem Antrieb und psychomotorischer Unruhe haben sich bei alten Menschen schwächere Neuroleptika (wie z. B. Laevopromazin, *Melleril, Haldol),* die eine geringe Kreislaufeinwirkung haben, aber auch Tranquilizer als wirksam erwiesen. Falls nötig, sollten diese Medikamente mit kreislaufanregenden Mitteln kombiniert werden, um der Gefahr einer nächtlichen Verwirrtheit zu begegnen. Antidepressiva sind je nach ihrer Hauptwirkungskomponente einzusetzen, wobei als rein antidepressive Medikamente Imipramin, Dibenzepin und Melitracen, als vorwiegend antidepressiv und aktivierend Chlorimipramin, Desipramin und Nortryptilin und als vorwiegend antidepressiv und beruhigend Amitryptilin, Opipramol und Doxepin zu werten sind. In den letzten Jahren ist eine Reihe von neuen antidepressiv wirkenden Substanzen entwickelt worden, von denen vor allem die Serotonin-Reuptake-Hemmer und die selektiven MAO-A-Hemmer therapeutische Bedeutung erlangt haben und vor allem auch durch ihre Nebenwirkungsarmut bei älteren Patienten gut anzuwenden sind.

Im allgemeinen wird man Psychopharmaka bei älteren Menschen niedriger dosieren als bei Kranken in mittleren Lebensjahren. Auf die Bedeutung einer langfristigen Dauer der Behandlung kann nicht genug verwiesen werden, da gerade alte Menschen nicht selten dazu tendieren, Medikamente von sich aus abzusetzen, bevor sie überhaupt erst zu wirken beginnen.

Psychotherapeutisch empfiehlt sich, wie erwähnt, die Empathie an oberste Stelle zu setzen – egal welcher Psychotherapieschule man angehört. Die Nutzung der vorhandenen positiven Ressourcen (z. B. lange Lebenserfahrung) und die Verwendung von früher Erlebtem können in der Therapie gut verwendet werden. Außerdem eignen sich auch nonverbale Therapien, vor allem sanfte Bewegungstherapien, wie z. B. Tanztherapie und die sog. bewegungsanalytische Therapie, sehr gut für ältere Menschen, zumal da diese meist in Gruppen stattfinden und daher das Erleben der Gemeinsamkeit noch hinzukommt. Jede soziotherapeutische Stützung und jedes Stärken der gesunden Anteile helfen, mit der Situation besser fertig zu werden.

Zusammenfassung

Abgesehen von Zuständen schwerer organischer Verwirrtheit kann man die Depression als das führende Syndrom psychischer Alterserkrankungen bezeichnen. Ihr endogenomorphes Erscheinungsbild erlaubt keine eindeutige kategoriale

Zuordnung zu einer der bisher üblichen nosologischen Entitäten, so daß sie als Krankheitsdimension bei organischen Hirnprozessen, bei endogenen Störungen ebenso wie bei psychogenen Erkrankungen beobachtet werden kann. Entsprechend der Vielzahl von genetischen Faktoren bei der Entstehung psychischer Krankheiten im Alter wird man eine mehrdimensionale Diagnostik und Therapie ohne Polypragmasie vorziehen; ebenso ist auf eine Hierarchie der vordringlichsten therapeutischen Maßnahmen zu achten. Dabei dürfen psychotherapeutische und psychohygienische Anteile im Gesamtbehandlungsplan nicht vernachlässigt werden.

Literatur

1. BECKER, P.: Ätiologie. In: BASTINE, R. (Hrsg.): Grundbegriffe der Psychotherapie. Edition psychologie, Weinheim 1982.

2. BEHRINGER, K. u. R. MALLISON: Vorzeitige Versagenszustände. Allg. Z. Psychiat. **124,** 100 (1949).

3. BERNER, P., R. NASKE u. H. G. ZAPOTOCZKY: Probleme der Altersverschiebung aus der Sicht der Psychiatrie. Acta Geron. **3,** 593–600 (1973).

4. BERNER, P., R. NASKE u. H. G. ZAPOTOCZKY: Zur Klinik depressiver Syndrome im Alter. Z. Gerontol. **6,** 420–428 (1973).

5. BERNER, P.: Psychiatrische Systematik. 3. Aufl. Huber, Bern 1982.

6. BERNER, P. u. M. MUSALEK: Paranoide Erkrankungen in höherem Lebensalter. In: HÄFNER, H. u. M. HENNERICI (Hrsg.): Psychische Krankheiten und Hirnfunktionen im Alter. S. 138–156. Fischer, Stuttgart-NewYork 1992.

7. BONHOEFFER, K.: Die exogenen Reaktionstypen. Arch. Psychiat. Nervenkr. **58,** 58 (1917).

8. COPER, H., B. JÄNICKE u. G. SCHULZE: Adaptivität. In: BENTE, D., H. COPER u. S. KANOWSKI (Hrsg.): Hirnorganische Psychosyndrome im Alter. II. Methoden zur Objektivierung pharmakotherapeutischer Wirkungen. S. 159–170. Springer, Berlin-Heidelberg-New York-Tokyo 1985.

9. CROW, T. J.: Positive and negative schizophrenic symptoms and the role of dopamine. Brit. J . Psychiat. **139,** 379–387 (1980).

10. Diagnostisches und Statistisches Manual psychischer Störungen: DSM-III-R. Übersetzt nach der Revision der 3 Aufl. des Diagnostic and Statistical Manual of Mental Disorders der American Psychiatric Assoc/dt. von U. U. Wittchen. Beltz, Weinheim-Basel 1989.

11. DILLING, H., W. MOMBOUR u. M. H. SCHMIDT (Hrsg.): Internationale Klassifikation psychischer Störungen. ICD-10. Huber, Bern-Göttingen-Toronto 1991.

12. GABRIEL, E.: Die langfristige Entwicklung von Spätschizophrenien. Bibliotheca Psychiat. No. 165. Karger, Basel-München-Paris-London-New York-Sydney 1978.

13. GRAHAME, P. J.: Schizophrenia in old age (Late paraphrenia). Brit. J. Psychiat. **145,** 493–495 (1984).

14. HESS, W. R.: Psychologie in biologischer Sicht. Thieme, Stuttgart 1962.

15. HOCHE, A.: Die Bedeutung der Symptomkomplexe in der Psychiatrie. Z. ges. Neurol. Psychiat. **12,** 540–551 (1912).

16. JANZARIK, W.: Dynamische Grundkonstellationen in endogenen Psychosen. Springer, Berlin-Heidelberg-New York 1959.

17. JELLINGER, K. u. Mitarb.: Clinicopathological analysis of dementia disorders in elderly. J. neurol. Sci. **95,** 239–258 (1990).

18. KRETSCHMER, E.: Medizinische Psychologie. Thieme, Stuttgart 1963.

19. LAUTER, H.: Organisch bedingte Alterspsychosen. In: KISKER, K. P. u. Mitarb. (Hrsg.): Psychiatrie der Gegenwart. Springer, Berlin-Heidelberg-New York 1972.

20. LECRUBIER, Y. u. P. DOUILLET: Neuroleptics and the bipolar dopaminergic hypothesis of schizophrenia. In: ACKENHEIL, M. u. N. MATUSSEK (Hrsg.): Special aspects of psychopharmacology. Expanison Scientifique Francaise, Paris 1983.

21. LIEBALDT, G. P. u. H. SCHELLER: Amnestisches Syndrom und Korsakow Syndrom – zwei auch anatomisch-lokalisatorisch unterscheidbare Syndrome? Nervenarzt **42,** 402 (1971).

22. LOEWENTHAL, M. F. u. P. L. BERKMAN: Aging and mental disorders in San Francisco. Jossey-Bass., San Francisco 1967.

23. MARNEROS, A. u. A. DEISTER: The psychopathology of »late schizophrenia«. Psychopathology **17,** 264–274 (1984).

24. McDONALD, C.: The pattern of neurotic illness in the elderly. Austr. N. Z. J. Psychiat. **1,** 203 (1967).

25. MELTZER, H. Y.: Dopamine and negative symptoms in Schizophrenia: Critique of the Type I–II Hy-

pothesis. In: MURRAY, A. (Hrsg.): Controversies in Schizophrenia. The Guilford Press, New York-London 1985.
26. MÜLLER, Ch.: Alterspsychiatrie. Thieme, Stuttgart 1967.
27. NASKE, R. u. H. G. ZAPOTOCZKY: Klinisch Psychiatrische Aspekte des Greisenalters. Acta Geron. **1,** 535–568 (1971).
28. ÖSTERREICH, K.: Gerontopsychiatrie (incl. Alzheimer). In: BATTEGAY, R. (Hrsg.): Handwörterbuch der Psychiatrie. 2. Aufl. S. 210–215. Enke, Stuttgart 1992.
29. PETERS, U. H.: Das exogene paranoid halluzinatorische Syndrom. Karger, Basel-New York 1967.
30. POECK, K.: Der Beitrag der Neuropsychologie zur Diagnose und Erforschung der Demenzen. In: HÄFNER, H. u. M. HENNERICI (Hrsg.): Psychische Krankheiten und Hirnfunktionen im Alter. S. 91–103. Fischer, Stuttgart-New York 1992.
31. POST, F.: Spezielle Alterspsychiatrie. In: KISKER, K. P. u. Mitarb. (Hrsg.): Psychiatrie der Gegenwart. Springer, Berlin-Heidelberg-New York 1972.
32. ROHRACHER, H.: Die Arbeitsweise des Gehirns und die psychischen Vorgänge. Barth, München 1967.
33. ROTH, M.: Classification and Aetiology in Mental Disorders of Old Age: Some Recent Developments. In: KAY, D. W. K. u. A. WALK (Hrsg.): Recent Developments in Psychogeriatrics. Brit. J. Psychiat. Spec. Publ. 6. Royal Medico-Psychological Assoc. by Headley Brothers, Ashford, Kent 1971.
34. ROTH, M. u. D. W. K. KAY: Affective Disorders arising in the senium II. Physical disability as an aetiological factor. J. ment. Sci. **102,** 141–150 (1956).
35. SCHULTZ, J. H.: Das Endgültigkeitsproblem in der Psychologie des Rückbildungsalters. Z. ges. Neurol. Psychiat. **167,** 117 (1939).
36. SJÖGREN, T. u. T. LARSSON: The changing age-structure in Sweden and ist impact on mental illness. Bull. Wld Hlth Org. **21,** 569–582 (1959).
37. STERNBERG, E.: Neuere Forschungsergebnisse bei spätschizophrenen Psychosen. Fortschr. Neurol. Psychiat. **40,** 631–646 (1972).
38. STERNBERG, E. u. J. K. MOLTSCHANOVA: Über schubförmig verlaufende Schizophrenien mit ungewöhnlich langdauernden Remissionen. Nervenarzt **43,** 253–257 (1972).

Insomnie – häufigste Form der Schlafstörung

Vorkommen, Ursachen und Therapie

L. A. BERTI und S. O. HOFFMANN, Mainz

Einleitung

Schlafstörungen sind neben Schmerzen eine der häufigsten psychovegetativen Störungen. In den zurückliegenden 4 Jahrzehnten hat die wissenschaftliche Erforschung der Natur des Schlafes sowie seiner Störungen zunehmend an Bedeutung gewonnen (11).

Gemäß der ASDC (Association of Sleep Disorders Centers, 1979) liegt eine Schlafstörung vor, wenn

1. Störungen des Ein- und Durchschlafens auftreten;
2. die Schlafdauer bzw. das Schlafbedürfnis exzessive Ausmaße annimmt;
3. es zu Unregelmäßigkeiten und Verschiebungen der Schlafzyklen oder
4. Störungen bestimmter Schlafstadien kommt.

Die Schlafforschung befaßt sich vor allem mit den Störungen des Schlafes im Sinne der Insomnie. Hiermit ist eine relative Störung des Schlafes gemeint, wie Ein- und Durchschlafstörungen, morgendliches Früherwachen bzw. eine Kombination dieser Störungen.

Definition

Aus verhaltens- und kognitionstheoretischer Sicht ist die Störung des Schlafes – sofern nicht organischer Natur – Ausdruck und Ergebnis von ähnlichen Konditionierungsprozessen, welchen das Wachbewußtsein unterliegt. Aus psychodynamischer Sicht hingegen ist sie als symptomatischer Ausdruck eines zugrundeliegenden multidimensionalen intrapsychischen Konfliktes zu deuten. Den meisten experimentellen Studien zur Insomnie liegt eine ausschließlich deskriptive, operationalisierte Definition der Schlafstörung zugrunde. Ihr zufolge besteht eine Schlafstörung, wenn weniger als 6½ Stunden Nachtschlaf vorliegen, die Einschlaflatenz 30 Minuten überschreitet und mehr als 30 Minuten nächtliche Wachzeit gegeben sind.

Vorkommen

Je nach Definition variiert der prozentuale Anteil der Menschen mit Schlafstörungen in der Gesamtpopulation zwischen 15–20% bzw. 54% (1, 2, 5, 8, 9). Etwa ⅓ der Bevölkerung leidet vorübergehend und zu einem kleineren Anteil kontinuierlich unter Schlafstörungen. Eine eindeutige geschlechtsspezifische Gewichtung läßt sich nicht erkennen. Bis zum 45. Lebensjahr scheinen Männer und Frauen gleichmäßig betroffen. Jedoch gibt es Hinweise darauf, daß Frauen ihre Schlafstörung eher als »schwer« bzw. »ernst« bezeichnen. Im Alter zwischen 45–54 Jahren verdoppelt sich der prozentuale Anteil bei den Frauen von 20 auf 40%. Erst ab dem 60. Lebensjahr erhöht sich auch der prozentuale Anteil bei den Männern, bleibt jedoch weiterhin unter dem der Frauen. In stärker neurotischen Populationen scheinen Frauen eher schlafgestört als Männer.

Unstrittig ist, daß Schlafstörungen mit dem höheren Lebensalter signifikant zunehmen, wobei die Zunahme bei den Frauen ausgeprägter ist. Während von den 20jährigen etwa 20% an Schlafstörungen leiden, erhöht sich dieser Anteil bei den 55jährigen auf 50%. Für die Insomnie beträgt bei 60–80jährigen der Anteil sogar 90%. Frauen zeigen eine längere Einschlaflatenz, während Männer längere Aufwachzeiten benötigen.

Unter den psychisch gestörten Patienten ist der prozentuale Anteil an Schlafstörungen wesentlich höher als in der Gesamtbevölkerung bzw. unter der Population der allgemeinärztlichen Patienten. Während in der allgemeinärztlichen Praxis jeder 5. Patient auch an Schlafstörungen leidet, wird eine Schlafstörung von jedem 3. Patienten in der psychiatrischen Sprechstunde angegeben. Nach einer Studie von HOFFMANN und MAIER an Ambulanzpatienten einer psychotherapeutisch/psychosomatischen Klinik findet sich ein noch höherer Anteil an Schlafgestörten mit insgesamt 57%, wobei der Anteil der Frauen mit 60,8% signifikant über dem der Männer mit 51% liegt. Unter diagnostizierten psychiatrischen Patienten findet sich der wohl höchste Prozentsatz an Schlafgestörten mit etwa 70–75%.

Die Einschlafstörung ist die häufigste Form der Insomnie. Diese Störung kann alleine oder aber zusammen mit 2 weiteren Formen der Insomnie auftreten, der Durchschlafstörung bzw. dem morgendlichen Früherwachen. Somit bezieht sich der Begriff der Insomnie auf eine mehr oder weniger stark ausgeprägte Störung der Qualität und/oder Quantität des Schlafes.

Diese Formen der Insomnie treten bei chronischer Manifestation zumeist bereits vor dem 40. Lebensjahr auf, wobei dies am deutlichsten für die Einschlafstörung zutrifft. Kennzeichnend ist, daß die Patienten ein sichtbar erhöhtes Aktivierungsniveau während des Einschlafverhaltens zeigen, unruhig, sorgenvoll, angespannt und ängstlich sind und mit ihren Gedanken um anstehende unerledigte Alltagsprobleme kreisen. Vergleichbares gilt für das frühe Erwachen. Die meßbaren physiologischen Parameter, wie z. B. die Herzschlagrate, Muskelspannung und Körpertemperatur spiegeln den gesteigerten Grad der Aktivierung durch erhöhte Werte wider. Im Vergleich zu nicht Schlafgestörten fühlen sich die Insomniepatienten zumeist auch im Alltag eher unruhig, gespannt, mißmutig, gereizt, besorgt, niedergeschlagen, ängstlich, unsicher und ohne Energie.

Ursachen

Schlafstörungen können durch die unterschiedlichsten Ursachen bedingt sein, welche vereinzelt oder, wie meist, im Zusammenwirken verantwortlich sind.

Zeitliche Phasenverschiebungen im Ablauf der zirkadianen Rhythmik können im Sinne von Schlaf-Wach-Rhythmusstörungen den internalisierten temporären Ablauf verändern. So kommt es meist an Wochenenden zu Verschiebungen der Schlaf- und Wachzeiten. Jedes Fehlen einer Konstanz im zeitlichen Ablauf des Schlaf-Wach-Zyklus kann somit zu Störungen im Schlafverhalten führen. Kennzeichnend ist dies u. a. für Menschen mit veränderlichen Arbeitszeiten, z. B. in der Schicht- bzw. Nachtarbeit. Individuelle Abweichungen im spezifischen zirkadianen Rhythmus vom allgemein gültigen 24-Stunden-Rhythmus können zu Verschiebungen der Schlafphasen führen, die u. U. ein Einschlafen erst in der späten Nacht oder am frühen Morgen zulassen.

Etwa 90% der Personen zwischen 60–80 Jahren geben an, zeitweise an Schlafstörungen zu leiden. Mit zunehmendem Lebensalter kommt es zu einer Verlängerung der Einschlaflatenz sowie zu öfterem Aufwachen während der Nacht. Die im höheren Lebensalter auftretenden Schlafstörungen haben viele Ursachen, u. a. altersbedingte Veränderung der Schlaf-Wach-Rhythmik, Atembeschwerden und nächtliche myoklonische Aktivitäten, neuropsychiatrische Störungen, Schmerzen, Bewegungseinschränkungen, negative Konditionierungseffekte, gastroösophagealer Reflux, Medikamentenwirkung, Umgebungsfaktoren und anderes mehr.

Voraussetzung für einen weitgehend ungestörten Schlaf ist die Behebung körperlicher Erkrankungen, wie z. B. kardiovaskuläre Störungen oder Störungen des Respirationstraktes. Ebenso bedeutsam sind Schlafstörungen aufgrund nächtlicher Schmerzen, Übelkeit und einer Refluxsymptomatik, vor allem bei Patienten mit gastrointestinalen Beschwerden im Sinne eines Ulcus ventriculi oder duodeni. Ein- und Durchschlafstörungen sind häufig verbunden mit einer chronischen Niereninsuffizienz bzw. einer Hyperthyreose. Ebenso weisen chronische Schmerzen, besonders lageabhängige Rückenschmerzen (Verspannungen!) einen mehrfach determinierten Zusammenhang mit Schlafstörungen auf. Auch die Vielfalt neurologischer Erkrankungen ist eine weitere Quelle möglicher Schlafstörungen. Sie reichen von der Migräne bis zur ausgeprägten PARKINSON-Krankheit.

Sowohl durch die Einnahme wie durch den Entzug einer Medikation kann es zu Schlafstörungen kommen. Dabei kann sowohl die direkte Einwirkung auf das zentrale Nervensystem (z. B. Amphetamine) wie auch der Einfluß der Nebenwirkungen (z. B. Propranolol) hierfür verantwortlich sein. Ebenso wie einige Medikamente einen stimulierenden Effekt auf das zentrale Nervensystem haben (z. B. Bronchodilatatoren mit Ephedrin oder Theophyllin), üben andere eine sedierende Wirkung aus (z. B. Antihistaminika, Neuroleptika u. a.) und führen eher zu einer Hypersomnie. Schlafstörungen aufgrund des Entzugs von Medikamenten entstehen vor allem im Zusammenhang mit Hypnotika und Benzodiazepinen, die nach Absetzen nicht selten zu Ein- und Durchschlafstörungen, vermehrtem Auftreten von REM-Phasen, Früherwachen und einer sog. Reboundinsomnie führen.

Von erheblicher Bedeutung für das Auftreten von Schlafstörungen sind vorausgehende Lebensereignisse mit negativem Charakter. Schlafgestörte Patienten erlebten im Vergleich zu nicht Schlafgestörten etwa zweimal soviel Verlusterlebnisse im Jahr vor dem Auftreten der Schlafstörung. Die augenblickliche Lebenssituation wird als belastend empfunden. Kennzeichnend sind gestörte Beziehungen zum sozialen Umfeld sowie eine Unzufriedenheit mit den eigenen Lebensumständen. Das gilt auch für die gesundheitliche Verfassung, die mit Energiemangel, Konzentrationsstörungen, Übererregbarkeit und innerer Anspannung charakterisiert wird. Schließlich waren schlafgestörte Patienten in dem der Schlafstörung vorangegangenen Jahr öfter krank bzw. hospitalisiert.

Fehlhaltungen und Fehlerwartungen hinsichtlich der Natur des Schlafes sind nicht selten Ursache bzw. Mitursache zur Entstehung und Chronifizierung von Schlafstörungen (12). Betroffen sind hiervon vor allem Vorstellungen über die Schlafdauer, den Verlauf des Schlafes sowie dessen Tiefe. Fehlkonzeptionen im Sinne unrealistischer Überzeugungen können zu einem »Trying-to-hard-Syndrom« führen (4) – der Schlafgestörte versucht »mit Gewalt« einzuschlafen –, wodurch ein Circulus vitiosus in Gang gesetzt wird.

Auch kann dem Schlaf eine subjektive Bedeutung verliehen werden, welche mit unrealistischen, an Idealvorstellungen orientierten Maßstäben für Dauer und Qualität des Schlafes verbunden ist. Das Abweichen von dieser Idealvorstellung wird mit Streß verarbeitet. Der zunehmend unruhige Schlaf, verbunden mit Aufwachen und Wachliegen, wird dann als Beleg eines gestörten Schlafes interpretiert.

Aufgrund der Enttäuschung und Verärgerung kommt es in der Folge zu einer psychophysischen Aktivierung, wobei zunehmend auch objektiv physiologische Schlafzustände subjektiv als Wachzustand interpretiert werden. Der Schlaf ist nunmehr mit einer gespannten Erwartungshaltung verknüpft. Zugleich nimmt das Mißtrauen in die eigene Fähigkeit, schlafen zu können, stetig zu. Das krampfhafte Bemühen, den Schlaf zu erzwingen, trägt seinerseits zur Ausbildung der Störung bei. Die Erwartungshaltung, einen gestörten Schlaf zu erleben, wird immer häufiger bestätigt, so daß der Grad der psychophysischen Aktivation zusätzlich stetig ansteigt. Es ist dann lediglich eine Zeitfrage, bis durch diesen Circulus vitiosus tatsächlich auch das neurophysiologische System zum Wachsein konditioniert und damit eine physiologisch begründete Schlafstörung ausgebildet ist.

Eine Chronifizierung der Schlafstörung ist die konsequente Folge dieses Prozesses. Vor allem bei den »hypochondrisch getönten« Schlafstörungen dürfte diese Genese überwiegen. Sie muß als sehr bedeutsam angesehen werden.

Dieses System wird durch das sich ausbildende Selbstkonzept, »schlafgestört« zu sein, zusätzlich verstärkt. Hinzu kommen Begleiterscheinungen, wie z. B. die erhöhte Müdigkeit, Konzentrationsstörungen, Antriebsmangel, Energieverlust, wie auch die Entwicklung mangelhafter Verhaltensmuster und zusätzliche Zielsetzungen, die zu einer Fixierung und Aggravierung beitragen. Diese können darin bestehen, ein tägliches ausgedehntes »Nickerchen« zu machen, früh zu Bett zu gehen, lange Rituale vor dem Zubettgehen zu vollziehen, Medikamente und Alkohol zu mißbrauchen. Ein solches Fehlverhalten ist zur Überwindung der Schlafstörung gedacht, trägt jedoch zu deren Verschärfung und Chronifizierung bei.

Schlafgestörte Menschen berichten oft über charakteristische biographische Gegebenheiten. So meinen sie, weniger häufig gute innerfamiliäre Beziehungsmuster erlebt und sich als Kind nicht sehr glücklich gefühlt zu haben sowie in erhöhtem Maße anfällig für verschiedene körperliche Erkrankungen gewesen zu sein. Es besteht nicht selten ein fragiles Selbstkonzept. Zu bedeutsamen Lebensereignissen wird eine deutlich höhere Rate an realen Verlustereignissen berichtet. Bereits in der Kindheit beginnt das Auftreten von Schlafstörungen im Zusammenhang mit häufiger erlebten Alpträumen. Auch zeigt zumeist mindestens ein Elternteil ebenfalls ausgeprägte Schlafstörungen, was pathogenetisch im Sinne von Modellbildungen (Identifizierungen) von Bedeutung erscheint.

Schlafgestörte Menschen zeigen charakteristische Persönlichkeitsmerkmale (8). So bezeichnen sie sich selbst häufiger als sorgenvoll, nervös, angespannt, ängstlich, vereinsamt, depressiv, hoffnungslos, an sich selbst zweifelnd, ihren eigenen Gefühlen und Stimmungen gänzlich ausgeliefert. HOFFMANN u. MAIER fanden an 500 Patienten eine hochsignifikante Kombination von depressiven Symptomen und Schlafstörungen (in 28%) und signifikante Zusammenhänge mit Ängsten und psychasthenischen Erscheinungen. Es bestehen häufig ausgeprägte Bedürfnisse nach Anlehnung, Unterstützung und Hilfe. Vorbehalte der Umwelt gegenüber verhindern jedoch oft eine mögliche Entlastung sozialer Beziehungen.

Psychodynamische Faktoren

Aus psychoanalytischer Sicht ist die neurotische Schlafstörung als Symptombildung zu verstehen, der ein neurotischer Konflikt zugrunde liegt. Hierbei sind psychodynamische Faktoren im Sinne von

Spannungen zwischen den Persönlichkeitsinstanzen Ich (Ausdruck der reifen, erwachsenen, an der Realität orientierten Anteile), Über-Ich (Gewissensstruktur) und Es (Regungen aggressiver und sexueller Natur) von besonderer Bedeutung (6, 7).

Die Gewissensinstanz kann einen ungestörten Schlaf verhindern, indem sie sich gegen die mit dem Schlaf einhergehende Regression wendet, dem Ich die Erholung im Schlaf verwehrt und somit der Schlafstörung den Charakter einer vom Über-Ich auferlegten Sühne bzw. Buße erteilt. Neurosefinaler Sinn wäre es, auf diese Weise vorhandene Schuldgefühle, welcher Herkunft auch immer, zu mindern. Zum anderen verhindert das Gewissen den »Traumschlaf«, um im Sinne einer Zensur der Intoleranz des Über-Ichs gegenüber den triebhaften Anteilen des Traumes gerecht zu werden.

Auch das Ich als Repräsentanz der realitätsbezogenen Anteile des Selbst und Vermittler zwischen Triebansprüchen, Normen- und Wertvorstellungen kann zur Quelle der Störung sowohl des Erholungs- als auch des Traumschlafes werden. Im Schlaf kommt es normalerweise zu einer passageren und reversiblen Desintegration der Ich-Struktur, einhergehend mit einer Minderung von Wachheit, Kontrolle, Übersicht und intellektueller Leistung.

Bezogen auf den Erholungsschlaf läßt sich diese Strukturdesintegration als Auslöser einer Bedrohung des Ichs verstehen, wonach es kein Erwachen geben könnte. Der Schlaf würde somit als existentielle Bedrohung erlebt, ein vorweggenommener »kleiner Tod«. Große Bedeutung dürfte diesen psychodynamischen Prozessen bei chronifizierten Schlafstörungen im höheren Lebensalter zukommen. Die mit dem Schlaf einhergehende Ich-Regression bewirkt eine Herabsetzung der Abwehr, d. h. eine Schwächung der »Zensur«. Im Zusammenhang mit dem Traumschlaf muß das Ich ein besonderes Interesse daran haben, den Schlaf nicht ungestört zu lassen, um einer bedrohlichen Triebüberflutung entgegenzuwirken.

Aus psychodynamischer Sicht lassen sich schließlich auch Motive für die Struktur des Es, als Repräsentanz der Triebwünsche, finden, welche eine Störung des Schlafes bewirken, z. B. durch aufgestaute, nicht Ich-syntone Es-Wünsche, verbunden mit dem Auftreten vor allem sexueller und aggressiver Impulse.

Neben diesen internalisierten Konflikten sind auch Schlafstörungen neurotischer Art beobachtbar, welche weitgehend auf der gestörten sozialen Kommunikation beruhen. So z. B. das mit der Schlafstörung im Rahmen sozialer Beziehung mögliche Ausleben aggressiver feindseliger Regungen (etwa durch die »unbeabsichtigte« Störung des Schlafes der Bezugsperson) bzw. die über das Symptom der Schlafstörung erreichte Bedürfnisbefriedigung von Wünschen nach Zuwendung und Trost. Schlafstörungen dieser Art sind dynamisch als Mittel zum Zweck zu verstehen, wobei das Symptom ein bestimmtes soziales Ziel verfolgt, im Sinne eines »Dienstleistungssymptoms«.

Aus psychodynamischer Sicht sind auch Schlafstörungen nicht neurotischen Ursprungs denkbar. Durch das Über-Ich bewirkte Schlafstörungen wären hier z. B. zurückzuführen auf reale Verfehlungen und damit verbundene Gefühle der Scham, Schuld und Reue. Seitens der Ich-Funktionen kann es bei heftigen Emotionen wie Freude, Ärger, Trauer, Sorge oder Angst vor realer Bedrohung zu Schlafstörungen kommen. Auch das Es kann letztlich aus nicht neurotischen Mechanismen zur Störquelle für den Schlaf werden, wenn es z. B. aufgrund einer längere Zeit anhaltenden aufgestauten Triebspannung (u. a. wegen einer sexuellen Karenz) zur Schlafstörung kommt.

Diagnose

Diagnostisch unerläßlich ist eine umfassende Analyse und Bewertung der verschiedensten Aspekte der jeweiligen Schlafstörung. Wichtig ist die Erfassung der bestehenden Symptome, somatischer als auch psychischer Faktoren in Vergangenheit und Gegenwart sowie biographischer Daten unter besonderer Einbeziehung bedeutsamer lebensgeschichtlicher Ereignisse. Zu berücksichtigen sind auch aktuelle Lebensumstände und situative und genetische Faktoren.

Für die Diagnose der Schlafstörung wichtig sind:

1. vorausgehende, begünstigende Faktoren;

2. begleitende Faktoren, welche die latente Bereitschaft zur manifesten Schlafstörung erkennbar werden lassen (lebensgeschichtliche Ereignisse, Erkrankungen usw.);

3. Faktoren, welche für die Aufrechterhaltung und das Andauern, d. h. die Chronifizierung der Schlafstörung verantwortlich sind.

Erhoben werden muß also eine genaue Anamnese mit dem Schlafverhalten vor und nach Krankheitsbeginn. Die psychiatrische Anamnese sollte den Fokus auf intrapsychische und soziale Konflikte legen und alle übrigen neurose- und psychoserelevanten Daten erfassen.

Erst nach der Diagnose wird die Entscheidung über das therapeutische Vorgehen getroffen! Dies scheint gerade bei Schlafstörungen keineswegs selbstverständlich zu sein.

Therapie

Durch Korrektur von Fehlhaltungen lassen sich realitätsgerechte Konzeptionen über die Natur des individuellen Schlafes erarbeiten und so eine maßgebliche Komponente für den die Schlafstörung unterhaltenden Circulus vitiosus beseitigen. Besonderes Gewicht hat hierbei das Bemühen, die Fehlhaltungen und unrealistischen Erwartungen an den Schlaf zu verändern (12). Hier können gezielte Informationen über die Natur des Schlafes bereits sehr hilfreich sein.

Von Bedeutung bei diesem therapeutisch eher didaktischen Vorgehen ist auch die Einübung und Anwendung von Entspannungstechniken unter Einsatz möglicher Vorsatzformeln (3). Ziel ist hierbei, das allgemeine Aktivierungsniveau zu senken und dem Patienten zugleich ein Bewußtsein für die Anspannung und Muskulatur zu vermitteln. Zu empfehlen ist u. a. das autogene Training, wobei allerdings (zur Vermeidung von Erwartungsspannung) der Patient darüber aufzuklären ist, daß mit einem Erfolg erst »nach Monaten« zu rechnen ist. Verhaltenstherapeutische Techniken dieser Art lassen nach vorliegenden Untersuchungen eine Wirksamkeit von knapp 50% bei der 1-Jahreskatamnese erwarten.

Bei diesem auf Einstellungsveränderung zielenden Ansatz ist es oft sinnvoll, mit Hilfe paradoxer Intentionen zu arbeiten (3). Hierbei wird die Empfehlung ausgesprochen, bei Schlafstörungen wach zu bleiben, keinen Versuch zu unternehmen einzuschlafen, hingegen die Zeit zu nutzen zu bestimmten Entspannungsübungen und diese auch bei nächtlichem Erwachen zu wiederholen. Der Erfolg ist oft erstaunlich, bedarf aber systematischer Einübung.

Genauso muß dem Patienten empfohlen werden, nur die Zeit im Bett zu verbringen, die er tatsächlich schläft. Verbunden hiermit ist die Aufforderung, nur bei tatsächlicher Müdigkeit zu Bett zu gehen, bei Nichteinschlafen wieder aufzustehen, keine täglichen »Nickerchen« zu machen und stets zur gleichen Zeit aufzustehen.

Die häufigste Therapiemaßnahme in der Praxis zur Behandlung von Schlafstörungen ist ohne Zweifel die Verordnung von Hypnotika. *Zahlreiche Probleme sind mit diesem »ärztlichen Reflex« verbunden.*

Bei den zumeist verordneten Benzodiazepinen ist zu berücksichtigen, daß solche mit kurzer bzw. mittelfristiger Halbwertszeit eine Reboundinsomnie und Reboundängstlichkeit bewirken können und bei einigen Patienten zu einem höheren Bewußtseinsgrad im Wachzustand führen. Benzodiazepine mit langer Halbwertszeit können hingegen das Leistungsvermögen tagsüber zum Teil deutlich beeinträchtigen, verursachen jedoch weniger Entzugserscheinungen. Neben den nachteiligen Effekten der langfristig verabreichten Medikation im Sinne von Gewöhnung, Abhängigkeit und Reboundinsomnie führen die meisten Hypnotika sowie die Benzodiazepine zu einer Suppression des REM-Schlafes, oft gefolgt von einem Reboundeffekt der REM-Phasen nach Absetzen der Medikation. Ebenso kann es zu einer Abnahme des Schlafstadiums 4 des Non-REM-Schlafes zugunsten der leichteren Schlafstadien 2 und 3 des Non-REM-Schlafes kommen. Alternative Strategien helfen oft weiter.

Ist z. B. das depressive Erleben die eigentliche Ursache für die Schlafstörung, so ist eine antidepressive Medikation, die zugleich sedierenden Effekt hat, wesentlich wirksamer (z. B. Doxepin).

Hilfreich ist auch die Berücksichtigung der Pharmakokinetik. Ein Patient mit chronischer Ängstlichkeit kann besser auf ein Benzodiazepin mit langer Halbwertszeit ansprechen, welches er zur Nacht nimmt (z. B. Flurazepam), während eines mit kurzer Halbwertszeit die möglichen täglichen Ängste bei Entzug verstärken würde (z. B. Triazolam).

Die Verordnung geschieht zeitlich begrenzt und ist von zusätzlichen diagnostischen bzw. therapeutischen Maßnahmen begleitet, welche sich auf die der Schlafstörung zugrundeliegenden Ursachen richten. Bei akuten Schlafstörungen ist der limitierte Einsatz (maximal 2–4 Wochen) vor allem von Diazepamderivaten zum »Durchbrechen« der Symptomatik und zur Verhinderung der Chronifizierung sinnvoll. Hier können u. U. Präparate mit relativ kurzer Halbwertszeit ohne kumulierenden Effekt, jedoch mit ausreichender sedativ-hypnotischer Wirkung (z. B. Lormetazepam) indiziert sein.

Bei bereits chronifizierten Schlafstörungen in Verbindung mit einem Medikamentenabusus sollte der therapeutische Akzent eher auf einem geplanten Entzug liegen.

Es sollten stets nur begrenzte Dosierungen verordnet werden, so daß eine dichte Kontrolle und ein Schutz vor Mißbrauch gewährleistet sind (z. B. bei Nitrazepam eher 10 bzw. 20 Tabletten statt 100 Tabletten).

Sehr wichtig ist die Berücksichtigung der Wechselwirkung mit zusätzlich eingenommenen Präparaten (z. B. Analgetika bzw. weiteren Psychopharmaka). Ebenso muß auf mögliche potenzierende Effekte (Alkohol!) hingewiesen werden.

Sinnvoll ist eine Medikation mit breiter Dosierungsform. Hierdurch ist die Möglichkeit der individuellen Einstellung im Sinne einer optimalen Titrierung besser gewährleistet. So kann die Verabreichung von 15 mg Flurazepam bei einem 60jährigen Patienten mit Schlafstörung und Angstsymptomatik indiziert sein, bei einem 80jährigen jedoch wegen deutlicher Nebenwirkungen im Sinne eines Hangovereffektes (Benommenheit, Müdigkeit, Schläfrigkeit, Sturzneigung) kontraindiziert sein. Sowohl Präparate mit langer Halbwertszeit (z. B. Lormetazepam) sollen so titriert werden, daß eine maximale sedativ-hypnotische Wirkung bei gleichzeitig minimaler Nebenwirkung erreicht wird.

Schließlich sind die beim Absetzen der Medikation möglicherweise auftretenden Nebenwirkungen zu berücksichtigen und mit dem Patienten vorher zu besprechen. Hier ist vor allem zu denken an Präparate mit langer bzw. mittellanger Halbwertszeit (Flurazepam, Flunitrazepam), die zu ausgeprägten Hangovereffekten führen können.

Welche Ursachen chronifizierte Schlafstörungen auch haben mögen: Wichtig ist es, dem Patienten zu vermitteln, daß die Einnahme von Medikamenten keine Dauertherapie sein kann.

Neben einer medikamentösen, vorübergehenden oder begleitenden Therapie sollten psychogen bedingte Schlafstörungen ohne neurotischen Krankheitswert im Zusammenhang mit heftigen Gefühlen wie Freude, Ärger, Trauer, Sorgen oder Angst vor realen Belastungen mit einem psychotherapeutisch didaktischen, stützenden Vorgehen behandelt werden. Die emotionale Entlastung bewirkt bereits eine deutliche Symptomreduktion. Diese Patienten sind meist auch gut in der Lage, emotionale Erlebnisinhalte und damit auch mögliche Ursachen ihrer Schlafstörungen zu verbalisieren.

Bei neurotischen Schlafstörungen, bei denen der Störung ein funktionaler Charakter in der Auseinandersetzung mit anderen zukommt, kann eine Milieuveränderung bzw. eine Unterbrechung der konflikthaften Außenbeziehungen kurzfristig eine Linderung herbeiführen. Eine konfliktauflösende psychotherapeutische Intervention ist jedoch meist nicht zu umgehen. Kennzeichnend für diese Patienten ist, daß sie überall gut schlafen, nur zu Hause nicht.

Schlafstörungen mit neurotischem Charakter, denen verinnerlichte Konflikte als Ursache zugrunde liegen, bedürfen einer fachpsychotherapeutischen Hilfe. Die konflikthaften emotionalen Erlebnisinhalte sind aufzudecken und im therapeutischen Prozeß zu bearbeiten. Diese Psychotherapie entspricht der Therapie anderer neurotischer Erkrankungen. Die Erfahrung zeigt, daß in besonderer Weise Patienten mit chronischen Schlafstörungen neurotischer Genese für eine notwendige Psychotherapie jedoch nur schwer zu motivieren und zu überzeugen sind.

Therapiebrevier

Es sollte keine Therapie ohne eindeutige Diagnose des Störungstyps erfolgen. Eine eingehende Aufklärung über die Schlafphysiologie kann u. U. bereits eine Therapie ersetzen.

Bei akuten Schlafstörungen ist der limitierte Einsatz (max. 2–4 Wochen) insbesondere von Diazepamderivaten zum »Durchbrechen« der Symptomatik und zur Verhinderung der Ausbildung eines pathologischen Schlafverhaltens indiziert.

Bei chronischen Schlafstörungen, bei denen regelhaft ein Medikamentenabusus vorliegt, liegt der therapeutische Akzent auf dem geplanten Entzug der Medikamente. Eine klare und eindeutige Information über die Notwendigkeit, das pathologische Schlafverhalten zu ändern, hat weiteren Therapiemaßnahmen vorauszugehen. Paradoxe Intentionen helfen oft überraschend weiter. Ebenso sind Entspannungsverfahren, besonders das autogene Training, durchaus wirksam – nicht selten jedoch erst nach Monaten. Deshalb sollte der Patient diese bei wiederholtem Aufwachen in der Nacht jeweils neu anwenden.

Ein Klinikaufenthalt kann besonders bei Schlafstörungen auf dem Hintergrund sozialer Konflikte (vorübergehend) entlastend wirken. Neurotische Schlafstörungen im eigentlichen Sinne bedürfen einer spezifischen Psychotherapie. Bei jeder symptomatischen Schlafstörung geht die Therapie der Ursache der Symptombehandlung voraus.

Zusammenfassung

Die häufigste Form der Schlafstörung, die Insomnie, wird dargestellt. Ätiologische und pathogenetische Aspekte werden diskutiert. Hierbei kommt den Fehlerwartungen im Sinne individueller Fehlkonzeptionen über die Natur des Schlafes sowie der Bedeutung innerer Konflikte als Ursache von Schlafstörungen eine besondere Gewichtung zu. Abschließend werden wesentliche Gesichtspunkte des therapeutischen Vorgehens unter besonderer Einbeziehung der Pharmakotherapie besprochen.

Literatur

1. BERTI, L. A. u. S. O. HOFFMANN: Psychogene und psychoreaktive Störungen des Schlafes. Vorkommen, Typen, Ursachen und Therapie. Nervenarzt **61,** 16–27 (1990).

2. DOGHRAMIJI, K.: Sleep Disorders: A Selective Update. Hospital and Communitiy Psychiatry **40,** No. 1, 29–40 (1989).

3. ESPIE, C. A., D. N. BROOKS u. W. R. LINDSAY: An evaluation of tailored psychological treatment of insomnia. J. Behav. Ther. exp. Psychiat. **20,** No. 2, 143–153 (1989).

4. FOGLE, D. O. u. J. A. DYAL: Paradoxical giving up and the reduction of sleep performance anxiety in chronic insomnias. Psychotherapy **20,** 21–30 (1983).

5. GROSSMANN, W.: Schlaf und Schlafstörungen. Pharmakotherapie 4. Quartal, 162 (1979).

6. HOFFMANN, S. O.: Zum psychoanalytischen Verständnis von Schlafstörungen. Psychother. Med. Psychol. **25,** 51–58 (1975).

7. HOFFMANN, S. O.: Psychodynamik und Therapie von Schlafstörungen. tägl. prax. **21,** 509–514 (1980).

8. HOFFMANN, S. O. u. H. MAIER: Neurotische Schlafstörungen – Erscheinung, Vorkommen und Verlauf. Psycho **6,** 429–445 (1984).

9. HUBER-WEIDMANN, H.: Schlaf, Schlafstörungen, Schlafentzug. Kiepenhauer & Witsch, Köln 1976.

10. KALES, J. D. u. A. KALES: Evaluation and treatment of Insomnia. Psychiat. Annals **17,** 459–464 (1987).

11. MADOW, L.: Sleep disorders. Introduction and overview. Psychiat. Annals **17,** 433–436 (1987).

12. SCHUBERT, F. C.: Kognitive Therapie psychogener Schlafstörungen: ein Erklärungs- und Handlungsansatz. Psychiat. Prax. **13,** 1–9 (1986).

Erschienen in:
internist. prax. **32,** 237–244 (1992)
tägl. prax. **33,** 705–712 (1992)

Psychotherapie psychosomatischer Erkrankungen im Kindes- und Jugendalter

G. BIERMANN und R. BIERMANN,
Brixen-Milland

Entstehung und Formen psychosomatischer Krankheiten

Psychosomatische Krankheiten treten heute schon im Kindes- und Jugendalter immer häufiger auf. Beunruhigender als diese Tatsache an sich ist die Ratlosigkeit über das häufige Versagen der gewohnten ärztlich-therapeutischen Maßnahmen wie Medikamente, Klimakuren und Diät. Beispiele, wonach Asthmatiker kränker als zuvor in ihre Familien zurückkehren, sind keine Ausnahme, so daß die Frage zu stellen ist, ob die Therapie dieser Krankheiten einer grundsätzlichen Revision bedarf (217).

Psychosomatische Krankheiten bzw. Reaktionen lassen sich beim Kind schon im frühesten Alter feststellen. Neugeborene und Säuglinge, die noch keine Funktion und Grenzen eines Ichs erkennen lassen, reagieren auf jeden Reiz aus der Außenwelt total, als »psychosomatische Einheit«. Triebspannungen werden nach innen entladen und lösen leibliche Mißempfindungen, die affektive »Organsprache« des Kleinstkindes, aus.

Ein Brechdurchfall kann die Folge einer pathogenen Noxe aus dem Nahrungsbereich, vegetativer Ausdruck eines körperlichen Traumas (Schock), aber auch das Ergebnis einer »oralen Frustrierung« im weitesten Sinne sein. Das RIBBLEsche Koma des Neugeborenen demonstriert die Lebensverneinung eines von seiner Mutter nicht angenommenen Kindes bis zu dessen letalem Ausgang.

Erneut ist der plötzliche Kindstod in die Diskussion gekommen, an dem alljährlich Tausende Kinder sterben. Nach Meinung mancher Autoren ist er durchaus frühen psychosomatischen Störungen hinzuzurechnen, zumal von seiten der organischen Medizin bislang lediglich banale Erklärungsversuche ohne überzeugenden pathologisch-anatomischen Befund vorgebracht wurden.

Schon vor 50 Jahren sprachen die Pathologen vom Thymustod dieser Kinder, während man heute die Bauchlage der schlafenden Kinder als Ursache eines plötzlichen Kindstodes anschuldigt.

ARNO GRUENS »frühem Abschied« sind weitere Autoren gefolgt (224, 254), wobei die Entwicklung der prä- und perinatalen Psychologie und Medizin (104, 130, 152) ein weites Feld der frühen Psychosomatik eröffnet. Nach den ein halbes Jahrhundert zurückliegenden Arbeiten von GRABER und internationalen Kongressen zum Thema der pränatalen Psychologie und Medizin gibt JANUS' Buch »Wie eine Seele entsteht« einen gewissen Abschluß.

Die Tragödie um den Tod des »Erlanger Babys« (81) weist auf ungelöste ethische Probleme im Umgang mit dem werdenden Leben hin, die sich im Schatten der Auseinandersetzungen um einen Schwangerschaftsabbruch (§ 218) als ein seit Jahrtausenden ungelöster Menschheitskonflikt darstellen.

Der Ruf nach dem Erhalt von Schwangerschaften apallischer, komatöser Mütter zeigt erneut einen Zwiespalt organischen und psychosomatischen Denkens und Handelns, wenn man mit allen technischen Mitteln Leben zu erhalten versucht, ohne dabei zu bedenken, welcher seelischen Heimatlosigkeit ein werdendes Kind ausgeliefert wird, wenn sich beim Partner der Dyade keine »primäre Mütterlichkeit« mehr im Sinne WINNICOTTs entwickeln kann. Diese aber ist der Urgrund aller weiteren Liebesbeziehungen. So vegetiert ein werdendes Kind weiter in einem liebeleeren toten Raum, nicht selten als Opfer medizinisch-wissenschftlicher Neugier. Dies ist ein während der Schwangerschaft entstehender Dialog im Seelenleben des Kindes, welches früh schon die Stimme des anderen wahrnimmt und darauf reagiert und nicht erst mit einem Angstschrei in der Außenwelt eines Kreißsaales sich äußert.

Die Dreimonatskoliken sind nach SPITZ die häufigsten frühen psychosomatischen Störungen des Säuglings. Dem Hypertonus des Säuglings bei gesteigerter Sensibilität entspricht sehr bald eine ängstliche Überbesorgtheit der Mutter. Sie versucht, das heftige abendliche Schreien ihres Kindes mit einem ständigen Stillen – im free demand – zu beenden, anstatt ihm gelassen zu begegnen. Diese Fehlhaltung der Mutter hat meist ihre familiäre Vorgeschichte, und die Rolle des Kindes, in der es getragen und hineingeboren wurde, fixiert die Störung der Mutter-Kind-Interaktion. Die Einrichtung der Ambulanzen für Schreikinder spricht für das Ausmaß der Störung als eines gesellschaftlichen Phänomens und einer generellen Mutter-Kind-Problematik in unserer Zeit. So benötigt die Mutter primär therapeutische Hilfe, mit dieser erfahrungsgemäß vorübergehenden Störung ihres Kindes fertigzuwerden, das sich selber beruhigt, wenn es altersgemäß neue Intentionen gesucht und gefunden hat (V. LÜPKE).

RENÉ SPITZ spricht bei frühen emotionalen Mangelkrankheiten, dem Affekt-Entzugssyndrom, von »psychotoxischen Störungen« (217). Sie können auch beim älteren Säugling und Kleinkind unter dem Bild einer »anaklitischen Depression« tödlich verlaufen.

Erste Objektbeziehungen

Bei der engen Mutter-Kind-Bindung im Aufbau der ersten Objektbeziehungen befindet sich das Kind noch in einer totalen Abhängigkeit von der Mutter oder deren Ersatzperson. Störungen mütterlichen Verhaltens wirken sich seismographisch beim Kinde aus.

RENÉ SPITZ registrierte folgende mütterliche Fehlhaltungen als Ursache kindlicher Störungen in der ersten Lebensphase (218):

1. Offene primäre Ablehnung des Kindes durch die Mutter.
2. Ängstliche Überbesorgtheit der Mutter.
3. Feindseligkeit der Mutter, verborgen unter dem Bild von Angst.
4. Rascher Wechsel von Zärtlichkeit und aggressiver Feindseligkeit der Mutter.
5. Zyklische Stimmungsschwankungen der Mutter von längerer Dauer.
6. Bewußt kompensierte Feindseligkeit der Mutter.

Mit reifendem Ich und sich differenzierendem Körperschema kommt es allmählich zur Organfixierung bestimmter Erlebnisvollzüge, die in der magisch-animistischen Phase des Kleinkindes noch weitgehend symbolhaft erlebt werden. Hierzu rechnen Nabelkoliken bei Kleinkindern, unter anderem in später nachvollzogenen Schwangerschaftsphantasien junger Mädchen.

Frühkindliche psychosomatische Reaktionsmuster

Familiäre Verhaltensmuster

Die Psychotherapie psychosomatischer Krankheiten im Erwachsenenalter zeigt, daß sich bei 20–30% der Kranken die ersten Krankheitserscheinungen bis zu

»psychosomatischen Reaktionsmustern« in früher Kindheit zurückverfolgen lassen (13, 135). Diese standen, wie oft noch bei der späteren konfliktbedingten neurotischen Fixierung des Leidens, unter dem dominierenden Einfluß der elterlichen Leitbilder bzw. der durch sie geprägten »familiären Verhaltensmuster«.

Neben einer anlagebedingten konstitutionellen Belastung Fettsüchtiger kommt den Eßgewohnheiten in diesen Familien zumindest eine ebenso große Bedeutung zu, besonders der mütterlichen Fehlhaltung, jede emotionale und andere Schwierigkeit des Kleinkindes mit Nahrungszufuhr zu beheben, ihm »den Mund zu stopfen«.

Beobachtung 1

Der relativ alte asthmaleidende Vater sowie die rheumakranke Mutter leben in einer problematischen Ehe. Sie gehen ganz im eigenen Geschäftsbetrieb auf und überlassen ihre beiden kleinen Töchter tagsüber der Obhut der Großmutter. Wenn die Eltern spät in der Nacht heimkehren, holen sie die zunächst schreienden Kinder aus dem Schlaf, um dann noch mit ihnen gemeinsam ausgedehnte Eßgelage zu feiern.Beide Töchter entwickelten eine Adipositas.

Identifizierung

Die bei Asthmatikern nicht selten angetroffene überprotektive Mutter wird vom Kinde bisweilen mit der Krankheit identifiziert, indem durch die übermächtige, dominierende Mutter wie im Asthmaanfall die Vitalfunktion des Atmens und damit im größeren Daseinsraum jede Entfaltungsmöglichkeit dem Kinde verwehrt wird.

Im Kleinkindalter spielen Imitations- und Identifizierungsvorgänge auch im Krankheitsprozeß eine bedeutende Rolle. Sie können in einer Art »psychischer Infektion« ablaufen und auch jene Krankheiten beeinflussen, bei denen eine erbliche Veranlagung im Sinne einer konstitutionellen Disposition im Vordergrund zu stehen scheint. Hierzu gehören die Gruppen der allergischen Krankheiten und Reaktionen, aber auch andere funktionelle Organstörungen mit einer überwiegenden Beteiligung des vegetativen Nervensystems.

Auslösung und Prägung sind bei diesen Krankheiten, die einen großen Teil der Psychosomatik im Kindesalter ausmachen, durch die Leitbilder des Kindes mitbestimmt, die im frühen Alter fast ausschließlich die Mutter, bald aber auch den Vater verkörpern. Neben der unmittelbar prägenden Erfahrung der psychosomatischen Krankheit eines Elternteils, dem Trauma des im gemeinsamen Schlafzimmer miterlebten mütterlichen Asthmaanfalles, wirken sich Wissen und Resignation der Eltern über ihre Erkrankung und eine Projektion dieser Einstellung als unabänderliches Schicksal auf das Kind aus.

Bei dem starken Imitationsdrang des Kindes, der all seine Lernvorgänge in den ersten Lebensjahren mitbestimmt, besteht die Gefahr, daß sich das Kind auch in einem Krankheitssymptom mit seinen Eltern identifiziert. So kommt es mit der Übernahme elterlicher Haltungen in deren Krankheit zur »Symptomtradition« (MITSCHERLICH).

E. STERN hat auf die verschiedenen Möglichkeiten hingewiesen, wie ein Kind auf Überforderungen bzw. Versagungen in den ersten Lebensjahren reagieren kann (222), nämlich mit:

1. Stillstand oder Verlangsamung der Entwicklung,
2. Fixierung an ein Stadium,
3. Regression zu einem vorherigen Entwicklungsstadium,
4. anomale Reaktion der Entwicklung,
5. Entwicklung psychosomatischer Symptome.

Psychosomatische Krankheiten

Zur Psychosomatik des Kindes und Jugendlichen (251) rechnen Störungen des Atemsystems wie das Asthma bronchiale (27) und das nervöse Atmungssyndrom

(19), die Herzneurosen (84, 189), wie allgemein Herz- und Kreislaufstörungen, besonders das vegetativ-nervöse Syndrom des akzelerierten Pubertierenden, das Kopfschmerzsyndrom (postkommotionelle Kopfschmerzen, Schulkopfschmerz u. a.), Störungen des Verdauungstraktes von Erbrechen und Nabelkoliken (17) bis zum Magengeschwür (54, 207), Colitis ulcerosa und Obstipation, die Stoffwechselstörungen der Fettsucht (86) und Magersucht (87, 232) sowie Ekzem, Neurodermitis (11) und andere Hauterkrankungen.

Mutter-Kind-Neurose

Mit der Krankheit des Kindes ist jeweils Kind und Mutter Gelegenheit zur narzißtischen Regression mit einer verstärkten Zuwendung zum Körpergeschehen gegeben, in der sich beide Partner von vorangegangenen Überforderungen in ihrer »Neurose zu Zweit« erholen. Gleichzeitig lassen sich mit der Pflege des kranken Kindes mütterliche Schuldgefühle abbauen bzw. in überprotektiver Haltung kompensieren.

Das Kind erlebt aber auch mit jeder neuen Lebensphase sowie einer überwundenen Krankheit einen Reifungsschub in Form einer fortschreitenden Ablösung von der Mutter. Wenn eine Mutter dies schmerzlich erlebt, ist es zumindest unbewußt ihre Tendenz, ihr Kind klein zu halten bzw. das kranke Kind möglichst lange im Bett zu lassen und zu pflegen.

Seltener spielt sich der neurotische Prozeß einer psychosomatischen Erkrankung auch einmal zwischen Kind und Vater ab.

Die Rollenfunktion des Kindes in der Familie

Jedem Kind fällt in der Familie eine besondere Rolle zu (Richter), die vom mehr oder weniger gut im Leben integrierten Eigenschicksal der Eltern abhängt.

Die Anamneseerhebung (49) dient der Klärung dieser familiären Situation des Kindes. Wünsche und Erwartungen, aber auch Ablehnung des Kindes können in der Einstellung der Eltern zu seiner Krankheit zum Ausdruck kommen.

Für das chronisch psychosomatisch kranke Kind ändert sich die Welt seiner Familie, seiner Freunde. Mehr und mehr bildet sich innerhalb derselben ein Isolierraum um Kind und Mutter, bzw. diese stellt nur noch unvollkommen und fehlangepaßt Beziehungen zur Familienumwelt her.

Während sich inzwischen die biographische Anamnese auf Grund einer psychoanalytischen Orientierung mit der Bedeutung der Lebensgeschichte des Kindes und seiner Familie als ein psychodiagnostisches Instrument eingebürgert hat und auch von den Krankenkassen als legitimes Verfahren der Psychodiagnostik anerkannt ist, haben wir auf Grund der bedeutenden Umwelteinflüsse im Laufe des Lebens von der psychosozialen Entwicklung des Kindes in unserer Zeit (32) und entsprechend von seiner psychosozialen Anamnese gesprochen.

Die Geschwistersituation

Schwierigkeiten, die sich schon normal mit der Geschwisterposition des Kindes ergeben (60, 70), nehmen zu. Die Sonderstellung des kranken Kindes in all seinen Beziehungen ist evident; sie wird neurotisch ausgebaut.

Die Abwehrreaktion der gesunden Familienmitglieder – vor allem der Geschwister – ist zunächst eine natürliche; sie kann bei anhaltendem Druck und fehlendem Ausgleich der Eltern, insbesondere seitens der mitleidenden Mutter, ein neurotisches Ausmaß annehmen. Dieses gilt besonders für Geschwister, die in einer bevorzugten Konstellation, z. B. Rivalität zum psychosomatisch erkrankten Kind, stehen (Dechêne).

LIEBERMAN u. LIPTON haben von eineiigen Zwillingen berichtet, bei denen die Asthmaerkrankung des einen Kindes zunächst im Vordergrund stand, während der Bruder nur vorübergehend an leichten Asthmaepisoden litt. Er erkrankte später an einer Schulphobie, die psychodynamisch mit der Einstellung der Mutter zum Asthma des kranken Bruders und dessen Bevorzugung zusammenhing.

Hiermit ist schon ein therapeutischer Weg aufgezeigt, der sich auch der gefährdeten Geschwister annehmen bzw. mit einer umfassenden Familientherapie der drohenden Familienneurose vorbeugen wird.

Familienneurose

Die Position des Kindes innerhalb der Familie muß der Therapeut schon vor der Aufstellung des Therapieplanes erkennen. Das gilt besonders für ein krankes Kind als letztes neurotisches Bindeglied der gestörten Ehe seiner Eltern. Dieser Zustand wird von den Eltern aufrechterhalten, wenn nur noch auf diese Weise am Bett des kranken Kindes die eheliche Bindung und Familiengemeinschaft demonstriert ist. Sie erfordert eine primäre psychotherapeutische Hilfe für die Eltern.

Arzt und Psychotherapeut müssen damit rechnen, daß die Eltern evtl. mit allen Mitteln gegen eine seelische und körperliche Gesundung des Kindes kämpfen, wenn dadurch die Scheinexistenz ihres Zusammenlebens gefährdet ist. So lassen auch Verschlechterungen im Krankheitsbefinden des Kindes bisweilen einen Widerstand der Mutter erkennen.

Eine extrem unverhüllte Ablehnung bot jene Mutter, die ihrem diabetskranken Kind unzureichende Insulininjektionen gab, damit es im Koma erneut ins Krankenhaus eingeliefert werden mußte (252).

Auf dieser Ebene spielen sich häufig ungeklärt plötzliche Behandlungsabbrüche bei gesundenden Kindern bzw. symptomfrei gewordenen Kindern ab. Regression – im psychosomatischen Ablauf »Flucht in die Krankheit« – kann bei chronischem Verlauf des Leidens zu einem Ausweichen vor neuen Lebensaufgaben werden, indem im Sinne eines Totstellreflexes nunmehr bei jeder Lebensschwierigkeit der Rückgriff auf bewährte psychosomatische Reaktionsmuster erfolgt.

Beobachtung 2

Ein 15j. vaterlos aufgewachsener Verwahrloster, der seit früher Kindheit an einem Bronchialasthma litt, reagierte auf einen von ihm begangenen Fahrraddiebstahl, von der Polizei konfrontiert, mit einem schweren Asthmaanfall. Er appellierte damit erfolgreich an die Mitleidsgefühle des Polizisten.

Ist es aber immer das Kind, um dessen Anliegen es primär in der Krankheit geht? Wir kennen Familien, in denen ein Kind zum Arzt gebracht wird, bei dessen näherer Untersuchung sowie Exploration der Eltern kein triftiger Grund für die Vorstellung beim Arzt vorzuliegen scheint, der vielmehr ein dringendes neurotisches Bedürfnis der Eltern selber zugrunde liegt. So wird das »Kind zum Präsentiersymptom seiner Eltern« (BALINT 10).

Ihm entsprechen bisweilen vorgeschobene, banale psychosomatische Reaktionen des Kindes. Die familienneurotische Konstellation weist den Weg der psychotherapeutischen Hilfe, die sich nicht selten ausschließlich den Eltern zuwenden wird, allein schon, um unnötige somatische Fixierungen beim Kinde, die den Eltern zuliebe erfolgen, zu vermeiden.

Bei Zwillingen wird oft von den Eltern zunächst der »falsche« Zwilling gebracht, der vielleicht mit einem lärmenden Symptom mehr Aufmerksamkeit erreicht, während der andere seelisch viel kränker ist. Deshalb untersuchen wir grundsätzlich beide Zwillinge.

Die symbiotische Mutter-Kind-Neurose

Häufig kommt es zu einer Intensivierung der neurotischen Mutter-Kind-Bindung im regressiven Kranksein des Kindes. Bei der neurotischen Fehlentwicklung, der oft schon psychosomatische Krankheiten im Kindesalter zugrunde liegen, nimmt die gestörte Mutter-Kind-Beziehung bisweilen extreme Ausmaße an. MELITTA SPERLING spricht vom »Asthmaband mit seiner Gummibandwirkung« sowie der »Klosettsymbiose« von Mutter und Kind bei der Colitis ulcerosa (215, 216).

Beobachtung 3

Eine ängstliche Mutter wollte die wiederholt an einer Colitis ulcerosa rückfällig erkrankte einzige 13j. Tochter nicht aus ihrer Abhängigkeit entlassen, sie stolz und eifersüchtig in ihrer Prinzessinnenrolle bestärkend. Die ambulante Fortsetzung der klinisch eingeleiteten Psychotherapie verlief zunächst unter anhaltendem Widerstand der Mutter, die sich immer wieder heimlich und mißtrauisch mit einem Blick durch das Schlüsselloch der Toilette von dem angeblich schlechten Befinden ihrer Tochter zu überzeugen versuchte. Sie war bisher zufrieden gewesen, daß sie, da sie gegenüber der Schule des kleinen Ortes wohnte, den Weg ihres Kindes bis zur Schulbank ständig unter Blickkontrolle hatte.

Es liegen hier symbiotische Mutter-Kind-Beziehungen vor, für deren weitere Fehlentwicklungen das Wort SCHOTTLÄNDERS von der »Mutter als Schicksal« Gültigkeit hat.

Je länger eine psychosomatische Krankheit anhält, um so hilfloser ist das Kind in der Regression an diesen Zustand gekettet. Eine symbiotische Mutter-Kind-Neurose bei psychosomatischen Erkrankungen erfordert eine Simultantherapie, die Kind wie Mutter zur Nachreifung und gegenseitigen Ablösung verhilft. Dabei kann sich bei einer über Jahre bestehenden neurotischen Schneckenhausgemeinschaft von Mutter und Kind eine selbstzerstörerische Haßliebe, bei der beide nicht voneinander lassen können, ausgebildet haben. Die alternde Mutter ist in der Neurose nur noch sich selbst genug und zu keiner eigenen therapeutisch gewonnenen Einsicht mehr fähig.

Schlafzimmersituation

Für symbiotische Mutter-Kind-Neurosen ist charakteristisch, daß Kinder weit über die übliche Zeit hinaus im Schlafzimmer der Eltern bleiben und nicht nur während des Krankseins das Bett mit der Mutter teilen.

Beobachtung 4

Eine 15j. Magersüchtige, Nachkömmling, lag morgens tagträumend bei der alternden Mutter, wo sich beide stundenlang mit magischen Tierspielen in Mutter-Kind-Situationen gemeinsam vergnügten.

Selten nimmt einmal der Vater die Stelle der Mutter beim kranken Kinde ein. Meist liegt dann ein ödipaler Konflikt vor.

Beobachtung 5

Schwere konversionhysterische Nabelkoliken eines 12j. Mädchens schwanden sofort, wenn sich der Vater zur Tochter ans Bett setzte und ihr mit den Worten »Ich bin der Reiber« mit seiner Hand kreisend über den Leib fuhr (17).

Das Kind zu sich ins Bett zu nehmen, kann aber auch einer existentiellen Notlage entsprechen, mit der eine Mutter mit ihrem Kind Verlustängsten zu begegnen sucht.

Beobachtung 6

Der 5j. FRED hatte eine enge Beziehung zu seinem Vater, der als Architekt schon den Jungen an seiner beruflichen Tätigkeit teilnehmen ließ, indem er ihm eigens ein kleines Reißbrett konstruierte.

Ganz plötzlich starb der Vater am Herzinfarkt; FRED war einziger Zeuge seines Todes. In ihrer Verzweiflung nahm die Mutter ihren Jungen nachts zu sich ins verwaiste Ehebett. Dort bekam FRED einen ersten schweren Asthmaanfall; in der Familienanamnese bestanden keine allergischen Erkrankungen.

Schattenkinder

Als Schattenkinder werden jene bezeichnet, die sich in Kindergemeinschaften nicht durchsetzen können und dadurch in den Schatten erfolgreicher anderer geraten. Man findet sie häufig unter Geschwistern, wenn sich ein meistens älteres Kind erfolgreich in der Liebe zu den Eltern durchsetzt, was in Form neurotischer Ansprüche erfolgen kann. Ein Gleiches gilt für ein chronisch krankes Kind, dem sich alle Liebe, zumal seiner Mutter, zuwendet, während das gesunde Geschwister verkümmert. Evtl. erreicht es eine Zuwendung, indem es sich mit dem Symptom des kranken Geschwisters identifiziert und nun selber krank wird, ein Vorgang, der aus Familien mit Asthmakranken nur zu bekannt ist (69, 74).

Beobachtung 7

Neben einem älteren, total pflegebedürftigen, schwer geistig und körperlich behinderten Kind, hatte die psychisch vernachlässigte jüngere Schwester ein rezidivierendes Erbrechen entwickelt. Erst in der Kinderklinik, die beide Kinder betreute, wurde man auf die psychosomatischen Zusammenhänge des familienneurotischen Geschehens aufmerksam.

Als die Mutter im Laufe der Jahre in der Überforderung durch die Pflege ihres behinderten Kindes ein Bandscheibenleiden bekam, sah sie sich gezwungen, ihr behindertes Kind in Pflege zu geben. Von dem Moment an war die Brechneurose der jüngeren Schwester geheilt, die sich bei den Besuchen der Familie im Heim weiter liebevoll um ihre behinderte ältere Schwester kümmerte.

In ihrem Buch »Wenn's zu Hause nicht mehr geht«, haben HEIMLICH u. ROTHER auf ähnliche Schicksalsverläufe hingewiesen.

In tragischer Weise können Geschwister apallischer Kinder in die Rolle von Schattenkindern geraten, wenn sich Eltern über Jahre in hoffnungsloser Liebe ihrem schwerst geschädigten Kind zuwenden und darüber die ganze übrige Familie vernachlässigen.

Symptomtradition

Die neurotische Zweisamkeit von Mutter und krankem Kind wird intensiviert, wenn, wie nicht selten beim Asthma bronchiale, bisweilen auch beim Ulkus oder der Colitis ulcerosa, Mutter und Kind am gleichen Symptom leiden. Eine Symptomtradition fordert zu verstärkten wechselseitigen Identifizierungen heraus.

Beobachtung 8

Ein Extrem gegenseitiger Zugewandtheit und Abhängigkeit lag bei einer adipösen Gastwirtsfrau und ihrem schmächtigen ekzemkranken 13j. Buben vor. Beide, Mutter und Sohn, waren asthmaleidend und benutzten auf auswärtigen Reisen gemeinsam – mit gleichem Mundstück! – den im Reisegepäck oben liegenden Inhalator.

Bei derartigen Komplikationen ist ein zweifacher Ansatz unserer therapeutischen Maßnahmen nicht zu übersehen.

Die symbiotische Mutter-Kind-Neurose ist bei Nachkömmlingen älterer Mütter besonders häufig, die alle ihre nicht mehr zu verwirklichenden Hoffnungen und Wünsche in diese Beziehung projizieren.

Es ist die persistierende Nabelschnur, die in der Therapie eine zweite, oft schmerzliche Entbindung erfordert.

Beobachtung 9

Es handelte sich um die Schlafstörung eines 8j. Mädchens, einzigen Kindes jüdischer Eltern, die alle Angehörigen in den Vernichtungslagern des Naziregimes verloren hatten. Ihr Kind war darüber nie aufgeklärt worden. Die Eltern lebten zeitweilig getrennt. Wenn das Kind abends bei noch brennendem Licht und offener Tür zur nebenan weilenden Mutter ins Bett gegangen war, versicherte es sich mit einem langen Bindfaden der Anwesenheit und Existenz seiner Mutter.

Trennungen derartiger Symbiosen lösen Ängste beim Kind aus, die an die frühkindlichen Trennungstraumen mit der Angst vor dem Verlust des primären Liebesobjektes erinnern. Sie können sich später beim Jugendlichen bis zu Herzneurosen steigern, bei denen sich Patienten im Herzanfall an den Arzt wie an eine Mutter klammern (84).

So notwendig die Trennung von Mutter und Kind im Sinne eines heilsamen operativen Eingriffes ist, so überlegt muß sie dennoch vorgenommen werden. Sobald Mütter diesen Schritt ahnen und selber noch nicht für die notwendige Psychotherapie gewonnen sind, brechen sie unvermittelt die Behandlung ab: Eine noch vor kurzem maßiv geklagte Symptomatik ist angeblich nicht mehr vorhanden und das Kind völlig beschwerdefrei. Die Mütter entziehen sich allen weiteren Besprechungen und Vorstellungen des Kindes, um nicht ihr Versagen dem Therapeuten eingestehen zu müssen, und erhalten sich so ihre Neurose.

Hausbesuch

Für die Diagnose und Einleitung der Psychotherapie einer symbiotischen Mutter-Kind-Neurose erscheint ein Hausbesuch unerläßlich. Er braucht keineswegs – zumal wenn er am Beginn einer Behandlung steht – die Psychodynamik der Behandlung zu stören. Er wird von erfahrenen Kindertherapeuten wie Anna Freud, Jaques Berna und Hans Zulliger als ein legales Hilfsmittel der Kinderanalyse angesehen. Dem psychotherapeutisch tätigen Kinderarzt ist er wohl vertraut (76).

Die Kenntnis der Alltagswelt des Kindes, besonders seiner innerfamiliären Beziehungen, erleichtert gerade bei symbiotischen Mutter-Kind-Neurosen den therapeutischen Ansatz. Hier ist neben der Schlafzimmersituation der Spielecke und den Eßgewohnheiten Bedeutung beizumessen. Einfache psychohygienische Maßnahmen, wie z. B. die Umstellung eines Bettes, sind oft von verblüffendem Erfolg.

Ablösungsversuche

Ältere Schulkinder und Jugendliche, die in einer symbiotischen Beziehung zur Mutter aufgewachsen sind, stehen oft schon in einem Ambivalenzkonflikt von Regression und Aggression in ihrem Verhalten zur Mutter. Noch kleinkindlich an diese gebunden, streben sie innerlich schon der altersgemäßen Kinder- und Jugendgemeinschaft und deren Verlockungen zu. In dieser Situation genügen bisweilen schon einfache pädagogische Ratschläge, dem Kinde zur Ablösung zu verhelfen und ihm damit die Nachreifung zu erleichtern.

Beobachtung 10

Ein 8j. Bub, Einzelkind, ist noch eng an die Mutter gebunden, er hat noch keine Nacht ohne sie geschlafen. Dieses Verhalten wird vom Vater passiv – im Zimmertausch – geduldet. Nachdem ein jüngerer Bruder der Mutter 1945 auf der Flucht aus der ungarischen Heimat an einer Diphtherie verstorben war, ist der Bub nunmehr das einzige, von allen in der Familie maßlos verwöhnte Kind. Die Mutter kann selber infolge einer zweimaligen Operation eines zuletzt als bösartig erkannten Unterleibstumors keine Kinder mehr bekommen. Sie fühlt sich einem unsicheren Schicksal ausgeliefert, in welchem sie sich vermehrt an das Kind klammert. Während die bifokale Mütter-Kinder-Gruppentherapie eingeleitet wird, erhält der Junge anläßlich des Hausbesuches vom Therapeuten das ihn verlockende Angebot, an einer Schwimmgruppe mit anderen Buben teilzunehmen. Dies allein genügte schon, daß er seine Ängste überwindet und ein erstes Mal allein in seinem Zimmer schläft.

Elterliche Abwehrhaltungen

Zu den neurotischen Abwehrhaltungen von Eltern gehört die mangelnde oder abgewehrte Einsicht in die dargelegten psychologischen Zusammenhänge des Leidens, welche die Eltern notwendig zur Mitverantwortlichkeit für die Krankheit aufrufen. Diese Eltern werden jeden Rückfall in die Krankheit begrüßen und eher bereit sein, die Autorität des Arztes in einer lediglich organischen Beurteilung der Krankheit anzuerkennen, als den vielleicht als verletzend empfundenen psychologischen Rat des Psychotherapeuten anzunehmen.

Entsprechend der Vorstellung familiärer Verhaltensmuster bei der Auslösung und Unterhaltung psychosomatischer Krankheiten von Kindern und Jugendlichen hat *die Therapie mit einer Korrektur der elterlichen Fehlhaltungen, d. h. eines negativen elterlichen Vorbildes zu beginnen.*

Mitgeteilte persönliche Erfahrungen aus dem eigenen Lebensbereich können wirksam überzeugen. Es muß auf jeden Fall jegliche Schuldzuweisung an Eltern vermieden werden, denen sich besonders Mütter bei ihrer verantwortungsvollen Aufgabe als primäre Erzieher ihrer Kinder ausgesetzt fühlen. Geht es doch darum, im Blick auf geplante Behandlungen die Eltern als aktive Co-Therapeuten ihres Kindes zu gewinnen.

Akzeleration und Neurose

Die Krisenzeiten des akzelerierten Pubertierenden lösen vermehrt psychosomatische Spannungen aus. Sie hängen eng mit den Identitätsproblemen des heranwachsenden Jugendlichen zusammen. Die psychosomatischen Probleme des akzelerierten Jugendlichen spielen sich überwiegend an den Organsystemen ab, die in dieser Zeitspanne den größten Wachstumsbelastungen ausgesetzt sind, nämlich dem Herz-Kreislaufsystem: Es handelt sich um das vegetative Syndrom des Pubertierenden. Beschwerden wie Schwindel, Ohnmacht, Übelkeit u. a. sind häufig Ausdruck einer Lebensunsicherheit, einer Rat- und Entscheidungslosigkeit des jungen Menschen.

Ernstere Versagenszustände können unter dem Bilde einer Identitätsdiffusion (ERIKSON) von ähnlichen psychosomatischen Reaktionen begleitet sein. Der körperlich weit über sein Alter gereifte, intellektuell gut begabte Jugendliche fühlt sich auch von seiner Umwelt entsprechend positiv bewertet. Ihre Erwartungshaltung überfordert ihn, zumal wenn er in seelischer Disharmonie noch emotionale Reifungsrückstände aufweist. Es ergeben sich Konflikte, die bei mangelndem Schutz seitens des Elternhauses latente Verwahrlosungstendenzen in Kriminalität, Prostitution u. a. manifest werden lassen.

Bedeutung des Symptoms

Das psychosomatische Symptom kann Ausdruck eines nicht bewältigten Lebenskonfliktes sein, aber auch lediglich eine passagere, phasenbedingte Überforderung darstellen, z. B. beim vegetativnervösen Syndrom des Pubertierenden. Entsprechend sind Auftreten eines Symptoms, Symptombeseitigung bzw. Spontanheilungen im Hinblick auf die Gesamtentwicklung des Kindes und Jugendlichen zu bewerten und stets auch die Möglichkeiten einer Symptomverschiebung bei unerledigtem neurotischem Grundkonflikt zu beachten. Bei einer Familienneurose kann sich dieser Symptomwechsel auch zwischen einzelnen Familienmitgliedern abspielen.

Beobachtung 11

Ein 11j. Mädchen, Nachkömmling, erkrankt an einer Magersucht und verliert binnen kurzem 28 Pfund an Gewicht. Klassische Symptomatik und Struktur einer Anorexia nervosa mit familiärer Problematik. Wegen räumlicher Entfernung vom Wohnort sind während der klinisch-stationären Therapie nur relativ selten Beratungen der Eltern möglich. Nach einem 6wöchigen Klinikaufenthalt mit Einzel- und Gruppentherapie sowie einer mehrmonatigen ambulanten Nachbehandlung klang die Magersucht völlig ab.

Dagegen negierte die Mutter, fast paranoid, alle Fortschritte der Tochter, speziell der gestörten oralen Thematik. Gleichzeitig mit der seelischen Gesundung der sich ablösenden Tochter erkrankte die Mutter an einem Bronchialasthma. Sie hatte als Kind und Jugendliche darunter gelitten, die Krankheit aber mit der Geburt ihrer Tochter verloren.

Die Mutter wurde am Ort an einen Psychotherapeuten überwiesen.

Wenn auch die Symptombeseitigung als eine allzu vordergründige Maßnahme erscheinen mag, die nicht unbedingt Rückwirkungen auf die neurotische Grundstruktur eines Patienten zeigt, so ist doch zu beachten, daß sich jede Symptomatik emotional im Milieu des Kindes auswirkt.

Sekundärneurotisierung

Die Sekundärneurotisierung beeinflußt in einem Ausmaß die Umwelt des Kindes so, daß Kind und Familie in einen unentrinnbaren Teufelskreis geraten. Erinnert sei an eine schwere Enkopresis mit ihren sozialen und anderen Folgen (18).

Beobachtung 12

Zwei einkotende 10j. Buben wurden in der Schule unter Duldung seitens des Lehrers die »Pestzwillinge« genannt. Sie gerieten, zumal als Flüchtlinge und nach Verlust des Vaters im Kriege, in eine hoffnungslose Isolierung in der Gesellschaft und reagierten darauf oppositionell mit Verwahrlosungstendenzen.

Auch psychosomatische Leiden wie das Asthma bronchiale lösen Sekundärneurotisierungen aus, indem im akuten Anfall alle Familienmitglieder in positiver wie negativer Einstellung zum kranken Kind teilnehmen. Mit dem Abbau dieser Sekundärneurotisierung in der Psychotherapie wird eine allgemein entspannte und befreite Atmosphäre erreicht und eine positive Einstellung der Eltern zur Fortsetzung der psychotherapeutischen Behandlung des Kindes gewonnen. Allein hierin liegen schon Wert und Bedeutung einer Symptombeseitigung psychosomatischer Krankheiten.

Schulstörungen

Der soziale Aspekt zahlreicher psychosomatischer Reaktionen, die sich im Kindes- und Jugendalter mit einem spezifischen Bezug zum Leistungssektor in Formulierungen wie Schulasthma, Schulkopfschmerz und Schulerbrechen äußern, weist auf den Bildungskomplex hin, dem sich in einem wichtigen Abschnitt ihrer Reifung und Entwicklung Kinder und Jugendliche über mehr als ein Jahrzehnt auf einem mühevollen Weg durch die schulischen Institutionen zu unterziehen haben. Das Kernproblem aller genannten Störungen ist die Schulangst. Diesen Begriff ziehen wir dem aus dem anglo-amerikanischen Schrifttum übernommenen einer Schulphobie vor, weil er die unterschiedlichen Ursachen und Reaktionsmöglichkeiten zusammenfaßt (38, 46, 52).

Die Schulangst des Kindes beginnt, wenn sich während eines Kindergarten- oder Vorschulbesuchs eine enge symbiotische Bindung zwischen Mutter und Kind noch nicht gelöst hat. Dies gilt besonders für Einzelkinder oder Nachkömmlinge, vor allem alleinerziehender Mütter, und auch bei behinderten und chronisch kranken Kindern. Wir sprechen von der mangelnden sozialen Reife eines noch nicht schulfähigen Kindes. Weitere Symptome eines schulischen Versagens können mit der Persönlichkeit des Lehrers/in oder der

Schule als Institution, z. B. dem Bau fensterloser Schulen und nicht zuletzt den Forderungen im Leistungsvollzug ministerieller Erlässe und Lehrpläne zusammenhängen.

Wenn sich Väter mit den Gesetzen ihrer Arbeitswelt identifizieren, besonders bei einem schulischen Versagen in eigener Kindheit, müssen es die Kinder austragen, indem sie in schulischen Bereichen chronisch überfordert werden, wobei die Väter die Bestrafung für nicht erbrachte schulische Leistungen an die Lehrer delegieren. Wir fanden bevorzugt bei ältesten Söhnen aus Aufsteigerfamilien das Symptom des Schulkopfschmerzes.

Vielfältig sind die Abwehrmechanismen in Form von Verhaltensstörungen, mit denen sich Kinder gegenüber Überforderungen seitens der Leistungsgesellschaft zur Wehr setzen. Umfangreich ist auch die Literatur, mit der seit Jahrzehnten Reformen in Schulsystemen gefordert werden, bis hin zum Slogan des Kulturkritikers IVAN ILLICH, die Schule endgültig abzuschaffen.

Mit ihm hat der Pädagoge und Kinderanalytiker KURT SINGER Wege zu einer humanen Schule aufgezeigt, die von Lehrern und Eltern ein Umdenken von einer autoritären Erziehung zum dialogischen Miteinander im Sinne HERZKAS erwartet.

Therapeutische Bemühungen, einer Schulkrankheit zu begegnen, reichen von der Einzelfallhilfe bis zur umfassenden Familientherapie, aber auch Unterstützung der Lehrer/innen durch schulpsychologische Dienste und BALINT-Gruppen. Für die schulängstlichen Kinder ist bisweilen ein Moratorium der Schulbefreiung zur intensiven Psychotherapie zu empfehlen, um evtl. mit einem Schulwechsel dem Kind einen Neubeginn zu ermöglichen. Zu einer stationären Behandlung ist nur bei gestörtem Elternhaus im Sinne einer Milieutherapie zu raten.

Die zunehmenden Gewaltäußerungen in Schulbereichen, denen sich jüngere Schüler, aber auch Lehrer ausgeliefert fühlen, sind lediglich Spiegelbild einer aggressiven Umwelt, wie es mit den Massenmedien vor allem in gestörte Familien hineingetragen und verarbeitet wird.

INGHARD LANGER hat mit Untersuchungen an Hamburger Schulen den »Überlebenskampf im Klassenzimmer« beschrieben und mit REINHARD TAUSCH auf den notwendigen sozial-integrativen Erziehungsstil zu seiner Überwindung hingewiesen. Ebenso hat sich KRAPPMANN mit dem Thema Gewalt an Schulen auseinandergesetzt (154).

Scheidungswaisen

Das Leben in der modernen Industriegesellschaft ist mit soviel Belastungen verbunden, daß menschliche Bindungen, die sich traditionell über Jahrhunderte als verläßlich erwiesen haben, diese Aufgaben nicht mehr erfüllen. Der Schutz des Zusammenlebens in Familien, der bisher als Grundlage der Erziehung von Kindern angesehen wurde, ist nicht mehr garantiert, wenn Eltern sich trennen und scheiden lassen. Meist haben Kinder schon lange vorher entsetzt die Auseinandersetzungen ihrer Eltern miterleben müssen, so daß viele von ihnen die endgültige Trennung zunächst als Erlösung empfinden.

In den zivilisierten Ländern Europas und den USA wird schon jede 3. Ehe wieder geschieden, bei steigender Tendenz (WALLERSTEIN): Das Ergebnis ist eine große Anzahl von Scheidungswaisen, seelisch heimatloser Kinder. Was aufgrund des Sorgerechtes von den zuständigen Behörden bis zu den Familiengerichten über den Verbleib der Kinder entschieden wird, entspricht nicht immer dem Wohl des Kindes (ANNA FREUD u. a., 115).

Da ein junges Kind bis dahin die meiste Zeit von der Mutter versorgt wurde, wird es in der Regel ihr zugesprochen; sie ist aber nun häufig auf Sozialhilfe angewiesen, die oft aus Scham nicht angenommen wird. Mit der Regelung des sog. Besuchsrechtes ergeben sich nicht selten erste

Auseinandersetzungen der Eltern. Das Kind erfährt als Besucher oft Verwöhnungen, die es vom grauen Alltag der Restfamilie mit notwendigen pädagogischen Versagungen nicht kennt. Andererseits kann es mit Angst den Pflichtbesuch beim nicht geliebten anderen Elter erleben und evtl. heimkehrend mit psychosomatischen Störungen – nächtlichem Einnässen bei angstbesetzten Träumen, Aggressionen gegen die Mutter und auch einem anhaltenden Schulversagen mit Tagträumen – reagieren.

Der um ein Attest gebetene Familienarzt, der im Rechtsstreit der Eltern seine Bedeutung erhält, sollte hier mit äußerster Zurückhaltung reagieren. Ist aber eine gutachterliche Stellungnahme für ein Familiengericht angezeigt, so ist sie möglichst von einem qualifizierten Arzt abzugeben, entweder Kinder- und Jugendpsychiater oder psychotherapeutisch engagiertem Kinderarzt, letzterem aufgrund seiner jahrelangen Kenntnis und Erfahrung als Hausarzt der Familie.

Ein ärztlich-psychologisches Gutachten ist vorzuziehen, wenn sich neben Verhaltensauffälligkeiten einer Scheidungswaise auch ernstere psychosomatische Störungen entwickelt haben, die eine Spezialbehandlung durch einen Arzt als Psychotherapeuten empfehlen.

In der Untersuchungssituation können Scheidungskinder wichtige Inhalte ihres Daseins verschweigen. Diese lassen sich oft erst durch eine eingehende psychologische Untersuchung mit projektiven Tests aufdecken.

Hierzu haben sich Familientests, wie der Mensch-Test und die »Verzauberte Familie« bewährt, in welchen die Positionen von Kindern zu ihren Eltern zu erkennen sind.

So hatte ein Kind zunächst beim Menschtest die eine Zeichnung seines Elters spontan zerrissen und bald darauf schuldbewußt um eine Klebetube gebeten, um sie wieder zusammenzufügen. Haben doch Scheidungskinder immer wieder den Wunsch, die Eltern wieder zusammenzubringen, wenn sie auch Schlimmes erfahren mußten.

Wir geben einem Familiengericht niemals ein lediglich auf Aktengrundlagen erstelltes Gutachten, sondern verbinden mit diesem immer auch Hausbesuche bei den Familien, dem derzeitigen und evtl. zukünftigen Lebensraum des Kindes, denjenigen der Großeltern inbegriffen. Häufig kehren die geschiedenen Ehepartner zu ihren Eltern zurück. Diese entwickeln meist enge symbiotische Beziehungen zu den jüngeren Kindern, die in der Identifizierung Krankheitshaltungen der Großeltern übernehmen.

Beobachtung 13

Die 8j. Maja verblieb bei Scheidung der Eltern bei der Großmutter. Diese entwickelte zu ihrem einzigen Enkelkind eine enge symbiotische Beziehung, in der sie auch bisweilen das kleine Mädchen bei sich schlafen ließ. Die herzleidende Großmutter übertrug ihre Ängste auf das Enkelkind, nachdem sie sich schon von seiner Mutter, als ihrem einzigen Kind, nur schwer getrennt hatte. Maja war selbst sehr besorgt um die kranke Oma.

Als diese eines Tages ganz plötzlich verstarb, entwickelte Maja heftige Herzängste, wie sie diese öfter bei der Großmutter miterlebt hatte.

Die Anhörung des Kindes ist bei frühen Altersstufen von nur bedingtem Wert, zumal da nicht jeder Familienrichter über das erforderliche kinderpsychologische Grundwissen und über Erfahrungen verfügt. Wenn ein älteres Kind bis in die Pubertät noch in Bettgemeinschaft mit seiner Mutter eine symbiotische Beziehung nicht gelöst hat, kann es keine selbstkritische Entscheidung im Blick auf seine Zukunft treffen.

Das Gutachten für ein Scheidungskind ist auch nie eine endgültige Entscheidung und kann später jederzeit, wenn sich z. B. neue Lebensinhalte der Familie, bei zweiter Partnerwahl der Eltern ergeben, zum Wohle des Kindes revidiert werden.

Kinder in Frauenhäusern

Nicht selten haben sich in gestörten Ehen schon vor Trennung und Scheidung der Eltern Frauen mit ihren Kindern vor der Gewalt der Väter in ein Frauenhaus geflüchtet. Auch wenn sie dies zunächst geheimhalten konnten, gelang es Männern, ihren Aufenthaltsort ausfindig zu machen und sie dort tätlich zu bedrohen, wenn sie nicht zurückkehren wollten. Vereinzelt ist es im Frauenhaus zum Totschlag von Frauen gekommen, was auch in Gegenwart der Kinder geschah (73).

In den letzten 2 Jahrzehnten mußten mehr als 300 Frauenhäuser in der Bundesrepublik errichtet werden; dies spricht für einen absolut geschlechtsspezifischen Notstand einer patriarchalen Gesellschaft. Ihre verhaltensgestörten Kinder brauchten psychotherapeutische Hilfen, für die sich engagierte Kinderärzte in ihrer BALINT-Arbeit einsetzten. Besondere Hilfen benötigen die Mütter im Umgang mit den aufgenommenen Jugendlichen, die sich mit dem Angreifer (110), dem Machoverhalten ihrer Väter, identifizierten und so gegen die weiblich-mütterliche Atmosphäre – Symbol einer vaterlosen Gesellschaft (MITSCHERLICH) – protestierten.

Alleinerziehende Mütter und Väter

Alleinerziehende Mütter sind zu einem Symptom unserer Zeit geworden. Ihre Zahl nimmt zu. Es sind nicht nur Mütter aus getrennten oder geschiedenen Beziehungen, sondern auch Frauen, die ihren Lebenspartner durch chronische Krankheit oder Tod verloren haben.

Immer noch verbleiben Kinder aus geschiedenen Ehen bei ihren Müttern, die in den wichtigsten 3 Jahren ihres Lebens mit Pflege und Erziehung ihre beständigen Leitbilder waren, wobei die Grundlagen einer in der Schwangerschaft erworbenen »Primären Mütterlichkeit« (WINNICOTT) für Mütter und Kinder unvergessen sind. Wenn aber eine früh geschlossene Ehe bald wieder auseinandergeht, ist allein um des wirtschaftlichen Überlebens willen der Mutterschutz für das Kind in Gefahr.

Eine tragische Entwicklung hat sich seit einiger Zeit in den neuen Bundesländern angebahnt. Fast alle Mütter waren bei verläßlicher Krippenbetreuung ihrer Kinder berufstätig und sind jetzt bei ständig zunehmender Arbeitslosigkeit als junge Mütter zuerst entlassen worden.

In einer unverändert männlich geprägten Arbeitswelt der patriarchalen Gesellschaft sind Frauenrechte am Arbeitsplatz nur bedingt durchzusetzen. Im Kampf um eine Wohnung fühlt sich eine geschiedene Mutter mit ihren Kindern allein gelassen. Sie gerät sehr bald als Sozialhilfeempfängerin in eine neue Armut.

Vorstellungen einer Selbstverwirklichung der Frau finden bei der Mutter als Fabrikarbeiterin am Fließband schnell Grenzen, wenn ihre Gedanken ständig um ein unversorgtes Kind kreisen. Ihre chronische Überforderung äußert sich in dem für junge Arbeiterinnen charakteristischen vegetativ-nervösen Erschöpfungssyndrom, als psychosomatischen Ausdruck einer Angstneurose bei ständig existentieller Gefährdung.

Alleinerziehende Väter sind absolut in der Minderzahl, weil immer noch beim Mann der Erfolg im Beruf (d. h. Streben nach Macht) im Vordergrund seiner Bemühungen steht, gefolgt von wirtschaftlichen Überlegungen bzgl. seiner Vaterrolle. Wir erinnern uns an eine Scheidungswaise, die binnen zweier Jahre im Kleinkindalter 3 Freundinnen ihres Vaters beansprucht hatte, der als Vertreter ständig außer Hause war.

»Sagt uns, wo die Väter sind« heißt die Arbeit von 2 Soziologinnen (12), die sich auf die Suche nach dem so viel gepriesenen neuen Vaterbild begeben hatten, es aber nur selten in gehobenen Mittelstandsschichten fanden. Auch als langjährige Erziehungsberater und Psychotherapeuten fanden wir nur selten verläßliche Väter, denen wir im Blick auf ihr verhaltensgestörtes Kind ein eigenes therapeutisches Angebot während der Betreuung ihres Kindes machten.

Chronisch kranke Kinder und behinderte Kinder

Sie sind besonders gefährdet, einen Hospitalschaden zu entwickeln, wenn sie immer wieder medizinischen (operativen und anderen) Eingriffen ausgesetzt sind und auf lange Sicht eine kontinuierliche mütterliche Zuwendung entbehren müssen. Diese medizinischen Einrichtungen sind auf einen Stab verläßlicher heilpädagogisch-psychotherapeutischer Mitarbeiter angewiesen, um Kindern und ihren Familien in ausweglosen Situationen zu helfen.

Ein Dialyse-Apparat, an den chronisch nierenkranke Kinder dreimal in der Woche über mehrere Stunden gebunden sind, weckt Gefühle der Haßliebe für dieses Übergangsobjekt, stellvertretend für die Ambivalenz einer lieben/bösen Mutter für ihr Kleinkind. FUHRMANN hat diesen nierenkranken Kindern mit dem autogenen Training in einer liebevollen therapeutischen Atmosphäre Hilfen vermittelt; ähnliches berichteten HENNIGSEN und ULLNER von der Therapie lebensbedrohlich erkrankter und sterbender Kinder mit dem katathymen Bilderleben.

Kinder, die mit einer lebensbedrohlichen Krankheit in einer ausweglosen Situation dem Tod entgegensehen (BÜRGIN und WUNNERLICH) bedürfen einer besonders intensiven und vertrauensvollen heilpädagogisch-psychotherapeutischen Betreuung, wofür sich besonders EMMA PLANK mit ihren child life workers eingesetzt hat.

Gefährdete Kinder im Krankenhaus sollten bis zuletzt eine beständige vertrauensvolle Bezugsperson haben, obgleich es für diese eine bisweilen kaum erträgliche Belastung darstellt. So ist Supervision auf onkologischen Stationen eine unentbehrliche Hilfe. Das »Prinzip Hoffnung« (BLOCH) gilt nach ASPERGER im übrigen bei sterbenden Kindern auch im atheistischen Raum von Familien.

Neben den Heimdialysen nierenkranker Kinder sowie den kontinuierlichen Betreuungen von Asthmakindern gilt die Aufmerksamkeit des Kinderarztes in der Praxis den an einem Diabetes leidenden Kindern und Jugendlichen. Sie brauchen in kritischen Entwicklungsphasen eine liebevolle, umsichtige Führung, um zu ihrer eigenen, lebenserhaltenden Identität zu finden. Sie sind besonders gefährdet, wenn sie in gestörten oder geschiedenen Ehen ihrer Eltern heranwachsen. FRIEDRICH hat auf die psycho- und soziodynamischen Aspekte des Diabetes von Kindern und Jugendlichen hingewiesen.

Als Familienarzt übernimmt der Kinderarzt in der Praxis wesentliche Aufgaben einer ärztlichen Erziehungsberatung. Dank der Fortschritte einer technischen Medizin mit der Erfindung und dem Umgang mit Apparaten können von Geburt an schwer geschädigte Kinder am Leben erhalten werden, was aber auch eine evtl. lebenslange ärztliche Fürsorge und Therapie erwarten läßt. Wenn Eltern in der Klinik den »Neuigkeitenschock« (KREBS), ein behindertes Kind zu haben, noch nicht überwinden konnten, hilft der Hausarzt bei der Heimkehr der Eltern mit ihrem Kind. Er wird sogleich auch Hoffnung auf die Zukunft vermitteln, die von den Eltern dankbar angenommen wird.

Der Arzt lernt in der Praxis die besonderen Nöte und Bedürfnisse der Familien behinderter Kinder kennen (220). Er wird versuchen, die Eltern im Blick auf die Zukunft und ein menschenwürdiges Dasein ihrer Kinder zu beraten, bis zu den kritischen Entscheidungen, sich mit einer Klinik- und Heimeinweisung endgültig vom Kind zu trennen (131). Der Arzt wird Eltern behinderter

Kinder über die Möglichkeiten begrenzter schulischer und beruflicher Förderungen in schützenden Werkstätten informieren und ihnen notwendige Behördenwege erleichtern.

Wo aber Kinder längerfristig in Kliniken aufgenommen werden müssen, bleibt stets die Rückkehr in die Familie – im »Prinzip Hoffnung« (80) – das Ziel, beginnend mit Wochenendurlauben, um so den Gefahren eines psychischen Hospitalismus zu begegnen. Dies dient auch der Entlastung der auf onkologischen und verwandten Stationen chronisch überforderten Schwestern und Ärzten. Es hat sich die zeitweilige Aufnahme Angehöriger chronisch kranker Kinder in Familienpavillons im Klinikgelände bewährt, in denen die Kinder auch ihre Eltern aufsuchen können.

Unfallkinder

Unfallopfer stehen an erster Stelle einer Mortalitätsstatistik von Kindern. Für sie besteht ein erhöhtes Risiko, wenn sie als Verkehrsteilnehmer den schützenden Raum der Familie verlassen und sich auf den Weg zum Kindergarten, spätestens aber mit der Einschulung in eine fremde Welt voller Gefahren begeben. So nehmen im 6. Lebensjahr die Verkehrsunfälle von Kindern dramatisch zu. Neben schweren körperlichen Verletzungen mit nachfolgenden Dauer-Behinderungen, zumal bei Schädel-Hirntraumen, kann es auch zu seelischen Erschütterungen kommen, wenn ein körperlich unversehrtes Kind den Verlust geliebter Mitmenschen unmittelbar miterleben mußte (42).

Beobachtung 14

Ein kleines Mädchen, das im Auto der Familie bei einem Verkehrsunfall den Tod der geliebten Großmutter erfahren hatte, ließ in seinen Schulleistungen in der 1. Klasse nach und war sehr verstört. Die Kinderärztin ließ es mit dem Scenotest spielen, in dem es in einem Wiederholungs- und Geständniszwang (31) mehrmals eine aufgebahrte tote Großmutter darstellte, die von einem Krokodil (Symbol der Aggression) bewacht wurde, während die ganze Familie im Kreis herumstand. In der Spieltherapie konnte das kleine Mädchen die Trauer um die geliebte Großmutter und damit auch seine depressive Verstimmung überwinden.

Die biographische Anamnese dient der Klärung, inwieweit ein Kind seelische Störungen und Konflikte in die Unfallsituation hineingebracht hat.

Wir sprechen schon im Kindesalter von *Unfällern,* wenn Kinder immer wieder zu Unfällen neigen, indem sie sich im unbewußten Provozieren in Unfallsituationen hineinmanövrieren.

Von 150 Kindern, die wir in den 70er Jahren im Raum Bonn-Köln am Institut für Psychohygiene in Brühl wegen eines Verkehrsunfalles untersucht und behandelt hatten, waren 75 als Fußgänger oder mit dem Fahrrad verunglückt, während 52 einen Unfall im Familienauto miterlebt hatten. 19 Kinder hatten unverletzt ein Unfallereignis mit seelischen Störungen verarbeitet.

Beobachtung 15

Auf der sommerlichen Fahrt in den Urlaub verunglückte eine Familie – Eltern und drei Kinder – bei einem Auffahrunfall auf der Autobahn. Der ausgestiegene Vater geriet unter einen Sattelschlepper und wurde vor den Augen der Frau und Kinder tödlich verletzt.

Der 10jährige Junge entwickelte Aggressionen und zertrümmerte binnen weniger Wochen im Spiel 60 Match-Box-Autos – in einer Identifizierung mit der anonymen Gewalt eines Angreifers. Erst mit einer längeren Kinderspieltherapie konnte er die Trauer um den verlorenen Vater bewältigen, Aggressionsspiele und Darstellungen in Malbildern erfüllten dabei eine wichtige Aufgabe.

Beobachtung 16

Der 6j. WOLFRAM, ein empfindsames, symbiotisch muttergebundenes Einzelkind, verunglückte auf dem Heimweg von der Schule, als er mit 2 Freunden eine Straßenkreuzung überquerte und ein schneller Sportwagen das Rotlicht nicht beachtete. Der etwas ältere Freund, der stets der Beschützer des kränklichen WOLFRAM gewesen war, wurde tödlich verletzt. WOLFRAM besuchte immer wieder das Grab seines Freundes und bekam angstbesetzte Schlafstörungen. Als er bei der psychologischen Untersuchung aufgefordert wurde, einen Menschen darzustellen, zeichnete er einen Jungen, der mit ausgestrecktem Arm auf eine Verkehrsampel wies.

Bei WOLFRAM war eine längere Simultanbehandlung mit Beratung der Mutter notwendig.

Um seelischen Nachwirkungen eines Unfallereignisses vorzubeugen, ist schon am Tatort eine umsichtige Betreuung auch unverletzter Kinder notwendig. Dies gilt besonders für die Aufnahme von Unfallkindern im Krankenhaus mit dessen Verfremdungen, zumal wenn ein Kind allein ohne Schutz seiner abwesenden Mutter eingewiesen wird.

Für Kinder auf einer Intensivstation ist die Stimme der Mutter unentbehrlich, worauf der Neurochirurg TODOROW besonders bei apallischen Zuständen hingewiesen hat. Im Mutter-Kind-Krankenhaus München-Harlaching wurde ein besonderes Mutter-Kind-Krankenbett aufgestellt, was in beidseitiger Pflege die Rehabilitation von Mutter und Kind – und damit auch der Familie wesentlich erleichterte.

Ausländerkinder

Seit 30 Jahren ist die Bundesrepublik ein Einwanderungsland mit inzwischen 6 Millionen Gastarbeitern, die vorwiegend aus der Türkei stammen. 30% von ihnen sind 20 Jahre im Land ansässig und nicht mehr zur Rückkehr in die alte Heimat bereit.

Obwohl Gastarbeiter unentbehrlich zum Aufbau unserer Wohlstandsgesellschaft beigetragen haben, sind sie bisher nicht in der größeren Lebensgemeinschaft integriert, indem ihnen die einfachsten Menschenrechte ihrer kommunalen Existenz vorenthalten blieben.

So fällt es ihren meist in Deutschland geborenen Kindern schwer, bei bestehender Sprachbarriere einen geregelten Schulabschluß zu erreichen, falls sie nicht schon vorher trotz normaler intellektueller Begabung in eine Sonderschule überstellt wurden (40).

»Anderssein erzeugt Haß!« So wird diesen Kindern meistens die Kommunikation mit den anderen verwehrt, so daß sie weiter Fremde bleiben. Dies wirkt sich besonders bei jungen Mädchen aus, wenn sie neue Lebensweisen kennenlernen, die ihnen bei strengen Traditionen ihrer Herkunftsfamilien untersagt werden. Aufgestaute Aggressionen oder regressiv-depressives Verhalten mit ausgeprägten psychosomatischen Krisen sind die Folge. Den Empfindsamen unter ihnen wird die Tragik einer mißglückten bzw. verwehrten Identitätsfindung bewußt, was bei diesen jungen Mädchen zu einer hohen Selbstmordgefährdung führt.

Dieser Zustand eines Fremdgebliebenseins verdoppelt sich, wenn traditionelle innervölkische Konflikte, wie bei Türken und Kurden, in das Gastland mitgebracht und dort ausgetragen werden.

Es bleibt unsere Aufgabe, Gastarbeiter als Mitmenschen anzuerkennen und in die größere Gemeinschaft mit allen Rechten aufzunehmen. Nur so können wir einem wachsenden Ausländerhaß begegnen, der von den anderen als ein spezifisch deutsches Verhalten verkannt wird.

Das Schicksal der Zigeuner ist besonders tragisch, weil die Sinti deutscher Herkunft sind und im Krieg unter dem Naziregime eine halbe Million Zigeuner umgebracht wurde. Mit einer echten Zigeunerhilfe in ihrem Wohnbereich, in Arbeitsstätten und Schulen könnten wir einen Teil der Schuld für diese Untaten an ihrem Volk wiedergutmachen (55).

Therapie psychosomatischer Krankheiten

Psychologische Reformen an den Kinderkliniken

Nach englischem Vorbild haben wir Mitte der 60er Jahre auch an deutschen Kinderkliniken fortschrittliche Lösungen propagiert. Sie betrafen bei bis dahin rigiden Beschränkungen elterlicher Besuche ihrer kranken Kinder eine möglichst unbeschränkte tägliche Besuchszeit sowie die Mitaufnahme bei jüngeren und gefährdeten älteren Kindern. Dies hatte auch eine kürzere klinisch-stationäre Behandlung der Kinder zum Ziel. Die Bürgerinitiative »Kind im Krankenhaus« unter IRMGARD FOLKERS gab hierbei eine wertvolle Hilfe, während wir über lange Zeit bei patriarchalisch geführten Kinderkliniken auf Widerstände stießen (67).

Diese psychohygienischen Reformen führten insgesamt zu einem Wohlbefinden der Kinder im Krankenhaus und einem Abbau von Ängsten, die eine Folge des chronischen Hospitalismus gewesen waren.

Für Mütter, die jüngere Kinder auf eine Krankenhauseinweisung nicht vorbereiten konnten, haben wir 1971 das Kindermalbuch »Gabi geht ins Krankenhaus« (65) herausgegeben, das inzwischen zahlreiche Nachfolger gefunden hat.

Aus ihrer Zusammenarbeit mit Kinderklinikern hat ANNA FREUD Müttern folgende Ratschläge vermittelt, die sie ihrem Kind auf den Weg ins Krankenhaus mitgeben:

»Wir, Deine Eltern, haben Dich weiter lieb:
Wir werden Dich, so oft wir können,
im Krankenhaus besuchen.
Du wirst bald wieder gesund werden.
Es wird Dir nachher sicher besser gehen« (113).

Keinesfalls soll einem Kind wegen schlechten Verhaltens mit dem Arzt gedroht werden, daß es zur Strafe ins Krankenhaus kommt. Dies war früher nicht selten der Fall und wurde zumindest von Kindern so empfunden.

Psychotherapie im Säuglings- und frühen Kleinkindalter

Eine psychotherapeutische Hilfe für ein psychosomatisch krankes Kind hängt zunächst vom Alter bzw. von seiner Reife ab. Im Säuglings- und frühen Kleinkindalter ist nur eine »Behandlung des Kindes über die Mutter« möglich. Sie wird zunächst in der Kinderklinik durch die Kinderkrankenschwester ersetzt und richtet sich ganz nach den elementaren Bedürfnissen des Kindes. In dieser Lebensphase ist die organmedizinische Behandlung des lebensgefährdeten Kindes absolut vorrangig. Doch haben wir seit RENÉ SPITZ gelernt, daß auch hierbei positive Objektbeziehungen zur primären Liebesbezugsperson ein entscheidender Faktor im psychosomatischen Prozeß sind, wenn ein Kind infolge einer anaklitischen Depression vom Tode bedroht ist (s. prä- und perinatale Psychologie und Medizin, 104, 130). Insofern war die Öffnung der Neugeborenenintensivstationen für die Eltern ein wesentlicher psychohygienischer Fortschritt, den wir den Kinderärzten KLAUS u. KENNELL verdanken. Dies geschah nach den Erfahrungen von ANNA FREUD in ihrem engen Kontakt mit Kinderärzten (111). Auch die Kinderanalytiker BOWLBY u. WINNICOTT waren Kinderärzte und sind es geblieben.

Der Hand-Hautkontakt der Mutter eines Frühgeborenen zu ihrem Kind im Brutkasten ist eine erste psychotherapeutische Handlung in seinem jungen Leben. Auf ihr bauen sich alle weiteren Liebesbeziehungen des Kindes auf. Seelisch heimatlose Kinder, die in einer Notsituation in eine Kinderklinik kommen, bedürfen eines besonderen Schutzes, um ihre Trennungs- und Verlassenheitsängste zu überwinden. Später nehmen sich qualifizierte Mitarbeiter, wie Dipl.-Heilpädagoginnen – die child life workers in den USA (EMMA PLANK) bzw. die Observatricen in den Niederlanden (VEENEKLAAS) – dieser Kinder an, die tiefenpsychologisch geschult ihre besonderen Bedürfnisse kennen.

Manche Mütter sind wegen eigener Schwierigkeiten nicht in der Lage, eine verläßliche Liebesbeziehung zu ihrem Kinde herzustellen; sie benötigen selbst psychotherapeutische Hilfen. BENEDETTI gelang es, durch Psychotherapie dieser gestörten Mütter ihren anorektischen Säuglingen zu helfen, die bis dahin in einer Kinderklinik erfolglos behandelt worden waren.

Klinische Heilpädagogen und klinische Psychologen mit einer Zusatzausbildung in Kinderpsychotherapie werden zu den unentbehrlichen Mitarbeitern des Kinderklinikers (Tab. 1).

Spieltherapie

Die Therapie psychosomatischer Krankheiten besteht im Kleinkindalter neben bisweilen unerläßlichen medizinischen Maßnahmen vorwiegend in einer Suggestivbehandlung bzw. einer noch weitgehend magisch erlebten, symbolgeladenen Spieltherapie, in der sich das Kind mit seinen emotionalen Problemen auseinandersetzen kann.

Der Ausdrucksgehalt der neurotischen Störung – speziell des psychosomatischen Symptoms – kann symbolisch in Projektionen im Spiel, im Malen, Zeichnen oder Modellieren abreagiert werden bzw. im Psychodrama zur Katharsis führen. Bisweilen kommt es allein mit einer Spielhandlung des Kindes zum Vorgang einer Selbstheilung.

Das Deuten von Spielhandlungen, das zu Beginn der analytischen Kindertherapie in den 20er Jahren unter MELANIE KLEIN eine große Rolle spielte, erscheint uns bei der noch weitgehend unbekannten inneren Welt eines Kindes nicht unbedingt notwendig, wenn nicht gar problematisch, zumal da sich das Kind im Laufe der Behandlung auch nach den Bedürfnissen seines Therapeuten auszurichten beginnt. Deshalb sind großes Wissen und Erfahrung im Umgang mit dem Therapiematerial eines Kindes erforderlich. So sprachen erfahrene Kindertherapeuten wie ZULLIGER von einer deutungsfreien psychoanalytischen Kinderpsychotherapie und die ROGERS-Schülerin AXLINE von einer Kinder-Spieltherapie im nicht-direktiven Verfahren. Ältere Kinder können aber schon einmal von sich aus eine Deutung ihres Spielerlebens geben.

Der Therapeut wird seine Deutungen bei sich bewahren und für den Fortgang der Therapie sinnvoll nutzen, wozu gerade in der Kindertherapie mit ihren unendlichen Möglichkeiten die Supervision eines erfahrenen Kinderanalytikers unerläßlich ist.

WINNICOTT hat uns in PIGGLE die bewegende Schilderung der Therapie eines kleinen Mädchens gegeben, das er vom 3.–6. Lebensjahr in wechselnden Zeitabständen begleitete, bis er zuletzt, schon krebskrank, von ihm Abschied nahm. Bei Kleinkindern ist die kontinuierliche Beratung der Mutter – in einer Art Simultantherapie beider – unerläßlich, eine Form des ständigen Kontaktes, die auch in den Richtlinien einer Kindertherapie für die Krankenkassen als Kostenträger festgelegt ist.

Simultantherapie von Mutter und Kind

Erscheint eine Spieltherapie des Kleinkindes indiziert, so erfolgt sie als Simultanbehandlung von Mutter und Kind. Die Frage nach einem oder 2 Therapeuten ist nicht grundsätzlich zu beantworten. Die starke Bindung des Kleinkindes an seine Mutter erlaubt noch eine Übernahme beider Behandlungen durch e i n e n Therapeuten, allerdings unter sorgsamer Beachtung der Übertragung bei beiden

Indikationsstellung

1. Psychosoziale-biographische Anamnese (in fraktionierter Form)

2. Psychodiagnostik
projektive Spiel-, Zeichen- und Erzähltests,
Entwicklungs- und Intelligenztests

I. Einfache Verhaltensstörungen und psychosomatische Reaktionen

a) Behandlung des Kindes:

- **1.** Suggestivmaßnahmen (Wortttherapie u. a.)
- **2.** Pragmatische (Übungs-) Verfahren
  autogenes Training (vorwiegend in Gruppen), Hypnose
- **3.** Spieltherapie (einzeln und in Gruppen)
  Puppenspiel (Scenodrama), Sandspiel, Malen, Basteln und Werken
- **4.** Weitere tiefenpsychologisch orientierte Verfahren:
  funktionelle Entspannung
  katathymes Bilderleben
  Psychodrama
  Gestalttherapie
- **5.** Verhaltenstherapie
- **6.** Das psychologische Gespräch mit dem älteren Kind und Jugendlichen

b) Behandlung der Mutter:

- **1.** Erziehungsberatung der Mutter/Eltern
- **2.** Analytische Müttergruppentherapie
- **3.** Bifokale Mütter-Kinder-Gruppentherapie
- **4.** Müttergruppen zum autogenen Training

II. Neurosen und chronische psychosomatische Erkrankungen

Überweisung aus neurosenpsychologischer Indikation

a) Zur ambulanten Untersuchung und Behandlung an

- **1.** den analytischen Kinder- und Jugendlichen-Psychotherapeuten (bzw. Logopäden, Atemtherapeuten u. a.)
- **2.** die Erziehungs- u. a. Beratungsstellen

b) Zur stationären Behandlung an die psychotherapeutische (psychosomatische), kinderpsychiatrische Abteilung einer Klinik

III. Verhaltensstörungen und Neurosen infolge chronischen Milieuschadens

Milieutherapie

a) Ambulante Gruppentherapie (Spiel, Sport, Werken) im Hort und verwandten Institutionen

b) Stationäre Therapie

- **1.** Kurzfristige (Klima-) Kuren im Kinderheim
- **2.** Längerfristige heilpädagogisch-psychotherapeutische Behandlung im Spezialheim/Sanatorium, gleichzeitig psychohygienische Maßnahmen im Familienmilieu durch den Hausarzt und die Familienfürsorge

IV. Verlaufskontrollen der Psychotherapie in der ärztlichen Praxis

1. Tiefenpsychologisch orientierte Tätigkeit in der Praxis durch BALINT-Arbeit

2. Analytische Einzelbehandlungen

- **a)** Spieltherapie mit Kindern
- **b)** Gesprächstherapie mit Jugendlichen durch Supervision eines erfahrenen Kinderanalytikers

Tab. 1
Möglichkeiten und Grenzen der Psychotherapie in der kinderärztlichen Praxis

Partnern. Dies gilt besonders für die Diskretion der Mitteilungen älterer Kinder gegenüber der Mutter. Bei einer Behandlung von Mutter und Kind durch zwei Therapeuten empfiehlt sich die Kontrollanalyse durch einen 3. Therapeuten in der Rolle des Supervisors.

Die infantile Abhängigkeit, in der Kind und Jugendlicher, ja auch noch Erwachsene, unter dem dominierenden Einfluß einer überprotektiven Mutter, aber auch eines allmächtigen Vaters im Kranksein verharren können, läßt eine Simultantherapie als Methode der Wahl auch noch in späteren Altersstufen angezeigt erscheinen.

Die Hilflosigkeit des kranken Kindes wird verstärkt und seine Regression fixiert, wenn eine dominierende Mutter allzu bereitwillig nicht nur Betreuung und Pflege des Kindes, sondern auch mit der Verabreichung medikamentöser und anderer ärztlicher Mittel die Rolle des behandelnden Arztes als sein Co-Therapeut übernimmt. Das wird manchmal zum festgelegten Ritual einer symbiotischen Mutter-Kind-Beziehung (28).

Beobachtung 17

Bei einem 13j. Jungen mit Colitis ulcerosa wurde die Durchführung der verordneten rektalen Einläufe der Mutter übertragen. Die auch äußerlich imposante Mutter hielt sich streng an den Auftrag: Das Leiden aber verschlechterte sich. Die blutigen Durchfälle sistierten erst, als mit Beginn der Psychotherapie mit autogenem Training und unter Fortsetzung der medikamentösen Behandlung die lokale Prozedur abgesetzt wurde.

Parentektomie

Die von amerikanischen Autoren bei psychosomatischen Erkrankungen, besonders dem Bronchialasthma empfohlene »Parentektomie« (PESHKIN), d. h. die Trennung von Kind und Eltern während der klinischen Behandlung , weist auf die Erfahrung hin, daß die während der psychosomatischen Erkrankung fixierte Mutter-Kind-Neurose durch eine Trennung der Partner unterbrochen wird und dann eine schlagartige Besserung des Patienten eintreten kann.

Das Auftauchen der Mutter oder das Wiedersehen von Mutter und Kind auf dem heimatlichen Bahnhof bei der Rückkehr in die Familie – noch weit entfernt von angeschuldigten häuslichen Allergenen – kann aber im ersten emotionalen Kontakt von Mutter und Kind nach monatelanger Anfallsfreiheit am entfernten Kurort erneut einen Asthmaanfall auslösen.

Beobachtung 18

Ein 8j. Mädchen, als Einzelkind seit früher Kindheit an einem Asthmaleiden erkrankt, erhielt während eines längeren Sanatoriumsaufenthaltes Besuch von seiner Mutter. Diese Zusammenkunft aktualisierte den neurotischen Mutter-Kind-Konflikt. Als sie im Auto von einem Ausflug in das Sanatorium zurückkehrten, bekam das seit Wochen anfallsfreie Mädchen einen akuten Asthmaanfall und umklammerte in seiner Angst die vor ihr sitzende Mutter, die dadurch einen Autounfall verursachte.

Die Parentektomie erscheint nur dann sinnvoll, wenn man sich in der Zwischenzeit der stationären Behandlung des Kindes mit einer Milieutherapie um die Eltern des Kindes kümmert und sich um eine Beseitigung elterlicher Fehlhaltungen gegenüber dem Kind – allgemein wie in der Krankheit – bemüht, damit das Kind in ein seelisch gesundetes Familienmilieu zurückkehrt.

Die Parentektomie ist kontraindiziert beim Kleinkind, bei dem sie zusätzliche Trennungsängste auslöst. Entsprechend schlechter fallen daher auch die Kurergebnisse verschickter Kleinkinder mit Bronchialasthma aus.

Klinische Psychotherapie

Die Schwere eines rezidivierenden psychosomatischen Leidens, aber auch soziale Momente veranlassen den Arzt zur Klinikeinweisung. Als Ideal hat sich bei älteren Kindern zur stationären Psychotherapie psychosomatischer Erkrankungen ein 6–8wöchiger Aufenthalt in der Spezialabteilung einer Kinderklinik oder kinderpsychiatrischen Abteilung erwiesen, in der eine »24-Stunden-Therapie« (VAN KREVELEN) mit vielfältigen therapeutischen Angeboten durchgeführt werden kann. An ihr sind Kindertherapeuten, Heilpädagogen und Psychologen, Erzieher und Lehrer sowie Heilgymnasten und Beschäftigungstherapeuten beteiligt; die jeweiligen Maßnahmen werden in regelmäßigen Teambesprechungen aufeinander abgestimmt. Die unterschiedlichen psychotherapeutischen Verfahren, denen ein tiefenpsychologisch orientiertes Konzept zugrunde liegt, erfordern eine regelmäßige Supervision; der qualifizierte Supervisor sollte allerdings nicht zur Klinik gehören.

Widerstände während der stationären Behandlung

Mangelnde Krankheitseinsicht bei einem ständig rationalisierenden Kausalitätsbedürfnis der Eltern und oft auch schon des älteren Kindes sind für viele chronifizierte psychosomatische Krankheitsverläufe charakteristisch.

Bisweilen ist bei fortschreitendem Prozeß, im Sinne einer »Organpsychose« (MENG, 164) bzw. »Zerreißung des psychosomatischen Simultangeschehens« (MITSCHERLICH, 170, 172) im vitalen Interesse des Kindes ein kompromißloses Eingreifen des Therapeuten mit der Einweisung in eine Klinik notwendig; die Eltern sind in geduldigen Beratungsgesprächen zu überzeugen. So wird der Arzt-Therapeut vorübergehend zur strafenden Instanz. Auch die in der Klinik anzustrebende Gewaltenteilung während einer Psychotherapie zwischen dem Therapeuten in der neutralen Position eines Fachberaters und dem mehr autoritär handelnden Stationsarzt in den anzuordnenden klinischen Maßnahmen schützt den Psychotherapeuten nicht vor den negativen Übertragungen des Kindes, das sich primär an ihn als seinen seelischen Helfer gebunden fühlt.

Die Aufnahme eines magersüchtigen Mädchens muß oft in einer geschlossenen Abteilung erfolgen, um Fluchttendenzen und Suizidversuchen, aber auch kriminellen Entgleisungen (Warenhausdiebstählen u. a.) vorzubeugen. Dies weist einmal mehr auf eine notwendige Krankenhausaufnahme hin. Denn immer noch besteht bei der Anorexia nervosa eine wenn auch geringe Letalität. Im übrigen gibt es gerade bei der Magersucht eine Anzahl unterschiedlicher Behandlungsformen, die von der analytischen Einzeltherapie (232), Familientherapie (209) bis zur Verhaltenstherapie (195) reichen und auch über Erfolge mit weiteren speziellen Therapieverfahren, wie dem katathymen Bilderleben sowie einer klinisch-stationären Gruppentherapie magersüchtiger Mädchen (194), wird berichtet.

Beobachtung 19

Ein 14j. Mädchen fragte bei seiner Aufnahme in die Kinderklinik mit Blick auf ein Buch, ob auch Kinder aus dem Ghetto behandelt würden. Es identifizierte sich in seinem eigenen Gefühl des Ausgestoßenseins mit dem Schicksal von Ghettokindern, während es dazu im WARTEGG-Zeichentest im Feld 3 ein Mädchen hinter Gitterstäben darstellte. Dieses Thema kehrte auch in seinen Träumen wieder.

Gerade in Behandlungskrisen ist für das kranke Kind das Gefühl wichtig, von seinem Therapeuten nicht im Stich gelassen zu werden, der ihm auch den Weg aus »einem Gefängnis« heraus zu äußerer und innerer Freiheit weisen wird. Dieses Gefühl einer Gemeinsamkeit mit dem Therapeuten kann schon Katharsis und Genesung ankündigen.

Therapeut oder Therapeutin?

Die Frage der geschlechtlichen Rolle des Therapeuten stellt sich auch bei psychosomatischen Erkrankungen. Sie wird zunächst wie bei neurotischen Störungen dahingehend entschieden, welche Bedeutung Vater und Mutter in der Neurose des Kindes haben und welche jeweilige Eltern-Kind-Störung bearbeitet werden muß. Das Kleinkind erfährt am ehesten eine mütterliche therapeutische Zuwendung in der Spielbehandlung.

Sicher wird man auch zu einem Wechsel des Therapeuten/in raten, wenn ein spezielles Thema von Reifung und Entwicklung des Kindes ansteht. Bei magersüchtigen Mädchen könnte das Leitbild einer Therapeutin dem Mädchen das Finden seiner weiblichen Identität erleichtern, wie es eine vielfältige Literatur über die Magersucht zu bestätigen scheint.

Aggressionen in der Therapie

Viele psychosomatisch kranke Kinder und Jugendliche, besonders die an allergischen Erkrankungen wie Asthma und Neurodermitis leidenden, können nicht frei ihre Aggressionen äußern (50); sie richten diese eher selbstzerstörerisch gegen sich selbst, wie es in der Symptomatik dieser Krankheiten nicht nur symbolhaft zum Ausdruck kommt. Es kann als krankheitsspezifisches »acting out« auch in der Therapie eine wichtige Rolle spielen und vermittelt Hinweise auf die jeweilige Übertragungssituation. Die Reaktion des Kindes, mit einem Asthmaanfall auf eine tatsächlich erlebte oder nur im Abwehrverhalten eingebildete Frustration zu reagieren, ist bisweilen so eindeutig, daß der Therapeut diesen Zustand zu einer Deutung nutzen sollte. Das hic et nunc eines Asthmaanfalles ist ein auch den Patienten überzeugender Beweis leib-seelischer Zusammenhänge. In der Unmittelbarkeit des Ausbruchs und seiner Dramatik ist er allen übrigen mehr organlarvierten Symptomen, wie Kopfschmerz, Nabelkoliken u. a. überlegen. Mit Hilfe des deutenden Therapeuten lernt das ältere Kind, Einsicht in seine Fehlhaltung zu gewinnen und im Wiederholungsfall andere, affekt-offenere, d. h. nicht mehr konversionshysterisch gebundene Wege seiner Entäußerung zu beschreiten.

Die befreite Aggression ist wohl ein erwünschter Zuwachs, aber auch Belastung der psychosomatischen Therapie, die sich nicht im luftleeren Raum, sondern auf der Sozialebene des Kindes mit ihren Gesetzen der Achtung, Rücksichtnahme und Anerkennung des Mitmenschen abspielt.

Matsch- und Schmierräume, die bei einer ambulanten psychosomatischen Behandlung benutzt werden, sind nur dann ein sinnvolles Therapieinstrument, wenn aus ihnen ein für das Kind und seine Umgebung erträglicher Weg in die nun einmal nicht zu ändernde Bürgerlichkeit seiner Familie führt. Eine ambulante psychosomatische Therapie wird deshalb nur gelingen, wenn von Anbeginn parallellaufend die Eltern beratend in die Behandlung einbezogen werden. Dann fällt es nicht schwer, Vater und Mutter von dem natürlichen, wenn auch bisweilen impulsiv-aggressiven Auftreten ihres Kindes als einem Gewinn gegenüber der früheren infantilen Haltung des regressiv-hypochondrischen, an Kranksein und Krankbleiben-Wollen fixierten Kindes zu überzeugen.

Psychodynamik psychosomatischer Krankheiten

Die allgemeinen Erfahrungen, die bisher in der psychoanalytischen Behandlung psychosomatischer Erkrankungen der Erwachsenen gesammelt wurden, gelten grundsätzlich auch für Kinder und Jugendliche, allerdings unter besonderer Berücksichtigung elterlichen Daseins und Einflußnahme innerhalb des Familienverbandes.

Auch für das Kind und den Jugendlichen verläuft die psychosomatische Krankheit als »psychosomatisches Simultangeschehen« (MITSCHERLICH), was mit Einschränkungen sogar bei somato-psychischen Auswirkungen von Organerkrankungen im Kindesalter zu erkennen ist.

Bei der Prognose und Therapie psychosomatischer Krankheiten im Kindesalter ist der »zweiphasige Abwehrvorgang« (MITSCHERLICH) zu beachten. Er erklärt Schwierigkeiten, die im Verlauf der psychotherapeutischen Behandlung auftreten. Im Somatisierungsprozeß, besonders aber in der mit Therapie und Gesundung einsetzenden Re-Neurotisierungsphase spielt die Stellung des Kindes in der Familie eine wichtige Rolle. Schon die neurotische Vorphase der psychosomatischen Erkrankung ist oft von Verhaltensstörungen (Erziehungsschwierigkeiten u. a.) des Kindes und seiner prämorbiden Persönlichkeit geprägt. Sie fanden sich bei 50% aller Kinder, die erst im Schulalter am Bronchialasthma erkrankten (27). Mit Ausbruch der psychosomatischen Krankheit schwinden die neurotischen Symptome, oft zur Beruhigung der gequälten Eltern, und erleichtern ihnen ihre fürsorglichen Bemühungen um das kranke Kind. Es hat mit der Regression – Flucht in die Krankheit – anderweitige, meist lohnendere Ziele der Lustbefriedigung gewonnen. Die Eltern werden in ihrer Einstellung nicht selten durch das Urteil des Arztes und dessen schonende Maßnahmen bestärkt.

Im Vollzug des seelischen Heilungsprozesses, der keineswegs mit dem somatischen parallel zu laufen braucht,könnten im Durchgangsstadium der »Re-Neurotisierungsphase« alte Erziehungsschwierigkeiten wieder manifest werden. Die inneren Aggressionen des Kindes, die beim Asthma und der Kolitis ihren symbolischen Ausdruck im Krankheitsverlauf fanden, werden durch natürliche Aggressionen abgelöst, die das Kind vielleicht ein erstes Mal zu äußern in der Lage ist.

Auf diese Komplikationen müssen Eltern rechtzeitig hingewiesen werden, da es sonst leicht zu plötzlichen Behandlungsabbrüchen seitens der Eltern in einer affektiven Erregung über das erneut schwierig gewordene Kind kommt. Ist doch ein krankes Kind leichter zu ertragen als ein »böses«.

Gerade diese kritische Phase bedarf einer besonders guten Zusammenarbeit von Arzt und Kinderpsychotherapeuten.

Der bestimmende Einfluß des Hausarztes in seiner gesicherten Vertrauensstellung zur Familie kann über derartige Krisensituationen auch im Vertrauen des Kindes zum Kinderpsychotherapeuten hinweghelfen. Es sind Schwierigkeiten, die eher beim nicht-ärztlichen Therapeuten, zumal bei dessen noch ungefestigter beruflicher Position, auftreten.

Ebenso müssen Ärzte und Schwestern in ihrer Elternvertreterrolle bei der klinischen Behandlung psychosomatischer Störungen lernen, auftretende disziplinäre Schwierigkeiten der Kinder auf der Station gelassener, toleranter zu ertragen. Dies setzt allerdings eine psychologische Schulung des Krankenhauspersonals auf den Spezialabteilungen voraus.

Pragmatische Psychotherapie

Wenn bei der Psychotherapie psychosomatischer Krankheiten von Kindern und Jugendlichen der analytisch-psychotherapeutische Prozeß im Mittelpunkt steht, sind ihm in vielen Fällen pragmatisch-psychotherapeutische Verfahren wie eine medikamentöse Therapie als wertvolle Hilfsmittel zugeordnet.

Medikamentöse Therapie

Chronische, konsumierende psychosomatische Krankheiten, mit der ständigen Gefahr der Verschlimmerung und eines letalen Ausganges, lassen medikamentös-internistische Maßnahmen zeitweilig als vorrangig erscheinen. Sie wirken aber besser in einer psychotherapeutischen Atmosphäre, in der eine psychologische Führung die notwendige liebevolle Geborgenheit vermittelt und analytisch aufgedeckte und durchgearbeitete Konflikte nicht zusätzlich belasten.

Bei der schweren Verlaufsform einer Magersucht, einer Colitis ulcerosa, aber auch eines Status asthmaticus kann bei einer analytischen Behandlung auf intern-medikamentöse Maßnahmen meist nicht verzichtet werden.

Andererseits sind alle medizinischen Behandlungen in Kombination mit Psychotherapie anzuwenden, um endgültigen, organdefektiven (chirurgischen u. a.) Eingriffen vorzubeugen. Dies gilt z. B. auch für die Indikation zur Magenresektion bei einem 12jährigen. Ein einmal geschaffener locus minoris resistentiae kann im Sinne der »Minderwertigkeit von Organen« (ADLER) bzw. des »Entgegenkommens der Organe« (FREUD) spätere psychosomatische Rückfälle und neurotische Fehlhaltungen fixieren. Solch einen irreversiblen Zustand stellt bei der Colitis ulcerosa die Kolektomie dar.

Die Indikation zu diesem schwerwiegenden Eingriff sollte niemals ohne ein Konsilium mit Psychotherapeuten vorgenommen werden. Man erinnere sich der Erfolge einer intensiven internistisch-psychotherapeutischen Behandlung bei dieser Krankheit, über die CURTIUS u. FEIEREIS, bei Kindern und Jugendlichen MELITTA SPERLING berichteten.

Der akute Notsituationen überbrückende und lindernde Einfluß von Medikamenten ist bei der Therapie des akuten Asthmaanfalles überzeugend, ebenso aber auch die Gefahr der Gewöhnung, d. h. der Medikamentenabhängigkeit von Asthmakindern.

Die Entwöhnung von Kortisonpräparaten, besonders von Medikamenten in der Applikationsform des Inhalators (Spray), ist zu einem therapeutischen Problem geworden. In allen Fällen einer Kortisonabhängigkeit von Kindern ist eine symbiotische Mutter-Kind-Beziehung augenscheinlich. Der Inhalator wird in Form eines Übergangsobjektes (WINNICOTT) zum Symbol dosierbarer Mutterliebe. Da die Mutter zumindest unbewußt an der Verabreichung und damit Bindung des Kindes an die Medikamente beteiligt ist, steht eine Psychotherapie der Mutter im Vordergrund, um auch ihr die Ablösung vom kranken Kind via Medikament zu erleichtern.

Immer wieder sterben Kinder im Asthmastatus. Vorwiegend sind Kleinkinder in symbiotischer Bindung an ihre Mütter betroffen, die langfristig unter Medikamentenwirkung standen.

SCHNEER berichtet über den Tod eines Asthmakindes in dieser Situation und forderte primär die psychotherapeutische Behandlung der symbiotisch an ihr Asthmakind fixierten Mütter.

Bei jeder zusätzlichen medikamentösen Behandlung psychosomatischer Krankheiten von Kindern ist daran zu denken, daß die Mutter dem Kinde die Medikamente verabreicht. Versuche mit Plazebopräparaten im doppelten Blindversuch bestätigen die Suggestivwirkung der Mittel beim Kind wie bei der Mutter. So wird eine medikamentöse Behandlung des verhaltensgestörten, aber auch psychosomatisch erkrankten Kindes oft zu einer »magischen Therapie«. *Aufgabe und Ziel der Psychotherapie ist es daher, bei psychosomatischen Krankheiten den Medikamentengebrauch des Kindes systematisch abzubauen.*

In der Gruppentherapie mit Asthmakindern wurde die Ablösung (»Vernichtung«) des Inhalators als Initiationsritus auf dem Wege der Nachreifung der Kinder im Sinne ihrer Persönlichkeitsfindung durchgeführt. Das autogene Training kann hierbei mit speziellen zukunftsgerichteten Vorsatzformeln hilfreich sein. Diese Erfahrungen wurden in den 70er Jahren mit 200 Asthmakindern und Jugendlichen am Institut für Psychohygiene – HEINRICH-MENG-Institut – des Erftkreises in Brühl bei Köln gesammelt.

Pragmatische Psychotherapieverfahren

Hierzu zählt an erster Stelle das autogene Training (AT), das Kindern ab dem 10. Lebensjahr zu vermitteln ist (39). Mit dem Grundgedanken, psychosomatisch erkrankten Kindern von der Passivität und Regression zur aktiven Krankheits- und Daseinsbewältigung zu helfen, hat J. H. SCHULTZ das autogene Training als aktives Verfahren einer konzentrativen Selbstentspannung in den 30er Jahren entwickelt.

Der Vorzug dieses therapeutischen Verfahrens liegt neben seiner einfachen Anwendung in dem Appell an die Selbstverantwortlichkeit des Kindes und Jugendlichen, seinem Leiden gegenüberzutreten und sich zu behaupten. Indem wir die Kinder zu einem regelmäßigen, gewissenhaften Üben anhalten, stärken wir ihr Ich und erleichtern ihnen die Ablösung von der Mutter. Gleichzeitig werden sie auch gegen schädliche Allergene und andere Reizstoffe aus ihrer Umgebung widerstandsfähiger.

Symbiotische Mütter versuchen nicht selten, das autogene Training ihres Kindes zu Hause in eigene Regie zu übernehmen und mit dem Kind gemeinsam zu üben, um es dadurch auch in der Therapie weiter unter Kontrolle zu halten. Nur allein bzw. im Schutz der Übertragung zum Therapeuten als Leiter der Trainingsgruppe lernt das Kind, auch in Krisensituationen neue Anfechtungen mit Hilfe des autogenen Trainings zu bestehen. Allerdings soll das Kind gewissenhaft regelmäßig üben, indem es im Laufe von 4–6 Wochen die Grundübungen des autogenen Trainings erlernt, um nachfolgend immer wieder einmal zum »Auftanken« in die Wiederholergruppe der ärztlichen Praxis zu kommen. Auch wenn die Kinder allein üben, beeindruckt es, wie selbstbewußt und selbstverantwortlich sie die Übungen ausführen.

Der *Hypnose* kommt bei schweren psychosomatischen Erkrankungen ich-geschwächter Kinder und Jugendlicher als einleitender therapeutischer Maßnahme eine Bedeutung zu. Wir können damit beim Asthma bronchiale eine Anfallsfreiheit erreichen und ein Kind vor erneuter Medikamentenabhängigkeit bewahren. Wir benutzen hierzu gezielte Vorsatzformeln im autogenem Training.

Auch die *Funktionelle Entspannung* hat sich bewährt, die MARIANNE FUCHS als therapeutisches Verfahren beim Asthma ihres Kindes entwickelt hatte.

Gruppentherapie mit Kindern

Das Kind ist ein soziales Wesen. Früh schon nimmt ein Kleinkind Kontakt zum Nachbarn auf, wenn es ihm auf dem Spielplatz begegnet. Es befriedigt damit elementare Bedürfnisse, wenn sie im Spiel zueinander finden. Dies wird im Kindergartenalter unter kundiger erzieherischer Leitung zu gelenkten Aktivitäten gefördert,wobei sich, den Begabungen des Einzelnen entsprechend, erste kreative Begabungen in der Gruppe entfalten. Im Sammeln kognitiver Erfahrungen erweitert sich in Lernprozessen die äußere und innere Welt des Kindes.

Spätestens mit den von der Gesellschaft festgelegten Terminen der Reifung und Entwicklung zum Schulkind wird es nun in eine feste Gruppe aufgenommen, die es für ein Jahrzehnt und länger nicht mehr verläßt. So ist das Kind tagsüber und fern einer schützenden Familie den positiven wie negativen Einflüssen der Schülergruppe ausgesetzt, in der es bei wachsender Ich-Stärke seine Persönlichkeit behaupten und seine Begabungen entwickeln kann.

Störungen dieser Entwicklung erschweren es ihm, sich in der Gruppe durchzusetzen bis in die Bereiche eines antisozialen Verhaltens, wenn der elterlich-familiäre Schutz versagt.

Hilfen für verhaltensgestörte Kinder

In der Psychotherapie ist man bemüht, die in ihrem Sozialverhalten behinderten oder gestörten Kinder wieder gruppenfähig zu machen. Dem dient bei Kleinkindern und jüngeren Schulkindern die *bifokale Mütter-Kinder-Gruppentherapie* (119). In der einen Gruppe arbeitet ein Kindertherapeut/in mit der Kindergruppe in Form einer Spieltherapie, die mit Hilfe des Zeichnens und Malens Rückschlüsse auf Konfliktfelder ermöglicht. Zur gleichen Zeit, aber in getrennten Räumen, bespricht in einem analytischen Gruppenprozeß der Arzt-Therapeut die Probleme der Mütter mit ihren Kindern.

Für ältere Kinder und Jugendliche gibt es die sog. Aktivitätsgruppen nach SLAVSON u. SCHIFFER, in denen dem Werksinn ERIKSONs entsprechend, das gemeinsame Werken und Basteln im Vordergrund steht. Auch hier gibt es genügend Möglichkeiten von Projektionen und Identifikationen, um Kindern und Jugendlichen bei ihrer Konfliktverarbeitung zu helfen.

Diese Therapien erstrecken sich über längere Zeiträume und können in geschlossenen wie offenen Gruppen, letztere mit wechselnden Partnern, ablaufen. Auch beim autogenen Training hat sich die Gruppe bewährt.

Während im allgemeinen bei Kindern eine große Bereitschaft zu diesen therapeutischen Angeboten besteht, gibt es Einschränkungen der Gruppenfähigkeit des einzelnen. Dies gilt für Gefährdete, die aus einem gestörten Elternhaus stammen und sich dem Geist einer Gruppe nur schwer anpassen. Sie können evtl. in einem Heim geschützt werden. In dieser Aufgabe haben sich (SOS)-Kinderdörfer und Jugenddörfer (des Christlichen Wohlfahrtswerkes) (96) seit Jahrzehnten bewährt, die durchaus auch psychotherapeutische Aufgaben erfüllen – bei dem unvergessenen Leitbild des polnischen Kinderarztes und Heimerziehers JANUS KORČAK.

Auch das psychosomatisch erkrankte Kind braucht die Gruppe, die besonders Einzelkindern Geschwistererfahrungen vermittelt. Dies gilt ebenso für die Integration behinderter Kinder in einen Gruppenprozeß, die sich leicht von einer Gemeinschaft ausgeschlossen fühlen, zumal wenn Körperbehinderte nicht mit den Aktivitäten körperlich Gesunder mithalten können. Es sind grundsätzliche soziale Aspekte einer Gruppentherapie. Bisweilen ist für einzelne eine Gruppen- und Einzeltherapie durch möglichst verschiedene Therapeuten bei sorgfältiger Supervision beider Therapieprozesse erforderlich.

Zusammenarbeit von Psychotherapeut und Kliniker

Die ärztliche, intern-medikamentöse Behandlung soll möglichst von der Psychotherapie getrennt werden, damit die erforderlichen klinischen Maßnahmen nicht als Lob und Strafe vom Therapeuten dem Kinde zudiktiert werden. Eine Zusammenarbeit von Kliniker und Psychotherapeut ist am ehesten gewährleistet, wenn auch der Kliniker tiefenpsychologisch orientiert ist.

Eine ambulante Therapie psychosomatischer Krankheiten setzt gleichfalls eine enge Zusammenarbeit von Kinderarzt (Hausarzt) und Psychotherapeut voraus. Auch hier wird in Krisensituationen von Krankheitsrezidiven eine optimale Zusammenarbeit beider gefordert, wobei dennoch bei routinemäßiger medizinischer Kontrolle das Schwergewicht der Behandlung beim Psychotherapeuten liegen wird, der dem kranken Kind hilft, durch seinen Zuspruch seelisch belastende Krisen zu überwinden.

Gerade bei Rückfällen in eine frühere Organsymptomatik – Anfälle von Atemnot beim Asthma bronchiale, blutige Durchfälle bei der Colitis ulcerosa – zeigt sich, ob es dem Psychotherapeuten gelungen ist, auch die Eltern beratend und behandelnd mitzuerfassen. Hier werden am ehesten Widerstände mobilisiert und ein früheres Vertrauen in gewohnte ärztliche Ratschläge gesucht.

Das weist auf eine Problematik der Psychotherapie psychosomatischer Erkrankungen durch nicht-ärztliche Psychotherapeuten hin. Deren Insuffizienzgefühle in kritischen Behandlungssituationen erschüttern die notwendige verläßliche Autorität des Psychotherapeuten beim Kinde und dessen Eltern. Die Gefahr eines

Arztwechsels bzw. Abbruches der Behandlung ist stets gegeben. Ihr kann nur mit einer konsequenten, übereinstimmenden Haltung von Arzt und Psychotherapeut in ständigem Kontakt zu den Eltern des Kindes begegnet werden. *Dabei sollte eine Behandlung ernster psychosomatischer Krankheiten durch nichtärztliche Psychotherapeuten nur in klinischen Institutionen* mit deren Notfalleinrichtungen und Kontrollmöglichkeiten, bei ambulanter Behandlung aber nur in einer optimalen konsiliarischen Zusammenarbeit mit einem für die Psychotherapie aufgeschlossenen Arzt aufgenommen und durchgeführt werden.

Intensive Psychotherapie

Die Hoffnungslosigkeit, die die Endstadien mancher psychosomatischer Leiden charakterisiert und infolge der »Zerreißung des psychosomatischen Simultangeschehens« (MITSCHERLICH) jeden psychotherapeutischen Ansatz erschwert, ja nahezu unmöglich macht, erfordert auch bei Kindern und Jugendlichen bisweilen den totalen Einsatz einer »intensiven Psychotherapie« (FROMM-REICHMANN), der weit über die strengen Regeln einer orthodoxen psychoanalytischen Behandlung hinausgeht und eine ständige Bereitschaft des Therapeuten, tags wie nachts, verlangt.

Diese Therapie hat unter sorgsam abgewogenem Einsatz aller therapeutischen Möglichkeiten der klinischen Medizin zunächst lediglich das Überleben des Patienten zum Ziel. Entspannende pragmatische Psychotherapieverfahren, wie Hypnose und autogenes Training sind hier im Augenblick die Methoden der Wahl (CURTIUS); sie bereiten den Boden für die nachfolgende analytische Psychotherapie. Das gilt für schwere Formen von Magersucht und Colitis ulcerosa, aber auch Ulkus und Asthma.

Sind diese kritischen Phasen überwunden, geht es in der Analyse um den Neuaufbau der seelisch gesundenden Persönlichkeit, die beim älteren Kind und Jugendlichen mit den Phasen der Identitätsbildung einen echten Reifungsprozeß zu einer harmonischen Persönlichkeit zum Ziel hat.

Psychotherapie ausländischer Kinder

Für die Psychotherapie kranker ausländischer Kinder ist eine genaue Kenntnis der Lebensbedingungen ihrer Völkerschaften wertvoll, ja unentbehrlich. Es beginnt in Kinderkliniken, in denen bis zu 80% Ausländerkinder auf den Säuglingsstationen liegen, was die Schwestern einer Klinik veranlaßte, von sich aus an der Volkshochschule Türkisch zu lernen. Wenn Landsleute dieser Kinder als Helfer des Arztes in Klinik und Praxis tätig sind, erleichtert es den Umgang mit den Familien kranker Ausländerkinder. Darüber berichteten aus langjähriger Erfahrung ZIMMERMANN, RIEDESSER u. WERHAHN.

Die Kenntnisnahme einfachster Verhaltensweisen ausländischer Mütter mit ihren Kindern weist auf die Bedeutung transkultureller Erfahrungen hin (179). Der »Medizinmann« – HODSCHA und andere Heiler – sind die heimlichen Mit- und Gegenspieler des europäischen Arztes. Die Existenz von Koranschulen kann alle Bildungsangebote im deutschen schulischen Raum zunichte machen. Sie lassen Schulängste bis zu den psychosomatischen Symptomen einer Schulkrankheit entstehen, die die einfachsten Bemühungen der Lehrenden hindern, den ersten und wichtigsten Widerstand im Umgang mit den Familien von Ausländerkindern, nämlich die Sprachbarriere, aufzuheben – abgesehen von binnenvolklichen Problemen, wie dem Zusammenleben oder Ausgrenzen von Türken und Kurden.

EMANUELA LEYER hat auf die Probleme differenzierter Therapieangebote, wie z. B. einer Familientherapie bei türkischen Familien hingewiesen, wenn bei Jugendlichen Fragen der Sexualmoral zur Diskussion stehen.

Bei unlösbaren Konflikten einer Behandlung kann bisweilen, unabhängig von den Forderungen einer Asylpolitik, die Rückführung des kranken Kindes in die alte Heimat hilfreich sein, wie in den 50er Jahren in der Schweiz bei psychisch kranken Gastarbeitern geschehen.

Berichte weisen auch auf eine intensive psychotherapeutische Behandlung bei Ausländerkindern hin, Anpassungsstörungen in der Familie wie in der Schule zu überwinden und positive Lebensziele zu verwirklichen (234), stets Umsicht und Erfahrung des Therapeuten für das fremdländische Lebensmilieu des Kindes vorausgesetzt.

WERHAHN hat im Umgang mit türkischen Familien aus seinem Praxisalltag lebensnahe Beispiele geliefert.

Kinderpsychotherapie in der ärztlichen Praxis

Die Forderung nach Kinderpsychotherapie in der ärztlichen Praxis wird heute mehr denn je erhoben. Die Eindämmung der infektiösen Kinderkrankheiten in Praxis und Klinik dank der Fortschritte einer medikamentösen Therapie und eines umfassenden Impfschutzes läßt Verhaltensstörungen von Kindern und Jugendlichen in den Vordergrund treten. Ein nicht unbeträchtlicher Teil derselben ist von psychosomatischen Reaktionen – d. h. funktionellen Organstörungen – begleitet.

Bei der innigen Verflechtung seelischer Erlebnisqualitäten mit nachfolgenden oder begleitenden körperlichen Symptomen, aber auch somato-psychischen Reaktionen bei organischen Erkrankungen, ist ein psychologisches Wissen des Arztes über leib-seelische Zusammenhänge unentbehrlich.

Mag auch die Grundhaltung des Kinderarztes schon immer psychologisch auf das Kind eingestellt gewesen sein, so sind doch in der Kinderpsychologie und Kinderpsychiatrie seither Entdeckungen gemacht worden, deren Wissen und Anwendung bei der Diagnose und Therapie kindlicher Verhaltensstörungen unerläßlich sind. Gefordert wurde daher mit Recht eine psychologische Schulung des Medizinstudenten an den Universitäten wie eine entsprechende Fortbildung des Arztes in Klinik und Praxis.

Um die notwendige Unterscheidung zwischen passageren Verhaltensstörungen und tiefer wurzelnden Neurosen des Kindes zu treffen, ist die tiefenpsychologisch orientierte Erhebung einer biographischen Anamnese unerläßlich. Wir möchten sie allerdings, wie schon erwähnt, im Blick auf die psychosozialen Verflechtungen des Menschenkindes mit seiner Umwelt in ihren gegenseitigen Abhängigkeiten zu einer psychosozialen Anamnese erweitern, ohne die Grundlagen psychoanalytischen Denkens und Handelns zu vernachlässigen.

ANNA FREUD, die erfahrene Kinderanalytikerin, hatte darauf hingewiesen, daß ein Teil dieser kindlichen Störungen von Entwicklungsphasen abhängt und nach einiger Zeit auch ohne therapeutische oder besondere erzieherische Maßnahmen abklingt. Hierzu rechnen wir die nicht selten massiven *Eifersuchtsreaktionen* eines Kleinkindes auf die Geburt seines nachfolgenden Geschwisters, wenn es die damit verbundene Entthronung von der Liebe seiner Mutter befürchten muß. Eine Trotzhaltung beim Kleinkind kann aber schon derart fixiert sein, daß es einer verstehenden, toleranten, aber dennoch konsequenten Hilfe von außen bedarf. Das Schwinden eines Symptoms kann aber bei unveränderter neurotischer Grundproblematik zu einem Symptomwechsel führen.

Der Anteil seelisch verursachter bzw. mitbedingter Störungen von Kindern wurde von dem Kinderarzt DE RUDDER mit einem Drittel seiner Praxisklientel veranschlagt. Ähnliche Angaben machten in unserer Umfrage (1961) 222 Kinderärzte. Auch die Mitteilungen von V. HARNACK, FREDERKING u. THALMANN bewegten sich in diesen Bereichen.

Wenn schon kurz nach dem 2. Weltkrieg WEBER aus der Schweiz sowie GEDDA aus Schweden über ähnliche Ergebnisse kindlicher Verhaltensstörungen in den von kriegerischen Einwirkungen verschonten Ländern berichteten, können diese Verhaltensstörungen von Kindern und Jugendlichen allgemein eher dem Aufwachsen von Kindern in der Industriegesellschaft mit ihren leibseelisch schädlichen Auswirkungen angelastet werden.

War Psychotherapie früher auch bei Kindern lediglich ein Vorrecht der Begüterten – obwohl gerade für viele Kinder ein sozialer Notstand herrschte – haben sich die Verhältnisse seit den 60er Jahren wesentlich geändert. Mit Hilfe eines zu erstellenden Gutachtens können die Kosten einer psychotherapeutischen Behandlung von Krankenkassen und Versicherungen übernommen werden, wenn ein Arzt den vom Mannheimer Ärztetag 1977 empfohlenen Erwerb der Zusatzbezeichnung »Psychotherapie« in einem von den Ärztekammern anerkannten Weiterbildungsverfahren absolviert hat. Dies ermöglicht den Ärzten eine bessere Abrechnung über die Psychotherapieziffern, ferner die Delegation an anerkannte Psychotherapeuten.

Zur gleichen Zeit wurde von uns die »Ärztliche Akademie für Psychotherapie von Kindern und Jugendlichen, e.V. München«, im Übereinkommen mit der Deutschen Gesellschaft für Kinderheilkunde sowie führender deutscher Kinderpsychiater gegründet. In einem besonderen Weiterbildungsverfahren, dem »Brühler Modell«, sind seitdem auf 35 Kongressen insgesamt 700 an der Kindertherapie interessierte Ärzte, vorwiegend Kinderärzte und Kinder- und Jugendpsychiater, in Theorie und Praxis der Psychologie und verschiedenen anerkannten psychotherapeutischen Verfahren, nun auch in den neuen Bundesländern, weitergebildet worden (72).

Grundlagen einer Kinderpsychotherapie in der ärztlichen Praxis

Der Psychotherapie in der kassenärztlichen Praxis steht zunächst ein übervolles Wartezimmer als Hemmnis entgegen. In einer Kassenpraxis mit 50–60 und mehr Patienten täglich kann keine Psychotherapie gedeihen, die über oberflächliche Suggestivmaßnahmen hinaus die menschliche Begegnung im Gespräch sucht. Wie weit kluge Beobachtung und menschlicher Ratschlag auch in dieser Situation Wege zur »kleinen Psychotherapie« ebnen, hat MENZELs Buch über das Mutter-Arzt-Kind-Verhältnis in der kinderärztlichen Praxis gezeigt.

Für den nicht vorgebildeten praktizierenden Arzt ist in der Behandlung kindlicher Verhaltensstörungen die »kleine Psychotherapie des Alltags« (J. H. SCHULTZ) anzustreben, die sich aus dem Gespräch mit der Mutter (Erhebung der biographischen-psychosozialen Anamnese mit nachfolgenden wiederholten Beratungen) sowie der Behandlung des Kindes (kleine Psychodiagnostik, Spieltherapie und pragmatische Psychotherapieverfahren) zusammensetzt.

Die »kleine Psychotherapie« ist nicht mit der Kurztherapie und Fokaltherapie zu verwechseln. Als analytische Kurztherapie wird eine Psychotherapieform bezeichnet, die einen analytisch aufgedeckten Lebenskonflikt mit einer gezielten Beratung zu beeinflussen versucht. Gerade diese Form der Kurztherapie setzt eine genaue Indikationsstellung und eine souveräne Beherrschung der analytischen Technik voraus.

Ähnlich kritisch ist ENID BALINTs Studie »Fünf Minuten pro Patient« zu bewerten, nach der Kinderarzt und Kinderpsychiater diesen Zeitraum auch noch gerecht zwischen Mutter und Kind aufteilen müssen.

Um die Psychotherapie des Kindes in die ärztliche Praxis einzuführen, bedarf es einiger grundlegender Voraussetzungen:

Die Haltung des Arztes wie seiner Mitarbeiter in der Praxis

Im Gegensatz zu der mehr patriarchalisch-autoritären Vater-Figur des Hausarztes, der eher belehrend und anordnend dem kleinen Patienten und dessen

Eltern gegenübertritt, wird der Arzt in seiner Rolle als Psychotherapeut in der Praxis jene Haltung einnehmen, die S. FREUD als »gleichschwebende Aufmerksamkeit« definiert (17). Er wird sie auch seinen Mitarbeitern vermitteln, die nur so, tolerant und nicht fordernd, dem gestörten Kind begegnen. Eine derartige Haltung als vielbeschäftigter Kassenarzt tagaus, tagein zu praktizieren, stellt allerdings eine menschliche Überforderung dar.

Der Psychotherapie-Nachmittag

Es hat sich aufgrund vielfältiger Beobachtungen in 30 Jahren BALINT-Arbeit mit Kinderärzten (33) ergeben, daß der an Psychotherapie interessierte Arzt sich am ehesten einen Nachmittag in der Woche für seine psychotherapeutischen Patienten reserviert (45). Ein in dieser Zeit in Ruhe geführtes Gespräch mit dem Patienten über seine Lebenssituation kann zeitsparender und klärender sein als zahlreiche Sprechstundenbesuche wegen Bagatellbeschwerden. Erfahrungsgemäß läßt sich die Praxisklientel dazu erziehen, diesen Psychotherapie-Nachmittag ihres Arztes zu respektieren, der notfalls auch einmal ihnen selber zugute kommen wird. Nur wenn aus dem »keine Zeit haben« ein »sich Zeit nehmen« des Arztes wird, sind die menschlichen Voraussetzungen für eine Psychotherapie in der ärztlichen Praxis gegeben.

Das lebensgeschichtlich orientierte Gespräch mit der Mutter

Anfangs empfiehlt sich eine über mehrere Besuche verteilte *fraktionierte Anamnesenerhebung* (49), weil sie dem Arzt eine Kontrolle, besonders das Erkennen eigener Skotome bei der Aufnahme der Lebensgeschichte des Patienten und seiner Familie erleichtert. Korrekturen in Form von Nachfragen in den folgenden Stunden werden dankbar angenommen, zumal da die Besinnungspausen eines sich erneuten Erinnerns zwischen den einzelnen Gesprächen auch für die Mutter/Eltern von Gewinn sind. Ein besonderes Gewicht ist in der Anamnesensituation auf die ausführliche *Schilderung der Kindheit der Mutter* zu legen, da sich viele Störungen von Kindern aus deren Rollenkonflikten erklären, in die Kinder besonders von der Mutter im Zusammenhang mit deren eigenen kindlichen Versagungen und Wunschvorstellungen hineinmanövriert worden sind (RICHTER).

Das Gespräch mit der Mutter

Im Vordergrund steht zunächst das Gespräch mit der Mutter, da sie meist mit dem Kind zum Arzt kommt. Aber auch der Vater sollte gehört werden, und zwar bei Kindern aller Altersstufen. Eine gestörte Rollenfunktion bietet der im Schulleistungsehrgeiz überforderte Sohn, dessen Vater einen eigenen mißglückten Lebensplan im Kinde nachvollziehen möchte.

Tiefenpsychologische Kenntnisse lassen den Arzt *Schwerpunkte der kindlichen Entwicklung,* speziell die orale, anale und ödipale Phase berücksichtigen. In diesen kritischen Lebensperioden entstehen in der Entwicklung der Kinder oft emotionale Lücken mit einer Tendenz zur Regression. Fehlhaltungen, wie Bettnässen, Einkoten, kleinkindliches Sprechen, Daumenlutschen u. a. sind eine nicht seltene Folge und in der Spieltherapie als Nachholbedarf eines Kindes zu tolerieren.

Die ödipale Phase, die mit einer »Frühblüte der Sexualität« (116), nämlich der ersten, intensiv erlebten Auseinandersetzung des Kindes mit seinen elterlichen Leitbildern in deren geschlechtlichen Rollen, einhergeht, erfordert eine besondere Aufmerksamkeit. Ein Hinweis an die Eltern, entsprechenden Äußerungen der Kinder auf keinen Fall strafend zu begegnen, hindert Verdrängungen und die Manifestierung neurotischer Ängste.

Die freundlich-entspannte Situation eines biographisch orientierten Gespräches zwischen Arzt und Mutter ist im Grunde lediglich eine allgemeine psychologische Intensivierung des in gleicher Richtung zu führenden ärztlichen Gespräches. Dessen »Tiefgang« hängt von der geistigen Struktur der Patientenfamilie ab. Eine einfach gebildete Mutter kann oft nicht differenzierte Angaben zum Verhalten ihres gestörten Kindes machen und eine Einsicht in eigene Haltungsfehler entwickeln.

Hier ist der Hausarzt im Vorteil gegenüber einem relativ familienfremden Psychotherapeuten, indem er aus jahrelanger Vertrautheit mit den Familienangehörigen deren Reaktionen leichter einzuschätzen vermag. Psychotherapeutische Maßnahmen hängen nicht unbedingt vom Intelligenzniveau des Patienten ab, wenn sie auch bei minderbegabten Kindern und Jugendlichen flexiblere Hilfen erfordern.

In jeder Phase dieses Gespräches soll dem Arzt bewußt sein, daß die damit verbundene *kontinuierliche Beratung der Mutter auch schon eine Behandlung des Kindes* darstellt.

Im Säuglings- und Kleinkindalter – es sei nur an die Säuglingsonanie sowie Schlafstörungen der Kleinkinder erinnert – ist diese »Behandlung des Kindes über die Mutter« eine Domäne der kleinen Psychotherapie des Arztes in der Praxis. In vielen Fällen genügen derartige Erziehungsgespräche, um der Mutter Einsicht in ihre eigene Verhaltensstörung zu vermitteln und mit einer Änderung ihres Verhaltens auch eine Behebung der kindlichen Störung zu erreichen.

Der Hausbesuch im Rahmen der sozialen Therapie

Beim Hausbesuch (76), der die Erlebnisse des Gespräches mit der Mutter/Eltern wertvoll ergänzt, werden oft schon mit geringen Milieukorrekturen Änderungen im Leben des Kindes erreicht, die im Sinne einer Milieutherapie neurotische Haltungen günstig beeinflussen.

So wird von Fall zu Fall die Psychotherapie des praktizierenden Arztes zur *sozialen Therapie* eines milieugeschädigten Kindes; sie führt evtl. zu einer notwendigen Zusammenarbeit mit der Familienfürsorgerin. Bisweilen muß bei einer Milieutherapie ein älteres Kind kurzfristig oder über längere Zeit aus der Familie herausgenommen werden. Der Arzt nutzt die Situation der Abwesenheit des in ein Heim verschickten Kindes, um durch intensive erzieherische Beratung der Eltern für eine gesunde seelische Entwicklung des Kindes nach seiner Rückkehr in die Familie Vorsorge zu treffen.

Psychodiagnostik in der kinderärztlichen Praxis

Beim Kind können psychotherapeutische Maßnahmen mit einer genauen Spezifizierung einer eingehenden Psychodiagnostik angezeigt sein. *Grundsätzlich sind für die psychodiagnostische Untersuchung neurotisch gestörter Kinder die betreffenden Spezialisten bzw. Spezialeinrichtungen in Anspruch zu nehmen:*

1. Frei praktizierende Psychologen sowie Psychotherapeuten.
2. Erziehungs- u. a. Beratungsstellen, kinderpsychiatrische und psychosomatische Kliniken bzw. Abteilungen.
3. Schulpsychologische Dienste für Schulprobleme der Kinder.

Aufgrund der Ergebnisse der Untersuchungen übernehmen diese Stellen entweder selber eine notwendige psychotherapeutische Behandlung des Kindes oder schlagen andere Kindertherapeuten vor. Sie können aber auch bei einfach gelagerten Fällen dem überweisenden Arzt Richtlinien zur weiteren Führung und Betreuung des Kindes und seiner Familie in der ärztlichen Praxis vermitteln. Jedenfalls sollte bei dieser Zusammenarbeit stets ein gutes konsiliarisches Vertrauensverhältnis bestehen.

Einfach erlernbare Verfahren der Psychodiagnostik sollten zum Rüstzeug des Arztes mit regelmäßigen Beratungen durch einen Psychologen bzw. Psychotherapeuten gehören. An erster Stelle sind die Intelligenztests der Hamburg-Wechsler Gruppe (HAWIK) und verwandte Verfahren zu nennen. Hinzu kommen Spezialtests, wenn es um die Klärung einer Teilleistungsschwäche, wie z. B. einer Legasthenie, geht (SCHENK-DANZINGER).

Bei der Frage der Schulfähigkeit eines Kindes wenden sich Mütter zunächst an ihren Hausarzt. Aus seiner Kenntnis der leib-seelischen Entwicklung des Kindes kann er Störungen leichter diagnostizieren als der Schularzt. Schon hier lassen sich durch eine kurze biographische Orientierung unangepaßte Wunschvorstellungen der Eltern aufdecken, die vielleicht einen frühen Schulbeginn, sog. Kannkinder, wünschen, ohne daß dies der intellektuellen Begabung und sozialen Reife des Kindes entspricht.

Neben den Intelligenztests sind die projektiven Spiel-, Erzähl- und Zeichentests aufschlußreich, weil sie tiefere Einblicke in das Seelenleben des Kindes vermitteln.

An erster Stelle steht das Puppenspiel des Scenotests (V. STAABS). Hier ist das aus dem Weltspiel (LOWENFELD) entwickelte Sandspiel (KALFF) zu erwähnen. Auf die Bedeutung des Puppenspiels in der Kinderpsychotherapie hat auch RAMBERT hingewiesen.

Zu den Erzähltests rechnet der DÜSS-Fabeltest, sowie der THOMAS-Erzähltest. Beliebt sind bei Kindern die Bildergeschichten vom Schweinchen Schwarzfuß-Test (CORMAN). Von UNGRICHT stammt der Sohn/Tochter-Erzähltest.

Neben den 3 Wünschen hat sich auch ein Satzergänzungstest mit 24 Fragen bewährt.

Unter den Zeichentests empfiehlt sich eine Zeichentest-Batterie, »Baum, Mensch und Verzauberte Familie«, die an Hand von 4000 Kinderzeichnungen zusammengestellt und ausgewertet wurde.

Über den Baumtest haben KOCH u. AVÉ LALLEMANT gearbeitet. Der Menschtest wurde von MACHOVER und ABRAHAM weiter entwickelt, indem man zwei Zeichnungen für beide Geschlechter anfertigen läßt. Mit der »Verzauberten Familie« (KOS-BIERMANN) wird die Welt des Kindes in seiner Familie angesprochen.

Über die Anwendung des WARTEGG-Zeichentests in der Erziehungsberatung berichtet AVÉ-LALLEMANT, der wir auch den Sterne-Wellentest verdanken. Bei älteren Kindern und Jugendlichen ist die Bilderserie des Thematischen Apperzeptionstest (TAT) von MURRAY von Wert, über den auch analytische Arbeiten vorliegen (185, 208).

Projektive Tests vermitteln Einblicke in das Seelenleben des Kindes. Dies zu erkennen und zu deuten, setzt tiefenpsychologisches Wissen und Erfahrung voraus, die nur mit der Zeit nach eingehendem Literaturstudium und langfristigen Kontrollseminaren bzw. BALINT-Arbeit vom praktischen Arzt erworben werden .

Die Psychodiagnostik darf stets nur im Vergleich mit der Lebensgeschichte des Kindes und seiner Familie sowie der vorliegenden Krankheitssymptomatik und niemals als isoliertes Testergebnis – in sog. Blinddiagnose verwertet werden.

Suggestionstherapie

In der magisch-animistischen Phase des Kleinkindes und jüngeren Schulkindes kommt der Suggestionstherapie bei der Behandlung einfacher Verhaltensstörungen von Kindern eine gewisse Bedeutung zu. So gelingt es oft mit einfachen Mitteln, die Plazebowirkung von Medikamenten eingerechnet, eine psychogene Gangstörung, Nabelkoliken u. a. zu beseitigen. Diese Suggestionstherapie, verbaler und nonverbaler Art, darf aber nur vorgenommen werden, wenn die gründliche Familienkenntnis tiefer verwurzelte neurotische Störungen ausschließen läßt.

Ökonomische Probleme der Kinderpsychotherapie

Schon für eine erfolgreiche Psychodiagnostik, mehr aber noch für die Psychotherapie in der kinderärztlichen Praxis, sind notwendige räumliche Gegebenheiten erforderlich (149).

Hierzu gehört ein kleiner Spielraum mit Spielschrank, Tisch und Tafel, möglichst auch ein Sandkasten, Waschbecken und eine abwaschbare Wand. Falls kein eigener Raum zur Verfügung steht, sollte wenigstens ein Teil des Zimmers durch einen Vorhang abgegrenzt sein, damit möglichst wenig auf Medizinisches hinweist und das Kind bei Spiel und Aufgabe nicht abgelenkt wird.

Kasperltheater, Spielkiste und Sandkasten, besonders aber die Möglichkeit eines großflächigen Malens, auch in der Gruppe, gehören zur Grundausstattung eines Spielzimmers, während irgendwo auch eine Sitzgruppe für Müttergespräche vorhanden sein soll. Bei den Stühlen für das autogene Training ist an sitzgerechte Möbel für alle Altersstufen zu denken. Spielzeug sollte in beschränkter Form vorhanden sein und dem Lebensraum eines Kindes, seinem Zuhause entsprechen.

In der mitmenschlichen Zuwendung des Arzt-Therapeuten zum verhaltensgestörten Kind bilden sich im Verlauf der Psychotherapie Übertragung und Gegenübertragung aus. Es ist ein Spiel ständiger Wechselbeziehungen zwischen dem Kind und dem Therapeuten, seinem Helfer und Freund als Hilfs-Ich. Regelmäßige Berichte der Mutter über ihr Kind und der Änderung seines Verhaltens bestätigen dem Arzt Fortschritte in der Therapie.

Der Psychotherapeut als Mitarbeiter des Arztes

Für die Behandlung kindlicher Neurosen, die nicht selten mit psychosomatischen Reaktionen einhergehen bzw. deren Grundlage bilden und sich allein aus organischer Sicht in der Praxis als therapieresistent erweisen, hat sich die Zusammenarbeit des Kinderarztes mit einem freipraktizierenden Kinderpsychotherapeuten bewährt. Der analytische Kinder- und Jugendlichen-Psychotherapeut hat sich als kompetenter Mitarbeiter für einen psychotherapeutisch interessierten Kinderarzt erwiesen. Mit der Zusatzbezeichnung »Psychotherapie« ist der Kinderarzt in der Lage, an Kindertherapeuten behandlungsbedürftige Patienten zu delegieren. Da der Kinderarzt im Sinne BALINTs auch mit der Zusatzbezeichnung »Psychotherapie« weiter in der Praxis als Kinderarzt tätig sein wird, ist er auf die Mitarbeit eines qualifizierten Kindertherapeuten angewiesen.

Müttergruppentherapie in der ärztlichen Praxis

Viele Mütter sind heute ratlos und unsicher in Erziehungsfragen und suchen deshalb ihren Hausarzt auf. Damit erwachsen dem Arzt in Beratung und Behandlung dieser Mütter und ihrer Kinder neue Aufgaben. Neben ständigen Erziehungsratschlägen, die im Praxisalltag vermittelt werden, mit Hinweis auf entsprechende Fachliteratur sowie laufende Einzelberatungen von Müttern verhaltensgestörter Kinder, läßt sich in einer Praxis eine kleine »Elternschule« einrichten (85). Ein kleiner Elternkreis bespricht mit dem Arzt Probleme der Kindererziehung und die Ursachen kindlicher Verhaltensstörungen.

Reicht dies nicht aus und kann eine Mutter eigene Probleme nicht bewältigen, bieten wir längerfristig eine analytische Müttergruppentherapie an (35). Sie entspricht der Forderung der Kostenträger psychotherapeutischer Behandlungen von Kindern, Bezugspersonen des Kindes regelmäßig begleitend zu beraten. Mütter sind meistens durch den Leistungsdruck, der sie mit ihrem gestörten Kind verbindet, zur Behandlung motiviert, während Väter im allgemeinen weniger bereit sind, erzieherische Verantwortung zu übernehmen, so daß es nur selten gelingt, Mütter und Väter gleichrangig zusammenzubringen. Familientherapie ist in der ärztlichen Kassenpraxis nicht zu verwirklichen, weil sich bisher Krankenkassen nicht bereit zeigen, die bei mehreren Familienmitgliedern aufwendigen Kosten zu übernehmen (214).

Jugendliche in der ärztlichen Praxis

Wenn wir Pubertät und Adoleszenz als Reifungskrisen ansehen (39), sind Jugendliche evtl. über ein Jahrzehnt gefährdet. Diese Zeit kann zum Niemandsland zwischen Kindheit und Erwachsensein je nach Lebensgeschichte werden und ein anhaltender Zustand seelischer Heimatlosigkeit (205) sein, in dem innere und äußere Gefahren den Prozeß der Identitätsbildung des Jugendlichen bedrohen. Beim Mädchen betrifft diese Entwicklung besonders seine sexuelle Identität; sie kann andererseits in Form einer Magersucht bis zum Todestrieb seine Existenz gefährden.

Schon vor 100 Jahren haben Psychiater die kriminelle Verwahrlosung Jugendlicher ihrer Vaterlosigkeit angelastet, wofür MITSCHERLICH mit der »vaterlosen Gesellschaft« ein zeitgemäßes Bild brachte.

Wenn ein Kind zum Jugendlichen heranreift und diesen schwierigen Lebensabschnitt mit den Abwehrmechanismen psychosomatischer Störungen und Krankheiten beantwortet, sucht und braucht er im Arzt als Ich-Ideal einen Freund und Helfer. Nichts war daher unverständlicher, als die Tätigkeit des Kinderarztes auf das 14. Lebensjahr seiner Patienten zu begrenzen, in dem manche familiengefährdete, vaterlose Kinder jenen Menschen als Vaterersatzbild verlieren, der sie im bisherigen Leben in seinen Krisen schützend begleitet hatte.

Wenn auch ältere Jugendliche noch ihren Kinderarzt aufsuchen können, da ein Arzt für Erwachsene nicht immer Wissen und Verständnis für Kinder und Jugendliche mitbringt, läßt dies mehr als bisher vom Kinderarzt Informationen über das Jugendalter, eine der wichtigsten Phasen der Reifung und Entwicklung des Menschen, erwarten.

In einer Zeit, in der immer mehr Familien gestört und zerbrochen sind, und deren Ersatzformen keineswegs immer verläßliche Inhalte bieten (165), sehen sich Jugendliche immer häufiger den Verführungen, aber auch Bedrohungen einer Umwelt ausgeliefert, die auch auf die Subkulturen Jugendlicher Einfluß nehmen. Waren es im Extrem gesellschaftlicher Verwahrlosung in den 70er Jahren die Kreise linksradikaler Terroristen, so sind es jetzt mit nationalistischem Ausländerhaß die Skinheads der Rechtsradikalen (16, 225). Beiden Zeiten ist anzulasten, daß beständige Leitbilder der Jugendlichen in familiären und Umweltbereichen versagt hatten oder nicht existent waren.

Dies gilt auch für den juristischen Strafvollzug, wenn die für Jugendliche zuständigen Justizvollzugsanstalten (JVA) nicht die notwendigen psychiatrisch-psychotherapeutischen Hilfen vermitteln (37, 174, 175).

Im Bewußtsein dieser unerläßlichen Reformen (MOSER) haben wir uns in den 70er Jahren vom Institut für Psychohygiene in Brühl in eigener Initiative und Verantwortung um einen entsprechenden Therapieeinsatz für straffällig gewordene jugendliche Patienten bemüht. Diese Gespräche deckten bei 7 JVA in Nordrhein-Westfalen erhebliche Mängel und Mißstände in der Unterbringung und psychiatrisch-psychotherapeutischen Betreuung auf und dies zu Zeiten einer affektiv gespannten Atmosphäre in den betreffenden Anstalten wegen der BAADER-MEINHOF-Affären.

Diese psychotherapeutischen Gespräche mit den inhaftierten Jugendlichen fanden jeweils vor und nach ihrer Urteilsverkündung statt.

Beobachtung 20

Der 18j. Jugendliche RENÉ stammte bei unehelicher Herkunft aus einem sehr gestörten Elternhaus. Er verbrachte 3 Jahre der Kleinkindzeit wegen einer chronischen Osteomyelitis in einer orthopädischen Klinik unter Erwachsenen. In dieser Zeit besuchte ihn seine Mutter nur einmal kurz zu Weihnachten. Er kehrte heim in ein endgültig zerbrochenes Elternhaus mit ständig wechselnden Elternfiguren. Nach unregelmäßigem Schulbesuch begann er mit 14 J. eine Dachdeckerlehre, die er wegen mehrerer Unfälle abbrechen mußte. Danach war er als Hilfsarbeiter an verschiedenen Stellen tätig.

Das Leben des Jugendlichen war durch psychosomatische Erkrankungen und wiederholte Selbstmordversuche gekennzeichnet. Der seelisch heimatlos gebliebene RENÉ entwickelte später eine flüchtige homosexuelle Beziehung zu einem Älteren, der durch den Tod seiner Frau entwurzelt war.

Als sich René bei einem erneuten beruflichen Versagen in einer ausweglosen Situation befand und nun auch sein älterer Freund ihm die Beziehung aufkündigte, hatte er diesen in einer Paniksituation durch mehrere Messerstiche tödlich verletzt, sich dann aber sogleich der Polizei gestellt.

Sein Pflichtverteidiger bemühte sich um ein erneutes Gutachten, da das erste von einem Schulpsychiater erstellt worden war, der den Jugendlichen als voll verantwortlich für seine Tat beurteilte und eine Höchststrafe von 10 Jahren empfahl, während wir in unserem Gutachten mehr auf die Hintergründe der Fehlentwicklung RENÉs eingegangen waren. In dieser Zeit haben wir uns intensiv im Gefängnis um RENÉ bemüht und ihm Wege in die Zukunft gewiesen.

In Erwartung seiner Gerichtsverhandlung kam es in der Sylvesternacht zu einem psychosomatischen Zusammenbruch mit Anfällen von Atemnot und Herzängsten, die eine Behandlung durch den Notarzt erforderten. Auf einem kurz zuvor erstellten Satzergänzungstest hatte er auf das letzte Stichwort: »Ganz im Geheimen« geantwortet: »Ich liebe das Leben.«

Einsichtig verurteilte ihn das Gericht trotz des Gegengutachtens zu einer Minimalstrafe, zu der er in eine fortschrittliche JVA eingewiesen wurde, in der er auch eine berufliche Weiterbildung erhielt. Auch hier wurde er von uns, wie auch später nach seiner Entlassung, regelmäßig besucht. Danach war er bei einem Bewährungshelfer in guten Händen, so daß er auch weitere Anfechtungen im Leben meisterte. Er hatte inzwischen mit Eheschließung und Familiengründung seine neurotische Fehlentwicklung endgültig überwunden (Katamnese: 15 Jahre).

Als eine Variante der Psychotherapie Jugendlicher, die sich im wesentlichen als eine offene Gesprächstherapie mit dem hic et nunc ihres Alltagslebens abspielt, ohne den tiefenpsychologischen Hintergrund des Geschehens je zu vernachlässigen, sehen wir ZULLIGERs Spaziergangsbehandlung mit gefährdeten Jugendlichen an. Weltfremd erscheinen uns daher die Anordnungen eines Kostenträgers der Behandlung, daß diese nur in den Behandlungsräumen des Arztes zu erfolgen hat. Viele Jugendliche empfinden es übrigens als Kränkung, wenn sie beim Arzt im überfüllten Wartezimmer unter Müttern mit ihren Babys sitzen. Wir werden den Jugendlichen und ihren Bedürfnissen auch in den Vereinbarungen von Zeit und Raum einer Psychotherapie soweit wie möglich entgegenkommen, um bald eine tragfähige Beziehung aufzubauen. Es kommt dabei dem Arbeitsbündnis von Arzt und Patient eine wichtige Aufgabe zu, das in einem gemeinsamen Übereinkommen in seinen Regeln von beiden Seiten unbedingt einzuhalten ist.

Ausblick

Soziosen

Während bisher neurotische Fehlentwicklungen und Verhaltensstörungen von Kindern und Jugendlichen aus analytischer Sicht meist auf frühe individuelle Schicksale des Menschenkindes zurückgeführt wurden und entsprechend unsere therapeutischen Maßnahmen – von der analytischen Kinderpsychotherapie bis zur systemischen Familientherapie – bestimmten, haben inzwischen jene Störungen zugenommen, die wir schädlichen Einflüssen der Gesellschaft anlasten müssen.

Kinder im Krieg- und Flüchtlingselend

Das Elend begann mit Millionen Flüchtlingen in aller Welt und hat mit der Umsiedlung von Griechen und Türken bis zu den Bürgerkriegen auf dem Balkan und in Inner-Afrika in unseren Tagen kein Ende gefunden. Stets aber waren Kinder als schwächste Glieder der Gemeinschaft die ersten Opfer, nachdem man noch zu Beginn hoffnungsvoll von einem »Jahrhundert des Kindes« (KEY) gesprochen hatte.

Kinder als Opfer im Atomzeitalter

In einem denkwürdigen Briefwechsel hatten ALBERT EINSTEIN u. SIGMUND FREUD 1932 in weiser Voraussicht auf jene Entwicklung hingewiesen, die dazu führen würde, daß sich die Menschheit einmal selber ausrotte.

Im Schatten von Hiroshima und Nagasaki hatte ROBERT JUNGK seither als unermüdlicher Warner auf die Gefahren des Atomzeitalters hingewiesen, wenn die Menschheit weiter fortfahre, ihren »Planeten zu plündern« (GRUHL).

Auch der Kinderpsychiater HORST PETRI sieht nur in einer radikalen Umkehr der Atompolitik eine Rettung im Blick auf die seelischen Schäden von Kindern durch unsere anhaltende Umweltzerstörung.

Unsere Befragung von 4000 Jugendlichen aus 15 europäischen Ländern, die noch vor der Katastrophe von Tschernobyl abgeschlossen war, hatte ergeben, daß nur 5% der Jugendlichen damit rechnete, einen Atomangriff zu überleben. Bei unseren Untersuchungen von 150 Kinder mit deren Familien als Opfer der atomaren Katastrophe von Tschernobyl im Schulbezirk von Gomel in Bjelorußland (1992) litt die Mehrzahl der Kinder am sog. Tschernobylsyndrom, von Infektionsneigungen mit Blutungen, dem vegetativnervösen Erschöpfungssyndrom mit Schwindel und Ohnmacht, bis zu ersten karzinomverdächtigen Veränderungen der Schilddrüse und Leukämie. Sanka-Wagen standen auf den Schulhöfen bereit, um anfällige Kinder zur Behandlung in die Ambulatorien zu bringen (75).

Ihre Eltern, die im Reaktorbereich als Liquidatoren arbeiteten, bezeichneten die zusätzliche Entlohnung resignierend als »Sarggeld«.

Welche Nachwirkungen 500 ober- und unterirdischen Atomversuche des russischen Militärs von 1949–1989 in Kasachstan, den radioaktiv verseuchten Gebieten um Semipalatinsk angerichtet hatten, konnten wir vor Ort mit klinisch-psychologischen Untersuchungen von 140 Kindern und deren Familien feststellen. Es handelt sich vorwiegend um Blutleiden und Krebserkrankungen (1994).

Empathie des Kinderpsychotherapeuten

Kinderpsychotherapie ist ein phantasievolles Unternehmen, in dem wir uns bemühen, mehr von der inneren Welt des Kindes (177) zu erfahren, um unsere höchst individuell gestalteten psychotherapeutischen Maßnahmen zu treffen. Eine Empathie mit dem Kind und Jugendlichen bei den Höhen und Tiefen seiner Entwicklungskrisen ist eine unentbehrliche Grundvoraussetzung.

Literatur auf Anforderung beim Verlag.

Das psychodiagnostische Gespräch in der Allgemeinpraxis

W. BLANKENBURG, Marburg

Einleitung

Der Allgemeinarzt erfährt heute in vielen Ländern dadurch eine Aufwertung, daß er – gelegentlich auch gegen die eigenen Intentionen – wieder vermehrt im engeren Sinne zum Hausarzt wird. Dies steht einem »ökologisch« orientierten Zeitalter – *oikos* heißt zu deutsch »Haus« – gut an (15a, 28). Diesen Gesichtspunkt gilt es herauszustreichen, wenngleich sich hinter der »ökologischen« nicht selten die »ökonomische« Perspektive in den Vordergrund schiebt.

Da Psychiater und Psychosomatiker, von beachtenswerten Ausnahmen (51) abgesehen, bekanntlich kaum Hausbesuche machen, ist eine entsprechende Kompetenz des Allgemeinarztes gerade auf diesem Gebiet um so wichtiger. Dem psychodiagnostischen Gespräch sollte er daher besondere Aufmerksamkeit schenken. Relativ leicht läßt es sich zu einem therapeutischen Gespräch vertiefen.

Vorbemerkungen

In Abhebung von anderen Bereichen medizinischer Diagnostik sind gleich zu Anfang einige Charakteristika besonders hervorzuheben:

1. Mangelnde Trennbarkeit des psychodiagnostischen Gesprächs von der Anamnesenerhebung und von etwaigen therapeutischen Zielen.

2. Abhängigkeit der Vorgehensweise von differentialdiagnostischen Vorab-Erwägungen.

Zu 1.

Weniger als in der übrigen Medizin lassen sich in Psychiatrie und Psychosomatik Anamnesenerhebung, Befunderhebung und therapeutisches Vorgehen gegeneinander abgrenzen. Schon während der Anamnesenerhebung läuft bereits Diagnostik. Nicht nur, was ein Patient berichtet, interessiert, sondern auch, wie er es tut. In der Anamnese sind zumeist – mehr als bei Patienten anderer Fächer – Krankengeschichte und persönliche Lebensgeschichte ineinander verzahnt. Eine Grenzziehung zwischen beiden ist nicht allein dem Patienten zu überlassen. Erst am Ende von Anamnese und psychodiagnostischem Gespräch wird sich der Arzt ein Bild von der individuellen Norm dieses Menschen machen können, d. h. von jenem Status, mit dem er nach eigenem Ermessen und dem der Mitwelt relativ störungsfrei oder zumindest gut kompensiert leben konnte.

Diese »Hintergrunddiagnose« (= Was kann für diesen Menschen, den ich jetzt vor mir habe, als relativ »normal« oder »leidlich gut kompensiert« gelten?) ist wichtig. Nichtbeachtung führt oft zu Fehlbeurteilungen desjenigen, was als therapiebedürftig anzusehen ist und was nicht. Aus dieser Hintergrunddiagnose ergibt sich auch, ab wann von dem Beginn der Störung gesprochen werden kann. Wegen der bestehenden Abgrenzungsprobleme spricht man in der neueren Psychiatrie bekanntlich statt von »Krankheiten« von »Störungen« (»Disorders«).

Von vornherein muß mitbedacht werden, daß die Art, in der die Anamnese erhoben und das gesamte psychodiagnostische Gespräch geführt wird, stets therapeutische oder aber antitherapeutische Konsequenzen impliziert. So wenig Erhebung des psychischen Befundes, Erhebung der Anamnese und therapeutische Auswirkungen von beidem rein äußerlich gegeneinander abgrenzbar sind, so sehr sollte sie der Arzt für sich selbst getrennt im Auge behalten.

Zu 2.

Ein *einheitliches* Vorgehen, das bei allen Patienten gleichermaßen indiziert wäre, kann es nicht geben. Bereits für die Wahl der Art der Gesprächsführung ist eine rohe prima-vista-Diagnose bzw. eine differentialdiagnostische Akzentsetzung erforderlich. Auf vorwiegend hirnorganisch Kranke muß man anders zu- bzw. eingehen als auf möglicherweise schizophren Erkrankte, auf Depressive wiederum ganz anders als auf Patienten mit neurotischen oder erlebnisreaktiven Störungen oder einer Persönlichkeitsstörung oder einer Abhängigkeitsproblematik usw.

Das läßt sich nicht theoretisch erlernen, sondern nur aus der Praxis, d. h. im Umgang mit den Patienten und ihren verschiedenartigen Störungen. Darüber hinaus ist es mehr noch als in anderen Disziplinen der Medizin notwendig, persönliche Eigenart, Schichtzugehörigkeit, Bildungsgrad, soziale Einbindung des Patienten und vieles andere zu berücksichtigen.

Probleme bietet das Vorgehen bei Ausländern, deren Sprache der Arzt nicht beherrscht. Wichtig ist, rasch zu entscheiden, was ohne Dolmetscher sich klären läßt, was nicht. Stehen verschiedene Dolmetscher zur Verfügung, sollte nach Möglichkeit jemand ausgewählt werden, der sich im soziokulturellen Umfeld des Betroffenen auskennt. Bei Ausländern ist die Erhebung einer Anamnese seitens der nächsten Bezugspersonen (sog. »Fremdanamnese«) besonders wichtig.

In Übereinstimmung mit den anderen Disziplinen der Medizin ist es notwendig, daß derjenige, der ein psychodiagnostisches Gespräch führt, einen guten Überblick über alle differentialdiagnostischen Möglichkeiten besitzt. Dabei kommt es nicht so sehr, wie z. B. in Neurologie oder Dermatologie, auf die Kenntnis der sehr seltenen Syndrome an (obwohl diese natürlich wünschenswert ist), als vielmehr darauf, daß das Grundkonzept (der sog. »Entscheidungsbaum«) klar vor Augen steht.

Die Diagnosenschemata haben sich gewandelt: Heute sind ICD-10 (32, 53) und DSM-IV (2, 3, 25, 49) maßgebend. Sie erlauben die internationale Vergleichbarkeit diagnostischer Aussagen. Für die Alltagspraxis bewährt sich nach wie vor das sog. Triadische System psychischer Störungen:

a) Organisch begründbare Störungen;

b) Funktionelle Psychosyndrome (früher: »endogen« genannt) und

c) »Abnorme Reaktionen, Entwicklungen und Persönlichkeitsstörungen« (18). Unter »Entwicklungen« sind sowohl neurotische als auch sog. »einfache« abnorme Entwicklungen zu verstehen.

Allgemeine Einführung

Die früher geläufige Bezeichnung »Exploration« wird heute kaum noch verwendet. Sie erinnert zu sehr an gewisse einseitig-examinierende Formen der Gesprächsführung, wie sie in der älteren Psychiatrie üblich waren. Zwar ist »Exploration«, d. h. Erforschung dessen, was im Patienten vorgeht, notwendig. Andernfalls würde der Arzt im Dunkeln tappen. Sie bedarf aber der Einbettung in den allgemeinärztlichen Zugang zum Patienten und damit einer Relativierung; vor allem bedarf sie einer psychodynamischen Vertiefung. Daher spricht man lieber von einem psychodiagnostischen oder psychiatrischen »Interview«.

Darunter ist die Einbettung der klassischen psychiatrischen Exploration (d. h. die Erforschung dessen, was im Patienten vorgeht, verbunden mit einem Fahnden nach Ausfällen und abnormen Erlebnis- wie auch Verhaltensweisen) in ein psychodiagnostisches Gespräch zu verstehen, das unter anderem auch auf die lebensgeschichtliche Entwicklung und die darin begründete Psychodynamik des Patienten eingeht. Die Abgrenzung vom psychoanalytischen Interview darf nicht verwischt werden. Ein einfühlsamer Allgemeinarzt sollte diesbezüglich aber auch keine zu hohe Hemmschwelle haben. Immerhin war BREUER, der Wegbereiter der Psychoanalyse, ein erfahrener Hausarzt.

Das psychoanalytische Interview unterscheidet sich vom psychodiagnostischen Gespräch vor allem dadurch, daß es weniger strukturiert und weniger symptomorientiert ist, sich vielmehr ganz auf die bewußte und unbewußte Interaktion zwischen Patient und Therapeut konzentriert – wobei dann sekundär auch ein Licht auf die Symptomatik fallen kann. (In welcher Weise: darin unterscheiden sich die verschiedenen psychosomatischen und psychotherapeutischen Schulen [vgl. dazu u. a. 37].) In der Regel nimmt es sehr viel mehr Zeit in Anspruch als einem praktischen Arzt zur Verfügung steht. Neben den Standardpublikationen (4, 5, 8, 10, 24, 27, 36, 39, 45–48) ist auf das von BALINT und NORELL herausgegebene Taschenbuch »Fünf Minuten pro Patient« zu verweisen, das jeder praktische Arzt gelesen haben sollte (9). Es kann ihn motivieren, sich selbst irgendeiner BALINT-Gruppe anzuschließen.

Die diagnostische Klärung hat (falls nicht zuvor schon erfolgt) in jedem Fall Vorrang (34, 35). Dazu gehört auch – solange nicht gesichert ist, daß es sich um eine ausschließlich neurotische oder erlebnisreaktive Störung handelt – ein Fahnden nach konkreten Ausfällen oder auch sog. »produktiver« Symptomatik.

Für das psychodiagnostische Gespräch stehen differentialdiagnostische Fragen im Vordergrund. Das bedeutet nicht, daß es sich auf eine Symptomexploration beschränken sollte. Es gilt vielmehr stets, darüber hinaus die Persönlichkeit des Kranken in ihrer lebensgeschichtlichen Situation mit zu erfassen. Die *Verstehende Psychologie* bietet für ein Erfassen der »diagnostischen Anfangssituation« (6) wesentliche Hilfen. Mit Probedeutungen sei der Allgemeinarzt allerdings zurückhaltend. Wichtig aber ist für ihn, das rechte *Hinhören* zu lernen. Typische psychodynamische – speziell auch familiendynamische – Konstellationen sollte er entschlüsseln können.

Zu letzteren hat der Hausarzt u. U. sehr viel leichter und zwangloser Zugang als ein Kliniker. Ein Kennenlernen der Familie ist nicht nur für die Behandlung psychisch Kranker wichtig, sondern auch für die somatisch Kranker. Man erfährt auf diesem Wege manches, was sonst verborgen bliebe. Ein reguläres Familiengespräch, das zur Erkundung des Interaktionsstils aufschlußreich sein kann, wird sich nur selten arrangieren lassen. Nicht unterschätzt werden darf demgegenüber der Einzelkontakt mit wichtigen Bezugspersonen (z. B. den Eltern), zunächst einmal nach Möglichkeit unter 4 Augen; andernfalls wird oft vieles kaschiert.

Sosehr eine scharfe Trennung von symptomorientierter psychiatrischer Exploration und konfliktorientiertem Interview methodologisch gerechtfertigt sein mag: man sollte beides keinesfalls gegeneinander ausspielen. Beides zu trennen ist für den Allgemeinarzt in der Regel auch nicht praktikabel. Wie sehr Unterschiedliches durch die eine und die andere Blickrichtung zutage gefördert werden kann, haben schon LICKINT (38a) und SCHUMACHER (46) betont.

Neben dem sicher notwendigen Fahnden nach »Ursachen« – sowohl im herkömmlich biologischen als auch im psychoanalytischen Sinne notwendigerweise vergangenheitsorientiert – ist der Zukunftsperspektive mehr Aufmerksamkeit zu widmen als früher üblich. Dies gehört m. E. von vornherein mit zur Diagnostik. Nicht jedem Patienten ist mit dem Aufdecken von in der Vergangenheit wurzelnden Ursachen seiner Störung ausreichend zu helfen. Nicht an erster, wohl aber an zweiter Stelle hat ein sorgfältiges Erkunden und Abwägen der Hilfe zu stehen. Dabei geht es um mehr als nur darum, wie sich der Patient am ehesten mit einer nicht zu behebenden Störung »arrangiert«. Die Frage, könnte das, was jetzt als verhängnisvolle Störung imponiert, später einmal aus der Rückschau einen anderen Akzent bekommen, gehört nicht erst in das therapeutische, sondern schon in das diagnostische Arsenal eines jeden guten »Hausarztes«.

Der Autor hat dies als »Futur-II-Perspektive« (15b, 15c) bezeichnet – in diametralem Gegensatz zu jener Bedeutung, die dieser Begriff in der auf V. GEBSATTEL sich berufenden Melancholieliteratur bekam. Er besagt dann gerade nicht, daß alles Zukünftige »eigentlich schon gelaufen« ist. Vielmehr geht es darum, mit einer solchen Verrückung der Zeitperspektive dem Patienten – wenn auch zunächst nur in seiner Phantasie – dazu zu verhelfen, den *Sprung* in eine Zukunft zu tun, von der aus sich die Gegenwart ganz anders darstellen kann als aus der jetzigen, gegenwartsgebundenen Sicht. Ein Rahmen-shift für die Gegenwart ist dabei das Ziel. Doch gehört diese Konsequenz dann nicht mehr in das psychodiagnostische Gespräch.

Testpsychologische Untersuchungen werden im allgemeinen in der Praxis kaum durchgeführt. Doch gibt es durchaus einige Indikationen. Wichtig ist: Keine komplizierten und zeitaufwendigen Verfahren, die über Ausbildungsstand und – bei seltener Verwendung – über die eigenen Vergleichsmöglichkeiten hinausgehen. Wenige, sehr kurze Tests, mit denen der Arzt selbst eigene Erfahrungen hat sammeln können, sind komplizierten Verfahren vorzuziehen. Zu warnen ist vor einer Überbewertung. Tests können die Intuition des Arztes bestätigen, objektivieren, womöglich differenzieren oder aber in Frage stellen. Niemals sollte er sich in seinem Urteil von ihnen allein abhängig machen oder sich durch sie in seinem Gespür zu sehr irritieren lassen. Sinnvoll kann es sein, amüsante, humorvolle Tests zu verwenden, die evtl. auch eine Wartezeit verkürzen können. Jedoch ist von Fragebogen- oder gar Testaktionen *vor* der Herstellung eines guten persönlichen Kontakts (mit Versicherung des Einverständnisses) abzuraten.

In Betracht kommen Bildgeschichten, vor allem solche, die nicht allein die Kombinationsfähigkeit, sondern auch das emotionale Einfühlungsvermögen testen (»Vater & Sohn«-Bildgeschichten u. ä.) oder detaillierte biographische Fragebögen, deren Ausfüllen von manchen Patienten bereits als therapeutische Hilfe empfunden wird.

Untersuchungssituation

Bevor wir auf das Verhalten des Untersuchers eingehen, sei etwas zur Untersuchungs- bzw. Interviewsituation gesagt. Man spricht auch von »setting« oder gar »Arrangement«, irreführende Bezeichnungen, sofern sie verleiten, an eine Manipulation der Arzt-Patient-Beziehung zu denken, die in einer seriösen Praxis keinen Platz hat. Es bedarf aber gewisser äußerer Vorbedingungen, damit sich ein Patient in gelöster Verfassung auszusprechen traut bzw. gewillt ist. Dazu gehören:

1.

Nach Möglichkeit – wenn sich dies einrichten läßt – ein *gesonderter Termin,* der ein ungestörtes Gespräch erlaubt. Im allgemeinen empfiehlt sich eine klare Trennung von der somatischen Untersuchung. Bei einem psychoanalytischen Interview ist diese Trennung sogar notwendig, damit die herzustellende seelische Intimität (kaum ohne eine gewisse Selbst-»Entblößung« möglich) nicht mit der körperlichen Entblößung assoziiert wird. Erotische Regungen (als Übertragung zu deuten oder auch nicht) gibt es auch ganz gegen die Intentionen und ohne jedes Zutun des Arztes.

Auch bei einem gewöhnlichen psychodiagnostischen Gespräch ist diese Trennung im allgemeinen zweckmäßig, aber nicht immer möglich. Überdies wird die Absonderung von der somatischen Untersuchung nicht selten – vor allem von einfach strukturierten Patienten und solchen, die ausschließlich körperlich krank zu sein vermeinen – als künstlich empfunden. Sie ist dann kontraindiziert, da sie zusätzliche Hemmungen provoziert, wogegen sich an die Mitteilung des Fehlens oder der psychosomatischen Deutbarkeit von körperlichen Befunden oft zwanglos ein psychodiagnostisches Gespräch anknüpfen läßt.

2.

Eine ausreichende Spanne Zeit (20–50 Minuten) möglichst ungestört (keine Telefonunterbrechungen – Instruktion der Sprechstundenhilfe!) ist wünschenswert, aber nicht immer realisierbar. Es empfiehlt sich, gleich zu Beginn des Gesprächs festzustellen, wieviel Zeit zur Verfügung steht.

Bei übergroßem Mitteilungsbedürfnis bzw. wenn der Patient zu weitschweifig wird und sich in Nebensächlichkeiten verliert, zeige man keine Ungeduld, schaue erst recht nicht verstohlen auf die Uhr, sondern mache freundlich auf die noch zur Verfügung stehende Zeit aufmerksam und berate mit ihm zusammen, wie sie am besten zu nutzen ist.

Offenheit ist hier wie auch sonst eines der wichtigsten Prinzipien für das Gespräch. Die Offenheit kann so weit gehen, daß der Arzt durchaus sagen darf, wie ihm bei dem, was er hört, zumute ist. Das stärkt nicht selten das Vertrauen des Patienten. Freilich darf dies nie unüberlegt geschehen, sondern stets in dem Bewußtsein, wie es der Patient aufnehmen wird.

3.

Der Raum sollte so beschaffen sein, daß der Patient sich einigermaßen wohl und entspannt fühlen kann. Dazu gehört eine bequeme Sitzgelegenheit (jedoch nicht gerade ein Sessel, in dem er »versinkt«). Gut ist es, wenn der Arzt sich nicht hinter einem großen Schreibtisch verschanzen muß, sondern eine Sitzgruppe zur Verfügung steht. Sie nimmt dem Arzt etwas von seiner dominierenden Position und erleichtert ein zwangloses Gespräch. Die Einrichtung des Raumes wie die gesamte Atmosphäre sollte weder zu nüchtern noch zu persönlich gehalten sein, auf jeden Fall den Patienten nicht ablenken oder gar irritieren.

4.

Ein besonderes Kapitel bildet der Umgang mit Angehörigen. Deren Bedeutung sollte nicht unterschätzt werden. So sinnvoll und zeitsparend es bei psychotisch Kranken sein kann, sich vorher durch die Angehörigen informieren zu lassen, so gebe man doch in der Regel dem Patienten den Vortritt und spreche zunächst mit ihm allein. Nur auf dessen ausdrücklichen (nicht von den Angehörigen aufoktroyierten) Wunsch, z. B. bei sehr großer Angst oder Hilflosigkeit, ist es gerechtfertigt, die Begleitperson mit hereinzubitten. Ist eine Vorinformation unumgänglich, versichere man sich des Einverständnisses des Patienten.

Für sich in den Vordergrund drängende Angehörige (z. B. überprotektive Mütter, agierende Partner) muß man eine freundlich-scherzhafte Zurückweisung parat haben, die Verständnis signalisiert, gleichwohl dem Patienten den ihm gebührenden Vorrang einräumt. Dabei ist jedoch auch die Not der Angehörigen zu beachten, die größer sein kann als die des Patienten.

Nur ausnahmsweise sollte man ohne Wissen des Patienten mit den Angehörigen Kontakt aufnehmen. Die Vertrauensbasis ist das Wichtigste. Doch kann es bei psychiatrischen Patienten solche Ausnahmen geben. Dann ist es u. U. zweckmäßig, vorher gar nicht erst zu fragen, ihnen hinterher aber, soweit wie möglich, dieses Vorgehen verständlich zu machen. Nur sehr selten kommt es vor, daß sich ein völliges Verschweigen oder gar eine anhaltende Verständigung hinter dem Rücken des Patienten rechtfertigen läßt.

Sind mehrere Angehörige da, empfiehlt es sich – wenn ohne Brüskierung möglich –, jeden von ihnen zunächst einmal allein zu sprechen. Insgesamt habe ich mehr Fehler infolge zu weniger Kontaktnahme mit den Angehörigen erlebt als durch ein Zuviel. Lehnt ein nichtpsychotischer Patient ohne einsehbare Gründe kategorisch jede Kontaktaufnahme mit Angehörigen ab (oft handelt es sich dann um eine Verschleierungstaktik), kann es gelegentlich sinnvoll sein, eine Behandlung abzulehnen.

Bei schwerst Depressiven, hirnorganisch abgebauten oder aus anderen Gründen hilflosen Patienten ist es mitunter notwendig, das Gespräch von vornherein mit einem Angehörigen gemeinsam zu führen. Doch sollte der Patient dann immer betont die erste Ansprechperson bleiben, d. h. derjenige, an den sich der Arzt in erster Linie wendet.

5.

Eine gute Fremdanamnese ist niemals zu unterschätzen. Man sollte keine Möglichkeit ungenutzt lassen, eine solche zu bekommen. Ihre Erhebung erfordert kaum weniger Erfahrung als die Untersuchung des Patienten selbst (vor allem auch ein kritisches Abwägenkönnen). Auch die Einholung schriftlicher Auskünfte (z. B. von vorbehandelnden Ärzten, Kliniken, von Psychologen, Sozialarbeitern, Lehrern usw.) lohnt sich zumeist. Nur der Unerfahrene glaubt leichtfertig, darauf verzichten zu können. Sie vervollständigen immer das Bild. Selbst Fehler, die gemacht wurden, sind mitunter aufschlußreich. Freilich erfordert die Verwertung fachlich-kritisches Urteilsvermögen.

Verhalten des Untersuchers

Der Arzt sollte sich im Gespräch möglichst zurückhalten. Diese Zurückhaltung betrifft nicht nur Werturteile des Patienten über frühere Behandlungen, diagnostische Vermutungen usw. Sie bestimmt auch den Grundtenor der Gesprächsführung überhaupt. Das bedeutet nicht Passivität. Die Zuwendung, das Ganz-für-den-Patienten-Dasein, ohne zu agieren, erfordert eine besondere Form von Aktivität.

Rechtes Zuhören ist eine Kunst. FREUDs Empfehlung einer »gleichschwebenden Aufmerksamkeit« gilt nicht nur für die Psychotherapie, sondern bis zu einem gewissen Grade für jedes psychodiagnostische Gespräch; es sei denn, der Patient fühlt sich durch diese Form des Gesprächs zu sehr auf sich zurückverwiesen. Dann kann eine solche Abstinenz sogar einen Kontaktabbruch zur Folge haben. Dies letztere gilt insbesondere für ein überforderndes Schweigen.

Ein Schweigen – ein nicht sofortiges Eingehen auf ausgesprochene oder unausgesprochene Interventionswünsche – kann bei neurotischen Patienten sinnvoll, wenn nicht sogar notwendig sein. Freilich sollte zuvor ein gewisses Vertrauensverhältnis bzw. »Arbeitsbündnis« so weit aufgebaut sein, daß eine Bereitschaft, aus therapeutischen Gründen frustriert zu werden, angenommen werden kann. Für einen schwer depressiven Patienten ist das unzumutbar, weil unerträglich; es kann sogar eine Suizidalität provozieren.

Das Gespür für die Belastbarkeit eines Patienten – nicht nur auf diesem Gebiet – gehört zum Wichtigsten überhaupt; ebenso ein Gespür für den Grad seiner Autonomiefähigkeit. Sie darf weder über- noch unterschätzt werden. War früher bei mehr »paternalistisch« ausgerichteter ärztlicher Einstellung vorwiegend das letztere der Fall, so überwiegt heute – vor allem bei jüngeren Ärzten – oft das Gegenteil. Sie meinen, den Patienten in jedem Fall als »autonom« ansehen zu müssen, auch da, wo er es de facto nicht ist, was einer Überforderung gleichkommt. Damit kann ebenso großer oder sogar noch größerer Schaden angerichtet werden als mit dem zuerst genannten gegenteiligen Fehler.

Auf dem Hintergrund einer gleichschwebenden Aufmerksamkeit läßt sich am ehesten verwirklichen, was SULLIVAN als teilnehmende Beobachtung (»participant observation«) beschrieben hat. Diese Formulierung trifft gut die geforderte Einstellung. Bald steht identifizierende Teilnahme, bald distanzierende Beobachtung mehr im Vordergrund. Dient die Teilnahme einer subtileren Beobachtung, so ermöglicht letztere dann wiederum eine vertiefte Teilnahme usw. Optimal ist ein fortwährendes Oszillieren zwischen beidem. Dieses Oszillieren – vom erfahrenen Arzt zumeist vorbewußt praktiziert – ist ein Grundelement zwischenmenschlicher Begegnung überhaupt. Es liegt schon jeder Wahrnehmung eines anderen Menschen als eines »anderen« zugrunde. Im psychodiagnostischen Gespräch wird dieses Oszillieren mehr oder weniger bewußt zu einem Organ der Erfahrung.

Besonders wichtig ist es, durch Ausdrucksnuancen – durch absichtliche und unabsichtliche Äußerungen – die Gefühle des Patienten (u. a. diejenigen, die er dem Arzt entgegenbringt) wahrzunehmen. Darin spiegelt sich häufig etwas von der Eigenart der Beziehung, die der Patient zu einer wichtigen Bezugsperson in seinem Leben unterhalten hat oder noch unterhält (Übertragung). Umgekehrt wird der Arzt auch versuchen, Klarheit über seine eigenen Gefühle zum Patienten zu bekommen (Gegenübertragung). Undurchschaut trüben sie den Blick. Überdies muß man wissen, daß manche Patienten, besonders Schizophrene, wie ein Indikator auf feinste Regungen des Arztes reagieren, auch auf solche, die ihm selbst gar nicht bewußt sind.

Freilich darf das Konzept von Übertragung/Gegenübertragung der realen Beziehung nicht übergestülpt, d. h. nicht aus einer vorsichtig unter anderem in Betracht gezogenen Hypothese dogmatisch fixiert werden. Das geschieht nicht selten. Sobald daraus ein Dogma oder Routineklischee wird, führt dies zu einer Verzerrung des Arzt-Patient-Verhältnisses.

Der Untersucher muß ständig im Auge haben, daß eine Ablehnung seitens des Patienten keineswegs immer auf einer Übertragung beruhen muß, sondern auch ihm als realer Person gelten kann. Nicht jede Anti- oder Sympathie ist Resultat einer Übertragung. Allein schon ein bescheidenes Ausmaß von Klischeekonzeption (auf diesem und anderen Gebieten) kann dazu führen, daß der Patient eine einfühlbare Abneigung gegenüber dem Arzt entwickelt. Auf diese Weise ist dem Ansehen der Psychoanalyse wie auch anderen dogmatisch-fixiert vertretenen Konzeptionen geschadet worden. Der praktische Arzt tut daher gut daran, mit solchen Modellvorstellungen sehr vorsichtig umzugehen und im Zweifelsfall seinem Einfühlungsvermögen zu vertrauen.

Verlauf des psychodiagnostischen Gesprächs

Ist hier durchgehend vom »psychodiagnostischen« Gespräch die Rede, so muß der Arzt wissen: Jedes psychodiagnostische Vorgehen übt – beabsichtigt oder unbeabsichtigt – immer auch therapeutische oder antitherapeutische Wirkungen aus.

Anamneseerhebung, Psychodiagnostik und Therapie sind im Felde von Psychosomatik und Psychiatrie nicht scharf gegeneinander abgrenzbar. Mag dies im äußeren faktischen Ablauf auch noch so wenig der Fall sein, so muß der Arzt für sich selbst in der Reflexion auf sein Tun diese 3 Hinsichten doch klar voneinander unterscheiden, um beurteilen zu können, in welcher Gewichtigkeit sie jeweils zueinander stehen, insbesondere, wann und wo eines zu sehr zu Lasten des anderen geht.

Der Untersucher sollte das Gespräch in seinem Verlauf nicht schematisieren, wohl aber strukturieren. Je freier und lockerer sich der Patient in seiner Eigenart selbst entfalten kann, desto besser; zumindest gilt das für den ersten Teil des Gesprächs. Die Regie sollte der Arzt jedoch nie ganz aus den Händen geben.

Als Grundsatz ist festzuhalten: Je freier ein Gespräch, um so valider kann es sein, je standardisierter, desto reliabler. Um beides miteinander zu verbinden, wurden halbstandardisierte Interviews entwickelt, die das natürliche Gespräch nicht allzusehr denaturalisieren, ersteres zumindest nicht ganz vernachlässigen. (Diagnostisches Interview bei psychischen Störungen DIPS, auch in einer Kurzform, Mini-DIPS, erhältlich; beides 1994 neu aufgelegt.) Die damit an die Hand gegebenen methodischen Möglichkeiten sind aber kaum für den praktischen Arzt, sondern eher für den Psychiater und die psychiatrische Forschung von Interesse.

Der praktische Arzt benötigt in erster Linie den unmittelbaren Kontakt zum Patienten. Zu berücksichtigen ist: Das freie Interview des Geübten erfaßt eher das Wesentliche, ist jedoch wenig reliabel; der Fragebogenbefund sichert Vergleichbarkeit, dafür nicht immer die Erfassung des Wesentlichen.

Wichtig ist der erste Eindruck. Früher wurde viel über Wert und Unwert des sog. Praecoxgefühls (RÜMKE) geschrieben. Diesbezüglich ist Zurückhaltung am Platz. Der Anfänger hüte sich, Diagnosen prima vista stellen zu wollen. Die Gefahr, einem Vorurteil zu erliegen, ist nicht gering. Dennoch kommt es vor, daß der »erste Eindruck« recht behält. Scheint er zunächst (z. B. durch die Berücksichtigung erst dann bekannt werdender akzidenteller Faktoren) relativiert oder gar widerlegt zu werden, so stellt sich am Ende eines langen Interviews oder sogar erst nach langer Beobachtungszeit dann doch nicht selten der Ersteindruck als zutreffend heraus. Dafür gibt es eindrucksvolle Beispiele.

Auch das Gespür von Laien sollte nicht unterschätzt werden. Aufgrund genauerer Kenntnis eines Betroffenen sind es nicht selten die Angehörigen, die zuerst eine schleichende Veränderung aufgrund einer beginnenden Psychose wahrnehmen und zu Unrecht vom zugezogenen Psychiater beschwichtigt werden. Häufiger freilich ist jedoch das Umgekehrte der Fall.

Die Eröffnung des Gesprächs ist im allgemeinen Sache des Arztes. Fragen wie »Was führt Sie zu mir?«, »Wo fehlt's?«, »Was macht Ihnen zu schaffen?« o. ä. geben dem Patienten Raum, nicht nur für das, was er vorbringen möchte, sondern auch, wie er es vorbringen möchte. Das ist wichtig. Die Fragetechnik muß auf diesem Felde oft in einer »gezielten Unschärfe« bzw. Mehrdeutigkeit der Formulierung bestehen, die provozierend wirkt – nicht in der aggressiven Bedeutung dieses Wortes, sondern wörtlich verstanden, als Anstoß oder Sog für ein Sich-Öffnen (12, 13).

Falls der Patient nicht spontan kommt, sondern z. B. von seinen Angehörigen gebracht wird, ist ein besonderer Aufwand angezeigt, um zunächst einmal sein Vertrauen zu gewinnen. Nur vorsichtig wird der Arzt formulieren, was als möglicher Anlaß für den Termin zu vermuten ist.

Im weiteren überläßt man es zunächst dem Patienten, auf welche Weise und wie weit er sich erschließen möchte. Zeigt er

Scheu, sich zu öffnen, wird man nicht in ihn dringen, sondern zunächst betont, wenn nicht sogar überbetont, signalisieren, daß man diesen seinen Wunsch, sich nicht zu weit zu öffnen, zu respektieren weiß, z. B. durch Bemerkungen wie »Darüber möchten Sie jetzt sicher nicht sprechen. Das verstehe ich«. Gerade dies löst manchem Patienten die Zunge.

Gibt er dann doch etwas preis, so ist jedenfalls er es, der aus freien Stücken sich öffnet. Indem er das Angebot des Arztes nicht annimmt, gleichsam zuwiderhandelt, erlebt er seine Autonomie, stellt diese gleichsam unter Beweis und ist weniger in Gefahr, sich nach dem Gespräch »ausgezogen« oder »ausgelaufen« zu fühlen. Er bewahrt seine Selbständigkeit, indem e r es ist, der sich entschließt, sich zu öffnen. Das fördert sein Selbstbewußtsein und führt gleichzeitig zum gewünschten Ziel.

Dabei ist zu bemerken, daß im Gespräch, »en parergo«, wie die Griechen sagten, dem Patienten durch alles Sagen oder Schweigen des Arztes hindurch stets etwas (z. B. eine bestimmte Rolle) »zugespielt« wird. Was ihm zugespielt wird, kann er aufgreifen oder aber auch nicht. Es darf ihm nichts aufoktroyiert werden. Es muß ihm die Möglichkeit überlassen bleiben, »den Ball« gleichsam »nicht aufzufangen«, der ihm zugespielt wird. Dieses »Spiel« will gekonnt sein. Manche Ärzte beherrschen es, ohne darauf zu reflektieren, hervorragend; anderen fällt es schwer, diese Waage zwischen »freilassen« und »hervorlocken« zu halten.

Während des aufmerksamen Zuhörens wird man gleichzeitig auf Mimik, Gestik, Sprechweise und Tonfall des Patienten achten und sich damit einen Eindruck von der Persönlichkeit und ihrer gegenwärtigen Verfassung verschaffen. Dabei ist wichtig, »trait« und »state« (Grundverfassung und momentaner Zustand) zu unterscheiden. Vor allem Unerfahrenen unterläuft es, daß sie etwas an der Eigenart des Patienten als »krankhaft« bewerten oder als ursächlich für Beschwerden ansehen – am Ende sogar behandeln wollen –, was vielleicht abnorm anmutet, womit dieser aber früher vielleicht einigermaßen stabil gelebt hat. Gelegentlich handelt es sich dabei um ein gut bewährtes Coping-Verhalten. Dieses therapeutisch beseitigen zu wollen, kann grundfalsch sein (bestenfalls erfolglos, schlimmstenfalls destabilisierend). Mag es auch das Ziel jedes Therapeuten sein, mehr als eine restitutio ad integrum zu erreichen, so ist dieses Ziel doch nicht immer realistisch. Im Zweifelsfall gilt auch hier das »nil nocere«. Ein Augenmaß für das Erreichbare muß sich der Arzt bewahren.

Wichtig sind die ersten Äußerungen des Patienten. Sie eröffnen oft einen Zugang zu den ihm selbst verborgenen Problemen. Es gibt darüber eine für jeden Praktiker wichtige Literatur sowie Kurse über die »Mikroanalyse« der »Klage« des Patienten (10). Dies ist ein bevorzugtes Thema für BALINT-Gruppen.

Ebenso hat die Symptomatik, die den Patienten in die Sprechstunde führt, selbst nicht nur ihre pathophysiologischen Grundlagen, sondern mitunter auch darüber hinaus einen eigenen Aussagewert; sie kann (muß nicht) eine eigene Sprache sprechen, die etwas aus der Biographie des Patienten gleichsam »ausplaudert«, ohne daß dieser es weiß (vgl. 37). Das gilt keineswegs nur für hysterische (= konversionsneurotische) Syndrome.

Die Stimmung des Patienten erschließt sich oft schon aus seinem Erscheinungsbild. Auch Antrieb, Steuerung(sfähigkeit) und Affektivität lassen sich meist am äußeren Verhalten ablesen. Ist dies nicht der Fall, so muß man ihn gezielt danach befragen (evtl. auch die Angehörigen) oder den Patienten sogar ein wenig provozieren, um zu sehen, wie er reagiert. Die Provokation ist ein wichtiges, allerdings auch sehr heikles Instrument des psychiatrischen Interviews (12, 13).

Im weiteren Sinne des Wortes trägt jedes psychodiagnostische Gespräch pro-vokatorischen Charakter. Im engeren Sinne verstehen wir darunter ein aktiveres, quasi testendes Vorgehen. Dazu gehört z. B. das »Austesten« einer Affektdurchlässigkeit bei beginnendem hirnorganischen Abbau durch Einbeziehung affektiv-bewegender »nahegehender« Ereignisse. Submanische Patienten in der Sprechstunde läßt man erst ein wenig »in Fahrt« kommen, baut mit ihnen Luftschlösser oder lotet auch ihre Aggressivität aus, um sich ein Bild von dem Maß der vorliegenden Verstimmung und Antriebssteigerung machen zu können.

Nicht anders ist es bei Hirnverletzten: Auch sie muß man – freilich sehr vorsichtig – ein wenig reizen, um den Grad ihrer Explosibilität richtig einschätzen zu können. Das kann für eine Beratung z. B. bei der Wahl eines Arbeitsplatzes innerhalb von Rehabilitations- oder Berufsförderungsmaßnahmen, aber auch für eine forensische Beurteilung wichtig sein. Das gleiche trifft für stimmungslabile und reizbare Patienten mit Persönlichkeitsstörungen zu (früher sprach man von »Psychopathen«, bei Vorliegen einer Hirnschädigung von »Pseudopsychopathen«).

Depressive bringen ihre Schuldgefühle, Selbstvorwürfe, Selbstwertskrupel, Verarmungsängste oder hypochondrische Befürchtungen gelegentlich erst zum Ausdruck, wenn man sie darauf anspricht. Derartiges herauszufordern, ist jedoch gefährlich. Schizophrene können durch aus dem Rahmen eines Alltagsgesprächs fallende »schräge« oder »daneben« zielende oder auch mehrdeutige Fragen irritiert und so provoziert werden. Dies besonders dann, wenn dabei inhaltlich auf die vemutete Symptomatik (Wahn, Halluzinationen, Ich-Störungen) angespielt wird.

Einerseits ist es natürlich wichtig – nicht zuletzt im Hinblick auf die Therapie – zu wissen, was im Patienten vorgeht. Andererseits darf gerade bei dieser Form der Exploration das »nil nocere« niemals außer acht bleiben. Im Zweifelsfall verzichte man lieber auf derartiges, was eigentlich nur dem Erfahrenen vorbehalten bleiben sollte. Naturgemäß gibt es keine leicht einzuhaltende Grenze zwischen der Provokation nur von Anzeichen krankhaften Erlebens und der faktischen Provokation solchen Erlebens selbst.

Daher muß der Arzt nach einem in diesem Sinne »provokativ« geführten Gespräch stets dafür Sorge tragen, daß das Zutage-Geförderte vom Patienten in das Ganze seines Erlebens re-integriert werden kann; der P r o vokation muß die R e vokation folgen (13).

Außerdem sollte man bei jedem provokativ geführten Gespräch darauf achten, daß nicht nur Krankheitssymptome, Insuffizienzen, kurz: nicht nur Pathologisches zutage gefördert, d. h. zur Sprache gebracht wird, sondern mehr noch Gesundverbliebenes bzw. prospektiv wichtige Gesundungspotenzen. Damit sind mehr oder weniger latente, aber freizulegende Möglichkeiten der Reagibilität bzw. der weiteren Persönlichkeitsentfaltung anvisiert (BLANKENBURG 1973, 1989).

Die Gefahren provokativer Explorationstechnik sollten nicht verharmlost, aber auch nicht übertrieben, ihre Möglichkeiten (vor allem auf dem zuletzt genannten Feld) dabei nicht überschätzt werden. Es bedeutet für manchen Patienten eine Entlastung, wenn er spürt, daß sich der Arzt über seine schwachen Seiten nicht einfach hinwegsetzt oder sogar hinwegtäuscht, sondern sie sachkundig freilegt, um helfend eingreifen zu können. Ein psychiatrisch nicht sonderlich erfahrener Allgemeinarzt sollte aber auf jeden Fall zurückhaltend sein.

Die Strategien für die Provokation kreativer Selbstentfaltungs- und Coping-Möglichkeiten sind sicher noch bei weitem nicht ausgeschöpft. Sie bedürfen genauer Kenntnis der Persönlichkeit des Betroffenen und seiner Vorgeschichte. Daher ist es nicht leicht, verallgemeinerungsfähige Grundsätze zu formulieren. Individualisierendes Vorgehen ist notwendig.

Dies alles gilt es zu berücksichtigen. Ein rein diagnostisches Gespräch, das nicht stets auch therapeutische Perspektiven mit im Auge behält, wird leicht zu einem antitherapeutischen. Das bedeutet jedoch keinesfalls, daß ein »Auf-die-Schulter-

Klopfen«, »Trösten« oder gar »Beschwichtigen« am Platze wäre; dies ist meistens kontraindiziert, bei schwerer Depressiven sogar ein Kunstfehler. Bei ihnen ist vielmehr zu empfehlen, sich nicht nur voll und ganz auf die depressive Verfassung einzulassen, sondern darüber hinaus – im Sinne eines dialektischen Verfahrens (15) – dieses einfühlende Eingehen auf die depressive Verfassung (mitsamt evtl. vorhandenen Suizidgedanken) eher ein wenig zu überziehen. Dies ist vor allem bei substuporösen Patienten sinnvoll, die so tief-depressiv sind, daß sie gar nicht mehr sprechen und damit auch nicht mehr zum Ausdruck bringen können, was in ihnen vorgeht und wie sehr sie leiden.

Bei diesen Patienten hat es sich – dies setzt freilich Erfahrung und Einfühlungsvermögen voraus – bewährt, dem Patienten halb fragend, halb erratend, zu sagen, was wohl in ihm vorgeht, und zwar dies in einer Drastik, die den Grad des Belastetseins des Betroffenen sogar ein wenig übertreibt, ein wenig härter darstellt, als er de facto vorliegt. Dann kann man erleben, daß der Patient – vorher kaum eines Wortes fähig – aufatmend sagt: »Ja, genau so ist es, Herr Doktor. Sie haben es erkannt. Aber g a n z so schlimm ist es doch noch nicht bei mir.« Und manche Patienten können aufzählen, was sie trotz allem noch am Leben hält bzw. vom Suizid abhält.

Offenes Fragen nach Suizidalität gehört zu den Grundregeln des Umganges mit psychisch Kranken, speziell bei Depressiven: »Wenn ich mich in Sie hineinversetze, könnte ich mir vorstellen, daß Sie so weit sind, am liebsten mit dem Leben Schluß zu machen. Gehen Ihnen Gedanken durch den Kopf, wie Sie das bewerkstelligen würden?« Patienten, bei denen dies tatsächlich der Fall ist, werden dann eher erleichtert aufatmen, weil sie sich mit diesen Gedanken nicht mehr allein gelassen fühlen, beim Arzt Verständnis wahrnehmen, und sich ihm eher anvertrauen können.

Trifft es nicht zu, wird der Patient von sich aus alles aufzählen, was ihn davon abhält. Während er dies tut, betreibt er bereits eine Art Selbsttherapie. Sagt nun der Arzt dem Patienten dasselbe, was dieser vorbringt, wird der Patient das dem Arzt wahrscheinlich nicht abnehmen und sich nicht genügend ernstgenommen fühlen. Der Arzt bekäme nicht nur Protest zu hören. Der Depressive würde widersprechen und erklären, warum das alles keine Gründe sind, die ihn am Leben halten.

Mit diesem Widerspruch fällt ihm a u s e i g e n e r I n i t i a t i v e – und das ist wichtig – alles das ein, was helfen kann, selbst den Weg aus seiner Depression herauszufinden. Die Sorge, daß ein Patient hierdurch überhaupt erst auf den Gedanken kommen könnte, sich umzubringen, ist in der Regel unbegründet.

Ängste, Zwangsphänomene, Wahn, Halluzinationen, Ich-Störungen, Denkstörungen, Vitalstörungen usw. ergeben sich im psychodiagnostischen Gespräch meist von selbst aus dem, was der Patient vorbringt, wenn er beim Arzt eine vorurteilslose Offenheit dafür spürt. Doch kann auch manches kaschiert werden. Bei Verdacht ist eine gezielte Exploration erforderlich.

Zwar wäre es plump zu fragen: »Hören Sie Stimmen?« Dies könnte mancher Patient als Kränkung verstehen. Besser ist es, mit einer besonderen Betonung zu fragen: »Hören Sie manchmal etwas?« oder bei Verdacht auf akutes Halluzinieren: »Was hören Sie?« Derjenige, der nicht halluziniert, wird erstaunt erwidern, was denn diese dumme Frage zu bedeuten habe. Die Art, wie er das tut bzw. die Art seines Erstaunens dokumentiert seine gesunde Verfassung. Der tatsächlich halluzinierende Patient entnimmt daraus, daß der Arzt ohnehin Bescheid weiß, daß es vor ihm nichts zu verheimlichen gibt, und wird ihm eher von seinen »Stimmen« oder anderem halluzinatorischen Erleben berichten.

Besteht kein Psychoseverdacht, wird man ein solches Danach-Fahnden natürlich nicht zur Routinesache machen, um Patienten nicht unnötig »vor den Kopf zu stoßen«. Dann wird eine Symptomexploration ganz hinter den Versuch, die Persönlichkeit mit ihren bewußten wie auch unbewußten Konflikten zu erfassen, zurücktreten. Hinsichtlich latenter Abhängigkeit, wird man in jedem Fall die »Fühler« ausstrecken.

Rechnet man mit der Möglichkeit eines verleugneten Alkoholismus, wird man primär nicht nach den Trinkgewohnheiten fragen, sondern zunächst nach einem morgendlichen Tremor. Bejaht ihn der Patient, kann man ihm auf den Kopf zusagen: »Und dann trinken Sie einen und er verschwindet.« Dies wird im positiven Fall dann meist nicht mehr geleugnet. Der Vorzug ist unter anderem, daß man den Patienten gar nicht erst verleitet hat, die Unwahrheit zu sagen.

So gibt es eine Reihe von Explorationshilfen, die – in manches psychodiagnostisches Gespräch hineingehörend – ein Allgemeinarzt kennen sollte.

Bleibt nichts mehr zu eruieren, wird man dem gegenwärtigen situativen Hintergrund wie auch den weiter zurückreichenden lebensgeschichtlichen Faktoren so weit wie möglich volle Aufmerksamkeit schenken. Vorschnelle Deutungen sind zu vermeiden. Auch ohne sogleich zu deuten, wird der praktische Arzt bei einiger Einfühlungsgabe und Erfahrung manche psychodynamische Faktoren erfassen können oder sogar den »springenden Punkt«, um den es bei dem Patienten geht, auch wenn er diesem nicht bewußt ist. Stockt das Gespräch, hilft oft ein Aufmerksamkeit bekundendes »hm«, »ja«, »und?« oder auch eine Wiederholung der letzten von ihm gesprochenen Worte. Sie kann bereits erste Ansätze zu einem Reflexionsvorgang bahnen. Dabei hängt viel von der Art der Betonung ab, mit der dies geschieht.

Die Art der Betonung kann Verständnis, aber auch Unverständnis bekunden. Letzteres wird differenziertere Patienten abschrecken und Widerstände – wenn nicht gar den Abbruch des Kontaktes – provozieren. Im positiven Fall kann dagegen eine richtige Betonung das bahnen, was in der BALINT-Arbeit »flash« genannt wird, d. h. ein momentanes Aufleuchten eines tieferen gegenseitigen Verstehens zwischen Patient und Arzt. Nicht selten ist es die rechte Betonung, in der etwas wiederholt wird, was einen entscheidenden Reflexionsvorgang in Gang setzt (»einen Stein ins Rollen bringt«), bzw. ein plötzliches Wiedererinnern von Verdrängtem oder Verleugnetem ermöglicht.

Überall da, wo der Untersucher seine Zurückhaltung durchbricht und etwas von sich sagt (und das kann manchmal durchaus u. a. zur Entlastung indiziert sein), sollte er sich nach Möglichkeit der Bedeutung der Bemerkung für den Patienten und ihres Stellenwertes im Gesamtverlauf des Gesprächs bewußt sein. Hierzu kann eine BALINT-Gruppe wesentliche Anregungen geben.

Als F a u s t r e g e l gilt: Je gestörter der Patient ist, um so mehr muß der Arzt selbst die Regie im Gespräch übernehmen. Vor allem ist daran zu bemessen, wieviel Schweigen im Gespräch eingebaut werden darf bzw. tolerabel ist. Wieviel Schweigen des Arztes kann für den Patienten fruchtbar werden? Wieviel kann er umsetzen? Aber auch umgekehrt: Wieviel Schweigen kann ihm zugemutet werden, ohne ihn zu sehr zu verunsichern oder zu frustrieren?

Vor allem ist es riskant – dem Praktiker fehlt auch dazu in der Regel die Zeit –, schon das erste Gespräch mit zu langen Schweigepausen zu belasten, vor allem dann, wenn sie nicht einer wirklichen Besinnung dienen, sondern als quälend empfunden werden und – statt Raum zu geben – die Entfaltung des Patienten nur noch mehr blockieren. Gerät das Gespräch nicht in Fluß, kann und soll der Arzt dem Patienten durchaus entgegenkommen. Je hilfloser und gestörter er ist, desto mehr; bei Psychosen von vornherein mehr als bei Neurosen.

Was den Kranken hindert, aus sich herauszugehen, ihn u. U. sogar aggressiv werden läßt, sind häufig bewußte oder mehr noch unbewußte Ängste. Um sie aus dem Wege zu räumen bzw. zu mildern, muß man gelernt haben, sie zu erkennen und in das Gespräch einzubeziehen. Ein auf dem Hintergrund psychodynamischen Verstehens erwachsener glücklicher Augenblickseinfall kann Wunder wirken, einen »flash« erzeugen. Er erfordert therapeutische Fantasie.

Oft hilft es schon, wenn der Arzt – ohne plumpe Anbiederungsversuche – einen Teil seiner Autorität als Arzt ablegt und dem Patienten einfach als Mensch gegenübertritt. Die stärkste Brücke ist immer das Verständnis. Das kundige Verstehen ist zugleich das, was der Arzt – von seiner weiteren medizinischen Kompetenz einmal abgesehen – dem bloßen Mitleid des Laien gegenüber voraushat oder doch haben sollte. Dazu bedarf es aber nicht nur einer Einfühlungsgabe (Empathie), sondern auch sowohl psychopathologischer wie neurosenpsychologischer Kenntnisse, vor allem einer breiten Erfahrung.

Von Patienten mit einem starken Bedürfnis nach (Selbst-)Bestätigung lasse man sich nur so weit wie notwendig zu entsprechenden Äußerungen bewegen, um den Patienten nicht zu stark zu brüskieren. Ein vorsichtig-verständnisvolles Erörtern, Infragestellen oder auch behutsames Deuten dieses Bestätigungsbedürfnisses ist oft schonender als eine frustrierende Zurückhaltung, die als kühle Ablehnung oder Infragestellung aufgefaßt werden kann.

Das wichtigste ist, daß der Patient sich zunächst einmal »angenommen« und respektiert weiß. Dann kann ihm auch schon einmal etwas Kräftigeres zugemutet werden. Dies gilt auch für andere Formen des Agierens, durch die der Patient versucht, den Arzt aus seiner Reserve herauszulocken. Vorsichtige – wenn möglich liebevoll-scherzhafte – Verhaltensdeutungen können angebrachter sein als unerbittliche neutrale Abstinenz (z. B. in der Form eines »Sich-einfach-nicht-darauf-Einlassens«) oder gar unreflektiertes Reagieren.

Solche Verhaltensdeutungen sollten – zumindest bei einem Erstgespräch – keinem tiefenpsychologischen Ehrgeiz entspringen, sondern sich bescheidener im Rahmen des common sense, vor allem des vom Patienten ohne weiteres Akzeptablen halten. Taktvoll vorgebracht, können solche Bemerkungen eine sich zuspitzende Situation entschärfen und das Vertrauen zum Arzt stärken.

Ein psychodynamisch geschulter Praktiker kann allenfalls das Verfahren der »Fremdschilderung« (24) anwenden, indem er Zusammenhänge, die er bei dem Patienten vermutet, als bei anderen Menschen häufig vorkommend möglichst konkret, gleichzeitig verständnisvoll schildert und abwartet, ob der Patient darin sein Problem wiedererkennt.

Erst im 2. Teil des psychodiagnostischen Gesprächs wird man – sei es im Sinne der Symptomexploration, sei es zur Ergänzung der Anamnese oder zur Aufhellung bestimmter Konflikte und ihrer lebensgeschichtlichen Hintergründe – gezielte Fragen stellen. Um wirklich auch alles das, was zur diagnostisch-therapeutischen Orientierung und Beurteilung erforderlich ist, in Erfahrung zu bringen, können gewisse Schemata (z. B. ein Arsenal von Routinefragen im Hinblick auf die verschiedenen diagnostischen Möglichkeiten) hilfreich sein. Sie sollten aber im Hintergrund bleiben und möglichst zwanglos – in elastischer Anpassung an die jeweilige Gesprächssituation – ins Spiel gebracht werden.

Jede zu starke Entfremdung von einem natürlichen zwischenmenschlichen Dialog sollte vermieden werden. Mitschreiben stört. Einige Notizen werden aber stets notwendig sein; wenn nicht während des Gesprächs, so doch möglichst unmittelbar danach.

Ein paar ganz einfache Testuntersuchungen (vgl. KIND 1991; 41) sollte auch ein Praktiker beherrschen. Wichtig ist nicht die Vielzahl, sondern daß man mit einigen sehr wenigen Erfahrungen gesammelt und so Vergleichsmöglichkeiten hat. Fragen, die Orientierung, Gedächtnis (Alt- und Kurzgedächtnis bzw. Merkfähigkeit), Intelligenz, Konzentrationsfähigkeit usw. betreffen, werden nur bei Verdacht auf hirnorganische Beeinträchtigung oder Minderbegabung in Betracht kommen. Man sollte nicht zu leichtfertig darauf verzichten. Auch der Erfahrene kann sich täuschen.

Zum Ausschluß einer schizophrenen Auffassungsstörung haben sich Bildgeschichten, Sprichwörterdeuten, Fabeln nacherzählen lassen u. ä. bewährt. Gerade auch hier sind Erfahrungen mit einer kleinen Auswahl von Tests wichtig. Für alle Anwendungen von Tests und Fragebögen gilt eine möglichst zwanglose, leicht faßliche Einführung, jedoch erst nachdem ein guter Kontakt mit dem Patienten hergestellt wurde.

Abschluß des Gesprächs

Man schließe das psychodiagnostische Gespräch keinesfalls ab, ohne ihm zuletzt noch einmal eine Wendung ins Offene zu geben. So empfiehlt es sich vor Abschluß zu fragen: »Gibt es noch etwas Wesentliches, über das wir jetzt nicht gesprochen haben?« Oft bringt der Patient dann noch etwas zur Sprache, was ihm andernfalls vielleicht erst auf dem Heimweg als sehr wichtig eingefallen wäre.

Das psychodiagnostische Gespräch wird in der Regel durch eine therapeutisch orientierte Zusammenfassung mit Erläuterung der Konsequenzen beendet. Es ist ein leider nicht seltener Fehler, daß sich der Arzt am Ende seine eigenen Gedanken darüber macht, ohne den Patienten hinreichend aufzuklären, wie er die Situation sieht und was zu tun ist. Viele Patienten sind erfahrungsgemäß zu scheu, um selber danach zu fragen, leiden aber darunter, wenn sie im Ungewissen gelassen werden. Auch die Gefahr von Mißverständnissen liegt dann nahe.

Falls eine Überweisung an einen Facharzt oder in eine Klinik notwendig ist, muß genügend Zeit bleiben, dem Patienten dies zu erklären und ihn darauf vorzubereiten.

Für den Abschluß des Gesprächs mit Erörterung der Konsequenzen lasse man sich Zeit (in der Regel mindestens ¼ der gesamten Gesprächsdauer). Über die Diagnose und Prognose äußere man sich vorsichtig, lieber zu vorsichtig. Man beschränke sich auf das, was dem Patienten gut verständlich und förderlich ist. Gut gemeinte Unwahrheiten sind ebenso unärztlich wie ein rücksichtsloser Wahrheitsfanatismus (um jeden Preis).

Traumatisch wirkende Diagnosen wie »Schizophrenie« sollten in der Regel nicht ausgesprochen werden. Sie können einen Suizid zur Folge haben. Statt dessen kann man sehr wohl den allgemeineren Begriff »Psychose« verwenden, der bislang weniger belastet ist. Auch »Nervenleiden« kommen in Betracht.

Bei ungünstiger Prognose wäre zu sagen: »Sie können nicht erwarten, ein völlig unbeschwerter Mensch zu werden, aber Ihr Zustand läßt sich bessern« (was in der Regel auch, wenigstens passager, fast stets der Fall ist).

Niemals sollte der Arzt vergessen, daß selbst dem Erfahrenen nicht nur Fehlprognosen im Sinne unvorhergesehener Verschlechterungen unterlaufen, sondern auch im Sinne unerwartet eintretender Besserungen.

Die genaue Erklärung der Therapieanweisungen, auch etwaiger Nebenwirkungen von Medikamenten ist wichtig und erfordert viel Geduld. Bei vielen Neuroleptika sind die Nebenwirkungen nicht unerheblich. Setzt der Patient sie ab, verschwinden oft zunächst die Nebenwirkungen, und er glaubt sich gerechtfertigt, bis einige Tage später auch die Wirkung verschwindet und oft schlagartig ein schwerer Rückfall einsetzt. Angehörige sollten nach Möglichkeit einbezogen werden, da oft auch von ihnen der Rat kommt, die angeblich »schädlichen« Mittel rasch wieder abzusetzen.

Schließlich darf nicht vergessen werden, möglichst unmißverständlich den nächsten Termin zu vereinbaren. Bei einer medikamentösen Neueinstellung sind Telefontermine in kürzerem Abstand empfehlenswert.

Zum Schluß noch einmal: Ein wesentliches Ziel des psychodiagnostischen Gesprächs wird immer sein – auch wenn es einmalig bleibt –, beim Patienten ein Gefühl zurückzulassen, »gut aufgehoben« gewesen und verstanden worden zu sein. Häufig geht es darum, ob es gelingt, die Grundlage für eine tragfähige therapeutische Beziehung herzustellen. Immer sollten Patient und Arzt in dem Bewußtsein auseinandergehen, im Verlauf des Gesprächs wichtige Erfahrungen gemacht zu haben.

Zusammenfassender Überblick

1. Das, was das psychodiagnostische Gespräch erbringen soll – der psychische Befund – ist weniger leicht zu objektivieren als ein somatischer Befund.

2. Es geht nicht allein um die Feststellung bestimmter psychopathologischer Symptome, es geht ebensosehr um die Erfassung der P r o b l e m e, die den Patienten bewegen, um seine bewußten und unbewußten Motivationen, Konflikte usw. Die Feststellung des psychischen Zustandsbildes muß ergänzt werden durch die der vorliegenden psycho-sozio-dynamischen Konstellation. Das heißt: Neben dem somatischen und psychischen Befund ist die Art der sozialen Einbindung festzuhalten. Wenngleich nur indirekt eruierbar, gehört sie in der modernen Psychiatrie bereits mit zum Befund. Sie ist nicht erst bei ätiologischen und therapeutischen Überlegungen zu berücksichtigen.

3. Das Zwischenmenschliche geht also in die Untersuchung stets mit ein, darf niemals ignoriert werden, wie das bei einer rein somatischen Befunderhebung bis zu einem gewissen Grad angebracht ist. Die wechselseitige Beziehung zwischen Patient und Arzt wird wichtig. Sie ist das eigentliche Medium der Untersuchung. Von ihr hängt in hohem Maße ab, was der Arzt vom Patienten erfährt oder auch nicht erfährt. Übertragung wie auch Gegenübertragung färben den Befund. Sie sind aber keineswegs allein maßgebend. Nicht jede Sympathie und/oder Antipathie ist als Übertragungs- bzw. Gegenübertragungsreaktion anzusehen. Man tut gut daran, alles Erfahrene versuchsweise zunächst einmal auf die Dyade Patient/Therapeut zu beziehen (»Diagnose aus der Beziehung«) und erst in einem zweiten Zug den Anteil des Patienten daran und den eigenen auseinanderzudividieren.

4. Statt apparativer Hilfsmittel verwendet der Arzt als diagnostisches Instrument in erster Linie sich selbst. Das birgt besondere Probleme. Die eigene Subjektivität muß zu einem Organ der Wahrnehmung werden. Dazu ist erforderlich, daß der Arzt seine Reaktionen auf Persönlichkeit und Verhalten des Patienten weder naiv auslebt (»ausagiert«), noch einfach unterdrückt, sondern besonnen reflektiert, d. h. in sich durchsichtig macht – und damit zu einem Erfahrungsinstrument besonderer Art werden läßt.

5. Die Untersuchung besteht im wesentlichen in einem von aufmerksamer Beobachtung begleiteten Gespräch, freilich einem solchen besonderer Art. Je nach Erfordernis wird es überwiegend Explorations- oder Interviewstil tragen, d. h. entweder mehr einer Symptomklärung dienen, oder auf die Selbstdarstellung des Patienten (nebst dessen Übertragungsbereitschaften) in den Vordergrund stellen. Im Zweifelsfall gebührt ersterem der Vorrang. Unter Exploration versteht man demnach ein vorwiegend symptomorientiertes, unter Interview ein offeneres, unter anderem konfliktorientiertes – auf Psychodynamik und Soziodynamik hin ausgerichtetes – psychodiagnostisches Gespräch.

6. Die Befunderhebung läßt sich somit nicht ohne weiteres so sauber von der Anamnesenerhebung trennen, wie dies in der rein somatischen Medizin der Fall ist. Mit der Anamnese erfahren wir zugleich Wesentliches, was zum psychischen Befund gehört (so z. B. Eigenarten der Persönlichkeitsstruktur). Ohne Berücksichtigung der aus der Anamnese erhellenden Persönlichkeitseigenart werden wir manches im Querschnittsbild vielleicht verkennen. Aber sowenig wir auch im faktischen Vorgehen Anamnesen- und Befunderhebung von einander trennen können, sosehr müssen wir sie doch methodologisch auseinanderhalten, was auch in der schriftlichen Fixierung in den Krankenakten sich niederschlagen sollte.

7. Die Untersuchung psychisch Kranker erfordert große Behutsamkeit und Umsicht. Mehr noch als bei der somatischen Diagnostik ist ständig das »nil nocere« im Auge zu behalten. Dies nicht sosehr quoad vitam (es sei denn durch Provokation einer Suizidalität), sondern eher im Sinne einer Gefährdung der aufzubauenden therapeutischen Beziehung.

Literatur

1. ADLER, R. u. W. HEMMELER: Praxis und Theorie der Anamnese. Der Zugang zu den biologischen, psychischen und sozialen Aspekten des Kranken. Fischer, Stuttgart-New York 1986.

2. American Psychiatric Association: Diagnostic and Statistical Manual of Mental Disorders (4. Aufl.). DSM-IV. American Psychiatric Press, Washington 1994.

3. American Psychiatric Association: The Clinical Interview Using DSM-IV. Diagnostic and Statistical Manual of Mental Disorders (4. Aufl.). American Psychiatric Press, Washington 1994.

4. ARGELANDER, H.: Das psychoanalytische Erstinterview und seine Methode. Psyche **32,** 1089–1098 (1978).

5. ARGELANDER, H.: Das Erstinterview in der Psychotherapie. Wissenschaftl. Buchgesellschaft, Darmstadt 1983.

6. AVENARIUS, R.: Die diagnostische Anfangssituation. Über die Bedeutung des Verstehens in der initialen diagnostischen Situation. Nervenarzt **39,** 51–56 (1968).

7. BADURA, H. O.: Die Beurteilung von Leidensdruck und bewußter Motivation zur Psychotherapie aus dem Erstinterview. Z. Psychother. med. Psychol. **25,** 198–202 (1975).

8. BALINT, M.: Der Arzt, sein Patient und die Krankheit. Klett, Stuttgart 1976.

9. BALINT, M. u. S. NORELL (Hrsg.): Fünf Minuten pro Patient. Suhrkamp, Frankfurt 1975.

10. BASTIAANS, J.: Die Übersetzung der Klage. Z. Psychother. med. Psychol. **21,** 167–181 (1971).

11. BAUER, M.: Psychiatrische Untersuchung, Diagnostik, Klassifikation. In: KISKER, K. P. u. Mitarb. (Hrsg.): Psychiatrie, Psychosomatik, Psychotherapie. Thieme, Stuttgart-New York 1987.

11a. BECH, P., M. KASTRUP u. O. J. RAFALSEN: Minikompendium psychiatrischer Ratingskalen. Springer, Berlin-Heidelberg-New York 1991.

12. BLANKENBURG, W.: Das provokatorische Element im psychiatrischen Gespräch. Nervenarzt **46,** 496–500 (1975).

13. BLANKENBURG, W.: Provokation und Revokation im psychiatrischen Interview. J. Phen. Psychol. **5,** 404–416 (1975).

14. BLANKENBURG, W.: Was heißt »Erfahren«? – Probleme einer phänomenologisch orientierten Erfahrungswissenschaft am Beispiel der Psychopathologie. In: MÉTRAUX, A. u. C. F. GRAUMANN (Hrsg.): Versuche über Erfahrung, S. 9–20. Huber, Bern-Stuttgart-Wien 1975.

15a. BLANKENBURG, W.: Wie weit reicht die dialektische Betrachtungsweise in der Psychiatrie? Z. klin. Psychol. Psychother. **29,** 45–66 (1981).

15b. BLANKENBURG, W.: Biographie und Krankheit. In: Medicus Oecologicus. Der Arzt im Spannungsfeld zwischen Innen- und Außenwelt; S. 45–96. IMA, Wien-Karlsruhe 1983.

15c. BLANKENBURG, W.: Phänomenologie der Leiblichkeit als Grundlage für ein Verständnis der Leiberfahrung psychisch Kranker. Daseinsanalyse **6,** 161–193 (1989).

16. BOCHNIK, H. J., K. DEMISCH u. C. GÄRTNER-HUTH: Sprechende Allgemeinmedizin. Personale Orientierung und psychiatrische Praxis. Deutscher Ärzte Verlag, Köln 1989.

17. BRAUN, R. N., F. H. MADER u. H. DANNINGER: Programmierte Diagnostik in der Allgemeinmedizin. Springer, Berlin-Heidelberg-New York 1990.

18. BRÄUTIGAM, W.: Reaktionen, Neurosen, Abnorme Persönlichkeiten. 6. neubearb. Aufl. Thieme, Stuttgart-New York 1994.

19. COX, A. u. Mitarb.: Psychiatric interviewing techniques II., V., VI. Br. J. Psychiat. **139, 138,** 283–291, **139,** 29–37, **139,** 144–152 (1981).

20. DAHMER, H.: Anamnese und Befund. 7. Aufl. Thieme, Stuttgart-New York 1994.

20a. DEISSLER, K.: Erfinderisches Interviewen: Wie man das systemische Interview für die alltägliche Praxis nutzen kann. Familiendynamik **4,** 345–362 (1988).

21. DILLING, H.: Das psychiatrische Anamnesemosaik. Nervenarzt **57,** 374–377 (1986).

22. DÖRNER, K.: Interview und Exploration. Nervenarzt **37,** 18–25 (1966).

23. DSM-IV: s. American Psychiatric Association.

24. DÜHRSSEN, A.: Die biographische Anamnese unter tiefenpsychologischem Aspekt. Vandenhoeck & Ruprecht, Göttingen 1981.

25. FAUMAN, M. A.: Study Guide to DSM-IV. American Psychiatric Press, Washington 1994.

26. FISCHER, G.: Probleme des Allgemeinarztes beim Umgang mit psychosomatisch Kranken. In: SCHÜFFEL, W. (Hrsg.): Sich gesund fühlen im Jahr 2000, S. 552–556. Springer, Berlin-Heidelberg-New York 1988.

27. HAHN, P.: Ärztliche Propädeutik. Gespräch, Anamnese, Interview. Einführung in die anthropologische Medizin – wissenschaftststheoretische Grundlagen. Springer, Berlin-Heidelberg-New York 1988.

28. HALTENHOF, H.: Die psychosoziale Kompetenz des Hausarztes. Der Allgemeinarzt **15,** 802–811 (1993).

29. HALTENHOF, H., K.-E. BÜHLER u. M. LORÖSCH: Psychosomatik und Allgemeinmedizin. Med. Welt **41,** 591–595 (1990).

30. HELMICH, P.: Der Hausarzt als Psychosomatiker. In: UEXKÜLL, Th. v. (Hrsg.): Integrierte Psychosomatische Medizin in Praxis und Klinik, S. 83–92. Schattauer, Stuttgart-New York 1992.

31. HOPKINSON, K., A. COX u. M. RUTTERT: Psychiatric interviewing techniques III. Naturastic study: eliciting feelings. Br. J. Psychiat. **138,** 406–415 (1981).

32. ICD-10 s. Weltgesundheitsorganisation.

33. JACOB, H.: Wandlungen, Möglichkeiten und Grenzen der klinisch-psychiatrischen Exploration. In: Randzonen menschlichen Verhaltens. Festschrift zum 65. Geburtstag von H. Bürger-Prinz. Thieme, Stuttgart 1965.

34. KIND, H.: Das psychiatrische Interview. In: KISKER, K. P. u. Mitarb. (Hrsg.): Psychiatrie der Gegenwart, Bd. 9, S. 1–11. Springer, Berlin-Heidelberg-New York 1989.

35. KIND, H.: Die psychiatrische Untersuchung. 4. Aufl. Springer, Berlin-Heidelberg-New York 1991.

36. KÜNZLER, E. u. I. ZIMMERMANN: Zur Eröffnung des Erstinterviews. Psyche **19,** 68–79 (1979).

37. KUHN, R.: Was heißt und was bedeutet der Satz: »In der Psychiatrie sind Symptome selbst Tatsachen der Verständigung«? (Mskr. noch nicht publiziert) 1994.

38. LANGEN, D.: Der erste Eindruck und seine medizinisch-diagnostische Verwendbarkeit. Arch. Psychiat. Neur **192,** 67–100 (1954).

38a. LICKINT, K.: Nervenarzt **39,** 451–454 (1968).

39. MEERWEIN, F.: Das ärztliche Gespräch. Grundlagen und Anwendungen. 3. erw. Aufl. Huber, Bern-Stuttgart-Toronto 1986.

40. MÖLLER, H.-J.: Standardisierte psychiatrische Befunderhebung. In: KISKER, K. P. u. Mitarb. (Hrsg.): Psychiatrie der Gegenwart, Bd. 9, S. 1–11. Springer, Berlin-Heidelberg-New York 1989.

41. NEUMANN, J. u. Mitarb.: Psychiatrischer Untersuchungskurs. 2. Aufl. Thieme, Stuttgart-New York 1984.

42. OTHMER, E. u. S. C. OTHMER: The Clinical Interview Using DMS-IV. vol. 1: Fundamentals. American Psychiatric Press, Washington 1994.

43. RUTTER, M. u. Mitarb.: Psychiatric interviewing techniques. Br. J. Psychiat. **138,** 273–282; 456–465 (1981).

44. SCHARFETTER, C.: Allgemeine Psychopathologie. 2. Aufl. Thieme, Stuttgart-New York 1985.

45. SCHUBARTH, W.: Der »geschickte« Patient in der psychoanalytischen Sprechstunde – Theoretische und technische Aspekte der ersten Begegnung. Z. f. psychoanal. Theorie und Praxis **5,** 24–37 (1990).

46. SCHUMACHER, W.: Psychodynamische versus psychiatrische Diagnose für Patienten und Thera-

peuten. Z. psychoanal. Theorie und Praxis. Eröffnungsnummer **0,** 47–63 (1985).
47. SEIDENSTÜCKER, E. u. G. SEIDENSTÜCKER: Interviewforschung: In: SCHRAML, W. u. U. BAUMANN (Hrsg.): Klinische Psychologie Bd. II, S. 377–402. Huber, Bern 1974.
48. SHEA, S. C.: Psychiatric interviewing. The art of understanding. Saunders, Philadelphia 1988.
49. SPITZER, R. L. u. Mitarb.: DSM-IV Casebook. American Psychiatric Press, Washington 1994.
50. STEVENSON, J.: The psychiatric interview. In: ARIETI, S. (Hrsg.): American Handbook of Psychiatry, Vol 1. Basic Books, New York 1959.
51. STOFFELS, H.: Der Hausbesuch in der Sozialpsychiatrie. Mensch – Medizin – Gesellschaft 1985.
52. SULLIVAN, H. St.: The Psychiatric Interview. Norton, New York 1954.
53. Weltgesundheitsorganisation: Internationale Klassifikation psychischer Störungen (ICD-10, Kapitel V [F]). Herausgeg. von DILLING, H., W. MOMBOUR u. M. H. SCHMIDT. Huber, Bern-Göttingen-Toronto 1991.
54. WIESER, St.: Interview (Exploration). In: MÜLLER, C.: Lexikon der Psychiatrie. 2. Aufl., S. 367–369. Springer, Berlin-Heidelberg-New York 1986.
55. WING, J. K., J. E. COOPER u. N. SARTORIUS: Die Erfassung und Klassifikation psychiatrischer Symptome. Beltz, Weinheim 1982.
56. ZERRSEN, D. v.: Beschwerde-Liste. Beltz, Weinheim 1986.

Psychogene Sehstörung und sexueller Mißbrauch

H. BRAUN-SCHARM, Berg, und
R. FRANK, München

Einleitung

Eine 17jährige Jugendliche erblindet plötzlich beim Besuch einer Diskothek. Die Patientin ist verunsichert, die Familie ist ratlos. Die zuerst behandelnden Kollegen können keine organische Ursache für die Sehstörung finden. Erst Wochen später wird erkennbar, daß die Diskothek ein besonders naheliegender Ort für dieses Ereignis war.

Wir schildern im folgenden Lebensumstände und Entwicklung der Jugendlichen, um die Psychopathogenese verständlich machen zu können.

Eigene Beobachtung

Familie und Entwicklung

Die Patientin stammt aus einfachen Verhältnissen. Der 57jährige Vater ist Schlosser, zuletzt zeitweise arbeitslos gewesen und um seine berufliche Zukunft besorgt. Er leidet an nervösen Magenstörungen, sonst ist er gesund. Über Jahre hin hat er in seiner Freizeit Fahrdienste für blinde Kinder durchgeführt und manchmal auch die Tochter mitgenommen. Die 50jährige Mutter ist gelernte Verkäuferin, seit vielen Jahren aber als Hausfrau tätig. Die Eltern sind seit 33 Jahren verheiratet, aus der Ehe stammen 4 Kinder.

Der älteste Sohn ist 30 Jahre alt, berufstätig, verheiratet und in jeglicher Hinsicht unauffällig. Der jüngere, 26jährige Sohn ist das Sorgenkind der Familie; er hat keinen Beruf erlernt, war jahrelang drogenabhängig und mehrfach im zuständigen psychiatrischen Krankenhaus in stationärer Behandlung. Er lebt bei den Eltern, ist unverheiratet, von früher her noch verschuldet und gilt als schwarzes Schaf der Familie und des ganzen Ortes. Die 25jährige ältere Tochter hat einen Beruf erlernt, ist nach turbulenter, einjähriger Ehe geschieden und seit kurzem wieder verheiratet.

Die Patientin ist das jüngste Kind. Sie ist als Nesthäkchen von Eltern und Geschwistern verwöhnt worden. In der letzten Zeit kam es zu gelegentlichen, für die Eltern überraschenden Wutausbrüchen, nachdem die Patientin früher ruhig, brav und freundlich gewesen war.

Schwangerschaft, Geburt und frühkindliche Entwicklung der Patientin sind unauffällig verlaufen. Im Kindergarten fallen Lebhaftigkeit und Trennungsängste auf. In der Grundschule klagt sie oft über Bauchschmerzen und Angst; in dieser Zeit werden eine Legasthenie und eine Hyperopie mittelschweren Ausmaßes festgestellt. Aus der Hauptschulzeit, etwa im 13. Lebensjahr, wird eine Tetraparese berichtet, die ohne Therapie voll remittiert und ohne erklärbare Ursache bleibt. Den Hauptschulabschluß kann sie wegen einer bakteriellen Konjunktivitis nicht machen. 16jährig übersteht sie – ihren eigenen Angaben zufolge – eine kurzzeitige Entzündung des Sehnervs ohne Therapie in kurzer Zeit.

Nach dem Schulabschluß beginnt sie eine Ausbildung zur Friseuse, bricht diese aber nach einem Monat wegen allergischer Komplikationen ab. Sie wechselt in eine Bäckerei und lernt ein Jahr als Verkäuferin. Danach beginnt sie eine Konditorlehre, die durch die stationäre Aufnahme unterbrochen wird. Zum Zeitpunkt der Entlassung will sie diese Lehre ebenfalls abbrechen, schnell Geld verdienen und in einem ungelernten Beruf arbeiten. Auf Nachfragen hin ergibt sich, daß die Patientin an den Ausbildungs- und Arbeitsstellen Auseinandersetzungen mit Kollegen und Vorgesetzten hatte und wohl auch deshalb so oft wechselte.

Seit einigen Monaten hat die Patientin einen festen Freund, mit dem sie auch eine vorsichtige sexuelle Beziehung eingegangen ist. Dieser stellt sich als ein aggressionsgehemmter, überfreundlicher und unterwürfig an die Patientin gebundener junger Mann dar, der angesichts einer möglichen Beendigung der Freundschaft mit Suiziddrohungen reagiert.

Vorgeschichte

Nach dem nächtlichen Ereignis in der Diskothek wird die Jugendliche in eine neurologische Klinik eingewiesen. Nach 10 Tagen kommt es zu einer vollständigen Wiederherstellung der Sehkraft. Laborwerte, Röntgenaufnahme des Thorax, Ekg, EEG, neurologischer Befund, Liquor, kraniales CT, visuell evozierte Potentiale und optokinetischer Nystagmus sind ohne Befund; eine organische Ursache ist damit ausgeschlossen, und die Jugendliche wird entlassen. Nach 2 Rezidiven zu Hause wird sie wieder stationär aufgenommen. Suggestive Maßnahmen, wie Infusionen und Vollnarkose, bringen keine erkennbare Verlaufsänderung. Infolge der begründeten Annahme, daß eine psychogene Problematik vorliegt, wird die Patientin zur stationären Weiterbehandlung an eine kinder- und jugendpsychiatrische Klinik verwiesen.

Verlauf und Therapie

Die routinemäßigen Laboruntersuchungen erbringen sämtlich Normalbefunde. In der testpsychologischen Untersuchung werden der Hamburg-WECHSLER-Intelligenztest für Erwachsene (HAWIE), der Gießen-Test (GT), das Freiburger Persönlichkeits-Inventar (FPI) und der RORSCHACH-Test durchgeführt. Im HAWIE erreicht die Patientin einen leicht überdurchschnittlichen IQ von 114 Punkten bei gleichmäßigem Testprofil. Die auffälligsten Merkmale im RORSCHACH-Test sind hohe Irritierbarkeit und Selbstunsicherheit. Im GT wird eine depressive, verschlossene und mißtrauische Stimmung ermittelt. Die Patientin schätzt sich als unattraktiv, unbeliebt und nicht durchsetzungsfähig ein; daneben finden sich aber auch Hinweise auf zwanghafte und dominante Haltungen. Im FPI imponiert die Patientin als gehemmt, depressiv, leicht irritierbar und psychosomatisch gestört.

Diese Resultate können in der direkten Verhaltensbeobachtung bestätigt werden. Die Patientin wirkt oft infantil und stimmungslabil, wechselweise starrköpfig und nachgiebig, zeigt depressiv-suizidale sowie aggressive Durchbrüche und neigt dazu, Belastungssituationen auszuweichen. Andererseits übernimmt sie oft Verantwortung für die Stationsgruppe, ist um Ordnung und Sauberkeit bemüht und kümmert sich bisweilen zu sehr um Mitpatienten. Sie ist schlank, modisch gekleidet, kokettiert gerne und versteht es, männliche Aufmerksamkeit auf sich zu ziehen, ohne dies in vollem Umfang zu realisieren.

In der 1. Woche des stationären Aufenthaltes in der Kinder- und Jugendpsychiatrie werden zweimal Sehstörungen (passagere Visusminderung) angegeben, einmal davon nur für wenige Minuten. Danach kann sich die Patientin, die sich vorher nicht mehr allein aus dem Haus gewagt hatte, wieder frei bewegen, das Problem Sehstörung wird nicht mehr thematisiert.

Während der darauffolgenden Tage verändert sich unser Wissen über die Hintergründe der Sehstörungen drastisch. In glaubwürdiger Manier berichtet die Patientin nach und nach, daß sie im 10. Lebensjahr von ihrem damaligen Schwager zum Geschlechtsverkehr, von ihrem damals drogenabhängigen Bruder zur Fellatio gezwungen wurde. Für das 16. Lebensjahr gibt sie an, von einem weitläufigen Bekannten im Alkoholrausch vergewaltigt worden zu sein. Diese Mitteilungen werden zuerst unter dem Siegel der Verschwiegenheit gemacht und von heftigen Angstgefühlen begleitet. Es ist das erste Mal, daß die Jugendliche über ihre intimsten Geheimnisse spricht.

In den folgenden Tagen sprudelt es nur so aus ihr heraus. Sie fühlt sich von Eltern und Freund eingeengt, die Aufrechterhaltung ihrer Verschwiegenheit kostet sie viel Kraft. Eifersüchtig muß sie mitansehen, daß der Bruder, der sie belästigt hatte, von den Eltern ständige Unterstützung erfährt; mit ihm muß sie in der elterlichen Wohnung leben. Häufig trifft sie beiläufig auch die beiden anderen Männer, die sich an ihr vergangen haben, ohne zu wissen, wie sie sich verhalten soll. Immer wieder ist sie Stimmungsschwankungen ausgeliefert, die sie nicht versteht. Wenn sie tanzen geht, gerät sie in seltsame Spannungszustände. Im genital-sexuellen Bereich hat sie Ängste bis hin zur Frigidität; sexuelle Angebote von Fremden versetzen sie in innere Panik. Mit der Zeit entwickelt die Patientin Verständnis dafür, daß sich die Symptomatik erstmals an einem tendenziell sexuell aufgeladenen Ort wie einer Diskothek manifestierte.

Sie kann sich oft nicht aus ambivalenten Situationen lösen, Angst und Unsicherheit begleiten sie überall. Ihr Selbstwertgefühl ist angeschlagen; sie erlebt ständig, wie sie selbst in einfach erscheinenden Situationen in emotionale Schwierigkeiten gerät und zweifelt an sich. Mit niemand kann sie über ihre Probleme sprechen.

Die Patientin erklärt sich schließlich bereit, ein offenes Gespräch mit ihren Eltern zu führen. Sie verläßt die Klinik mit dem Vorhaben, eine kleine Wohnung zu suchen, vom bisherigen Freund hat sie sich getrennt. Sie will sich aus der Enge symbiotischer Beziehungen befreien und beginnen, ihren eigenen Weg zu finden. Sie wird auf diesem Weg noch ambulante Hilfe benötigen. Auch wenn sie von einem immensen inneren Druck entlastet ist und keine Sehstörungen mehr zeigt, bleiben doch noch soziale und berufliche Schwierigkeiten bestehen.

Diskussion

Opfer sexuellen Mißbrauchs entwickeln überdurchschnittlich häufig psychische Störungen (6, 9, 13, 15). Die Verteilung dieser Störungen ist vielgestaltig, mißbrauchspezifische Erkrankungen sind nicht bekannt. Es ist jedoch die Hypothese formuliert worden, daß Mißbrauchsopfer bevorzugt Störungen mit körperlicher (Begleit-) Symptomatik entwickeln. Dazu gehören Eßstörungen (Anorexie, Bulimie), deren klinische Charakteristik ausreichend bekannt sein dürfte sowie Somatisierungsstörungen jeglicher Art.

Der Terminus Somatisierung stammt von SCHUR (1955) und meint eine regressive Affekt- und Konfliktverarbeitung, bei der psychische Reaktionen durch körperliche Symptome ersetzt werden. Durch das Klassifikationssystem DSM-III-R (6) ist der Somatisierungsbegriff wiederbelebt und als Überbegriff für die vielgestaltigen, nicht organisch bedingten körperlichen Beschwerden von Krankheitswert neu etabliert worden. Die entsprechende Kategorie im ICD-10 (17) heißt ganz ähnlich »somatoforme Störungen«.

Durch diese Begriffe werden klassische Bezeichnungen wie die Hypochondrie, die Konversion, das dem hysterischen Formenkreis zugehörige BRIQUET-Syndrom bzw. die (polysymptomatische) Hysterie abgelöst oder zusammengefaßt (16, 18, 19, 22). Psychogene Sehstörungen sind seltene Somatisierungsstörungen, die von ophthalmologischen und hirnorganischen Erkrankungen abgegrenzt werden müssen (4, 14). Die häufigsten psychogenen Sehstörungen sind Gesichtsfeldausfälle und Sehminderungen neben einer größeren Anzahl anderer Phänomene. Sie treten bevorzugt bei aggressionsgehemmten Mädchen mit Somatisierungsneigung auf, provoziert durch familiäre, schulische, berufliche oder sonstige Belastungen. Augenerkrankungen und Sehfehler am eigenen Körper oder bei Personen im näheren Umfeld bestimmen häufig die Organwahl (1, 2, 11, 24). Die Prognose im Kindes- und Jugendalter ist überwiegend günstig (21).

Die geschilderte Beobachtung vertritt diese Konstellation prototypisch, insbesondere der vielfache Bezug zu ophthalmologischen Störungen (Hyperopie, Konjunktivitis, blinde Kinder, Lesestörung) fällt auf. Weitere, zum Teil fragliche Episoden von Somatisierung sind Bauchschmerzen, Neuritis und Tetraparese.

Die Patientin gleicht in ihrer infantilen und labilen Ich-Struktur, den diffusen Selbstwertzweifeln, überflutenden Affekten und Störungen der sexuellen Erregbarkeit vielen anderen sexuell mißbrauchten Mädchen, gerade aus Inzestfamilien. Sie kann sich nur schwer gegen andere abgrenzen und durchsetzen, schätzt soziale Situationen unzureichend ein und zeigt ein sexualisiertes Verhalten bei gleichzeitiger Angst vor praktizierter Sexualität. Dadurch gerät sie in Gefahr, erneut das gleiche Schicksal zu erleiden (3, 12).

Diese Kasuistik steht außerdem für die Bedeutung des Geschwisterinzests, der oft in seiner psychopathologischen Valenz verkannt wird; dabei ähneln gerade die Übergriffe älterer Brüder auf jüngere Schwestern dem Vater-Tochter-Inzest (5, 8, 9). Geschwisterinzest geschieht wohl besonders häufig in Familien, in denen sich über Generationen hin inzestuöse Beziehungen manifestieren. Die Auswirkungen erscheinen um so negativer, je jünger die Opfer sind und je negativer die inzestuösen Übergriffe erlebt werden.

Literatur

1. BARNARD, N. A. S.: Visual conversion reaction in children. Ophthal. Physiol. Opt. **9,** 372–378 (1989).

2. BARRIS, M. C., D. I. KAUFMAN u. D. BARBERIO: Visual impairment in hysteria. Doc. Ophthal. **82,** 369–382 (1992).

3. BAURMANN, M. C.: Das Mißtrauen gegen vergewaltigte Frauen. BKA Forschungsreihe Sonderband, Wiesbaden 1986.

4. BRAUN-SCHARM, H.: Psychogene Sehstörungen bei Kindern und Jugendlichen. Prax. Kinderpsychol. Kinderpsychiat. **37,** 38–43 (1988).

5. COLE, E.: Sibling incest: the myth of benign sibling incest. Women and Therapy **1,** 79–89 (1982).

6. DSM-III-R. American Psychiatric Association, Washington 1987.

7. FEGERT, J.: Sexuell mißbrauchte Kinder und das Recht. Bd. 2. Volksblatt, Köln 1993.

8. FINKELHOR, D.: Sex among siblings: a survey on prevalence, variety, and effects. Arch. Sex. Behav. **9,** 171–194 (1980).

9. FORTENBERRY, J. D. u. R. F. HILL: Sister-sister incest as a manifestation of multigenerational sexual abuse. J. Adolesc. Health Care **7,** 202–204 (1986).

10. FÜRNISS, T.: Multiprofessionelles Handbuch sexueller Kindesmißhandlung. Verlag für angewandte Psychologie, Göttingen 1994.

11. GARRALDA, M. E.: A selective review of child psychiatric syndromes with a somatic presentation. Br. J. Psychiat. **161,** 759–773 (1992).

12. GELINAS, D. J.: The persisting effects of incest. Psychiat. **46,** 312–332 (1983).

13. GOODWIN J., M. SIMMS u. R. BERGMANN: Hysterical seizures: a sequel to incest. Am. J. Orthopsychiat. **49,** 698–703 (1979).

14. HIPPIUS, H. u. S. RICHERT: Gnostische Störungen des visuellen Systems. Fortschr. Ophthalmol. **80,** 202–206 (1983).

15. HIRSCH, M.: Der reale Inzest. Springer, Berlin 1987.

16. HOFFMANN, S. O.: Somatisierung und Somatisierungsstörung. Dt. Ärztebl. **91,** 90–92 (1994).

17. ICD-10. Internationale Klassifikation psychischer Störungen. In.: DILLING, H., W. MOMBOUR u. M. H. SCHMIDT (Hrsg.). Huber, Bern 1991.

18. KELLNER, R.: Somatization. Theories and research. J. nerv. ment. Dis. **178,** 150–160 (1990).

19. LIPOWSKI, Z. J.: Somatization: the concept and its clinical application. Am. J. Psychiat. **145,** 1358–1368 (1988).

20. SCHUR, M.: Comments on the meta-psychology of somatization. Psychoanal. Study Child **10,** 119–164 (1955).

21. SLETTEBERG, O., T. BERTELSEN u. G. HEVDING: The prognosis of patients with hysterical visual impairment. Acta Ophthal. **67,** 159–163 (1989).

22. TOMASSON, K., D. KENT u. W. CORYELL: Somatization and conversion disorders: comorbidity and demographics at presentation. Acta psychiat. scand. **84,** 288–293 (1991).

23. TREPPER, T. u. M. J. BARRETT: Systemic treatment of incest. Brunner & Mazel, New York 1989.

24. WELLER, M. u. P. WIEDEMANN: Hysterical symptoms in ophthalmology. Doc. Ophthal. **73,** 1–33 (1989).

Musiktherapie

R. BURKHARDT, Hamburg

Einleitung

Unter den nonverbalen psychotherapeutischen Methoden gewinnt die Musiktherapie in den verschiedenen medizinischen Disziplinen immer größere Bedeutung, obwohl sich ihre wissenschaftliche Fundierung noch in den Anfängen befindet. Die empirische Effektivität der Musiktherapie ist jedoch unbestritten.

Was versteht man unter Musiktherapie, und bei welchen medizinischen Indikationsgebieten findet sie Anwendung?

Definition von Musiktherapie

Musiktherapie ist eine psychotherapeutische Methode, die sich der Musik oder musikalischer Elemente bedient, um mit Kranken oder Behinderten in musikalischer Aktivität mit der Stimme, mit Instrumenten und Bewegung sowie in Musikrezeption therapeutische Ziele zu verwirklichen.

Ziele der Musiktherapie

In der Musiktherapie wird auf dem Weg der Kommunikation sowohl in Gruppenals auch in Einzeltherapien Einfluß genommen auf psychische und somatische Störungen, Fehlverhaltensweisen, Einstellungen, Wahrnehmungs- und Erlebnisverarbeitung, und gesunde Anteile der Persönlichkeit werden intentional gefördert und gestärkt. Die therapeutische Einflußnahme ist möglich, weil auf Grund von Rhythmik, Melodik, Harmonik, Dynamik und Agogik vielfältige Wirkungen von der Musik ausgehen: Anspannung oder Entspannung, Aktivierung oder Beruhigung; Förderung emotionaler Wahrnehmung und affektiver Entäußerung, der Kreativität, der Kommunikationsbereitschaft und ästhetischer Erlebnisfähigkeit; Wachrufen von Erinnerungen; Auslösen von Assoziationen und Imaginationen; Anregung tiefenpsychologischer Prozesse und sinnvoller Lebensgestaltung; Wahrnehmung der eigenen Körperlichkeit und Abbau von motorischen Hemmungen und Behinderungen. Diese differenten Ziele werden mit Hilfe vielgestaltiger musiktherapeutischer Methoden erreicht.

Methoden der Musiktherapie

In 2 recht unterschiedliche Verfahren läßt sich die Musiktherapie aufgliedern: in aktive und in rezeptive Methoden.

Die *aktiven Formen* umfassen einesteils das Singen von Liedern, Kanons, frei improvisierten Tonfolgen oder melodischen Improvisationen auch mit Texten, wobei stets dem Erleben der eigenen Stimme große Bedeutung zukommt, andernteils den Gebrauch von Instrumenten, Rhythmus- und Melodieinstrumenten, wie z. B. Trommeln, Pauken, Klanghölzer, Rasseln; Xylophone, Metallophone, Glockenspiele, Gitarre, Streichpsalter, Keyboard, Klavier, die vorwiegend der freien Improvisation und Begleitung des Singens dienen. Beide Formen beziehen – oftmals spontan ausgelöstes – Klatschen, Trampeln, Schnalzen mit ein und können auch Ausdrucksbewegungen und Tanzen initiieren.

Die in dieser aktiven und kreativen Musiktherapie beobachteten Vorgänge, z. B. Ängste, Widerstände, Übertragungen, Leistungsansprüche, Aktualisierung von Konflikten, werden sogleich oder in späterem Gespräch bearbeitet.

Für die rezeptive Musiktherapie sind charakteristisch das Anhören von Musik unterschiedlichster Herkunft und das nachfolgende Gespräch über das Erlebte: über die Gefühlswahrnehmungen, über Erinnerungen, die wachgerufen wurden, Assoziationen oder Bilder und Tagträume, die sich unter der Musik einstellen können. In zumeist tiefenpsychologisch fundierten Einzel- oder Gruppengesprächen lassen sich dann die Erlebnisse, z. B. ein verdrängtes konflikthaftes Trauma, das beim Hören der Musik bewußt und aktualisiert wurde, bearbeiten und Lösungen anstreben. Erwähnenswert ist das Lübecker Modell der intraaktionellen Musiktherapie, das – wie auch andere musiktherapeutische Methoden – auf der psychoanalytischen Ich-Psychologie basiert und konfliktaufdeckend arbeitet, aber sich konstanter Spielphasen in der Instrumentalimprovisation bedient, so daß es als standardisiertes Verfahren wissenschaftlicher Forschung zur Verfügung steht (22).

Die rezeptive Musiktherapie und in geringerem Maße auch ihre aktiven Methoden lassen sich vielfach mit anderen therapeutischen Verfahren kombinieren: mit Bewegungstherapien, gestalterischen Therapien, z. B. mit Malen; mit katathymem Bilderleben und Psychodrama, mit Meditation sowie autogenem Training und anderen Entspannungsübungen. SCHWABE hat sogar eine eigene Methode konzipiert: die regulative Musiktherapie.

Der Einsatz einer bestimmten musiktherapeutischen Methode ist von den diagnosespezifischen Zielen abhängig und sowohl für eine Gruppe als auch in Einzeltherapie möglich. Bevor allerdings eine musiktherapeutische Intervention beginnen kann, muß eine Anamnese erhoben werden über die musikalische Entwicklung und Hörerfahrung des Patienten, um effektiv und intentional mit ihm arbeiten zu können.

Indikationen für Musiktherapie

Ein Überblick soll zunächst einen Eindruck von den zahlreichen Indikationsfeldern innerhalb der medizinischen Disziplinen vermitteln.

In der Psychiatrie kann Musiktherapie vor allem bei Neurosen eingesetzt werden: bei Angst- und Zwangsneurosen, bei neurotischen Depressionen mit entsprechender anankastischer, depressiver, schizoider, hysterischer oder Borderline-Struktur und bei entaktualisierten Psychosen aus dem schizophrenen Formenkreis und affektiven Psychosen sowie bei Drogen- und Medikamentenabhängigen.

In der Psychosomatik findet Musiktherapie Anwendung bei den psychovegetativen Syndromen, den funktionellen Störungen und speziellen psychosomatischen Erkrankungen sowie somatopsychischen Krankheitsbildern.

Therapieziele können in diesen beiden Bereichen u. a. sein: Erhöhung der Introspektions- und Dialogfähigkeit, Abbau von Perfektionsstreben, Förderung des Selbstwertgefühls und -vertrauens, Wahrnehmung und Äußerung von Gefühlen, kathartisches Abreagieren von angestauten Affekten, Bewußtmachen verdrängter Erlebnisse, Auflockerung und Entspannung, Abbau von Hemmungen, Entfaltung kreativer Kräfte, Anregung von Eigeninitiative, Wahrnehmung der eigenen Körperlichkeit, Freude an spielerischer Aktivität. Dabei ist immer zu bedenken, daß die Therapieziele nur unter Berücksichtigung der diagnosespezifischen Symptomatik und der individuellen Musikerfahrung des Patienten erreicht werden können, wobei entweder mehr konfrontierend oder konfliktzentriert und -lösend oder eher stützend vorgegangen wird.

In der Neurologie dient die Musiktherapie vorwiegend der Mobilisierung durch Anregung der Motorik, besonders mit Hilfe rhythmischer, motivierender Musik bei Apoplektikern, PARKINSON-Patienten, MS-Kranken und anderen Bewegungsbehinderten, nimmt aber über die aktivierende Wirkung hinaus auch auf das seelische Befinden dieser Patienten Einfluß und fördert die Rehabilitation.

Diese Ziele der Musiktherapie finden wir ebenso in der Orthopädie und Chirurgie, wo Musik überwiegend kombiniert mit gymnastischen Übungen zur Besserung der Funktionsstörungen im Bewegungsapparat in den Behandlungsplan integriert ist.

Genauso wird in der Pädiatrie, Heil- und Sonderpädagogik Musiktherapie bei körperbehinderten, zerebralgeschädigten, autistischen sowie sprach- und hörgeschädigten Kindern mit Erfolg angewendet.

In der Geriatrie lassen sich mit Musiktherapie wiederum verschiedene Ziele erreichen, und sie bietet Möglichkeiten zur Revitalisierung und Verbesserung des psychischen Wohlbefindens, z. B. auf Grund von motorischer Aktivierung, Auflockerung der Stimmung, Förderung der Eigeninitiative, Kommunikation und sinnvoller, kreativer Lebensgestaltung.

Erste Berichte über Musiktherapie liegen auch aus dem Bereich der Inneren Medizin und schließlich der Onkologie, besonders im Rahmen der Krebsnachsorge, vor.

Ein völlig andersartiger Wirkungsbereich der Musik in der Medizin hat sich in weiteren Fachgebieten eröffnet, wobei es sich jedoch nicht um Therapie handelt. Es geht um Reduzierung von Ängsten in der Geburtshilfe, prä- und postoperativ in der Anästhesie sowie in der Zahnarztpraxis, und schließlich spielt Musik auch im Rahmen der Rehabilitation/Resozialisation und Prävention, vor allem der Psychohygiene zunehmend eine Rolle.

Beispiele aus der Praxis der Musiktherapie

Zum besseren Verständnis der bisherigen Ausführungen sollen der Einsatz von Musiktherapie und deren Ziele unter Berücksichtigung der Diagnose an einigen Beispielen demonstriert werden.

Eine 26j. Studentin mit einer schizoaffektiven Psychose, schweren Angstzuständen und Isolierungstendenzen wurde in einer aktiven Musiktherapie so tiefgreifend von der sozialkommunikativen Wirkung des gemeinsamen Singens und vor allem von einer freien Rhythmus-Improvisation, wobei sie den Grundrhythmus mit einem Xylophon vorgab, erfaßt, daß sie sich nicht mehr »außen vor« empfand, sondern von allen Beteiligten akzeptiert fühlte. Damit verlor sie ihre Minderwertigkeitsgefühle, Hemmungen und Ängste gegenüber den Patienten auch im verbalen Kontakt in den anderen Gruppentherapien und auf der Station.

Eine 45j. Hausfrau in anorektischem Zustand, mit psychovegetativen Störungen, vornehmlich Verspannungen und depressiver Dekompensation wegen eines Partnerkonfliktes, konnte in rezeptiven Einzelmusiktherapien, in denen sie schwermütige Musikstücke, z. B. von GRIEG »Ases Tod« aus PEER GYNT, von BEETHOVEN Klavierkonzert Es-dur, 2. Satz, von CHOPIN Trauermarsch, anhörte, ihre bislang verdrängte Trauer infolge schlimmer Kindheitserfahrungen mit Trennungen wahrnehmen, ausleben und schließlich sich von ihr befreien, nachdem in psychotherapeutischen Gesprächen die Problematik aufgearbeitet wurde. In aktiver Musiktherapie konnte sie dann auf Pauken, Metallophon und Xylophon Ärger und Aggressionen abreagieren, die sich gegen ihren Mann richteten, bis in gemeinsamen Gesprächen mit ihm Wege zur Konfliktlösung gefunden werden konnten, die zuvor mit dem Medium Musik vorbereitet wurden. So besserten sich ihre Stimmung und psychosomatischen Beschwerden, und sie nahm 5 kg zu.

Bei einem 23j. Patienten mit seit 5 Jahren bestehenden Schüben eines M. CROHN mit heftigen Darmspasmen, Meteorismus und Diarrhöen, die mit dysphorischer Verstimmtheit und rigider, aversiver Haltung einhergingen, gelang es, mit Hilfe von beruhigender, ausgleichender Musik, z. B. von MOZART sog. Kirchensonate, J. CHR. MICHEL Klarinettenmusik mit Orgel und Schlagzeug, die Darmbeschwerden zu reduzieren und damit zugleich positiven Einfluß auf seine psychische Befindlichkeit zu nehmen, so daß er sich wesentlich wohler und nach kathartischem Abreagieren angestauter Affekte in der aktiven Musiktherapie gelöster fühlte und seiner Leistungsorientiertheit weniger ausgesetzt war.

Bei einer 53j. Patientin mit schweren somatopsychischen Störungen und erheblicher endoreaktiver Depression wurden in einer rezeptiven Musiktherapie beim Anhören der sehr dramatischen Musik von HOLST »Jupiter« plötzlich Kindheitserlebnisse wachgerufen und aktualisiert: Sie erlebte ihre massiven Ängste bei den Fliegeralarmen des letzten Krieges in Berlin, wobei sie oft von der Mutter allein gelassen und danach als Belohnung für das Ausharren von ihr mit Würstchen beschenkt wurde. Im Einzelgespräch konnte sie dieses Trauma mit ihrer gegenwärtigen Lebenssituation als Wiederholung in Verbindung bringen, in ihr jetziges Fehlverhalten bezüglich ihrer Hyperorexie Einsicht gewinnen und ihre Ängste und Spannungen, die sich in hypertonen Blutdruckwerten und Blutzuckerentgleisungen ausdrückten, verstehen, so daß sie nunmehr zu einer neuen Einstellung und zu steuernder Einflußnahme auf ihre Störungen fähig wurde.

Ein 63j. Patient mit einer Hemiparese nach einer Apoplexie erfuhr wesentliche Fortschritte in seiner Mobilisierung, indem unter vorgetragener antriebsfördernder Musik und beim Singen vor allem ihm vertrauter Volkslieder mit entsprechender Rhythmik und Melodik die Körperbewegungen intendiert wurden, so daß er zu gelösteren und erweiterten Bewegungsabläufen gelangte und zugleich eine spürbare Aufhellung seiner resignativen Grundstimmung erlebte.

Ein 6j. Mädchen mit einer schweren autistischen Störung wurde von einer Musiktherapeutin in intensiver aktiver musiktherapeutischer Arbeit mit der Stimme, mit Instrumenten, Bewegungen und Malen in zunehmende verbale Verständigungs- und Kommunikationsbereitschaft geführt. Es verbesserte seine motorischen Fähigkeiten und gewann Freude am Spiel von Rhythmusinstrumenten, so daß von diesen kreativen Therapien eine gute Wirkung ausging (29).

Eine 39j. Kauffrau, die sich nach der Operation ihres Krebsleidens ihre Angst vor einem Rezidiv und vor der Zukunft nicht eingestehen konnte und in Form von Herzsensationen somatisierte, hatte sowohl in der rezeptiven als auch in der aktiven Musiktherapie Möglichkeiten gefunden, ihre Ängste wahrzunehmen und anzunehmen, in den begleitenden Gesprächen und in Maltherapien, besonders im Musikmalen, setzte sie sich adäquat damit auseinander, lernte auch, ihren »beschädigten« Körper wieder zu akzeptieren, wobei ihr Musik mit Bewegung und ihr Singen entscheidend halfen. Diese handlungsorientierten Therapien wollte sie zu Haus unbedingt fortsetzen, um auch ihre Zwanghaftigkeit mit Hilfe spontanen, unperfekten Improvisierens, wie sie es in der Klinik kennenlernte, weiterhin abzubauen.

Eine 65j. Landwirtsfrau, die unter erheblichen Depressionen mit großer Angst vor der Zukunft und ständigem zwanghaften Rückgriff auf die ungenügend bewältigte Vergangenheit litt, nahm an einer aktiven Musiktherapie teil, in der wir einen im Lauf der Therapien von mir entwickelten Dreizeiler improvisierten: »Vergangenes laß stehen, das Heute mußt du sehen und in die Zukunft gehen.« Beim Improvisieren dieses Textes mit Instrumenten und unserer Singstimme prägte sich dieser ihr nicht nur ein, sondern sie vernahm ihn, wie sie sagte, als eine innere Aufforderung, die sie als Korrektiv für ihre Einstellung und ihr intentionales Handeln verstand. Nun konnte sie bewußter die gegenwärtigen Probleme annehmen und angehen und hoffnungsvoller sich auf die Zukunft einlassen.

Eine 24j. MTA mit Herz- und Nierenschmerzen, anfallsartiger Atemnot und Bulimie sowie Lebensängsten, ausgelöst aufgrund einer problematischen Freundschaft, setzte sich bei Anwendung des Lübecker Modells in gemalten »Innenbildern«, in den instrumentalen Spielphasen und wiederum gemalten Klangbildern mit ihrer pathologischen Mutterbeziehung auseinander, indem sie sich zunächst elementar von ihren affektiven Spannungen befreite, bis sie zu einer emotionalen, inneren Ausgeglichenheit mit der Tendenz zur »Heilung des Selbst« vordringen konnte (22).

Zusammenfassung

Musiktherapie versteht sich als eine psychotherapeutische Methode, die mit ihren vielgestaltigen Verfahren ein breites Wirkungsspektrum besitzt, deshalb in ganz unterschiedlichen medizinischen Fachbereichen angewendet wird und beachtenswerte Erfolge aufweist. Immer häufiger wird Musiktherapie indikationsspezifisch eingesetzt und stellt eine bedeutungsvolle Bereicherung und Ergänzung der anderen psychotherapeutischen Methoden dar. Es ist zu wünschen, daß die Ergebnisse der weltweiten musiktherapeutischen Forschung der praktischen Musiktherapie zu noch größerer Anerkennung verhelfen.

Literatur

1. BEHREND, R. Ch: Multimediale Rehabilitation. In: JOCHHEIM, K.-A. u. J. F. SCHOLZ (Hrsg.): Rehabilitation Bd. I., S. 88–104. Thieme, Stuttgart 1975.

2. BENENZON, R. O.: Einführung in die Musiktherapie. Kösel, München 1983.

3. BERGER, M. M. u. L. F. BERGER: Psychogeriatrische Gruppenbehandlungen In: HEIGL-EVERS, A. (Hrsg.): Handbuch der Ehe-, Familien- und Gruppen-Therapie. Bd. 3., S. 931–944. Kindler, München 1973.

4. BURKHARDT, R.: Musikmalen - eine psychotherapeutische Methode. In: HÖRMANN, K. (Hrsg.): Musik- und Kunsttherapie. Bd. I, S. 155–165. Bosse, Regensburg 1986.

5. BURKHARDT, R.: Musik-, Kunst- und Tanztherapie in der Psychosomatik. In: HÖRMANN, K. (Hrsg.): Musik- und Kunsttherapie. Bd. I, S. 37–54. Bosse, Regensburg 1986.

6. BURKHARD, R.: Autogenes Training unter Einfluß von Musik. In: HÖRMANN, K. (Hrsg.): Musik- und Kunsttherapie. Bd. I, S. 67–79. Bosse, Regensburg 1986.

7. BURKHARDT, R.: Rezeptive Musiktherapie. In: HÖRMANN, G. (Hrsg.): Musiktherapie aus medizinischer Sicht. S. 129–134. Hettgen, Münster 1988.

8. BURKHARDT, R.: Musiktherapie in der Psychosomatik. In: Medizin – Mensch – Gesellschaft **16,** 99–104 (1991).

9. DECKER-VOIGT, H.-H.: Musiktherapie in der Rehabilitation von Herzpatienten. Musik-, Tanz- und Kunsttherapie **3,** 202–205 (1992).

10. FROHNE, I.: Musik in der Therapie Drogenabhängiger. In: SPINTGE, R. und R. DROH (Hrsg.): Musik in der Medizin. S. 133–141. Editiones Roche, Basel 1985.

11. HALPAAP, B. u. Mitarb.: Angstlösende Musik in der Geburtshilfe. In: SPINTGE, R. u. R. DROH (Hrsg.): Musik in der Medizin. S. 145–154. Editiones Roche, Basel 1985.

12. HARRER, G. (Hrsg.): Grundlagen der Musiktherapie und Musikpsychologie. Fischer, Stuttgart 1975.

13. HÖRMANN, G. (Hrsg.): Musiktherapie aus medizinischer Sicht. Hettgen, Münster 1988.

14. HÖRMANN, G. (Hrsg.): Handlungsaktivierende Musiktherapie. Paroli, Münster 1989.

15. HÖRMANN, K.: Das Lied in Unterricht und Therapie. In: WAGNER, R. (Hrsg.): Studien zur Psychologie und Therapie in der Musikpädagogik Bd. I. Lang, Frankfurt-Bern-New York 1987.

16. HÖRMANN, K.: Musik und Bewegung in der Musik- und Tanztherapie. Musik-, Tanz- und Kunsttherapie **2,** 95–102 (1990).

17. HÖHMANN, U.: Musiktherapie in der Inneren Medizin. Musik-, Tanz- und Kunsttherapie **3,** 65–69 (1992).

18. JOCHIMS, S.: Musiktherapie in der Krebsnachsorge. In: Mitteilungsdienst der Gesellschaft zur Bekämpfung der Krebskrankheiten Nordrhein-Westfalen e.V. **12,** Nr. 42, 18–20 (1984).

19. JOCHIMS, S.: Krankheitsverarbeitung in der Frühphase schwerer neurologischer Erkrankungen. In: PPmP Psychother. med. Psychol. **40,** 115–122 (1990).

20. KAMIN, A. u. Mitarb.: Musik als Beitrag zur Reduzierung prä- und postoperativer Ängste in der Anästhesie. In: SPINTGE, R. u. R. DROH (Hrsg.):

Musik in der Medizin. S. 159–165. Editiones Roche, Basel 1985.
21. KIESSLING, W. R. u. H. LENGDOBLER: Freie Gruppenmusikimprovisation bei Multipler Sklerose: Ein erster Erfahrungsbericht. Musik-, Tanz- und Kunsttherapie **2,** 84–87 (1990).
22. MALER, T.: Musiktherapie. In: FEIEREIS, H. (Hrsg.): Diagnostik und Therapie der Magersucht und Bulimie. Marseille, München 1989.
23. NORDOFF, P. und C. ROBBINS: Musik als Therapie für behinderte Kinder. Klett-Cotta im Verl. Ullstein, Frankfurt-Berlin-Wien 1983.
24. RAUHE, H.: Grundlagen der Antriebsförderung durch Musik. In: REVERS, W. J. u. H. RAUHE: Musik Intelligenz Phantasie. S. 55–78. Müller, Salzburg 1978.
25. SCHWABE, C.: Musiktherapie bei Neurosen und funktionellen Störungen. Fischer, Jena 1972.
26. SCHWABE, C.: Regulative Musiktherapie. Thieme, Leipzig 1987.
27. STERN, R.: Musiktherapie in der zahnärztlichen Praxis. In: DROH, R. u. R. SPINTGE (Hrsg.): Angst, Schmerz, Musik in der Anästhesie. S. 167–172. Editiones Roche, Basel 1983.
28. STROBEL, W. u. G. HUPPMANN: Musiktherapie. Hogrefe, Göttingen 1978.
29. WEBER, C.: Musiktherapie als therapeutische Möglichkeit beim autistischen Syndrom. Musik-, Tanz- und Kunsttherapie **2,** 66–74 (1991).
30. WEIDEKAMP, P.: Aktives Erleben durch Improvisation mit Instrumenten. Möglichkeiten und Chancen der Musiktherapie für verhaltensauffällige Kinder. Musik-, Tanz- und Kunsttherapie **4,** 190–195 (1990).
31. WILLMS, H.: Musiktherapie bei psychotischen Erkrankungen. Musiktherapie I. Fischer, Stuttgart-New York 1975.
32. WILLMS, H.: Musik und Entspannung. Musiktherapie II. Fischer, Stuttgart-New York 1977.

Möglichkeiten und Grenzen der Verhaltenstherapie in der Praxis

A. BUTOLLO und W. BUTOLLO,
München

Einleitung

»Verhaltenstherapie« ist ein Sammelbegriff für eine Vielzahl therapeutischer und erzieherischer Maßnahmen auf praktisch allen Lebensgebieten. Ihnen ist eine Forschungs- und Therapiestrategie gemeinsam, die primär durch empirische Kontrolle und lernpsychologische Betrachtung der Probleme gekennzeichnet ist. Hier soll versucht werden, über die wichtigsten Grundsätze, die Anwendungsgebiete und einige der Grenzen der Verhaltenstherapie zu berichten.

Das Wort »Verhaltenstherapie« ist auch heute noch geeignet, extreme Reaktionen auszulösen, die von Prädikaten wie »Therapie der Zukunft«, »einzig wirksame Psychotherapie« und ähnlich enthusiastischen Aussagen bis zu »reine Manipulationstechnik«, »Seelenklempnerei« oder »Anpassungstherapie« reichen. Diese extremen Urteile sind in einer Sprache abgefaßt, die den derzeitigen »Markt« der Psychotherapien, auf dem anscheinend etwas »verkauft« wird, widerspiegelt. Solche Bewertungen stehen in merkwürdigem Gegensatz zu der betont nüchternen Sachlichkeit, die der Verhaltenstherapie, zumindest ihrer forschungsstrategischen Herkunft nach, eigen ist. Erklärlich sind diese divergenten Aussagen angesichts der z. T. äußerst heftig und polemisch geführten Auseinandersetzungen zwischen eingeschworenen Verhaltenstheoretikern und Vertretern traditioneller Psychotherapien. Die Argumente konzentrieren sich auf veraltete Kausalitätserklärungen des menschlichen Verhaltens und Erlebens sowie auf das Menschenbild der verschiedenen Therapierichtungen.

Grundideen der Verhaltenstherapie

Die Verhaltenstherapie ist eine Psychotherapie mit dem Anspruch, daß ihre »Veränderungsstrategie« aus psychologischen Gesetzmäßigkeiten des Lernens (Lerntheorien) abgeleitet wird. Solche Lerntheorien beschreiben die »Mechanismen«, nach denen der Erwerb und die Aufrechterhaltung eines neuen, nicht angeborenen oder durch Reifung erworbenen Verhaltens erfolgen. Sowohl PAWLOWS »klassische Konditionierung« wie auch das von SKINNER beschriebene »Prinzip des operanten Konditionierens« sind für die Verhaltenstherapie maßgebend gewesen.

Das Prinzip des operanten Konditionierens besteht darin, daß von verschiedenen, zufällig auftretenden Verhaltensweisen eines Individuums diejenigen verfestigt und beibehalten werden, die von Verstärkern – meist positiven Konsequenzen – begleitet werden. Gezieltes

Lernen wird demnach durch systematische Kontrolle der Konsequenzen des Verhaltens möglich. Die klassische Konditionierung hingegen folgt dem Prinzip der »Signalsubstitution«: Ein an sich irrelevanter Umweltvorgang (Reiz) erhält Signalfunktion, wenn er mit gewisser Regelmäßigkeit einem automatisierten Reflex- oder Verhaltensablauf vorausgeht.

In der Verhaltenstherapie wurden diese sehr allgemeinen Konzepte zur Erklärung der Genese und Persistenz von Verhaltensstörungen ausgedehnt: Verhalten wurde gelernt und ist durch Veränderung der Umweltbedingungen formbar. Demnach sind Störungen von Verhalten und Erleben Folge von Lernprozessen. Die Konsequenz daraus ist, daß eine Änderung derjenigen Lernbedingungen, die das Problemverhalten formten, gleichsam ein »Entlernen«, ein aktives »Verlernen« ermöglicht. Voraussetzung dafür sind lernpsychologische Problemdiagnostik und Veränderungsstrategie.

Diagnostik in der Verhaltenstherapie

Verhaltensanalyse

Die verhaltenstherapeutische Diagnostik will die Lernbedingungen erkennen und die Beibehaltung eines Verhaltens feststellen.

Beschreibung des Problemverhaltens

Dabei wird Verhalten qualitativ und quantitativ dargestellt, also der Verhaltensablauf und die Häufigkeit genau beschrieben.

Besteht das störende Verhalten aus einem motorischen Tic, z. B. automatisiertem Grimassieren, so wird die Beschreibung des Verhaltens Ansatz, Bewegungsablauf und Ende enthalten, also relativ einfach sein. Die Häufigkeit sollte aber über einen längeren Zeitraum erfaßt werden, und zwar durch eine einfache Statistik (Strichlisten usw.) und nicht auf Grund eines Interviews (etwa eines Elternteiles). Ein möglichst direkter Zugang zum Problemverhalten ist eine »eiserne« Regel der Verhaltenstherapie.

Besteht das Problemverhalten etwa aus der »Angst, aus dem Haus zu gehen« (Agoraphobie), wird die Beschreibung des Verhaltens sehr viel schwieriger. Ein Dispositionsbegriff (»Angst« als nicht direkt beobachtbares Gefühl) muß in die beobachtbaren Verhaltensweisen »übersetzt« werden. Das geschieht etwa durch Beschreibungen von Art und Häufigkeit der Vermeidungen, der subjektiven Intensität der Angst, der lernpsychologischen Analyse der begleitenden Gedanken (sofern die Person darüber Angaben machen kann) und durch die Erhebung psychophysiologischer Daten während des Angstanfalles. Grundsätzlich besteht der erste Schritt der verhaltenstherapeutischen Diagnostik (Problembeschreibung) darin, ein vom Patienten geschildertes Problem (»Angst«, »Unsicherheit«, »Unfolgsamkeit«) in »Verhalten in Situationen« zu übersetzen.

Situationsanalyse

Nach der Verhaltensbeschreibung wird die Problemsituation lernpsychologisch analysiert, Antecedens- und Begleitbedingungen des Problemverhaltens werden erfaßt und ihr zeitliches und statistisches Zueinander betrachtet. Bei einem motorischen Tic z. B. würde der Verhaltenstherapeut versuchen, festzustellen, ob dem Auftreten des Tics bzw. einer gesteigerten Häufigkeit bestimmte belastende Bedingungen vorausgehen (Bestrafung des Kindes, Bevorzugung eines Geschwisterteils, Schwierigkeiten mit bestimmten Lehrern oder Mitschülern). Solche Situationshypothesen müssen spezifiziert werden: welche Art der Bestrafung, welches spezifische Verhalten der Mutter, in welchen Situationen? Was tut die Mutter z. B., wenn sie ein anderes Kind bevorzugt, welche Konsequenzen hat das Verhalten für Mutter, Geschwisterteil und gestörtes Kind?

Dieses reduktionistisch erscheinende Zerlegen unserer diffusen Alltagsbegriffe mag mühsam und überflüssig erscheinen. Wir empfehlen jedoch dem Leser zur Übung, einmal Begriffe wie »Treue«, »Freude«, »Bevorzugung« auf Verhaltensbegriffe zurückzuführen. Die dabei auftretenden Schwierigkeiten weisen auf die unpräzise Verwendung unserer Sprache hin. Unschärfe der Alltagssprache ist oft vorteilhaft; in der Wissenschaft wird sie jedoch zum fatalen Mangel.

Verstärkeranalyse

Schließlich muß festgestellt werden, welche Konsequenzen das Problemverhalten für den Patienten und seine soziale Umwelt hat. Bei einer Agoraphobie könnten die belohnenden Aspekte aus kurzfristiger Erleichterung durch Angstvermeidung und Angstflucht, aus erhöhter Aufmerksamkeit durch Partner und Familie, aus den Vorteilen von »Inkompetenz« und »Nicht-für-sich-verantwortlich-Sein« sowie aus der Vermeidung unangenehmer Pflichten bestehen.

Praktisches Vorgehen

Die Verhaltensdiagnostik bedient sich zur Darstellung des Problemverhaltens eines Schemas, in dem erhobene Daten und Informationen übersichtlich zusammengefaßt werden können: Situation (S) – Organismus (O) – Reaktion (R) – Konsequenz (K). Dies ermöglicht eine präzisere Planung der Intervention innerhalb aller 4 Teile. Auf der Ebene der Problemsituation (Auslösebedingungen des Problemverhaltens) setzt die Intervention etwa dann ein, wenn der Patient versucht, zu schwierige Situationen zu bewältigen und daher scheitert, oder wenn die Situation der psychischen Gesundheit abträglich ist (Arbeitsverhältnisse, Familienstreß usw.). Der »Maßnahmenkatalog« baut auf 2 Möglichkeiten auf: einmal auf der Situations ä n d e r u n g (auch bei sozialen Schwierigkeiten) und zum anderen auf der Änderung der Situations w a h r - n e h m u n g des Patienten.

Auf der Reaktionsebene soll die Intervention die Reaktionen des Patienten, also seine »Verhaltensantwort« auf den situativen »Auslöser«, modifizieren und alternatives Verhalten einüben.

Bei den Konsequenzen wird versucht, die Verstärker zu »reorganisieren«. Auch kann versucht werden, verstärkende Reaktionen, die das Problemverhalten aufrechterhalten, zu modifizieren. Die unterschiedliche Konstitution, also z. B. eine physiologische Disposition zu erhöhter Unruhe, Konzentrationsschwäche und dgl., wird verhaltenstherapeutisch meist durch Entspannung beeinflußt. Eine medikamentöse Behandlung zusätzlich zu verhaltenstherapeutischen Maßnahmen erscheint akzeptabel; Untersuchungen an unserem Institut können Vor- und Nachteile belegen.

Das S-O-R-K Schema ist wichtig, weil sich ein bleibender Erfolg nur dann einstellen kann, wenn alles, was das Problemverhalten beeinflußt, in die Therapie einbezogen wird. Behandelt man z. B. »Überessen« verhaltenstherapeutisch, ohne die soziale Umwelt des Patienten zu berücksichtigen, wird der anfängliche Therapieerfolg höchstwahrscheinlich zwar sehr gut sein, jedoch kaum anhalten, weil die Auslösebedingungen in der häuslichen Umgebung, z. B. Eßgewohnheiten der Familienmitglieder und soziale Auslöser (Einsamkeit, Depressionen usw.), nicht mitbehandelt wurden.

Verlaufsdiagnostik und Erfolgsmessung

Verhaltensdiagnostik ist nicht nur zu Beginn, sondern auch im Verlauf und am Ende einer Verhaltenstherapie notwendig, um den Therapieerfolg objektiv zu sichern. Subjektive Eindrücke von Therapeuten und Patienten, auch die Zufriedenheit des Patienten, sind kein ausreichender Beweis für den Erfolg. Das Therapieziel ist erst dann erreicht, wenn sich Verhalten und Erleben tatsächlich wie geplant geändert haben.

Anwendungsgebiete der Verhaltenstherapie

Grundsätzlich kann jeder »Verhaltensexzeß« und jedes »Verhaltensdefizit«, also ein Mangel an Gewohnheit oder Fertigkeiten, mit Verhaltenstherapiemethoden behandelt werden. Die Faustregel, daß die Verhaltenstherapie dann indiziert ist, wenn eine eng umschriebene, monosymptomatische Problematik vorliegt, gilt heute so strikt nicht mehr. Verhaltenstherapie wurde in den vergangenen 10 Jahren bei fast allen psychopathologischen Störungen erfolgreich angewendet, sowohl stationär als auch ambulant. Aber nicht nur in der Psychopathologie, sondern auch in so komplexen Problembereichen wie Rassenintegration, Umweltschutz, Industrieplanung, Umweltplanung, Strafreform u. ä. erwiesen sich verhaltenstherapeutische bzw. verhaltenspsychologische Verfahren als nützlich.

Nachstehend werden einige Indikationen bei verschiedenen psychischen Krankheiten dargestellt.

Verhaltenstherapie bei neurotischen Verhaltensstörungen

Wichtigstes Anwendungsgebiet und Paradebeispiel sind die Phobien. Phobien sind Ängste vor bestimmten Objekten (meist Tieren) oder Situationen (enge Räume, weite Plätze, Menschenansammlungen, bestimmte soziale Vorgänge). Das Verhalten ist durch exzessives Vermeiden bzw. Flucht vor kritischen Ereignissen charakterisiert. Die Ängste können meist rational nicht begründet und von Außenstehenden nicht verstanden werden. Auch den Betroffenen ist bewußt, daß die Angst »eigentlich nicht nötig« ist, doch hat diese Einsicht keinen Einfluß auf die oft panikartigen Angstanfälle. Da die Patienten versuchen, die angstauslösenden Situationen mit allen Mitteln zu vermeiden, führen sie oft über Jahre und Jahrzehnte ein zurückgezogenes und eingeschränktes Leben. Eine medikamentöse Behandlung mit Sedativa hilft kaum und ist außerdem wegen möglicher psychischer und physiologischer Abhängigkeiten gefährlich.

Eine Verhaltenstherapie, die die Vermeidungstaktiken des Patienten durch systematisches Aufsuchen der Angstauslöser identifiziert und auflöst, führt bei einem sehr hohen Prozentsatz der Patienten zum raschen und dramatischen Erfolg. Bei monosymptomatischen Phobien (Schlangen-, Hunde-, Wurm- und Spinnenphobien), aber auch bei Agora- und Klaustrophobie können empirisch gesicherte Behandlungserfolge schon seit geraumer Zeit mittels gut kontrollierter Studien dokumentiert werden.

Gegen diffuse Ängste, z. B. Angst vor noch nicht vorhandenen Krankheiten (etwa Krebsangst), »Lebensangst«, Angst vor dem Tod oder sog. frei flottierende Ängste, wurde bisher verhaltenstherapeutisch noch wenig gearbeitet, da diese Ängste keinen erkennbaren externen Auslöser haben, sich die gesamte Verhaltenskette (S-O-R-K) gleichsam körperintern abspielt und sich in keinem sichtbaren Verhalten »greifen« läßt. In jüngerer Zeit konnte durch die verstärkte Einbeziehung kognitiver und emotionaler Prozesse in Verhaltensanalyse und -intervention ein Therapieansatz auch hierfür entwickelt werden, nicht zuletzt durch Arbeiten an unserem Institut (1–3). Der Begriff des Verhaltens wurde sozusagen von der Grobmotorik erweitert auf das Sprach- und auch auf das »Denkverhalten«. Es hat sich gezeigt, daß die kognitiven Prozesse der Angstvermeidung und Situationsbewertung mit verhaltenstherapeutischen Methoden genauso beeinflußbar sind wie direkt beobachtbares Verhalten.

Zwanghaftes Verhalten, wie kompulsives Händewaschen, Zählen, Beten, Kontrollieren usw., gehört zu den Störungen, die bei stärkerem Grade generell sehr resistent gegen psychotherapeutische Beeinflussung sind. MARKS und RACHMAN konnten jedoch am Maudsley-Hospital in London sehr gute Erfolge der Verhaltenstherapie dokumentieren, vorausgesetzt, es wurde intensiv und rund-um-die-Uhr behandelt. Die Mitarbeit des Pflegepersonals an dem von den Therapeuten ausgearbeiteten Programm war dabei eine Voraussetzung für den Erfolg. RÖPER, ein Mitglied des Münchner Instituts für Psychologie, hat diesen Ansatz modifiziert und die Brauchbarkeit im nicht-klinischen Alltag untersucht.

Neurotische Depressionen treten häufig zusammen mit Ängsten und Zwängen auf. Diagnostisch muß genau geklärt werden, was vorrangig und ob eine ambulante Verhaltenstherapie vertretbar ist. Die Wirksamkeit der Verhaltenstherapie bei sog. »endogenen« Depressionen, d. h., wenn die Symptome nicht als Folge einer anderen Störung oder als Reaktion auf Umweltveränderungen auftreten, ist umstritten. Beobachtungen zeigen, daß Verhaltenstherapie wirksam sein kann, doch fehlen noch systematische Studien mit guten Kontrollgruppen und ausreichenden Nachuntersuchungen. Verschiedene, z. T. kontroverse Modelle depressiven Verhaltens müssen erst klinisch überprüft werden.

Eines dieser Konzepte ist das der »gelernten Hilflosigkeit«. Die Depression wird als Endprodukt einer »Lerngeschichte« erklärt, in der alle Anstrengungen, Probleme aus eigener Kraft zu meistern, fehlgeschlagen sind. Der Depressive hat gelernt, daß er »generell hilflos und inkompetent« ist. Liegt eine solche Lerngeschichte tatsächlich vor, so sollte durch eine ändernde Verhaltenstherapie eine Besserung der Symptomatik möglich sein. Nach einer anderen Vorstellung ist depressives Verhalten aber Ergebnis einer Kettenreaktion, an deren Anfang ein Defizit an positiver Verstärkung steht. Die sich so orientierende Therapie wird ebenfalls versuchen, kontingente Erfolgserlebnisse zu vermitteln.

Motorische Tics sind ein »klassisches« Anwendungsgebiet der frühen Verhaltenstherapie, die auf eine Sensibilisierung des Patienten für die auslösenden Situationen und das eintretende Symptom abzielte. Evtl. werden auch alternative Reaktionen eingeübt, die mit dem Symptom unvereinbar sind. Bei der Diagnostik muß die Funktion des Symptoms geklärt werden. Eine isolierte Behandlung des Symptoms ist bei Tics nur selten möglich, da meist ein Zusammenhang mit anderen Störungen besteht.

Verhaltenstherapie bei Schizophrenie

Die Bedeutung der Verhaltenstherapie für Schizophrenie beruht nicht primär auf der »Heilung« der Erkrankten im Sinne einer Beseitigung aller Symptome, vielmehr sollen bestimmte Verhaltensweisen im Sinne einer allgemein verbesserten Sozialisierung modifiziert werden. Verhaltenstherapie bei Schizophrenen erfolgt stationär, und zwar nicht nur in einzelnen Sitzungen, sondern im gesamten Tagesablauf. Münzökonomien (Programme, in denen Vergünstigungen von bestimmten Verhalten abhängig gemacht werden) waren erfolgreich, wenn sie konsequent angewendet wurden. Für jeden Patienten wird ein Ziel definiert, z. B. sich-selbst-anziehen, Führung realitätsbezogener Gespräche mit Mitpatienten oder Pflegepersonal, sinnvolle Tätigkeit auf der Station. Belohnt wird mit Punkten oder Münzen, die dann eingetauscht werden können. Über relativ gute Erfolge mit schizophrenen Patienten berichtete LIBERMAN am Camarillo-State-Hospital, California. Zusätzlich zu diesem Verstärkungssystem bot er ein systematisches Training zum Aufbau alternativen Sozial- und Kommunikationsverhaltens an. Außerdem werden die Familienmitglieder in den Therapieprozeß miteinbezogen.

Verhaltenstherapie bei Abhängigkeit und Sucht

Ein weiteres Anwendungsgebiet sind die verschiedenen Formen der Abhängigkeit. Verhaltenstherapieprogramme liegen für »leichtere« Formen von Abhängigkeit, Rauchen und Fettsucht vor. Zu deren Behandlung wurden brauchbare Therapiemanuale entwickelt, die allein oder in Gruppen, mit oder ohne Therapeuten, angewendet werden können. Durch alle Programme sollen Lebensgewohnheiten langfristig umgestellt werden, da nur dann gute Langzeiterfolge zu erwarten sind. Gerade bei der Behandlung der Fettsucht kommt es durch Kuren mit sehr reduzierter und einseitiger Diät zwar zu Gewichtsreduktionen, die allerdings nicht lange anhalten, da im Anschluß an ein solches Diätprogramm die alten Eßgewohnheiten bald wieder aufgenommen werden. Daher ist eine sorgfältige Diagnostik, die die Funktion des Symptoms klärt, außerordentlich wichtig.

Bei der Behandlung schwererer Formen der Abhängigkeit, wie Alkohol- und Drogensucht, scheinen massiv kontrollierende Programme die einzige Möglichkeit zu sein. Bei beiden Suchten ist die stationäre der ambulanten Behandlung vorzuziehen. Bei Alkoholsucht werden meist Aversivtechniken zu Beginn der Therapie und Maßnahmen, die die sozialen Verhältnisse des Patienten verändern, kombiniert. Die Arbeitsgruppe um COHEN (Universität Konstanz) hat darin wertvolle Erfahrungen gesammelt.

Auch bei Drogensucht werden mehrere Stadien zwischen der unmittelbaren Beseitigung des Symptoms (klinischer Entzug) und langfristiger Rehabilitation unterschieden. Die Aussichten auf einen Therapieerfolg sind etwas besser, wenn sich die Patienten freiwillig zur Behandlung melden und bereit sind, sich auch dem klinischen Drogenentzug mit nur geringer medikamentöser Unterstützung zu unterziehen. Anschließend ist ein intensives stationäres Verhaltenstherapieprogramm mit einem monatelangen Wiederaufbau der Motivations- und Verhaltensstruktur notwendig.

Für Rauchen, Fett-, Alkohol- und Drogensucht wurden an der Psychologischen Abteilung des Max-Planck-Instituts für Psychiatrie in München brauchbare Ansätze entwickelt.

Weitere Anwendungsgebiete

Weitere Anwendungsgebiete, in denen sich die Verhaltenstherapie bewährt hat, sind Sprachstörungen, geistige Behinderung, sexuelle Störungen wie Impotenz, Frigidität, Vaginismus und Ejaculatio praecox, aber auch bizarre Formen sexueller Aktivität wie Fetischismus, Pädophilie, Exhibitionismus oder Transvestizismus.

Verhaltenstherapie im Kindesalter

Einen besonderen Platz nehmen Verhaltensstörungen im Kindesalter ein. In der Kindertherapie hat sich die stationäre und ambulante Verhaltenstherapie bewährt und ist anerkannt. Sie kann bei leichten Erziehungsschwierigkeiten wie auch bei frühkindlichen Psychosen oder schwerer Retardierung angewendet werden. Therapieziel und Methodik sind bei so unterschiedlichen Indikationen natürlich verschieden und individuell abgestimmt.

So wird z. B. bei Erziehungsschwierigkeiten die gesamte Eltern-Kind-Interaktion Gegenstand von Analyse und Intervention sein. Das bedeutet, daß das Kind nicht als »krank« angesehen, sondern sein Verhalten als Reaktion auf bestimmte Verhaltensweisen von Eltern, Geschwistern und Lehrern – und umgekehrt – verstanden wird. Eine genaue Analyse der Verstärkungszusammenhänge in der Familie und deren Umstrukturierung ist Ziel der Therapie. Daher ist nie ein Kind allein der »Patient«, sondern möglichst die ganze Familie.

Gute Erfahrungen mit einem verhaltenstherapeutischen Elterntraining hat INNERHOFER am Max-Planck-Institut für Psychiatrie München gemacht. REDLIN, ein ehemaliges Mitglied des Münchner Instituts für Psychologie, faßte ihre Erfahrungen bei der Kindertherapie kürzlich leicht lesbar zusammen.

Etwas anders sind Retardierungen und andere geistige Behinderungen sowie der frühkindliche Autismus zu beurteilen. Ziel ist einerseits der Abbau bizarren, aggressiven oder autoaggressiven Verhaltens und gleichzeitig der Aufbau von sozialisiertem Verhalten. Je nach Schwere des Defekts müssen in mühsamer Kleinarbeit einfache Tätigkeiten eingelernt werden, z. B. den Löffel zu benützen, sich anzuziehen oder auch nur Blickkontakte zu einer anderen Person aufzunehmen bzw. auf Aufforderung mit Aufmerksamkeit zu reagieren. Gerade bei autistischen Kindern kann mit dem graduellen Aufbau eines defizienten Verhaltens ein recht guter Erfolg erzielt werden, sogar beim Sprechen und Zuhören. DIRLICH-WILHELM am Münchner Institut für Psychologie behandelt autistische Kinder verhaltenstherapeutisch.

Nochmals sei darauf hingewiesen, daß die Verhaltenstherapie, gerade bei Kindern, keine monotone Anwendung von Technologien nach »Rezeptbuch« ist. Emotionale Wärme und Zuneigung zu dem behinderten Kind sind notwendig, reichen allerdings allein bei der verhaltenstherapeutischen Behandlung nicht aus.

Verhaltenstherapie in der Psychosomatik

Ein im Aufbau befindliches Anwendungsgebiet ist die Verhaltenstherapie bei psychosomatischen und somatopsychischen Störungen. Methoden der Organkontrolle (Entspannung, Biofeedback), der Reizkontrolle (Streßbewältigungsprogramme) und der Verstärkerkontrolle (z. B. Entspannung als Substitut des Rauchens) sind erste Indikationen. Die Forschungsaktivität auf diesem Gebiet ist besonders rege, was übrigens für das gesamte Gebiet der psychologischen Rehabilitation gilt (3). Die therapeutische Beeinflussung psychosomatischer Erkrankungen im Kindesalter ist Gegenstand eines vom Bundesministerium für Jugend, Familie und Gesundheit geförderten Forschungsprojekts der Autoren, bei dem verhaltenstherapeutische Maßnahmen in Kombination mit anderen Therapieverfahren einer empirischen Überprüfung unterzogen werden.

Voraussetzungen

Abschließend ist festzuhalten, daß für eine erfolgreiche Verhaltenstherapie nicht unbedingt die Art der Störung, sondern die Art, wie verhaltenstherapeutische Maßnahmen angewendet werden, ausschlaggebend ist. Nachstehend werden einige Schlüsselpunkte für eine aussichtsreiche Verhaltenstherapie nochmals zusammengefaßt:

1. Durch eine sorgfältige Verhaltensanalyse (Bedingungsanalyse) muß genau festgehalten werden, welche Funktion eine Störung im Gesamtverhalten eines Patienten hat, wie sie verstärkt und aufrechterhalten wird und welche Konsequenzen sich bei einer Heilung für den Patienten ergeben.

2. Erst nach einer »maßgeschneiderten« Verhaltensdiagnose kann eine Interventionsstrategie geplant werden. In einem

Interventionsplan wird auch festgelegt, in welcher Reihenfolge verschiedene Symptome behandelt werden sollen.

3. Die Wirksamkeit der Therapie hängt davon ab, wie präzise, konsequent und konsistent sie durchgeführt wird, was während der Therapie mittels Verlaufsdiagnostik laufend zu überprüfen ist.

4. Die Verhaltensänderung muß über die therapeutische Situation hinausgehen, um sich zu generalisieren. Daher werden häufig »in vivo-Übungen« in der natürlichen Umgebung des Patienten ausgeführt.

5. Zu Mißverständnissen kam es durch die oft zitierte verhaltenstheoretische Meinung, die Verhaltenstherapie führe unabhängig vom Therapeuten zum Erfolg. Dies trifft nur dann zu, wenn die Therapeuten sorgfältig ausgebildet sind. Die Verhaltenstherapie verfügt nicht über einen Rezeptkatalog leicht anwendbarer und sicher wirksamer Methoden, die von jedermann benutzt werden können. Gerade die scheinbare Einfachheit mancher verhaltenstherapeutischer Methoden hat immer wieder zum Mißbrauch durch ungeschulte Personen geführt, um so mehr, als der Titel »Verhaltenstherapeut« nicht geschützt ist.

Für den praktizierenden, überweisungswilligen Arzt ist es daher sehr schwierig, für seine Patienten einen geeigneten Verhaltenstherapeuten zu finden. Zur Erleichterung dieser Entscheidung wird eine Anfrage beim nächsten Universitätsinstitut für Klinische Psychologie oder bei den verhaltenstherapeutischen Fachverbänden empfohlen.

Grenzen der Verhaltenstherapie

Die Grenzen der Verhaltenstherapie galten früher als erreicht, wenn sich das Problem eines Menschen in seinem Verhalten wenig oder gar nicht manifestiert bzw. wenn der Patient sein Problem nicht »sieht«. Das ist meist der Fall, wenn ein Mensch »gut funktioniert«, im allgemeinen Sinn »angepaßt«, mit seinem Leben aber aus ihm unerklärlichen Gründen unzufrieden ist. Hat der Patient kein »Problembewußtsein«, konnte in den Anfängen der Verhaltenstherapie nicht viel angeboten werden. Gedanken, Gefühle und Vorstellungen gehören längst zu den Anwendungsfeldern der Verhaltenstherapie; sie wird meist als »kognitive Verhaltenstherapie« bezeichnet. So wurden Strategien entwickelt, die auch kognitive und emotionale Prozesse erfassen. In jeder Verhaltenstherapie wird mit dem Patienten über dessen Gedanken, Gefühle und Vorstellungen gesprochen. Sie gehören strenggenommen zu den »unkontrollierten Variablen«, die nicht direkt beobachtet und ausgewertet werden können. Dennoch haben sie einen festen Platz in Verhaltensdiagnostik und Therapie erhalten.

Untersuchungen an unserem Institut, die unter dem Arbeitstitel »erfahrungsorientierte Lerntherapie« kürzlich begonnen haben, sollen helfen, diese Lücke zu schließen (1, 2).

An Grenzen stößt die Verhaltenstherapie auch dann, wenn das Verstärkersystem eines Patienten schlecht beeinflußbar ist, z. B., wenn der Patient überhaupt nicht verstärkt werden kann, wie bei einer schweren Depression. Oder wenn seine Verstärker nicht direkt und gezielt eingesetzt werden können, weil ihre Kontrolle außerhalb der Reichweite von Therapeut und Patient liegt. Weitere Grenzen sind nicht beeinflußbare Situationen, wenn eine Lösung des Problems nur durch die interne Arbeit des Patienten an seinem Weltbild, seinen Erwartungen usw. möglich wird. Spätestens an diesem Punkt setzt die gesellschaftspolitische Verantwortung des Therapeuten ein.

Die Verhaltenstherapie galt lange Zeit als das »Handwerk« in der Palette der Psychotherapien. Nüchtern, gleichmäßig, anstrengend und manchmal erfolgreich auch dort, wo andere bereits aufgeben. Sie ist die »klinischste« aller psychosozialen Therapien. Dem funktionierenden, eigentlich symptomfreien, jedoch unzufriedenen Durchschnittsbürger, dem »Normalneurotiker« unserer Tage, der nach dem Sinn des Lebens sucht, haben andere Therapieformen mehr zu offerieren. Verhaltenstherapie ist primär eine Therapie für Personen, deren Probleme »real« sind, d. h., deren Schwierigkeiten sich in ihrem Verhalten und in ihrer Umwelt manifestieren.

Literatur

1. BUTOLLO, W.: Chronische Angst – Grundlagen und Anwendung der Konfrontationstherapie. Urban & Schwarzenberg, München 1979.
2. BUTOLLO, W.: Experiental Learning Therapy – The Behavior Therapists Alternative for the next Decade? EABT-Conference, Paris 1979.
3. MITTELSTAEDT, L. u. W. BUTOLLO: Angstbewältigung in der Infarktrehabilitation. Kongreß Deutsche Gesellschaft f. Psychologie, Mannheim 1978.
4. REDLIN, W.: Verhaltenstherapie, Möglichkeiten und Grenzen ihrer Anwendung. Huber, Bern 1977.
5. WERNER, A. u. W. BUTOLLO: Lerntheorien: Skinner und das Operante Konditionieren. In: Psychologie des 20. Jahrhunderts. Kindler, München 1978.

Weiterführende Literatur

6. BUTOLLO, W.: Die Angst ist eine Kraft. Piper, München 1993.
7. BUTOLLO, W. u. S. HÖFLING: Behandlung chronischer Ängste und Phobien. Enke, Stuttgart 1984.

Erschienen in:
internist. prax. **20,** 703–710 (1980)
tägl. prax. **22,** 511–518 (1981)

HIPPOKRATES und die moderne Medizin

F. CURTIUS, Lübeck †

Angesichts unseres Themas wird mancher erstaunt fragen: Können zwischen der modernen Medizin mit ihren ungeahnten Fortschritten, die sie ganz überwiegend streng naturwissenschaftlichen Methoden verdankt, und dem um 460 v. Chr. geborenen griechischen Arzt noch irgendwelche Berührungspunkte gefunden werden? Wohl besteht in der Ärzteschaft der ganzen Welt keinerlei Meinungsverschiedenheit über den ewigen Wert der ärztlichen Grundeinstellung des HIPPOKRATES, die in dem berühmten Eide ihren Ausdruck findet, den die griechischen Jünger der Heilkunst beim Eintritt ins Berufsleben schwören mußten. Sein von tiefem Ethos getragener Ernst hat überzeitlichen Wert. Gerade darum ist es aber nicht nötig, bei diesem Gebiet der ärztlichen Ethik zu verweilen. Ich möchte mich vielmehr beschränken auf die rein medizinische Seite und dabei zunächst die Hauptgesichtspunkte und wesentlichen Errungenschaften des Hippokratismus nennen, darauf dessen wechselnde Anerkennung in der Geschichte der Medizin andeuten, um schließlich zur Kernfrage unseres Themas vorzudringen.

Wenn auch die überwiegende Menge der 52 in dem sog. *Corpus hippocraticum* zusammengetragenen Schriften nicht von dem Meister selbst, zu einem großen Teil jedoch von Schülern stammt, die in seinem Geiste erzogen waren, so ist man sich doch heute im Kreise der Philologen und Medizinhistoriker über die Quintessenz der Lehre ziemlich einig. Dies gilt auch für die zunehmende Hochschätzung der sog. *koïschen Schule* (so benannt nach der Insel Kos vor der Südwestküste Kleinasiens, der Heimat des H.). Wenn also von den Erfahrungen und Anschauungen des H. die Rede ist, bezieht sich das auf die ganze Schulrichtung, nur zu einem kleineren Teil auf den Meister selbst. Aber auch Vertreter anderer Lehrmeinungen sind in den Schriften enthalten, selbst solche der älteren Schule von Knidos (ROSCHER u. a.). Besonders aufschlußreich zu der heutigen Lage der Forschung ist die ausgezeichnete kurze Ausgabe einiger weniger gesicherter HIPPOKRATES-Schriften durch W. CAPELLE, die zum Selbststudium wärmstens empfohlen sei. Von den sonstigen Vorläufern des H., wie DEMOKEDES, KTESIAS, ALKMAION berichtet CAPELLE I. c. Es ergibt sich daraus, daß H. offenbar ziemlich wesentliche Hauptpunkte seiner Krankheitslehre schon übernommen hat, so die Krankheitsverursachung durch eine Störung des Gleichgewichts im Körperhaushalt, die Bedeutung der Grundqualitäten (feucht/trocken, kalt/warm usw.), die pathogenetische Rolle der Ernährung und anderer Unregelmäßigkeiten der Lebensweise, der Umwelteinflüsse usw.

HIPPOKRATES lebte von etwa 460–377 v. Chr., also zur Zeit der kulturellen Hochblüte Griechenlands, in der Männer wie

PERIKLES, AISCHYLOS, SOPHOKLES, PHIDIAS wirkten. Schon im Altertum stand er in allerhöchstem Ansehen: PLATON vergleicht ihn mit PHIDIAS, ARISTOTELES nennt ihn den Großen, der berühmte römische Arzt CELSUS den »Göttlichen«. Schon im Altertum wurde er auf seiner Heimatinsel als Heros verehrt und sein Bild auf Münzen geprägt.

Was hat nun jene – wie wir noch zeigen werden – bis zur Jetztzeit reichende Nachwirkung dieses wohl größten Arztes der Geschichte begründet? Man kann seine Großtat mit der Kurzformel des bedeutenden Altertumsforschers W. NESTLE kennzeichnen: *»Vom Mythos zum Logos«*, d. h., HIPPOKRATES hat, angeregt durch die noch ältere Ärzteschule auf der Kos benachbarten Halbinsel Knidos, aufgeräumt mit der Dämonen- und Beschwörungsmedizin der Vorzeit, die »ein wüstes Gemenge von Zauberbräuchen« darstellte (TH. GOMPERZ).

Statt dessen lehrt er, die Krankheiten wie auch die menschliche Umwelt nüchtern zu beobachten, machte sich Gedanken über die Anatomie und Physiologie des Menschen, erkannte die Bedeutung des Seelischen für die Krankheitslehre. So gelangen ihm – naturgemäß neben zahlreichen, zeitbedingten Irrtümern – mancherlei Beobachtungen, die noch heute Geltung besitzen: über die Symptomatologie – besonders die Allgemeinerscheinungen von Krankheiten, über die Wechselwirkung von örtlichen und Allgemeinsymptomen, die Nützlichkeit mancher Erscheinungen, z. B. des Fiebers, des Erbrechens, über die Verschiedenartigkeit in der Reaktionsweise der Einzelmenschen und die daraus abzuleitende Berücksichtigung der Individualität. Manche der von H. gezeichneten Krankheitsbilder können wir noch heute eindeutig identifizieren, z. B., die ganz charakteristische Hodenerkrankung bei Mumps, die Hirnhautentzündung nach Mittelohrentzündung, die Gaumensegellähmung bei Diphtherie, die Schwindsucht u. a. m.

Mit dem Ernst dieser Erfahrungsforschung und der scharfen Ablehnung des alten Dämonismus war naturgemäß eine ebenso strenge Kritik haltloser Spekulation sowie autoritätsgläubigen Dogmatismus verbunden.

Mittels dieser Eigenschaften gelangte H. schon zu tiefen Einblicken in die wesentlichen Krankheitsursachen, ja man hat – wohl etwas übertreibend – geradezu gesagt, daß er alle wesentlichen Schadensfaktoren schon erkannt habe: die Bedeutung des Klimas, der Witterung – besonderen Wert legte er auf die Winde –, von Diätfehlern, Überanstrengung. Ja, sogar die Infektion ahnte er in den Untersuchungen über Epidemien voraus, wenn er sie in seiner bis vor etwa 150 Jahren noch geltenden Miasmen-Theorie auf Ausdünstungen, besonders der Sümpfe, zurückführte (vgl. »Malaria«). FR. KRAUS (1894) muß man zustimmen, wenn er die hippokratische Ursachenforschung »hochmodern« nannte, sei ihm doch schon die von vielen Späteren ignorierte Kombination von Anlage und Umwelt durchaus geläufig gewesen.

Auch in der K r a n k h e i t s b e h a n d l u n g beschritt H. ganz neue und grundsätzlich noch heute gültige Wege: Statt Beschwörungen und Zauberformeln wandte er strenge, genau präzisierte Diäten sowie Bäderbehandlung an, naturgemäß in Verbindung mit dem damals noch recht dürftigen Arsenal von Heilkräutern. Sein Grundsatz war, die Therapie einfach und naturgemäß zu gestalten. Auch chirurgisch hat er für die damalige Zeit Erstaunliches geleistet, besonders in der Knochenbruchbehandlung. Er ist der Verfasser des *»ersten wissenschaftlichen Lehrbuches der Chirurgie«* (CAPELLE).

Wohl stützte sich H., wie aus alledem zu ersehen, in erster Linie auf Einzelerfahrungen. Alle Kenner stimmen aber darin überein, daß er es auch in hervorragender Weise verstanden hat, hieraus allgemeine Erkenntnisse und Richtlinien zu erschließen. Bei den Griechen war nämlich *»der mächtigste Drang nach Verallgemei-*

nerung gepaart mit der schärfsten, jede Besonderheit der Erscheinungen erspähenden ... Beobachtung«, wie GOMPERZ bei seiner Besprechung der griechischen Ärzte hervorhebt; dem hippokratischen Denken hätten wir deshalb nicht nur die vorgenannten speziellen Ergebnisse, sondern darüber hinaus *»geradezu ... die rationelle Wissenschaft zu verdanken«*. Diese Beurteilung wird auch von der neueren Fachwissenschaft geteilt: *»Die bloße Empirie verbindet sich mit der systematisierenden Tendenz zur Erzeugung echter Wissenschaft«* (J.-H. KÜHN 1956). So hat denn GOMPERZ sicher nicht übertrieben mit seinem fast hymnischen Lobe: *»Es bleibt der ewige Ruhm einer medizinischen, der koïschen Schule, daß sie auf dem Gebiete der Heilkunst diesen Umschwung eingeleitet und dadurch auf das gesamte Gedankenleben der Menschheit den heilsamsten Einfluß geübt hat.«* Besonders interessant ist es nun, daß sich die Hippokratiker bereits dieser Erkenntniskraft medizinischen Denkens bewußt waren, wie dem berühmten Wort aus der Schrift *»Über den Anstand«* zu entnehmen ist: *»Der philosophisch geschulte Arzt besitzt Gottähnlichkeit«*, d. h., die Kenntnis der Natur vermittelt wahre Weisheit.

Angesichts dieses glänzenden Bildes ist es nicht verwunderlich, daß der Name HIPPOKRATES seit 2400 Jahren nicht mehr aus der Medizin- und Geistesgeschichte wegzudenken ist, wenn seine Wertschätzung auch starkem Wechsel unterworfen war. Dies hier wenigstens mit einigen Strichen anzudeuten, ist für die Beantwortung unserer Hauptfrage nach dem Fortwirken des Meisters von Kos bis in die Jetztzeit naturgemäß recht lehrreich.

Nach dem Tode des H. schien seine Wirkung zunächst mehr und mehr abzunehmen: Statt des Individuellen wurde das Generelle, statt des Intuitiv-Künstlerischen das Wissenschaftliche in der ärztlichen Tätigkeit hervorgehoben. Erst mit dem berühmten griechisch-römischen Arzt GALENOS begann um 200 n. Chr. eine HIPPOKRATES-Renaissance, bei welcher im Anschluß an HIPPOKRATES die Bedeutung der Körpersäfte für die Krankheitsentstehung und weiterhin die überragende Rolle der Naturheilkraft betont wurden. Es war sicherlich in gewisser Weise berechtigt, wenn GALEN (der in seinem positiven, besonders anatomischen und physiologischen Wissen schon viel weiter gekommen war) von sich rühmte, er habe die von HIPPOKRATES angelegte Bahn erst geebnet und gangbar gemacht. So waren für das Mittelalter HIPPOKRATES und GALEN die maßgebenden medizinischen Autoritäten, die dann aber mit der Zunahme naturwissenschaftlicher Kenntnisse durch geistvoll erdachte, aber stark spekulative medizinische Lehrsysteme verdrängt wurden (die sog. »Iatrophysiker« bzw. »Iatrochemiker«). Die geringe therapeutische Fruchtbarkeit dieser Konstruktionen führte dann aber zurück zu den griechischen Quellen der medizinischen Wissenschaft. So kam es zu einer erneuten Wiederbelebung hippokratischen Gedankenguts durch den berühmten THOM. SYDENHAM (1624–1689), der geradezu *»der englische Hippokrates«* genannt wurde. Es besteht kein Zweifel, daß ihn die koïsche Gedankenrichtung im Sinne eines »gehobenen Hippokratismus« (MEYER-STEINEG und SUDHOFF) bei seinen wertvollen ätiologischen und klinischen Studien sehr gefördert hat.

Und nun noch wenige Worte über das Schicksal hippokratischen Denkens im 19. Jahrhundert, dessen unmittelbare Bedeutung für unsere heutige Medizin ja auf der Hand liegt. Die wissenschaftliche Medizin des 19. Jahrhunderts ist gekennzeichnet durch die Vorherrschaft des anatomischen Gedankens, besonders unter dem Eindruck der Entdeckungen und theoretischen Schriften RUD. VIRCHOWS, ferner durch die teils von ihm, teils von Klinikern wie LUDW. TRAUBE (1818–1876) geschaffene experimentelle Pathologie, schließlich die mächtige Einwirkung chemischer und physikalischer Methoden auf die Heilkunde.

Es ist selbstverständlich, daß all diese Methoden und Gesichtspunkte eine medizinische Lehre ablehnen mußten, die statt rein mechanischer biologische, statt nur genereller auch individuelle, vor und neben dem sog. objektiven Befund die gründliche persönliche Vorgeschichte, statt ausschließlich chemisch und physikalisch orientierter auch die natürliche Behandlungsmethodik betonte.

Ein historisches Dokument dafür, welch geringen Kurswert hippokratisches Denken in der damaligen Ärztegeneration hatte, ist die 1859 erschienene Geschichte der Medizin des hervorragenden Klinikers KARL WUNDERLICH (1815–1878). Ohne seine Verdienste ganz zu verkennen, schreibt er doch: *»Es wäre irrig, HIPPOKRATES als Schöpfer einer neuen Wissenschaft oder auch nur einer neuen Epoche anzusehen.«* Den *»Versuch einer wahrhaften Rückkehr zum Hippokratismus«* nennt WUNDERLICH *»wenn nicht Heuchelei, so doch gewiß ein absurdes, unmögliches Unternehmen«.*

Nach solcher Entwicklung und diesem quasi Schlußurteil eines bedeutenden Mediziners könnte es aussichtslos und abwegig erscheinen, HIPPOKRATES noch irgendeinen Platz in unserem heutigen medizinischen Denken einzuräumen, wenn nicht – wie so oft in der Geschichte der menschlichen Kultur – die weitere Entwicklung zu einer ganz anderen, neuen und doch wieder alten Beurteilung geführt hätte, nämlich wiederum zu einer, jetzt schon der dritten, HIPPOKRATES-Renaissance. Bei allergrößter Bewunderung von Physik, Chemie, experimenteller Physiologie und pathologischer Anatomie hat sich nämlich herausgestellt, *daß sie allein außerstande sind, eine umfassende therapeutisch aussichtsreiche Humanmedizin zu begründen.*

Diese Erkenntnis hätte vielleicht keine rechte Überzeugungskraft, wenn sie nicht am Ende des vorigen Jahrhunderts von hervorragendsten Klinikern mehrfach nachdrücklich geäußert worden wäre, und zwar in bewußtem Gegensatz zu einseitig mechanistischer Analyse und Hyperspezialisierung. Ich nenne nur 4 Namen: die Berliner Kliniker TH. FRERICHS, E. V. LEYDEN und FRIEDR. KRAUS und den Heidelberger Kliniker L. KREHL. Sie alle waren überzeugte Vertreter einer naturwissenschaftlichen Medizin und haben in dieser Richtung selbst wertvolle Forschungsarbeit geleistet. Sie fordern aber auch alle eine Rückkehr zu bewährten Gesichtspunkten des Hippokratismus, etwa E. V. LEYDEN, wenn er 1896 in einer programmatischen Rede erklärt: *»Die allgemeine Klinik wird neben der Spezialdiagnose die Gesamtdiagnose, neben der Spezialtherapie die allgemeine Therapie, neben den allgemeinen wissenschaftlichen Grundsätzen die Rechte des Individualisierens zu vertreten haben.«*

Somit haben wir nach der Darstellung der wesentlichen Errungenschaften des Hippokratismus und seines Auf und Ab im Laufe der Medizingeschichte den Punkt erreicht, wo nun abschließend noch die Gesichtspunkte hervorgehoben werden können, die unsere heutige Medizin dem Gedankengut der koïschen Schule entnehmen kann.

Da ist zunächst die grundsätzliche Einstellung zur Medizin zu nennen. Wenn HIPPOKRATES immer wieder vor metaphysischen Standpunkten in der Medizin warnte, speziell vor aprioristischen Spekulationen, so sind das, wie TH. GOMPERZ mit Recht bemerkte, *»die vornehmsten Früchte, die wir aus dem Betrieb der* (griechischen) *Heilkunde erwachsen sehen«.* Sollte es nötig sein, hierauf überhaupt noch einzugehen? Die Frage ist zu bejahen angesichts einer heute wieder zu beobachtenden supranaturalistischen Welle, die die Krankheiten als Ausdruck der Sünde, gewissermaßen im Sinne alttestamentarischer Vorstellungen als eine Strafe Gottes auslegen will. Aus den gleichen Quellen stammen die Meditationen über den sog. »Sinn der Krankheit«. Wenn dagegen von berufener Seite Stellung genommen wurde (W. GENT 1954 u. a.), so gründet das also auf echt hippokratischem Geist.

Auch die Frage nach einer sog. »anthropologischen Medizin«, welche durchaus berechtigt fordert, den Gesamtmenschen und seine besondere existentielle Situation zu berücksichtigen, hat H. bereits beantwortet mit den Worten: *»Will man Kranke richtig behandeln, so kommt es nicht darauf an, zu wissen, was der Mensch ist«* (zit. nach HONIGMANN), ein Standpunkt, der übrigens auch von Philosophen wie HEIDEGGER und PLESSNER geteilt wird.

Den gleichen Geist atmet HIPPOKRATES' energische Ablehnung von autoritätsgläubigem Dogmatismus, der bis in die jüngste Zeit innerhalb der Medizin sein Unwesen treibt. Auch ein scheinbar so unhippokratischer Forscher wie R. VIRCHOW mußte noch aufrufen zur *»Vernichtung der Schulen, der Bekämpfung des Dogmatismus in der Medizin«*. Auch heute kann man derartige Sackgassen medizinischer Erkenntnis beobachten, wie z. B. manches, was der sog. Neuralpathologie oder der Lehre von der Wirbelsäule als universeller Krankheitsursache nahesteht; auch die Lehre SELYES vom Adaptationssyndrom wäre hier zu nennen. Mit dem bekannten Pariser Kliniker M. LOEPER dürfen wir sagen: *»Lère est close des systèmes absolus, rigides, … fatalement inexacts par leur universalité, ces grandes machines à tout expliquer, si commodes pour l'enseignement, si favorables aussi au prestige d'un homme et d'une école, mais si dangereuses pour la science qu'elles immobilisent pour un temps.«*

Diese Grundeinstellung führt HIPPOKRATES zu einer voraussetzungslosen und sachlichen Methode: Wie wir schon hörten, besteht sie in sorgfältiger Beobachtung des Kranken. Dabei richtet sich sein Augenmerk besonders auf Beschwerden und Befunde von seiten des Gesamtorganismus. Zweifellos hängt dies z. T. mit den damals naturgemäß noch sehr dürftigen Kenntnissen der einzelnen Organveränderungen zusammen. Aber neben dieser negativen hat die hippokratische Einstellung auch eine durchaus positive Seite: die Erkenntnis von der unteilbaren Ganzheit des psychophysischen Gesamtorganismus und den Wechselwirkungen zwischen den verschiedenen Organen (man sprach früher von »Sympathie«).

Diese Erkenntnis war, wie erwähnt, zeitweise ganz verschüttet, um erst in den 80er Jahren des vorigen Jahrhunderts neu belebt zu werden. So konnte FR. KRAUS in seiner Vorlesung *»Über den Hippokratismus«* 1894 erklären: *»Ganz entschieden widerstreitet es unseren heutigen Anschauungen, in der spezifischen Beteiligung der Organe das Spezifische für die verschiedenen Krankheiten zu erblicken … Die anatomischen Lokalbefunde sind doch vielfach etwas Sekundäres.«* Hieraus ergab sich ihm dann in echt hippokratischem Geist auch die Forderung einer *»Therapie, welche sich auf das ganze Individuum erstreckt«*. Man könnte auch heute noch manche Beweise dafür erbringen, daß dieser Gesichtspunkt durchaus nicht die allgemeine Verbreitung gefunden hat, die er fordern muß. So unersetzliche Erkenntnisse wir der anatomischen Krankheitsforschung auch verdanken, so ist doch die *»Autokratie der Klinik ein besonders prädominierendes Axiom der Hippokratiker«* (PETERSEN).

Diese Rückkehr zu einer klinischen, *den Gesamtmenschen gebührend berücksichtigenden Auffassung* richtet sich aber nicht nur gegen die Überbetonung des anatomischen, sondern auch gegen eine solche des experimentell-physiologischen Standpunktes. Dies zeigt in besonders markanter Weise der frühere Heidelberger Internist L. KREHL, der sich jahrzehntelang um eine derart physiologische Heilkunde bemüht hat. Er schreibt: *»Mein ursprünglicher Plan war, die Behandlung innerer Krankheiten nach den Grundsätzen der pathologischen Physiologie darzustellen … Mit Schmerz muß ich sehen, daß solche Darstellung nicht möglich ist …«*

Der gleiche Forscher hat sich dann wenige Jahre vor seinem Tode zu einer durchaus hippokratischen, die Gesamtpersönlichkeit betonenden Position bekannt. Also hier wie dort: der Schritt vom Teil zum Ganzen, von der Analyse zur Synthese.

In der gleichen Linie liegt eine weitere, auch wiederum echt hippokratische Entwicklung von der ausschließlich verallgemeinernden, nach naturwissenschaftlichem Vorbilde Gesetze aufstellenden Krankheitslehre zu einer Erfassung des Individuums in seinem besonderen Sosein. Daß dieser Schritt zwar von vielen als notwendig erkannt, doch noch niemals nachdrücklich vollzogen wurde, mag daraus ersehen werden, daß wir bis jetzt keine Individualpathologie besaßen, eine Lücke, die ich neuerdings zu schließen versucht habe. Dies ist ganz zweifellos darin begründet, daß die Krankheitsforschung trotz jener erwähnten Einsicht führender Kliniker bis heute in einseitiger Weise weitgehend beherrscht wird von der analytischen, generalisierenden Forschungsrichtung der Anatomie und Physiologie.

Auch die hippokratische Ursachenforschung, mindestens die von ihr eingeschlagene Gedankenrichtung, vermag uns noch manches zu sagen. H. versuchte, wie angedeutet, alle greifbaren Schädigungen zu erfassen, die Krankheiten hervorrufen, und man gewinnt den Eindruck, daß ihm bereits die häufige, wenn nicht sogar regelmäßige Zusammen- und Wechselwirkung verschiedener Faktoren deutlich geworden war *(Plurikausalismus)*. Noch bis vor kurzem war die wissenschaftliche Medizin demgegenüber ausgesprochen unikausal eingestellt, etwa in der Annahme, daß mit der Anwesenheit eines Bazillus auch schon die Erkrankung gegeben sei, was heute allgemein als unhaltbar erkannt wurde. Die gebührende Berücksichtigung aller, gerade auch der in der Person des Erkrankenden liegenden Krankheitsbedingungen, ist eine Lehre des HIPPOKRATES. Trotz derartiger Erkenntnisse treibt auch heute noch ein unbiologischer, dogmatischer Unikausalismus immer neue Scheinblüten, wenn z. B. von manchen sog. »Psychosomatikern« behauptet wird, daß die größte Zahl aller Krankheiten einzig und allein auf seelische Erlebnisse zurückzuführen sei. Auch diesen einseitigen Autoren wäre eine Besinnung auf die voraussetzungslose, umfassende Ursachenforschung der koïschen Schule mit ihrer Erkenntnis der Leib-Seele-Einheit und der Gleichrangigkeit beider Bestandteile unseres Seins dringend zu empfehlen.

Dabei soll etwa keineswegs die große Rolle des Seelischen bei der Krankheitsentstehung und besonders der Krankheitsgestaltung verkannt werden. HIPPOKRATES hat das schon klar erkannt und daraus auch Folgerungen für die Behandlung gezogen. Hier sei nur sein Wort genannt: *»Die Krankheit bekämpfen muß der Kranke mit Hilfe des Arztes.«* Dieser Satz kann geradezu als Leitmotiv über eine Gruppe funktioneller Erkrankungen gestellt werden, die eine sog. Crux medicorum darstellen, d. h., mittels der erlernten Methoden aus dem Arsenal rein naturwissenschaftlicher Medizin kaum beeinflußbar sind, z. B. Bronchialasthma, viele Funktionsstörungen des Herzens, des Kreislaufs, des Magen-Darmkanals, des vegetativen Nervensystems. Gerade deshalb war ja auch die Neubelebung hippokratischen Gedankenguts als notwendige Reaktion gegen den materialistischen Mechanismus des 18. und 19. Jahrhunderts unumgänglich.

Und damit sind wir bei unserer letzten Frage angelangt: Was bedeutet HIPPOKRATES für unsere moderne Krankenbehandlung? Gerade hier mußte eine rein mechanisch ausgerichtete Medizin aus den genannten Gründen häufig Schiffbruch erleiden. Aber nicht nur bei den vorhin genannten Erkrankungen, sondern ganz allgemein bildet die Hyperspezialisierung einen der Hauptschäden in der Begegnung von Patient und Arzt. Sie kann nicht treffender charakterisiert werden als mit einem Worte des Arzt-Philosophen KARL JASPERS: *»...man löst den Kranken auf in Teile zur Überweisung an die spezialistischen Behandlungsarten, zu denen er hin- und hergeschickt wird. Aber gerade damit wird dem Kranken der Arzt genommen.«*

Gewiß kann heute nicht mehr wie zu Zeiten des HIPPOKRATES Innere Medizin und große Chirurgie in der Hand eines Arztes vereinigt werden. Wohl aber gibt es Chirurgen und andere Fachärzte, die in echt hippokratischem Geist an ihre Kranken herantreten, neben reinen »Gesundheitstechnikern«. Wem der Vorzug zu geben ist, darüber dürfte keine Meinungsverschiedenheit bestehen, denn *»die chirurgische Lokaltherapie soll nicht weniger als die medizinische Gesamttherapie von dem hippokratischen Grundprinzip der Universalität und Totalität beherrscht und überwacht werden«* (J. PETERSEN 1889).

Die übrigen therapeutischen Hauptgesichtspunkte hippokratischer Einstellung ergeben sich mit den bisherigen Bemerkungen von selbst: daß der Arzt sich auch hier fernzuhalten hat von metaphysischen Gesichtspunkten, wenn er nicht in das Gebiet der Gesundbeter geraten will, daß nirgendwo generalisierender Dogmatismus weniger und Individualisieren mehr am Platze ist u. v. a. m. Auch die leider noch so weit verbreitete Polypragmasie, d. h., das Überangebot von Heilmaßnahmen, besonders Medikamenten, hat HIPPOKRATES schon erkannt: *»Jedes Viel ist der Natur feindlich.«*

Auch gegen eine weitere therapeutische Grundforderung des HIPPOKRATES »Nil nocere« wird leider bis heute immer noch gesündigt. Wenn man beispielsweise liest, daß bei einer Schwangeren mit Herzklappenfehler der Herzkatheterismus wegen Lungenödems abgebrochen werden mußte, so erhebt sich die ernste Frage, ob ein solcher Eingriff wirklich notwendig war! Nach der ganzen diagnostischen Situation ist sie m. E. zu verneinen.

Die wichtigste therapeutische Grunderkenntnis des H. ist die von der Naturheilkraft: *»Die Naturen sind der Krankheiten Ärzte«, »die Natur findet von selbst die Bahnen ..., sie ist ohne Unterricht geblieben ... und tut trotzdem ihre Schuldigkeit.«* Die menschliche φυσις ist die im Körper enthaltene natürliche Widerstandskraft gegen krankhafte Einflüsse und die Regenerationskraft, z. B. bei der Selbstheilung von Wunden oder Entzündungen. So erklärt sich auch der medizingeschichtlich höchst lehrreiche Wechsel in der Beurteilung des Fiebers: Von HIPPOKRATES und dann wiederum seinem Erneuerer SYDENHAM als »Instrumentum felicissimum« zur Selbstheilung vieler (freilich nicht aller) Krankheiten begrüßt, sah eine mechanische, unbiologische Medizin des 19. Jahrhunderts ihre Hauptaufgabe in seiner Bekämpfung mit dem heute wieder ganz verlassenen Standpunkt der »Antipyrese«.

In die gleiche Richtung weist die ebenfalls H. schon bekannte Heilwirkung einer Krankheit auf die andere. Derartige Beobachtungen haben der die Natur im Geiste des H. sorgfältig beobachtenden modernen Medizin die Großtaten der Malariabehandlung der Paralyse und des Cortisons beschert. M. NEUBURGER (1926) hat in seinem wertvollen Buche gezeigt, daß sich die Lehre von der Naturheilkraft allen Anfeindungen zum Trotz immer wieder durchgesetzt hat. Daß eine zu sehr »denaturierte«, mit starken Mitteln die naturgegebenen Heilungsbedingungen störende Behandlung gerade heute im Zeitalter hochentwickelter pharmazeutischer Möglichkeiten besonders sorgfältig vermieden werden muß, haben die Erfahrungen der letzten Jahre oft genug bewiesen.

Es sind wohl auch gerade derartige Erfahrungen, die der Richtung der sog. »Naturheilkunde« entgegenkommen. Es soll keineswegs verkannt werden, daß manche außerhalb der offiziellen Medizin erwachsenen Methoden eine wertvolle Bereicherung unseres

Heilschatzes gebracht haben, z. B. die hydrotherapeutischen Maßnahmen eines PRIESSNITZ oder KNEIPP. Selbstverständlich wird sich aber heute kein verantwortungsbewußter Arzt auf die Anwendung derartiger Methoden beschränken, ebensowenig wie auf die Heilfaktoren, die vor 2400 Jahren dem HIPPOKRATES und seinen Schülern zur Verfügung standen. Wir können deshalb auch nicht einer therapeutischen HIPPOKRATES-Renaissance das Wort reden, die sich ganz überwiegend nur der antiken Heilmethoden bedienen will, wie das in dem Buch BERNHARD ASCHNERS gefordert wird. Auch die vor etwa 30 Jahren von BIER aufgestellte Behauptung, die Rückkehr zum antiken Glüheisen biete gute Aussichten zur Heilung der Endocarditis lenta, hat sich erwartungsgemäß als völliger Fehlschlag erwiesen, während hier die moderne Chemotherapie Triumphe feierte. Es wäre des weiteren verhängnisvoll, wenn man folgenden innerhalb der letzten 20 Jahre veröffentlichten »naturheilkundlichen« Vorschlägen folgen wollte, z. B. der »naturgemäßen Behandlung der Syphilis« mit PRIESSNITZ- und SCHROTH-Kuren, Halbbädern, Lichtkasten u. ä., der »Krebsheilung« bzw. Behandlung mit »Inhalation von Säuregasen«, mit Mistelpräparaten, Colibazillen bzw. Überwärmungsbädern, der Behandlung von Leukämie mit Gemüsepreß-Säften, von Psychosen mit Brechmitteln, von Parkinsonismus mit Eichenrinde-Klysmen und Obstsäften, von Chlorose sowie Akromegalie mit Aderlässen, von Anämien mit schwarzem Fleisch, weiterhin der sog. Heilerde- bzw. Eigenharn-Behandlung, der Akupunktur, dem »Baunscheidtismus« und manches andere mehr. Erst jüngst hat wiederum RÖTTGEN festgestellt: *»Was bleibt, wenn man an die Erfolge der Akupunktur die kritische Sonde legt: Nichts, was nicht als mittelbarer psychotherapeutischer Effekt deutbar wäre.«* Dies Urteil hat Geltung für die Mehrzahl der hier angeführten Heilmaßnahmen. Wichtig erscheint mir auch der Hinweis auf die Arbeit von VORLAENDER, Dt. med. Wschr. S. 1337, 1960, über die sog. Zellulartherapie. Wie auch wir schon früher (vgl. Fortschr. Med. S. 187, 1955) kommt der Autor zum Ergebnis, daß diese Therapie als ein therapeutisches Verfahren der praktischen und klinischen Medizin abzulehnen sei.

Nebenbei sei bemerkt, daß auch manche entsprechenden diagnostischen »Entdeckungen« ernster Kritik nicht standhalten konnten wie Irisdiagnose, die Krebsdiagnostik nach V. BREHMER, die verschiedenen Teste zur Suche von Fokalinfektionsherden, zur Feststellung der Wirkung von »Erdstrahlen« u. v. a. m. Auch P. MARTINI hat wieder mit Recht auf die Kritiklosigkeit der »Außenseitermethoden« hingewiesen. Wenn vielfach von der sog. »Ganzheitsmedizin« der »Schulmedizin« jede Berücksichtigung des Ganzheitsgesichtspunktes abgesprochen wird, so konnte dies oben in der grundsätzlichen Einstellung von Klinikern wie FRERICHS, V. LEYDEN, FR. KRAUS widerlegt werden. Auch in den letzten Jahren sind von »Schulmedizinern« durchaus ganzheitliche Anschauungen geäußert worden, z. B. von L. LICHTWITZ in seiner *»Pathologie der Funktionen und Regulationen«*. Daß all dies auf uraltes hippokratisches Gedankengut zurückgeht, welches sich die sog. Schulmedizin schon längst zu eigen gemacht hat, ergibt sich aus unserer Darstellung. Aber auch in einer anderen Richtung berufen sich die Vertreter von »Naturheilkunde« und »Ganzheitsmedizin« zu Unrecht auf den großen Koër. Man kann nämlich mit Sicherheit annehmen, daß er die kritiklose Leichtgläubigkeit, mit der therapeutische Erfolge von jenen Richtungen proklamiert werden, abgelehnt haben würde. Dies ergibt sich aus seinem unerbittlichen Kampf gegen ungestützte Hypothesen. Für H. *»entbehrt die Hypothese des wissenschaftlichen Wertes... wenn sie der Bewahrheitung... nicht die kleinste Handhabe bietet... Der Krieg gegen Übergriffe der Phantasie auf das Gebiet der Erkenntnis wird ihn stets auf seinem Platze finden«*, was alles durch *»den kritischen Sinn und die skeptische Geistesart der* *koïschen Schule«* bedingt sei (TH. GOMPERZ). Die koïsche Medizin habe damit, wie der gleiche Kenner antiken Geistes sagt, das Wort des griechischen Dichters EPICHARM zur Richtschnur erkoren: *»Nüchternheit und steter Zweifel, das ist das Mark und Bein des Geistes.«* Andere Altertumsforscher, wie z. B. ROSCHER, POHLENZ, CAPELLE haben die Geisteshaltung HIPPOKRATES' durchaus gleichsinnig gekennzeichnet.

Wenn wir am Ende unseres freilich flüchtigen Gangs durch das Reich des HIPPOKRATES noch eine zusammenfassende Würdigung versuchen, so darf wohl festgestellt werden, daß uns HIPPOKRATES gerade heute wieder sehr viel zu geben hat. Das dürfte wohl aus allem, was gesagt wurde, zur Genüge hervorgehen. Wir stellten fest, daß sich seine allgemeinen Richtlinien der Krankenbeurteilung durchaus mit den grandiosen Errungenschaften der modernen Medizin vereinigen lassen. Weder schafft die Rückkehr *»zur Vorstellung, daß die Krankheit etwas allgemeines ist, den anatomischen Gedanken aus der Medizin«* (FR. KRAUS), noch nötigt uns die unerläßlich stärkere Heranziehung der Individualität dazu, die Ergebnisse generalisierender Forschungsmethoden in Klinik und Laboratorium zu vernachlässigen. Erst recht aber sind in unserem Zeitalter großartiger therapeutischer Errungenschaften hippokratische Gedankengänge als nützliches Korrektiv eines übertriebenen Aktivismus am Platz. Möge die moderne Medizin sich stets dieser seit ältesten Zeiten immer wieder neu bewährten, unerschütterlichen Richtschnur bewußt bleiben!

Literatur

1. ASCHNER, B.: Lehrbuch der Konstitutionstherapie. 7. A. Hippokrates, Stuttgart 1953.

2. CURTIUS, F.: Individuum und Krankheit (Grundzüge einer Individualpathologie). Springer, Berlin-Göttingen-Heidelberg 1959.

3. FUCHS, R.: Gesch. d. Heilkunst d. Griechen. In: Hb. d. Gesch. d. Med. (NEUBURGER-PAGEL) Bd. 1. Jena 1902.

4. GENT, W.: Ärztl. Praxis 14. 8. 1954.

5. GOMPERZ, TH.: Griechische Denker. Bd. 1. Leipzig 1896.

6. HIPPOKRATES: Fünf auserlesene Schriften. Eingeleitet u. neu übertragen von W. CAPELLE. Artemis, Zürich 1955.

7. HONIGMANN, G.: Das Wesen der Heilkunde. Fd. Meiner, Leipzig 1924.

8. JASPERS, K.: Die geistige Situation der Zeit. de Gruyter & Co., Berlin 1947.

9. KRAUS, FR.: Über den Hippokratismus. Mitteilungen d. Ver. d. Ärzte in Steiermark 1894 Nr. 7.

10. KÜHN, J.-H.: System- und Methodenprobleme im Corpus hippocraticum. »Hermes« H. 11. Fr. Steiner-Verl., Wiesbaden 1956.

11. LEYDEN, E. v.: Van Swieten u. d. moderne Klinik. Verhdlgen. d. Dtsch. Ges. f. Gesundh.pflege zu Berlin. Sitzung v. 14. 2. 1896.

12. MARTINI, P.: Über d. verschiedenartigen Ansprüche an d. Beweisführung in d. Heilkunde. In: »Wissen u. Praxis« März 1960, H. 13. Dr. Gg. Lüttge-Verl., Berlin.

13. MEYER-STEINEG, Th. u. K. SUDHOFF: Geschichte d. Med. im Überblick. 3. A. Gust. Fischer, Jena 1928.

14. NEUBURGER, M.: D. Lehre v. d. Heilkraft d. Natur im Wandel der Zeiten. Enke, Stuttgart 1926.

15. PETERSEN, J.: (Über den Hippokratismus. Verhdlgen. d. Kongr. f. Inn. Med. 8. Kongr. Wiesbaden 1889.

16. POLENZ, M.: Hippokrates u. die Begründung der wissenschaftlichen Medizin. Berlin 1938.

17. ROSCHER, W. H.: Über Alter, Ursprung u. Bedeutung der hippokratischen Schrift v. d. Siebenzahl. Abhdlg. d. philolog. histor. Kl. d. Kgl. Sächs. Ges. d. Wissensch. XVIII Leipzig 1920.

18. VIRCHOW, R. (1855): Zit. nach ACKERKNECHT, Rud. Virchow. Stuttgart 1957.

19. WUNDERLICH, C. A.: Geschichte der Medicin. Stuttgart 1859.

Erschienen in:
tägl. prax. **2,** 1–9 (1961)

Subjektive Nebenwirkungen von H_2-Rezeptor-Antagonisten bei der Therapie des Ulcus duodeni: Medikamentös oder psychogen?

R. DIEL, Hamburg

Bei einem Krankheitsverlauf von 10–15 Jahren erleben 70–80% aller Patienten mindestens einmal ein Rezidivulkus (9). Medikamentös haben sich die H_2-Rezeptor-Antagonisten nach ihrer Einführung 1976 (Cimetidin) auf breiter Front durchgesetzt. Hierdurch verlagerte sich das Hauptgewicht in der Therapie des peptischen Ulkus auf die Verminderung der intragastralen Säure, ungeachtet dessen, daß damit nur ein Teilaspekt der Ulkuskrankheit behandelt wird.

Zweifellos handelt es sich bei der Ulkuskrankheit um ein multifaktorielles Geschehen, bei dem neben der somatischen Reaktionsbereitschaft zur Hypersekretion aufgrund genetischer Determinanten und exogenen Noxen wie Nikotinabusus auch psychovegetative Störungen eine erhebliche Rolle spielen. Zwar konnte ein einheitliches Profil des Ulkuskranken nach testpsychologischen Kriterien nicht ermittelt werden (12), und nur eine kleine Kerngruppe weist eine »klassische« psychosomatische Konfliktkonstellation im Sinne eines neurotischen Nähe-Distanz-Konfliktes auf (5). Dennoch erscheint die Vorstellung einer dauerhaft gesteigerten Sekretionsaktivität durch psychischen Streß als individualspezifische Verarbeitungstendenz (17) fast banal.

Vor dem Hintergrund eines durch defizitäre Streßbewältigung zumindest mitverursachten Ulkus sind die Nebenwirkungen von H_2-Rezeptor-Antagonisten bislang unzureichend berücksichtigt worden. In dieser bezüglich unerwünschter Nebenwirkungen ausgezeichnet dokumentierten Substanzklasse finden sich lediglich wenige laborchemisch nachweisbare Effekte, z. B. die Erhöhung von Serum-Transaminasen durch Cimetidin und morphologisch faßbare Symptome, z. B. Hautausschlag oder Gynäkomastie. Vielmehr überwiegen subjektiv-vegetative Inappetenz, Parästhesien, Muskelschmerzen, Depressionen und sexuelle Dysfunktionen (s. Tab. 1 [4] und 2 [10]).

Hierbei handelt es sich um eine für das Spektrum der H_2-Rezeptor-Blocker auffallend uniforme Symptompalette, die in allen bisherigen großen Sicherheits-Überwachungsstudien dennoch die Prozentgrenze nie überschritt. Obwohl von ebenso geringer Inzidenz wie die anderen subjektiven Nebenwirkungen wurden dabei vor allem die angeblichen medikamentösen Auswirkungen auf das Sexualleben immer wieder in den Vordergrund gestellt. Tatsächlich liegen seit 1979 eine Reihe von Kasuistiken, Erfahrungsberichten und nichtrandomisierten Beobachtungsstudien zu Libido- und Potenzstörungen unter Cimetidin vor, die auf dessen geringgradige peripher-antiandrogene Aktivität zurückgeführt wurden (6).

Nebenwirkung	Pat.	
	n	%
Durchfall	98	1,0
Schwindel, Erbrechen	57	0,8
Exanthem, Urtikaria, Pruritus	41	0,4
Benommenheit	34	0,3
Kopfschmerzen	23	0,2
Bauchschmerzen	23	0,2
Gynäkomastie	18	0,2
Verstopfung	18	0,2
Blähungen	18	0,2
Müdigkeit	17	0,2
Mundtrockenheit	12	0,1
Muskelschmerzen	10	0,1
Verschiedenes	184	1,8

Tab. 1
Häufigste Nebenwirkungen bei 9907 mit Cimetidin behandelten Patienten (4)

Allerdings wurden auch den ab 1981 eingeführten H_2-Rezeptor-Antagonisten Ranitidin, Famotidin und Nizatidin, denen im Gegensatz zum Cimetidin ein antiandrogener Effekt fehlt, mit zunehmender Anwendungsdauer identische Nebenwirkungen zugesprochen (11, 18).

In einer 1988 veröffentlichten Ärztebefragung von »Internisten und Allgemeinärzten zu ihren Erfahrungen mit sexuellen Nebenwirkungen von Antihypertensiva und Ulkusmedikamenten« (15) wurde eine »mittlere Häufigkeit« der sexuellen Störungen unter Cimetidin von 8,5% und Ranitidin von 9,2% angegeben. Nicht erwartete, medikamentös bedingte sexuelle Störungen könnten einen eigenmächtigen Therapieabbruch bedingen, weil Patienten die Rückmeldung hierüber häufig scheuten. Sie sollten während der Behandlung deshalb stets gezielt befragt oder – noch besser – umfassend auf Nebenwirkungsmöglichkeiten schon bei der Verordnung angesprochen werden.

Diese aus dem sexualmedizinischen Schrifttum (12, 16, 19) insbesondere für die Behandlung mit Psychopharmaka bzw. Diuretika entlehnte Strategie erweist sich im Rahmen der Ulkustherapie jedoch in vielfacher Hinsicht als problematisch: Nahezu alle Psychopharmaka wirken sich bei ausreichend hoher Dosierung durch ihre sedierenden Eigenschaften auf sexuelle Funktionen aus, ebenso wie antihypertensive Diuretika vom Thiazid-Typ aufgrund eines verminderten Gefäßwiderstandes mit einer Häufigkeit von 9–42% (Übersicht in 2) zu erektilen Dysfunktionen führen können. Lediglich im Analogieschluß wird den H_2-Rezeptor-Antagonisten, deren subjektive Nebenwirkungen sich dagegen nur im Promille-Bereich bewegen, eine pathophysiologisch nachvollziehbare Kausalität unterstellt.

Wie eine Analyse der zu diesem Thema publizierten endokrinologischen Studien belegt (3), ist eine antiandrogene bzw. hyperprolaktämisch bedingte Alteration der Hypothalamus-Hypophysen-Gonadenachse unter Cimetidin jedoch nicht nachweisbar. Die vielfältigen, nicht-randomisierten Beobachtungsstudien halten hinsichtlich ihrer wissenschaftlichen Fundierung wegen testtheoretischer und methodischer Mängel einer kritischen Überprüfung nicht stand, so daß eine endokrinologische Ursache sexueller Beeinträchtigungen durch H_2-Rezeptor-Blokker nicht wahrscheinlich ist. Kontrollierte Studien, bei denen subjektive Nebenwirkungen nach Umsetzung auf ein Präparat der gleichen Substanzklasse nachließen bzw. verschwanden, liegen nicht vor.

Bei näherer Betrachtung der zitierten Ärztebefragung mit ihrer erstaunlichen Nebenwirkungsrate von Ranitidin bzw. Cimetidin ergibt sich ein deutlicher Selektionseffekt durch einen sehr niedrigen Datenrücklauf des – in der Publikation nicht näher erläuterten – Fragebogens (lediglich 83 der 594 angeschriebenen Ärzte antworteten).

Zugleich fehlen Angaben zu den bei jeder Nennung unerwünschter Nebenwirkungen unabdingbaren Daten, nämlich Zahl der behandelten Patienten, Zahl der Patienten mit Nebenwirkungen, Alter und Geschlecht. Da beim Ranitidin nur 28% der Ärzte überhaupt Nebenwirkungen registrierten, ist als tatsächliche Häufigkeit im Gegensatz zu den lediglich von diesen geschätzten 9,3% ohnehin eine deutlich geringere Größenordnung anzunehmen.

Als entscheidende Fragestellung bleibt die Schwierigkeit zu unterscheiden, ob vegetative Symptome Folgen der behandlungsbedürftigen Grunderkrankung darstellen oder als medikamentöse Nebenwirkungen auftreten, jedoch unberücksichtigt.

Bereits die Konfrontation mit einer langfristig behandlungs- und evtl. hospitalisierungsbedürftigen Erkrankung, wie dem Ulcus pepticum, vermag auch ohne neurotisches Persönlichkeitsprofil durch das mit z. T. erheblichem Leidensdruck erlebte somatische Beschwerdebild zu einer vegetativen Dysregulation führen (5, 14).

Verstärkt werden kann letztere ferner durch evtl. Spannungen mit dem nicht erkrankten Partner bzw. Familienmitgliedern, an die einerseits der Wunsch nach Zuwendung herangetragen wird, die andererseits aber den gleichzeitig an sie delegierten Leidensdruck des Patienten bewältigen müssen und aufgrund dieser emotional kontrastierenden Doppelrolle nicht selten selbst erheblichen psychischen Belastungen ausgesetzt sind.

Es verwundert daher nicht, daß die in den Tab. 1 und 2 aufgeführten subjektiven

Tab. 2
Verträglichkeitsprofil: klinische Nebenwirkungen bei oraler Kurzzeittherapie (4–8 Wochen) mit Famotidin (40 mg/d) vs. Plazebo. Famotidin (n = 2476), Plazebo (n = 842) (9a)

Famotidin	*%*	**Plazebo**	*%*
Kopfschmerz	4,7	Kopfschmerz	4,7
Diarrhö	1,7	Diarrhö	1,9
Nausea	1,7	Nausea	1,7
Verwirrtheit	1,3	Verwirrtheit	1,1
Obstipation	1,2	Flatulenz	1,4
Erbrechen	1,1	Erbrechen	1,8
Abdominalschmerzen	1,1	Abdominalschmerzen	1,8

Nebenwirkungen von H_2-Blockern sich weitgehend mit den häufigsten psychosomatischen Symptommanifestationen (Tab. 3 [8]) decken. Von ASSAEL u. Mitarb. wurde gerade bei Patienten mit chronisch-rezidivierendem Ulkusleiden und mangelnder Krankheitseinsicht bzw. negativer Psychotherapiemotivation über eine erhöhte Koinzidenz mit psychogener Impotenz im Sinne eines »ulcer-impotence-syndrome« berichtet (1). Rehabilitationspatienten mit Magen-Darm-Erkrankungen weisen nach Herzinfarktpatienten die höchsten Depressionswerte auf, wobei vorwiegend Insuffizienz- und depressiv getönte Schuldgefühle sowie psychovegetative Beschwerden im Vordergrund stehen (20).

Tab. 3
Psychosomatische Symptome (8)

Je nach Struktur des betroffenen Patienten und in Abhängigkeit von einer bestimmten Disposition entwickeln sich verschiedene Symptome. Dabei entstehen psychogene Symptommanifestationen, deren Psychogenese auf den ersten Blick oft nicht zu erkennen ist:

1. schmerzhafte Muskelverspannungen
2. asthmatische Beschwerden
3. Stenokardien
4. juckende Hauteffloreszenzen
5. gastritische Beschwerden
6. Verdauungsstörungen
7. Blasenentleerungsstörungen
8. sexuelle Störungen
9. Empfindungsstörungen an den Sinnesorganen

Als Ursache der Beschwerdesymptomatik ist aber nicht nur die eigene körperliche Erkrankung als krisenhafte Auslösesituation denkbar. Zu diskutieren ist ferner eine Symptomverschiebung, sofern die zugrundeliegende Problemkonstellation des Patienten im Therapieverlauf unberücksichtigt bleibt (5). Hier kann es nach gelungener medikamentöser Coupierung eines Ulkusschubs zum Neuauftreten andersartiger, funktioneller Symptome kommen.

Unter der Annahme einer insbesondere in der akuten Krankheitsphase erhöhten Suggestibilität stellt sich außerdem die Frage, inwieweit eine unabhängig von der Persönlichkeitsstruktur bzw. Lebenssituation des jeweiligen Patienten gleichsam schematisch durchgeführte »kognitive« Vorinformation über evtl. Nebenwirkungen eine psychogene Symptommanifestation überhaupt erst provoziert.

Ein interessantes Beispiel hierfür ist die wohl meistzitierte Publikation zur Induktion sexueller Nebenwirkungen durch Cimetidin von JENSEN u. Mitarb. (6).

Bei 50% der behandelten 22 Männer mit ZOLLINGER-ELLISON-Syndrom wurden unter hoher Dosierung Störungen von Libido und Erektionsfähigkeit sowie nur – z. T. kongruent – die Entwicklung einer Gynäkomastie beobachtet. Die Nebenwirkungen bildeten sich in unterschiedlichen Zeiträumen nach Umsetzen auf Ranitidin bzw. Absetzen der Medikation zurück.

Ein medikamentöser Zusammenhang zu der binnen 2–5 Monaten aufgetretenen Impotenz erscheint jedoch nicht nur wegen der langen Latenzzeit bis zu deren Erfassung durch einen “wenigstens alle 12 Monate« auszufüllenden Fragebogen wenig wahrscheinlich. Vor allem wurde jeder Patient nach Absetzen der Medikation telefonisch in Abständen von 2 Wochen nach dem Fortbestand bzw. einer Besserung der Nebenwirkung befragt, so daß hier ein »Versuchsleiterfehler« vorliegt, der die Beseitigung als Plazeboeffekt im Sinne einer »self-fullfilling-prophecy« nahelegt.

Eine sorgfältige Medikamenten- und Persönlichkeitsanamnese, die notwendig ist, um subjektive Funktionsstörungen in bezug auf die Medikation bewerten zu können, erfordert dagegen die Qualität eines vertrauensvollen Arbeitsbündnisses mit dem Patienten. Auch ohne psychotherapeutische Ausbildung ist hier eine »supportive« Stützung des Patienten möglich, wobei bei der Ulkuskrankheit vor allem ein längerfristiges Begleiten und die Förderung von Bewältigungsstrategien des Patienten im Vordergrund der therapeutischen Bemühungen stehen sollten (14).

Dazu gehört vornehmlich, daß von Arzt wie Patient besondere Aufmerksamkeit auf den Stellenwert der Erkrankung innerhalb des jeweiligen Lebenszusammenhanges aufgewendet wird, d. h., wo ein Signalcharakter z. B. für einen unbewältigten Problemdruck oder eine überfordernde Art der Arbeitsbelastung zu erkennen ist (7). Um eine ausreichende Kooperationsbereitschaft des häufig regressiven Patienten zu gewährleisten, ist Eingehen auf dessen Verunsicherung, auf Gefühle von Ohnmacht und existentieller Bedrohtheit selbstverständlich.

Eine mangelnde Compliance durch fehlende Aufklärung als Folge einer unerwartet auftretenden Nebenwirkung, die nach dem Prinzip der Selbstverstärkung sogar losgelöst von ihrer medikamentösen Ursache fortbestehen könnte, ist vielmehr bei einer äußerst labilen bzw. unsensiblen Arzt-Patient-Beziehung zu erwarten, welche eine der Gesamtpersönlichkeit des jeweiligen Patienten adäquaten Kommunikation über die aufgetretenen Nebenwirkungen nicht zuläßt.

Zusammenfassend erscheint für die Substanzklasse der H_2-Rezeptor-Antagonisten mit ihrer niedrigen Rate an subjektiven Nebenwirkungen, die – zumal ohne nachweisbare Kausalität – wegen des Einsatzes von H_2-Blockern in der Therapie des häufig psychosomatisch mitverursachten Krankheitsbildes »Ulcus duodeni« durchaus auch psychogener Natur sein können, eine apodiktische Voraufklärung somit wenig sinnvoll.

Eine gute Compliance und die Entwicklung eines angemessenen Krankheitsverhaltens muß vielmehr in ein profundes Arzt-Patienten-Verhältnis eingebettet sein, welches die Aufklärung über derartige Nebenwirkungen von der jeweiligen lebensgeschichtlichen Situation des Patienten abhängig macht, zugleich aber auch die Offenheit ermöglicht, bei tatsächlich medikamentös induzierten Symptomen diese rasch zu erfassen.

Literatur

1. ASSAEL, M. u. Mitarb.: Impotence and peptic ulcer Int. I. Psychiat. **13,** 107–111 (1984).

2. BUFFUM, I.: Pharmacosexology update: Prescription drugs and sexual function. I. Psychoactive drugs **18,** 97–106 (1986).

3. DIEL, R, u. P. E. REIMITZ: Sexuelle Nebenwirkungen von H_2-Rezeptor-Antagonisten: Was ist gesichert. Med. Klin. **85,** 332–339 (1990).

4. FRESTON, W: Cimetidine: II. Adverse reactions and patterns of use. Ann. intern Med. **97,** 728–734 (1982).

5. FREYBERGER, H.: Psychosomatische Hintergründe zum Ulcus duodeni. Klinikarzt **16,** 320–324 (1987).

6. JENSEN. R. T. u. Mitarb.: Cimetidine-induced impotence and breast changes in patients with gastric hypersecretory states. New Engl. J. Med. **308,** 883–887 (1983).

7. JORASCHKY, P.: Neuere Entwicklung in der psychosomatischen Therapie. Fortschr. Med. **104,** 1–4 (1986).

8. LIESENFELD, R.: Psychosomatische Störungen. Folge 1: Ursachen, Erscheinungen, Therapie. Fortschr. Med. **103,** 989–990 (1985).

9. LUX, G.: Stufentherapie des peptischen Ulcus. Fortschr. Med. **104,** 937–940 (1986).

9a. OTTENJANN, R. u. H.-G. DAMMANN: Famotidin heute: Therapie säurebedingter Erkrankungen auf breiter Basis, S. 96. Springer, Berlin-Heidelberg-New York 1989.

10. PAOLUZI, P. u Mitarb.: Famotidine (MK-208) in the treatment of gastric ulcer. Digestion **32,** 38–44 (1985).
11. SAIGENJI, K., H. FUKOTOMI u. S. NAKAZAWA: Famotidine: Postmarketing clinical experience. Scand. J. Gastroent. **22, 134,** 34–40 (1987).
12. SCHILL, W.-B. u. B. PRZYBILLA: Arneimittelnebenwirkungen auf Sexualverhalten und Fertilität des Mannes. Internist **24,** 346–355 (1983).
13. STACHER, G.: Psychotherapie des peptischen Ulcus? Fortschr. Med. **104,** 929–932 (1986).
14. STEWART, W.: Peptic ulcer. Psychosomatics **23,** 1101–1105 (1982).
15. STRAUSS, B. u. Mitarb.: Arzneimittelbedingte Hemmungen sexueller Funktionen. Fortschr. Med. **106,** 61–63 (1988).
16. STRAUSS, B. u. I. GROSS: Auswirkungen psychopharmakologischer Behandlungen auf die sexuellen Funktionen. Fortschr. Neurol. Psychiat **52,** 293–301 (1984).
17. VARIS, K.: Psychosomatic factors in gastrointestinal disorders. Ann. clin. Res. **19,** 135–142 (1987).
18. VIANA, L.: Probable case of impotence due to ranitidine (Lett). Lancet **329,** 635 (1983).
19. WERDER, K. v.: Sexuelle Funktionsstörungen durch Arzneimittel Fortschr. Med. **106,** 339–341 (1988).
20. WOLFERSDORF, M.: Depression und Suicid bei körperlichen Krankheiten Fortschr. Med. **106,** 269–274 (1988).

Erschienen in:
internist. prax. **31,** 577–581 (1991)
tägl. prax. **32,** 577–581 (1991)
gynäkol. prax. **15,** 577–581 (1991)

Ein integratives Behandlungsprogramm bei essentieller Hypertonie

K. G. DORST, K. KALUZA,
H. LEHNERT, Münster,
und H. SCHMIDT, Ennepetal

Einleitung

Nach der Mosaiktheorie (PAGE, PICKERING) kommen u. a. folgende mögliche Ursachen für die Entstehung der primären Hypertonie in Frage: genetische Faktoren, Kochsalzaufnahme, Übergewicht, Bewegungsmangel, soziokulturelle Faktoren, belastende Lebensereignisse und Situationen, bestimmte Verhaltensmuster, auch Bedingungen der technischen Umwelt wie Lärm.

Wenn man diesen möglichen Ursachen folgt, muß man unserer Ansicht nach auch ein komplexes Behandlungsmodell der essentiellen Hypertonie anbieten, das neben der in der Effektivität unbestrittenen medikamentösen Therapie auch ein psychosomatisches Behandlungsmodell erfaßt. Unser Team hat in dieser Zeitschrift 1982 schon eine erste Darstellung der Ergebnisse veröffentlicht (1).

Argumente für eine psychologische Behandlung der essentiellen Hypertonie:

1. Die Effektivität einer antihypertensiven Pharmakotherapie konnte zweifellos nachgewiesen werden. Sie wird jedoch durch eine Reihe von Problemen und Nachteilen eingeschränkt, insbesondere durch Complianceprobleme und durch unerwünschte Nebenwirkungen.

2. Eine Reduktion des kardiovaskulären Risikoprofils erfordert komplexe Verhaltensänderungen, die den Einsatz verhaltenstherapeutischer Verfahren nahelegen.

3. Über die klassischen Risikofaktoren hinaus spielen psychosoziale Bedingungen bei der Entstehung und Aufrechterhaltung der essentiellen Hypertonie eine Rolle.

4. Psychologische Methoden, die auf eine Veränderung psychosomatischer Zusammenhänge zielen, konnten bereits erfolgreich zur Hypertoniebehandlung eingesetzt werden.

Therapiekonzept

Unser Team hat in Zusammenarbeit mit der LVA Westfalen in der Kurklinik Königsfeld von 1978–1982 eine Pilotstudie durchgeführt. Sie diente der Überprüfung unseres Behandlungsansatzes. Tab. 1 zeigt unser sog. integratives Behandlungsprogramm.

Das vorrangige Ziel des Therapiekonzeptes war die Einführung und Weiterentwicklung nichtpharmakologischer, also klinisch psychologischer Verfahren in die Hypertonietherapie.

Es wurde ein Gruppentherapieprogramm für essentielle Hypertoniker entwickelt, welches aus einer Kombination verschiedener psychologischer Verfahren und einem Programm zum besseren Zugang zu der Krankheit Hypertonie besteht. Ent-

1. Information
2. Diätetische Therapie (NaCl-arme Kost und Kalorienreduktion)
3. Bewegungstherapie
4. Gruppentherapie (Entspannungstraining, themenzentrierte Gespräche und Verhaltenstraining)
5. Medikamentöse Therapie

Tab. 1
Integratives Behandlungsprogramm der essentiellen Hypertonie

sprechend den Ergebnissen schon vorhandener Therapiestudien ist so die Kombination von Gesundheitsinformation und Entspannungstraining entstanden. Bei Informationsveranstaltungen wurde der Patient über die Entstehung des hohen Blutdrucks, die Symptome, die Folgen sowie die medikamentöse Therapie unterrichtet.

Das Entspannungstraining sollte als Streßbewältigungstraining zusätzliche Veränderungen des Verhaltens erbringen. Dieses Gruppentherapieprogramm war von Anfang an nicht als Gegensatz zu einer medikamentösen Therapie geplant, sondern sollte sowohl eine Ergänzung derselben sein als auch die medikamentöse Therapie unterstützen. Die Gruppentherapie war als ein Baustein eines integrativen Behandlungskonzeptes gedacht, in dem diätetische, physikalische, medikamentöse und psychologische Therapie sich gegenseitig ergänzen. Dies hatte auch zur Folge, daß Ärzte, Psychologen, Krankenschwestern und Physiotherapeuten zusammenarbeiteten, eine oft im Klinikbetrieb nur unzureichend funktionierende Einheit.

Das nächste Ziel war die Integration eines solchen Programms in einer Klinik im Rahmen eines stationären Heilverfahrens. Die bislang vorliegenden Therapieprogramme hatten oft den Nachteil, auf eine Laborsituation beschränkt zu sein. Sie finden meistens außerhalb eines fest etablierten Gesundheitssystems statt. Demgegenüber wollten wir versuchen, ein psychologisches Behandlungskonzept im regulären Alltagsbetrieb einer Klinik zu integrieren. Stationäre Heilverfahren sind natürlich für ein solches Programm eher geeignet, wenn man den Aufenthalt eines Patienten im Krankenhaus oder in einer Klinik betrachtet, wo oft das Hauptaugenmerk auf die Diagnostik gelegt werden muß. Des weiteren können auch solche Personen erreicht werden, die aufgrund ihrer sozioökonomischen Situation oder ihrer Ausbildung sonst keinen Zugang zu solchen Maßnahmen finden.

Das eigentlich Neue der Behandlung bestand neben der Information, die unter Klinikbedingungen erfahrungsgemäß vernachlässigt wird, in der Einbeziehung psychologischer Maßnahmen. Die Patienten lernen eine Entspannungstechnik, die auf dem autogenen Training aufbaut und die die Patienten als Kurzentspannung in Streßsituationen einzusetzen lernen. In themenzentrierten Gruppengesprächen werden wichtige streßauslösende Situationen besprochen und Lösungsmöglichkeiten erarbeitet. Verhaltenstherapeutische Übungen zur Verbesserung der sozialen Kompetenz werden aus diesen Gruppen heraus entwickelt und z. B. in Form von Rollenspielen durchgeführt.

Mit der Einbeziehung psychologischer Behandlungsmaßnahmen bei der Therapie der essentiellen Hypertonie hatten wir folgende Ziele:

1. Langfristig soll der Blutdruck reduziert und die antihypertensive Medikation vermindert werden.

2. Besondere Informationen sollen zu anderem Gesundheitsbewußtsein als bisher führen und das körperliche und physische Wohlbefinden verbessern. Auch sollen durch Bewußtmachung spezifische psychosomatische Störungen (Kopfschmerzen, Schlafstörungen usw.) reduziert werden.

3. Der Patient soll lernen, Kurzentspannungstechniken in Streßsituationen einzusetzen, z. B. am Arbeitsplatz.

Durch die Verbesserung seiner sozialen Kompetenz sollen beim Hypertoniker Selbstsicherheit und ein besseres expressives Verhalten (Äußern von Gefühlen) erreicht werden.

Ausführung

Diagnostik

Die medizinische Diagnostik folgt dem Basisprogramm der Deutschen Liga zur Bekämpfung des hohen Blutdrucks und umfaßt Anamnese, körperliche Untersuchung, Laborbefunde, Ekg, Röntgenthoraxaufnahme sowie eine Augenhintergrundspiegelung. Die psychologische Diagnostik stützt sich auf ein Interview sowie auf Fragebogen zum Gesundheitsverhalten, zum Auftreten von körperlichen Beschwerden und zur subjektiven Befindlichkeit. Persönlichkeitsfragebogen wurden nicht eingesetzt, da diese zu schwierig, zu lang und zu intim waren.

Dieses diagnostische Programm umfaßte die erste Woche des Heilverfahrens. Die Teilnahme am Gruppentherapieprogramm war freiwillig. Die Auswahl der Patienten erfolgte nach dem Zufallsprinzip. Es konnten nur Patienten teilnehmen, die keine erkennbaren Komplikationen des Hochdrucks (Herzinfarkt, Apoplexie) hatten. Die Blutdruckwerte wurden kontinuierlich während der gesamten Kur durch den Stationsarzt gemessen; nach einer entsprechenden Schulung maßen die Patienten zusätzlich selbst ihre Blutdruckwerte und führten darüber Protokoll.

Die Diagnostik (psychologische und medizinische Daten) erfolgte jeweils am Kuranfang und am Kurende sowie bei einer Nachkontrolluntersuchung nach 6 und 12 Monaten.

Wir behandelten 108 Patienten mit essentieller Hypertonie. 81 Patienten mit essentieller Hypertonie dienten als Kontrollgruppe, die die Zusatzbehandlung der Gruppensitzung nicht erhielten. Das Programm wurde über 5 Wochen durchgeführt. Die Behandlungsgruppe nahm an 10 Gruppentherapiesitzungen teil. Wir haben die Patienten nach 6 bzw. 12 Monaten nachuntersucht, um auch den langfristigen Erfolg überprüfen zu können.

Tab. 2 zeigt den Vergleich zwischen Patienten, die an der Gruppentherapie teilnahmen, und der Kontrollgruppe hinsichtlich der demographischen Daten, der anamnestischen Daten und der Blutdruckausgangswerte. In beiden Gruppen ergab sich zum Zeitpunkt des Kurbeginns kein signifikanter Unterschied bei Geschlecht, Anamnese, Dauer, Antihypertensiva vor der Kur, Gewicht, Größe, Anzahl der Zigaretten, Cholesterin, Triglyzeriden und der Blutdruckwerte.

Ergebnisse der Studie

Blutdruckverhalten

Der Blutdruck konnte in beiden Gruppen (also mit und ohne Gruppentherapie) während der Kur auf durchschnittlich normotone Werte gesenkt werden.

Tab. 3 zeigt die Reduktion des systolischen und diastolischen Blutdrucks in mmHg. Die beiden Gruppen unterschieden sich nicht.

Tab. 4 enthält den Prozentsatz der Patienten ohne Antihypertensiva bei Kurbeginn, Kurende, bei der 1. Nachkontrolle 6 Monate und bei der 2. Nachkontrolle

	Gruppen-therapie (n = 108)		Kontroll-gruppe (n = 81)		Signifikanz-prüfung
	x	s	x	s	
Alter (Jahre)	40,8	8,4	41,7	7,4	T-Test: n.s.
Geschlecht					
männlich	82		66		CHI²: n.s.
weiblich	26		15		
Anamnesedauer in Jahren	5,7	4,8	5,8	5,3	T-Test: n.s.
Antihypertensive Medikation vor der Kur					
keine	39,8%		32,0%		
Diuretika	0,9%		2,7%		CHI²: n.s.
β-Blocker	25,9%		26,7%		
sonstige	33,3%		38,7%		
Gewicht kg	83,4	14,6	81,1	13,1	T-Test: n.s.
Größe cm	172,8	9,2	172,4	8,2	T-Test: n.s.
Nikotin					
Anzahl der täglichen Zigaretten	4,9	10,0	5,6	8,8	T-Test: n.s.
Cholesterin mg/100 ml	241,1	63,0	244,6	51,4	T-Test: n.s.
Triglyzeride mg/100 ml	162,5	99,8	183,9	130,6	T-Test: n.s.
Systolischer Blutdruck	168,4	18,2	169,8	21,5	T-Test: n.s.
Diastolischer Blutdruck	104,6	12,9	104,0	12,8	T-Test: n.s.

Tab. 2
Vergleich zwischen Gruppentherapie und Kontrollgruppe hinsichtlich demographischer und anamnestischer Daten sowie der Blutdruckausgangswerte

n.s. = nicht signifikant

Tab. 3
Reduktion des systolischen und diastolischen Blutdrucks. Alle Angaben in mmHg

	Kuranfang	Kurende	Differenz
Systolischer Blutdruck			
Gruppentherapie (n = 108)	168,4	138,1	30,3
Kontrollgruppe (n = 81)	169,8	139,9	29,9
Diastolischer Blutdruck			
Gruppentherapie (n = 108)	104,6	84,9	19,7
Kontrollgruppe (n = 63)	104,0	83,8	20,2

	Kuranfang	Kurende	1. Nachkontrolle	2. Nachkontrolle
Gruppentherapie	39,8	55,6	57,1	48,6
Kontrollgruppe	32,0	26,2	22,2	–

Tab. 4
Prozentsatz der Patienten ohne Antihypertensiva bei Kurbeginn, Kurende, 1. und 2. Nachkontrolle

12 Monate nach Kurende. Zur Verdeutlichung wird der gleiche Sachverhalt in Abb. 1 noch einmal graphisch dargestellt.

Hier sehen wir eine deutliche Überlegenheit der Gruppentherapie, die sich darin äußert, daß Patienten, die an der Gruppentherapie teilnahmen, sehr viel häufiger auf eine antihypertensive Therapie verzichten konnten als Patienten der Kontrollgruppe.

Diese Überlegenheit der Gruppentherapie läßt sich ebenfalls feststellen, wenn man die Veränderungen der Dosis untersucht (Tab. 5). Bei einem Großteil der Patienten mit Gruppentherapie, die während der Kur antihypertensive Medikamente erhielten, konnte während der Kur die Dosis verringert werden. In der Kontrollgruppe dagegen überwiegen die Patienten, bei denen die Dosis erhöht oder zusätzlich Präparate verordnet werden mußten.

Abb. 1
Prozentsatz der Patienten ohne Antihypertensiva

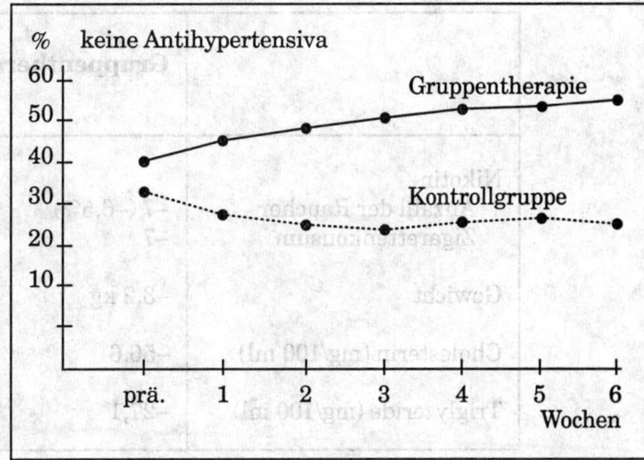

Die kardiovaskulären Risikofaktoren

Bei Zigarettenverbrauch, Gewicht und Risikofaktoren Cholesterin und Triglyzeride waren am Kurende und am Kuranfang Unterschiede nicht zu erkennen (Tab. 6), der Beobachtungszeitraum war zu kurz.

Langfristige Auswirkungen der Gruppentherapie

Das Ergebnis der Nachuntersuchung (Tab. 7) verdeutlicht die langfristige Reduktion des systolischen und diastoli-

	Gruppentherapie		Kontrollgruppe	
	n = 108	(100%)	n = 81	(100%)
Keine Antihypertensiva, unverändert	43	(39,8)	16	(19,8)
Antihypertensiva, Präparat und Dosis unverändert	17	(15,7)	30	(37,0)
Dosis erhöht und/oder zusätzliches Präparat	8	(7,4)	19	(23,5)
Dosis verringert und/oder Präparat abgesetzt	23	(21,3)	9	(11,1)
Präparatewechsel	17	(15,8)	7	(8,6)

Tab. 5
Veränderung der antihypertensiven Medikation

Tab. 6
Kardiovaskuläre Risikofaktoren
Gruppentherapie – Kontrollgruppe (Kurende)

n.s. = nicht signifikant

	Gruppentherapie	Kontrollgruppe	Signifikanzprüfung
Nikotin			
Anzahl der Raucher	–7 (–6,5%)	–6 (7,4%)	CHI^2: n.s.
Zigarettenkonsum	–7	–2,2	T-Test: p 0,05
Gewicht	–3,2 kg	–2,5 kg	T-Test: n.s.
Cholesterin (mg/100 ml)	–56,6	–46,7	T-Test: n.s.
Triglyzeride (mg/100 ml)	–27,1	–45,7	T-Test: n.s.

	Kuranfang	Kurende	1. Nachkontrolle	2. Nachkontrolle
Systolischer Blutdruck				
Gruppentherapie	147,9	132,2	138,3	139,6
Kontrollgruppe	149,0	134,2	144,7	–
Diastolischer Blutdruck				
Gruppentherapie	93,9	84,0	87,5	86,7
Kontrollgruppe	91,5	84,5	92,1	–

Tab. 7
Langfristige Reduktion des systolischen und diastolischen Blutdrucks (Durchschnittswerte von Selbstmessungen in mmHg)

schen Blutdrucks insbesondere bei der Behandlungsgruppe. Während die Patienten, die an der Gruppentherapie teilgenommen haben, einen normalen Blutdruck aufweisen, zeigen die Patienten der Kontrollgruppe eine deutlich ansteigende Tendenz bis in den hypertonen Bereich.

Wir führen diese länger anhaltende Blutdrucksenkung bei geringem Medikamentenverbrauch der Gruppentherapiepatienten auf ein besseres Gesundheitsverhalten und effektivere Streßbewältigung durch Entspannung und soziale Kompetenz zurück.

Erfreulich war auch die Beteiligung der Gruppentherapiepatienten an den Kontrolluntersuchungen. Zur 1. Kontrolluntersuchung kamen 72% der eingeladenen Patienten in die Kurklinik. Weitere 15% nahmen an einer schriftlichen Befragung teil.

Zur 2. Kontrolluntersuchung – 12 Monate nach Kurende – kamen 64,5% aller Patienten, und 12,9% beantworteten die Befragungsbogen. Dagegen war die Beteiligung der Kontrollgruppe an der schriftlichen Befragung sehr gering und lag nur bei 23%.

Zusammenfassung

Nach Beendigung der Kur zeigt sich bei den Patienten mit Gruppentherapie eine Reduktion der anfänglich hypertonen Blutdruckwerte auf normotone Endwerte, die bei minimaler antihypertensiver Pharmakotherapie (fast 60% ohne Antihypertensiva) und kontinuierlicher Dosisverminderung (bei 21,4%) erzielt wird. Die Blutdruckreduktion der Kontrollgruppe erfolgte dagegen bei weitergehender Antihypertensivatherapie (nur 26% der Patienten sind ohne Antihypertensiva). Dazu ist eine kontinuierliche Dosiserhöhung zu beobachten. Der Haupteffekt der Gruppentherapie liegt unserer Ansicht nach in der weitgehenden nichtpharmakologischen Blutdruckreduktion. Durch Kontrolluntersuchungen 6 und 12 Monate nach Kurende konnte festgestellt werden, daß die nichtpharmakologische Blutdruckreduktion sowie die Verbesserung des körperlichen Wohlbefindens anhaltend sind. Der Blutdruck liegt bei den Gruppentherapiepatienten auch 12 Monate nach Kurende im normotonen Bereich.

Das integrative Behandlungsprogramm hat auch noch nach einer Kontrolle von 12 Monaten gezeigt, daß eine Gruppentherapie der essentiellen Hypertonie, die auf Prinzipien der Gesundheitsberatung und Verhaltenstherapie aufbaut, die herkömmliche Therapie sinnvoll verbessert und ergänzt. Diese Therapie ist praktisch durchführbar. Wir bemühen uns z. Zt., sie in modifizierter Form in der Praxis eines niedergelassenen Internisten anzuwenden.

Literatur

1. DORST, K. G. u. Mitarb.: Ein integratives Behandlungsprogramm bei essentieller Hypertonie. tägl. prax. **23,** 129–139 (1982).

2. DORST, K. G. u. Mitarb.: Psychological control of essential hypertension. Activitas nerv. sup. Suppl. **3,** Praha 1982.

3. FRUMKIN, K. u. Mitarb.: Non-pharmacologic control of essential hypertension in man: a critical review of the experimental literature. Psychosom. Med. **4,** 294–320 (1978).

4. HENRY, J. P. u. J. C. CASSEL: Psychosocial factors in essential hypertension: recent epidemiologic and animal experimental evidence. Am. J. Epidem. **90,** 171–200 (1969).

5. LOSSE, H.: Hypertonie – Möglichkeiten der Prävention sowie Beeinflussung der Prognose durch frühzeitige Behandlung. In: BOCK, K. D. (Hrsg.): Sozialmedizinische Probleme der Hypertonie in der Bundesrepublik Deutschland, Essener Hypertonie Kolloquium Juni 1977. Thieme, Stuttgart 1978.

6. PAGE, I. H.: BOCK, K. D. u. P. COTTIER: Essentielle Hypertonie. Springer, Berlin-Göttingen-Heidelberg 1960.

7. PAGE, L. B.: Epidemiologic evidence in the etiology of human hypertension and its possible prevention. Am. Heart J. **91,** 527–534 (1976).

8. PATEL, C. H.: 12-month follow-up of yoga and biofeedback in the management of hypertension. Lancet **1975/I,** 62–65.

9. PATEL, C. H.: Yoga and biofeedback in the management of »stress« in hypertensive patients. Clin. mol. Med. **48,** 171–174 (1975).

10. WEINER, H.: Psychobiology and human disease. Elsevier, NewYork-Oxford-Amsterdam 1977.

Erschienen in:
internist. prax. **25,** 529–536 (1985)
tägl. prax. **26,** 529–536 (1985)

Autogenes Training

Praktische Anwendungen im Alltag und in der Allgemeinmedizin

K. DRENK, Meerbusch

Einleitung

Die Einleitung ist meist der schwierigste Teil eines Buches, eines Briefes, eines Aufsatzes, kurzum es muß eingeleitet werden, aber wie? Vielleicht so:

»Über das autogene Training bietet sich eine wissenschaftlich geprägte, eine populärmedizinische Darstellung oder eine Mischung von beidem an. Autogenes Training hätten Sie schon längst lernen müssen, autogenes Training hört sich vornehm sportlich an, viele denken an Trainingsanzug.« Die Altsprachler können das erste Wort des Begriffes erklären, Autos = Ich, gen = werden. Aus dem Ich wird also etwas, wodurch? Genau durch Üben, sprich Training. Der Begriff scheint zumindest klar zu sein, nur was wird aus dem Ich. Wir müssen also zur Sache kommen und erklären, was autogenes Training ist.

Die Methode hat sich aus der Hypnose entwickelt, womit wieder ein Begriff auftaucht, der dem medizinischen Laien wenig sagt. Die Hypnose ist eine uralte medizinische Behandlungsmethode. Durch monotone Bewegungen oder Wortfolgen wird der Kranke in einen schlafähnlichen Zustand versetzt, der durch intensive körperlich-seelische Entspannung gekennzeichnet ist. Während der Hypnose können die Muskelspannung, die Hautdurchblutung, Herzschlag und Atemfrequenz von außen beeinflußt werden. Auch Schmerzen lassen sich mit einer Hypnose deutlich lindern. So sind in Kriegszeiten bei fehlenden Narkosemitteln Operationen in Hypnose beschrieben worden. Für den Zustand der Hypnose besteht in der Regel eine Erinnerungslücke.

In der Öffentlichkeit wird die Hypnose heute eher jahrmarktmäßig dargestellt. Auch die Fernsehberichte schließen sich diesem Trend an, indem über oberflächliche Gruppenhypnosen, Zirkuskunststücke, wie die schwebende Jungfrau oder ähnliche Tricks, berichtet wird.

Der wesentliche therapeutische Ansatz der Hypnose bestand in früheren Zeiten in der Möglichkeit, Schmerzen zu dämpfen bei Fehlen entsprechender Medikamente. Diese Methode wird heute noch bei Urvölkern beobachtet. Zum anderen besitzt die Hypnose einen stark entspannenden angstlösenden Effekt, der bei allen Formen seelischer Erkrankungen breite Anwendung fand und findet. Allerdings ist es eine Beeinflussung von außen, die auch nur diese Einbahnstraße nehmen kann. SCHULTZ entwickelte nun in den 30er Jahren eine Technik, die zu ähnlichen Leistungen wie die Hypnose in der Lage ist, nur daß diese Leistungen vom Patienten selbst erbracht werden, aus seinem Ich kommend. Der Übende bestimmt die Länge, die Tiefe der Übungen und kann diese jederzeit selbst beenden. Im Gegensatz hierzu muß die Hypnose von außen her beendet werden. Unter Verwendung der Technik kehrte SCHULTZ das Therapiekonzept der Hypnose um, im Sinne einer konzentrativen Selbstbeeinflussung. Neben der medizinischen Anwendung, auf die bei den einzelnen Übungen hingewiesen wird, erreicht man mit dem Erlernen des autogenen Trainings 3 wesentliche Lernziele:

Selbstruhigstellung,
Vertiefte Erholung,
Konzentrationssteigerung.

Selbstruhigstellung bedeutet Dämpfung überschießender Gefühle, z. B. Angstgefühle in einer Prüfungssituation, Zorn, Wut, die überschießend Schaden anrichten würden, können gedämpft werden.

Vertiefte Erholung stellt eine ganz spezifische Wirkung des autogenen Trainings dar, nämlich in kurzer Zeit eine intensive Regeneration in körperlicher und geistiger Hinsicht herbeizuführen. Gerade diesen Effekt wird der Geübte bald genießen.

Konzentrationssteigerung ist der Summationseffekt aus Selbstruhigstellung und vertiefter Erholung, aber auch ein Effekt der Übungen an sich. Man lernt, sich vorübergehend ausschließlich auf einen ganz bestimmten Gedanken zu konzentrieren, ganz in sich, in seinen Körper hineinzuhorchen. Für diese Zeit fallen alle anderen Gedanken fort.

Methodik

Das Prinzip des autogenen Trainings lehnt sich, wie bereits dargestellt, wesentlich an die Methodik der Hypnose an. Bestimmte Vorstellungen werden monoton gleichmäßig, etwa 10–20mal gedacht. Die Häufigkeit ist nur ein Hinweis und bedarf keiner genauen Kontrolle. Der Rhythmus des Übens wird rasch ganz individuell gefunden. Die monotone Vorstellung eines Gedankens bewirkt eine meßbare Veränderung im Organismus. Bei der 1. Übung wird z. B. die Muskelspannung beeinflußt.

Der Kursleiter könnte dies folgendermaßen erläutern:

Ein kleiner Selbstversuch soll das Prinzip der Methode zugänglich machen. »Stellen Sie sich mit dem Rücken vor Ihr Bett, strecken Sie die Arme nach vorne parallel aus und schließen die Augen. Nun konzentrieren Sie sich auf den Gedanken: ›Ich falle nach hinten.‹ Schon bald werden Sie bemerken, daß sich Ihr Oberkörper nach hinten zu beugen beginnt, schlimmstenfalls werden Sie weich auf Ihrem Bett landen.« Durch die Vorstellung, »ich falle nach hinten«, wird die Spannung der Rücken- und Rumpfmuskulatur so verändert, daß der Körper nach hinten fallen kann. Der Gedanke bewirkt also eine physiologisch meßbare Veränderung am Ziele der Vorstellung, hier also der Muskulatur.

Mit Hilfe der monotonen, gleichmäßigen Wiederholung der Übungsformel bewirken wir einerseits die Veränderung, z. B. die Muskelentspannung, andererseits werden wir durch die Monotonie ruhiggestellt. Dieses Prinzip der Monotonie als beruhigendes Moment gibt es, seit die Menschen existieren. Die Monotonie der Wiegenbewegung, des Wiegenliedes, die monotonen Rhythmen und Verse der Volks- und Kirchenlieder bis hin zur Monotonie eines Jazz-, Rock- oder Poprhythmus wirken, wenn auch manchmal die Lautstärke widersinnig erscheint, durchaus beruhigend.

Beeinflußt werden Funktionen des Organismus, die normalerweise unbewußt ablaufen, vom sog. vegetativen Nervensystem. Es arbeitet zwar normalerweise für uns unbewußt; erst bei Störungen seiner Funktionen werden wir auf seine Existenz aufmerksam; als Schlagworte seien genannt: der nervöse Magen, die Herzrhythmusstörungen, die Kreislaufdysregulationen.

Durch seinen speziellen Angriff im vegetativen Bereich gelingt es, mit Hilfe des autogenen Trainings diese Störfälle zu beheben, die Funktionen der betroffenen Organe zu harmonisieren. Auf diesem Wirkprinzip beruhen die medizinischen Anwendungen des autogenen Trainings.

Technik des autogenen Trainings

Das autogene Training wird in sitzender oder liegender Haltung geübt. In sitzender Haltung unterscheiden wir den sog. Droschkenkutschersitz von dem sog. Großvatersitz. Die erstgenannte Sitzhaltung hat SCHULTZ tatsächlich den Droschkenkutschern abgeschaut, die, auf ihrem harten Holzsitz wartend, eine möglichst bequeme Körperhaltung einnahmen.

Die Wirbelsäule ist insgesamt gestreckt, nur im Schulter-Nacken-Bereich tritt eine leichte Beugung ein. Die Fußspitzen zeigen nach außen, die Unterarme und Hände liegen auf den Oberschenkeln. Es ist eine Haltung mit leichter mittlerer Beugung, bei der optimal viele Muskelgruppen entspannt sind.

Wenn man zu Hause einen großen bequemen Ohrensessel hat, eignet dieser sich für den sog. »Großvatersitz«. Man setzt sich bequem in den Sessel, Rücken und Kopf werden angelehnt, die Arme liegen auf den Armlehnen.

Wird liegend geübt, ist für den Anfänger die Rückenlage zu bevorzugen. Der Kopf wird durch ein kleines Kissen gestützt, die Halswirbelsäule ist hierdurch nur leicht gebeugt, die Hände liegen auf dem Bauch oder neben dem Körper. Unter die Knie kann man eine Rolle legen, um eine leichte Beugestellung herbeizuführen. Die liegende Haltung eignet sich besonders, wenn vor dem Einschlafen geübt wird.

Der Droschkenkutschersitz hat natürlich den Vorteil, daß wir nicht auf bestimmte Sitzmöglichkeiten angewiesen sind. Man sollte sich vor allen Dingen nicht auf eine Körperhaltung festlegen und überhaupt alles vermeiden, was zu einer Ritualisierung des autogenen Trainings führen könnte. Hier seien stets gleiche Körperhaltung, gleiche Umgebung, ggf. bestimmte Musik im Hintergrund als Beispiele genannt. Eine solche Ritualisierung wird den speziellen Effekt des autogenen Trainings, auch unter Streßbedingungen entspannen zu können, mit Sicherheit verhindern.

Übungsablauf

Der Übungsablauf ist in 3 Abschnitte aufzuteilen:

1. *Ruhetönungsphase,*
2. *Übungsphase,*
3. *Zurücknahme.*

Während der Ruhetönungsphase konzentriert man sich auf die Vorstellung »Ruhe«, wobei hier die ganz individuelle Vorstellung von Ruhe gemeint ist. Das kann eine optische Vorstellung, z. B. ein Landschaftsbild, das kann eine akustische Vorstellung, z. B. eine Melodie sein, das kann ein Gedanke sein, Wörter, die der einzelne speziell mit der Empfindung Ruhe verbindet.

Ist auf diese Weise eine gewisse Ruhigstellung erreicht, wendet man sich der eigentlichen Übung zu. In der jeweiligen Körperhaltung konzentriert man sich auf die Übungsformeln, die monoton 10–20mal gedacht werden. Hierbei spielt die Anzahl der Formelwiederholungen keine wesentliche Rolle, auch wenn von 10–20mal gesprochen wird. Der einzelne findet schnell den Rhythmus und die Dauer des Übungsablaufes. Die Übungsformeln werden gedacht, nicht gesprochen. Beim sog. Stummsprechen werden die Stimmbänder auch bewegt, was dazu führt, daß der Übende versucht, die Übungsformel auf die Atmung abzustimmen. Übungsformel und Atmung sollen aber parallel zueinander verlaufen. Während der 1. Übung konzentrieren wir uns auf unsere beiden Arme mit der Vorstellung »beide Arme ganz schwer«, wodurch es zu einer Muskelentspannung kommt.

Bei der »Zurücknahme« wird die in der Übung entspannte Muskulatur wieder angespannt.

Wir ziehen beide Arme 1–2mal kräftig zur Brust hin, wobei wir die Fäuste ballen, anschließend wird tief eingeatmet, und abschließend werden die Augen geöffnet. Diese Zurücknahme entspricht dem morgendlichen »Recken und Strekken« beim Aufwachen. Die Zurücknahme sollte obligatorisch vorgenommen werden, einzige Ausnahme ist das Üben vor dem Einschlafen. Hier sollte die Zurücknahme vermieden werden, da der Effekt der vertieften Erholung sonst das Einschlafen erschweren würde.

Schwereübung

Nach Einnahme der entsprechenden Körperhaltung, liegend oder sitzend, konzentrieren wir uns auf unsere beiden Arme mit der Formel:

»Beide Arme ganz schwer«.

Es besteht auch die Möglichkeit über die Gebrauchshand, z. B.

»rechter Arm ganz schwer«

und anschließend

»linker Arm ganz schwer«,

die Übung zu gestalten.

Bei Linkshändern würde dies dann umgekehrt vorgenommen. Die Erfahrung hat jedoch gezeigt, daß bei symmetrischer Vorstellung die Schwereempfindung rascher eintritt. Durch die konzentrative Vorstellung, »beide Arme ganz schwer«, kommt es zu einer bemerkbaren deutlichen Muskelentspannung im angesprochenen Bereich, die sich später auf den ganzen Körper ausdehnt. Das Eigengewicht der Arme wird vermehrt empfunden, wodurch die Arme »ganz schwer« werden. Diese Muskelentspannung ist nicht eingebildet, sondern nachweisbar und nachmeßbar.

SCHULTZ hat bereits durch das Messen bestimmter Reflexe, z. B. des Kniesehnenreflexes, nachweisen können, daß während der Übung der Reflex verspätet und langsamer abläuft, weil die entspannte Muskulatur auf den Impuls des Reflexhammers verspätet reagiert. Im weiteren Verlauf des Übens wird sich die Schwere von den Armen auch auf die übrige Skelettmuskulatur ausdehnen, so daß der Patient insbesondere im Liegen den ganzen Körper dann als »ganz schwer« erlebt. Die Schwereübung ist gewissermaßen der Einstieg in das autogene Training.

Probleme treten bei der Schwereübung in der Regel selten auf. Relativ häufig ist allerdings eine Diskrepanz zwischen der subjektiven Schwereempfindung und der tatsächlichen Muskelentspannung. Dies ist teilweise darauf zurückzuführen, daß der Begriff S c h w e r e relativ abstrakt ist und individuell sehr unterschiedlich vorgestellt und ausgestaltet wird. So geben Kursteilnehmer häufig die Assoziation »bleischwer« an, was eher einer negativen Empfindung entspricht. Angenehme Schwere findet man z. B. nach einer körperlichen Arbeit oder einer leichten sportlichen Belastung.

Wärmeübung

Im Anschluß an die Schwereübung konzentrieren wir uns ohne Zurücknahme auf unsere beiden Arme mit der Vorstellung:

»Beide Arme angenehm warm«.

Bei der Schwereübung nahmen wir Einfluß auf die Muskelspannung, bei der

Wärmeübung steigern wir die Hautdurchblutung durch eine Erweiterung der kleinsten Hautgefäße, der Kapillaren. Die Kapillaren sind die kleinsten arteriellen Gefäße, die durch Muskelzellen in ihrer Wand befähigt sind, sich zu erweitern bzw. eng zu stellen. Dieser Mechanismus dient der Wärmeregulation des Körpers. Bei Kälte verschließen sich die kleinsten Hautgefäße, um eine unnötige Energieabgabe nach außen zu verhindern. Der Organismus ist stets bemüht, die sog. Kerntemperatur auf 37°C zu halten. Dieser Mechanismus wird durch das vegetative Nervensystem für uns unbewußt gesteuert. Mit der Wärmeübung gelingt es, Einfluß auf diesen Vorgang zu nehmen. Es kommt zu einer vermehrten Durchblutung in dem angesprochenen Bereich; bei der Wärmeübung werden Temperatursteigerungen der Finger z. B. bis 0,5°C nachgewiesen.

Die Schwere- und Wärmeübung sind die Elementarübungen des autogenen Trainings. Man kann die beiden Übungen zu der sog. Kurzform des autogenen Trainings zusammenfassen, durch die allein bereits die Ziele Selbstruhigstellung, vertiefte Erholung und Konzentrationssteigerung erreicht werden können.

Besonders zu empfehlen ist die Schwere- und Wärmeübung bei Herz-Kreislauf-Dysregulationen, vor allem den sog. hypotonen Kreislaufdysregulationen, d. h. bei Patienten mit »niedrigem« Blutdruck.

Wird einem Patienten vom behandelnden Arzt gesagt, daß er einen niedrigen Blutdruck habe, merkt er sich dies bis an sein Lebensende. Ganz im Gegensatz hierzu der Patient mit Bluthochdruck, der erst mit viel Mühe einer Behandlung zuzuführen ist. Der sog. niedrige Blutdruck ist nichts als eine Normvariante. So betreute ich mehrere Jahre einen Patienten, der nie einen höheren Blutdruck als 80 mmHg systolisch hatte, ohne jemals über irgendwelche Kreislaufbeschwerden zu klagen. Niedriger Blutdruck als Symptom einer Erkrankung findet sich nur bei wenigen, aber schwerwiegenden Erkrankungen, z. B. der Erkrankung der Nebennierenrinde, bei der die Produktion bestimmter Hormone fehlt.

Bei den Patienten mit Kreislaufdysregulationen bewährt sich die Schwere- und Wärmeübung durch den Wechsel von Entspannung und Anspannung der Muskulatur sowie Eröffnung und Verengung der kleinsten Blutgefäße. Es handelt sich hierbei um ein »vegetatives Training«. Ergänzt man das autogene Training mit einem systematischen körperlichen Training, z. B. Joggen, sind die Beschwerden der Patienten in kürzester Zeit behoben. Insbesondere kann auf jegliche Medikation verzichtet werden.

Dies ist umgekehrt beim Bluthochdruck nicht der Fall, da er behandlungsbedürftig ist. Neben Maßnahmen, wie Gewichtsreduktion und salzarmer Diät, ist meistens eine medikamentöse Therapie zumindest vorübergehend nicht zu vermeiden. Das autogene Training kann zwar über die Gefäßerweiterung eine milde Blutdrucksenkung herbeiführen, die aber nicht von anhaltender Dauer ist. Als begleitende Therapie ist das autogene Training schon aufgrund seiner allgemein ruhigstellenden Wirkung zu empfehlen.

Atmung

Bewußt wurde in der Überschrift das Wort »Übung« vermieden. Wir üben die Atmung nicht, sondern wir erleben sie. Unsere Atmung ist eine Funktion unseres Sauerstoffbedarfs; strengen wir uns z. B. beim Sport an, bei der Gartenarbeit, beim Wandern, so steigt der Sauerstoffbedarf, wir atmen schneller und tiefer. Auch seelische Anspannungen lassen den Sauerstoffbedarf ansteigen und beeinflussen Atemtiefe und Atemgeschwindigkeit. Das autogene Training versetzt uns in einen körperlich-seelischen Entspannungszustand, was den Sauerstoffbedarf sinken läßt. Unsere Atmung wird *ganz ruhig und gleichmäßig.* Legen wir die Hände auf den Bauch, können wir unsere Atmung direkt fühlen. Das Erlebnis der Monotonie der Atmung vertieft insgesamt die Entspannung. Wie bereits dargestellt, ist gerade die Monotonie ein

Hilfsmittel, in die Entspannung zu kommen.

An dieser Stelle sei nochmals darauf hingewiesen, daß wir die Übungsformeln denken, nicht sprechen, auch nicht stumm sprechen. Beim sog. Stummsprechen betätigen wir nämlich unbewußt die Stimmbänder, was einen negativen Einfluß auf den Atemrhythmus haben kann. Atmen und Denken der Formel laufen parallel miteinander. Wir sollten nicht versuchen – ein häufiger Anfängerfehler –, stummsprechend Atmung und Formel aufeinander abzustimmen. Dies gelingt immer nur zeitweise, irgendwann wird die Gleichmäßigkeit der Atmung unterbrochen, was dann als störend empfunden wird.

Auch wenn wir die Atmung beim autogenen Training nicht beeinflussen, soll kurz auf die anatomischen Grundlagen der Atemfunktion eingegangen werden. Wir unterscheiden die sog. »Brustatmung« von der »Bauchatmung«. Während des Einatmens dehnt sich die Lunge aus, um möglichst viel Oberfläche für die Sauerstoffaufnahme zu bieten. Bei der Brustatmung werden die Rippen durch Muskeln auseinandergezogen, was eine Volumenzunahme des Brustkorbs bewirkt. Während der Bauchatmung tritt das Zwerchfell, eine Muskelplatte, die Brustkorb und Bauchraum voneinander trennt, aktiv nach unten, die Lungenflügel können sich voll nach unten entfalten. Beide Vorgänge geschehen bei jedem Atemzug gleichzeitig, allerdings mit unterschiedlicher Betonung. Vereinfacht kann man sagen, daß mit zunehmender Entspannung die Bauchatmung betont wird, bei psychischer Erregung findet man dagegen eher eine forcierte Brustatmung. Der größere Volumeneffekt tritt sicherlich bei der Bauchatmung ein, weshalb sie auch bei Rednern oder Sängern betont geübt wird. Es sei allerdings nochmals darauf hingewiesen, daß bei jedem Atemzug Bauch- und Brustatmung gleichzeitig stattfinden, eben nur unterschiedlich ausgeprägt.

Das »Atemerlebnis«, wie SCHULTZ die Atemübung bezeichnete, vertieft durch den Monotonieeffekt ganz wesentlich die gesamte Entspannung. Das Erleben der Atmung ist ein Körpererlebnis in positivem Sinne, der Körper reguliert diesen Vorgang selbständig, wir brauchen keinen Einfluß zu nehmen. SCHULTZ vertiefte die Atemformel dahingehend: *»Es atmet mich.«*

Für den Asthmakranken ist gerade dieses Erlebnis von sehr großer Bedeutung, besteht bei ihm doch eher ein gestörtes Verhältnis zum Organ »Atmung«. Der Asthmaanfall ist ja ein elementar lebensbedrohliches Ereignis, das den Asthmakranken mißtrauisch werden läßt gegenüber seiner Atmung. Während des autogenen Trainings erlebt er nun die Atmung ruhig, gleichmäßig, selbständig, was für den Asthmakranken eine besonders intensive Wahrnehmung ist. Die Atmung stellt für den Asthmakranken daher eine Schwerpunktübung dar, die durch ergänzende Maßnahmen optimiert werden kann. Das autogene Training ist allerdings immer eine begleitende Therapie des Asthmakranken, der vielfach auch medikamentöse Hilfe braucht.

Das Asthma ist eine mehrdimensionale Erkrankung mit z. B. konstitutioneller, allergologischer, infektbedingter und nicht zuletzt psychosomatischer Komponente. Allen 3 Faktoren muß Rechnung getragen werden. Das autogene Training deckt auch durch seine angstlösende Wirkung die psychosomatische Komponente ab. Es wirkt also sowohl vorbeugend als auch anfallsbekämpfend, was allerdings einen optimalen Übungsstand verlangt. Psychotherapeutische Behandlungsmethoden können zusätzlich je nach Lage erforderlich und sinnvoll sein. Die allergologische Komponente gewinnt zunehmend an Bedeutung, seitdem die Testverfahren ausgefeilter und aussagekräftiger geworden sind und die Behandlungsmöglichkeiten vereinfacht, aber gleichzeitig ausgedehnt werden konnten.

Der Herzschlag

Unser Herzschlag und die Atmung sind eine funktionelle Einheit. Wie schon bei der Atmung dargestellt, befinden wir uns während des autogenen Trainings in einem körperlich-seelischen Entspannungszustand, in dem unser Sauerstoffbedarf sinkt; folglich wird der Herzschlag – ebenso wie die Atmung – langsamer, ruhiger, gleichmäßig.

»Herzschlag gleichmäßig, ruhig und kräftig«.

Es ist allerdings in der Regel wesentlich schwieriger, den Herzschlag bewußt zu erleben als die Atmung; darüber hinaus ist es noch lange nicht jedem Menschen angenehm, seinen Herzschlag zu spüren. Das Herz, der Herzschlag ist viel stärker angstbesetzt als die Atmung. Erschwerend kommt hinzu, daß unser Herzschlag eben nicht immer regelmäßig ist, sondern daß relativ häufig sog. Extraschläge auftreten, die keine krankhafte Bedeutung haben, die aber meistens beunruhigend wirken. Nicht selten treten diese Extrasystolen gerade während der Herzübung auf, was bei disponierten Patienten ausgesprochene Angstgefühle auslösen kann.

In der Arztpraxis wird die Herzübung in der Regel an 2 Gruppen von Patienten vermittelt:

1. Patienten, die eine organische Herzerkrankung, z. B. Zustand nach Herzinfarkt, aufweisen.
2. Patienten, bei denen sich eine herzphobische Entwicklung eingestellt hat.

Ursache für diese herzphobischen Entwicklungen scheinen auf den ersten Blick banale Herzrhythmusstörungen, Herz-Kreislauf-Dysregulationen zu sein, die zu einer akuten Todesangst führen und häufig zu unnötigen stationären Behandlungen. Der Patient findet sich unerwartet auf einer Intensivstation, an Apparate und Infusionen gefesselt. Es entwickelt sich eine ausgeprägte ängstliche Erwartungshaltung, die wiederholungsähnliche Situationen direkt provozieren. Voraussetzung hierfür ist natürlich die ganz spezielle psychodynamische Struktur des Patienten, die analytisch aufgearbeitet werden muß, wobei das autogene Training eine begleitende Therapie darstellt.

Bei Patienten mit einer organischen Herzerkrankung sei an die Wirkung des autogenen Trainings bei Asthma bronchiale erinnert. Das Erleben des ruhigen, gleichmäßigen Herzschlags läßt den Patienten wieder Vertrauen zum Organ Herz gewinnen. Problematischer wird es natürlich, wenn Patienten schwerwiegendere Herzrhythmusstörungen aufweisen, die auch während des Übens nicht abklingen. Hier erscheint es wenig sinnvoll, die Herzübung fortzusetzen.

Unter Auslassung der Herzübung erlernt der Patient zunächst das autogene Training unter Betonung seiner angstlösenden und ruhigstellenden Wirkung. Im Anschluß hieran kann man nun mit sog. »formelhaften Vorsatzbildungen« arbeiten, die dem Patienten helfen, mit seiner Herzrhythmusstörung besser zu leben.

Während das Atemerlebnis eine wesentliche Vertiefung der Gesamtentspannung mit sich bringen kann, ist die Herzübung durch gehäufte Ambivalenzen und unbewußt phobischer Haltung gegenüber dem Herzschlag nicht generell anzuwenden. Dies gilt besonders in den Kursen einer Volkshochschule, wo dem Kursleiter die Krankheitsgeschichte der einzelnen Teilnehmer nicht bekannt ist.

Sonnengeflechtübung

Eines der bedeutendsten vegetativen Nervenzentren im Bauch ist das sog. Sonnengeflecht. Bei der Sonnengeflechtübung entsteht eine erhöhte Mehrdurchblutung, die als angenehme Wärme im Oberbauch empfunden wird. Die Wärme geht häufig vom Rücken aus und strahlt gürtelförmig nach vorne; allerdings ist die individuelle Ausgestaltung der Sonnengeflechtübung vielgestaltig. Häufig wird lange Zeit keine Wärme empfunden; die Kursteilnehmer berichten über Druckgefühl im Rücken, vermehrte Darmtätigkeit oder auch, daß sie während der Sonnengeflechtübung überhaupt nichts verspüren. Erfahrungsgemäß müssen daher für die Sonnengeflechtübung ca. 4 Wochen angesetzt werden. Darüber hinaus ist diese Übung als eine spezielle Organübung anzusehen, die im Einzelfall sehr sinnvoll sein kann, aber für den Gesamteffekt des autogenen Trainings nicht entscheidend ist. Bei Nichtgelingen der Übungen ist es daher sinnvoll, sie vorübergehend auszuklammern, um sie zu einem späteren Zeitpunkt wieder einzubeziehen.

Die vegetativ nervöse Steuerung des Magen-Darm-Traktes folgt in der Regel unbewußt. Sie ist allerdings recht störanfällig, nicht zuletzt bei seelischen Irritationen. Der Bauch ist nicht nur »Verdauungsorgan«, er ist auch die Wetterecke unseres seelischen Befindens. Schon als Kind haben wir »Bauchweh« vor allen möglichen Problemen. Es setzt sich bis ins Erwachsenenalter fort: Angst vor einer Prüfung, Angst vor einem schwierigen Gespräch, der Chef hat sich angemeldet ... Schlimmstenfalls wörtlich zu nehmen ist auch die Aussage, »man macht sich vor Angst in die Hose«.

Das autogene Training bietet sich bei den Magen- bzw. Zwölffingerdarmgeschwüren wegen seiner streßlösenden und selbstruhigstellenden Wirkung als Begleittherapie an.

Wesentlich häufiger ist in der Allgemeinpraxis die chronische Verstopfung. Hiervon sind besonders die Frauen jenseits des 40.–50. Lebensjahres betroffen. Die chronische Verstopfung kann man – bezogen auf die Menge verkaufter Abführmittel – geradezu als Volkskrankheit bezeichnen.

Die Sonnengeflechtübung kann aufgrund einer Mehrdurchblutung gerade im Enddarmbereich eine Normalisierung der Stuhlentleerung bewirken, auch nach jahrelangem Mißbrauch von Abführmitteln. Zu einer Allgemeinpraxis und auch in Kursen der Volkshochschule kann daher nicht genug auf die Bedeutung der Sonnengeflechtübung bei chronischer Obstipation hingewiesen werden.

Stirnübung

Abschließend wenden wir uns während der letzten Übung dem Ursprung der konzentrativen Umschaltung zu, dem Kopf. Der Körper ist schwer, warm, die Atmung ruhig, gleichmäßig, Sonnengeflecht strömt warm. Im Gegensatz zu der intensiv empfundenen Wärme wird die Stirn angenehm kühl vorgestellt. Man konzentriert sich hierbei ganz ausschließlich auf die Stirn; evtl. hilft ein geöffnetes Fenster, um die Stirn rascher kühl zu empfinden. Immer wieder wird von Übenden berichtet, daß gerade der Gegensatz des warmen Körpers zur kühlen Stirn eine deutliche Vertiefung der Gesamtentspannung, wie auch der Konzentrationsfähigkeit mit sich bringt. Die Stirnkühlübung ist der Abschluß der Übungsfolgen des autogenen Trainings. Gleichzeitig kann sie aber auch Ausgangspunkt für Zusatzübungen werden.

Hilfreich ist die Stirnübung bei Kopfschmerzen und Migräne. Allerdings müssen gerade Migränepatienten gewarnt werden, sich am Beginn zu intensiv auf diese Übungen zu »stürzen«. Kommt es bei der Wärmeübung zu einer Gefäßerweiterung, kann die Vorstellung von Kühle eine Gefäßverengung herbeiführen. Durch die Verengung kann ein Migräneanfall ausgelöst werden. Daher übt der Migränepatient zu Beginn: »Stirn e i n w e n i g kühl.«

Die Stirnübung eignet sich also zur Behandlung des Kopfschmerzes, der Migräne oder der Schmerzen, die durch Halswirbelsäulenveränderungen bedingt sind und beim »Streßkopfschmerz«. Ergänzend zu Stirnkühlübungen empfiehlt es sich, die Schulter-Nacken-Region zusätzlich mit der Formel »Schulter, Nacken angenehm warm« einzubeziehen.

Übungsverlauf

In der Regel vergehen ca. 3 Monate, seitdem mit der Schwereübung das Erlernen des autogenen Trainings begonnen wurde. Der überwiegend größere Teil der Übenden beherrscht das autogene Training dann recht sicher. Die Übungsdauer kann bis zu 30 Minuten betragen. Die Reihenfolge der Übungen muß jetzt nicht mehr so streng beibehalten werden; allerdings ist immer mit der Schwere- und der Wärmeübung zu beginnen. Im weiteren Übungsverlauf kann die Reihenfolge der Übungen willkürlich geändert werden; »durch die Übungen spazierengehen«, wie es SCHULTZ genannt hat. So kann man z. B. nach der Sonnengeflechtübung wieder zur Schwere zurückkehren, von der Schwere zur Stirnkühlübung überwechseln und von der Stirnübung wiederum zur Wärme- oder zur Sonnengeflechtübung. Dieses »Spazierengehen« bringt zusätzlich Übungssicherheit.

Kurzform

Schwere- und Wärmeübungen können für sich eine Übungseinheit darstellen in der sog. »Kurzform des autogenen Trainings«. Wir verwenden nicht mehr die Formeln, sondern lediglich noch die Worte

Ruhe,
Schwere,
Wärme.

Beim Geübten tritt die Empfindung der Schwere und Wärme schneller ein. Mit dieser Kurzform des autogenen Trainings erreichen wir sehr wohl die Ziele der Selbstruhigstellung, vertieften Erholung und Konzentrationssteigerung. Daher bietet sich die Kurzform besonders für die praktische Anwendung im Alltag an, sei es in einer Prüfungssituation, sei es in einer anstrengenden Sitzung oder für den Fall, daß ein Schlafdefizit entstanden ist.

Nach einiger Zeit läßt sich die Kurzform des autogenen Trainings auch mit geöffneten Augen üben. Man fixiert hierzu einen Punkt auf der gegenüberliegenden Seite und konzentriert sich wiederum monoton auf die Vorstellung Ruhe, Schwere, Wärme. Die Zurücknahme wird diskret vorgenommen, indem man z. B. die Sitzhaltung ändert, die Beine übereinander schlägt, die Arme vor dem Brustkorb kreuzt. Auf diese Weise kann man also auch in Gesellschaft unbemerkt das autogene Training üben.

So stellt die Kurzform des autogenen Trainings eine Übungseinheit für sich dar und hilft den Übenden, sich in kurzer Zeit zu entspannen.

Einflußnahme auf das Verhalten mit Hilfe des autogenen Trainings

Wie dargestellt, wirkt das autogene Training deutlich ruhigstellend und angstlösend. Hierdurch kommt es bei regelmäßiger Anwendung nicht nur zu einer positiven Beeinflussung körperlicher, sondern auch unbewußt ablaufender seelischer Vorgänge. So berichten häufig Kursteilnehmer, ihr Verhalten am Arbeitsplatz, den Kollegen und den Vorgesetzten gegenüber habe sich fast unbemerkt im Laufe des Kurses verändert. Vor Erlernen des autogenen Trainings bestehende Hemmungen oder Aggressionen hätten sich ohne bewußten Vorsatz wie von selbst aufgelöst. SCHULTZ versuchte eine solche Verhaltensbeeinflussung zu systematisieren unter Verwendung der sog. »formelhaften Vorsatzbildungen«.

Kurze, prägnante und einprägsame Formeln, die den gezielten Vorsatz enthalten, werden im Anschluß an die Stirnübung gleichmäßig monoton, wie die bisher erlernten Formeln, vorgestellt. Die formelhaften Vorsätze sollten immer selbständig gebildet werden, um eine optimale Identifikation zu erreichen.

Folgende Merkmale sind dabei wichtig:

1. Das Problem wird gleichgültig formuliert.
2. Das Problem wird positiv formuliert.
3. Das Problem wird ironisiert.

Einige Beispiele:

»Schlaf gleichgültig, Ruhe wichtig«.
»Ich bin sicher, ruhig und gelassen«.
»Zigarette gleichgültig, Gesundheit wichtig«.
»Darm entleert sich pünktlich und regelmäßig«.
»Nichts mehr nebenbei, schlank in eins, zwei, drei ...«.

Erläuterungen

Einschlafstörungen führen nach kurzer Zeit zu einer typischen Erwartungshaltung: »Ob ich heute wohl schlafe?« Diese Erwartungshaltung verhindert das Einschlafen regelmäßig, ein Teufelskreis entwickelt sich. Die Formel *»Schlaf gleichgültig, Ruhe wichtig«* beinhaltet die Vorstellung, daß nach Erlernen des autogenen Trainings Schlaf nicht mehr so wichtig ist, weil man mit Hilfe des autogenen Trainings eine intensive Erholung herbeiführen kann. Kursteilnehmer, die unter Einschlafstörungen leiden, wissen oft schon nach der 2. oder 3. Übung, daß sie meist während des Übens einschlafen. In diesen Fällen erübrigt sich im Grunde die oben genannte Formel. Sie ist gedacht für jene, die unter einer hartnäckigeren Einschlafstörung leiden.

»Ich bin sicher, ruhig und gelassen« ist eine Formel, die bei der Behandlung von Prüfungsängsten unterschiedlicher Art Anwendung findet. Hier sehen wir das Beispiel der »Positivformulierung«:

sicher – unsicher,
ruhig – unruhig,
gelassen – angespannt.

»Zigarette gleichgültig, Gesundheit wichtig«.

Das Ziel dieser Formel ist klar. Bei der Raucherentwöhnung bewährt sich das autogene Training in zweierlei Hinsicht:

1. Formelhafte Vorsatzbildung als Verstärkung des getroffenen Entschlusses, nicht mehr zu rauchen;

2. durch häufiges Üben lassen sich gerade die in den ersten Tagen auftretenden vegetativen Symptome des Nikotinentzugs wesentlich dämpfen.

»Darm entleert sich pünktlich und regelmäßig«

Bei der Sonnengeflechtübung wurde bereits auf dieses Problem hingewiesen.

»Nichts mehr nebenbei, schlank in eins, zwei, drei ...«

Diese Formel zeigt gleichzeitig das Prinzip der Ironisierung eines Problems.

Die individuelle Gestaltung der formelhaften Vorsätze ist die wesentliche Voraussetzung für eine erfolgreiche Anwendung. Vor Sammlungen formelhafter Vorsatzbildungen, die eher eine Häufung kluger Lebensratschläge darstellen, wird eindringlich gewarnt.

Wichtig ist die Analyse des Problems und dessen Bedeutung und auch für die Motivation, das Verhalten zu ändern.

Zusammenfassung

Mit dem autogenen Training können wir gezielt eine physiologische und psychologische Selbstbeeinflussung im positiven Sinne herbeiführen. Es dauert im Durchschnitt 3 Monate, bis eine praktische Anwendung im Alltag erfolgversprechend ist. Der einzelne muß also in jedem Falle Ausdauer mitbringen, um das autogene Training zu erlernen und erfolgreich anzuwenden. Neben den beschriebenen Indikationen bietet das autogene Training allein durch seine Grundleistungen eine Qualitätsverbesserung des Alltagslebens. Hierzu müssen die Übungen in das tägliche Leben integriert werden, so wie das tägliche Zähneputzen.

Gerade für die Allgemeinmedizin ist das autogene Training eine unentbehrliche therapeutische Hilfe.

Literatur

1. BIERMANN, G.: Autogenes Training mit Kindern. Reinhardt, München-Basel 1975.

2. BINDER, H.: Seminar über Gruppentherapie mit dem Autogenen Training und Einführung in die Hypnose. Lehmanns, München 1971.

3. BRÄUTIGAM, W.: Reaktionen, Neurosen, Psychopathien. Thieme, Stuttgart 1972.

4. BRÄUTIGAM, W. u. P. CHRISTIAN: Psychosomatische Medizin. Thieme, Stuttgart 1973.

5. GÖLLNITZ, G.: Neuropsychiatrie des Kindes- und Jugendalters. Fischer, Stuttgart 1975.

6. HARING, C.: Lehrbuch des Autogenen Trainings. Enke, Stuttgart 1979.

7. KILTZ, R.-R.: Prophylaxe und Therapie der Pharmakaabhängigkeit. internist. prax. **20,** 711–718 (1980).

8. KLEINSORGE, D.: Selbstentspannung, Trainingsheft für das Autogene Training. Fischer, Stuttgart 1976.

9. KRUSE, W.: Autogenes Training für Kinder. Deutscher Ärzte-Verlag, Köln 1975.

10. LANGEN, D.: Die gestufte Aktivhypnose. Thieme, Stuttgart 1972.

11. LANGEN, D.: Psychotherapie. Thieme, Stuttgart 1978.

12. MEYER, W. u. E. S. CHESSER: Verhaltenstherapie in der klinischen Psychotherapie. Thieme, Stuttgart 1971.

13. RICHTER, H. E.: Herzneurose. Thieme, Stuttgart 1973.

14. ROSA, K. R.: Das ist Autogenes Training. Kindler, Zürich-München 1973.

15. SCHULTZ, J. H.: Autogenes Training. Thieme, Stuttgart 1973.

16. WERNER, A. u. W. BUTOLLO.: Möglichkeiten und Grenzen der Verhaltenstherapie in der Praxis. internist. prax. **20,** 703–710 (1980).

17. ZÜBLIN, W.: Das schwierige Kind. Thieme, Stuttgart 1972.

Hysterie

D. EICKE, Kassel, und
M. RASSEK, Bad Hersfeld

Allgemeines, Geschichte, Einteilung

Die Hysterie ist eine der ältesten, am längsten und gründlichsten bekannten psychosomatischen Erkrankungen. Während HIPPOKRATES das Leiden noch auf den Säftefluß im weiblichen Genitalapparat bezog, wußte schon GALEN, daß auch Männer an Hysterie erkranken. SYDENHAM hat 1741 ausführliche Beobachtungen hysterischer Krankheitsformen mitgeteilt; er bezeichnete dieses Leiden als den Affen unter den Krankheiten, weil durch Hysterie alles und jedes imitiert werden könne.

Obwohl die Hysterie sehr verbreitet ist, gelang es bis heute nicht, Ärzte im Erkennen und Behandeln dieser Krankheit auszubilden. Wir wissen, daß die typischen Krankheitserscheinungen zur Zeit CHARCOTS und FREUDS, also generalisierte Anfälle und große Lähmungen, heute praktisch nicht mehr vorkommen, außer gelegentlich bei Gastarbeitern. Überhaupt sieht der Neurologe nur noch selten eine Hysterie; viel häufiger kommen diese Kranken zum Internisten: mit Herz-Kreislaufstörungen, Magen-Darm-Leiden, Blasenstörungen, Kopfschmerzen und mit multiplen vegetativen Beschwerden.

Da die an Hysterie erkrankten Patienten meistens also zum Allgemeinarzt oder zum Internisten (freilich nicht selten auch zum Frauenarzt, Hautarzt, HNO- oder Augenarzt) gehen, erfahren Psychiater und Psychotherapeuten nur von jenem kleinen Anteil, der als Hysterie erkannt und gezielt überwiesen wird. Eine Statistik über die Häufigkeit der Hysterie konnte daher bisher nicht erstellt werden.

Zwei Grundformen der Hysterie müssen unterschieden werden:

1. Hysterische Reaktionen.
2. Hysterische Charakterstörungen.

Unter hysterischen Charakterstörungen verstehen wir auffällige Persönlichkeitsmerkmale, die zum Leiden des Betroffenen mit sich selbst und seiner Umwelt führen.

Es sind Menschen, die stark affektiv reagieren, deren Affekte jedoch nicht situationsangepaßt sind und auch gar nicht die tiefere Gefühlslage widerspiegeln; in den Affekten kommen geschauspielerte Gefühle zum Ausdruck. Man spricht daher auch von affektiertem Verhalten, womit das Unechte der Gefühle gemeint ist. Solche Menschen kommen nie zu dem, was sie eigentlich wollen oder brauchen, obwohl sie ihre Umwelt stark in dieser

Richtung provozieren. Aber gleichzeitig legen sie sich in einer Situation auch so unglücklich an, daß sie eher das Gegenteil oder gar nichts erreichen.

Die Genese der hysterischen Charakterstörung liegt in der Kindheitsentwicklung und entsteht im Prinzip aus denselben komplexen Vorgängen, wie die hysterischen Reaktionen.

Wichtig zu wissen ist: Es gibt viele hysterische Reaktionen (Konversionssymptome) auf Grund besonderer situativer Bedingungen auch bei nicht hysterischen Persönlichkeiten.

Die hysterische Persönlichkeit muß andererseits auch nicht an hysterischen Reaktionen erkranken. So wird oft bei einer stark auffälligen hysterischen Persönlichkeit eine funktionelle Störung fälschlich als hysterisch angesehen, obwohl sie ein Erschöpfungssyndrom oder eine Depression u. a. darstellt. Auch Menschen mit ausgeprägter hysterischer Charakterstörung erkranken an den üblichen somatischen oder psychosomatischen Krankheiten. Bei einem »Hysteriker« ist ein Magengeschwür demnach ein normales Magengeschwür, eine vegetative Dysregulation aus Erschöpfung wegen Überarbeitung ein Erschöpfungssyndrom. *Für die Therapie ist die diagnostische Unterscheidung sehr bedeutsam.*

Man teilt hysterische Reaktionen in sensorische und motorische oder in solche der Erregung und solche der Hemmung ein. Zu den Erregungen gehören vor allem Affektstürme und Anfälle, zu den Hemmungen Dämmerzustand oder Stupor bis hin zum Vergessen der eigenen Persönlichkeit.

Bei den Störungen des Sensoriums handelt es sich vorwiegend um Hemmungen, also Ausfälle von Sehen, Hören und Fühlen. Es gibt aber auch hysterische Mißempfindungen oder illusionäre Wahrnehmungen. Bei den Störungen der willkürlichen Motorik findet man Lähmungen wie Erregungen, z. B. hysterisches Zittern oder epilepsieähnliche Symptome.

Genese

FREUDS Definition der Konversion als Sprung vom Seelischen ins Körperliche trifft nicht zu, es handelt sich immer um psychosomatische Störungen. Da Gefühls- und Affektvorgänge ablaufen, können sie nie rein seelisch oder rein körperlich vorkommen. ALEXANDER sagte, bei Konversion sei der »Sprung« das, was sich bei jeder gewöhnlichen motorischen Innervation ereigne.

Es finden sich bei der Hysterie stets nachweisbare somatische Funktionsstörungen. Auch bei einer hysterischen Lähmung der Beine ist die Unbenützbarkeit und Schlaffheit eine objektive Veränderung, auch wenn durch Elektroreize normale Muskelkontraktionen zu provozieren und normale Reflexe auszulösen sind. Apparativ erkennbare Werte und Befunde (Blutbild, Röntgenaufnahmen, Ekg usw.) weichen nicht von der Norm ab. Trotzdem lassen sich durch die unmittelbare körperliche Untersuchung auffällige Befunde erheben.

So hatte z. B. eine Frau mit hysterischem Erbrechen bei allen Untersuchungen normale Werte einschließlich gastroskopischem Befund. Jedoch war beim Abtasten der Magengegend auffällig, daß die Bauchdecke schlaff entspannt war, so daß man einschließlich Arterienpulse alles gut fühlen konnte; andererseits war der Magen dauernd in Bewegung und ließ sich derb tasten. Auch der Röntgenologe hatte bei der Breipassage bemerkt, daß der Brei sehr lange zwischen Duodenum und Magen hin und her wanderte, was aber nicht als Abweichung von der Norm aufgefaßt wurde.

FREUD stellte bereits 1892 fest, daß bei Hysterikern immer ein Gegenwille vorhanden ist. Später, 1896, hat er dieses Phänomen als Ambivalenzkonflikt beschrieben. Ambivalenzkonflikt heißt, daß zu dem Wunsch ein gegengerichteter Drang vorhanden ist, der den Wunsch untersagt. In dem Bereich, in dem die Person gestört ist, gelingt es ihr nicht mehr oder kaum noch, einen Wunsch geradewegs zu erfüllen. Die betreffenden Wünsche sind durch Erlebnisse aus der Kindheit verboten oder tabuiert und müssen gleichzeitig mit dem Auftreten untersagt werden.

Später hat FREUD diese verbietenden und untersagenden Anteile im Seelenleben als Über-Ich zusammengefaßt. Seine Inhalte werden auch heute noch vielfach beschrieben und stehen für verinnerlichte Gebote, Verbote und Wertvorstellungen, wie sie von Eltern und Erziehern übernommen werden. Auch im Erwachsenenalter vermittelte Werte bilden Anteile des Über-Ich.

Das Auftreten eines Gegenwillens hat erhebliche Folgen, und zwar:

1. *Eintritt eines hypnoiden Zustandes* (KRETSCHMER): Hierunter verstehen wir eine Art Trance. Der beschriebene, ganz oder teilweise unbewußt bleibende Ambivalenzkonflikt bewirkt, daß alle damit verbundenen Gefühle und Affekte als Bedrohung erlebt und deshalb nicht mehr unmittelbar abreagiert werden können. Sie müssen unterdrückt werden, was wir in der Sprache der Psychoanalyse Verdrängung nennen. Die verdrängten Gefühle und Affekte bringen Empfindungen mit sich, die nicht mehr mit dem vollen Selbsterlebnis übereinstimmen; bestimmte Anteile des Verhaltens können z. B. nicht mehr bewußt gesteuert werden, wodurch die Willenstätigkeit eingeschränkt wird. Hieraus erklärt sich die Suggestibilität, die leichte Beeinflußbarkeit des Hysterikers. An Hysterie erkrankte Personen sind im allgemeinen leicht zu hypnotisieren.

2. *Symbolisierung und Konversion:* Die unterdrückten (verdrängten) Gefühle, Wünsche, Affekte und die Verbote (Gegenwillen) kommen nicht zur Ruhe. Gefühle sind immer in Bewegung; jede neue Situation löst ähnliche mit dem Konflikt zusammenhängende Gefühle aus, die mit Dynamik aufgeladen sind.

Verdrängte Wünsche und Gefühle werden dann verschoben, und zwar auf etwas anderes, etwas Ähnliches, das aber nicht ähnlich genug sein darf, um den Konflikt bewußt erkennen zu können. Dies ist der eigentliche Konversionsvorgang. Die Verschiebung geschieht wie im Traum, nämlich symbolisch. Der Mensch hat die Fähigkeit, in Bildern zu denken; in Träumen bedeuten Bilder etwas Bestimmtes aus dem Gefühlsleben. Gleiches gilt für hysterische Symptome. Man muß nur gelernt haben, die Symbole zu verstehen. Unglücklicherweise ist dieses Verständnis dadurch so erschwert, daß Symbole mehrdeutig sind. ALFRED LORENZER konnte nachweisen, daß jeder Hysteriker seine symbolische Privatsprache hat, die er selbst nicht mehr versteht. Er braucht einen Arzt, der ihm das Symbol, d. h. die Verschiebung entschlüsselt.

Im hysterischen Krankheitsvorgang wird ein Konflikt symbolisch verschoben; dabei wird die Vorstellung, die tabuiert ist, verdrängt, und der Affekt wird im Symptom ausagiert. Solche Vorstellungen können zu einer realen Situation passen, sie können aber auch Phantasien sein.

Da es sich bei diesen Vorgängen meist um Trieb- und nicht um geistige Wünsche handelt, die immer mit Gefühlen einhergehen, sind von vornherein körperliche Empfindungen und daher auch körperliche Vorgänge beteiligt; das Seelenleben ist vor dem Tode nie entmaterialisiert. Solche Vorgänge müssen daher auch körperlich verschoben werden. Ein Sprung vom Seelischen zum Körperlichen erfolgt nicht, vielmehr wird immer gleichzeitig sowohl somatisch als auch psychisch verschoben. Um mit MITSCHERLICH zu sprechen: Die psychosomatische Einheit oder Identität ist bei der Hysterie erhalten geblieben, während es bei den sog. »psychosomatischen Krankheiten« wie z. B. beim Asthma, zu einer »Zerreißung« oder Störung des psychosomatischen Zusammenhangs kommt.

Da gerade sexuelle Wünsche besonders häufig verboten erscheinen und zur Zeit FREUDs fast obligatorisch allen Menschen als verboten galten, wird sehr häufig die unterdrückte, verdrängte Sexualität als Ursache der Hysterie gefunden, und zwar besonders im sog. Ödipuskonflikt, den man heute besser verstehen kann. Mit der Mutter zu schlafen und den Vater umzubringen, ist nur eine und wahrscheinlich seltenere Form. Das Kind kennt zu Anfang des Lebens nur eine Zweierbeziehung, die Kommunikation vom Kind mit einer Person. Im Alter von 3–4 Jahren erkennt es, daß auch andere Personen bei wichtigen Entscheidungen eine Rolle spielen. Situationen mit mehreren Beteiligten einschätzen zu lernen und sich so verhalten zu können, daß sich und anderen kein Schaden zugefügt wird, ist außerordentlich schwierig; manche Menschen lernen es ohne Therapie nie.

Da der an Hysterie Erkrankte sich bestimmte Wünsche nicht erfüllen kann, sondern mit Gegenwillen verdrängen muß und nur symbolisch zu demonstrieren versteht, wirkt er eigenartig im Kontakt und ist daher auch für den Kenner immer leicht zu durchschauen.

Auffällig ist der demonstrative Zug, das Agieren. Der hysterisch Kranke kann seine Symptome nicht verbergen, er muß sie der Umwelt eher aufdrängen. Da er aber auch dabei ambivalent bleibt, versucht er, das Demonstrierte gleichzeitig herunterzuspielen. Dies gibt ihm den typischen Zug der »belle indifference«. Typisch dafür ist z. B. eine Frau, die lockt, aber gleichzeitig abweist. So sucht der Hysteriker Hilfe, lehnt sie gleichzeitig aber ab oder macht sie unmöglich. Der Arzt wird mehr oder weniger ratlos oder gar wütend, was durch das typische hysterische Agieren hervorgerufen wird. Verdrängte Gefühle bleiben in einer menschlichen Beziehung, also auch in jeder Arzt-Patienten-Situation, nicht wirkungslos. Ganz harmlos stellt der Hysteriker eine Frage oder trifft eine Feststellung und unversehens ist der Arzt in einer »doublebind«-Situation, in der er es nur noch falsch machen kann.

Man hat neuerdings herausgefunden (WISDOM, LACAN, GREEN), daß hysterisch Kranke in ihrer Kindheit daran gelitten haben, daß man sie in bestimmten Gefühlen nicht ernst nahm, sondern wie ein Stück Besitz behandelte. Dadurch konnte der Hysteriker Auseinandersetzungen nicht lernen; er seinerseits nimmt nun Menschen unbewußt in Besitz und manipuliert sie durch sein Verhalten. Hysteriker verstehen es, sich in den anderen einzufühlen, »ihm nach dem Mund zu reden« und sich ganz auf ihn einzustellen.

Diese Fähigkeit wird dazu benutzt, den Arzt in den Ambivalenzkonflikt einzubeziehen und ihn unfähig für eine Heilmaßnahme zu machen. Untersucht man solche Verhaltensformen sorgfältig, kann man immer ein kindliches Trotzverhalten entdecken nach dem bekannten hysterischen Motto: Es geschieht meinem Vater ganz recht, wenn mich an den Fingern friert – weshalb kauft er mir keine Handschuhe.

Symptomatik der Konversionshysterie

Bei dem Versuch, Konversionssymptome nach Handbüchern der inneren Medizin zusammenzustellen, fällt auf, daß meistens von psychogenen und hysterischen Beschwerden die Rede ist und beides gleichgesetzt wird. Es werden dann z. B. Körperbeschwerden bei Hypochondrie, Depression, Ängsten, Erschöpfung bei Konversionshysterie und bei psychosomatischen Krankheiten durcheinandergemengt. Vermutlich hängt damit zusammen, daß viele, wenn sie von psychisch verursachten oder mitverursachten Beschwerden hören, das Gefühl haben, es handele sich um ein verschwommenes Krankheitsbild.

Im Interesse der weiteren Diagnostik und Therapie ist es daher erforderlich, sog. psychogene Symptome entsprechend der psychischen Problematik zu differenzieren. Kurzübersichten finden sich z. B. bei EICKE (1973) und KUIPER (1969).

Unter Konversionssymptomen versteht man eine Vielzahl körperlicher Beschwerden, die sich auch durch Suggestionen und Autosuggestionen hervorrufen lassen. Die Funktionsstörungen liegen im willkürlich innervierten motorisch-sensorischen wie auch im vegetativen System. Eine Konversionshysterie kann sich an allen Organen ausdrücken. COHEN, ROBINS u. Mitarb. fanden bei 50 hysterischen Frauen folgende Symptome, die bei 50 gleichaltrigen, gesunden Frauen nicht nachweisbar waren: Kopfschmerzen, Sehstörungen, Globusgefühl, Aphonie, Dyspnoe, Palpitationen, Ängste, Appetitlosigkeit, Übelkeit und Erbrechen, Schmerzen beim Verkehr, Parästhesien und Schwindelanfälle.

Auf neurologische Symptome wie Lähmungen, Sensibilitätsstörungen, Störungen der Sinne (wie Blindheit oder Hörverlust) möchten wir nur pauschal hinweisen. Zwar kann sich die Hysterie an allen Organen und Körperteilen äußern; innerhalb der inneren Medizin fanden wir aber als besonders häufige hysterische Symptome Schmerzen, Erbrechen, Globusgefühl, diffuse gastrointestinale Symptome, das kardiovaskuläre Syndrom, das funktionelle Atemsyndrom und urogenitale Funktionsstörungen.

Schmerzen

Schmerzen können jeden Teil des Körpers betreffen. Meistens hat derArzt mit generalisierten oder lokalisierten Kopfschmerzen, atypischen Gesichtsneuralgien, Schmerzen im Abdomen, Rückenschmerzen und auf das Genitale projizierten Schmerzen zu tun. Viele dieser Patienten sprechen auf die übliche analgetische Therapie nicht an. Manche reagieren günstig auf Plazebogabe. Allerdings ermöglicht die Besserung auf Plazebo keine Unterscheidung, ob es sich um hysterische oder andere Schmerzen handelt. Die Ausdehnung der Schmerzen richtet sich meist nicht nach den anatomischen Verhältnissen, sondern in der Regel nach den laienhaften Vorstellungen der Patienten. Häufig sind Schmerzen mit anderen hysterischen Symptomen gekoppelt und treten z. B. zusammen mit vegetativen Funktionsstörungen auf.

Hysterisches Erbrechen

Es besteht oft am Morgen und tritt während oder kurz nach den Mahlzeiten auf. Manchmal liegt gleichzeitig ein Widerwille gegen das Essen vor. Das Erbrechen kann über Wochen, Monate, ja sogar Jahre anhalten, ohne daß eine Ursache gefunden werden kann. Der Allgemeinzustand bleibt meistens gut und auch das Gewicht konstant. Man muß daran denken, daß Erbrechen auch den Beginn einer Anorexia nervosa darstellen kann. Allgemein wird mit diesem Symptom zunächst ausgedrückt, daß »etwas zu schwer im Magen liegt«. U. U. handelt es sich um Schwangerschaftswünsche oder um einen Widerstand gegen sie. Meist finden sich Probleme starker Abhängigkeit.

Globus hystericus

Dieses häufige Symptom tritt auch zusammen mit anderen hysterischen Manifestationen auf. Es handelt sich um ein Kloß- oder Fremdkörpergefühl, das im unteren Hals, hinter den oberen Anteil des Sternums lokalisiert wird. Der Globus kann sich auf und ab bewegen. Sobald die Patienten feste Nahrung oder Flüssigkeit schlucken, verschwinden die Beschwerden. Das Symptom läßt sich u. U. durch wiederholtes Leerschlucken reproduzieren. Ausgedrückt wird vordergründig »etwas bleibt mir im Hals stecken«,

»ich kann etwas nicht schlucken, nicht annehmen«. Meistens sucht man eine ausgeprägte Angstproblematik.

Die nachstehend beschriebenen funktionellen Funktionsstörungen müssen nach ihrem Ausdruckcharakter und dem auslösenden Konflikt von nicht hysterischen funktionellen Beschwerden unterschieden werden, die am häufigsten bei depressiven Verstimmungen, Erschöpfungs- und Angstzuständen auftreten.

Gastrointestinale Beschwerden

I m O b e r b a u c h: Schmerzen im Oberbauch, auch rechts oder links unter den Rippenbogen werden angegeben und als brennend oder dumpf geschildert. Manchmal werden sie durch Essen verstärkt. Oft wird eine bestimmte Nahrung als Auslöser bezeichnet, jedoch bessern sie sich unter Diät nicht. Häufig sind die Schmerzen von Globusgefühl, Brechreiz, Zungenbrennen, Klagen über Mundtrokkenheit, schlechtem Mundgeruch und Blähungen begleitet. Die Symptome entsprechen auch hier unbewußten Vorstellungen, z. B. Wünschen nach Schwangerschaft, Einverleibung von etwas oder jemand, aber auch den Widerstand dagegen.

U n t e r b a u c h b e s c h w e r d e n: Die Schmerzen werden meistens im linken Unter-, aber auch im linken Oberbauch und periumbilikal lokalisiert. Sie treten manchmal vor und nach der Defäkation auf und sind bei einigen Patienten mit Schweißausbrüchen und Ohnmachten verbunden. Gelegentlich werden die Beschwerden durch Nahrungsaufnahme verstärkt und durch Aufstoßen oder Defäkation gebessert. Häufig sind funktionelle Diarrhöen oder Obstipation, gelegentlich im Wechsel. Der Stuhl kann bleistiftartig oder schafkotartig geformt sein. Objektiv ist meist eine tastbare, druckschmerzhafte Resistenz im gesamten Kolon zu finden. Die betroffenen Patienten haben starke Ängste, in Besitz genommen zu werden oder sich zu produzieren.

Kardiovaskuläres Konversionssyndrom

Die Patienten klagen über Schmerzen in der Herzgegend, die als nadel- oder messerstichartig oder als dumpfer Druck, Brennen oder Wundsein geschildert werden. Objektiv lassen sich paroxysmale oder länger andauernde Tachykardien, respiratorische Arrhythmien, evtl. auch Extrasystolen feststellen. Einige Patienten klagen über sog. Kreislaufbeschwerden mit Schwarzwerden vor den Augen, Schwindel- und Kollapsneigung. Die Herzsymptome sind im allgemeinen Ausdruck von Angst, von sexueller Erregung oder von beidem.

Funktionelles Atemsyndrom

Im allgemeinen beschreiben die Patienten ein Gefühl, nicht durchatmen zu können, verbunden mit Lufthunger und Enge in der Brust. Eine Reihe von Patienten unterbricht die Normalatmung durch tiefe Seufzeratemzüge. Bei anderen kommt es durch Angst und Lufthunger zur Hyperventilation mit tetanischen Anfällen. Vordergründig wird mit diesem Symptom ausgedrückt: »Mir nimmt etwas die Luft.« Es handelt sich meistens um Ängste, die mit sexuellen oder aggressiven Vorstellungen verbunden sind. Wichtig für Diagnose und Beruhigung des Patienten ist der provokatorische Hyperventilationsversuch (Verschwinden der Beschwerden unter Rückatmung).

Funktionelles Urogenitalsyndrom

Es ist bei Frauen häufiger und gekennzeichnet durch Pollakisurie, als brennend geschilderte Empfindungen und imperativen Harndrang. Gelegentlich beobachtet man auch eine Inkontinenz. Meistens werden mit diesem Syndrom aggressive Impulse, z. B. Rivalität, ausgedrückt.

Bei Männern sind Beschwerden im Bereich der Prostata häufiger, und zwar Druck- und Spannungsgefühle in der Dammgegend, abgeschwächter Harnstrahl, Nachträufeln, unbestimmte schmerzähnliche Empfindungen in der Penis- und Leistengegend mit Ausstrahlung zur Innenseite der Oberschenkel und ins Skrotum.

Hierher gehören auch die bei beiden Geschlechtern häufigen sexuellen Funktionsstörungen.

Schwierig ist es, Konversionssymptome zu erkennen, wenn sie organische Krankheiten nachahmen. Die Beschwerden werden dann via Identifikation von einer nahestehenden oder rivalisierenden Person übernommen. Es können dadurch apoplektische Insulte, Herzinfarkte, Ileuszustände u. a. mit ihren typischen Beschwerden nachgeahmt werden.

Therapie

Diagnose: erster Schritt

Die richtige Diagnose ist gleichzeitig Therapie, denn sie macht viele diagnostische Untersuchungen unnötig. Patienten, die zu hysterischen Reaktionen neigen, sind denen gegenüber, die ihnen Schmerzen oder Kränkungen zugefügt haben, außerordentlich nachtragend und verbinden dies mit neuen hysterischen Reaktionen. Da sie sich nicht direkt wehren können, neigen sie dazu, die Umwelt vorwurfsvoll mit ihren Krankheitssymptomen zu konfrontieren. *Der Arzt muß bei Patienten, die ihn ratlos oder ärgerlich machen, immer an die Diagnose Hysterie denken.* Gleiches gilt für funktionelle Krankheiten, die sich nicht eindeutig einer somatischen oder psychosomatischen Krankheit zuordnen lassen. Auch muß der Arzt an die Gefahr iatrogener Schäden denken, die durch die richtige Diagnose vermieden werden kann. Wer nicht geübt ist, kann heute in allen größeren Städten psychosomatische Abteilungen, Psychotherapeuten oder Psychologen finden, die bei Stellung dieser Diagnose mithelfen können.

Bei Tagungen (z. B. der Lindauer Psychotherapiewoche) oder in BALINT-Gruppen kann außerdem die Kunst, psychische Diagnose zu stellen, geübt werden.

Nach NEMIAH (1976) wird die Diagnose durch Überprüfung folgender Punkte erleichtert:

1. Vorgeschichte verschiedenartiger Krankheiten (vegetative Beschwerden, chirurgische Eingriffe ohne wesentlichen pathologischen Befund)
2. Typische Verhaltensweisen und hysterische Reaktionen
3. »Belle indifference«
4. Verlust einer wichtigen Person oder andere Belastungen in zeitlichem Zusammenhang mit dem Beginn der Symptome.

Es ist nicht notwendig, Patienten mit der Verdachtsdiagnose Hysterie an Spezialisten zu überweisen, wie die weiteren therapeutischen Schritte zeigen.

Nächster Schritt der Therapie ist die richtige Übermittlung der Diagnose an den Patienten. Keinesfalls sollte man das Wort Hysterie benutzen, da es mit negativen Wertvorstellungen verbunden ist. Die gestörte Funktion kann aber immer gut erklärt werden. Man kann z. B. sagen, daß durch seelische Konflikte, Ängste, Kummer oder noch besser »durch etwas, was wir miteinander herausfinden müssen«, die Beine gelähmt sind, der Magen sich dauernd zum Erbrechen verkrampft oder das Herz es plötzlich so schrecklich eilig hat usw.

Hier kann jeder Arzt seine sprachliche Kunstfertigkeit einsetzen. Es gibt keine Redewendung, die immer richtig wäre. Bei der psychischen Therapie allgemein, zu der die Übermittlung der Diagnose gehört, muß immer individuell vorgegangen werden. Die sprachliche Mitteilung muß sich nach der Auffassungsfähigkeit des Patienten richten, sollte möglichst sprachliche Anteile enthalten, die der Patient selbst während der Untersuchung benützt hat und sollte auf seine besondere Situation eingehen.

Der Ausdruck »das kommt von den Nerven« sollte nicht verwendet werden. Gebraucht ihn der Patient, sollte man erklären, daß mit Nerven hier die Seele gemeint ist. Der Arzt hat hier eine pädagogische und aufklärende Funktion.

Allgemeine Behandlung

Der Arzt sollte den Kranken mit hysterischen Reaktionen nicht als psychisch Kranken »abtun«, sondern das Leiden als psychosomatisch akzeptieren und entsprechende symptomlindernde Therapien benutzen. So gibt man z. B. Patienten mit Hyperventilationstetanie Tüten zum Rückatmen. Bei Übelkeit und Erbrechen kann man langsame und tiefe Bauchatmung erlernen lassen, wodurch die Symptome oft stark gebessert werden. Überhaupt sind physikalische Maßnahmen einschl. Atemtherapie gute Hilfen. Bei Herzrhythmusstörungen sind kleine Gaben von β-Blockern oft hilfreich.

Wichtig ist, daß der Patient lernt, sein Leiden als psychosomatisch zu akzeptieren und er mit einem verständnisvollen Zuhörer über das reden kann, was sich bei ihm körperlich abspielt.

Im Gebrauch von Beruhigungsmitteln sollte man sehr vorsichtig sein; der Patient klammert sich oft ein Leben lang an sie. *Es gehört zur ärztlichen Aufgabe bei der Behandlung von Patienten mit hysterischen Reaktionen, ihnen geduldig, aber konsequent zu erklären, daß Psychopharmaka ungünstig sind und den Heilungsvorgang stören.* Baldrian bereits kann hilfreich sein, auch Baldriantee zum Einschlafen. Bei einer depressiven Verstimmung hilft oft *Hyperforat*. Auch *Bellergal* kann in kleinen Dosen bei anfallsweise auftretenden Krämpfen (Globus, Herz, Magen) gute Dienste tun. Es sollte aber nur mit der Anweisung »bei Bedarf« verordnet werden. *Ein täglich 3mal einzunehmendes Beruhigungsmittel halte ich für ausgesprochen kontraindiziert.* Ist das Leiden sehr stark ausgeprägt, sollte man lieber Bettruhe oder doch wenigstens Arbeitsunfähigkeit verordnen. Es muß dann dem Patienten genau erklärt werden, daß es notwendig ist, ihn aus einer für ihn offenbar unerträglichen Situation herauszunehmen.

Nicht angezeigt ist Bettruhe, wenn die hysterische Reaktion schon ohnehin darin besteht, daß der Patient demonstrativ im Bett bleibt und den Arzt kommen läßt; nächtliche Anrufe sind dann sehr beliebt. Gelingt es dem Arzt nicht, diese hysterische Reaktion mit dem Patienten zu besprechen und ihn in wenigen Tagen aus dem Bett zu bringen, ist die Einweisung in ein Krankenhaus notwendig, in dem ein Arzt mit psychosomatischen Kenntnissen tätig ist.

Es gibt im übrigen eine Reihe von Kombinationspräparaten, insbesondere für Herz-Kreislauf-, Magen-Darm- oder Blasenstörungen, die, wie *Bellergal* bei Bedarf eingenommen, gewisse Linderungen bringen. Schwer zu behandeln sind Kopfschmerzen hysterischer Natur; am ehesten helfen dabei physikalische Maßnahmen, Massagen, kalte Duschen usw. Oft läßt sich der Patient aber nicht von der Einnahme von Schmerzmitteln abhalten; dann kann nur eine frühzeitige Psychotherapie noch helfen, bevor es zum Gewohnheitsgebrauch gekommen ist.

Im allgemeinen frage ich meine Patienten, ob sie schon selbst etwas herausgefunden haben, was ihnen hilft; manchmal kann man vom Patienten etwas lernen. Immer sollte man Patienten darin bestärken, etwas weiterzumachen, was ihnen schon einmal geholfen hat.

Psychotherapie in der Praxis

Besteht zwischen Patient und Arzt Vertrauen und hat der Arzt eine Neigung zur Psychotherapie, sollte er versuchen, psychotherapeutisch vorzugehen. Es ist erforderlich, die Biographie des Patienten zu kennen. Übersieht er diese als Hausarzt schon seit langen Jahren, kann sich eine Untersuchung erübrigen, sonst ist dafür 1–2mal je eine Stunde Zeit anzusetzen, nicht mehr! Eine weitere Therapie sollte jedoch nicht jeweils 50 Minuten dauern, wie dies beim ausgebildeten Psychotherapeuten der Fall ist, vielmehr besteht die Kunst der allgemeinärztlichen Psychotherapie darin, in kurzen Sprechstunden oder Visiten (5 bis höchstens 15 Minuten) auf das eigentliche Problem zu sprechen zu kommen (BALINT: 5-Minuten-Therapie).

Am leichtesten ist es, den Beginn der Störung zu besprechen und die auslösende Situation zu erfahren, z. B. Krach in der Familie, ein Kind verläßt das Haus usw. Am häufigsten sind Kränkungen, Verluste, Erschrecken, Liebesverlangen nach einem anderen Partner, sexuelle Reizerlebnisse und Konflikte in Familie oder im Beruf. Der Arzt muß dann überlegen: Was hat der Patient verdrängt? Wie hätten die meisten Menschen in einer solchen Situation reagiert? Warum konnte der Patient dies nicht? Manchmal reicht es schon aus, wenn sich der Patient über die Auslösung einmal aussprechen kann; dabei muß er ermuntert werden, seine Gefühle abzureagieren.

Oft ist der Anlaß nicht zu erfahren, er ist zu stark verdrängt (hysterische Amnesie). Der Hausarzt, der die Biographie gut kennt, kann jedoch aus den Anamnesen anderer Familienmitglieder den Anlaß erkennen. Schwierig ist dies für den Kliniker, dem alles in rosigen Farben geschildert wird und der nicht die Fakten bei Familienmitgliedern oder Arbeitgebern überprüfen kann.

Hilfreich kann die Frage »Was stellt das Symptom dar?« sein, wenn man Symbole lesen kann. Man sollte das Ergebnis jedoch keinesfalls dem Patienten mitteilen; solche voreiligen »Deutungen« können die Verdrängung verstärken und einen weiteren Zugang blockieren. *Der Patient muß unbedingt selber die Ursache seiner Störung herausfinden.* Man muß ihn aber mit gezielten Fragen oder verstärkenden Worten (»so haben Sie das gemeint«) in die richtige Richtung führen.

Im Zweifelsfalle lohnt sich stets eine Aussprache über die Familien- und Arbeitssituation. Der Arzt muß herausfinden, wo Konflikte liegen und diese in möglichst allgemeiner Form besprechen; er kann auch sagen, er würde in einer solchen Situation dieses oder jenes Problem verspüren.

Diese Bemühungen sind methodisch eine aufdeckende Psychotherapie, um verdrängte Konflikte und Gefühle bewußt zu machen und, falls notwendig, tabuierte Vorstellungen in den Mittelpunkt zu rücken.

Ärztliches Verhalten

Für die allgemeine ärztliche Psychotherapie gilt das Grundprinzip jeder Psychotherapie: *Die Beachtung von Übertragung und Gegenübertragung.* Anders ausgesprochen: Der Arzt muß mit der »Droge Arzt« (BALINT) wirksam werden, oder noch anders: Er muß Gefühle und Verhaltensweisen, die in der Arzt-Patienten-Beziehung auftreten, untersuchen und in einer für den Patienten wirksamen Weise steuern, d. h, er muß auch seine Gefühle und sein Verhalten steuern können.

Dazu einige Erfahrungen in der Psychotherapie von hysterisch Erkrankten:

Das Symptom sollte man übersehen. Wurde über die Diagnose »Hysterie« mit dem Patienten gesprochen, ist die konsequente Nichtbeachtung jeder hysterischen Reaktion das wirksamste Mittel, um den theatralischen Mechanismus auszuschalten.

Man sollte sehr vorsichtig mit Wünschen der Patienten sein. Fast immer muß sich der Patient bestrafen, wenn er einen

Wunsch erfüllt bekommen hat; man sollte daher stets mit dem Patienten klären, weshalb ihm das so wichtig ist, was die Motive seiner Wünsche sind.

Die Therapie besteht im geduldigen Abwarten und in der kritischen Betrachtung der eigenen Gefühle des Arztes. Man kann sicher sein, daß diese Gefühle vom Patienten ausgelöst wurden. Es gilt der therapeutische Imperativ: *Niemals aus diesen Gefühlen* (Mitleid, Ärger, Zuneigung oder Ratlosigkeit) *heraus handeln.* Man muß sich verstandesmäßig bemühen, herauszufinden, »aus welchem Grunde hat der Patient diese Gefühle in mir hervorgerufen?«, »was will er unbewußt damit erreichen?«.

Wichtig ist, an verstecktes Trotzverhalten zu denken. Man geht damit um wie bei trotzigen Kindern. Man muß dem Patienten deutlich machen, daß er sich gegen etwas wehrt, man muß mit ihm gemeinsam herausfinden, gegen was er sich wehren muß. Erst wenn er das genau weiß, kann er lernen, ohne Trotz zu kämpfen.

Meine Erfahrung besagt: Habe ich in einer 1–2stündigen Untersuchung herausgefunden, an welchem Konflikt der Patient leidet, ist eine Kurztherapie von 10–20 Stunden angezeigt, sonst eine längere Psychotherapie.

Ich habe in BALINT-Gruppen oft hören können, daß Ärzte mit Neigung zur Psychotherapie in wenigen Stunden hysterische Reaktionen abklingen lassen konnten. Kann dem Patienten der Konflikt bewußt gemacht werden und kann er die verdrängten Gefühle auf konflikthafte Situationen beziehen, reicht u. U. sogar eine einzige Aussprache aus.

Eigene Beobachtung

Eine 21j. Krankenschwester klagt über heftige Schmerzen in der linken Großzehe. Sie hat Angst, unter einer arteriellen Durchblutungsstörung zu leiden. Es stellt sich heraus, daß sie zur Zeit einen älteren männlichen Patienten mit einer arteriellen Durchblutungsstörung mit Schmerzen und Nekrosen in der linken Großzehe pflegt. Dieser Mann erinnert sie sehr an einen Onkel, zu dem sie eine sehr gute Beziehung hatte, der zu ihr wie ein guter Vater war.

Offensichtlich hat der direkte körperliche Umgang mit diesem Mann die Schwester in einen Konflikt mit anscheinend nicht zugelassenen zärtlichen Wünschen gebracht. Nachdem dies in einem Gespräch verstanden wurde, verschwand das Symptom wieder.

Sicherlich handelt es sich hier um ein einfaches Beispiel. Trotzdem zeigt es, wie Konversionssymptome u. U. behandelt werden können, wenn sich ein therapeutisches Bündnis zwischen Arzt und Patient herstellen läßt und die Tatsache einer Psychogenese dieses Symptoms keine zu große Kränkung für den Patienten bedeutet. SLATER (1971) hat festgestellt, daß 50% der Patienten ihre Symptome innerhalb eines Jahres nach einem ersten Gespräch verloren hatten. 30% hatten noch Symptome nach 5 Jahren und 20% behielten ihre Beschwerden 15 Jahre und länger.

Zusammenfassung

Der Patient muß seinen Konflikt selbst herausfinden, der Arzt muß ihn dabei geschickt leiten. Grundtendenz jeder Therapie muß sein, den verdrängten Konflikt bewußt zu machen und die damit verbundenen Gefühle gezielt auf die bezogenen Ereignisse abreagieren zu lassen. Hat der Arzt nach 10–20 Aussprachen (jeweils 5–15 Minuten) keine wesentliche Besserung erreicht, ist eine Psychotherapie bei einem Spezialisten angezeigt. Nicht selten kommt der Patient in wenigen Aussprachen zu Erkenntnissen, die eine wesentliche Veränderung seiner ganzen Lebensumstände bewirken; er braucht dann einen geduldigen Diskussionspartner, mit dem er seine neuen Lebenserfahrungen von Zeit zu Zeit durchsprechen kann. Gerade dies ist eine wichtige hausärztliche Aufgabe. Manche Patienten benötigen dann auch wie Jugendliche Protektionen im sozialen Feld.

Literatur

1. BALINT, M.: Der Arzt, sein Patient und die Krankheit. Klett, Stuttgart 1957.

2. BALINT, E. u. J. S. NORELL: Fünf Minuten pro Patient. Suhrkamp, Frankfurt 1975.

3. COHENS, R. u. Mitarb.: Zit. nach HARRISON, T. R.: Principles of internal Medicine, 6. Aufl. McGraw-Hill, Tokio 1970.

4. EICKE, D.: Der Körper als Partner. Kindler-Taschenbücher, Kindler, München 1973.

5. FREUD, S.: Ein Fall von hypnotischer Heilung (nebst Bemerkungen über die Entstehung hysterischer Symptome durch den Gegenwillen). Z. Hypnotismus **1892/93,** Heft III und IV, S. 3, oder ges. Werke Bd. I.

6. FREUD, S.: Zur Ätiologie der Hysterie. Wien. klin. Rdsch. **1896,** Nr. 22–26. S. 423, oder ges. Werke Bd. I.

7. GREEN, A.: Die Hysterie. In: EICKE, D. (Hrsg.): Die Psychologie des XX. Jahrhunderts. Bd. II: Freud und die Folgen. Kindler, Zürich 1976.

8. KRETSCHMER, E.: Hysterie, Reflex und Instinkt. Thieme, Stuttgart 1958.

9. KUIPER, B. C.: Die seelischen Krankheiten des Menschen. Huber/Klett, Stuttgart 1969.

10. MITSCHERLICH, A.: Krankheit als Konflikt. Suhrkamp. Frankfurt 1966.

11. NEMIAH, J. C.: In: FREEDMANN, A. M. u. Mitarb. (Hrsg.): Hysterical Neurosis Conversion Type in Comprehensive Textbook of Psychiatry. Klett, Baltimore 1975.

12. WISDOM, S. O.: Ein methodologischer Versuch zum Hysterieproblem. Psyche **15,** 561–587 (1962).

Erschienen in:
internist. prax. **21,** 315–324 (1981)
tägl. prax. **22,** 321–330 (1981)

Plazebos, alternative Medizin und die Arzt-Patient-Beziehung

K. ENGELHARDT, Kiel

Einleitung

Pharmakologisch geschulte Ärzte sagen, daß sie die Erfolge, z. B. von Heilpraktikern bei der Behandlung von chronisch leidenden, oft psychosomatisch und funktionell gestörten Patienten, naturwissenschaftlich nicht durch den Wirkungsmechanismus der gegebenen Mittel erklären können. Und doch sind, wenigstens teilweise, solche Erfolge vorhanden; sonst würden Heilpraktiker keinen Zulauf haben.

Auch die Ärzte vergangener Jahrtausende haben vielfach geheilt, obwohl Pathophysiologie und Pharmakologie im heutigen Sinn, d. h. Kausalanalyse und Eingriff in den Krankheitsmechanismus, sich spät in der langen Geschichte der Medizin, eigentlich erst im letzten Jahrhundert, entwickelt haben.

Heilung und, bescheidener gesagt, Besserung des Befindens geschehen und geschahen offenbar auch durch die Art des Umgangs zwischen dem Patienten und seinem Therapeuten. Damit sind wir beim Mittelpunkt der uns hier beschäftigenden Fragen, bei dem Plazebo als materialsiertem Symbol (10, 40) der Arzt-Patient-Beziehung.

Reine Plazebos (16, 39) sind Tabletten oder Kapseln, die Stärke bzw. Laktose enthalten oder Ampullen mit physiologischer Kochsalzlösung zur Injektion. Plazebos können vielfältige positive Wirkungen haben; sie fördern, z. B. zur Bettzeit gegeben, den Schlaf, oder sie lindern Schmerzen, nicht nur »funktionelle«, sondern auch organisch begründete Schmerzen. So konnte durch Plazebos die Frequenz von Angina pectoris-Anfällen gesenkt werden (38).

Plazebos fördern wahrscheinlich die Freisetzung von Endorphinen, denn Naloxon, ein Opioidantagonist, verhindert den schmerzstillenden Effekt (18).

Auf der anderen Seite sind negative Plazebowirkungen bekannt. Wenn etwa in einer doppeltblinden Studie das antirheumatische Basistherapeutikum Auranofin mit Plazebo verglichen wurde, traten gewisse unerwünschte Symptome, die teilweise zum Abbruch der Medikation führten, z. B. Nausea, Erbrechen, abdomineller Schmerz, bei der aktiven Substanz nicht häufiger auf als bei Plazebo (11).

Besseres Befinden resultiert offenbar dann durch einen inerten Stoff, wenn eine Vertrauensbeziehung zwischen dem Patienten und seinem Therapeuten besteht. Glaube, Hoffnung und Zuversicht sind heilende Kräfte. Negative Plazeboeffekte sind Symptome einer Vertrauenskrise oder Ausdruck dafür, daß der Kranke Ärzten und der Medizin mit ihren »chemischen« und »unnatürlichen« Stoffen mit Abwehr und inneren Vorbehalten gegenübersteht.

Von einem »unreinen« Plazebo sprechen wir z. B. bei Vitamin B_{12}, wenn es nicht zum Ausgleich eines B_{12}-Mangels, sondern etwa zur Behandlung von Patienten mit chronischen Schmerzzuständen gegeben wird.

Die Verordnung von unreinen Plazebos fördert allerdings unwissenschaftliches Denken, sagen BRODY (10) und SPIRO (40), 2 Forscher, die sich um das Plazeboproblem sehr verdient gemacht haben; man belügt nicht den Patienten, man belügt sich selbst, denn wenn der Arzt sagt, Plazebo ist Morphin, dann ist das eine Lüge. Deswegen wählt BRODY, wenn er ein Plazebo verordnet, den Ausweg und sagt: »Dieses Mittel wird Ihr Befinden bessern.« SPIRO formuliert nicht viel anders: »Ich denke, das wird Ihnen helfen.«

Wichtig ist, daß ein unspezifischer positiver Plazeboeffekt auch jede naturwissenschaftliche Therapie, z. B. die Gabe eines ACE-Hemmers oder eines H_2-Rezeptoren-Antagonisten, begleitet, sofern eine vertrauensvolle Beziehung zwischen dem Kranken und seinem Arzt besteht.

Plazebos in doppeltblinden Untersuchungen

Wenigstens 2 Faktoren tragen zum Erfolg eines Medikamentes, z. B. eines β-Rezeptorenblockers, bei (29): 1. die spezifische pharmakologische Aktion und 2. der Glaube des Patienten an die Wirksamkeit der Arznei, wobei Glaube, Vertrauen und Hoffnung sich als der nichtspezifische oder Plazebofaktor ausdrücken. Um diesen psychophysischen Anteil zu messen, ist für die Beurteilung der spezifischen Wirksamkeit des Pharmakons eine Kontrollgruppe mit Plazebo erforderlich.

Ergebnisse solcher kontrollierten doppeltblinden Untersuchungen sind oft überraschend. So heilten während einer 6-Wochen-Periode 50–60% der Duodenalulzera unter Plazebo, 70% unter der spezifischen Therapie aus (40). Kranke mit einem M. CROHN, die im Rahmen einer kontrollierten Studie mit Plazebo behandelt wurden, zeigten zu 25–40% eine Besserung (32, 33). Besonders Patienten mit einem irritablen Kolon reagieren erstaunlich häufig mit positiven Plazeboreaktionen; es werden Erfolgsraten zwischen 63% und 75% gesehen (28).

Eine kontrollierte Studie (19) verglich doppeltblind bei Männern mit stabiler Angina pectoris die Wirkung eines Plazebopflasters mit der von 5 mg transdermalem Nitroglyzerin. Eine Überlegenheit von Nitroglyzerin bestand nicht, bedingt vielleicht durch die schnelle Toleranzentwicklung bei der kontinuierlichen Applikationsweise.

Daß Plazebos manchmal besser wirken können als aktive Medikamente, verdeutlicht das Ergebnis des **C**ardiac **A**rrhythmia **S**uppression **T**rial (CAST) (21, 25, 36):

Patienten nach Herzinfarkt mit ventrikulären Extrasystolen wurden entweder mit den Antiarrhythmika Encainid bzw. Flecainid oder mit Plazebo behandelt. Obwohl die ventrikulären Extrasystolen durch die Antiarrhythmika supprimiert wurden, waren totale Letalität und plötzlicher Herztod durch Kammerflimmern bei den antiarrhythmisch Behandelten im Vergleich zu Plazebo deutlich erhöht, so daß die Studie abgebrochen werden mußte. Antiarrhythmika können proarrhythmogen wirken, trotzdem war das Ergebnis unerwartet und erschreckend. Aus den Lehren von CAST ist gut abzuleiten, wie wichtig doppeltblinde, plazebokontrollierte Untersuchungen sind!

Problematische Anwendung von Plazebos

Man hört manchmal, jemand sei ein schwieriger Patient, er habe psychosoziale Probleme, er stelle überhöhte Ansprüche. Somit sei er wohl für ein Plazebo geeignet. Und wenn sich nach der Gabe die Beschwerden, z. B. die Schmerzen bessern, folgert man, die schon vorher aufgestellte Beurteilung, es handele sich nicht um eine organische Krankheit, vielmehr um etwas »Psychogenes«, eine neurotische Persönlichkeit, werde bestätigt.

Diese Ansicht ist sicher falsch, ein Mythos, der sich merkwürdigerweise von Generation zu Generation fortpflanzt, der aber von der Plazeboforschung (10, 16, 18, 40) abgelehnt wird. Wenn Plazebos verordnet werden, um einen Kranken in dieser Weise bloßstellen zu wollen, kann von einem Mißbrauch der Plazeboanwendung gesprochen werden.

Es gibt auch keine spezifische Persönlichkeit, die auf Plazebos reagiert; Plazebos sind nicht geeignet, funktionelle von organischen Leiden zu differenzieren. Vielleicht spricht ein Schmerz, der mit Angst verbunden ist, besser auf ein Plazebo an. Entscheidend ist aber das Vertrauen zum Therapeuten, so daß auch Malignomschmerzen (18) häufig durch Plazebos gebessert werden, woraus aber nicht die Empfehlung abgeleitet werden sollte, bei diesen Patienten Plazebos zu verwenden, vielmehr kann gefolgert werden, daß Schmerzmittel wie Paracetamol oder Metamizol noch günstiger wirken, wenn sich zu ihrer pharmakologischen Spezifität der unspezifische Effekt, der »Plazeboanteil«, hinzuaddiert.

Die Plazebowirkung zeigt einfach die Wechselbeziehung zwischen Psyche und Soma; sie ist ein wichtiges Beispiel dafür, wie sich Mißbefinden, Schmerz und Leiden auch eines organisch Kranken durch ein vorbildliches Arzt-Patient-Verhältnis, für welches das Plazebo ein Symbol darstellt, modifizieren lassen.

Es sollte, sagt der Schweizer Internist FAHRLÄNDER (16) mit Recht, der Irrtum bekämpft werden, daß nur Psychopathen oder Neurotiker auf Plazebos reagieren.

Naturwissenschaftliche Medizin und Krankheitsprozeß

Man muß unterscheiden zwischen naturwissenschaftlich analysierbarem Krankheitsprozeß mit seiner Pathologie von Struktur und Funktion einerseits und dem subjektiven Leiden andererseits (4, 14, 30, 40). Die Analyse des Organprozesses erfordert Kühle und Distanz, Tests sowie heute mit steigender Tendenz visuelle Methoden, z. B. konventionelle radiologische Untersuchungen, Angiographien, Computertomographie, magnetische Resonanzdarstellung, Endoskopien und Biopsien. Das Auge ersetzt weitgehend das Ohr, die visuellen Fakten sind leichter zu objektivieren und zu messen.

So sichern Endoskopie und Biopsie ein peptisches Ulkus oder ein Karzinom, Sonographie, Computertomogramm und entsprechende serologische Tests einen Amöbenabszeß der Leber.

Da Medizinstudenten gemäß dem Curriculum sich nach Lehrbüchern und im Unterricht vor allem mit den naturwissenschaftlichen Grundlagen beschäftigen und die Fakten und technischen Fortschritte – das medizinische Wissen soll eine Halbwertszeit von 5 Jahren haben – von Jahr zu Jahr zunehmen, fällt es schwerer, Beschwerden zu verstehen, die sich nicht visualisieren lassen oder die keine oder nur eine teilweise organische Grundlage haben. Auch das Zuhörenkönnen fällt schwerer.

Die englische Sprache unterscheidet zwischen »Disease« und »Illness«. Disease meint die naturwissenschaftlich analysierbare und zu objektivierende Krankheit, die Pathologie von Struktur und Funktion, jedoch vermögen ähnliche Grade der Organpathologie ganz unterschiedliche Grade von Mißbefinden und subjektivem Erleiden im Sinne von Illness (14, 40) zu bewirken.

Beschwerden und schlechtes Ergehen, also Illness, werden nicht nur durch das somatische Korrelat, sondern ebenso durch psychosoziale, familiäre, berufliche Probleme, Depression und Angst determiniert. Plazebos und der unspezifische Teil eines spezifischen Pharmakons verändern nicht die Zellularpathologie (Disease), wohl aber die Subjektivität von Symptomen und Befindlichkeit (Illness).

Das Erleben der Krankheit und das Arzt-Patient-Verhältnis

In einer Befragung (2) glaubten nur 54% der Befragten, daß Ärzte sie richtig betreuen, nur 46% führten an, daß Ärzte aufmerksam zuhören können. Wichtig in der Arzt-Patient-Beziehung sind Zuhören-können, Einfühlung in die Welt des Kranken, seine Information über Krankheit und Behandlung und die Vermittlung des Bewußtseins, daß über ihn nicht verfügt wird, sondern er an den Entscheidungen teilnehmen kann.

Der Arzt soll naturwissenschaftlich kompetent sein, wünscht der Patient. Er soll z. B. in seiner pharmakologischen Therapie Vorteile und mögliche Risiken gegeneinander abwägen, er soll sich aber gleichfalls in das persönliche Erlebnis der Krankheit hineinversetzen. In einer solchen Arzt-Patient-Beziehung wirken Plazebos und der unspezifische Faktor eines spezifischen Medikaments, z. B. eines ACE-Hemmers oder eines β-Rezeptoren-Antagonisten, positiv und »heilend«, weil diese Mittel dann Symbol und materialisierter Ausdruck dieses Bezuges sind.

Die Worte eines Arztes können förderlich oder destruierend, sie können tröstend und aufrichtend oder aber deprimierend und ängstigend sein. Deshalb ist als lebenslange Übung empfehlenswert, die Wirkung der eigenen Worte auf den Kranken zu antizipieren (13).

Bitter beschreibt der Schriftsteller THOMAS BERNHARD (6) seine Erfahrungen mit Ärzten anläßlich seiner Lungenkrankheit. Die Visite hatte bei ihm nur den Eindruck von Eiseskälte hinterlassen. Er empfand sich als zurück- und zurechtgewiesen:

> »Ich hatte ununterbrochen den Wunsch gehabt, mit meinen Ärzten zu sprechen..., meine Natur verlangte immer schon nach Erklärung, besser noch, Aufklärung, und ich wäre vor allem, was meine Ärzte betrifft, für Erklärung und Aufklärung dankbar gewesen... Immer hatte ich das Gefühl, daß sie vor Erklärung und Aufklärung Angst hatten.«

Viele Patienten erleben sich in einer nur naturwissenschaftlich-technologischen Medizin als passiven Gegenstand, als Es. Vielleicht ist die Aktualität der Psychotherapie der Ausdruck des Wunsches vieler Menschen, daß aus der Ich-Es-Beziehung des 20. Jahrhunderts eine Ich-Du-Beziehung im Sinne MARTIN BUBERS entsteht.

Neben FREUD, ADLER und JUNG gibt es unzählige psychotherapeutische Schulen und Gemeinden, welche für sich die richtige Methodik beanspruchen und oft gegenseitig im Streit liegen. Wenn die Theorien und Weltanschauungen so verschieden sind und doch jeder psychotherapeutischen Bemühung Erfolg beschieden sein kann, darf man fragen, ob nicht der heilende Faktor, der vielen Richtungen gemeinsam ist, Zuwendung und Teilnahme sind, die Empfindung des Patienten, daß er ernstgenommen wird, daß er nicht eine Nummer in einem technischen Betrieb, sondern ein Mensch ist, in dem Hoffnung auf Besserung entsteht und der durch diesen Glauben und diese Zuversicht leichter mit seinem Leiden, das Körperliches und Seelisches einschließt, umgehen kann.

Alternative Medizin

»Das Unbehagen in der Kultur«, wie eine Schrift SIGMUND FREUDS heißt, ist bei vielen zu einem Unbehagen an der Medizin geworden. Zwei Drittel der amerikanischen Öffentlichkeit glauben, daß Menschen ihr Vertrauen auf Ärzte zu verlieren beginnen (31). In ihrer Enttäuschung über die konventionelle Medizin (34) sucht eine zunehmende Zahl von Kranken alternative Heiler auf.

Viele Ursachen scheinen hier beteiligt zu sein: Die naturwissenschaftliche Medizin wird von manchen Zeitgenossen als wortarme oder sogar stumme mechanische Methode angesehen; man vermißt das offene Ohr und das Wort des Arztes, persönlichen Kontakt und Individualisierung (40).

Die Zeit eines therapeutischen Kontakts mit einem alternativen »Heiler« in England soll 6mal häufiger sein als mit einem Allgemeinpraktiker (20), die Befriedigung der Behandelten wird teilweise als groß beschrieben, und die höchste Zahl von britischen alternativen Therapeuten wird dort gefunden, wo die wissenschaftliche Medizin ihre Hochburgen hat, z. B. in Oxford und Cambridge.

Hinzu kommt die Angst vor Nebenwirkungen der Pharmakologie; »sanfte« Methoden werden gegen ein »aggressives« Vorgehen ausgespielt, man fürchtet die Chemie und alles »Unnatürliche«. Der Soziologe NORBERT ELIAS (15) merkt dazu an: »Das bloße Wort Natur wird weithin mit Gesundheit und Zuträglichkeit assoziiert. Wenn man sagt, daß etwas natürlich sei, ist damit auch gemeint, daß es gut für die Menschen sei.« Und NORBERT ELIAS fährt fort: »Man muß viel übersehen, um das glauben zu können.«

Bekenntnis und Polemik der Außenseitermedizin, oft mit Patientenbezeugungen in Massenmedien und bunten Blättern publiziert, verweisen auf neue Lösungsmöglichkeiten. Unkonventionelle »Heiler« beklagen z. B. die »hundert Karzinomtoxine, die wir täglich essen, trinken oder einatmen«; wenn sich der Mensch gegen diese Giftstoffe wehre, indem er krank wird, sorge die »Schulmedizin« dafür, daß jedes Symptom unterdrückt werde.

Ein prophetischer Ton ist bei Sätzen wie dem folgenden (8) nicht zu verkennen: »Solange wir weiter in kausalanalytischen Untersuchungen der Erscheinungen dieser Welt uns erschöpfen und nicht nach der Sinnhaftigkeit dieser Erscheinungen fragen, bleiben wir in Stofflichkeit gefangen.«

Formen alternativer Medizin

Der Ausdruck holistische Medizin kommt von dem griechischen Wort holos für ganz, er meint Ganzheitsmedizin. Diese Bewegung hat teilweise religiösen Charakter, sie lehnt den Reduktionismus ab. Aber auch wenn die »Schulmedizin« daran interessiert ist, nicht nur die Diagnose, Pathophysiologie und Pharmakologie in ihr Blickfeld einzubeziehen, sondern auch psychosoziale Faktoren, dann bleiben solche Erkenntnisse partikular. Der Mensch als Ganzes, als Totalität entzieht sich den bescheideneren Aufgaben der Wissenschaft.

Dazu KARL JASPERS (24): »So kann kein Mensch als Ganzes objektiviert und damit durchschaut werden. Ihn als Ganzes zu objektivieren, läßt ihn gerade verfehlen.«

Eines der bekanntesten Verfahren der alternativen Bewegung ist die Homöopathie (9, 16, 17, 22, 23, 35). SAMUEL HAHNEMANN, geboren 1755 in Meißen, ein Jahr vor MOZART, gestorben 1843 in Paris, bekämpfte die massiven Aderlässe seiner Zeit, die rigorosen Abführmaßnahmen und Brechmittel. Der »Allopathie« setzte er das Prinzip Gleiches mit Gleichem (Similia similibus) und extreme Verdünnungen seiner Heilmittel gegenüber. HAHNEMANN war offenbar ein exzellenter Arzt; von überall strömten die Patienten herbei, die von seinen Heilerfolgen, die sich schnell herumsprachen, profitieren wollten (23, 35).

Nun enthält eine Verdünnung von D 30 nur noch zufällig ein Molekül; aber nach homöopathischer Meinung wird dem Verdünnungsmedium durch starkes Schütteln eine »nichtmolekulare Information« (16) über das Ausgangsmaterial vermittelt.

Homöopathen gehen sehr sorgfältig auf die Beschwerden ihrer Patienten ein, auch psychische Symptome haben einen hohen Rang für die Individualisierung der Therapie; echte Homöopathen glauben fest an die Dogmen von HAHNEMANN. All diese Faktoren schaffen Vertrauen, so daß man sich die positiven Auswirkungen durch psychophysische Wechselwirkungen vorstellen kann.

Ein homöopathischer Arzt (22) sagt, daß die Hauptindikationen der Homöopathie vor allem funktionelle und psychosomatische Krankheiten sind, und er führt das Beispiel einer 64jährigen Patientin mit Stenokardien und Angst an, bei der bereits 15 Minuten nach Gabe von 5 Tropfen Asconitum D 30 im Abstand von fünf Minuten der Anfall völlig verschwunden war. Der Erfolg nach bereits 15 Minuten, also zu einem Zeitpunkt, der pharmakokinetisch für irgendeine spezifische Wirkung nicht ausreicht, demonstriert die therapeutische Kraft einer idealen Arzt-Patient-Beziehung.

Die British Medical Association (9) urteilt, daß zwar keine rationale Basis für die »Potenztheorie« durch Verdünnungen vorliegt, aber 2 verschiedene Plazeboeffekte an den Erfolgen der Homöopathie beteiligt sind: 1. ist der starke Glaube des Therapeuten an die Spezifität der Homöopathie selbst ein Heilmittel, das auf die Patienten übertragen wird und 2. ist das Dosierungsregime einzigartig und imponierend.

Die geisteswissenschaftliche Schulung, die auf RUDOLF STEINER, den Gründer der Anthroposophie, zurückgeht (16), vermittelt anthroposophischen Ärzten, die sich auch sehr um die psychischen und menschlichen Aspekte der Krankheit kümmern, einen Zugang zu Patienten, denen eine mechanistische Erklärung ihres Leidens nicht genügt.

Die chinesische Akupunktur mit ihrer 5000 Jahre alten Tradition (27, 40) hat oft Patienten mit funktionellen und psychosomatischen Störungen als Zielgruppe, z. B. mit Symptomen wie Lethargie, Kopfschmerz und Angst mit ihren körperlichen Korrelaten. Akupunkturtherapeuten arbeiten nicht nur mit Nadeln, sie beziehen auch Träume, Verhaltensweisen, familiäre und soziale Beziehungen in ihr Behandlungskonzept ein (40).

Es geht nach chinesischer Lehre um eine neue Homöostase dessen, was aus einem Gleichgewicht gekommen sei. Die Balance der Polaritäten Yin (z. B. Nacht, Statik, Parasympathikus) und Yang (z. B. Tag, Dynamik, Sympathikus) spielt eine große Rolle (27).

Die British Medical Association (9) vertritt die Ansicht, daß die Akupunktur zwar analgetische Effekte haben kann, jedoch nicht universell wirksam ist.

Mit Minze bei Dyspepsien, mit Knoblauch gegen Candida (6 Zehen pro Tag), mit Ginster bei Hyperthyreose und mit Gingko bei Durchblutungsstörungen, um einige Beispiele zu nennen, arbeitet die Phytotherapie (16, 42). Phytotherapeuten genießen Sympathien, weil sie nicht mit chemischen, sondern mit natürlichen Mitteln arbeiten. Was aus der Natur kommt, muß gut sein. Das wird auch auf entsprechende Abführmittel aus Reformhäusern übertragen.

Alternative Therapieformen mit Diät, Kräutern, Frischzellen, anthroposophisch mit *Iscador* (Mistel), mit Homöopathika, Akupunktur, Geist- und Magnetheilung (5, 37) werden auch bei Patienten mit malignen Tumoren angewendet. Es gibt eine zunehmende Tendenz bei Teilen der Bevölkerung gegen die Nebenwirkungen der konventionellen Medizin, speziell der Tumorchemotherapie; gleichzeitig besteht das Vertrauen auf den Weg »zurück zur Natur«, auf »biologische« und »sanfte« Methoden.

Vielleicht sollte man manchen alternativen Krebstherapien, wenn sie komplementär angewendet werden und nicht zur Abhaltung einer evtl. wirksamen Chemotherapie führen, mit Toleranz begegnen, weil viele Tumorpatienten sich an dem Glauben aufrichten, durch solche Mittel ihre körperlichen und seelischen Abwehrkräfte zu stärken. Allerdings existieren auch Nebenwirkungen durch paramedizinische Methoden, z. B. anaphylaktischer Schock nach Frischzellen, Mangelsymptome durch einseitige Diäten, eine Cyanidintoxikation durch Laetril.

In jedem Fall sind besonders bei Tumorpatienten umfassende Betreuung und Kommunikation mit ihren Problemen essentiell.

So wichtig ökologische Aspekte der Medizin wie Wasserversorgung, Kanalisierung, Rezyklisierung von Abfall, Integration von Arbeit und Muße, Verhütung von Luftverunreinigung und die Balance von Bevölkerungswachstum und Ressourcen sind (3), so gibt es auch auf diesem Gebiet sektiererische Gemeinden:

Die »orthomolekulare Wissenschaft« der LINUS PAULING-Stiftung glaubt die Mortalität durch Herz-, Gefäßkrankheiten und Krebs dadurch zu reduzieren, daß Leitungswasser von Mineralien und ubiquitären toxischen Stoffen durch eine Wasseraufbereitungsanlage, die man sich kaufen sollte, befreit wird.

Dieses Konzept ist verwandt mit der Bewegung der »Environmental Medicine« (1, 26), die von den USA auf Europa übergesprungen und davon überzeugt ist, daß gewisse Personen, oft solche, die an psychiatrischen, depressiven und neurotischen Symptomen schon viele Jahre vor der Exposition litten und von einem Arzt zum anderen wandern, durch synthetische Chemikalien (Kohlenwasserstoffe, Detergenzien, Parfüme, Nahrungszusatzstoffe etc.) geschädigt werden. Diese Chemikalien sollen bereits in einer Dosis, die niedriger ist als für die Auslösung des pathophysiologischen Mechanismus notwendig, eine Hypersensibilisierung bewirken. Manche Patienten können z. B. die Diagnose einer endogenen Depression nicht akzeptieren; jetzt haben sie jedoch jemanden gefunden, der ihnen eine physikalische Erklärung für ihr Leiden gibt, das z. B. mit Eliminationsdiäten, Naturnahrungsmitteln aus Spezialgeschäften und »Neutralisationsinjektionen« behandelt wird.

Von einem ärztlichen Kurzentrum einer deutschen Großstadt wird in Prospekten, unterstützt von Artikeln der Massenmedien, deren entsprechende Fotokopien den Reklamebroschüren beigelegt sind, für die folgenden 10 alternativen, »biologischen Ganzheitsbehandlungen« geworben: Sauerstoff-Ozon-Kur, Sauerstoff-Mehrschrittbehandlung nach V. ARDENNE, Sauerstoff-Schnellsättigung ebenfalls nach V. ARDENNE, Kälberblut-Extrakt-Kur nach JÄGER, WIEDEMANN-Serum-Behandlung, Thymus-THX-Kur, Prokaintherapie nach ASLAN, Chelat-, Regeneresen- und Bio-Vitalkur.

Der merkantilistische Aspekt ist nicht zu übersehen, eine Kälberblut-Extrakt-Kur (10 Behandlungstage ambulant) wurde im Jahre 1991 beispielsweise für DM 2490,– angeboten.

Auffällig ist die Breite der Indikationen. So hilft die Chelattherapie, durch welche »die Adern von Kalk-und Cholesterinablagerungen infolge einer Infusion mit EDTA so gereinigt werden wie Rohre von Kesselstein«, bei allen Arten der Arteriosklerose, bei Raucherbein, Angina pectoris, Gehirnverkalkung, Ohrensausen, Sehstörungen, hohem Blutdruck; sie unterstützt die Behandlung von Diabetes, Lungenemphysem, Arthritis, Arthrosen usw. »Chelattherapie revitalisiert und aktiviert den ganzen Körper«.

Noch breiter wird die Indikation für die »biologische Ganzheitsbehandlung« im

Sinne der »WIEDEMANN-Serumtherapie« angegeben, die nach den Propagandaschriften noch eine Wirkungssteigerung dadurch erfahren kann, wenn man die Injektionen entweder in die organbezogenen Hautzonen nach dem neuraltherapeutischen Prinzip oder aber an entsprechenden Akupunkturpunkten setzt.

Die Ozon-Eigenblutbehandlung, bei der man dem Patienten Blut abnimmt, es mit einem Ozon-Sauerstoffgemisch anreichert, um es dann per Infusion in den Blutkreislauf zurückzuinfundieren, entwickelt ebenfalls ein suggestives Szenario: Der Patient sieht, wie sein Blut in einer gläsernen Apparatur, die neben seiner Liege aufgestellt ist, mit Sauerstoff durchperlt wird. Ihm wird erklärt, »wie Ultraviolettstrahlen den Sauerstoff zu Ozon verwandeln, er sieht sein Blut aufschäumen, Schlacken werden ausgeschieden, die sich an den Glaswänden der Apparatur niederschlagen«.

Außenseitermedizin: ein Versuch, sie zu verstehen

Der Begriff Außenseiter als solcher meint nichts Abwertendes. Innenseiter können Massenmenschen sein, die mit einer schnell vergehenden Mode gehen. Außenseiter können geniale Leute sein. Innenseiter ist der Bewunderer eines allseits angebeteten Fußballklubs, Außenseiter ist ein Dichter wie FRANZ KAFKA oder ROBERT MUSIL. Soviel über die Bezeichnung.

Es gibt heute ein wachsendes Unbehagen an der technologischen und »chemischen« Daseinsbewältigung (41), der Mensch ist mehr als meßbare und wägbare Materie. Man mißtraut dem wachsenden Berg der Fakten, ist frustriert über die zunehmende Fragmentation der Spezialfächer.

Gerade *in der Praxis* sind Leidenszustände, z. B. das irritable Kolon, das Fibromyalgiesyndrom, Depressionen und Angststörungen mit körperlichen Symptomen, häufig, die kein pathologisch-anatomisches Substrat haben. Solche Patienten wandern oft von einem zum anderen Arzt und wenn ihnen gesagt wird, etwas Organisches sei nicht zu finden, sind sie unbefriedigt.

Ein alternativer »Heiler« mag von der Irisdiagnostik überzeugt sein, er bietet ohne aggressive Untersuchungen eine einfache Erklärung an. Das Problem scheint gelöst, wenigstens vorläufig. Dazu kommt, daß, wie es EUGEN BLEULER (7) ausdrückte, die Außenseiter oft die geborenen Psychotherapeuten sind. Triumphe werden bei all den Störungen gefeiert, die der Suggestion zugänglich sind.

Erfolgreiche Außenseiter haben die besondere Gabe, auch wenn sie diese vielleicht für ihren Erfolg in Abrede stellen, sich einzufühlen und überzeugend, d. h. suggestiv, aufzutreten.

Eine Rolle für die Zuneigung zur Außenseitermedizin spielt auch die moderne romantische Ideologie der Natur, da alles, was zu ihr gehört, gut sein muß. Hierhin gehören natürlich gewonnene Nahrungsmittel, sanfte Dosen, Blutwäsche durch Sauerstoff, Pflanzentherapie, »biologische Ganzheitsmethoden« und vieles andere.

Um an die Güte der Natur zu glauben (15), muß man allerdings die Schrecken der Nahrungsketten, das ständige Fressen und Gefressenwerden in der Natur vergessen, ganz abgesehen davon, daß letale Pflanzengifte, pathogene Würmer, Bakterien, Viren, Protozoen und Pilze ebenfalls zur Natur gehören. Sie ist weder gut noch böse, nur völlig gleichgültig gegenüber dem Schicksal des Menschen. Die Natur als Symbol der Ewigkeit erfüllt aber, wie schon SPINOZAS Deus sive natura zeigt, emotionelle Bedürfnisse.

BLEULER (7), wie erwähnt, beobachtete, daß alternative »Heiler« geborene Psychotherapeuten mit großer Suggestivkraft sind, man kann sagen, indirekte

Psychotherapeuten, die nicht mit Hilfe einer speziellen Neurosenlehre, mit dem Ohr und mit Worten, behandeln, sondern durch körperliche, materielle Medien, die aber alle Symbolkraft haben. Die Medien reichen von Pillen und Diäten über silberne Nadeln bis zur Sauerstoff-Schnellsättigung und Kälberblutextrakt-Kur.

Wenn aber solches gesagt wird, so muß diese Erklärung von den Vertretern der Außenseitermedizin mit allem Nachdruck zurückgewiesen werden. Die alternativen Methoden, sagen sie, agieren nicht als Ausdruck der Arzt-Patient-Beziehung, also als unreine Plazebos. In einem Zeitalter der Wissenschaftsgläubigkeit muß auch die Außenseitermethode auf wissenschaftliche Weise wirken.

Es werden biologische Modelle und Mechanismen aufgestellt, an die man glauben kann, um dann diese Überzeugung auch in den Behandelten einpflanzen zu können. Nur Plazebowirkung, nur Ausdruck der Arzt-Patient-Beziehung als Erklärung, wird als Zumutung und Beleidigung abgewehrt.

Das ist einfühlbar; auch der Verfechter einer psychotherapeutischen Schule benötigt die Gruppenzugehörigkeit und den Glauben daran, daß die Heilwirkungen von den besonderen Einsichten seiner Schule ausgehen, nicht einfach von so banalen Faktoren wie Zuhörenkönnen, Ermutigung, Einfühlen und Hoffnunggeben.

Der Arzt, der ein Plazebo gibt, hat, auch wenn er die Lüge vermeidet, immer ein etwas ungutes Gefühl, das der Außenseiter, der von der Spezifität seiner Maßnahme überzeugt ist, vermeidet. Das mag den gewünschten Effekt verstärken.

Allerdings ist die Ideologie der körperlichen Spezifitätsmechanismen von Außenseitermethoden nicht ohne Nachteile und Risiken. Erstens wird dadurch der eigentliche Heilmechanismus der alternativen Therapie, nämlich die Macht der Arzt-Patient-Beziehung, Vertrauen, Hoffnung und das Wort des Arztes, nicht akzeptiert bzw. verdrängt.

Gerade die Berücksichtigung des Plazebofaktors, des Prototyps für die gegenseitige Beeinflussung von Psyche und Soma, leider so gut wie ausgeblendet im akademischen Unterricht, täte uns heute not. Man bekämpft den Mechanismus der Schulmedizin, denkt aber als Außenseiter – ein Beispiel nur ist die sog. Chelatkur – noch mechanischer, um nicht zu sagen primitiver.

Die 2. Gefahr ist die Überschätzung der Außenseitermedizin. Sie wirkt sicher bei vielen funktionellen und psychosomatischen Störungen, bei denen auch reine Plazebos effektiv sind. Verbessert werden können subjektive Symptome, Mißbefinden, also »Illness«, aber nur dann, wenn die unspezifischen Mittel materialisierter Ausdruck einer geglückten Arzt-Patient-Beziehung sind.

Fünf »sanfte«, homöopathische Tropfen werden aber sehr wahrscheinlich nicht helfen, wenn der Patient von seiner Begegnung mit dem Therapeuten nicht befriedigt ist, wenn er die ganze Atmosphäre als hektisch und betriebsam empfand.

Reine und unreine Plazebos verändern jedoch nicht das pathologisch-anatomische Organsubstrat (Disease), die Entzündung, den degenerativen Prozeß, den Tumor. So wurden in einer Studie (12) Patienten mit einer fortgeschrittenen malignen Krankheit verglichen, die entweder nur konventionell nach den Regeln der wissenschaftlichen Medizin oder zusätzlich in einer prominenten Krebsklinik alternativ behandelt wurden, und zwar mit autogener, immunsteigernder Vakzine BCG, vegetarischen Diäten, Kaffee-Einläufen u. a.

Zwischen beiden Gruppen bestand keine Differenz bezüglich des Überlebens, und die Lebensqualität war sogar bei den konventionell Behandelten besser!

Drittens dürfen mögliche Nebenwirkungen der Außenseitertherapie nicht bagatellisiert werden. So erkrankte z. B. eine 26jährige Patientin nach einer Chelatkur an einer akuten Virushepatitis B, bedingt durch eine Kontamination des Infusionsgeräts. Sensorische Neuropathien werden durch hohe Dosen des Vitamins Pyridoxin, Todesfälle bei Kolonspülungen und Kaffee-Einläufen beobachtet (12).

Folgendes kommt hinzu: Werden alternative Medikamente verordnet, die, gemäß der Beurteilung durch die wissenschaftliche Medizin, nur unreine Plazebos sind, weil sie den Härtetest von doppeltblinden, plazebokontrollierten Untersuchungen nicht bestanden haben, so können durchaus dann negative unspezifische Auswirkungen wie Durchfall, Übelkeit, Erbrechen, Kopfschmerzen oder Schwindel auftreten, wenn die Arznei im Kontext von Enttäuschung, Mißtrauen und Unzufriedenheit, bedingt etwa durch das Vermissen einer gründlichen Untersuchung, genommen wird.

Fabula docet

Plazebowirkungen sind nicht deshalb wichtig, weil wir Plazebos häufiger verordnen sollten, sondern weil sich anhand der Effekte dieser unspezifischen Arzneimittel beispielhaft die Einflüsse des Emotionellen auf das Soma zeigen lassen. Der persönliche Einsatz des Arztes ist für die Optimierung der Therapie bedeutsam (16).

Im übrigen sollten reine Plazebos selten gegeben werden und schon gar nicht, um etwa einen Patienten, wenn er positiv anspricht, »überführen« zu können, daß er ein »Psychopath«, daß seine Krankheit nur eine eingebildete sei. Das ist ein eindeutiger Mißbrauch, denn auch Karzinomschmerzen, Angina pectoris, Beschwerden durch ein peptisches Ulkus können sich durch Plazebos bessern (16).

Je besser das Arzt-Patient-Verhältnis ist, um so seltener sind reine oder unreine Plazebos nötig. Falls man sich für eine Plazebomedikation entschließt, sollte man sie nicht mit einer Lüge, z. B. in der Form verbinden, daß der Arzt sagt, »diese Pille ist das Schlafmittel Nitrazepam«; es genügt, wenn er feststellt: »Mit dieser Arznei habe ich die Erfahrung gemacht, daß sie den Schlaf fördert.«

Es ist besser, mit reinen als mit unreinen Plazebos zu arbeiten, da zweifellos die Gewohnheit, häufig mit unreinen Plazebos zu behandeln, die Tendenz zu einer unwissenschaftlichen und unkritischen Medizin fördert; man will an einen spezifischen Effekt glauben und betrügt sich selbst (10).

E n t s c h e i d e n d ist jedoch, daß j e d e s wissenschaftliche Pharmakon (10, 16) zusätzlich zu seiner spezifischen noch eine positive Plazebowirkung ausübt, sofern eine gute Arzt-Patient-Beziehung besteht. D i e s e ist das wesentliche Moment, nicht das Plazebo, welches nur als materialisiertes Symbol von Vertrauen und Hoffnung zu agieren vermag.

Literatur

1. American college of physicians: Clinical ecology. Ann. intern. Med. **111,** 168–178 (1989).

2. ARNOLD, R. M. u. L. FORROW: Rewarding medicine: Good doctors and good behavior. Ann. intern. Med. **113,** 794–798 (1990).

3. ASHTON, J.: Sanitarian becomes ecologist: the new environmental health. Br. med. J. **302,** 189–190 (1991).

4. BENJAMIN, W. W.:Healing by the fundamentals. New Engl. J. Med. **311,** 595–597 (1984).

5. BERGER, D. P., R. OBRIST u. J. P. OBRECHT: Tumorpatient und Paramedizin. Versuch einer Charakterisierung von Anwendern unkonventioneller Therapieverfahren in der Onkologie. Dt. med. Wschr. **114,** 323–330 (1989).

6. BERNHARD, T.: Der Atem. Eine Entscheidung. DTV, München 1990.

7. BLEULER, E.: Das autistisch-undisziplinierte Denken in der Medizin und seine Überwindung. 5. Aufl. Springer-Berlin 1962.

8. BOLLING, D.: Haut und Schleimhaut, Kritische Berührungspunkte des Individuums mit der Umwelt – eine naturwissenschaftlich-philosophische Betrachtung. Biolog. Med. **17,** 112–120 (1988).

9. British Medical Association: Report on alternative medicine. Lancet **I,** 1223 (1986).

10. BRODY, H.: The Lie that heals: the ethics of giving placebos. Ann. intern. Med. **97,** 112–118 (1982).

11. CARETTE, S. u. Mitarb.: A double-blind placebo-controlled study of auranofin in patients with psoriatic arthritis. Arthritis Rheum. **32,** 158–165 (1989).

12. CASSILETH, B. R. u. Mitarb.: Survival and quality of life among patients receiving unproven as compared with conventional cancer therapy. New Engl. J. Med. **324,** 1180–1185 (1991).

13. COUSINS, N.: How patients appraise physicians. New Engl. J. Med. **313,** 1422–1424 (1985).

14. EISENBERG, L.: Science in medicine: to much or too little and too limited in scope? Am. J. Med. **84,** 483–491 (1988).

15. ELIAS, N.: Über die Natur. Merkur **40,** 469–481 (1986).

16. FAHRLÄNDER, H. u. P. TRUOG: Placebowirkung und Alternativmedizin. Schweiz. med. Wschr. **120,** 581–588 (1990).

17. FALCK, M.: Wirkung der Homöopathie – eine Placeboeffekt? Dt. med. Wschr. **113,** 36 (1988).

18. FIELDS, H. L.: Neurophysiology of pain and pain modulation. Am. J. Med. **77,** (Suppl 3 A), 2–8 (1984).

19. FLETCHER, A., P. Mc LOON u. C. BULPITT: Quality of life on angina therapy: a randomised controlled trial of transdermal glyceryl trinitrate against placebo. Lancet **II,** 4–7 (1988).

20. FULDER, S. J. u. R. E. MUNROE: Complementary medicine in the United Kingdom: patients, practitioners, and consultations. Lancet **II,** 542–545 (1985).

21. GARRATT, C., D. E. WARD u. A. J. CAMM: Lessons from the cardiac arrhythmia suppression trial. Br. med. J. **299,** 805–806 (1989).

22. GEBHARDT, K. H.: Homöopathie bei inneren Krankheiten. Internist **29,** 487–491 (1988).

23. GEVITZ, N.: Sectarian medicine. J. Am. med. Ass. **257,** 1636–1640 (1987).

24. JASPERS, K.: Arzt und Patient. In: Der Arzt im technischen Zeitalter. Piper, München 1986.

25. JOSEPHSON, M. E.: Antiarrhythmic agents and the danger of proarrhythmic events. Ann. intern. Med. **111,** 101–103 (1989).

26. KAHN, E. u. G. LETZ: Clinical ecology: environmental medicine or unsubstantiated theory? Ann. intern. Med. **111,** 104–106 (1989).

27. KAMPIK, G. u. O. BERTSCHE: Akupunktur bei inneren Krankheiten. Internist **29,** 479–486 (1988).

28. KLEIN, K. B.: Controlled treatment trials in the irritable bowel syndrome: a critique. Gastroenterology **95,** 32–41 (1988).

29. LANDAUER, A. A. u. D. A. POCOCK: Stress reduction by oxprenolol and placebo: controlled investigation of the pharmcological and non-specific effects. Br. med. J. **289,** 592 (1984).

30. Mc DERMOTT, W. u. D. E. ROGERS: Technology's consort. Am. J. Med. **74,** 353–358 (1983).

31. MECHANIC, D.: Public perceptions of medicine. New Engl. J. Med. **312,** 181–183 (1985).

32. MEYERS, S. u. H. D. JANOWITZ: Natural history of Crohn's disease. An analytic review of the placebo lesson. Gastroenterology **87,** 1189–1192 (1984).

33. MEYERS, S.: Methotrexate and inflammatory bowel disease. Ann. intern. Med. **110,** 845 (1989).

34. MOORE, J. u. Mitarb.: Why do people seek treatment by alternative medicine? Br. med. J. **290,** 28–29 (1985).

35. MÜLLER, H. E.: Homöopathie – Herausforderung oder Ärgernis für die wissenschaftliche Medizin? Dt. med. Wschr. **113,** 107–113 (1988).

36. NATTEL, S.: Antiarrhythmic drug classifications. A critical appraisal of their history, present status, and clinical relevance. Drugs **41,** 672–701 (1991).

37. OBRIST, R., M. v. MEISS u. J. P. OBRECHT: Verwendung paramedizinischer Behandlungsmethoden durch Tumorpatienten. Eine Erhebung an 101 ambulanten Patienten. Dt. med. Wschr. **111,** 283–287 (1986).

38. PACKER, M.: Combined beta-adrenergic and calcium-entry blockade in angina pectoris. New Engl. J. Med. **320,** 709–718 (1989).

39. PLETSCHER, A.: Alternativmedizin. Glaube oder Wissenschaft? Schweiz. med. Wschr. **120,** 571–580 (1980).

40. SPIRO, H. M.: Doctors, patients and placebos. Yale University Press, New Haven u. London 1986.

41. UNSCHULD, P. U.: Chinesische und abendländische Medizin – Begegnung zweier Heilkulturen. Internist **29,** 503–509 (1988).

42. ZIMMERMANN, W.: Phytotherapie in der Inneren Medizin. Internist **29,** 463–471 (1988).

Das psychoanalytisch-diagnostische Interview

Grundlagen, Technik und Gefahren

M. ERMANN, München

Einleitung

In der psychoanalytischen Diagnostik machen wir es uns zur Aufgabe, diejenigen Erkrankungen zu identifizieren, die als neurotisch im weiteren Sinne aufgefaßt werden können, Besserungsmöglichkeiten durch psychoanalytische Behandlungsmaßnahmen zu erwägen und konkrete Behandlungsvorschläge zu erarbeiten. Dies schließt ein, daß wir mit Hilfe der psychoanalytischen Untersuchungstechnik gegebenenfalls eine neurotische Ätiologie ausschließen.

Dabei verstehen wir unter neurotisch lebensgeschichtlich verankerte, also reaktive Fehlverarbeitungen von Konflikten, deren wesentliches Merkmal die eigentümliche Bewußtseinsferne des konflikthaften, krankheitsbedingenden Erlebnishintergrundes ist. Neurotischen Erkrankungen begegnen wir vor allem als Psychoneurosen, neurotischen Charakterstörungen und psychosomatischen Erkrankungen, zu denen wir psychovegetative Störungen und Organfunktionsstörungen zählen, Konversionsneurosen und Psychosomatosen mit anatomisch-pathologischen Strukturveränderungen.

Grundzüge des psychoanalytischen Interviews

Je nach der Art der vermuteten Erkrankung sind bei der Diagnostik spezielle, z. B. körperliche Untersuchungen erforderlich, die teilweise zur Modifikation der Untersuchungsmethode führen (7). Kernstück ist aber immer das psychoanalytisch-diagnostische Interview, das über die objektive Befund- und Datenerhebung, wie sie sonst in der medizinischen Diagnostik üblich ist, hinausgeht. Wir bedienen uns in der psychoanalytischen Diagnostik nämlich einer Technik, die als wesentliches Element auch Empfindungen und Beobachtungen des Untersuchers während des Untersuchungsgesprächs reflektiert und zum diagnostischen Instrument macht.

Gegenstand der Untersuchung ist natürlich der Patient, über dessen Erleben und Lebensgeschichte wir ein möglichst umfassendes Bild erhalten wollen. Aber die spontanen Einstellungs- und Gefühlsreaktionen des Untersuchers, seine »Gegenübertragungen« auf den Patienten werden insofern bedeutungsvoll, als sie die Signale der unbewußten Interaktion auffangen und verstärken. Dadurch ergibt sich die Möglichkeit, das psychoanalytische Interview so auszugestalten, daß der Patient nicht nur in seiner bewußten, sondern in der Übertragung auch in Aspekten seiner unbewußten Persönlichkeit verstanden werden kann. Um dabei spezifische Zusammenhänge zwischen manifesten Erlebnis-, Verhaltens-, Funktions- und Befindensstörungen einerseits und unbewußten Konfliktkonstellationen andererseits ausfindig zu machen oder auszuschließen, müssen wir im Gesprächsverlauf objektive Informationen, deren subjektive Bedeutung und die Entfaltung des Patienten im Hier und Jetzt des Interviews erfassen und zu einem Gesamtbild integrieren.

Dies setzt eine mehrdimensionale Beobachtung voraus, bei der es hilfreich ist, sich an 4 Beobachtungsebenen zu orientieren: Zunächst wird uns die objektive Information beschäftigen, die uns der Patient anbietet. Klagen und Beschwerden, Krankheitsgeschichte, Zuweisungsmodus und bisherige Behandlungsgeschichte werden meist spontan berichtet, aber auch Lebensdaten, situative und lebensgeschichtliche Bezüge werden häufig durch wenige zusätzliche Fragen deutlich. Aus solchen Berichten vermag der tiefenpsychologisch geschulte Untersucher sich oft schon erste Vorstellungen über lebensgeschichtliche objektive Belastungen zu machen.

Von einem Angstpatienten war beispielsweise zu erfahren, daß er kurz nach der Heirat seiner Eltern in den letzten Kriegsmonaten geboren war und seinen Vater erst mit 7 Jahren nach dessen Heimkehr aus der Kriegsgefangenschaft kennenlernte. Er war im Hause der Großeltern aufgewachsen, die der Eheschließung der Eltern nur wegen der Schwangerschaft zugestimmt hatten und später, als die Mutter tagsüber arbeitete, bestrebt waren, die fehlende väterliche Erziehung durch unsensible Strenge auszugleichen. Als der Vater zurückkam, zog die Mutter mit ihm zunächst in eine kleine Wohnung, in der der Patient sie wegen Raumnot und Berufstätigkeit nur am Wochenende besuchte. Erst 1 Jahr später kam er nach einem Umzug zu den Eltern.

Er schilderte sich in den Kinder- und Jugendjahren als schüchtern und kontaktscheu, fleißig und folgsam. Nach dem Volksschulabschluß lernte er Schweißer. Seine Angstzustände mit Herzrasen und Schweißausbrüchen begannen am Tage der Gesellenprüfung, als er die Lehre beendet hatte und eine eigene Wohnung nehmen wollte.

Wohlwollen und Verständnis lassen im Untersuchungsgespräch meistens bald ein Klima des Vertrauens entstehen, in dem Patienten bereit sind, uns über ihre Ängste, Zweifel, Phantasien oder Erwartungen zu berichten, die ihre Lebensgeschichte begleitet haben. Damit bekommen wir Hinweise auf die subjektive Bedeutung und Verarbeitung derjenigen Erlebnisse, die die Persönlichkeit geprägt, die Disposition zur neurotischen Erkrankung gelegt und die Symptommanifestation begünstigt haben.

In unserem Beispiel berichtete der Patient, daß er den Großvater als unerreichbaren Potentaten erlebte, während ihm die Großmutter als kühle, abweisende Frau erschien. Er schilderte, wie er voll Verzweiflung nach Prügelstrafen des Großvaters auf die Heimkehr der Mutter von der Arbeit gewartet hatte, ihr aber nie von seinem Kummer berichten konnte, weil er sie nicht belasten wollte. Denn die Mutter mußte selbst immer wieder Vorwürfe ertragen, noch in den letzten Kriegsmonaten schwanger geworden zu sein und nun den Eltern die Last des Kindes aufzubürden. Gegenüber dem Patienten gab sie sich hart und ablehnend. Sie war oft erschöpft und verzweifelt.

All dies traf den Patienten schwer, und er klammerte sich an eine Tante, die mit im Hause wohnte und ihn heimlich unmäßig mit Süßigkeiten und kleinen Geschenken verwöhnte. Die Nachmittage in ihrem Zimmer gehören zu seinen glücklichsten Erinnerungen. Er fühlte sich völlig allein gelassen, als die Mutter nach der Rückkehr des Vaters das Haus verlassen hatte und bald darauf auch die Tante starb. Zu den Eltern habe er später nie mehr eine gute Beziehung entwickelt: Er habe sich nie verstanden gefühlt und deshalb auch so rasch wie möglich aus dem Elternhause gehen wollen, habe aber seine Auszugspläne geheimgehalten: Die Mutter hätte ihn sowieso nicht verstanden und ihm nur Vorwürfe gemacht. Seinen Lehrherrn habe er sehr geschätzt, und es sei für ihn eine Enttäuschung gewesen, nach Beendigung der Lehre bei ihm keinen Arbeitsplatz bekommen zu haben.

Unter der Voraussetzung, daß das Gespräch nicht starr schematisiert, sondern unter Minimalstrukturierung dem Patienten spontane Entfaltungsmöglichkeit bietet, verdient neben dem objektiven und subjektiven Inhalt der assoziative Gehalt des Gesprächsverlaufs besondere Bedeutung. Wir betrachten das Gespräch dabei unter der Annahme, daß die Mitteilungen des Patienten auch unbewußte Angebote sind, worüber er in der Untersuchungssituation sprechen und was er vermeiden möchte (3). Hinzu kommt, daß wir als Untersucher diese Signale auffangen und mehr oder minder bewußt darauf reagieren: Wo und wie wir uns bewogen fühlen, in das Gespräch strukturierend einzugreifen, ist häufig als Reaktion auf die Signale des Patienten aufzufassen.

So gestaltet sich der Gesprächsverlauf als eine Kette von Einfällen, die vom Patienten gesteuert werden, wenn wir uns im Zuhören seiner Führung überlassen. Dadurch können sich diejenigen Abwehrmechanismen manifestieren, die sich in der Untersuchung als spontaner Widerstand gegen die Erhellung von Konflikten wenden: Konflikte, die im Untersuchungsgespräch eine so zentrale Bedeutung haben, daß sie unmerklich vermieden werden sollen.

In unserem Beispiel war während des Gesprächs zunächst nicht aufgefallen, daß der Patient in seiner Lebensschilderung die Rückkehr des Vaters aus der Gefangenschaft zu erwähnen vergaß, so daß Ereignisse wie der Auszug der Mutter aus dem Hause der Großeltern zunächst gar nicht verständlich wurden. Ach, das habe keine Bedeutung, meinte der Patient, als er später darauf angesprochen wurde. Denn zum Vater habe er ja sowieso nie eine Beziehung gehabt. Da könne er nicht viel erzählen.

In dieser Episode war seine Abwehrtendenz zum Ausdruck gekommen, die Beziehung zum Vater zu entwerten und zu vermeiden. In der Untersuchung machte er damit seinen Widerstand deutlich, jetzt über den Vater nicht weiter sprechen zu wollen. Wurde er dennoch auf den Vater angesprochen, so verleugnete er die Beziehung, die in der Untersuchungssituation geschützt werden mußte.

Die Einfallskette kann oft aber auch schon wichtige Hinweise auf spontane Übertragungen geben, wenn das Untersuchungsgespräch auch als spontane Beziehungsmöglichkeit mit vielen dadurch provozierten Ängsten und Erwartungen aufgefaßt wird, die erfahrungsgemäß durch die Beziehungen der Kindheit geprägt sind. Oft lassen sich die Übertragungen früherer auf die augenblicklichen Beziehungen innerhalb der Untersuchung nur dadurch erschließen, daß sich der Untersucher seiner eigenen Gefühlsreaktionen bewußt werden kann: Ärger, Impulse zu lachen, Gefühle der Bedrückung, des Mißtrauens, der Leere oder der Empfindung, angestrengt zu sein. Solche Gefühlsreaktionen sind Antworten auf die unbewußten Aktionen des Patienten, frühere prägende Beziehungen jetzt auf den Untersucher zu übertragen.

Der Patient gestaltet die momentane Beziehung demnach in der Übertragung nach Szenen seines früheren Lebens. Die szenische Bedeutung des Gesprächsverlaufs ermöglicht uns dadurch ein fruchtbares, wenn auch oft nur mühevoll zugängliches Verständnis der inneren Situation des Patienten.

Als der Untersucher in unserem Beispiel begriffen hatte, daß die Verwirrung im Gespräch dadurch entstanden war, daß der Patient vermieden hatte, den Vater zu erwähnen, spürte er eine »heimliche« Freude, ihn »ertappt« zu haben, und wartete zunächst ab: Der Patient würde mit diesem »Trick« schon »auflaufen«. Erst als er sich über diese eigene Reaktion Klarheit verschafft hatte, wies er den Patienten auf sein Vermeiden hin. Nutzte er also seine eigenen Reaktionen auf das Verhalten des Patienten, so wurde deutlich, daß er darauf eingegangen war, mit dem Patienten ein »heimliches« Einverständnis einzugehen und seine Vermeidung erst einmal durch Abwarten zu dulden.

In dieser Sequenz des Interviews hatte der Patient also die Szene konstelliert, eine »heimliche« Beziehung aufzurichten, die nach außen hin zu schützen war: Eine Beziehung, bei der man sich nicht ertappen lassen durfte und die es mit einem »Trick« – der Verleugnung, über den Vater ja sowieso nichts berichten zu können – zu verschleiern galt. Das löste beim Untersucher Phantasien aus, der Patient täte Unrecht (»Ertappen«), und er könnte ihn entlarven (»Trick«) und in seine Macht bringen (»Auflaufen«).

War es zunächst die geheime Liebesbeziehung zur Tante, die sich in dieser Sequenz des Interviews widerspiegelte, so fühlte sich der Untersucher zugleich wie der strafende Großvater, der den Jungen wegen der Abwesenheit (Verleugnung) des Vaters ablehnte.

Der lebensgeschichtliche Kontext erschließt aber noch eine weitere Bedeutung dieser Szene: Die Bedeutung auf der Subjektstufe, wenn wir die Gesprächspartner als verschiedene Anteile der Patientenpersönlichkeit betrachten. Der Patient scheint die Beziehung zum Vater vor sich selbst zu verleugnen und zu entwerten, um seiner unbewußten Sehnsucht, den Vater zu lieben und sich an ihm zu orientieren, aus seinem Bewußtsein fernzuhalten. Dabei vertritt der Patient sein verbietendes Über-Ich, während er dem Untersucher die Funktion seines Unbewußten zuweist, den in der Verleugnung enthaltenen Wunsch wahrzunehmen und zu bewahren.

Zur psychoanalytischen Gesprächstechnik

Mit der psychoanalytischen Gesprächstechnik streben wir an, unbewußte dynamische Prozesse auf dem Hintergrund der Selbstdarstellung des Patienten, der Art der Beziehungsaufnahme und unserer eigenen Selbstbeobachtung im Gesprächsverlauf zur Entwicklung kommen zu lassen und durch Kommentare oder weiterführende Fragen zu verdeutlichen und diagnostisch zu klären. Dazu ist es natürlich erforderlich, daß wir unsere Patienten nicht nach einem starren Schema befragen. Statt dessen beschränken wir uns zumindest in den ersten Teilen des Gespräches auf wenige allgemeine Fragen, z. B. nach dem Grund des Kommens, und überlassen es ihm, die dadurch entstehende offene Situation zu gestalten. Während wir bedacht sind, Teilnahme und Interesse auszudrücken und den Kontakt zu fördern, lassen wir Informationen, Eindrücke über den Patienten und den Gesprächsverlauf, eigene Einfälle und Empfindungen auf uns wirken. Wir versuchen, zunächst die konflikthafte Situation des Patienten vor diesem Hintergrund mehr zu erspüren als bereits zu analysieren oder gar zu kategorisieren, um dann den Spuren des Konfliktes mit Fragen oder Kommentaren weiter nachzugehen. Diese Art der Gesprächsführung kann bewirken, daß die unbewußten Einstellungen des Patienten sich im Gesprächsverlauf vergrößert abbilden und der diagnostischen Beurteilung zugänglich werden.

Die Besonderheit der psychoanalytischen Untersuchungstechnik besteht darin, daß Beobachtung, Intervention und Schlußfolgerung eng miteinander verknüpft sind. Aus der Fremd- und Selbstbeobachtung leitet sich die Interventionsstrategie ab, nämlich die Entscheidung, mit welchem Mittel – Befragung, Konfrontation oder bereits Deutung – der Hintergrund unserer Beobachtung geklärt werden kann. Je nach der Reaktion auf unsere Intervention können wir folgern, wie konflikthaft der angedeutete Inhalt verarbeitet wird und wie weit er aus dem bewußten Erleben ausgeklammert ist.

Als sich in unserem Beispiel das Gespräch auf die unmittelbare Symptommanifestation zentriert, zeigte der Patient eine deutliche Unlust, irgend etwas über seine damalige Arbeit zu berichten. Dies veranlaßte den Untersucher zu der Bemerkung, daß die Unzufriedenheit seines Lehrherrn mit seiner Arbeit, die er zuvor erwähnt hatte, möglicherweise auch durch die Arbeitsunlust des Patienten bewirkt gewesen sein könnte. Darauf reagierte er mit einer merkwürdigen Interesselosigkeit, über das Thema überhaupt noch etwas zu sagen, und wirkte untergründig recht verärgert, während der Untersucher bei sich selbst die Neigung verspürte, ihn zu beschwichtigen und seine Intervention abzuschwächen. Er ging darauf nun aber nicht spontan ein, sondern faßte seine Reaktion als Antwort auf eine unbewußte Mitteilung des Patienten auf, daß er zwar schon etwas Richtiges getroffen habe, jener sich durch die Bemerkung aber gekränkt fühle, seinen Ärger über den Untersucher aber aussparen wolle.

In unserem Fall entschloß sich der Untersucher, dem Patienten nach einer Pause das Thema seiner gegenwärtigen Arbeit anzubieten. Dabei stellte sich heraus, daß der Patient sich auch von seinem jetzigen Vorgesetzten wenig geschätzt fühlte. Dies verleidete ihm die Arbeit. Als der Untersucher jetzt eher beiläufig bemerkte, er könne sich vorstellen, unter solchen Bedingungen sei nicht gut arbeiten, meinte der Patient bestätigend: Man würde von ihm auch gar keine besonderen Leistungen mehr erwarten können.

So wurde deutlich, daß die Verweigerung als Reaktion auf Nicht-Bestätigung sowohl im Hier und Jetzt als auch am Arbeitsplatz ein wichtiges Merkmal der Persönlichkeit des Patienten war, das auch bei der Symptommanifestation eine Rolle spielte: In der Situation nämlich, als der Lehrherr ihm keine weitere Tätigkeit in seinem Betrieb anbot.

Eine andere Möglichkeit der Intervention hätte darin bestanden, den Patienten unmittelbar auf seine Reaktion nach dem Hinweis auf seine Arbeitsunlust anzusprechen. In unserem Fall hatte der Untersucher aber den Eindruck, daß der Patient nicht bereit war, direkt über seine Kränkung zu sprechen. Hätte er ihm seinen Eindruck mitgeteilt, ihn durch seine Bemerkung gekränkt zu haben, so wäre der Patient wohl ausgewichen. Hätte er ihn nur aufgefordert auszudrücken, wie er sich jetzt fühle, so hätte der Patient evtl. geschwiegen. Bei einem tragfähigeren Patienten wäre es auch möglich gewesen, ihm zu deuten, daß es ihn offenbar gestört habe, auf seine Arbeitsunlust angesprochen zu werden, daß er aber über solche Reaktionen nicht sprechen könne, wie z. B. gegenüber dem Lehrherrn.

Um den Fortgang des Gesprächs zu fördern, muß sich der Untersucher über die Reaktionen des Patienten auf Frage, Konfrontation oder Deutung bewußt werden. Je nach der Reaktion – Zustimmung, Ablehnung, zögernder Zwiespalt – kann der betreffende Konfliktstoff vertieft und möglicherweise auch schon vorläufig in seiner lebensgeschichtlichen Verankerung umrissen werden. Lehnt der Patient ab und zieht er sich zurück, kann ein Wechsel des Themas angezeigt sein. Steht neben einer Ablehnung Empörung und wird die Intervention als Unterstellung zurückgewiesen, kann es ergiebig sein, die Reaktion aufzugreifen und zu besprechen, auch um die Tragfähigkeit des Patienten zu erkunden. Zustimmung kann das Gespräch vorantreiben, wenn sie nicht aus Gefügigkeit heraus geschieht und wenn der Patient in der Lage ist, ohne oder mit weiterer Hilfestellung parallele Situationen zu berichten, in denen dann weitere Konfliktinhalte anklingen können.

Die biographische Anamnese

Wollen wir mit der psychoanalytischen Gesprächstechnik eine Möglichkeit schaffen, daß sich unbewußte Konflikte und Einstellungen im lebendigen Gespräch verdeutlichen, so verfolgen wir mit der biographischen Anamnese das Ziel, die neurotische Ätiologie einer Erkrankung aus der Lebens- und Krankengeschichte zu belegen. Jede eingehende tiefenpsychologische Untersuchung erfordert ein Optimum an Strukturierung, um konkrete Lebens- und Krankheitsdaten, entwicklungsgeschichtliche Ereignisse, zwischenmenschliche Beziehungen und soziale Rahmenbedingungen erfassen zu können, ohne die ein Lebensaufbau nicht zu überblicken wäre. Wir können uns also nicht ausschließlich auf weiterführende Fragen und Kommentare beschränken, sondern müssen durch anamnestisch-biographische Fragen in den Gesprächsverlauf eingreifen.

Da ein solcher Eingriff strukturiert und in jedem Fall die freie Entfaltung der spontanen Interaktion einschränkt, sollte er möglichst gezielt erfolgen und auf neurosenpsychologisch sinnvolle Zusammenhänge und Hintergründe abzielen.

Wir dürfen in diesem Zusammenhang aber nicht von »wichtigen« und »unwichtigen« Fakten sprechen. Oft sind es scheinbar banale Ereignisse, die einen Lebenslauf prägen, während zunächst für bedeutungsvoll Gehaltenes an Bedeutung verliert.

Zu einer Beurteilung und Gewichtung von Lebensereignissen und Beziehungen gelangen wir aber sicher nur, wenn wir uns mit dem Patienten über die reine Datenanamnese hinaus in ein Gespräch vertiefen, in dem wir vor allem die Erlebnis- und Bedeutungsebene lebensgeschichtlicher Ereignisse untersuchen. Dies setzt bereits ein erhebliches Maß an neurosenpsychologischen Kenntnissen voraus und eine Beobachtung der subtilen seelischen Abläufe, wie sie sich bei der Anwendung der psychoanalytischen Gesprächstechnik mit verstärkter Deutlichkeit entwickeln können. Vor diesem Hintergrund wird es verständlich, daß die biographische Anamnese im psychoanalytischen Interview nicht einem starren Schema folgen kann und darf, will man die Dynamik der Beziehung im Untersuchungsgespräch nicht zerstören.

Eine Sammlung von Erlebnisbereichen und Lebensdaten, wie sie zuerst von SCHULTZ-HENCKE (5) für die Beurteilung der neurotischen Ätiologie von Erkrankungen und das Verständnis neurotischer Lebensabläufe mitgeteilt wurde, kann unter dieser Voraussetzung natürlich nur als Orientierungshilfe verstanden werden und sollte niemals einem psychoanalytischen Interview schematisch zugrunde gelegt werden!

Die Rahmenbedingungen des Interviews: Wo, unter welchen Umständen und auf wessen Veranlassung erfolgt das Interview? Warum kommt der Patient gerade jetzt und gerade zu mir? Mit welcher Motivation kommt er: Fühlt er sich geschickt, überwiesen oder will er selbst das Gespräch?

Klagen und Beschwerden: Was führt den Patienten her? Welche Beschwerden hat er, seit wann und wie erlebt er sie? Worunter leidet er am meisten? Wie schildert er seine Beschwerden? Unter welchen Bedingungen treten die Beschwerden verstärkt, vermindert oder überhaupt auf? Wie erklärt er sich seine Beschwerden?

Primordialsymptomatik: Hat er früher, insbesondere bis zur Pubertät, unter neurotischen Symptomen gelitten (Bettnässen, Einkoten, Haare ausreißen, Nägel knabbern, Stottern, Lese-Schreib-Rechenstörung), seit wann? Bis wann? Behandlung?

Auslösende und aktuelle Konfliktsituation: Wann – genau! – und unter welchen Bedingungen haben die Beschwerden begonnen? Wie waren die damaligen Lebensumstände? Gab es – auch »unwichtige« – Ereignisse und Veränderungen? Gab es Belastungen akuter oder insbesondere chronischer Art? – Welche Umstände gingen mit Symptomveränderungen einher? Welche Spannungen im Leben des Patienten halten seine Symptomatik auch jetzt noch aufrecht?

Vorbehandlungen und weitere medizinische Anamnese

Selbsterleben: Wie erlebt und sieht der Patient sich selbst? Wie erlebt er sich im Kontakt und in der Partnerschaft? Wie steht er zu Besitz und Vermögen? Kann er beanspruchen und hergeben? Kann er sich durchsetzen und streiten? Kann er konkurrieren und rivalisieren? Kann er durchhalten, Ziele verfolgen, aufgeben, verlieren? Ist er verletzlich, versöhnlich, nachtragend? Kann er für sich gewinnen, Anerkennung erwerben? Was ist ihm wichtig in seinem Leben, wofür kann er sich einsetzen? Was stört ihn an sich selbst, wo möchte er sich ändern, wie möchte er sein? – War er schon »immer so« oder gab es plötzliche Wandlungen und unter welchen Umständen?

Träume

Beziehungspersonen der Kindheit: Wer hat die Entwicklung besonders geprägt, und wie hat er diese Menschen erlebt? An welche Erlebnisse erinnert er sich spontan? Lebensdaten, Herkunft und Entwicklung, Lebensprinzipien, Einstellungen, Vorzüge und Fehler seiner Beziehungspersonen, und wie gestaltete sich die Beziehung?

Eigene Lebensentwicklung: Besonderheiten der Vorgeburtsperiode, Geburt und Säuglingszeit. Pflegepersonen. Funktionsreifung und besondere Gewohnheiten als Säugling. Welches ist die erste Lebenserinnerung und aus welcher Zeit stammt sie? – Weitere Lebensentwicklung mit Erinnerungen aus den verschiedenen Lebensphasen: Wie wurden insbesondere soziale, seelische und biologische Veränderungen erlebt und verarbeitet? Wie Kindergarten, Schuleintritt, Schulwechsel und -abschluß, Umzüge, Freundschaften, Pubertät, erste sexuelle Kontakte, Gruppenzugehörigkeit, Trennung vom Elternhaus, Wehrdienst, Ausbildungsbeginn und -abschlüsse, Berufsbeginn, Partnerschaft, Ehe, Elternschaft und so weiter? Welche Lebenskrisen hat der Patient gemeistert und auf welche Weise? Wie verlief die sexuelle Entwicklung?

Jetzige Lebenssituation: Wie lebt er jetzt? Charakterisierung seiner Beziehungspersonen. Berufliche und wirtschaftliche Situation. Wohnverhältnisse. Bekanntschaften, Vereine, Freizeitgestaltung, besondere Interessen.

Der Gesprächsverlauf

In der Praxis haben sich im Laufe der Zeit zwei recht gegensätzliche Formen der Gesprächsführung entwickelt, die sich je nach Ausmaß strukturierender Eingriffe in den Gesprächsverlauf voneinander abgrenzen lassen.

Die eine Form, die als »erweiterte biographische Anamnese« von SCHULTZ-HENCKE (5) systematisiert wurde, stellt die Datensammlung, die gezielte Datenerhebung und die »mikropsychologische« Erlebnisanalyse in den Vordergrund. Technisch überwiegen Fragen nach lebensgeschichtlichen Ereignissen, Zusammenhängen und Beziehungen sowie Ermunterungen, Erlebnisse, Eindrücke, Einfälle und Gefühle mitzuteilen, um die subjektive Bedeutung der Information zu klären. Besonderes Gewicht wird auf die Aufklärung der symptomauslösenden Konfliktlage, der neurotischen Struktur der Persönlichkeit und der prädisponierenden Umwelteinflüsse gelegt, wodurch dem neurosenpsychologischen Fachwissen besondere strukturierende Bedeutung zukommt. Das Ergebnis ist, wie SCHWIDDER (6) hervorhebt, »ein objektiver, nachprüfbarer Befund… und nicht etwa nur eine subjektive Meinungsäußerung des Untersuchers, eine anfechtbare ›Deutung‹«.

Die andere Form, die von ARGELANDER (1, 2) als »psychoanalytisches Erstinterview« ausgearbeitet wurde, widmet der Beobachtung der Beziehung zwischen Patient und Untersucher im Gesprächsverlauf besondere Aufmerksamkeit, wobei vor allem spontane Übertragungen, Gegenübertragungen und Widerstände als Informationsquellen genutzt werden. Technisch überwiegt die freie Gesprächsform, die dem Patienten durch äußerst geringe Aktivität von seiten des Untersuchers Möglichkeiten zu höchst persönlicher Gestaltung geben soll.

Der Untersucher ist natürlich gehalten, einige objektive Basisinformationen zu erheben und nötigenfalls zu erfragen und ihre subjektive Bedeutung zu klären. In der Tendenz wird er aber eher auf Strukturierungen in Form von Fragen verzichten als auf die Möglichkeit, daß sich unbewußte Phänomene in der Beziehung erkennbar abzeichnen. So verfolgt er das Ziel, durch Integration objektiver, subjektiver, interaktioneller und szenischer Informationen zu einem Verständnis und einer Deutung der Konfliktsituation seines Patienten zu kommen, wie sie sich auch im Hier und Jetzt des Gesprächs aktualisiert und niederschlägt.

Beide Gesprächsformen sind kritisiert worden, und zwar der Gefahr der Überstrukturierung der einen und der interpretativen Fehlschlüsse der anderen wegen (vergl. z. B. STUDT [7]). Beide Formen erscheinen vor dem Hintergrund der psychoanalytischen Therapietechniken, vor dem sie sich entwickelt haben, verständlich und vertretbar, wobei das Maß an diagnostischer Exaktheit vermutlich von Übung und psychotherapeutischer Kompetenz des Untersuchers und nicht von der Methode abhängt.

Es erscheint aber durchaus möglich und wird in der Praxis auch verwirklicht, beide Gesprächsansätze zu üben und miteinander zu verbinden. Dann bewährt es sich, den ersten Teil des Interviews, das sich am besten über zwei oder mehrere Sitzungen erstreckt, überwiegend als freie Interaktion zu gestalten und vor allem den unbewußt gesteuerten assoziativen Gesprächsfaden, Übertragungsphänomene und interaktionelle Szenen zu beobachten und sich im zweiten Teil verstärkt der Biographie und Erlebnisanalyse zuzuwenden.

Ein solches Vorgehen bietet eine brauchbare Möglichkeit, die lebensgeschichtliche Aufklärung einer Erkrankung, von der ja nicht a priori feststeht, ob es sich um eine Neurose handelt oder nicht, gründlich zu betreiben und zugleich der psychopathologischen Dynamik genügend Ausdrucksmöglichkeiten zu bieten. Dadurch vermeidet man die Gefahr einer aktuellen Konfliktdiagnostik ohne Bezug zur manifesten Erkrankung und lebensgeschichtlichen Bezügen, ebenso wie die einer bloßen Datensammlung ohne Bezug zur Manifestation der unbewußten Dynamik im Hier und Jetzt.

Tiefenpsychologische Diagnose und Fehlerquellen

Ziel des Interviews ist die Identifizierung oder der Ausschluß einer neurotischen Erkrankung. Gegebenenfalls sollte die Untersuchung also dazu führen, eine positive tiefenpsychologische Neurosendiagnose zu formulieren. Eine solche Diagnose ist gerechtfertigt, wenn es gelingt, Informationen, Erlebnisweisen, Beobachtungen über den Patienten und die diagnostische Interaktion unter neurosenpsychologischen Gesichtspunkten schlüssig zu integrieren.

Bei der Auswertung des Materials muß es also möglich sein, die folgenden Fragen zu klären:

1. Welche Umwelteinflüsse und Ängste bilden die Grundlage für die Neurosenentstehung und welches sind ihre unmittelbaren Folgen für die frühe seelische Entwicklung des Patienten (Strukturmängel, Fixierungen, Regressionen, primäre Gehemmtheiten)?

2. Auf welchem Entwicklungsniveau und mit welchen Mechanismen verarbeitete und stabilisierte der Patient seine Entwicklungsstörung innerhalb der Charakterentwicklung (neurotische Persönlichkeitsstruktur)?

3. Welche Versuchungs-, Versagungs-, Wiederholungs- und Kränkungsvorgänge kennzeichnen die Auslösung der Symptome, und welche Belastungen unterhalten die Symptomatik in der aktuellen Lebenssituation (gegenwärtige Psychodynamik)?

Bei der Stellungnahme zu diesen Fragen sollten objektive Informationen, subjektive Erlebnisweisen, Beobachtungen über den Patienten und den Gesprächsverlauf und Gefühlsreaktionen des Untersuchers gleichwertig berücksichtigt werden. Erst wenn es möglich ist, im Kontext dieser Fragen zu einem schlüssigen psychodynamischen Urteil zu gelangen, ist die Annahme einer Neurose vertretbar und der Fehler, eine Organkrankheit zu psychologisieren, vermeidbar. Es gehört zu den Selbstverständlichkeiten der analytischen Psychosomatik und bedarf hier keiner ausführlicheren Klarstellung, daß der Ausschluß primär somatischer Erkrankungen und die exakte Diagnostik somatischer Schädigungen bei psychosomatischen Erkrankungen Voraussetzung jeder fundierten Neurosenbeurteilung sind (vgl. SCHEPANK [4]).

Rückblickend auf unser Beispiel könnten wir etwa formulieren:

Abwendung der Mutter, uneinfühlsame Strenge und Ablehnung der Großeltern, heimliche Verwöhnung durch die Tante und Abwesenheit des Vaters führten zu dem Gefühl, ausgeliefert, wert-

los und ohne Hilfe zu sein und Liebe nur im geheimen zu erlangen. So entwickelt der Patient sich zu einem bescheidenen, fügsamen, mutterenttäuschten Kind, das sich nicht behaupten, nicht für sich fordern kann, voller Unsicherheit und Unterwerfung gegenüber dem später in sein Leben tretenden Vater; ihn, der ihm nun endgültig die Mutter zu nehmen scheint, kann er nicht als förderliches Vorbild annehmen. So bleibt er angewiesen auf die Identifizierung mit anderen Männern, die ihm anfangs mit dem Lehrherrn gelingt.

Symptomauslösend ist sein Gefühl, vom Lehrherrn – wie vom Großvater – zurückgewiesen zu werden, in seinem noch brüchigen Selbstwertgefühl gekränkt zu sein. Nun kann er sich nicht offen fordernd nach beendeter Lehre andere Arbeitsmöglichkeiten erschließen, sondern gerät angesichts der Unabhängigkeit in Panik, kann aber auch in der Unterwerfung der Wut der Kränkung nicht standhalten. Hinzu kommen durch Projektion und Schuldgefühle abgewehrte aggressive Phantasien gegen die Mutter, sich nun von ihr zu trennen, wie sie sich seinerzeit von ihm trennte, als Ausdruck seiner Verlassenheitsängste und enttäuschten Geborgenheitswünsche.

Die Angstzustände sind also Äquivalent von Trennungs-, Unterwerfungs- und Wutimpulsen bei einer oral und aggressiv gehemmten, also depressiv-zwanghaften narzißtischen Persönlichkeit, die die Mutterbindung niemals aufgegeben hat und daher eine Konfrontation mit dem Vater nie wagen konnte.

Fehlerquellen, die eine solche Beurteilung verzerren können, wurden teilweise schon genannt:

1. Überstrukturierung des Gespräches, das dem Patienten keine hinreichende Entfaltungsmöglichkeit bietet, so daß bestenfalls die Symptomatik und ihre lebensgeschichtliche Verankerung, nicht aber die Dynamik der aktuellen Neurose, deutlich werden kann. Diese Gefahr einer Lebensdiagnostik quasi ohne den Patienten zeichnet oft die Situation des Anfängers in der psychoanalytischen Untersuchungstechnik aus. Denn erfragbare Daten wirken leichter durchschaubar und die Befragung gestaltet das Gespräch weniger beunruhigend als spontane Begegnungen.

2. Mangel an Struktur, der Patienten dermaßen ängstigen kann, daß kein angemessener Eindruck entsteht, was durch zusätzlichen Mangel an objektiver Information zu verzerrten, spekulativen und fragwürdigen Beurteilungen führen könnte. Diese Gefahr scheint jedoch selten zu sein, da solche Gespräche meist rasch vom Untersucher selbst als unfruchtbar erlebt werden und sich die Ergebnisse als so unzuverlässig erweisen, daß eine solche Technik bald wieder aufgegeben wird.

Aber selbst in adäquaten Gesprächen ergeben sich Fehlerquellen, die über lange Zeit unbemerkt bleiben können, weil sie mit der Persönlichkeit des Untersuchers zusammenhängen. Wir müssen uns nämlich darüber klar sein, daß unsere Selbst- und Fremdwahrnehmung und unsere Reaktionsbereitschaften von unserer eigenen Subjektivität mitgeprägt sind. Sofern wir unsere innere Beteiligung im Gespräch überhaupt zur Kenntnis nehmen wollen, sollten wir uns bewußt sein, daß wir damit über ein sehr sensibles, aber auch sehr anfälliges Instrument für die Diagnostik verfügen. Denn ebenso wie der Patient leben auch wir als Untersucher mit Konflikten, auch mit ungelösten, die wir mit den uns eigenen Mechanismen aus dem alltäglichen Bewußtsein fernhalten. Erfahrung als Untersucher zu haben, heißt daher vor allem, seine eigenen Reaktionen und Wahrnehmungslücken zu kennen und im Gespräch zu berücksichtigen.

Geschieht das nicht, ist die Gefahr groß, sich mit dem neurotischen Konflikt des Patienten überstark zu identifizieren und ihn zu übersehen, oder die Gefahr, einen Konflikt, der dem eigenen ähnlich ist, beim Patienten zu unterdrücken oder auch den eigenen Konflikt mit dem Patienten zu agieren, wie es z. B. geschehen kann, wenn ein überfügsamer Patient mit einem unbewußt sehr machtstrebigen Untersucher zusammentrifft.

Ohne reflektierte Erfahrungen mit sich selbst können ausgeprägte unwillkürliche Übertragungen des Untersuchers auf den Patienten eintreten in Form von unbemerktem Werben, Ablehnung, Unterwerfung oder Rivalität. Der Untersucher kann verführt werden, sein Wissen und seine Potenz gegen den Patienten auszuspielen oder ihn unmäßig vor Konfrontationen zu schützen. Solche Haltungen führen nicht nur zu diagnostischen Fehlschlüssen, sondern schließlich auch zu Fehlbeurteilungen bei der Prognose- und Indikationsstellung, indem z. B. der beliebte Patient zu positiv, der ungeliebte ablehnend beurteilt wird.

Voraussetzung für exakte Beurteilungen sind in der Psychoanalyse wie in jeder anderen Wissenschaft Beobachtungsgabe, fundiertes fachliches Wissen, kundige Anleitung und beharrliche Übung. So liegt natürlich auch auf diesem Gebiet die schlimmste aller Gefahren in dem Gebrauch einer diffizilen Technik durch Unkundige, Ungeschulte und Ungeübte.

Sollte also der nicht psychoanalytisch Geschulte auf psychoanalytische Diagnostik verzichten? Sicherlich nicht! Denn Erfahrungen in psychotherapeutischen und psychosomatischen Ambulanzen und Kliniken zeigen, daß neurotische Erkrankungen zu selten und oft viel zu spät erkannt werden, so daß mancher neurotische Problempatient erst nach jahrelangen somatischen Fehlbehandlungen chronifiziert – zu spät – in sachgerechte Behandlung kommt. Viele dieser Chronifizierungen ließen sich durch rechtzeitige Verdachtsdiagnosen vermeiden, zu deren Klärung der Fachmann zu Rate zu ziehen wäre.

Es mag sich aber in der Praxis bewähren, statt eines in sich geschlossenen psychoanalytischen Interviews Elemente dieser Technik in fortlaufende tiefenpsychologisch orientierte Gespräche einzubeziehen und sich an den aktuellen – auch unbewußten – Lebensschwierigkeiten der Patienten zu orientieren, deren Psychodynamik sich – wie BALINT (3) so beeindruckend zeigen konnte – auch in der Arzt-Patient-Beziehung spiegelt.

Literatur

1. ARGELANDER, H.: Das Erstinterview in der Psychotherapie. Psyche **21,** 341; 429; 473 (1967).
2. ARGELANDER, H.: Das psychoanalytische Erstinterview und seine Methode. Psyche **32,** 1089 (1978).
3. BALINT, M.: Der Arzt, sein Patient und die Krankheit. Klett, Stuttgart 1957.
4. SCHEPANK, H.: Analytische Psychosomatik und Medizin – Selbstverständnis und Selbstverständlichkeiten. Z. psychosom. Med. Psychoanal. **23,** 1 (1977).
5. SCHULTZ-HENCKE, H.: Lehrbuch der analytischen Psychotherapie. Thieme, Stuttgart 1951.
6. SCHWIDDER, W.: Zur Praxis der Diagnose- und Prognosestellung in der klinischen Psychotherapie. Z. psychosom. Med. **5,** 43 (1958).
7. STUDT, H. H.: Die Diagnostik psychosomatischer Erkrankungen. Med. Mschr. **29,** 290 (1976).

Weiterführende Literatur

8. ECKSTAEDT, A.: Die Kunst des Anfangs. Suhrkamp, Frankfurt/M. 1991.
9. ERMANN, M.: Psychoanalytische Diagnostik und das psychoanalytische Erstinterview. Prax. Psychother. Psychosom. **36,** 97–103 (1991).
10. ERMANN, M.: Psychotherapeutische und psychosomatische Medizin. Kohlhammer, Stuttgart 1994.
11. DÜHRSSEN, A.: Die biographische Anamnese unter tiefenpsychologischem Aspekt. Vandenhoeck & Ruprecht, Göttingen 1981.

Erschienen in:
internist. prax. **20,** 501–510 (1980)
tägl. prax. **22,** 119–128 (1981)

Das ärztliche Untersuchungsgespräch aus psychosomatischer Sicht

M. ERMANN, München

Einführung

Das Untersuchungsgespräch steht traditionell im Mittelpunkt jeder ärztlichen Diagnostik. Es verfolgt mehrere Ziele bzw. Aufgaben:

1. Aufbau einer tragfähigen Arzt-Patient-Beziehung;
2. Erfassung des Krankheitsbildes, seiner Ursachen, Entwicklung und Folgen;
3. Erhebung der Krankengeschichte, d. h. der Krankheitsgeschichte mitsamt dem psycho-bio-sozialen Hintergrund;
4. Vorbereitung und Begleitung erforderlicher weiterer Untersuchungsschritte;
5. gezielte differentialdiagnostische Klärung;
6. Mitteilung, Erklärung und Erörterung der Diagnose und der Behandlungskonsequenzen.

Das Untersuchungsgespräch ist im allgemeinen ein längerer Prozeß, der sich über mehrere Begegnungen erstreckt. Er steht mit den manuellen und den biotechnischen Untersuchungen in enger Beziehung. Die Ergebnisse dieser Untersuchungen fließen in das Untersuchungsgespräch mit ein und bestimmen seinen weiteren Fortgang.

Die psychologische Aufgabe des Untersuchers besteht darin, die Entwicklung des Patienten während der Untersuchung zu erfassen und nachzuvollziehen. Es ist erforderlich, die gefühlsmäßigen Reaktionen, vor allem die Ängste, Sorgen und Erwartungen des Patienten zu erkennen und angemessen dazu Stellung zu nehmen. Als Voraussetzung muß das Untersuchungsgespräch die Möglichkeit geben, daß Gefühlsreaktionen zum Ausdruck gebracht werden können. Die Art und Weise, wie der Untersucher darauf reagiert, prägt wesentlich die Arzt-Patient-Beziehung. Der Aufbau einer tragfähigen Beziehung setzt voraus, daß der Patient sich angenommen und unterstützt fühlt.

Der Untersucher steht oft vor der Aufgabe, abschätzen zu müssen, wie tragfähig ein Kranker für Mitteilungen von weitreichender Bedeutung ist, und den richtigen Zeitpunkt für Mitteilungen festzulegen. Schwerwiegende Mitteilungen müssen vorbereitet werden; danach bedarf es mehrerer Gespräche, um bedrohliche Diagnosen, einschneidende Behandlungsmaßnahmen oder schwerwiegende Behandlungsrisiken zu besprechen.

Die angemessene ärztliche Gesprächsführung erfordert die Beachtung vieler einzelner Faktoren, welche die Gestaltung der Beziehung zwischen Patient und Untersucher bestimmen. Sie reichen vom Modus der Terminvereinbarung, des Empfangs, von der Ausstattung des Untersuchungsraums, von der räumlichen Distanz zwischen Patient und Untersucher, vom Zeitpunkt und der Handhabung körperlicher Untersuchungen usw. über Mimik, Gestik, Umgangston bis hin zur Technik der Gesprächsführung.

Die Arzt-Patient-Beziehung

Der psychosomatische Ansatz in der Medizin betrachtet den Patienten und seine Krankheit im Zusammenhang mit seiner Umwelt. Die Beziehung, die durch die Krankheit zwischen Patient und Untersucher etabliert wird, ist in der Krankheitssituation ein wesentlicher Teil der Umweltbeziehungen des Patienten und der des Untersuchers. Deshalb richtet die Psychosomatik auf die Arzt-Patient-Beziehung ein besonderes Augenmerk (3, 6).

Medizinsoziologische Untersuchungen haben die klinische Erfahrung bestätigt, daß der Umgang mit dem Patienten das Krankheitsverhalten und die Krankheitsbewältigung beeinflussen. Dieser Einfluß wird durch den besonderen, regressiven Charakter der Arzt-Patient-Beziehung verständlich:

Patienten neigen unter dem Eindruck von körperlichen und seelischen Beeinträchtigungen und begleitenden Ängsten zur Regression, d. h. zur Entwicklung kindhafter Erlebnis- und Verhaltensweisen, die durch unbewußte, während der Kindheitsentwicklung angelegte Beziehungsmuster geprägt werden. Zur Angstabwehr klammern sie sich an den Untersucher als potentiellen Helfer, idealisieren ihn, treten ihre Verantwortung an ihn ab und begeben sich in einen Zustand mehr oder weniger starker Hilflosigkeit. In dieser Situation wächst das Bedürfnis nach persönlicher Zuwendung und Fürsorge. Die Patientenrolle verschafft dem Kranken einerseits Schutz, andererseits nimmt sie ihm durch die vorgegebenen Verhaltensregeln und seine tatsächlichen Behinderungen auch ein Stück seiner Individualität. Diese Einschränkung, verbunden mit dem oft unpersönlichen Eindruck, welchen die moderne Medizintechnik ausübt, verstärkt das Anlehnungsbedürfnis der Kranken und die Regression.

Daraus ergibt sich, daß die Arzt-Patient-Beziehung ein starkes Gefälle aufweist: auf seiten des Arztes Aktivität, Wissen, Macht, Hilfe; auf seiten des Patienten Passivität, Leiden, Hilfsbedürftigkeit. Verknüpft mit diesem Gefälle ist ein unterschwelliger Nähe-Distanz-Konflikt durch die starken Wünsche des Patienten nach Abhängigkeit einerseits und die begrenzten Möglichkeiten des Arztes andererseits, diese Wünsche zu erfüllen.

Zwischen zwei entwicklungsmäßig gleichrangigen Erwachsenen entsteht dadurch eine Polarisierung: Der Arzt erhält im wesentlichen Eltern-Funktionen, der Patient Kind-Funktionen. Diese Konstellation ruft im Patienten schon längst überwundene Haltungen, Gefühlseinstellungen und Phantasien seiner Kindheit wach, in denen er tatsächlich als Kind auf die Hilfe der Eltern angewiesen war und zu diesen in einem ausgeprägten Abhängigkeitsverhältnis stand. So entstehen Übertragungen, d. h. Projektionen von Einstellungen aus der Kindheit auf den Arzt der Jetzt-Zeit. Unter dem Einfluß solcher Übertragungen beginnt der Patient, das Verhalten und Handeln des Arztes so umzudeuten, wie es seinen früheren eigenen Erfahrungen entspricht. Dadurch kommen irrationale, gar nicht vom Arzt beabsichtigte Erwartungen und Befürchtungen in diese Beziehung: Der Patient beginnt zum Beispiel aufgrund seiner früheren Erfahrungen, Vorwürfe wegen seiner Erkrankung oder seines Verhaltens zu befürchten, und entwickelt ein Abwehrverhalten dagegen, welches die Situation zusätzlich verzerrt. Diese Abwehr besteht z. B. in aggressiven oder auffällig unterwürfigen Verhaltensweisen gegenüber dem Arzt.

Krisen in der Arzt-Patient-Beziehung sind häufig dadurch bedingt, daß ein Arzt diese Übertragungen seiner Patienten falsch einschätzt oder nicht erträgt, und daß er die Gegenübertragung bekämpft, die der Patient in ihm auslöst. Mit Gegenübertragung werden die Einstellungen und Gefühlsregungen bezeichnet, die die Projektionen des Patienten im Untersucher bewirken: Es sind Gefühle wie Ärger, Unmut oder Überfürsorglichkeit, die im Untersucher ausgelöst werden, ohne daß es dafür – aus der Distanz betrachtet – rationale Gründe gibt. Das Erleben des Untersuchers kann dadurch zum Resonanzboden für Erlebnisse auf seiten des Patienten werden, die diesem gar nicht unbedingt bewußt sind.

Die Klärung des eigenen Erlebens gegenüber dem Patienten kann für den Arzt daher zu wesentlichen Einsichten in die Gestalt der Arzt-Patient-Beziehung und in die innere Situation des Patienten führen. Die Wahrnehmung von Phantasien und Gefühlen, die sich auf den Patienten beziehen, ist aber sehr häufig von Vorurteilen, Ängsten und einem Ideal völliger emotionaler Distanz und Neutralität blockiert.

Es wird fälschlich oft angenommen, daß die ärztliche Rolle eine emotionale Wechselbeziehung ausschließe. In dieser Fehleinschätzung liegt aber ein erhebliches Problem. Wenn Gegenübertragungseinstellungen nämlich nicht wahrgenommen und abgewehrt werden, dann entsteht die Gefahr, daß sie das Verhalten und Handeln des Arztes unbemerkt beeinflussen. Dadurch kann es geschehen, daß der Arzt den Patienten tatsächlich so behandelt, wie der Patient es aufgrund seiner Erfahrung und Übertragung befürchtet oder wünscht. So kann es z. B. zu Distanzierungen kommen, wenn der Arzt Ängste, Wünsche und Erwartungen des Patienten durch rationale, wenig einfühlsame Erklärungen zur Seite schiebt und sich tatsächlich von ihm distanziert. Ebenso kann es geschehen, daß der Arzt stark befriedigend auf unausgesprochene Wünsche des Patienten eingeht und dessen Abhängigkeit fördert.

Ein solches Zusammenspiel wurde von Willi (1975) als Kollusion bezeichnet. Sie ist – ebenso wie die Motive, die ihr zugrunde liegen – unbewußt. Meistens folgt die Kollusion einer asymmetrischen Rollenverteilung: Der Arzt übernimmt die progressive Rolle des Helfers, der Patient die regressive des Hilfsbedürftigen (Tab. 1).

Orale Kollusion

Aus progressiver Position: Ich muß so fürsorglich und hilfreich sein, weil Du so abhängig und pflegebedürftig bist

Aus regressiver Position: Ich muß mich so hilflos geben, damit Du Dich stark und überlegen fühlen kannst

Anal-sadistische Kollusion

Progressiv: Ich muß so aktiv, überlegen, beherrschend sein, weil Du so passiv, gefügig, unselbständig bist

Regressiv: Ich muß mich so schwach, fügsam, unterwürfig geben, damit Du Dich stark, autonom, mächtig fühlst

Phallische Kollusion

Progressiv: Ich muß mich so männlich, verehrend, kavalierhaft geben, damit Du Dich fraulich, verführerisch, selbstsicher fühlen kannst

Regressiv: Ich muß mich so kokettierend, animierend, attraktiv geben, damit Du Dich männlich, überlegen und verehrenswert fühlen kannst

Narzißtische Kollusion

Progressiv: Ich muß mich so ideal, überlegen, verehrungswürdig geben, damit Du Dich auch selbst etwas besser und anerkannter fühlen kannst

Regressiv: Ich muß mich so bewundernd, verehrend geben, damit Du Dich in Deiner Überheblichkeit bestätigt finden kannst

Tab. 1
Beispiele für Kollusionsmuster in der Arzt-Patient-Beziehung (nach Willi [11])

Die sozialen Erwartungen kommen dieser Rollenverteilung entgegen. Sie gibt zunächst Sicherheit und wirkt stabilisierend. Die unreflektierte Rollenübernahme und das Verhalten unter dem Einfluß unbemerkter Gegenübertragungseinstellungen führen dagegen häufig zu Konflikten, welche die wichtigsten Ursachen für Störungen im Arzt-Patient-Verhältnis sind. Sie können sich in vielfältigen Formen äußern:

1. als Drängen auf unbegründete Wiederholungen von Untersuchungen oder auf die Verschreibung bestimmter nicht indizierter Medikamente;

2. als Symptomverstärkung, zunehmendes Klagen oder Symptomwandel, als verdecktes oder offenes Mißtrauen, Non-Compliance oder Arztwechsel auf seiten des Patienten;

3. schließlich als Gefühl, überfordert zu sein, ungeduldig zu werden, den Patienten loswerden zu wollen auf seiten des Arztes bis hin zum »Mitagieren«, indem er dem Drängen nach Untersuchungswiederholungen oder wiederholten Rezepten ohne besondere Begründung nachgibt und sich mit dem Patienten in eine nutzlose Behandlung verstrickt, bei der die Krankheitsursachen nicht aufgeklärt und angegangen werden.

Der ungarisch-englische Psychoanalytiker MICHAEL BALINT (1896–1970) hat mit seinem Lebenswerk bewirkt, daß der Arzt-Patient-Beziehung in der Medizin wieder mehr Aufmerksamkeit geschenkt wird (1957). Er hat die BALINT-Gruppen eingeführt. In diesen Gruppen treffen sich regelmäßig niedergelassene Ärzte, um an Fällen aus ihrer eigenen Praxis im gegenseitigen Gespräch unter Leitung eines Psychoanalytikers die Dynamik der Arzt-Patient-Beziehung aufzuklären und dadurch ihre Sensibilität für den Umgang mit Patienten zu fördern. Die Arbeit in BALINT-Gruppen gilt heute als wichtigste Fortbildungsmöglichkeit zur Förderung der psychologischen Kompetenz des Arztes.

Die Technik der Gesprächsführung

Der Inhalt und Verlauf des ärztlichen Untersuchungsgesprächs folgt nicht einem starren Schema, sondern richtet sich nach den Umständen der Untersuchung sowie nach der Art der Krankheit und den Befunden:

1. Eine Untersuchung eines langjährig mit seinem Familienarzt vertrauten Patienten verläuft anders als das Gespräch bei der Erstaufnahme in einer Fachklinik.

2. Ein Allgemeinarzt führt eine Erstuntersuchung eines neuen Patienten anders aus als ein Psychotherapeut in einem Konsiliargespräch mit einem körperlich untersuchten Patienten.

3. Das Untersuchungsgespräch nach einer Schenkelhalsfraktur gestaltet sich anders als ein Interview mit einem Angstpatienten.

Dennoch gibt es einen traditionellen Orientierungsrahmen für die ärztliche Gesprächsführung (Tab. 2).

Dieser Rahmen entspricht einer natürlichen Logik, dem medizinischen ätiologisch-pathogenetischen Denken und den Erwartungen der Patienten. Er gilt unabhängig von Art und Ursache der vorliegenden Erkrankung im Prinzip für jedes ärztliche Untersuchungsgespräch. Die Orientierung an diesem Rahmen hilft dem Untersucher, Wesentliches zu erfassen, unfruchtbare Exkurse zu vermeiden und die Informationen sinnvoll zu ordnen.

Je weiter das Gespräch sich entwickelt, um so stärker verdichtet sich der Verdacht in Richtung einer bestimmten Erkrankung. Damit richtet sich das Augenmerk des Arztes immer stärker auf die Bestätigung oder Widerlegung seiner

Verdachtsdiagnose. In diesem Prozeß sind das Zusammenspiel und die kundige Verarbeitung von Informationen aus dem Untersuchungsgespräch, den körperlichen und technischen Untersuchungen die entscheidende Aufgabe.

Bei etwa ⅓ der Erstuntersuchungen in der Allgemeinpraxis und in der internistischen Praxis liegen psychisch verursachte, das heißt psychosomatische Störungen vor (10). Aufgrund des Krankheitsbildes und der Vorgeschichte ergibt sich in vielen Untersuchungsgesprächen bereits bei der Klärung des Untersuchungsanlasses und mit der Anamneseerhebung ein entsprechender Verdacht.

Bei diesen Patienten erhält das Untersuchungsgespräch von Anfang an den Charakter einer psycho-somatischen Simultandiagnostik (HAHN), d. h., die Klärung möglicher körperlicher und seelischer Krankheitsursachen geht Hand in Hand. Dabei wird die zeitgerechte Klärung seelischer Krankheitsfaktoren davon abhängen, wie aufgeschlossen der Untersucher gegenüber psychosomatischen Krankheitszusammenhängen ist.

Die Kunst des Untersuchungsgesprächs besteht darin, einen angemessenen Kontakt zum Patienten herzustellen, ihm die Möglichkeit zu bieten, sich und seine Situation darzustellen, die notwendigen Informationen zu erhalten und einen förderlichen Gesprächsprozeß einzuleiten. Angesichts der großen Bedeutung psychologischer Krankheitsfaktoren geht es darum, seelische Leiden nicht durch einseitig somatische Klärung oder durch Überbewertung unerheblicher somatischer Befunde zu chronifizieren, jedoch auch darum, dem Patienten nicht durch fälschliche Psychologisierung körperlicher Störungen zu schaden.

Die Herstellung und Aufrechterhaltung einer tragfähigen Arzt-Patient-Beziehung erfordert Interesse, Takt, Einfühlung, Geduld und Zeit. Sie setzt voraus, daß der Arzt sich über die besondere

1. Untersuchungsanlaß
2. Aktuelle Beschwerden und gegenwärtige Situation des Patienten
3. Krankheitsbeginn, -verlauf und -bewältigung
4. Vorgeschichte

Tab. 2
Orientierungsrahmen im Untersuchungsgespräch

Tab. 3
Beispiele für offene Fragen

Wie sieht Ihre berufliche Situation aus? (statt: Sind Sie Hausfrau?)

Unter welchen Umständen hatten Sie diese Beschwerden zum ersten Mal? (statt: Hatten Sie diese Beschwerden schon früher?)

Wie gestalten Sie Ihre Freizeit? (statt: Haben Sie ein Hobby?)

Struktur und Dynamik der Arzt-Patient-Beziehung bewußt ist. Entscheidend ist, daß er die Angst- und Erwartungsspannung des Patienten und seinen Anspruch auf individuelle Zuwendung anerkennt. Die Einhaltung eines respektvollen Umgangs ist unabdingbar.

Besonderes Geschick ist erforderlich, um die Abhängigkeitswünsche und Regressionstendenzen einerseits zu respektieren, andererseits eine angemessene Distanz einzuhalten und den Abstand zu wahren, der durch Alters-, Geschlechts- und soziale Unterschiede vorgegeben ist und der sich aus unterschiedlicher Lebenserfahrung ergibt. Die Grenze zwischen Zuwendung zum Kranken und Vertraulichkeit oder gar Distanzlosigkeit muß strikt beachtet werden.

Kontaktaufnahme

Die Kontaktaufnahme beginnt mit der Begrüßung und Vorstellung. In Kliniken erleichtert es die Orientierung, sich als Arzt mit Namen und Funktion bekannt zu machen und den Zweck des Gesprächs mitzuteilen. Ein Zeichen von Interesse und Zuwendung ist es, den Patienten mit seinem Namen anzureden. Zur ärztlichen Aufgabe gehört es auch, eine annehmbare Gesprächssituation zu schaffen, in der der Patient entspannt sitzt oder liegt, und Störungen – z. B. durch Personal, Besucher oder Telefonate – möglichst geringzuhalten.

Einleitung und Verlauf des Untersuchungsgesprächs

Am Anfang der Untersuchung selbst steht im allgemeinen die Frage nach dem Untersuchungsanlaß. Bewährt haben sich Formeln wie »Was führt Sie zu mir (zu uns)?«. Es folgen dann die Klärung des Krankheitsverlaufs und die Anamnese. Unabhängig von der Art der Erkrankung werden Krankheitsdaten dabei in die lebensgeschichtliche Entwicklung des Patienten und in seine jetzige Lebenssituation eingeordnet. Dadurch entsteht beim Untersucher das erforderliche Verständnis, d. h., die Krankheit wird in ihrem psychosozialen Kontext faßbar. Behinderungen und Folgen der Erkrankung werden sichtbar, manchmal ursächliche lebensgeschichtliche Faktoren. Zugleich erhält die Begegnung dadurch eine persönliche Note und schafft Vertrauen durch das Interesse, welches der Patient beim Untersucher erlebt.

Der Gesprächsverlauf wird durch die Anleitungen und Fragen des Untersuchers strukturiert. Er erhält dadurch Rahmen und Richtung. Einerseits ist es wichtig, dem Patienten genügend Entfaltungsraum zu bieten und nicht nur »etwas aus ihm herauszufragen«. Das geschieht durch die Verwendung von offenen Fragen. Dabei handelt es sich um Fragen, die dem Patienten die Möglichkeit geben, sein Erleben und seine Situation darzustellen und nicht nur mit »ja« oder »nein« auf Vorgaben oder Vermutungen des Untersuchers zu antworten.

Andererseits sind gezielte Fragen notwendig, um bestimmte Informationen zu erhalten oder ausufernde Schilderungen des Patienten einzugrenzen. Beispiele: Wann sind die Beschwerden genau entstanden?

Welche Behandlungen haben zwischenzeitlich stattgefunden? Gezielte Fragen sind aber in der Anfangsphase des Gesprächs, die mehr der Herstellung einer guten Beziehung als dem Informationsgewinn dienen soll, ungeeignet.

Eine optimale Gesprächsführung führt zu einer unsymmetrischen Rollenverteilung. Dabei ist es der Patient, der Aktivität entfaltet und sich darstellt, während der Untersucher zuhört, ordnet, steuert, einen Raum für die Darstellung des Patienten anbietet und – insgesamt – deutlich weniger spricht als der Patient.

Untersuchungsgespräche bei psychosomatischen Patienten

(vgl. die Darstellung der psychosomatischen Krankheitslehre durch den Autor [8])

Das besondere Ziel des ärztlichen Untersuchungsgesprächs bei psychosomatischen Störungen (1, 9) ist

1. die Erstellung einer begründeten Verdachtsdiagnose durch Erfassung neurosenpsychologischer Zusammenhänge zwischen der Krankheit und ihrem psychosozialen Hintergrund;

2. die Abschätzung der Schwere der Störung und der notwendigen Behandlung;

3. die Motivierung des Patienten zu den erforderlichen psychotherapeutischen Untersuchungen und Behandlungen (Tab. 4).

Der wichtigste Anhaltspunkt für eine psychosomatische Störung ist das Auftreten seelischer oder körperlicher Symptome im Zusammenhang mit konflikthaften psychischen oder sozialen Belastungen. Dagegen reicht das Fehlen symptomerklärender organischer Befunde für eine psychosomatische Diagnose nicht aus. Die Auslösesituation wird vom Kranken oftmals aber gar nicht konflikthaft erlebt, d. h., die Qualität oder Belastung ist vielfach unbewußt (s. unten).

Erscheinen des Patienten: Es liegen – mit Ausnahme der Symptomatik – keine groben Persönlichkeitsveränderungen vor (z. B. keine Denkstörungen oder andere Hinweise auf Psychosen)

Krankheitsbild: Es bestehen Beeinträchtigungen im seelischen, körperlichen, charakterlichen und/oder sozialen Bereich, die mit einem Syndrom aus der klinischen Psychosomatik übereinstimmen

Befunde: Körperliche Krankheitsursachen sind ausgeschlossen bzw. es liegen typische Befunde einer somato-psychosomatischen Erkrankung vor (z. B. ein Duodenalulkus)

Ätiologie: Am Krankheitsbeginn steht eine subjektiv konflikthafte Auslösesituation (z. B. eine Trennung, ein Verlust, eine Enttäuschung)

Psychodynamik: Die Krankheit führt dazu, daß für den Untersucher erkennbare Konflikte im jetzigen Leben des Patienten bzw. in seiner Beziehung zu seiner Umwelt nicht offen in Erscheinung treten. Der Patient wehrt sie mit der Krankheit ab oder weicht ihnen aus. Dabei handelt es sich zumeist um Konflikte im familiären oder im beruflichen Bereich

Tab. 4
Hinweise auf die Möglichkeit einer psychosomatischen Störung

Untersuchungsanlaß und Beschwerden

Die Schilderung des Untersuchungsanlasses gibt oft schon wichtige Hinweise auf die Einstellung des Patienten zu seinen psychosomatischen Beschwerden. Manchmal sind ausführliche und wiederholte Untersuchungen oder nicht begründbare organische Behandlungen vorausgegangen. Bisweilen bestehen mehrjährige Krankheitskarrieren. Manche Patienten kommen mit der Erwartung, daß endlich durch »richtige« Untersuchungen die (körperlichen) Krankheitsursachen gefunden werden. Andere kommen, weil der behandelnde Arzt ratlos oder ungeduldig wurde oder eine für den Patienten nicht annehmbare Überweisung zum Psychotherapeuten vorgeschlagen hat.

Bei Neuerkrankungen stehen angstvolle Erwartung, Beunruhigung und Hilflosigkeit im Vordergrund oder werden nur mühsam unterdrückt und überspielt. Speziell bei körperlichen Beeinträchtigungen besteht die Erwartung, daß rasch eine körperliche Ursache gefunden und beseitigt werden kann. Bei Patienten in akuten psychosozialen Krisen können alarmierende Situationen voll Verzweiflung und Hoffnungslosigkeit bestehen, gelegentlich mit suizidaler Bedrohung.

Bei der Darstellung der Beschwerden muß das subjektive Erleben manchmal ausdrücklich erfragt werden. Bei funktionellen Störungen werden dadurch affektive und emotionale Beeinträchtigungen faßbar, bei seelischen Symptomen die begleitenden körperlichen und vegetativen Reaktionen. Besonderes Gewicht erhält die Beurteilung, in welchem Ausmaß das subjektive Erleben, die täglichen (z. B. familiären oder beruflichen) Beziehungen, die Lebensführung, die berufliche Aktivität und das Freizeitverhalten durch die Erkrankung beeinträchtigt werden. Daraus lassen sich Anhaltspunkte für psychosoziale Verankerungen einer Störung ableiten.

Die aktuelle Lebenssituation

Psychosomatische Störungen stehen in engem Zusammenhang mit der aktuellen psychosozialen Situation der betroffenen Patienten. Die Klärung der familiären und partnerschaftlichen Beziehungen, der Berufstätigkeit, des Verhaltens im Umgang mit anderen Menschen, aktuelle Entwicklungen und Veränderungen im Leben des Patienten und in seinem Umfeld bilden deshalb einen wichtigen Bestandteil des Untersuchungsgesprächs. Manchmal werden psychosoziale Krisen, Probleme und Belastungen deutlich. Oft erfährt ein aufmerksamer Untersucher aber Besonderheiten, die dem Patienten selbst überhaupt nicht aufgefallen sind. Wenn er den Patienten zu früh auf diese Besonderheiten hinweist, erweckt er leicht Ablehnung oder Unverständnis.

Die aktuelle Lebenssituation läßt sich nicht systematisch abfragen. Statt dessen entwickelt sich ein Gespräch aus Fragen wie: »Wie beeinträchtigen Ihre Beschwerden Sie in Ihrem Alltag?« »Wie reagiert Ihre Familie?« Es führt zu allgemeineren Fragen zur psychosozialen Situation: »Wie sieht Ihr Leben aus, wie leben Sie?« Einzelbereiche werden durch gezielte Fragen vertieft: »Wie ist Ihre berufliche Situation?« »Gab es in letzter Zeit Veränderungen in Ihrer Familie?«

Bei Patienten mit schweren Krankheiten, die sekundär zu seelischen Beeinträchtigungen führen, hat die Klärung der aktuellen Lebenssituation vor allem den Zweck, die Ressourcen für die Krankheitsbewältigung einzuschätzen. Dazu muß besonders geklärt werden, wie stabil und belastungsfähig die familiären Bindungen sind. Bestehen psychosomatische Störungen vor dem Hintergrund ungelöster Konflikte, dann liegt der Zweck der Klärung darin, indirekte Hinweise auf konflikthafte Erlebniskonstellationen zu erhalten.

Die Auslösesituation

Beim Verdacht auf psychosomatische Störungen ist die Erhebung der Auslösesituation von zentraler Bedeutung. Es geht dabei um folgende Informationen:

1. Zu welchem Zeitpunkt haben die Beschwerden begonnen und/oder sich verändert?

2. In welcher subjektiven Situation befand sich der Patient in dieser Zeit?

3. Welche äußeren Ereignisse oder Entwicklungen haben sein Leben in dieser Zeit beeinflußt und gegebenenfalls verändert?

Die Erkundung der Auslösesituation ist ein kritischer Augenblick im Untersuchungsgespräch, weil er direkt den »wunden Punkt« berührt, der gegebenenfalls abgewehrt werden mußte, und deshalb die neurotische bzw. psychosomatische Symptombildung veranlaßte: In der Auslösesituation werden unlösbare Auslösekonflikte durch die Symptombildung abgewehrt. Die Konflikte sind deshalb unbewußt und können nicht erfragt werden. Die äußere Konfliktsituation ist jedoch bewußt und prinzipiell mitteilbar.

Es erfordert besonderes Geschick, die Auslösesituation zu erfassen. Wegen der unbewußt beängstigenden Konflikthaftigkeit kann nicht direkt nach Problemen, Schwierigkeiten oder gar Konflikten gefragt werden. Statt dessen wird der Patient aufgefordert, ausführlich zu schildern,

1. wie sein Leben zur Zeit der Symptomentstehung aussah;

2. ob es irgendwelche (d. h. auch unwichtige) Entwicklungen oder Veränderungen gab;

3. wie der Beginn der Störung sein Leben verändert hat.

Der Untersucher sollte sich nicht frühzeitig auf ein Ursachen-Konzept festlegen und sich nicht in ein »Gerangel« um die Auslösesituation einlassen: Er verfolgt nicht die Absicht, dem Patienten aufzuzeigen, daß bestimmte Konflikte Ursache seiner Störung sind, sondern er verschafft sich selbst ein möglichst vollständiges Bild über die Auslösesituation und versucht, den darin enthaltenen Konfliktanteil ausfindig zu machen und zu verstehen. Dabei berücksichtigt er, daß psychosomatische Störungen gelegentlich auch durch sehr alltäglich erscheinende, kleinste oder im Verborgenen erlebte Kränkungen oder Enttäuschungen ausgelöst werden, die in einem Erstgespräch überhaupt nicht erfaßt werden können. Mit dieser Haltung gelingt es nicht selten, ein Gespräch über tatsächlich vorhandene Lebensschwierigkeiten einzuleiten – ohne daß dabei zunächst überhaupt auf die Symptomatik Bezug genommen werden muß.

Die Vorgeschichte

Die lebensgeschichtliche Entwicklung interessiert im ärztlichen Untersuchungsgespräch vor allem bezüglich der vorangegangenen Entwicklungsstörungen und Erkrankungen und grober Lebensereignisse, welche die psychosoziale Entwicklung beeinträchtigt haben. Diese Daten werden in den Lebenslauf, d. h. in die Abfolge psychosozialer Daten eingeordnet. Dadurch ergibt sich ein lebendiges Bild vom Patienten und seiner bisherigen Lebensbewältigung. Es läßt die aktuelle Störung vor seinem Lebenshintergrund erscheinen.

Bei psychosomatischen Patienten gibt der Ablauf des Lebens Hinweise auf belastende (traumatische, entwicklungshemmende) sowie protektive (d. h. entwicklungsfördernde) Lebenseinflüsse und Schicksalskonstellationen. Der Untersucher erfährt, wie Krisen bewältigt werden, welche Erfahrungen und Kompetenzen in der Beziehung zu Mitmenschen erworben wurden, welche Konfliktlösungsmuster ein Patient entwickelt hat und in welchen Bereichen seine Konfliktlösungsmöglichkeiten unzureichend sind. Gelegentlich kann die lebensgeschichtliche Neurosendisposition durch die Klärung der Vorgeschichte eingegrenzt werden. Die detaillierte Klärung lebensgeschichtlicher Zusammenhänge ist aber nicht die Aufgabe des ärztlichen Untersuchungsgesprächs, sondern die der fachpsychotherapeutischen Diagnostik. Deshalb tritt die Erhebung der Lebensgeschichte gegenüber der Klärung der auslösenden und aktuellen Lebenssituation im Untersuchungsgespräch deutlich in den Hintergrund.

Schlußfolgerungen

Der entscheidende Schritt im Untersuchungsgespräch mit psychosomatischen Patienten ist die Verknüpfung der Symptomatik mit der psychosozialen Erlebnisebene zur vorläufigen Diagnose. Dieser Auswertungsschritt des Untersuchers ist für den Patienten meistens nicht unmittelbar nachvollziehbar, weil der Zusammenhang zwischen konflikthaftem Erleben und Symptom der bewußten Wahrnehmung nicht zugänglich ist: Symptombildungen sind ja das Ergebnis einer Konfliktabwehr. Konflikthintergründe von Symptomen sind daher unbewußt.

Wie kann es dem Arzt dennoch gelingen, den Patienten zur weiteren Klärung seiner Erkrankung durch einen Fachpsychotherapeuten und zur Behandlung zu motivieren?

Simultandiagnostik

Wenn der Arzt möglichst frühzeitig die körperliche und psychosoziale Untersuchungsebene verbindet, bahnt er ein psychosomatisches Krankheitsverständnis an. Dazu gehört vor allem, daß er aktiv das Gespräch über die persönliche Situation des Patienten herstellt, Lebensschwierigkeiten erkennt und darauf mit Verständnis und Wohlwollen eingeht. Dazu geben die Erkundung der Lebenssituation, der Auslösesituation und die Anamnesenerhebung Anlaß. Viel weniger Angst und Abwehr stellt sich aber oft ein, wenn ein solches Gespräch nicht von den körperlichen Untersuchungen und den Mitteilungen der Untersuchungsergebnisse abgegrenzt, sondern mit ihnen verbunden wird. Oft sind Patienten bei der körperlichen Untersuchung viel eher bereit, ein »persönliches« Gespräch zu beginnen als in der »offiziellen« Gesprächssituation in einem ärztlichen Untersuchungsgespräch.

Bei der Simultandiagnostik geht es nicht darum, den Patienten von bestimmten psychosozialen Ursachen seiner Beschwerden zu überzeugen. Das Ziel ist, ihn zu gewinnen, sich seiner inneren und zwischenmenschlichen Situation weniger angstvoll zuzuwenden und seine Bereitschaft zu fördern, sich mit seinem inneren Erleben stärker zu befassen.

Die Mitteilung von Befunden

Patienten erwarten, daß ihre Beschwerden durch körperliche Untersuchungen aufgeklärt werden. Sie erwarten also, daß der Untersucher »etwas Körperliches« findet. Bei Patienten mit neurotischen, seelischen oder körperlichen Beschwerden bestehen im allgemeinen jedoch keine körperlichen Auffälligkeiten. Dadurch entsteht eine kritische Situation.

Wenn keine körperlichen Auffälligkeiten bestehen oder wenn es sich um Minimalbefunde handelt, welche die Beschwerden körperlich nicht hinreichend erklären, schafft die Mitteilung der körperlichen Untersuchungsergebnisse Unsicherheit oder Mißtrauen.

Die Feststellung, »Sie haben nichts« oder »Sie sind gesund«, ist für die Patienten unverständlich und sachlich im Hinblick auf die Beschwerden und die seelischen Krankheitsfaktoren falsch. Gerade die Mitteilung, daß ein Patient körperlich gesund ist oder daß nur ein geringfügiger, die Beschwerden nicht hinreichend erklärender Organbefund besteht, kann zum Anknüpfungspunkt für das weitere Gespräch werden. Denn wenn körperlich keine Ursachen vorhanden sind, entsteht natürlich die Frage, welche Ursachen dann bestehen. Wenn es dem Untersucher gelungen ist, bereits vor dieser Mitteilung einen Gesprächsfaden über psychosoziale Belastungen im Leben des Patienten anzuknüpfen, kann er jetzt darauf zurückgreifen. Er kann feststellen, daß funktionelle oder seelische Beschwerden durch ungelöste innere Spannungszustände entstehen und daß Belastungen, wie die besprochenen, solche Spannungen herbeiführen können. Wenn die vorangegangene Klärung der Auslösesituation sogar eine zeitliche Parallelität zwischen dem Beginn der Belastungen und dem der Beschwerden erbracht hat, kann das für den Patienten recht überzeugend sein.

Ein prinzipiell ähnliches Vorgehen wie bei den somatisch unauffälligen Patienten mit psychischen und funktionellen Beschwerden ergibt sich bei den psychosomatischen Organkrankheiten (z. B. Neurodermitis, Colitis ulcerosa, Asthma bronchiale). Auch hier eröffnet die Simultandiagnostik den Weg zur Klärung von Belastungen. Sie können bei der Besprechung der Befunde mit herangezogen und als mögliche Teilursachen ins Gespräch gebracht werden.

Weniger günstig ist die Situation dagegen, wenn kein ausführliches, die persönliche Situation des Patienten miteinschließendes Untersuchungsgespräch stattgefunden hat oder wenn sich im Untersuchungsgespräch keine Anhaltspunkte für Konfliktspannungen ergeben haben. Dann ist die Vermutung, daß psychosoziale Krankheitsfaktoren vorliegen, theoretisch zwar denkbar, für den Patienten aber schwer nachvollziehbar und faktisch auch nicht zwingend. »Psychosomatisch« bedeutet fälschlich auch heute oft noch für Patienten und Ärzte »simuliert« oder »eingebildet«. Die Einführung der psychosozialen Dimension in die Befundmitteilung erfordert daher besondere Einfühlung und klärende Vorarbeit. Es wirkt verletzend, einem Patienten mitzuteilen, er sei vielleicht, wahrscheinlich oder sicher »psychosomatisch« krank, sofern er nicht durch die vorangegangenen ärztlichen Gespräche in der Lage ist, innere Spannungen wahrzunehmen und anzuerkennen. Ebenso ist eine solche Mitteilung herabsetzend, wenn der Patient spürt, daß der Arzt den Entstehungsprozeß und Krankheitswert psychosomatischer Störungen weder kennt noch anerkennt.

Die wichtigste Voraussetzung für einen angemessenen Umgang mit psychosomatischen Patienten ist die Kenntnis der psychosomatischen Krankheitslehre. Der Arzt muß wissen:

1. Psychosomatische Störungen sind nicht eingebildet und auch nicht simuliert;

2. sie sind nicht durch den Willen des Patienten veränderbar;

3. die verursachenden Prozesse sind dem Patienten nicht bewußt.

Die Überweisung

Der Weg zum Psychotherapeuten ist nach wie vor von Vorurteilen, Mißverständnissen und vielfältigen Ängsten begleitet. Um so wichtiger ist es, daß die Überweisung nicht als Abschieben oder persönliche Diskriminierung des Patienten erlebt wird. Wenn der Arzt selbst Vorurteile gegenüber der Psychotherapie hat und sie ablehnt, wird er seinen Patienten auch nicht überzeugen können, daß er beim Psychotherapeuten eine notwendige und nützliche Hilfe findet. Wenn es ihm dagegen gelungen ist, Problembereiche mit dem Patienten ausfindig zu machen und zu besprechen, und wenn er weitergehende psychotherapeutische Klärung und Hilfe als notwendig und angemessen betrachtet, wird er gute Chancen haben, auch seinen Patienten für die Überweisung zu motivieren. Diese ergibt sich dann aus den natürlichen zeitlichen und fachlichen Grenzen des jeweiligen Faches, welches der Arzt vertritt.

Einige typische »psychosomatische« Untersuchungen

Beispiel 1

Eine Patientin, Mitte 20, sucht den Hausarzt 4 Monate nach der Entbindung von ihrem 1. Kind auf. Sie war bisher niemals ernsthaft krank gewesen; auch Schwangerschaft und Geburt waren komplikationslos verlaufen. Jetzt leidet sie unter Angstzuständen. Körperliche Beschwerden berichtet sie nicht.

Der Untersucher läßt sich die Ängste schildern: Sie treten vor allem beim Wickeln und Füttern der kleinen Tochter auf. Er fragt, ob sie denn fürchtet, dabei Fehler zu machen, und erfährt, nachdem die Patientin erst gezögert und Schamgefühle überwunden hat, sie spüre bei sich den Impuls, das Kind fallen zu lassen. Sie sei darüber zutiefst erschrocken und traue sich kaum noch, die Tochter anzufassen. Der Hausarzt, der die Familie und die Patientin lange kennt, weiß, daß sie unter sehr belastenden Umständen als jüngstes Kind einer Alkoholikerin aufgewachsen ist, hat den Verdacht, daß die Geburt ein Auslöser für eine seelisch bedingte und im seelischen Bereich in Erscheinung tretende Störung war. Er vermutet, daß eine Frau, die selbst keine gute mütterliche Fürsorge erfahren hat, sich mit der Versorgung eines Kindes überfordert fühlt und es unbewußt deshalb nicht annehmen kann. Nachdem die Patientin ihm auch auf ausdrückliches Nachfragen keine körperlichen Beschwerden nennt und im vegetativen Bereich über Erschöpfung und Einschlafstörungen klagt, beläßt er es bei einer orientierenden körperlichen Untersuchung (Blutdruck, Puls, Palpation des Kopfes, Hirnnerven, Augenhintergrund). Dann beginnt er mit ihr das Gespräch über ihre Verpflichtungsgefühle als Mutter, worauf sie eingeht und schließlich ihre Verzweiflung offenbart. Um sie zu entlasten, schlägt er vor, eine benachbarte Schwägerin um Hilfe bei der Pflege des Säuglings zu bitten. Schließlich verschreibt er ein Schlafmittel und gibt ihr einen neuen Termin nach 10 Tagen. In diesem und einem weiteren Gespräch stellt sich heraus, daß die Situation sich nicht verändert. Darauf schlägt der Arzt einen Besuch bei einem Psychotherapeuten vor, bei dem die Patientin bald darauf eine Behandlung beginnt.

Kommentar: Bei dieser Patientin mit typischer Zwangsneurose war die Verdachtsdiagnose naheliegend und konnte von dem Arzt rasch gestellt werden, nachdem er die Patientin und ihren familiären Hintergrund gut kannte. Es bestanden eine einprägsame Auslösesituation und lebensgeschichtliche Disposition. Der Verlauf über einen Monat machte weitergehende körperliche Untersuchungen entbehrlich. Die Verdachtsdiagnose wurde durch den Psychotherapeuten dann gesichert. Die rasche Überweisung ohne langes Abwarten oder Erproben palliativer Maßnahmen begünstigte die Behandlungsprognose. Da der Arzt zunächst beratend mit der Patientin gesprochen hatte, hatte sie Vertrauen zu ihm gefaßt, so daß sie seiner Empfehlung, den Psychotherapeuten aufzusuchen, ohne übermäßige Ängste und Widerstände folgen konnte.

Beispiel 2

Ein 28j. lediger Patient, Fußballspieler, bisher gesund und in regelmäßiger sportärztlicher Kontrolle, erlitt auf dem Fußballfeld einen Herzanfall. Die Untersuchung in der Notfallstation brachte einen unauffälligen kardiologischen Befund. Er wurde am folgenden Tag als gesund entlassen. Fortan wiederholten sich die Herzanfälle, vor allem nachts im Bett. Der Hausarzt fand auch bei Ekg-Kontrollen keine Auffälligkeiten am Herzen. Er erkundigte sich beim Besprechen des Befundes nach den Beziehungen des Patienten in Beruf und Familie und erfuhr, daß er in seinem Betrieb kürzlich aufgerückt war. Die Veränderung war durch eine unerwartete Krankheit seines Meisters bedingt, den er nicht mochte und den er zugleich auch gefürchtet hatte. Dann stellte sich heraus: Der Meister hatte während der Arbeit einen Herzinfarkt bekommen und war seither im Krankenhaus in stationärer Behandlung.

In einer weiteren Besprechung kam die Rede auf seinen Vater: Das Verhältnis zu ihm war schlecht. Er sei jähzornig und wenig an ihm interessiert. Als der Patient in diesem Gespräch auf Wiederholung der Ekg-Untersuchung drängte, weil er nachts wieder Herzschmerzen gehabt hatte, erklärte ihm der Arzt, daß es dazu keinerlei Grund gäbe, und versicherte ihm, daß er von seiten des Herzens gesund sei. Offensichtlich habe ihn aber die Herzkrankheit des Meisters mehr bewegt und betroffen als zunächst angenommen und auch körperlich mitgenommen. Er schlug vor, eine psychotherapeutische Poliklinik aufzusuchen, um zu klären, warum dieses Ereignis den Patienten so beeinträchtigt habe. Diese Klärung ginge über seine eigenen Möglichkeiten als praktischer Arzt hinaus. Der Patient reagierte darauf zwar mit erheblichem Zweifel, ob diese Erklärung richtig sei; er stimmte aber der Überweisung zu. In der Poliklinik wurde eine Herzneurose diagnostiziert. Der Patient wurde in eine Gruppenpsychotherapie aufgenommen.

Kommentar: Bei diesem Patienten mußte zunächst eine Herzkrankheit ausgeschlossen werden. Das geschah durch die klinische Diagnostik und durch die ambulante Kontrolluntersuchung. Nach Status, Alter und Anamnese waren nochmalige Kontrollen danach nicht mehr erforderlich und hätten beim Patienten eher den Verdacht gefördert, eventuell doch herzkrank zu sein. Inzwischen hatte der Arzt Anhaltspunkte, die auf eine Identifikation mit der Herzkrankheit eines anderen hinweisen; solche Identifikationen dienen der Abwehr stark aggressiv getönter Gefühlseinstellungen. Sein Verdacht erhärtete sich, als er von der zwiespältigen Beziehung zum Vater des Patienten hörte. Nun vermutete er, daß der Patient auf den Chef seine Vaterproblematik übertragen hatte und deshalb durch die Herzkrankheit so stark berührt wurde. Da die genaue Klärung, Bearbeitung und Auflösung einer solchen unbewußten Problematik tatsächlich über seine Aufgaben und Möglichkeiten hinausgingen, empfahl er eine psychotherapeutische Untersuchung. Er hatte recht, dem Patienten nicht mehr von seiner Vermutung mitzuteilen. Denn da die neurotischen Motive nicht bewußt waren, hätte dieser sich wahrscheinlich nur verdächtigt und mißverstanden gefühlt und die Überweisung abgelehnt.

Die fachpsychotherapeutische Diagnostik

Die Aufgabenstellung der fachpsychotherapeutischen Diagnostik besteht darin, das Ergebnis des ärztlichen Untersuchungsgesprächs vor dem Hintergrund einer speziellen psychotherapeutisch-psychosomatischen Fachkompetenz zu überprüfen und dazu Stellung zu nehmen. Die Aufgabe hängt im Einzelfall davon ab, mit welcher Problem- und Fragestellung ein Patient überwiesen bzw. ein Psychotherapeut hinzugezogen wird (2, 4, 7).

Befindet sich ein Patient in einer akuten Krise, die durch eine bedrohliche Erkrankung hervorgerufen wird, und liegt eine Störung der Konfliktverarbeitung (somato-psychische Störung) vor, so besteht die Aufgabe darin, ihm direkt eine möglichst rasche Unterstützung bei der Bewältigung seiner Krankheitssituation zu geben. Dies kann direkt durch Beratung und Stützung des Patienten oder indirekt über die Beratung des behandelnden Arztes und des betreuenden Teams geschehen.

Ganz anders ist die Aufgabe, wenn Patienten vorgestellt werden, um mögliche seelische Krankheitsfaktoren und die Verdachtsdiagnose einer psychosomatischen Krankheit geklärt werden sollen. In diesen Situationen muß zunächst die Krankheitsursache eingegrenzt werden, um dann im nächsten Schritt angemessene Behandlungsmaßnahmen zu erwägen und konkrete Behandlungsvorschläge zu machen. Die fachpsychotherapeutische Diagnostik ist dabei von der Methode abhängig, an der der Psychotherapeut sich orientiert.

Werden die Konzepte der Verhaltenstherapie zugrunde gelegt, so folgt die Diagnostik 2 Richtungen: der Verhaltensanalyse, bei der auslösende und aufrechterhaltende Faktoren einer Störung untersucht werden, und der Bedingungsanalyse, die über die Verhaltensanalyse noch hinausgeht und den gesamten Hintergrund einer Störung zu erfassen versucht.

Folgt der Diagnostiker einem psychodynamischen, an der Psychoanalyse orientierten Konzept, so versucht er, zunächst die krankheitsauslösenden und -aufrechterhaltenden Erlebnisfaktoren der Störung ausfindig zu machen und diese im lebensgeschichtlichen Zusammenhang als Wiederholung unverarbeiteter Beziehungskonflikte der früheren Lebensgeschichte aufzuklären. Er bezieht dabei auch die Beobachtung mit ein, wie ein Patient die Beziehung zum Untersucher gestaltet und welche Übertragungen und Gegenübertragungen dabei zum Ausdruck kommen. Er betrachtet die Krankheit also nicht nur als Eigenschaft des Patienten, welche es zu objektivieren gilt, sondern auch als Ergebnis einer verinnerlichten Beziehungsstörung.

Die fachpsychotherapeutische Diagnostik hat ebenso wie die Diagnostik in anderen Fachbereichen der Medizin spezielle Methoden entwickelt. Ihre Handhabung erfordert ebenso wie spezielle Behandlungsverfahren eine besondere Ausbildung.

Literatur

1. ADLER, R. u. W. HEMMELER: Anamnese und Körperuntersuchung; 3. Aufl. G. Fischer, Stuttgart 1992.
2. ARGELANDER, H.: Das Erstinterview in der Psychotherapie. Wiss. Buchgesellschaft, Darmstadt 1970.
3. BALINT, M.: Der Arzt, der Patient und die Krankheit. Klett, Stuttgart 1957.
4. DÜHRSSEN, A.: Die biographische Anamnese unter tiefenpsychologischem Aspekt. Vandenhoeck und Ruprecht, Göttingen 1986.
5. ERMANN, M.: Das psychoanalytisch-diagnostische Interview. internist. prax. **20,** 501–510 (1980) und auf S. 211–220 in diesem Buch.
6. ERMANN, M.: Der Beitrag der Psychoanalyse zur psychosomatischen Grundversorgung. Prax. Psychother. Psychosom. **34,** 33–38 (1989).
7. ERMANN, M.: Psychoanalytische Diagnostik und das psychoanalytische Erstinterview. Prax. Psychother. Psychosom. **36,** 97–103 (1991).
8. ERMANN, M.: Psychotherapeutische und psychosomatische Medizin. Kohlhammer, Stuttgart 1994.
9. MORGAN, W. L. u. G. L. ENGEL: Der klinische Zugang zum Patienten. Anamnese und Körperuntersuchung. Huber, Bern 1977.
10. SCHEPANK, H.: Psychogene Erkrankungen der Stadtbevölkerung. Springer, Berlin-Heidelberg-New York 1987.
11. WILLI, J.: Die Zweierbeziehung. Rowohlt, Reinbek 1957.

Paartherapie bei funktionellen Sexualstörungen

Indikation und Prognose

H. R. FALCK, Hannover

Einleitung

Offene und verdeckte funktionelle Sexualstörungen begegnen uns bei jedem 2.–3. Patienten in der täglichen Praxis. Dabei müssen direkte und indirekte Funktionsstörungen (Tab. 1) sorgfältig unterschieden werden. Bei den direkten Funktionsstörungen bietet sich ein verhaltenstherapeutisches Konzept mit tiefenpsychologischen Elementen an, bei den indirekten Funktionsstörungen ist ein tiefenpsychologisches Konzept indiziert. Es hat den Anschein, daß Frauen wesentlich häufiger initiativ werden als deren Partner, obwohl Männer sicher genauso häufig unter Beschwerden leiden. Vorwiegend somatisch betrachtet, handelt es sich dabei um lustphysiologische Störungen, die, wie wir seit den Untersuchungen von MASTERS und JOHNSON (9) wissen, dadurch charakterisiert sind, daß ihr sexualphysiologischer Ablauf von Vasokongestion, Muskelkontraktion, Sekretion und nachfolgender Lösung der sexuellen Spannung an irgendeiner Stelle irritiert oder blockiert ist. Dabei wird das sexuelle Verlangen und Erleben aus Unkenntnis, Scham, Ekel, Schuldgefühlen und Angst abgelehnt und durch einzelne oder mehrere sexuelle Dysfunktionen beantwortet. SIGUSCH u. MAACK (14) haben die Vielfalt sexueller Funktionsstörungen am Beispiel der Ejakulationsstörung ausführlich beschrieben.

Grundformen der Paartherapie

Jeder weiß, wieviel Freude und Hoffnung, aber auch Ärger, Wut und Zorn unsere Partnerschaften beleben und ängstigen. Dies trifft besonders auch auf die sexuellen Funktionsstörungen zu, d. h. immer sind beide mehr oder weniger stark darin verwoben. Zur intrapersonalen Beziehungsstörung zum eigenen Körpererleben gesellt sich eine interpersonelle Konfliktebene. Seltsamerweise wurde diese paarbedingte Kette von sexuellen Enttäuschungen in der klassischen Psychoanalyse und den sich daraus ableitenden tiefenpsychologischen Verfahren lange Zeit wenig beachtet. Erst das Therapeutenehepaar JOHNSON (Psychologin) und MASTERS (Gynäkologe) haben in ihrem gemeinsamen Werk (10) funktionelle Sexualstörungen innerhalb der Partnerschaft beschrieben und verhaltenstherapeutische Möglichkeiten zur Behandlung von Impotenz und Anorgasmie aufgezeigt.

Basierend auf ihren experimentell gewonnenen Erkenntnissen der Lustphysiologie von gesunden Paaren entwickelten sie ein vorwiegend verhaltenstherapeutisch determiniertes Konzept, in dem durch systematische Desensibilisierung, d. h. durch genau vorgeschriebene Übungen, die Verhaltenskette sexuellen Versagens vorzeitig unterbrochen und durch positive Verstärkung das sexuelle Symptom schließlich überlistet wird. Ihre Erfolgsquote von 80% bei 790 Patienten erschütterte die psychotherapeutische Fachwelt, bewirkte aber gleichzeitig eine Umorientierung von der klassischen Diade zur therapeutischen Dreierbeziehung.

Dies spiegelt ein Arbeitskonzept von HEIGL-EVERS wider (6). Sie reagierte auf einen kritischen Report über »Frauenärzte heute« in der Zeitschrift »Stern« und führte folgendes aus:

»Da Ehe- und Sexualberatung sich immer auf mindestens 2 Menschen bezieht, d. h., immer auch den jeweiligen Partner betrifft, hat der Frauenarzt in diesem Beratungsbereich im Grunde stets auch mit dem Partner seiner Patientinnen als dem Sekundärpatienten zu tun. Ehe, Sexualität sind Prozesse, die sich in einem Interaktionsfeld zwischen mindestens 2 Personen abspielen. Sie können in ihrem Ablauf und hinsichtlich der darin enthaltenen Störungen und Konflikte nur verstanden werden, wenn die in beiden Partnern verankerten Verhaltensdeterminanten gesehen und die daraus resultierenden Wechselwirkungen, Rollenerwartungen und Rollenzuteilungen, Beziehungsspiele, Interaktionsmuster und psychosoziale Arrangements erkannt werden.«

Frau HEIGL-EVERS schlägt dann strukturierte Ehepaargespräche vor, um dadurch die Interaktionen zwischen den beiden Partnern anzuregen und das in den Partnern bereitliegende Potential zur Problemdarstellung und Problemlösung zu mobilisieren. Um zu vermeiden, daß es zu »einem von den beiden Partnern veranstalteten Expertenhearing kommt« oder durch eine triadische Konstellation ein Anreiz entsteht, »daß jeweils 2 gegen den Dritten zu koalieren versuchen«, wird folgende Anordnung empfohlen:

»Die Partner sitzen einander frontal gegenüber in möglichst bequemen Stühlen, um sich körperlich entspannen zu können. Der Arzt hat seinen Sitz auf der Mittelachse zwischen den beiden und soweit zurückgerückt, daß er nur im peripheren Gesichtsfeld der Partner erscheint bzw. nur durch Kopfdrehung voll ins Auge zu fassen ist.

Diese räumliche Anordnung lenkt die Aufmerksamkeit der Partner aufeinander und bestimmt die Rolle des Arztes als denjenigen, der seinen Standort in der Mitte zwischen beiden hat, als eines neutralen Mittlers, der seine Aufmerksamkeit auf die Beziehung zwischen den Partnern richtet und Parteinahmen für die eine oder andere Seite vermeidet.«

Als ich diesen Artikel las, dachte ich: Das mache ich nie, das ist ja viel zu aufwendig – und sicherlich hatte ich dabei auch Angst vor der Brisanz einer partnerschaftlichen Auseinandersetzung, die in meine Praxis getragen würde. Ich beschränkte mich weiterhin auf Einzelberatungen und Sexualtherapien von Frauen und gelegentliche Paarberatungen, bis ich zufällig 1974 auf das Buch von HELEN SINGER-KAPLAN (8) stieß, die als Psychoanalytikerin und Ärztin für Psychiatrie in einem sexualmedizinischen Zentrum in den Vereinigten Staaten arbeitet. Sie stellt eine neue Sexualtherapie vor und legt überzeugend dar, wie ein Einzeltherapeut tiefenpsychologische, kommunikative und verhaltenstherapeutische Ansätze miteinander verbinden kann. Dabei berücksichtigt sie die intra- und interpersonelle Struktur der Klienten und gibt individualisierte, auf das Paar und ihre sexuelle gemeinsame Störung abgestimmte Anweisungen.

Rückblickend beeindruckte mich aber besonders ein Paar, das 1974 zu mir in die Sprechstunde kam und bat, bei ihrem Problem, nicht miteinander schlafen zu können, zu helfen. Der Mut dieses Paares, sich zu offenbaren, lenkte meine sexualtherapeutische Aufmerksamkeit endgültig auf die bewußte und unbewußte Paardynamik.

WILLI (15, 17), der als Ehe- und Familientherapeut in Zürich arbeitet, hat die 3 prägenitalen Entwicklungsstufen der Libido:

1. die orale Phase (1. Lebensjahr),
2. die anal-sadistische Phase (2.–4. Lebensjahr),
3. die phallisch-ödipale Phase (4.–7. Lebensjahr)

und die Entwicklung des Selbst in der Beziehung zu den Objekten – bei einer Störung sprechen wir von Narzißmus – auf die unbewußte Paardynamik übertragen. Ein gleichartiger unbewältigter Grundkonflikt führt zu einem für das Paar nicht erkennbaren Rollenverhalten, bei dem der eine den progressiv-aktiven, der andere den regressiv-passiven Part übernimmt. WILLI unterscheidet 4 Grundmuster des unbewußten Zusammenspiels innerhalb einer pathologischen Partnerschaftsbeziehung, die er als Kollusion bezeichnet:

1. »Liebe als Einssein, symbiotische Verschmelzung« (narzißtische Kollusion).
2. »Liebe als einander – Umsorgen, als kuratives Hegen« (orale Kollusion).
3. »Liebe als einander – ganz – Gehören, besitzergreifende Herrschaft« (anal-sadistische Kollusion).
4. »Liebe als männliche Bestätigung, konkurrierende Selbstbehauptung« (phallisch-ödipale Kollusion).

In einer gesunden Partnerschaft kommt es zu einem freien, jederzeit austauschbaren Nebeneinander von regressiven und progressiven Phantasien und Strebungen, die alle 4 Grundmuster betreffen. In einer gestörten Partnerschaft hingegen klammert sich jeder starr und ausschließlich an einer der progressiven oder regressiven Extremformen fest.

Dieser Exkurs in eine relativ junge geschichtliche Entwicklung der Paartherapie bei der Behandlung funktioneller Sexualstörungen macht vertraut mit den Grundformen der Paartherapie:

1. der Verhaltenstherapie,
2. der tiefenpsychologisch fundierten Paartherapie,
3. der kombinierten verhaltenstherapeutisch und tiefenpsychologisch fundierten Paartherapie.

Indikationsstellung der Paartherapie und Wahl des therapeutischen Verfahrens

Funktionelle Sexualstörungen sind immer Beziehungsstörungen, die auf einen intrapsychischen und interpersonellen Grundkonflikt des Paares hinweisen. Nun kommen aber die Paare meistens mit der konkreten Frage, warum es beispielsweise im Bett nicht klappt oder beim Verkehr schmerzt und erwarten eine schnelle Klärung oder Beseitigung der Beschwerden. Es soll aber auch vorkommen, daß der Experte nach kurzer Zeit gar nicht mehr so recht weiß, warum das Paar gekommen ist, und der Gefahr unterliegt, an dem unbewußten bis vorbewußten Arrangement des Paares als Dritter teilzunehmen. Ich halte es deshalb für wichtig, mir immer wieder die Frage vorzulegen, warum gerade dieses Paar mit diesem sexuellen Problem und zu diesem Zeitpunkt zu mir kommt und Hilfe wünscht.

Aufgrund der in Tab. 1 dargestellten funktionellen Sexualstörungen bieten sich 3 Möglichkeiten an, die, gemessen an der Motivation und dem Leidensdruck des Paares und der Kompetenz des Arztes, vorwiegend singulär, gelegentlich aber auch kombiniert angewendet werden können:

1. Die Sexualberatung

Dabei geht es um sexualphysiologische Informationen und Entscheidungshilfen (s. eigene Beobachtungen).

2. Die modifizierte Paartherapie nach MASTERS und JOHNSON

Sie ist auf das sexuelle Monosymptom orientiert (s. direkte Sexualstörungen, Tab. 1), wobei entweder eine einzelne oder mehrere direkte funktionelle Sexualstörungen kombiniert auftreten (MOLINSKI [11] spricht von einer fokussierenden Deskription) und man tiefenpsycho-

♀	♂
Direkte Sexualstörungen (~ 40%)	
1. Appetenzstörungen (Libido ...) **a)** primäre Störungen: intrapsychische unbewußte Konflikte **b)** sekundäre Störungen: interpersonale Konflikte	**1.** Appetenzstörungen
2. Satisfaktionsstörungen (Einschränkung der Erregbarkeit oder Erlebnisfähigkeit) Anorgasmie	**2.** Satisfaktionsstörungen
3. Algopareunie z. B. Hypolubrikation	**3.** Algopareunie
4. Vaginismus	**4.** Erektionsstörungen
5. Kombinationen von 1–4	**5.** Ejakulationsstörungen
	6. Kombinationen von 1–5
Indirekte Sexualstörungen = psychosomatische Reaktionsbildung (~ 60%)	
1. Chronische Unterleibsschmerzen ohne Organbefund	**1.** Unterleibsschmerzen ohne Befund
2. Blutungsstörungen	**2.** Prostatopathie
3. Juckreiz und Fluor → rezidivierende Vaginitiden ohne pathologischen Befund → pathologischer Befund	**3.** Rezidivierende Balanitiden
4. Miktionsbeschwerden, Reizblase, »Urethritis«, Harninkontinenz (urethrale Abwehr)	**4.** Miktionsbeschwerden, Reizblase, »Urethritis«

Tab. 1
Funktionelle Sexualstörungen
(~ 90% aller Sexualstörungen)

logische Ansätze mit den von MASTERS u. JOHNSON bzw. KAPLAN angegebenen übenden Verfahren verbindet. Die Vorgaben und Antworten des Therapeuten zentrieren den therapeutischen Prozeß auf vorwiegend phallisch-ödipale Konflikte, die hauptsächlich durch sexuelles Leistungsstreben und Versagensängste abgewehrt werden, fördern eine offenere Interaktion des Paares und erschweren unerwünschte regressive Tendenzen.

Besonders geeignet für diese Therapieform sind Paare, die, zumindest ansatzweise, die Andersartigkeit des Selbst und des Partners bejahen, eigene strukturelle Merkmale akzeptieren und eine partnerschaftliche Teilung in progressive und regressive Verhaltensweisen anstreben.

3. Die tiefenpsychologisch fundierte Paartherapie bei funktionellen Sexualstörungen

Diese Therapieform wird angewendet bei sexuellen Beziehungsstörungen vorwiegend präödipaler Genese, die sich in dem unbewußten Zusammenspiel des Paares als Kollusionsmuster widerspiegeln. Vereinfacht dargestellt handelt es sich dabei um:

a) Narzißtisch schizoide Beziehungsstörungen, bei denen der Wunsch nach Nähe und Abhängigkeit, Geborgenheit und Wärme mit massiven Ängsten und ambivalenten Gefühlen beantwortet und durch das sexuelle Symptom abgewehrt wird.

Ich-schwache Persönlichkeiten können z. B. die eingeschränkte somatopsychische Wahrnehmung während des Orgasmus nicht ertragen und schützen sich vor einem Ich-Verlust durch Anorgasmie.

b) Orale Beziehungsstörungen, bei denen übergroße Verwöhnungswünsche als primärer und einziger Lustgewinn gewahrt werden sollen und jegliche sexuelle Aktivität sozusagen in der Tiefe schlummern lassen.

c) Anal-sadistische Beziehungsstörungen, bei denen Affekte wie Feindseligkeit, Besitzneid, Mißtrauen und verletzender Haß abgewehrt und durch Kontrollieren, Beherrschen des Selbst und des Objektes beantwortet werden.

Bei diesen Paaren ist das sexuelle Symptom nur die Spitze eines Eisberges, das sich häufig mit psychosomatischen Abwehrmechanismen verbindet oder dahinter verbirgt. Therapeutisch wird der Prozeß auf die Beziehungsstörung begrenzt, bei der versucht wird, die intra- und interpersonellen Konflikte zu erhellen und einen Dialog zwischen den Partnern zu ermöglichen. Von einer Kurztherapie wie bei der modifizierten Paartherapie nach MASTERS u. JOHNSON kann hier nicht mehr gesprochen werden.

Methodisches Vorgehen bei der modifizierten Paartherapie nach MASTERS und JOHNSON

Eine erste Paar-Arzt-Begegnung soll den therapeutischen Plan veranschaulichen:

Frau M. S., geb. 1950, Ehemann geb. 1945. Diagnose: Vaginismus, situative Ejaculatio praecox, Therapiedauer: 8 Stunden.

Die 24jährige gleichmäßig freundliche und offen wirkende Patientin kam regelmäßig zu den halbjährlichen gynäkologischen Kontrolluntersuchungen, um sich die Antibabypille verordnen zu lassen. Sie überrascht mich eines Tages mit der Frage, ob ich wohl etwas Zeit für sie und ihren Mann habe, da es ihnen nach 4jähriger Ehe noch nie gelungen sei, miteinander zu schlafen. Schon mehrere Male habe er sie hierher begleitet, auch diesmal warte er draußen im Wartezimmer, trotzdem habe sie es bisher nicht geschafft, vor einem Dritten darüber zu sprechen. Ich bat den Ehemann herein, beide lächelten sich aufmunternd zu.

Beide hatten sich in einer gemischten Sportgruppe kennengelernt, sie war Sachbearbeiterin in einem großen Industriebetrieb, er Beamter im mittleren Dienst. Kürzlich hatten sie eine Eigentumswohnung bezogen. Sie reisten gerne, in der Freizeit wurde vieles gemeinsam unternommen, es blieb aber auch genügend Zeit für persönliche Kontakte mit früheren Freunden vor der Partnerschaft, die jeder für sich alleine pflegte (keine Nähe/Distanz-Problematik). Kürzlich hätten sie einen Bericht im Fernsehen über Paarprobleme gesehen und befriedigt festgestellt, daß sie sich beide wirklich liebten. Aufgefallen war ihnen aber, daß sich die Frau am liebsten stundenlang streicheln ließ, während er lieber mehr wollte und dann, wie er bedrückt hinzufügte, schnell zum Samenerguß kam.

In anderen Situationen habe er sich wirklich sehr viel Mühe gegeben und zurückgenommen, aber dann »verkrampft sich bei mir alles im Unterleib, und er kann nicht in mich eindringen«, fügt sie errötend hinzu. Schließlich habe man wieder zu lustvollem Petting wie in der Zeit vor der Pilleneinnahme zurückgefunden. Dies sei schön, aber eigentlich nur eine Notlösung.

»Wir lieben uns wirklich«, meinte die Patientin, »aber irgendwie ist das doch nicht normal mit mir. In Tagesphantasien stelle ich mir immer wieder vor, wie schön es sein muß, Dich in mir zu spüren, aber wenn wir zusammen sind, denke ich plötzlich an unerledigte Büro- bzw. Hausarbeiten und bin ganz weit von Dir weg. Das ängstigt mich, und ich fürchte, Dich zu verlieren.« Der Mann antwortete: »Das spüre ich auch, wie irgend etwas zwischen uns tritt, ich werde traurig. Manchmal denke ich dann, ich bin wohl nicht der gute Liebhaber, den Du verdienst!«

An diesem Beispiel wird deutlich, wie beide Partner ihren eigenen Anteil sehen und nicht den anderen für den Vaginismus bzw. die situative Ejaculatio praecox verantwortlich machen. Beide wollen die sexuelle Funktionsstörung gemeinsam lösen, eine tiefergehende neurotische Fehlentwicklung bzw. weitere psychosomatische Symptombildungen sind nicht erkennbar. Die unbewußte Partnerwahl erfolgte unter dem gemeinsamen Grundthema »für sich selbst und für den anderen sorgen«; dabei können beide autonom entscheiden, wann Nähe und wann Distanz gewünscht wird, ohne z. B. Verlassenheitsängste oder Schuldgefühle auszulösen. Schwierigkeiten bereitet aber beiden die Bejahung und das Erleben von bisher abgespalteten aggressiven Gefühlen während der sexuellen Begegnung. Es geht also darum, die sexuelle Lust auf der phallisch-ödipalen Beziehungsebene heranwachsen zu lassen und gleichzeitig zu genießen.

»Beschäftigen Sie sich bitte in einer Kuschelecke – ich übernehme gerne emotionale Umschreibungen des Paares – im Wohnzimmer bei gedämpftem Licht, angenehmer Wärme und ungestörter Zweisamkeit 2–3mal pro Woche miteinander und berichten Sie mir dann in 14tägigen Therapiesitzungen über das Erlebte und Erreichte. Es sind während der Übungen und an den Tagen dazwischen nur Schritte erlaubt, die in der Therapiesitzung vorher besprochen wurden. Geschlechtsverkehr oder andere sexuelle Praktiken miteinander sind nicht gestattet. Jeder von Ihnen übernimmt abwechselnd einmal den aktiven, einmal den passiven Part, d. h., Sie sprechen vorher ab, wer zunächst gestreichelt wird und wer streichelt. Besonders anfangs wird Ihnen die ganze Situation künstlich aufgesetzt und von mir zu sehr beeinflußt vorkommen. Das ist ganz normal. Andererseits entlaste ich Sie durch meine Vorgaben, d. h., Sie können Ihren Unwillen gut auf mich übertragen und benötigen dann weder sich selbst noch den Partner als Blitzableiter. Beenden Sie bitte grundsätzlich Ihre Übungen immer nach der angenehm erlebten Phase, akzeptieren Sie einen möglicherweise auftretenden Widerstand und lassen Sie den Partner dorthin zurückkehren, wo es vorher für Sie angenehm war. Dann können Sie nochmals versuchen, sich dem ›Dollpunkt‹ zu nähern, und freuen Sie sich darüber, wenn es diesmal schön ist!«

Nach MASTERS u. JOHNSON werden 3 Therapieabschnitte unterschieden, die aufeinander aufbauen und bei den folgenden Sequenzen immer wieder mit dem 1. Schritt bei Wechsel von Aktiv und Passiv beginnen:

1. Sensate Focus 1: Anfangs bekleidet, später nackt wird der Körper des Partners schrittweise gestreichelt; begonnen wird im Kopf- und Halsbereich, beendet im Bauch- und Schenkelbereich. Dabei bleiben Brüste und Genitalzone ausgespart.

2. Sensate Focus 2: Aufbauend auf dem 1. Schritt, werden die vorher entdeckten unterschiedlichen Varianten des Streicheln und Berührens intensiviert und nachfolgend die Brüste und das Genitale mehr zufällig miteinbezogen.

3. Sensate Focus 3: Das Genitale darf jetzt intensiver berührt werden mit dem Ziel, die sexuelle Funktionsstörung – bei unserem Paar den Vaginismus bzw. die sekundäre Ejaculatio praecox – durch weitere systematische Desensibilisierung zu beseitigen.

Der therapeutische Prozeß wird jetzt durch die gemeinsame Phantasie des Paares gestaltet und weiterentwickelt, während der Therapeut nur noch einige technische Anmerkungen gibt bzw. hier und da positiv verstärkend eingreift.

Eigenes Vorgehen (4, 5)

Vorbereitungsphase

Während dieser Phase sollte möglichst bald, spätestens nach der 2. Sitzung, der

Partner hinzugezogen werden, um die Übertragungsgefühle nicht einseitig auf den Arzt zu lenken. In maximal 3 Sitzungen werden folgende Bereiche berücksichtigt:

1. Erstinterview unter neurosenpsychologischen Gesichtspunkten (Biographie, Krankheiten, Bezugspersonen, bisherige Therapeuten, welche sexuelle Funktionsstörung liegt vor, psychosomatische Begleitsymptomatik?).

2. Paardynamik.

a) Wie imponiert das Paar als Gestalt: Wer von beiden dominiert, wer bietet sich als offener Symptomträger an, wo findet sich Gemeinsames, wo Trennendes?

b) Kann das zu vermutende unbewußte Zusammenspiel des Paares dem Kollusionskonzept nach WILLI (15–17) zugeordnet werden? Es gilt zu klären, ob schon jetzt erkennbar eine neurotische Kompromißbildung vorliegt, die das sexuelle Symptom als gemeinsame Abwehr erforderlich macht, oder ob eine innere Bereitschaft des Paares erkennbar wird, eigene Veränderungen und die des Partners zuzulassen und so ein konfliktzentriertes Vorgehen zu ermöglichen.

c) Welche Motivation hat das Paar, was wollen die Partner erreichen?

3. Differentialdiagnose und Therapieplan.

a) Sexuelle Funktionsstörung als Monosymptom: Therapie modifiziert nach MASTERS u. JOHNSON.

b) Sexuelle Funktionsstörung mit mehreren Symptomen, einschließlich psychosomatischer Krankheitsbilder: tiefenpsychologisch fundierte Psychotherapie in Einzelpaar- oder Paargruppensitzungen mit nachfolgender Behandlung des möglicherweise noch bestehenden Sexualkonfliktes modifiziert nach MASTERS u. JOHNSON.

c) Ausschließlich Beratungsgespräche bei Jugendlichen, älteren Patienten über 60 Jahre, Psychosen, Persönlichkeitsstörungen u. a.

4. Gemeinsame Erörterung des weiteren Vorgehens einschließlich des Therapieplans.

Besonderheiten der Indikationsstellung

Nach meinen Erfahrungen ist die Therapie nach MASTERS u. JOHNSON unter strenger Berücksichtigung folgender Kriterien relativ gefahrlos anwendbar:

1. Sexuelles Monosymptom (vordergründig).
2. »Intakte Partnerschaft« ohne aktuelle Nebenbeziehungen.
3. Kooperationsbereitschaft beider Partner als gemeinsame Symptomträger.
4. Bereitschaft zur Einsicht und Einstellungsänderung.
5. Realisierbares Therapieziel (cave: irrationale Anforderungen an den Therapeuten, z. B.: »meinPartner soll mich wieder lieben«).
6. Keine wesentliche psychosomatische Symptombildung.
7. Akzeptable Kontrazeption.
8. Relativ stabile sozio-ökonomische Bedingungen (Angehörige, Beruf, Wohnung).
9. Paare bis zum 60. Lebensjahr.
10. Jugendliche Paare nur ausnahmsweise; meistens reichen beratende Gespräche aus, um die elterliche Ablösung zu fördern, einen Prozeß der Nachreife zu ermöglichen und sexuelles Probierverhalten zu unterstützen.

Hinweise und Anweisungen des Therapeuten

1. Setting: jede 2. Woche eine Sitzung unter Beibehaltung der paarbedingten Lebensform (kein Urlaub).

2. Striktes Einhalten der stufenweise begrenzten übenden Verfahren (1, 2, 8, 12) bei Koitusverbot in von Dritten abgeschirmter gemütlicher Atmosphäre.
3. Akzeptanz einer Blockade während der übenden Verfahren und Rückführung in den vorher als angenehm und befriedigend erlebten Zustand.
4. Frühzeitiger Hinweis auf mögliche Abwehrmechanismen, wie Kitzelreiz, Kichern, Ekel, emotionales Fernesein.
5. Aufforderung zur Verbalisierung bzw. Beschreibung von angenehm Erlebtem.
6. Jede Übung grundsätzlich in der angenehm erlebten Phase beenden.
7. Zurückstellen von ängstigenden Erlebnissen bis zur Rückmeldung in der nächsten Therapiesitzung; bei Bedarf raschere Rückmeldung.
8. Übungen auf etwa 10 Minuten für jeden Partner begrenzen, 20 Minuten sollten nicht überschritten werden.
9. Sexualphysiologische Informationen.
10. Keine Ratschläge von Dritten annehmen.

Vor jedem Therapieschritt, der ausführlich besprochen wird, sollte geklärt werden, ob entscheidende Veränderungen der Lebensumstände, z. B. Arbeitslosigkeit, Krankheit oder Tod innerhalb der Paarfamilie eingetreten sind oder vorher nicht bemerkte Widerstände, die sich beispielsweise in einem veränderten kontrazeptiven Verhalten ausdrücken, erkennbar werden. Erst nach genügender Bearbeitung der aktuell aufgetretenen Konflikte kann mit den Übungen fortgefahren werden.

Eigene Beobachtungen

Beobachtung 1

Paarberatung bei sexueller Funktionsstörung. Sexuelles Probierverhalten: passagere Ejaculatio praecox (V. S. geb. 68; Freund geb. 66).

Eine offen wirkende 15 Jahre alte Realschülerin kommt wegen schmerzhafter Regelblutungen in die Praxis, läßt sich 1½ Jahre später nach Feststellung eines ovulatorischen Zyklus durch Basaltemperaturmessung vorsichtshalber einen Ovulationshemmer verordnen, erscheint regelmäßig zu den Kontrollen und fragt mich nach weiteren 6 Monaten, wie es wohl angehe, daß ihr 2 Jahre älterer Freund wegen ungenügender Gliedstärke nicht mit ihr schlafen könne. Sonst verstünden sie sich prima, sie hätten auch viel Spaß am Petting.

In 2 Beratungsgesprächen mit dem jungen Paar stellt sich heraus, daß sie sich beide mögen, gern miteinander lachen und kabbeln, auch gerne schmusen, gemeinsam Volleyball spielen – aber mehr wollen sie eigentlich nicht. Irgendwie habe sie das Gefühl, Freunde und auch die Eltern erwarten es, daß sie miteinander schlafen würden. »Deine Eltern sind wirklich o. k., aber es klappt bei mir nicht«, fügt der Freund hinzu. Therapeut: »Ich glaube, Sie haben sich wirklich gern und finden es schön, mal mit Freunden, dann wieder alleine zusammen zu sein. Ich kann mir auch vorstellen, daß Sie es richtig aufregend finden, den anderen und sich selbst sexuell zu entdecken. Vielleicht wollen Sie ja noch gar nicht miteinander schlafen.« Beide nicken erleichtert. 4 Wochen später berichten sie, nicht ohne gewissen Stolz, schon zweimal miteinander geschlafen zu haben, aber es weiterhin viel schöner fänden, miteinander zu schmusen.

Beobachtung 2

Einzelberatung bei Algopareunie, Bauchschmerzen ohne Organbefund und Erektionsschwäche sowie Ejaculatio praecox des Mannes (A. F. geb. 38; Ehemann geb. 28). *Paarthema: Liebe als Einssein (narzißtisches Beziehungsthema).*

Die Patientin kam bis vor 5 Jahren wiederholt in kurzen Abständen wegen häufiger Scheidenentzündungen und Schmerzen im Unterleib ohne Organbefund in meine gynäkologische Praxis. Auffällig waren eine livide Verfärbung der Schamlippen mit fast samtartiger Oberfläche und eine deutliche Anschwellung der kleinen Labien. Dies sprach für eine jetzt schmerzhaft erlebte sexuelle Erregungsstufe, die auch mit der

Verspannung des Beckenbindegewebes korrelierte. Die Patientin berichtete dann auch zögernd, daß wenige Stunden vorher der Mann vergeblich versucht habe, mit ihr zu schlafen. Bisher habe sie sich eigentlich immer damit arrangieren können, jetzt spüre sie eine zunehmende Abwehr und Enttäuschung. Die nähere Exploration ergab dann, daß noch nie ein befriedigender Geschlechtsverkehr wegen des vorzeitigen Samenergusses des Mannes und späterer Erektionsschwäche habe stattfinden können. Sie selbst habe wesentlich häufiger Lust als ihr Mann, sie habe Mühe, dies vor ihm zu verbergen. Sicher sei es sinnvoll, wenn er einmal mitkäme zu einer Besprechung, aber mehrere Angebote habe er bisher immer ausgeschlagen. Auf keinen Fall wolle sie ihre Ehe gefährden oder ihren Mann bloßstellen, dann sich lieber auf eine »platonische Ehe« einstellen. Jetzt sei sie aber sehr von sich enttäuscht, zumal sie nachts von lustvollen Träumen aufwache. So nebenbei habe sie jedoch bemerkt, daß sie sich anschließend sehr entspannt und wohl fühle.

Die folgenden 3 Beratungen hatten das Ziel, die eigene, nicht durch den Mann zu vermittelnde sexuelle Spannung anzunehmen und masturbatorisch zu genießen. Die Patientin ist seitdem beschwerdefrei, die vorgesehene Appendektomie erfolgte nicht, das Paar genießt emotionale und körperliche Nähe unter dem Motto »Liebe als Einssein«.

Beobachtung 3

Paarberatung wegen Algopareunie, sekundärem Vaginismus, rezidivierenden Kolpititiden. Beziehungsthema: »Liebe – einander ganz gehören – Wiederholung des besitzergreifenden Familienthemas (anal-sadistische Kollusion) in der Partnerschaft. Psychosomatische Kompromißbildung durch Algopareunie etc. (W. M. geb. 67; Freund geb. 60).

Ein junges Paar, sie 19 Jahre alt und Auszubildende, er 26 Jahre alt und Student, sitzt vor mir. Sofort übernimmt er die Initiative: »Wir, d. h. meine Freundin, hat sexuelle Schwierigkeiten; das ist schon seit Monaten so, ständig ist sie in frauenärztlicher Behandlung, aber die Scheidenentzündungen und wehenartigen Schmerzen nach dem Geschlechtsverkehr verschwinden nicht.« Zögernd fügt sie hinzu, wobei sie mehr zum Partner als zum Arzt hingerichtet spricht: »Ich weiß wirklich nicht mehr, was zu tun ist!« und zuckt dabei hilflos mit den Achseln. Sie hat ein kindlich rundes Gesicht, erscheint hilfloser als sie wirklich ist, er gefällt sich in seiner Rolle als Mann und Beschützer.

Dabei fällt mir unangenehm auf, wie der Freund versucht, über seine Freundin mit mir zu verhandeln. Beide kennen einander seit 3 Jahren, vor 1½ Jahren kam es für beide zu einer ersten sexuellen Begegnung unter dem Schutz einer Antibabypille, die sie wegen unregelmäßiger Blutungen schon seit Monaten eingenommen habe. Sie sehen sich nur an den verlängerten Wochenenden bei der Familie des Mädchens, er übernachtet grundsätzlich bei seinen Eltern.

Im unbewußten Zusammenspiel des Paares scheint das Grundthema »Liebe als einander ganz gehören« als kontrollierende, besitzergreifende Wiederholung frühkindlich erlebter Verhaltensmuster beider Primärfamilien vorzuliegen, dem sich die junge Frau durch eine ausgeprägte vaginale Symptomatik zu entziehen versucht. Der Freund übernimmt schwiegerelterliche schützende und kontrollierende Funktionen, erhält so eine Selbstaufwertung, die aber sofort durch das sexuelle Versagen beider abgewertet wird. Hierbei überwiegen die prägenitalen, von ambivalenten Strebungen durchsetzten Gefühle, die eine elterliche Ablösung erschweren.

Ich habe deshalb nicht eine fokussierende Sexualbehandlung vorgeschlagen, sondern mit dem Paar vereinbart, gemeinsam zu den nächsten Untersuchungen in die Praxis zu kommen. Dabei soll versucht werden, langsam eine dyadische therapeutische Beziehung zwischen der Patientin und mir herzustellen und gleichzeitig damit den Freund in seiner Funktion als stützendes Objekt zu entlasten.

2 Wochen später kam anstelle des Freundes die 46jährige Mutter der Patientin mit, die in einer ähnlichen Mischung von Strenge und Überfürsorge ebenfalls sofort das Gespräch eröffnete und der Tochter keine Möglichkeit gab, sich selbst einzubringen. Erst nach meiner Bemerkung, »vielleicht schildern Sie Ihre Beschwerden ein-

mal aus Ihrer Sicht«, konnte das junge Mädchen einbezogen werden. Sie selbst, so die Mutter, sei immer für die Kinder dagewesen, habe deshalb auf ihren Beruf verzichtet; sie sei froh, daß ihre Tochter diesen lieben Bengel kennengelernt hat. Auch ihr Mann, der nach dem Motto lebe: »Jeder muß für sich alleine zurechtkommen«, sich aber sonst nie in die Erziehung einbezog, habe zu seiner Tochter gesagt: »Ein anderer wäre schon längst weggelaufen, so wie du dich verhältst.«

Ergebnisse

Von 1976–1984 habe ich in meiner gynäkologischen Praxis 413 Patienten psychotherapeutisch versorgt, wobei aus statistischen Gründen jeweils ein Paar als eine Behandlungseinheit gezählt wurde. Die Therapieformen zeigt Tab. 2. Bis 1980 wurde, abgesehen von 4 Männern, die als offene sexuelle Symptomträger (dreimal Ejaculatio praecox, einmal Erektionsstörung) das erste Beratungsgespräch vor einer Paartherapie suchten, zumeist die Frau alleine initiativ. In den letzten Jahren kommt das Paar zunehmend gemeinsam in die Praxis.

Unter den 43 modifiziert nach MASTERS u. JOHNSON behandelten Paaren waren bei 40 Paaren beide Partner Symptomträger, die sich spätestens in der 2. Paarsitzung dazu bekannten. Bei den Frauen überwogen der Vaginismus (18mal), gefolgt von sexuellen Appetenzstörungen (10mal), bei den Männern die Ejaculatio praecox (18mal) und die Erektionsstörung (13mal). Weitere psychosomatische Reaktionsbildungen betrafen nur passager und vereinzelt den Urogenitaltrakt. In der unbewußten Paarwahl fand sich am häufigsten ein phallisch-ödipales Beziehungsthema mit leichten zwanghaften Anteilen (27mal).

Anders verhielt es sich bei den 45 Paaren, die einer tiefenpsychologisch fundierten Einzelpaar- oder Paargruppentherapie zugeführt wurden. Jeder machte den anderen mehr oder weniger deutlich für die sexuellen Störungen verantwortlich, schloß aber nicht die eigene Mitbeteiligung an bestimmten Paar- oder Familienkonflikten aus, die durch zusätzliche genitale und extragenitale körperliche Reaktionsbildungen abgewehrt wurden. Bei den Frauen waren sexuelle Appetenzstörungen genauso häufig wie der Vaginismus, bei den Männern trat die Ejaculatio praecox genauso häufig auf wie die Erektionsstörungen. Rasch stellte sich aber heraus, daß die sexuelle Symptomatik von einer ausgeprägten urogenitalen Abwehr, Unterleibsschmerzen ohne Organbefund, einem unerfüllten Kinderwunsch oder multiplen psychovegetativen Beschwerden überlagert war. In der Paardynamik überwog bei diesen Paaren eine phallisch-ödipale Kollusion mit zwanghaften Anteilen bzw. eine ausgeprägte anal-sadistische kollusive Verstrickung mit statischen Machtkämpfen.

Verstehen wir unter Heilung einen mindestens 2 Jahre anhaltenden rezidivfreien Verlauf mit voller sexueller und emotionaler Befriedigung beider Partner bei Fortbestand der Partnerschaft ohne manifeste Symptomwiederholung oder Symptomverschiebung, so können folgende Ergebnisse vorgelegt werden: 43 Paare mit einem sexuellen Monosymptom wurden primär modifiziert nach MASTERS u. JOHNSON in durchschnittlich 12 Sitzungen (je 30 Minuten) behandelt (Heilung bei 74,4%) sowie 12 weitere Paare nach vorangegangener tiefenpsychologisch fundierter Paar- oder Gruppentherapie und nachfolgender modifizierter Paartherapie nach MASTERS u. JOHNSON (alle konnten geheilt werden). Dies ergibt zusammen einen Therapieerfolg von 80%.

Dagegen ist die Heilungsquote bei 45 Paaren mit indirekten funktionellen Sexualstörungen, die indikationsbedingt in einer tiefenpsychologisch fundierten Einzelpaar- oder Paargruppentherapie behandelt wurden und mindestens 30 Sitzungen (je 50 Minuten Einzelpaartherapie, 100 Minuten Paargruppentherapie) benötigten, erwartungsgemäß mit knapp 69% deutlich schlechter.

Sexualtherapien (Sitzungsdauer 30–50 Min.)	305	(73,8%)
darunter Paartherapien	88	primär nach MASTERS u. JOHNSON 43 tiefenpsychologisch fundierte Therapie 45 28,9% von 305) sekundär nach MASTERS u. JOHNSON 12 tiefenpsychologisch fundierte Therapie 33
tiefenpsychologisch fundierte Therapie/ Neurosen (Sitzungsdauer 50 Min.)	65	(15,7%)
tiefenpsychologisch fundierte Therapie/ Psychosomatik (Sitzungsdauer 50 Min.) (Sterilität, urogenitales Syndrom, Unterleibsspasmen ohne Organbefund, Karzinom)	43	(10,4%)
gesamt	413	(100%)

Tab. 2
Patientenzahl 1976 bis 31. 12. 1984

Leider lassen sich meine Ergebnisse weder mit den Veröffentlichungen von MASTERS u. JOHNSON (10) noch mit ARENTEWICZ (1) bzw. HÖFFKEN (7) u. a. vergleichen, da diese Autoren unterschiedliche Erfolgskriterien zugrunde legen. Bei 11 Paaren hatte ich tiefer liegende präödipale Konflikte sowie psychosomatische Reaktionsbildungen, die mich eigentlich hellhörig hätten machen müssen, übersehen, so daß nach 5 Sitzungen ein Therapiewechsel erfolgen mußte.

Die modifizierte Paartherapie nach MASTERS u. JOHNSON halte ich für eine auch in der täglichen Praxis gut geeignete Methode bei Patientenpaaren mit umschriebenen sexuellen Dysfunktionen, die bei Abwägung der geschilderten Kriterien unsere therapeutischen Möglichkeiten erweitert. Der erste Schritt hierzu wäre die Beratung des Paares in der Sexualaufklärung und der Familienplanung, wie z. B. die präkonzeptionelle Beratung und der unerfüllte Kinderwunsch.

Gleichzeitig müssen sexualphysiologische und psychosoziale Grundkenntnisse erworben werden (s. Lit. 3, 9, 13). Darüber hinaus gibt es hervorragende sexualmedizinische Angebote zur Weiterbildung, wie z. B. auf den Tagungen der deutschen Gesellschaft für psychosomatische Gynäkologie und Geburtshilfe, bei den sexualmedizinischen Kursen in Frankfurt (Prof. V. SIGUSCH, Abteilung für Sexualwissenschaft des Klinikums der Johann Wolfgang Goethe-Universität), im Institut für Sexualforschung Hamburg (E. SCHORSCH und G. SCHMIDT, Psychiatrische Klinik der Universität Hamburg) und auf den Tagungen der Gesellschaft für praktische Sexualmedizin in Heidelberg.

E. FROMM schreibt in »Die Kunst des Liebens«: *»Es gibt kaum eine Aktivität, kaum ein Unternehmen, das mit derartig ungeheuren Hoffnungen und Erwartungen begonnen wird und mit derart großer Regelmäßigkeit fehlschlägt wie die Liebe.«*

Dazwischen aber liegen viele Möglichkeiten und realisierbare Hoffnungen, wenn wir selbst dazu bereit sind und uns dem, der uns am nächsten steht, öffnen.

Literatur

1. ARENTEWICZ, G. u. Mitarb.: Verhaltenstherapie sexueller Funktionsstörungen. In: Ergebnisse zur Sexualforschung. Ullstein, Frankfurt 1976.

2. ARENTEWICZ, G. u. G. SCHMIDT: Sexuell gestörte Beziehungen. Konzept und Technik der Paartherapie. Springer, Berlin-Heidelberg-New York-Tokyo 1980.

3. BUDDEBERG, C.: Sexualberatung. Eine Einführung für Ärzte, Psychotherapeuten und Familienberater. Enke, Stuttgart 1983.

4. FALCK, H. R.: Modifizierte Paartherapie nach Masters und Johnson. Eigene Erfahrungen mit 25 Paaren. 3. Fortbildungskurs für Sexualmedizin Frankfurt, V. Sigusch. Unveröffentliches Referat 1979.

5. FALCK, H. R.: Indikation und Prognose der modifizierten Paartherapie nach Masters und Johnson. – Eigene Erfahrungen mit 55 Paaren. In: FERVERS-SCHORRE, B., H. POETTGEN u. M. STAUBER (Hrsg.): Psychosomatische Probleme in der Gynäkologie und Geburtshilfe 1985. Springer, Berlin-Heidelberg-New York-Tokyo 1986.

6. HEIGL-EVERS, A.: Das Ehepaargespräch in der gynäkologischen Praxis. Sex. Med. **2,** 530–538 (1973).

7. HÖFFKEN, K. D. u. Mitarb.: Modifizierte Paartherapie – tiefenpsychologische Variante der »Masters und Johnson Therapie«. Sex. Med. **11,** 501–504 (1984).

8. KAPLAN, H. S.: The new sex therapy, active treatment of sexual dysfunctions. Brunner/Mazel, New York 1974. Deutsche Teilausgabe (Übersetzer: D. Langer): Sexualtherapie. Ein neuer Weg für die Praxis. Enke, Stuttgart 1979.

9. MASTERS, W. H. u. V. E. JOHNSON: Human sexual response, Boston 1966. Deutsche Ausgabe: Die sexuelle Reaktion. Rowohlt, Reinbek 1970.

10. MASTERS, W. H. u. V. E. JOHNSON: Human sexual inadequacy. Churchill, London 1970. Deutsche Ausgabe: Impotenz und Anorgasmie – zur Therapie funktioneller Sexualstörungen. Goverts, Frankfurt 1973.

11. MOLINSKI, H.: Die fokussierende Deskription. Praktische Hinweise für die Behandlung funktioneller Sexualstörungen aus analytischer Sicht. Sex. Med. **5,** 712–716 (1976).

12. SCHOOF-TAMS, U.: Therapie funktioneller Sexualstörungen nach Masters und Johnson. In: SIGUSCH, V. (Hrsg.): Therapie sexueller Störungen. Thieme, Stuttgart 1975.

13. SIGUSCH, V.: Physiologie des Orgasmus. In: Sexualität und Medizin. Kiepenheuer u. Witsch, Köln 1979.

14. SIGUSCH, V. u. T. MAACK: Ejakulationsstörungen. In: SIGUSCH, V. (Hrsg.): Sexualität und Medizin. Kiepenheuer u. Witsch, Köln 1979.

15. WILLI, J.: Die Zweierbeziehung. Rowohlt, Hamburg 1975.

16. WILLI, J.: Therapie der Zweierbeziehung. Rowohlt, Hamburg 1978.

17. WILLI, J.: Therapie von Sexualstörungen. Paartherapie oder Sexualtherapie. Familiendynamik **3,** 248–259 (1981).

Weiterführende Literatur

18. FALCK, H. R.: Schließen sie den Dritten mit ein. Paarberatung in der gynäkologischen Praxis. Sex. Med. **20,** 550–558 (1991).

19. FALCK, H. R.: Analytische Langzeittherapie mit Paaren bei Sexualstörungen. In: KENTENICH, H., M. RAUCHFUSS u. P. DIEDERICHS (Hrsg.): Psychosomatische Gynäkologie und Geburtshilfe 1993/94, S. 134–143. Springer, Berlin-Heidelberg-New York 1994.

Erschienen in:
tägl. prax. **30,** 329–340 (1989)
gynäkol. prax. **12,** 531–542 (1988)

Psychiatrische Krankheitsbilder mit »Erschöpfungssymptomatik«

V. FAUST, Ravensburg-Weißenau

Einleitung

Erschöpfungszustände sind kein wissenschaftliches Thema, wohl aber von großer praktischer Bedeutung. Man kann sie deshalb nicht in Abrede stellen, sollte jedoch einige Punkte im Auge behalten:

Das derzeitige Patientengut, mit dem es der Arzt in Klinik und Praxis zu tun hat, wird vor allem von 2 großen Gruppen getragen: Die 1. Gruppe enthält überwiegend chronisch-degenerative Leiden (Herz- und Kreislaufkrankheiten, degenerative Verschleißerscheinungen des Bewegungsapparates, Überforderungen des Nervensystems, chronische Atemwegserkrankungen sowie Malignome). Die 2. Gruppe, zu der mindestens jeder 4. Patient zählen soll, weist überwiegend funktionell geprägte Leiden auf. Dazu gehören auch Erschöpfungsbilder, die in der Regel Teil einer gewissen pathologischen Sequenz sind.

Begriff

Spiegelbild der schwer faßbaren Syndrome sind die vielen Synonyma, die sich um die Erschöpfungszustände gebildet haben (Tab. 1). Diese Begriffe sind in der Regel nicht einheitlich definiert, zeigen sogar unterschiedliche Schwerpunkte in Symptomatik und Ätiopathogenese, meinen jedoch irgendwie das gleiche, vor allem aber eines: *eine gewisse Unschärfe von Leidensbild und Ursache.*

Definition

Es gibt fast so viele Definitionen wie Begriffe (s. oben). Eines ist allen gleich: *Erschöpfungs- oder vergleichbare Zustände sind stets Symptom oder Syndrom einer Grundkrankheit, kein Leiden sui generis* (Tab. 2).

Die Frage, ob es sich hier um ein echtes, umschriebenes Krankheitsbild handelt oder – wie es einmal ironisch formuliert wurde – um einen »Sammeltopf ärztlicher

Tab. 1
Synonyma zum Begriff der sogenannten Erschöpfungszustände

Erschöpfungszustand, Überforderungssyndrom, reizbare Schwäche, vegetative Labilität bzw. Dystonie, Erschöpfungsreaktion, hyperästhetisch-emotioneller Schwächezustand, Neurasthenie, Psychasthenie, nervöser Erschöpfungszustand, funktionelle Störungen, psychovegetatives Syndrom, hypochondrische Entwicklung, psychosomatisch interpretierbare Leiden, funktionelle Organbeschwerden, Funktionsstörungen, psycho-physischer Erschöpfungszustand, psychogene Syndrome, neurozirkulatorische Dystonie, vegetative Stigmatisierung u. a.

Psychisch:
Angst, Spannung, innere Unruhe, Nervosität, Fahrigkeit, Affektlabilität oder gar -inkontinenz, dysphorische oder morose Stimmungslage, Überempfindlichkeit, Reizbarkeit bis hin zur Aggressivität, schnelle Ermüdung, Nachlassen von Merk- und Konzentrationsleistung, Stimmungsschwankungen bis hin zu ausgeprägten depressiven Zuständen, hypochondrische und phobische Ängste u. a.

Psychosomatisch:
Dumpf-diffuser Kopfdruck, Kopfschmerzen, Lidflattern, Globusgefühl, Atemenge, Herzsensationen aller Art, Völlegefühl, Übelkeit, Brechreiz, unklare gastrointestinale oder spastische Magen-Darm-Beschwerden, Diarrhö, Harndrang, Verspannungen in Schulter und Nacken, meist diffuse oder gar wandernde Rücken-, Muskel- und Gliederschmerzen, neuralgiforme Beschwerden an Stamm und Extremitäten, unklare Mißempfindungen am ganzen Körper, überempfindliche und juckende Haut, Hitzewallungen, Kälteschauer, Tremor, Schlafstörungen, Appetitlosigkeit, Nachlassen von Libido und Potenz u. a.

Psychosozial:
Resigniert-pessimistische Lebenseinstellung, Abgeschlagenheit, Mattigkeit, Schwunglosigkeit, Initiativelosigkeit, mangelnde Belastbarkeit, Neigung zu Rückzug und Isolation, Leistungsabfall u. a.

Tab. 2
Symptomatik von Überforderungs- und Erschöpfungszuständen

Insuffizienz«, ist für den Praxisalltag nicht wichtig. Solche vegetativen Störungen werden in der Regel auch nicht als »echte« Krankheiten angesehen, eher als Gesundheitsvarianten oder -spielarten, die das menschliche Auf und Ab charakterisieren. Vielleicht spielt auch hier eine gewisse zeittypische Einstellung zu Gesundheit und Krankheit mit hinein. Leiden ist und bleibt eine Grunderfahrung im menschlichen Leben. Heute sieht man aber darin überwiegend eine »behandelbare Störung« – mit allen Konsequenzen.

Psychiatrische Krankheitsbilder mit Erschöpfungsfolgen

Es gibt bestimmte organische Leiden, die ein Erschöpfungssyndrom zur Folge haben können (Herzinsuffizienz, Hypotonie, Störungen der Atmungsfunktionen, Vitaminmangelkrankheiten, Nebenniereninsuffizienz u. a.). Das gleiche gilt auch für eine Reihe psychiatrischer Krankheitsbilder. Da dies jedoch weniger bekannt ist, folgt eine komprimierte Zusammenstellung:

Erschöpfungsdepression

Depressive Zustände jeder nosologischen Zuordnung können viele Symptome zeigen, die erst einmal die Diagnose eines »einfachen Erschöpfungssyndroms« nahelegen. Dies kann insofern verhängnisvoll werden, als das (suizidgefährliche) Leiden »Depression« gezielt antidepressiv und nicht wie ein Erschöpfungszustand zu behandeln ist, der meist symptomatisch mit Tranquilizern und Hypnotika gebessert wird. Diese Gefahr droht vor allem bei den psychomotorisch gehemmten, weniger bei den agitierten Depressionsformen.

Die Erschöpfungsdepression im heutigen Sinne (frühere Synonyma: Erschöpfungsreaktion, chronische nervöse oder melancholische Erschöpfung u. a.) gehört zu den psychogenen Depressionen. Zu ihrer Entwicklung tragen ein bestimmter Grundcharakter (eher übergewissenhaft, ehrgeizig, jedoch auch entäußerungsschwach und mit geringer Frustrationstoleranz), mitunter sogar neurotische Persönlichkeitsstrukturen sowie konkrete auslösende Umweltreize bei. Typisch sind häufig eine mangelnde körperliche Auslastung, ungeregelte Arbeitszeit sowie ein in der Regel mehrjähriger Krankheitsverlauf. Schon diese Bedingungen verbieten im Grunde den verhängnisvollen Trend, jedem Erschöpfungszustand unkritisch eine Erschöpfungsdepression zu unterstellen.

Im einzelnen können folgende Phasen durchschritten werden:

1. *Hyperästhetisch-asthenische Prodromalphase:* Überempfindlich, reizbar, nervös, fahrig, schnell ermüdbar, Einschlafstörungen, unruhiger Schlaf, Konzentrationsschwäche, Leistungsrückgang, Neigung zu inadäquaten Affektausbrüchen, ja sogar Explosivreaktionen. Schließlich Teufelskreis durch berufliche und familiäre Konsequenzen. Dauer: Monate bis Jahre.

2. *Psychosomatische Phase:* Vielfältig, häufig und rasch wechselnde vegetative und funktionelle Beschwerden: Magen-Darm-Trakt, Herz-Kreislauf, Stoffwechsel, Endokrinium u. a. Teils diffus, teils lokalisiert, meist wandernd. Folge: hypochondrische Befürchtungen, häufige Arztbesuche mit Arztwechsel, Verzweiflung bis zur Suizidneigung, Betäubung mit Medikamenten (Tranquilizer, Hypnotika, Analgetika) und Alkohol. Dauer: Jahre.

Damit ist die Grenze der Dekompensation erreicht. Es fehlt nur noch ein unspezifischer Auslöser: psychische Traumen, körperliche Belastungen (Infektionskrankheiten, leichtere Schädel-Hirn-Traumen, Geburten, Aborte, Operationen), auch geringfügiger Art. Bisweilen kann die Dekompensation durch Entspannung (Urlaub, Wochenende), ja sogar durch Erfolg ausgeklinkt werden (Examen, Beförderung, gewonnener Prozeß u. a.).

3. *Depressive Phase:* Ängstlich-depressiv, innere Unruhe, Entschlußlosigkeit, Konzentrationsschwäche, Versagens- und Insuffizienzgefühle, Ein- und Durchschlafstörungen, Lärm- und Schmerzempfindlichkeit, Beeinträchtigung von Lust, Wohlbehagen, Frische, Tatendrang, Schwächung von Willen und Entschlußkraft, Abnahme sexueller Bedürfnisse usw. Dauer: Jahre.

Schlußfolgerung: Die Erschöpfungsdepression ist kein neues Krankheitsbild, hat jedoch durch den modernen Lebensrhythmus erheblich an Bedeutung gewonnen. Man sollte diese Diagnose jedoch nicht unkritisch überdehnen. Wichtig ist vor allem der Nachweis einer jahrelangen affektiven Dauerbelastung sowie einer mehr oder weniger ausgeprägten neurotischen Grundstruktur.

Rauschdrogenmißbrauch

Zwar glaubt man, Drogenabhängige sofort als solche erkennen zu können. Doch dies bezieht sich nur auf diejenigen Toxikomanen, die sich keine Mühe (mehr) geben, ihren Zustand zu verheimlichen.

Mehr und mehr versuchen aber zumindest Drogenabhängige der Mittel- und Oberschicht sozial integriert zu bleiben, ohne deshalb von ihrer Abhängigkeit loszukommen. Sie bemühen sich um eine geordnete »Fassadenfamilie«, versuchen das notwendige Leistungssoll im Beruf zu halten, kleiden sich mehr oder weniger unauffällig, vermeiden den Eindruck der Ungepflegtheit und geben sich freundlich, konziliant und kooperativ. Dies betrifft nicht selten jene Toxikomanen, die sich beim Arzt unter falschem Vorwand Ersatzstoffe zu erschleichen versuchen.

Ob mit oder ohne Hintergedanken, häufig finden sich hier folgende Klagen:

Gleichgültig, lustlos, teilnahmslos, Merk- und Konzentrationsstörungen, zunehmende Vergeßlichkeit, müde, matt, nicht belastbar, rasch erschöpft, schwunglos, geistiger und körperlicher Leistungsabfall u. a. Ferner depressive Verstimmungszustände, Weinkrämpfe, Suizidideen, Schlafstörungen, Schreckträume, innere Unausgeglichenheit, Angstattacken, Unruhezustände. Frühere Interessen erlöschen, Hobbies machen keine Freude mehr, es drohen Kontaktverlust und Isolation (Fremdanamnese).

Das alles sind Symptome, die gut in unsere Zeit passen und viele klinisch gesunde Mitbürger entwickeln. Doch kann es sich auch um die Folgen eines Halluzinogenkonsums handeln, also um Haschisch, Marihuana, LSD, Mescalin usw.

Noch deutlicher wird es bei Weckmitteln: Nach Abklingen der stimulierenden Wirkung sind die Patienten überwach, aufgedreht und müde-abgeschlagen zugleich. Sie klagen über Nervosität, Verstimmungen, rastlos-gereizte Unruhe, Angstzustände, Konzentrationsabfall, kurz: eine reizbare Erschöpfung. Dies droht vor allem bei wiederholter i. v. Zufuhr von Amphetaminen über mehrere Tage (Speedrun). Danach bricht der Patient zermürbt und ausgebrannt zusammen und fällt in einen tiefen Erschöpfungsschlaf. Noch bedrohlicher sind die Folgen des sogenannten »Speed-ball«, der Kombination von Amphetaminen und Kokain bzw. Opiaten. Vergleichbare, wenngleich nicht so brutale Folgen kann der übermäßige (ärztlicherseits nicht kontrollierte) Konsum oder gar Mißbrauch von Appetitzüglern haben.

Auch der alleinige Konsum von Kokain, das als Nobeldroge in der »Szene« wieder weit verbreitet ist, macht nach Abklingen der erwünschten Rauschwirkung müde, apathisch, ängstlich-unruhig und erschöpft. Daneben kann es auch zu plötzlichen fremd- und selbstgefährdenden Aggressionshandlungen kommen (»Kokainwahnsinn«).

Auch Schnüffelstoffe (Äther, Azeton, Benzol, Chloroform, Klebstoffe, Fleckenentferner, Lachgas, Toluol, Xylol u. a.), die besonders von Kindern, Jugendlichen und Strafgefangenen in tiefen, raschen Zügen aus getränkten Taschentüchern, Lappen, Sprühdosen, erhitzten Pfannen oder Dosen sowie Plastikbeuteln inhaliert werden, machen müde, vergeßlich, affektlabil usw. Am vernichtendsten aber sind die psychophysischen Folgen des Opiatkonsums: Rückgang der Aktivität, reduzierte Urteilskraft, Merk- und Konzentrationsstörungen, rasche Ermüdbarkeit, Verlangsamung, ängstlich-gereizte Stimmung, schneller Leistungsabfall usw.

Medikamentenabhängigkeit

Glaubt man, Rauschgiftabhängige noch am ehesten als solche erkennen zu können, so ist dies bei vielen Alkoholkranken ungleich schwerer (s. unten), bei den meisten Medikamentenabhängigen aber auf Anhieb fast unmöglich. Tablettensüchtige sind in der Regel Meister der Dissimulation: sozial integriert, leistungswillig, unauffällig, meist in den »besten Jahren« oder (beim weiblichen Geschlecht) im höheren Lebensalter, Mittel- und Oberschicht überrepräsentiert, deutliches Überwiegen des weiblichen Geschlechts – alles Faktoren, die eine Vertuschung begünstigen.

Weil der Organismus auf entsprechende Noxen relativ gleichförmig reagiert, findet sich auch hier eine durchaus ähnliche S y m p t o m a t i k:

Merk- und Konzentrationsstörungen, Affektlabilität, Angstzustände, Schlafstörungen, innere Unruhe, Nervosität, Reizbarkeit, Nachlassen der beruflichen und sexuellen Leistungsfähigkeit, rasche Überforderung usw. Hinter diesem klassischen »Erschöpfungssyndrom« versteckt sich bei näherer Prüfung nicht selten ein Medikamentenmißbrauch, z. T. jahrelang unerkannt.

Gespeist wird der Abusus in gleichem Umfang etwa durch ärztliche Rezepte bzw. frei verkäufliche Medikamente, seltener durch Vermittlung von Bekannten und Verwandten, bei Medizinalpersonen (Ärzten, Schwestern, Pflegern, Arzt- und Apothekenhelferinnen), auch durch Diebstahl und Rezeptfälschungen.

Vorausgegangen sind zumeist Schlafstörungen, Schmerzsyndrome (Kopfschmerzen, degenerative Verschleißerscheinungen, Zustand nach Schädel-Hirn-Traumata, rheumatische, Muskel- und Narbenschmerzen, Amputationen, Frakturen, Koliken, Ischialgien, Durchblutungsstörungen), ferner berufliche Überforderung und zwischenmenschliche Schwierigkeiten, häufig auch eine entgleiste Gewichtsreduktion (Appetitzügler – s. oben) sowie die Selbstbehandlung von klimakterischen Beschwerden.

Häufig finden sich mittlere und leitende Angestellte und Beamte, Selbständige, viele Akademiker. Bei den Einzelberufen dominiert die Hausfrau, aber auch das bereits erwähnte medizinische Personal.

Medikamentenabhängige mißbrauchen zumeist Hypnotika und Analgetika sowie Tranquilizer, aber auch Weckmittel, Laxanzien und Spasmolytika. Ein Teil bleibt seiner Droge treu, eine wachsende Zahl beginnt nach und nach die einzelnen Substanzgruppen zu kombinieren. Im Laufe der Zeit dient der Alkohol als billiges Potenzierungsmittel.

Auch und vor allem bei den Medikamentenabhängigen muß man aufpassen, daß man nicht das vielschichtige Erschöpfungssyndrom behandelt, möglichst noch mit jenen Medikamenten, die heimlich mißbraucht werden. Vor allem aber spielt hier eine menschliche Komponente mit hinein. Der Mißbrauch jeglicher Drogen (Alkohol, Medikamente, Rauschgift) ist für den Arzt ohnehin ein mißliches Kapitel. Der vermutete Abusus von Kollegen oder zumindest Akademikern anderer Disziplinen (oder deren Ehefrauen bzw. Verwandten) gehört mit zum Unangenehmsten, was man sich in Klinik und Praxis denken kann. Nicht nur, weil psychisch kranke Oberschichtangehörige mehr Schwierigkeiten bereiten können als die Patienten der einfacheren Kreise, auch weil die Diagnose eine Mißstimmung provoziert und die therapeutischen Möglichkeiten begrenzt sind. Der Arzt kann so zwar den richtigen Verdacht haben und trotzdem dem frommen Wunsche nachgeben, es müsse sich um alles andere als einen Mißbrauch handeln.

Und so wird wohl auch mancher Erschöpfungszustand lange und ausführlich »therapiert«, mit wechselndem Erfolg und auf Dauer verheerenden Konsequenzen für den auf diese Weise »geschonten« Patienten.

Alkoholkrankheit

Auch beim alkoholbedingten seelisch-körperlichen Abbau muß man sich von dem Gedanken befreien, daß die 1–2 Millionen Alkoholkranken und die rund 10mal so viel Alkoholbedrohten im Vorfeld des Alkoholismus nur Stadt- und Landstreicher seien, bei denen die Diagnose keine Mühe macht. Wenn man bedenkt, daß sich der Alkoholismus gleichmäßig über alle Schichten verteilt, in den Kliniken aber fast nur Grund- und einige Mittelschichtangehörige zu finden sind, dann muß man sich fragen: Wo sind die besseren Kreise? Sie vor allem, aber auch die meisten der anderen sozialen Gruppierungen leben unter uns und werden vom Hausarzt häufig ambulant durchgeschleppt – unter dem Bild vieler psychischer und physischer Beschwerden, nur nicht unter der richtigen Diagnose.

Auch hier sind es vor allem folgende Klagen:

Innere Unruhe, Nervosität, Gespanntheit, Reizbarkeit, depressive Stimmungsschwankungen, Konzentrationsstörungen, Nachlassen von Gedächtnis und Auffassungsgabe, beginnende Interesselosigkeit und Gleichgültigkeit, Affektlabilität und -inkontinenz, Angstzustände, Schlafstörungen, kurz: wieder ein sog. unklares Erschöpfungssyndrom.

Selbst wenn sich der Arzt zur richtigen Verdachtsdiagnose durchringt, muß er dennoch ausgesprochen vorsichtig sein, um den Patienten nicht zu verprellen und damit zu verlieren, nicht im eigenen, sondern im wohlverstandenen Interesse des

Betroffenen selber. Besonders die alkoholkranke Frau, Witwe oder »grüne Witwe« eines vielbeschäftigten Ehemannes im inzwischen viel zu großen Haus ist eine Meisterin der Dissimulation – sehr zu ihrem Nachteil. Selbst der Ehemann kann nichts finden, was kein Wunder ist. Frauen bevorzugen sehr rasch die hoch konzentrierten Alkoholika, die keinen verdächtigen Flaschenballast abwerfen und dennoch volle Wirkung garantieren. Vor allem kombinieren viele tagsüber mit Colagetränken und abends mit Medikamenten, auf die sie um so mehr ausweichen, je näher die vermutete Heimkehr des Ehemannes rückt, um die verräterische »Fahne« zu unterlaufen.

Schizophrenie

Von den psychiatrischen Krankheitsbildern, die – besonders im prodromalen Stadium – mit einem Erschöpfungszustand verwechselt werden können, sei lediglich noch auf die schizophrene Psychose hingewiesen. Bevor sich die richtige Diagnose im Lauf der Zeit durch eindeutige Symptome zu verfestigen beginnt, finden sich z. T. über lange Strecken folgende Vorpostensymptome:

Leichte Ermüdbarkeit, Konzentrationsschwäche, Zerstreutheit, Leistungsabfall, Kopfschmerzen, Schwindel, Schlafstörungen, Reizbarkeit, aber auch gedrückt-mißmutige Stimmungslage, unklare hypochondrische Klagen, Angstanfälle usw.

Erst nach und nach beginnen sich auch jene Symptome einzuschleichen (bzw. werden von der Umgebung erstmals registriert – Fremdanamnese!), die plötzlich nicht mehr zu einem konventionellen Erschöpfungszustand passen: Zunehmende Ungeselligkeit, ja Taktlosigkeit, Erkalten der Beziehungen zu Familie und Freundeskreis, erwachendes Interesse an wirklichkeitsfremden, metaphysischen und okkulten Fragen, »philosophische« Grübeleien, Befürchtungen, geisteskrank zu werden, Gefühl, als ob sich alles verändere, sonderbar oder bedrohlich werde u. a.

Da schizophrene Psychosen in der Regel in jüngeren Jahren auszubrechen pflegen, in denen Erschöpfungszustände zumindest nicht ohne weiteres als solche akzeptiert werden, ist die Gefahr einer Verwechslung nicht so groß. Auch bleibt es meist nicht lange bei dem reinen »neurasthenischen« Vorstadium, so daß sich der betreuende Arzt aufgrund eigener Beobachtungen und fremdanamnestischer Daten bald mit neuen differentialdiagnostischen Erwägungen konfrontiert sieht.

Zusammenfassung

Erschöpfungszustände oder vergleichbare Entwicklungen sind relativ leicht zu diagnostizieren, aber mitunter nosologisch schwer zuzuordnen. Dies aber ist wichtig, wenn eine (nur vorübergehend wirksame) symptomatische Therapie zugunsten einer kausalen Behandlung eingesetzt werden soll. Neben den häufigsten seelischen und vor allem psychosozialen Streßfaktoren, die in der Lebensform unserer Zeit begründet liegen, sind es vor allem unerkannte somatische und psychiatrische Krankheitsbilder. Zu letzteren gehören Depressionen, Rauschdrogen- und Medikamentenmißbrauch, Alkoholismus und die schizophrene Psychose im Initialstadium. Vorliegender Beitrag versucht einen Überblick über die Symptomatik dieser seelischen Krankheitsbilder zu vermitteln, die nicht nur häufig ein Erschöpfungssyndrom anderer Genese imitieren können, sondern auch untereinander ein mitunter verhängnisvoll gleichförmiges Beschwerdebild bieten, das die Differentialdiagnose erschwert.

Literatur beim Verfasser.

Erschienen in:
internist. prax. **26,** 117–122 (1986)
tägl. prax. **27,** 111–116 (1986)

Angstzustände

Differentialdiagnostische und therapeutische Möglichkeiten

V. FAUST und G. HOLE,
Ravensburg-Weißenau

Einleitung

Angstzustände nehmen zu. Unser Jahrhundert wurde bereits als das »Zeitalter der Angst« apostrophiert. Als die häufigsten allgemeinen Ursachen gelten: Umweltzerstörung, wachsende Kriminalität, Arbeitslosigkeit, Bankrotte, Staatsüberschuldung, Hunger, Armut, Siechtum, irreversible Naturschädigungen, Jugendrebellion, steigende Suizidraten, Drogen, Krieg, Terror, Folter – und die Apokalypse der nuklearen Bedrohung.

Aber auch unbegründete Angstzustände breiten sich aus. Nach eigenen Untersuchungen bekannten sich von einem unausgelesenen Probandengut von 5476 klinisch Gesunden 24,9% zu intermittierenden Angstzuständen ohne faßbaren Grund: Frauen mehr als Männer, Ältere mehr als Jüngere. Aber auch von 2668 Jugendlichen und Heranwachsenden waren es noch immer 14,3%, das weibliche Geschlecht mehr als doppelt so häufig. Bei der jungen Generation ist es vor allem auch die Furcht, unerwünscht oder im Wege zu sein und keine Aufstiegschancen und Zukunftsaussichten mehr zu haben (7).

Etymologie

Angst ist also ubiquitär. Demzufolge ist unsere Sprache reich an Ausdrücken, die entsprechende Gefühle beschreiben. Am häufigsten aber fällt der Begriff: Angst.

Er geht auf eine uralte indogermanische Sprachwurzel zurück, die schon damals das Einengende, Schnürende umschrieb wie später das lateinische »angustiae« = Enge, Bedrängnis, Beengung. Ähnliches findet sich auch für andere alte und moderne Sprachen.

Der etymologische Hintergrund der Furcht ist dagegen nicht so exakt ableitbar. Außerdem wird in Alltagssprache und Belletristik kein Unterschied zwischen Angst und Furcht gemacht.

Definition von Angst und Furcht

Jeder Mensch weiß, was Angst heißt. Völlig angstlose Menschen sind krank (3).

Trotzdem gibt es keine einheitliche Definition. Jede der vielen Disziplinen, die sich mit der Angst beschäftigen, konkretisiert sie anders.

Einigt man sich auf einen globalen Definitionsversuch, so läßt sich festhalten: Angst ist ein unangenehmer emotionaler Zustand mit (zumeist) physiologischen Begleiterscheinungen, hervorgegangen aus einem Gefühl der Bedrohung, das entweder konkret oder nicht objektivierbar ist.

Bedeutung bis in unsere Tage erlangte die von dem Philosophen KIERKEGAARD eingeleitete Dichotomie in Angst: unbestimmt, gegenstandslos, anonym, unmotiviert, und in Furcht: bestimmt, auf einen bedrohlichen Gegenstand oder eine gefährliche Situation gerichtet, benennbar, entsprechend begründet.

Epidemiologie der Angst

Die bereits erwähnten methodischen Probleme überschatten alle Bemühungen, Angstzustände in Zahlen zu fassen. Immerhin zeichnen sich auch in anderen Studien folgende Erkenntnisse ab (Literaturzusammenfassung in 17):

Die neue Generation scheint mehr Angstzustände zu artikulieren als ihre Eltern und Großeltern. Frauen klagen häufiger darüber als Männer. Rassische Einflüsse spielen eine Rolle, müssen aber auch in dem jeweiligen bevölkerungspolitischen Zusammenhang gesehen werden (so geben in den USA z. B. Schwarze mehr Ängste an als Weiße).

Nachvollziehbar ist die Erkenntnis, daß die Angstinhalte nach Altersstufen wechseln. So findet sich die Angst oder Furcht vor:

1. Fremden, ärztlichen Eingriffen, Dunkelheit u. a. vor allem in der Kindheit;
2. Tieren, Naturereignissen, bestimmten zwischenmenschlichen Situationen u. a. insbesondere im mittleren Lebensalter;
3. Tod, Ungerechtigkeit, Krankheit, Isolation u. a. meist im höheren Alter.

Allerdings spielen hier viele Faktoren mit hinein. Die Angaben über gelegentliche Angstzustände in der klinisch gesunden Bevölkerung streuen zwischen 10 und 40% bei den Erwachsenen und sogar Kindern.

Angstneurosen und Phobien sollen etwa ⅕ aller neurotischen Entwicklungen ausmachen. In der Gesamtbevölkerung dürfte die Prävalenzrate bei 2–3% liegen (nach 17).

Ätiopathogenetische Aspekte

Die Vielzahl der theoretischen Überlegungen und Hypothesen zur Phänomenologie, Ätiologie und Pathogenese von Angst und Furcht sei hier nur stichwortartig gestreift (1, 3, 4, 8–14, 16, 18, 19).

Geläufigste Klassifizierungen nach Verursachung:

1. Vitalangst: Angst geht vom eigenen Leibe aus;
2. Realangst: Gefahr droht von der Umwelt (auch als Furcht bezeichnet);
3. Gewissensangst: Gefahr liegt in der eigenen Psyche;
4. existentielle Angst (nicht von allen vorbehaltlos akzeptiert): Grenzen instinktiver Sicherheit sind verlassen, unbekannte Gebiete ängstigen (Grenzsituation des Daseins);
5. neurotische Angst: Signal für eine innere Gefahr – im Gegensatz zur Furcht, die als Warnzeichen äußerer Gefahren gilt;
6. psychotische Angst: bei endogener Depression oder schizophrener Psychose (s. später).

Die Angstabwehr

Die Natur verlangt von Mensch und Tier, sich fürchten zu lernen (9). Dieser permanente Angstzustand ist eine Äußerung des Selbsterhaltungstriebes, verbunden mit dem Fluchtreflex. Das geschreckte Tier ängstigt sich und flieht. Das Zweckmäßige daran ist die Flucht, nicht das Sich-ängstigen. Im Extremfall aber lähmt die Angst und kann sogar in einen Todstellreflex münden. Im allgemeinen wäre das Leben ohne Angst bedroht – und in der Regel nur von kurzer Dauer. Die Erkenntnisse der Tierpsychologie sprechen hier eine deutliche Sprache: Der Verlust der Fluchtfähigkeit ist tödlich. Fehlen von Angst oder Furcht bei Tieren in entsprechenden Gegenden, in denen für sie nichts zu fürchten war (Arktis,

Antarktis), führte zu rascher Ausrottung, als der Mensch in diese Fauna einbrach (9).

Auch beim Menschen schärfen negative Erfahrungen und damit Angst und Furcht die Sinne und verbessern die Überlebenschance (Rennfahrer, Stierkämpfer, Bergsteiger, Soldaten u. a.). Trotzdem ist und bleibt Angst eine unangenehme Emotion, weshalb der Mensch nichts unversucht läßt, keine Angst aufkommen zu lassen oder besser: die Angst bewußt oder unbewußt abzuwehren.

Zu den häufigsten Abwehrmechanismen zählen: Vermeidung, Verleugnung, Verdrängung, Projektion auf die Umgebung, Verschiebung von bedeutungsvollen auf belanglose Inhalte, Rückschritt auf frühkindliches Verhalten, Somatisierung, Verkehrung (z. B. von Triebregungen in das Gegenteil), ferner Zwangshandlungen, die die Angst magisch bannen sollen, Ablenkungsmechanismen im täglichen Leben u. a.

Übertragen auf alltägliche Situationen stehen im Dienst der Angstabwehr auch manche Weltanschauungen und Gemeinschaftsbildungen, die Flucht in Vergnügen und Ablenkung, die Suche nach immer neuen Unterhaltungsmöglichkeiten sowie rücksichtsloses, wenn auch durchaus erfolgreiches Gebaren auf zwischenmenschlichem Gebiet (Wirtschaft, Sport, Politik, Wissenschaft u. a.).

Wachsende Formen der Angstabwehr enthalten auch die psychosomatischen Störungen oder gar Krankheiten, die neurotische Entwicklung, ja sogar Psychose und Kriminalität. Die am meisten verbreitete Form aber ist die Sucht: Alkoholkrankheit, Medikamentenmißbrauch, Rauschdrogenkonsum, Nikotinabusus und – Endstadium süchtiger Fehlentwicklung – die Polytoxikomanie (1, 3, 4, 8, 10, 16, 18, 19).

Symptomatik der Angstzustände
(Tab. 1)

Das Angstsyndrom ist diffus, vielfältig, häufig wechselnd und differentialdiagnostisch nur schwer abgrenzbar. Man differenziert in:

1. Psychische, psychosomatische, psychomotorische und psychosoziale Symptome sowie deren Folgen;

2. körperliche Symptome.

Darüber hinaus ist man bereits in der Lage, innerhalb des Kindes- und Jugendalters Schwerpunkte zu erkennen (Tab. 2).

Die »Alltagsangst«

Die meisten Angstzustände, die jeder Mensch aus seinem eigenen Erleben kennt, sind alltägliche, nachvollziehbare, durchaus sinnvolle Ängste. So ist Angst an sich nichts Krankhaftes. Pathologisch wird sie erst, wenn ihre Ursachen nicht in einem verstehbaren Verhältnis liegen oder wenn sie dem Betreffenden nicht bekannt (Neurose) bzw. Teil eines schweren psychotischen Leidens sind.

Normale Angst (oder besser: Furcht) findet sich überall:

Auslöser sind Tiere, Dunkelheit, geheimnisvolle Räume, Prüfungen, öffentliches Auftreten, Autoritätspersonen, Krankheit, Armut, Alleinsein, Verbrechen, Katastrophen, Unfälle, berufliches und sexuelles Versagen, Entscheidungen u. a. Furcht breitet sich aber auch aus vor Bindung und Verantwortung, vor Unheimlichem und Unbekanntem, vor Dämonen und Gespenstern (selbst in unserer Zeit), vor eigenen und fremden sexuellen und aggressiven Triebdurchbrüchen, vor der Zukunft, dem Altern, dem Gewissen, dem »strafenden Gott«, vor dem Nichts und dem Tode (1, 3, 4, 8, 10–14, 16, 18, 19).

Die neurotische Angst

In der Systematik neurotischer Entwicklungen unterscheidet man heute Neurosen mit typischen Symptombildungen. Dazu gehören neben Zwang, Phobie (s. später), Verstimmung, Entfremdung, Hypochondrie, hysterischen Lähmungen u. a. vor allem Angstzustände. Darüber

1. Psychische, psychosomatische*), psychomotorische*) und psychosoziale Symptome sowie Folgen	
Empfinden, etwas unbestimmbar Drohendem hilflos ausgeliefert zu sein; innerlich unruhig, nervös, gespannt, fahrig; mißgestimmt, reizbar, aggressiv, schreckhaft; ruhelos; interesselos; resigniert, freudlos, bedrückt, depressiv, verzweifelt; Sorgenbereitschaft, furchtsames Vorausahnen; unfähig zu entspannen; nie ausgeruht; Merk- und Konzentrationsstörungen; rasche Erschöpfbarkeit; Affektlabilität oder -inkontinenz; Vermeidungsverhalten; emotionales Erkalten im zwischenmenschlichen Bereich; Gefühl der Unwirklichkeit, des Weit-entfernt-Seins, der Beengung, der Ohnmachtsnähe u. a. Ausdrucksphänomene der Mimik und Gestik; psychomotorische Agitiertheit bis zum Raptus (Erregungszustand) bzw. psychomotorische Hemmung bis zum Stupor (»Betäubung«: keine Reaktion mehr auf Außenreize); Scheintätigkeit; sinnlose Flucht oder dranghaft-zielloses Weglaufen u. a.	
2. Körperliche*) Symptome	
Dumpfer Kopfdruck oder gar Kopfschmerzen; verminderte Speichelsekretion bis zur Mundtrockenheit; allgemeine Hautblässe, insbesondere im Gesicht; Piloerektion; Pupillenerweiterung; Hemmung des Lichtreflexes; Zähneknirschen, insbesondere im Schlaf; Ohrensausen; Sehstörungen; gepreßte oder zitternde Stimme; Klopfen in den Gefäßen; Ohnmachtsgefühle; Schwindel; Tachykardie; Herzsensationen: Herzdruck, Herzklopfen, Herzjagen, Herzstolpern, Herzstechen, Präkordialangst; Atembeschwerden: Atemenge, »Atemsperre«, Lufthunger, muskuläres Atemkorsett, asthmaähnliche Zustände, Tachypnoe; Würgegefühle im Hals (»Kloß«); ständige Schweißneigung oder gelegentliche (unmotivierte) Schweißausbrüche, auch lokalisiert; Appetitlosigkeit, mitunter Anfälle von Heißhunger; Magen-Darm-Störungen: Übelkeit, Sodbrennen, Völlegefühle, Druck und Schmerzen vor bzw. nach den Mahlzeiten, Meteorismus, Flatulenz, Gefühl, als senke sich der Magen, diffuser Magendruck, Darmspasmen, Obstipation, Diarrhö, Abmagerung bis zur Anorexie; Reduktion von Libido und erektiver und/oder ejakulativer Potenz; Menstruationsstörungen, Menorrhagie; Harndrang, vermehrtes und häufiges Wasserlassen; Ein- und Durchschlafstörungen, frühes Erwachen, unangenehme Alp- und Schreckträume, Pavor nocturnus; Zittern der Extremitäten, insbesondere feinschlägiger Tremor der Hände, Zitteranfälle; vermehrte, wenngleich nicht regelmäßig verteilte Muskelspannung, Muskelschmerzen, Muskelsteife, Muskelzuckungen, gelegentlich aber auch verminderte Muskelspannung bis zu Tonusverlust (»weiche Knie«) oder Kollapsgefahr; diffuse Mißempfindungen (z. B. Kribbeln sowie andere Parästhesien) an Stamm, Extremitäten und im Gesicht; ferner allgemeine Beschwerden wie leichte Ermüdbarkeit, ständige Mattigkeit, allgemeine Schwäche, generelle Unsicherheit u. a.; Erhöhung des Blutzuckers, Steigerung von Blutdruck und Pulsfrequenz usw.	

Tab. 1
Symptomatik der Angstzustände

*) Häufig gehen physische und psychosomatische/psychomotorische Störungen ineinander über

Säuglinge und Kleinkinder	**Schulkinder**
Psychotoxische Störungen, Dreimonatskolik, Säuglingsekzem, Ein- und Durchschlafstörungen, Schrei- und Erregungsanfälle, motorische Stereotypien, genitale Manipulationen, Fäkalspiele u. a.	Zunehmen der Sozialisationshemmungen mit Kontakt- und Bindungsängsten, abrupte nächtliche Pavorzustände, Tickerscheinungen, Stottern, hypochondrische Erlebnisverarbeitungen, Kopfschmerzen u. a.
Trennungsangst im Kleinkindalter	**Pubertät und Adoleszenz**
Respiratorische Affektkrämpfe, Nabelkoliken, Ein- und Durchschlafstörungen, Jaktationen, genitale Manipulationen, symbiotische Syndrome, Mutismus und Phobien, funktionelle Hyperthermie-, Kopfschmerz-, Hautgefäß- oder Atmungssyndrome u. a.	Ängstlich-depressive Zustandsbilder mit Mager- und Fettsucht, strukturierte Angstneurosen mit umschriebenen Angstanfällen, Phobien und Depersonalisationserlebnissen, mitunter »psychosenahen« Entwicklungen

Tab. 2
Angstsyndrome im Kindes- und Jugendalter (nach NISSEN)

hinaus differenziert man in Neurosen, die sich allein durch charakteristische Einstellungen, Fehlhaltungen oder auch schwere Charakterdeformierungen dokumentieren: hysterische, zwanghafte, depressive oder schizoide neurotische Strukturen.

Neben den mehr oder minder leibnahen Angstanfällen mit entsprechenden körperlichen Beschwerden wurde schon von FREUD im Zusammenhang mit der Angstneurose auch der Begriff der »frei flottierenden Angst« eingeführt. Dies ist eine zwischen Normalität und Krankheit hin und her diffundierende Bereitschaft, jederzeit Bedrohliches zu erwarten, die – von spezifischen Auslösesituationen unabhängig – ihr Objekt jeweils neu findet oder auch frei phantasiert (8).

Manch einer leidet an echter neurotischer Angst, kann sich aber seine Neurose nicht eingestehen und geht deshalb auch nicht zum Arzt. Insbesondere narzißtische Omnipotenzphantasien können es als unerträglich erscheinen lassen, eine Angst als Neurose, d. h. als »persönliche Schwäche« zu akzeptieren. Mitunter wird die neurotische Angst auch zu einer Realangst, also einer Furcht vor einer realen überwältigenden Gefahrensituation umgefälscht. Damit ist (vorerst) das Eingeständnis einer krankhaften Minderwertigkeit auf seelischer Ebene vermieden (16).

Viele somatisieren ihre Angst. Sie klagen nicht über Angst, sondern über multiple Mißempfindungen (Tab. 1). Denn eine Organkrankheit hat einen ungleich höheren »Prestigewert« – vor allem für das männliche Geschlecht. Dieser Gestaltwandel neurotischer Störungen ist in den letzten Jahrzehnten besonders deutlich geworden: Rückgang der vergleichsweise angstfreien, hysterieartigen Darstellungen und Zunahme meist angstbetonter Intimformen (1, 3, 4, 16, 18, 19).

Phobische Ängste

Lokalisierte oder umschriebene Ängste nennt man Phobien. Sie beziehen sich meist auf ungefährliche oder mit relativ geringem Risiko behaftete Gegebenheiten. Diese können jedoch beim Phobiker mit fast reflexhafter Regelmäßigkeit einen unerträglichen Angstzustand auslösen und ihn zwingen, diese Situation zu meiden, wo immer es geht.

Schon vor einem halben Jahrhundert wurde bereits eine Liste von 135 Phobien zusammengestellt, nach anderen Quellen sogar 217 (12, 14).

Die geläufigsten Krankheitsbilder sind: Klaustrophobie (Angst vor geschlossenen Räumen), Agoraphobie (Angst vor Plätzen), Kanzerophobie (Krebsangst), Algophobie (Angst vor Schmerz), Erythrophobie (Angst vor Erröten) u. a.

Am häufigsten sind offenbar Phobien, die eine allgemeine physiologische Bedrohung übertreiben (Furcht vor Schlangen, Gewittern, Dunkelheit, Ungeziefer, Brücken, Türmen u. a.). Manche Phobien sind selten (vor spitzen Gegenständen, Berührung, Blitzschlag usw.), andere völlig aus unserem Erfahrungskreis gewichen (so die Angst, lebendig begraben zu werden, eine Sünde zu begehen usw.).

Dafür häufen sich dezente umschriebene Ängste wie: ohnmächtig zu werden, in Gesellschaft aufzufallen, sich zu erbrechen, einen schlechten Eindruck zu hinterlassen, im Beruf oder Bett zu versagen, vor bestimmten, insbesondere symbolträchtigen Flüssigkeiten (z. B. Blut), vor Messern, Beschmutzung, Tieren aller Größe (insbesondere Hunde, Mäuse, Pferde, Würmer, Schlangen und Spinnen), vor Streichhölzern, Asche, Waffen, ja sogar vor der unwillkürlichen Ausführung von Verbrechen (z. B. sein eigenes Kind zu erdolchen) – und schließlich die Phobie vor der Phobie.

Nicht selten sind phobische Ängste auf den eigenen Leib fixiert. Hier dominieren vor allem herzphobische Entwicklungen (Herzneurosen, Herzhypochondrie, Herzphobie u. ä.).

Die psychotische Angst

Schon im Vorfeld einer beginnenden schizophrenen Psychose findet sich oft eine unmotivierte Angst. Noch häufiger aber ist die Furcht vor etwas Grauenhaftem, Unfaßbarem, Bedrohlichem, mitunter auch schlichtweg davor, verrückt zu werden. Besonders akustische und optische Wahnwahrnehmungen, aber auch Tastsowie Geruchs- und Geschmackshalluzinationen können aufs schwerste peinigen. Vor allem die Wahnstimmung und der angstgetönte Zustand der Ratlosigkeit, der alles so seltsam, rätselhaft, ungewohnt und fremd macht, ist ein zermürbendes Erlebnis (1). Der »Verlust der natürlichen Selbstverständlichkeit« (2) ist einer der entscheidenden Angstauslöser, der den schizophrenen Kranken sogar zum Suizid treiben kann.

Angstzustände spielen auch bei allen Formen der Depressionen – gleich welcher nosologischer Untergruppe – eine belastende Rolle. Bei der endogenen Depression aber können sie eine zentrale Position einnehmen, insbesondere bei einer agitierten Involutionsdepression (»Jammerdepression«). Zuweilen wirkt die »melancholische Angst« noch monströser als die der Schizophrenen, insbesondere wenn ein »nihilistischer Wahn« hinzukommt, der den Patienten mit schrecklichen Ahnungen und Befürchtungen zermürbt (1, 6).

Körperlich begründbare Angstzustände

Dazu gehören epileptische Dämmerzustände, das Delirium tremens (aber auch die bewußtseinsklare Alkoholhalluzinose), Verwirrtheitszustände bei Zerebralarteriosklerose oder seniler Demenz usw. (1). Bei körperlich begründbaren Psychosen mit akutem Verlauf ist häufig die Orientierung in Zeit und Raum gestört und das Wachbewußtsein getrübt. Es herrschen Verwirrtheit, traumhafte Umdämmerung und Wahnsymptome –

besonders aber Angstattacken, die zu schweren Selbst- und/oder Fremdaggressionen führen können.

Bei internistischen Erkrankungen sind es neben der Hyperthyreose bzw. BASEDOW-Psychose vor allem Herzleiden. Insbesondere Koronarerkrankungen vermögen entsetzliche Angstzustände auszulösen. Am eindrucksvollsten sind hierbei Angina pectoris und Herzinfarkt. Allerdings können Infarktpatienten mitunter erstaunlich wenig Angstzustände verbalisieren. Möglicherweise wird dabei die Angst durch das unerträgliche Schmerzsyndrom gleichsam konsumiert (1).

Auch der Ertrinkungstod provoziert Angst, wahrscheinlich weniger durch den verminderten Sauerstoffpartialdruck, mehr durch die mechanische Behinderung der Atmung mit unerträglichem Beklemmungs- und Angstgefühl. Das Asthma bronchiale führt zu heftigen Angstzuständen, wenngleich nicht selten psychodynamisch überlagert.

Interessant ist auch das Phänomen der sogenannten Lebensbilderschau bei Absturz, Ertrinken oder anderen Todesarten, die Bruchteile von Sekunden der »Rückbesinnung« zulassen. Hier kann eher eine lust- als angstvolle Gefühlstönung dominieren (1).

Ursprünglich lustvoll konzipiert, dann aber hochdramatisch angstvoll endend ist hingegen der entgleiste Drogenrausch: der Horrortrip (bad trip), eine drogenspezifische Komplikation durch Halluzinogene (Haschisch/Marihuana, vor allem aber LSD, DOM, PCP u. a.). Dieser Minuten bis Stunden, manchmal sogar Tage oder Wochen dauernde drogeninduzierte Zwischenfall führt neben optischen Halluzinationen, paranoiden Symptomen, depressiven Verstimmungen und mannigfachen körperlichen Beschwerden und Leibgefühlsstörungen vor allem zu einer tiefsitzenden panischen Angst – überschattet von der Furcht, verrückt zu werden oder sterben zu müssen (5).

Fast noch dramatischer ist der sogenannte Echo- oder Spätrausch (flash back), der im drogenfreien Intervall, Tage oder gar Wochen nach Einnahme der letzten Halluzinogendosis auftreten kann. Jetzt muß das Opfer annehmen, es sei geisteskrank geworden, weiß es doch definitiv, keine Drogen mehr genommen zu haben (5).

Therapeutische Möglichkeiten

Angst ist nicht gleich Angst. Deshalb haben (auch hier) therapeutischen Überlegungen differentialdiagnostische Schritte vorauszugehen. Dies ist zwar ein Axiom, muß aber gerade bei der Behandlung von Angstzuständen immer wieder betont werden. Es ist falsch, Angst unkritisch mit Tranquilizern zu assoziieren. Dies kann nicht einmal den Herstellerfirmen recht sein, denn ein falscher Einsatz bringt ja auch ihre Produkte in Mißkredit.

Die wichtigsten Wirkgruppen zur Behandlung der verschiedenen Angstformen sind (ohne Wertung durch die Reihenfolge): Tranquilizer, β-Blocker, Antidepressiva und Neuroleptika.

Tranquilizer

Hier sind derzeit fast nur noch Benzodiazepinderivate im Gespräch. Die Zahl wächst ständig. Es empfiehlt sich deshalb, mit einigen wenigen Präparaten Erfahrungen zu sammeln. Die Unterschiede sind allerdings für den Alltag in Klinik und Praxis nicht so groß, wie manchmal bei Einführung eines neuen Produktes suggeriert wird.

Tranquilizer sind die am meisten verbreiteten Psychopharmaka. Da ihr Hauptindikationsbereich mit dem psychotherapeutischen Verfahren im weitesten Sinne zusammenfällt, wurden sie oft als »chemische Steuerung« kritisiert oder als »Notbehelf« bzw. »Hilfsmittel« abgetan.

In der Tat sind sie ein Hilfsmittel zur kleinen und gelegentlich auch großen Psychotherapie. Das muß jedoch nicht nur abwertend gemeint sein; oft gelten sie – selbstverständlich vorübergehend – als durchaus willkommenes Kotherapeutikum. Es versteht sich von selber, daß mit Medikamenten die ärztliche Zuwendung nicht zu ersetzen ist.

Präparate (Beispiele): *Adumbran, Albego, Demetrin, Frisium, imeson, Lexotanil, Librium, Nobrium, Planum, Praxiten, Tavor, Tranquit, Tranxilium, Trecalmo, Valium* u. a. m.

Indikationsgebiete: Innere Unruhe, Nervosität, Angst, Spannung, Reizbarkeit, psychosomatisch interpretierbare Beschwerden, Einschlaf-(»Abschalt-«) störungen, vor allem aber Angstzustände (»Anxiolytika«). Die zahlreichen Möglichkeiten außerhalb des psychischen Anwendungsbereichs sollen hier ausgeklammert bleiben.

Vorteile: Gute Verträglichkeit und relativ überschaubare Nebenwirkungen. Problemlose Kombinationsmöglichkeit mit Antidepressiva, Neuroleptika und β-Blockern.

Ein Anxiolytikum, das nicht zu den Benzodiazepinen gehört, ist das 1985 eingeführte *Bespar.*

β-Blocker

Die nicht-psychiatrischen Indikationsbereiche der β-Blocker sind bekannt: koronare Herzkrankheit, funktionelle Herz-Kreislauf-Störungen, Herzrhythmusstörungen, Hypertonie, ferner die relativ neuen »Nebenindikationen« Kardiomyopathie, Glaukom, Tremor, Migräne und Angstzustände.

Präparate (Beispiele): Ähnlich wie bei den Benzodiazepintranquilizern gibt es derzeit ein halbes Hundert Präparate wie *Beloc, Beta-Tablinen, Dociton, Indobloc, Lopresor, Trasicor* u. a. m.

Indikationsgebiete: Die »anxiolytische« Wirkung ist besonders dann von Vorteil, wenn somatisch-vegetative Beschwerden wie Tachykardie, Herzsensationen und Zittern im Vordergrund stehen. Bewährt haben sich die Präparate vor allem bei akuten Streßsituationen, situativen Angstzuständen, aber auch beim hyperkinetischen Herzsyndrom, bei der Herzphobie u. a.

Vorteile: β-Blocker können mit z. T. erstaunlicher Effektivität die sogenannten »peripheren (körperlichen) Angstzeichen« mildern oder gar unterbinden und damit den Teufelskreis zur »psychischen Angst« unterbrechen.

Antidepressiva

Angstzustände bei endogener Depression lassen sich nur beheben, wenn das gesamte depressive Syndrom zurückgeht (Tranquilizer haben keine antidepressive Wirkung, auch wenn dies bisweilen behauptet wird).

Präparate (Beispiele): *Anafranil, Aponal, Dogmatil, Equilibrin, Gamonil, Jatrosom*, Laroxyl, Ludiomil, Nortrilen, Noveril, Parnate*, Pertofran*, Saroten, Sinquan, Stangyl, Tofranil, Tolvin, Trausabun, Vivalan** u. a. (* = aktivierende Antidepressiva: Zurückhaltung bei agitierter Depression!).

Indikationsgebiete: Die Behandlung mit Antidepressiva gilt bei endogenen Depressionen aufgrund der ätiologisch nachgewiesenen biogenen Aminstoffwechselstörungen fast als kausale Therapieform.

Vorteile: Die Kombination mit Tranquilizern, entweder in festen Kombinationspräparaten (z. B. *Limbatril)* oder – sinnvoller, weil einzeln besser steuerbar – unabhängig voneinander, ist möglich. Insbesondere bei agitierter Depression ist dies sogar zweckmäßig (Tranquilizer wirken sofort, Antidepressiva brauchen – statistisch gesehen – 1–2 Wochen bis zum Wirkbeginn).

Neuroleptika

Neuroleptika dienen aus psychiatrischer Sicht vor allem der Behandlung von Psychosen verschiedener Genese (Antipsychotika). Angstzustände bei solchen Krankheitsbildern sind vorzugsweise mit Neuroleptika zu behandeln. Im Laufe der Zeit hat sich das Indikationspektrum der Neuroleptika jedoch erheblich ausgeweitet (s. unten).

Man differenziert – pragmatisch gesehen – in nieder- und hochpotente Neuroleptika. Diese beiden Gruppen haben ihre speziellen Indikationen sowie Vor- und Nachteile.

Präparate (Beispiele): *Atosil, Ciatyl, Dapotum, Decentan, Dipiperon, Dogmatil, Dominal, Eunerpan, Fluanxol, Glianimon, Haldol Janssen, Imap, Lyogen, Melleril, Neurocil, Orap, Psyquil, Taxilan, Triperidol, Truxal* u. a. m.

Indikationsgebiete: Sämtliche Arten von Psychosen, insbesondere aus dem schizophrenen Formenkreis, aber auch schizo-affektive Psychosen (Mischpsychosen), Involutionsdepressionen, Manie, paranoid-halluzinatorische Syndrome bei zerebraler Gefäßsklerose oder intrakraniellen Tumoren, seniler Beeinträchtigungswahn, Alkoholhalluzinose, Delirium tremens, das postremissive Erschöpfungssyndrom nach Abklingen einer schizophrenen Psychose u. a. m. Neuroleptika werden jedoch auch in allen anderen medizinischen Disziplinen eingesetzt, sei es zur Neuroleptanalgesie, zur Sedierung usw.

Vorteile: Dämpfung von innerer Erregung und Angst, schlafanstoßende Wirkung u. a. (vor allem niederpotente Neuroleptika), ferner antipsychotische Wirkung mit Ausgleich affektiver Spannungen ohne Müdigkeit und weniger störende vegetative Nebensymptomatik. Keine Suchtgefährdung (weshalb in niedriger Dosierung gerne als Tranquilizerersatz genutzt).

Schlußfolgerung

Die Häufigkeit intermittierender Angstzustände variiert in der klinisch gesunden Bevölkerung zwischen 10 und 40%. Das weibliche Geschlecht überwiegt. Die Symptomatik ist vielfältig und erstreckt sich über psychische und psychosomatische Symptome bis hin zu rein körperlichen und psychosozialen Folgen. Der Altersfaktor spielt eine Rolle. Zur Ätiopathogenese und Phänomenologie gibt es viele Hypothesen. Von praktischem Interesse sind die therapeutischen Möglichkeiten. Hier bieten sich vor allem der begrenzte Einsatz von Tranquilizern und β-Blockern sowie bei entsprechender Indikation Antidepressiva und Neuroleptika an.

Angst ist jedoch auch ein dankbares Feld psychotherapeutischer Bemühungen. Dabei ist eine besondere Ausbildung hilfreich, aber nicht unerläßlich. Zuwendung, mitfühlendes Verständnis und eine Art stützende Begleitung können zu erstaunlichen Erfolgen in der Entlastung von Angstzuständen verschiedener Genese führen.

Literatur

1. BAEYER, W. v. u. W. v. BAEYER-KATTE: Angst. Suhrkamp, Frankfurt 1971.

2. BLANKENBURG, W.: Der Verlust der natürlichen Selbstverständlichkeit. Ein Beitrag zur Psychopathologie symptomarmer Schizophrenien. Enke, Stuttgart 1971.

3. CONDRAU, G.: Angst und Schuld als Grundproblem der Psychotherapie. Huber, Bern-Stuttgart 1962.

4. DITFURTH, H. v.: Aspekte der Angst. Thieme, Stuttgart 1965.

5. FAUST, V.: Suchtgefahren in unserer Zeit: Alkoholkrankheit – Medikamentenmißbrauch – Nikotinabusus – Rauschdrogenkonsum – Politoxikomanie. Hippokrates, Stuttgart 1983.

6. FAUST, V. u. G. HOLE: Depressionen: Symptomatik – Ätiopathogenese – Therapie. Hippokrates, Stuttgart 1983.

7. FAUST, V.: Depressive Zustände in der Allgemeinbevölkerung – eine epidemiologische Studie. Weltkongreß der Psychiatrie, Wien 1983.
8. FREUD, S.: Studienausgabe in 10 Bänden. Fischer, Frankfurt 1972/73.
9. HEDIGER, H.: Die Angst des Tieres. In: BENEDETTI, G. (Hrsg.): Die Angst. Rascher, Zürich-Stuttgart 1959.
10. KIELHOLZ, P.: Angst. Psychische und somatische Aspekte. Huber, Bern-Stuttgart 1967.
11. LADER, M.: Einige somatische Aspekte der Angst. Nervenarzt **51,** 1 (1980).
12. LEVITT, E. E.: Die Psychologie der Angst. Urban-Taschenbücher, Kohlhammer, Stuttgart 1976.
13. MARCH, H.: Verfolgung und Angst in ihren leib-seelischen Auswirkungen. Thieme, Stuttgart 1960.
14. MARKS, L: Bewältigung der Angst. Springer, Berlin-Heidelberg-New York 1977.
15. NISSEN, G.: Angstsyndrome im Kindesalter und Betablocker In: KIELHOLZ, P. (Hrsg.): Beta-Blocker und ZNS. Huber, Bern-Stuttgart-Wien 1978.
16. RICHTER, H.-E.: Zur Psychoanalyse der Angst. In: DITFURTH, H. v. (Hrsg.): Aspekte der Angst. Thieme, Stuttgart 1965.
17. SARTORIUS, N.: Epidemiology of Anxiety. Pharmakopsychiatr. **13,** 249 (1980).
18. SCHWIDDER, W.: Angst und Neurosenstruktur. Z. psycho-somat. Med. **2,** 93 (1960).
19. SIRIAN, F.: Angst. Grundlagen und Klinik. Springer, Berlin-Heidelberg-New York 1983.

Erschienen in:
internist. prax. **26,** 343–351 (1986)
tägl. prax. **27,** 343–351 (1986)

Diagnose der Schlafstörungen

Ausschluß exogener, organischer, psychischer und psychosozialer Ursachen

V. FAUST, Ravensburg-Weißenau

Häufigkeit

Schlafstörungen gehören zu den häufigsten Klagen im Alltag von Klinik und Praxis. Dabei ist die Zahl der Betroffenen – im Gegensatz zur herkömmlichen Meinung – in den letzten 4 Jahrzehnten nicht gestiegen. So können laut demoskopischer Befunde annähernd gleichbleibend zwischen 16 und 21% schwer einschlafen, klagen zwischen 17 und 23% über Durchschlafstörungen und haben zwischen 25 und 28% das Gefühl, nicht genug Schlaf bekommen zu haben. Allerdings gibt es dabei Unterschiede nach Geschlecht (mehr Frauen) und Alter (eher höheres Lebensalter). Auch finden sich interessante Differenzen nach Zivilstand, Haushaltsgröße, ja sogar nach Beruf und Position (4).

Was tut man, wenn man nicht einschlafen kann? Am häufigsten ermittelten die Demoskopen bei 40% der Männer und 49% der Frauen das sog. »Ermüdungslesen«. Ähnlich zweckmäßig sind Schlafhilfen wie »Aufstehen und Umhergehen« und vor allem autogenes Training sowie weitere Entspannungsverfahren (zwischen 9 und 14%). Weniger sinnvoll ist der Schlummertrunk mit Bier, den 29% der Männer und immerhin 7% der Frauen eingestehen (dazu kommen in weiteren 5% andere Alkoholika). Ein umgekehrtes Geschlechtsverhältnis zeigt sich bei rezeptfreien Schlaf- und Beruhigungsmitteln (z. B. mit Baldrian). Hier liegen weibliche Schlafgestörte mit 20% doppelt so hoch wie Männer. Den Griff zum rezeptpflichtigen Schlaf- und Beruhigungsmittel gibt jeder Zehnte offen zu, Frauen wieder mehr als doppelt so häufig wie Männer (12%/5%). Mit einer relativ hohen Dunkelziffer ist zu rechnen (4).

Diagnose und Therapie

Die Diagnose einer Hyposomnie auf Symptomebene ist kein Problem, die Therapie mit den heutigen Möglichkeiten ebenfalls ohne Schwierigkeiten, will aber gut bedacht sein. Die Ursachen sind komplex. Schlafstörungen sind kein Leiden sui generis, sondern ein Symptom. Die kausale Therapie ist die Beseitigung der Ursache. Dies setzt mehr voraus als den reflektorischen Griff zum Rezeptblock.

Deshalb sollte sich die Behandlung der Schlafstörungen in folgende Therapieversuche untergliedern (1–3):

1. Ausschluß exogener, organischer, psychischer sowie psychosozialer Ursachen.

2. Aufklärung und Beratung über die physiologische Schlafdauer, insbesondere im höheren Lebensalter.

3. Psychotherapeutische Führung im weitesten Sinne; Anleitung zur Schlafhygiene.

4. Nichtmedikamentöse Schlafhilfen wie autogenes Training, gestufte Aktivhypnose, physikalische Therapie, Anleitung zum »Ermüdungsschlaf« u. a.

5. Pharmakotherapie, was nicht unbedingt sofort Schlafmittel heißen muß, sondern beispielsweise Neuroleptika, Antidepressiva, herz- und kreislaufstützende Mittel u. a.

6. Behandlung mit Hypnotika, jedoch stets ärztlich kontrolliert und zeitlich begrenzt (cave: »Verordnungsautomatie«!).

Ausschluß möglicher Störfaktoren

Der 1. differentialdiagnostische Schritt, der Ausschluß potentieller Ursachen der geklagten Hyposomnie oder gar Asomnie (»Schlaflosigkeit« ist relativ selten, auch wenn dieser Begriff meist gebraucht wird), wirkt auf den ersten Blick aufwendiger als er ist. Doch viele mögliche Auslöser sind dem Arzt ohnehin bekannt, die übrigen relativ rasch klärbar. Dies betrifft vor allem die psychischen und psychosozialen Belastungen.

Es folgt ein Überblick über die häufigsten Störfaktoren auf verschiedenen Ebenen (Auswahl). Die Aufzählung wird wohl im Laufe der Zeit erweitert werden müssen (* = Leiden, die durch Schlaf aktiviert werden können):

Was kann zu Schlafstörungen führen?

Psychoreaktive Belastungsfaktoren

Affekte wie Ärger, Aufregung, aber auch Freude; ferner Spannung, Angst, Furcht vor der Zukunft, Sorgen, Sehnsüchte, Schuldgefühle u. a.

Psychosoziale Aspekte

Konfliktsituationen, Streß, Überforderung, Erschöpfung, aber auch Entlastungssituationen; familiäre oder sexuelle Probleme; Schwierigkeiten im Beruf, am Arbeitsplatz, in der Nachbarschaft; Reiseumstellungen; unsinnige Eß- und Trinkgewohnheiten; mangelnde körperliche Aktivität u. a.

Exogene Anlässe

Neuer Schlafraum, ungewohnte Liegestatt; Umstellung der Tagesrhythmik (Nachtdienst, Flugreisen mit Verschiebung der Uhrzeit: »Jet lag-Syndrom«, Schichtarbeit); ungewohnte Sinneseindrücke (s. unten), aber auch Fehlen gewohnter Geräusche; Helligkeit, Geruchsbelästigung (z. B. Autoabgase) u. a.

Meteorologische und klimatische Einflüsse

Wetterwechsel; atmosphärische Veränderungen zur warmen oder warm-feuchten Seite hin; dies gilt besonders für die warme Jahreszeit und für entsprechende Regionen (z. B. Schwülebelastung im Rheingraben, Föhn im Voralpengebiet).

Organische Ursachen

Unter dem Oberbegriff »organisch bedingte Schlafstörungen« faßt man eine heterogene Gruppe von Hyposomnien zusammen. Nachfolgend eine Auswahl der häufigsten Ursachen:

Frühkindliche Hirnschädigung (prä-, peri- oder postnatal: zumeist Durchschlafstörungen bis in das Erwachsenenalter hinein).

Postenzephalitische Syndrome (Zustand nach eitrigen Meningitiden, Meningo-Enzephalitiden, aber auch Hirnabszesse usw.: akut meist Hypersomnie, danach langzeitig quälende Hyposomnie bis Agrypnie [= Schlaflosigkeit]. Umkehr des Schlaf-Wach-Rhythmus möglich).

Hirntumoren (dumpf-bohrender oder sprengender Kopfschmerz, Funktionspsychosen, Krampfanfälle; auch bei Zunahme des Schädelinnendrucks durch Liquorabflußstörungen möglich).

Krampfleiden* (Schlafepilepsie, Aufwachepilepsie).

Hirnatrophische Prozesse (z. B. toxischer, metabolischer, endokriner, entzündlicher, vaskulärer u. a. Genese; degenerative Systemerkrankungen; präsenile und senile Demenz usw.).

Traumatische Läsionen des Gehirns (z. B. Commotio oder Contusio cerebri).

Kopfschmerzen unterschiedlicher Genese (vaskulär, Migräne*, BING-HORTON-Syndrom, Kopfschmerzen bei Hypertonie und Gefäßsklerose, intrakranieller Drucksteigerung, Zervikalsyndrom: Schmerzen zumeist in den frühen Morgenstunden oder beim Erwachen).

Parkinson-Syndrom (Akathisie = Unmöglichkeit still zu stehen oder zu sitzen, planloses Hin- und hergehen; ferner durch Rigor und Akinese Unfähigkeit, nachts im Bett die Körperlage selbständig zu ändern. Dadurch quälende Schmerzen, Verspannungen und Mißempfindungen mit entsprechenden Schlafstörungen).

Zerebrovaskuläre Insuffizienz

Infektionskrankheiten, vor allem Fieberzustände.

Herzinsuffizienz* (Vitien, ischämische Herzmuskelerkrankungen: Hypoxie, CO_2-Anstieg mit Aktivierung des Wachzentrums, Orthopnoe, Reizhusten, Nykturie, nächtliche Asthma cardiale-Anfälle).

Tachykardie (supraventrikulär, ventrikulär, anfallsweise Flimmerarrhythmien usw.).

Hypertonie (insbesondere mit starken Blutdruckschwankungen, morgendlichem Blutdruckabfall, gelegentlich auch Blutdruckspitzen).

Chronische respiratorische Insuffizienz (rezidivierende Bronchitiden; Emphysem u. a.).

Asthma bronchiale* (Auslösung eines Anfalls vor allem durch vagotone Phase in der 2. Nachthälfte).

Ulcus duodeni* (bohrender Nüchternschmerz in den frühen Morgenstunden).

Zwerchfellhernien (Beschwerden im Liegen).

Leberleiden (z. B. Leberzirrhose mit Aszites und konsekutivem Zwerchfellhochstand; verminderte Stoffwechselleistung der Leber; vermehrte Bildung von toxischen Eiweißmetaboliten, dadurch Schlafstörungen und Benommenheit; hepatische Enzephalopathie; aber auch unerträglicher Juckreiz, insbesondere in der Bettwärme).

Niereninsuffizienz (Intoxikation mit entsprechenden Funktionsstörungen fast aller Organsysteme durch umfassende Beeinträchtigung des Stoffwechsels; Hyposomnien bei ⅓ der Patienten zu erwarten; Besserung durch Dialysebehandlung möglich, die aber ihrerseits durch Schlafstörungen behindert ist: psychogen, urämische Polyneuropathie).

Hyperthyreose (Tachykardie, innere Unruhe, Angstzustände, Schweißneigung, gesteigerte Schlafmotorik mit entsprechenden Störungen).

Diabetes mellitus (nächtliche Hypoglykämien, die sich am anderen Morgen nicht mehr feststellen lassen; deshalb Therapieirrtum möglich; diabetische Polyneuropathie mit entsprechenden Mißempfindungen nachts, besonders brennende Fußsohlen in der Bettwärme).

Hyperkortizismus (Schlafstörungen als Folge längerdauernder höherdosierter Steroidbehandlung bzw. auch nach M. CUSHING).

Hypokalämie (durch Laxanzienabusus, Durchfallerkrankungen, Langzeittherapie mit Kortikoiden; Schlafstörungen durch nächtliche Wadenkrämpfe).

Gichtanfälle (mit nächtlichen Schlafstörungen im Anschluß an abendlichen Alkoholgenuß oder eiweißreiche Mahlzeit).

Weitere Schmerzzustände: Außer den bereits erwähnten Schmerzbildern (Tumor, zerebrale Infektionen, kardiale oder gastrointestinale Beschwerden u. a.) sind es vor allem Affektionen im Nasennebenhöhlenbereich, Zahnschmerzen, Glaukom u. a. Besonders hervorzuheben sind Schmerzen der peripheren Neurologie: Trigeminusneuralgie, Nasociliarisneuralgie, Polyneuropathie unterschiedlicher Genese, Karpaltunnelsyndrom, Läsionen peripherer Nerven, Ischialgie, Lumbalgie (s. unten), Plexusschädigungen anderer Art (auch Metastasen, spinale Tumoren), ferner Meralgia paraesthetica nocturna, Krampussyndrom verschiedener Ursache, Restless-legs-Syndrom u. a. Bedeutsam sind auch orthopädische Leiden (z. T. mit neurologischen Folgen – s. oben): degenerative Verschleißerscheinungen der Wirbelsäule, M. BECHTEREW, Haltungsanomalien, Zervikobrachialgien, Polymyalgia rheumatica, Polyarthritis usw. Nicht zu vergessen ist der Juckreiz als »unterschwelliges Schmerzsyndrom«, meist nach entsprechenden Hautaffektionen, die durch verschiedene Ursachen hervorgerufen werden können (dermatologisch, neurologisch, internistisch, psychogen usw.).

Exogene Intoxikationen: Alkohol, Rauschdrogen (z. B. Amphetamine, auch in Form von Appetitzüglern (s. unten), ferner STP, Kokain u. a.); im weiteren chronische Intoxikationen durch Kohlenmonoxid, Mutterkornalkaloide, Quecksilber, Blei (Akkumulatorenfabrik), Thallium (Immission von thalliumhaltigen Stäuben durch Zementwerke), Koffein, Nikotin u. a.

Pharmakologisch bedingte Schlafstörungen: Vor allem amphetaminartige Substanzen, die früher in Stimulanzien, jetzt insbesondere in Appetitzüglern enthalten sind; bestimmte Kreislaufmittel (Sympathikomimetika), Cortisonderivate, bestimmte Antiepileptika (vom Typ des Ethosuximid, z. B. *Pyknolepsinum*) sowie ephedrin- und theophyllinhaltige Asthmamittel (auch als Spray); chronische Gabe von phenacetinhaltigen Analgetika und Vitamin A; Langzeitbehandlung mit Neuroleptika (Akathisie, Spätdyskinesien); antriebssteigernde Antidepressiva (z. B. *Pertofran,* MAO-Hemmer wie *Jatrosom* usw.) ab Nachmittag gegeben; Abstinenzinsomnie: Schlafstörungen nach längerem Gebrauch von Hypnotika in therapeutischer Dosierung während der Entzugsphase (Ausschleichen, vor allem aber schlagartiges Absetzen).

Genußmittel: Kaffee, Tee, Cola-Getränke, Nikotin.

Psychische Störungen

Hier muß man differenzieren zwischen psychogenen, endogenen und somatogenen Leiden:

Depressionen: psychogen (reaktiv, neurotisch, erschöpfungsbedingt), endogen (periodisch, manisch-depressiv, Spätdepression), somatogen (organisch, symptomatisch).

Schizophrene Psychosen: hebephren, kataton, vor allem aber paranoid-halluzinatorisch; besonders ausgeprägt im floriden Verlauf, aber auch möglich während Prodromal- und/oder Residualphase (postremissiver Erschöpfungszustand).

Maniforme Zustandsbilder (Zyklothymie; Manie; manische Zustände anderer Genese).

Toxikomanie (Rauschgiftkonsum, Medikamentenabusus, Alkoholismus, Nikotinmißbrauch).

Weitere psychogene Leiden: neurotische Entwicklung, psychosomatische Störungen oder Krankheiten, Erschöpfungs- und Versagenszustände, »Kampfneurosen« im Fronteinsatz, KZ-Syndrom (auch nach längerer Geiselnahme möglich), »Psychopathie« (abnorme Persönlichkeiten) u. a.

Selbstverständlich sind diese exogenen, organischen und psychischen Ursachen nicht bei jedem Betroffenen der Grund für die geklagte Schlafstörung. Außerdem werden viele Menschen mit solchen Belastungen ganz gut fertig, äußern keine entsprechenden Klagen oder haben sich zumindest damit arrangiert. Vielfach dürfte es sich auch um einen Summations- bzw. Potenzierungseffekt mehrerer Faktoren handeln.

Gleichwohl kann das »Daran-Denken« weiterhelfen, wenn man sich vor Ausschreiben eines Rezepts differentialdiagnostisch dazu Gedanken macht. Hat sich eines Tages der medikamentöse Effekt der Hypnotika verbraucht, wird man ohnehin auf eine solche Liste zurückgreifen müssen, um wenigstens rückwirkend nach den »hartnäckigen« Ursachen zu fahnden.

Literatur

1. FAUST, V. u. G. HOLE: Zur Diagnose der Schlafstörungen. Z. Allgemeinmed. **56,** 2423 (1980).
2. FAUST, V. u. G. HOLE: Zur Therapie der Schlafstörungen. Z. Allgemeinmed. **56,** 2437 (1980).
3. FAUST, V. (Hrsg.): Schlafstörungen. Häufigkeit – Ursachen – Schlafmittel – nichtmedikamentöse Schlafhilfen. Hippokrates, Stuttgart 1985.
4. PIEL, E.: Schlafschwierigkeiten und soziale Persönlichkeit. In: FAUST, V. (Hrsg.): Schlafstörungen. Häufigkeit – Ursachen – Schlafmittel – nichtmedikamentöse Schlafhilfen. Hippokrates, Stuttgart 1985.

Erschienen in:
internist. prax. **26,** 689–693 (1986)
tägl. prax. **27,** 727–731 (1986)

Konversionsneurotische Kaustörung

Beispiel zum Beitrag von D. EICKE und M. RASSEK (siehe S. 187)

H. FEIEREIS, Lübeck

Den im Beitrag von EICKE und RASSEK (S. 187) beschriebenen hysterischen Reaktionen als Ausdruck nicht nur einer psychischen, sondern auch einer somatischen Störung sei die Schilderung der Entstehung und des Verlaufes einer Konversionsneurose angefügt. Sie möge zeigen, wie sehr der in der Praxis tätige Arzt für Allgemeinmedizin oder Innere Krankheiten auch heute noch immer wieder mit solchen Erkrankungen und ihrer mitunter schwierigen Diagnostik und noch schwierigeren Therapie konfrontiert wird.

Die 51j. leicht übergewichtige Frau B. V. wird stationär eingewiesen, da sie im Anschluß an eine Unterleibsoperation (Myom) vor einem Jahr akut krampfartige Beschwerden beim Kauen bekam: »Ich merkte unmittelbar nach meiner Operation, daß das Essen eine Schwerstarbeit war. Sobald ich etwas in den Mund führte, verkrampfte er sich, es wurde immer schlimmer.«

Sie wurde daraufhin zu verschiedenen Fachärzten geschickt (Narkosearzt, Zahnarzt, HNO-Arzt, Neurologe u. a.), ohne daß ein pathologischer Befund festgestellt wurde. Auch verschiedene medikamentöse Behandlungen brachten keine Besserung. Während eines Heilverfahrens nach ½ Jahr sagte man ihr, sie habe beim autogenen Training 20 Jahre etwas falsch gemacht, und dies sei nun aus dem Unterbewußtsein zutage getreten und habe sich auf die Kaumuskeln gelegt.

Der Eßvorgang verschlechterte sich zunehmend. »Es war so schlimm, daß ich nicht vom Brot abbeißen oder die Nahrung vom Löffel nehmen konnte. Es entstand ein schmerzloser Krampf im Kiefer und in der Gesichtsmuskulatur – der Mund blieb offen; sobald ich aber den Löffel oder das Brot vom Mund wegnahm, löste sich der Krampf, und ich konnte den Mund ohne Schwierigkeiten auf- und zumachen.«

»Ich fing an, krampfhaft auf die Nahrung beißen zu wollen, das gelang mir nur sehr mühsam. Während ich dann schließlich einen Happen im Mund hatte, kam ich höchstens zweimal zum Beißen. Es sammelte sich dann im Mund der Speichel, der die Nahrung zum Aufweichen brachte, diese Happen rutschten dann aber nicht nach hinten, sondern vorn wieder aus dem Mund hinaus. Es kam auch oft genug vor, daß der Speichel allein aus dem Mund floß und die Nahrung ebenfalls gesondert. Bei diesem Vorgang stoppte dann auch der Atem, und die Gesichtsmuskulatur verkrampfte sich so, daß ich die Augen zukneifen mußte. Ich stopfte dann den Happen wieder in den Mund, hielt den Kopf nach hinten, so daß der Bissen nach hinten rutschte. Wenn er dann auf dem hinteren Teil der Zunge lag, konnte ich schlucken und atmen, und die Augen öffneten sich schlagartig. Wenn ich fürchterlich weinte oder herzhaft zum Lachen kam, konnte ich auch ein- oder zweimal krampflos zubeißen, oder auch wenn Flüssigkeit durch den Mund floß.«

Bei der stationären Aufnahme keine Hinweise auf einen krankhaften organischen Befund. Internistischer Status einschließlich apparativer und laborchemischer Werte normal. Auch keine

Elektrolytstoffwechselstörung. Röntgenologisch Ösophaguspassage unbehindert, normaler Befund des Magens einschließlich seiner Funktion.

Dagegen bot der Kauvorgang ein Bild des Jammers: Die Patientin hatte grotesk anmutende athetoide Bewegungen, sobald sie etwa ein Stück Brot abgebissen hatte, gleichzeitig zugekniffene Augen, Atemnot und ein ausgedehntes Erythema fugax. Da es ihr bei diesen Bewegungen nicht gelang, den Mund zu schließen, fiel ihr der Bissen auf die Serviette; anschließend wiederholte sich dieser Vorgang immer wieder, bis sie schließlich nach 1–2 Minuten mühsam ein wenig der zerkleinerten Nahrung schlucken konnte. Demgegenüber fiel eine wesentlich geringere Störung beim Essen breiiger Speisen auf, und flüssige Nahrung konnte sie mühelos in den Mund nehmen und schlucken. Die Symptomatik erstreckte sich somit ausschließlich auf den Kauvorgang, demgegenüber ungestörter Schluckakt.

Für eine Mahlzeit benötigte die Patientin etwa eine Stunde. Sie hatte sich zunehmend isoliert. Der über ein Jahr anhaltende Leidenszustand kulminierte in Suizidgedanken.

Die Annahme einer konversionsneurotischen Genese stützte sich auf die Analyse der von der Patientin zunächst strikt negierten Psychodynamik, »ich bin eigentlich ein rundum zufriedener und glücklicher Mensch«. Diese setzte sich aus aktuellen Ambivalenzkonflikten, einem Auslösungsfaktor, der präformierenden Organdisposition und einer individuellen Reaktionsweise zusammen.

Der Krankheit vorangehende verdrängte und verkürzt wiedergegebene Ambivalenzkonflikte:

1. Einige Monate vor Beginn der Symptomatik waren die Eltern der Patientin in das freigewordene Reihenhaus unmittelbar neben ihr eingezogen. Die Idee stammte von der Patientin, sie hatte alles in die Wege geleitet; die Eltern beteiligten sich an allen Vorbereitungen und waren begeistert – bis zum Tage des Einzuges: Sie, die 50 Jahre lang in ein und derselben Wohnung gelebt hatten, fühlten sich in dem neuen Haus nicht wohl, vor allem die Mutter. Sie behauptete plötzlich und stets hinter dem Rücken der Patientin, ins Gefängnis gebracht worden zu sein. Bekannte und Freunde warfen der Patientin vor, man könne doch solche älteren Menschen nicht mehr umpflanzen. Ihre Schuldgefühle wurden um so größer, da sie die Vorwürfe nur aus dritter Hand erfuhr, gleichzeitig die 72j. Mutter mit dem Umzuge auch die viele Jahre sehr gern ausgeübte Tätigkeit in einer Reinigung aufgeben mußte und schließlich zeitweilig auch noch krank wurde.

2. Der 24j. einzige Sohn der Patientin, mit dem »ich nie die geringsten Probleme hatte«, schloß sich einer Gruppe der Gegner von Atomkraftwerken an und nahm an Demonstrationen teil. Gleichzeitig strebte er aber den Staatsdienst an, so daß die Patientin sich größte Sorgen um seine Zukunft machte. Ebenfalls spürte sie, daß er sich innerlich erstmals von ihr entfernte und sich trotz heftiger häuslicher Debatten nicht umstimmen ließ, während die Mutter ihm immer wieder deutlich machte, daß sie nie tolerieren werde, was er da tue. Er wiederum antwortete, daß sie, wenn er einmal ins Gefängnis komme, wenigstens wissen solle, weshalb. Die Patientin fühlte sich innerhalb solcher Auseinandersetzungen so angespannt, daß sie einmal auf einer Fahrt zum Studienort des Sohnes laut im Auto habe schreien müssen, um ihrer Spannung Luft zu machen.

Zur Auslösung:

Etwa ¼ Jahr vor der Operation war bei einer Freundin der Patientin Unterleibskrebs festgestellt worden. Aus Angst vor einem ähnlichen Leiden stimmte die Patientin der vom Frauenarzt schon längere Zeit vorgeschlagenen Myomoperation zu. Vorher hatte sie zu ihrem Leidwesen etwa 5 kg zugenommen, ein Problem, das sie seit dem 30. Lebensjahr bewegte, weil sie es nicht schaffte, das Übergewicht zu vermindern. Sie hatte nun die Hoffnung, durch die Vorbereitung zur Operation und die Operation selbst diese 5 kg wieder abzunehmen.

Als sie nach erfolgter Operation wieder essen durfte, setzte die Symptomatik ein.

Zur präformierenden Organdisposition und individuellen Reaktionsweise:

Im Alter von 30 Jahren hatte die Patientin 2 Monate nach der Geburt des Sohnes unmittelbar im Anschluß an eine Gallenoperation kurzfristig ähnlich anmutende Beschwerden mit Kloßgefühl im Hals, Würgen beim Essen, einem Gefühl, feste Speisen nicht recht schlucken zu können und Brechreiz nach dem Essen. Wenn auch diese funktionellen Beschwerden, die damals ebenfalls ohne organische Grundlagen wesentlich schwächer als jetzt auftraten, so fällt doch auf, daß ebenfalls eine Operation vorausgegangen war, damals nach der Gallenoperation die unerwünschte Gewichtszunahme einsetzte und sich die Beschwerden »unter seelischen Belastungen«, die im Krankenhausbericht damals leider nicht eingehender beschrieben wurden, verstärkten. Besonders das autogene Training habe ihr seinerzeit bald geholfen.

Therapie

Der Schwerpunkt der Behandlung dieser Patientin lag auf der kombinierten Entspannungs- und Psychotherapie, wie sie auf S. 285 eingehend beschrieben wird. Hypnotische Tiefenentspannungen, Einzel- und Gruppenübungen des autogenen Trainings, Atemgymnastik, verhaltenstherapeutisch orientierte Beiß- und Kauübungen und fokussierte tiefenpsychologisch fundierte Konflikttherapie standen dabei im Mittelpunkt.

»Bei all den Übungen erschien mir zunächst wichtig, das richtige Atmen beim Essen wieder zu erlernen. Während ich einen Happen im Mund hatte, versuchte ich erst einmal, den Krampf wegzuatmen – dann kam ich einmal zum Beißen. Jetzt fing ich an, mir während des autogenen Trainings vorzustellen, daß ich von einem Kuchen abbeißen wollte – aber es gelang mir nicht.«

»Ich saß in Gedanken vor dem Kuchen, und es trat eine Blockade ein – meine Tränen liefen in Strömen, und zwar tatsächlich – nicht in Gedanken.«

»Als nächstes versuchte ich, in Gedanken in einen nassen Schwamm zu beißen und während des Duschens in den Wasserstrahl, und im Bewegungsbad nahm ich das Wasser in den Mund und biß zu – immer wieder und immer wieder. Bis jetzt war mir auch das Trockenbeißen mit geschlossenem Mund nicht gelungen. Langsam fing ich an, nach der Tiefenentspannung in Gedanken im Zeitlupentempo über eine Wiese zu springen und bei dem Aufspringen ein- und auszuatmen. Dann schloß ich bei jedem Aufspringen und Ein- und Ausatmen ein Zubeißen mit ein. Bald gelang mir, in Gedanken in einen Kuchen zu beißen und schließlich auch das Trockenbeißen mit geschlossenem Mund.«

»Bei den Entspannungsübungen bezog ich folgende Übungen mit ein: Jedesmal, wenn ein Muskel angespannt wurde, biß ich auch die Zähne fest aufeinander und ließ die Spannung dann abrupt oder langsam sich lösen. Auch diese Übungen machte ich täglich viele Male, immer wieder und immer wieder.«

»Nach 14 Tagen dieser Konzentrationsübungen gelang es mir plötzlich, ohne Gesichts- und Kieferkrampf mit geöffnetem Mund zu essen – ein bedeutender Erfolg! Dieser Zustand hielt allerdings nur etwa 4 Tage an, am 5. Tag war ich plötzlich wieder vollkommen verkrampft, aber ich merkte, daß sich mein Mund beim Essen schließen wollte. So ging es etwa 6–8 Wochen. Automatisch schlossen sich im Krampf die Augenlider, sobald ich etwas im Mund hatte. Zur Ablenkung legte ich mir beim Essen eine Zeitung hin. Beide Augen zu öffnen, war mir zunächst nicht möglich. Schließlich gelang es mir, mit einem Auge zu blinzeln, und dann öffnete sich auch das andere Auge automatisch. Diesen Vorgang mußte ich während einer Mahlzeit 20-, 30- oder 40mal wiederholen.«

»Das bewußt forcierte Zubeißen brauchte ich schließlich nur wenige Male zu üben, plötzlich konnte ich mühelos zubeißen, das Ein- und Ausatmen funktionierte jetzt auch wie von selbst, und der Speichel vermischte sich automatisch mit der Nahrung.«

Epikrise

Bei einer 51j. Patientin war im Anschluß an eine Myomoperation eine konversionsneurotische Eßstörung aufgetreten, die sich vor allem auf Beißen und Kauen fester Nahrung erstreckte. Auf dem Boden eines offenbar vorliegenden dispositionellen Faktors mit individueller Reaktionsform manifestierte sich diese psychosomatische Funktionsstörung, die als Ausdruck schwerwiegender Ambivalenzkonflikte mit den Eltern, deren einziges Kind sie war, und auch mit dem eigenen einzigen Sohne anzusehen waren. Sie, die stets von ihren gutgemeinten Absichten überzeugt war, immer glücklich und zufrieden erscheinen wollte, eine intakte Ehe führte, immer auch ein gutes Verhältnis zu Eltern und Sohn hatte, stets offen auch für die Sorgen anderer war, und allen Menschen alles recht zu machen versuchte, dadurch auch niemals Kritik an ihrer eigenen Person erfuhr, erlebte nun wie einen Schlag ins Gesicht, daß ihre jahrzehntelangen Bemühungen um Eltern und Sohn erstmals keinen Dank erfuhren.

Sie vermied, anderen Menschen ihre Probleme mitzuteilen; sie wollte »niemand damit belästigen«, »ich möchte auch nicht, daß das Bild, das die anderen von mir haben, dadurch zerstört würde«.

In der Zwickmühle zwischen den hohen Forderungen des Über-Ichs, der tief empfundenen Kränkung durch Mutter und Sohn und der stark gehemmten Aggressivität blieb ihr nur der Weg in ein körperliches Symptom von der symbolischen Dichte einer Ausdruckskrankheit, um innere und äußere Entlastung zu erfahren. Myomoperation und Gewichtsprobleme waren auslösende Faktoren, gleich dem Tropfen, der das Faß überlaufen ließ.

Unter der erst ein Jahr nach Beginn der Krankheit einsetzenden kombinierten Entspannungs- und Psychotherapie konnte eine nahezu vollständige Rückbildung erreicht werden.

Katamnese nach 2 Jahren: Die Eßstörung ist verschwunden. Es besteht noch ein leichter Augenschluß nach einer Weile des Kauens und nur, wenn sie allein ißt. Gewicht konstant. Die Patientin hat ertragen gelernt, daß die Eltern nicht mit voller Zustimmung in ihrer Nähe wohnen und der Sohn Vorstellungen über seinen Lebensweg entwickelt hat, die sich nicht mit ihren eigenen decken.

Literatur

FEIEREIS, H. u. H.-J. THILO: Basiswissen Psychotherapie. Vandenhoeck und Ruprecht, Göttingen 1980.

Erschienen in:
internist. prax. **21,** 325–330 (1981)
tägl. prax. **22,** 331–336 (1981)

Scheinlösung Krankheit – der somatisierte Konflikt

Strukturierte Diagnostik und Therapie – Versuch einer realitätsbezogenen Synthese

H. FEIEREIS, Lübeck

Einleitung

Als das Leitthema »Scheinlösung Krankheit – der somatisierte Konflikt« einer Fortbildungstagung für Psychotherapie bekannt wurde, lag es nahe zu überlegen, welche eigenen Vorstellungen wohl mit diesem Thema verbunden sind: Das Thema als Frage oder das Thema als Appell, aber hinter dem Leitthema steht weder ein Frage- noch ein Ausrufezeichen.

Waren einzelne spezifische, morphologisch definierte Krankheiten oder somatische Funktionsstörungen gemeint? Dachte man nach mühsamen Langzeitanalysen an aufgedeckte Beziehungen zwischen körperlicher Krankheit und zugrunde liegendem intrapsychischem, unbewußtem Konflikt oder an das Heer der Sprechstundenkranken, deren äußere, oft psychosoziale Konflikte in irgendeiner, aber sicheren Verbindung stehen zu ihrer Krankheit, doch hinter der Maske oder hinter der Macht technisierter Diagnostik und Therapie verborgen bleiben, die keine Brücke bilden und keinen Zugang schaffen zum ursächlich wirksamen oder begleitenden Konflikt des Kranken?

Oder sollte auf listigem, aber ebenso notwendigem Wege auch die mögliche iatrogen induzierte Scheinlösung Krankheit ins Blickfeld gerückt werden, d. h. den vom Arzt nicht erkannten und dadurch verstärkt somatisierten Konflikt? *Ein Konflikt also auch des Arztes?* Ein Konflikt, dessen Aufdeckung und dessen Lösung gleichzeitig wirksame Therapie vielleicht so mancher Krankheit bedeuten?

Oder dachte man bei diesem Thema besonders an die teleologische Bedeutung des somatisierten Konfliktes, an die Sinndeutung der Krankheit, also an anthropologische Aspekte, Krankheit als Krise nach V. V. WEIZSÄCKER (36), Krankheit gleichsam als einen Text, den es zu interpretieren gilt? Freilich sei hierzu N. HARTMANN (22) zitiert, der in seiner Monographie zu dieser Frage hervorhebt, das Finaldenken führe innerhalb der Vorgänge in der Natur zur »ungeheuren Verunklärung des Kausalitätsbegriffes«.

Die Krankheitsbegriffe, gleich welcher Ätiologie und Pathogenese, sind von jeher das Ergebnis eines rationalisierenden Prozesses. So notwendig diese Ordnung auch immer ist, so sehr unterliegt dieser Prozeß der Gefahr zu generalisieren, zu schematisieren und somit zu vergessen, was schon WUNDERLICH vor über 100 Jahren hervorhob, daß nämlich der gleiche Name, unter dem man eine Anzahl von Erkrankungen zusammenfaßt, nur die unendlichen Modifikationen, die jede einzelne auszeichnen, verdeckt und verhüllt.

Bezogen auf unser Thema, bedeutet es also bei der Diagnostik und Therapie psychosomatischer, konflikt- und persönlichkeitsstrukturbezogener Krankheiten *auch nach den Faktoren zu fragen, die ihre Entstehung, Symptomatologie, ihren*

Verlauf und ihre Behandlung modifizieren und somit die Klassifizierung und Spezifität der Krankheit um den leider oft vernachlässigten individuellen, unvergleichbaren und unwiederholbaren Anteil zu erweitern.

Seit nahezu 30 Jahren liegt hierauf ein Schwerpunkt unserer klinischen Arbeit, deren Grundlagen dem früheren Chefarzt einer der beiden Lübecker Medizinischen Kliniken, nämlich FRIEDRICH CURTIUS, zu verdanken sind (6, 7).

Mit der Beachtung dieser individuellen Komponenten besitzt nach unseren Erfahrungen gerade der in der Praxis tätige Arzt und Psychotherapeut ein wesentliches weiteres Instrument für die fundierte Diagnostik und Therapie.

Hierbei ist von folgender These auszugehen:

Jeder psychosomatischen Krankheit im engeren Sinne wie jeder organischen Krankheit ohnehin liegt ein morphologisches oder pathophysiologisches Substrat zugrunde, das eine einseitige Betrachtung verbietet, will man nicht in eine diagnostische und therapeutische Sackgasse geraten.

Strukturanalyse und psychosomatische Krankheit oder Funktionsstörung

Aus Abb. 1 geht hervor, daß die Konfliktanalyse gleichsam die vertikale Schiene zur psychosomatischen Krankheit hin darstellt, also das Arbeitsfeld des psychodiagnostisch und psychotherapeutisch Tätigen bildet. Je einseitiger aber seine Ausbildung und Weiterbildung, seine Erfahrungen oder sein Gesichtskreis sind,

Abb. 1
Die vertikale und horizontale Dimension im Bezugsfeld Konflikt – psychosomatische Krankheit/Funktionsstörungen

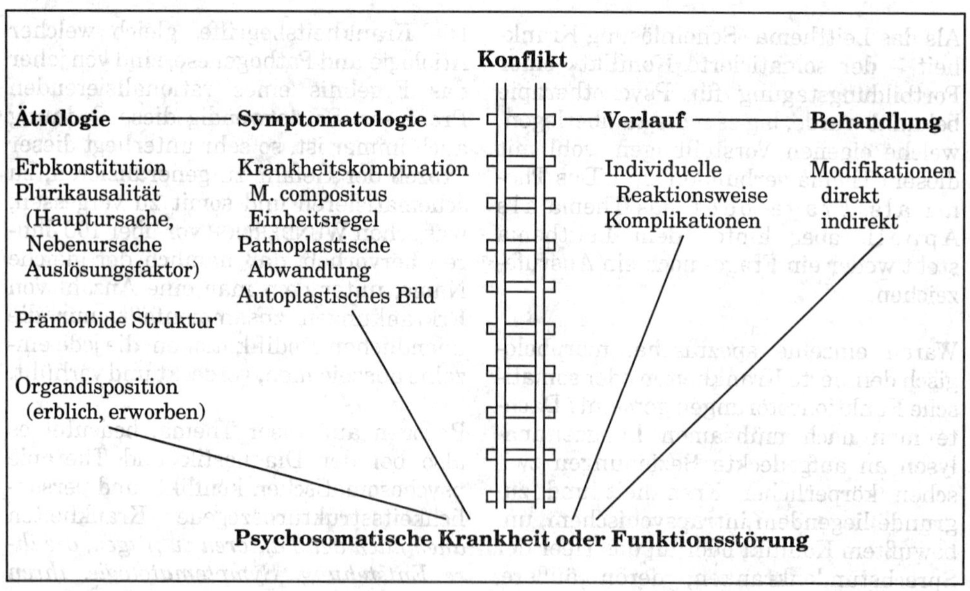

desto größer erscheint die Gefahr, unter der Vernachlässigung der horizontalen Dimensionen wesentliche Bestandteile der Pathogenese, Symptomatologie, des Verlaufes und der Therapie unberücksichtigt zu lassen und damit ungewollt zur Scheinlösung beizutragen.

Modifikationen und Ätiologie

Eine als Scheinlösung eines Konfliktes aufgefaßte Krankheit kann durch verschiedene, die Krankheit modifizierende Komponenten beeinflußt werden, unter denen zunächst für die Ätiologie zu nennen sind:

1. Erbkonstitution;
2. Plurikausalität;
3. prämorbide Struktur;
4. Organdisposition.

Während früher die erbliche Determiniertheit vor allem auch psychischer Krankheiten auf Grund vieler erbkonstitutioneller Forschungen und erst recht der unseligen Verbiegung dieser Ergebnisse im Zuge ideologischer Verblendung eindeutig überbewertet wurde, schlug das Pendel allmählich in die entgegengesetzte Richtung aus. Fußend auf dem Lehrgebäude SIGMUND FREUDs, schienen exogene, besonders frühkindliche Störungen und aktualisierte Konflikte nicht nur ätiologisch weitaus einleuchtender zu sein, sondern ermöglichten auch erst das riesige Feld psychotherapeutischer Einflußnahme gegenüber der fatalistischen Haltung angesichts irreparabler genetischer Determinanten.

Wie ein roter Faden aber zieht sich noch immer dieses unbewältigte Alternativdenken, dieses Entweder-Oder-Prinzip, durch die psychosomatische, psychiatrische und psychotherapeutische Literatur, in der erst allmählich dank der wissenschaftlichen Fortschritte genetischer Forschungen das abwägende Sowohl-Als-auch an Boden gewinnt.

Man hat lange Zeit vergessen, daß selbst SIGMUND FREUD in Verbindung mit seiner Beschreibung der Ergänzungsreihen die notwendige Berücksichtigung erbkonstitutioneller Anteile neurotischer Krankheiten nie geleugnet, ja sogar oft unterstrichen hat, etwa in seiner Vorlesung über die Übertragung, in der er hervorhebt, die Erbdisposition nicht zu unterschätzen und »ihre Macht gerade als Therapeut deutlich genug zu spüren bekommen« (19).

Als Beispiel für die Bedeutung des genetischen Anteils innerhalb der strukturierten Diagnostik sei das Syndrom der Vasolabilität genannt. Es setzt sich aus definierten subjektiven und objektiven Merkmalen zusammen. Zu ihnen gehören etwa so ausgeprägte und häufige Kennzeichen wie vasomotorische Stenokardien, habituelle Zephalgien, Migräne, vasomotorischer Schwindel, vasomotorische Ödeme (siehe auch S. 310).

Der Systemcharakter der Vasolabilität und der Zusammenhang der einzelnen Symptome wurde von CURTIUS u. KRÜGER (10) korrelationsstatistisch gesichert. Wir haben geprüft, inwieweit die Pathogenese der Vasolabilität erbdispositionell begründet ist und hierbei 97 eineiige und 38 zweieiige Zwillingspaare untersucht. Abb. 2 zeigt den Vergleich der intrapaarigen Übereinstimmung von eineiigen und zweieiigen weiblichen Zwillingen für die Gesamtvasolabilität. Ebenso ist bei den Einzelmerkmalen der Korrelationskoeffizient für eineiige Zwillinge hoch positiv, während der Übereinstimmungsgrad der zweieiigen Zwillingspartnerinnen nur gering ist (9).

Zur Verfeinerung der statistischen Aussagen wurden noch die Mutungsgrenzen der Korrelationskoeffizienten – nach der 3-σ-Regel – berechnet mittels der z-Methode – sowie der mittlere Zufallsfehler der Differenz der Korrelationskoeffizienten nach R. A. FISHER festgestellt. Somit war sicher, daß die Zufallswahrscheinlichkeit als klein anzusehen war.

Wieviele diagnostische Maßnahmen, z. B. bei habituellen Zephalgien, ließen sich vermeiden, wenn man jeweils prüfte, ob sie nicht Teil dieses Syndroms sind. Dieses Beispiel eines in hohem Grade gene-

Vasolabilität	eineiige Zwillinge n = 97	zweieiige Zwillinge n = 38
Korrelationskoeffizient intrapaariger Übereinstimmung	+0,840	+0,168
Mutungsgrenzen	+0,722 bis +0,910	–0,325 bis +0,590
Z	+1,221	+0,170
Δ Z	+1,051	
σ Δ Z	0,198	
$\frac{\Delta Z}{\sigma \Delta Z}$	5,31	

Abb. 2
Korrelationsberechnung der Vasolabilität bei ein- und zweieiigen weiblichen Zwillingen

tisch bedingten Syndroms – allein wegen der Häufigkeit der einzelnen Vasolabilitätsmerkmale von großer praktischer Bedeutung – führt scheinbar zur Schlußfolgerung einer unikausalen Pathogenese. Der Irrtum wird leicht evident, wenn man nur an die vielfältige Ausgestaltung und den so unterschiedlichen subjektiven Krankheitswert, etwa der Migräne oder der vasomotorischen Koronarinsuffizienz, denkt. Die vielverzweigte Modifikation kann selbstverständlich nicht mit einer unikausalen Pathogenese erklärt werden, sondern ist eine Summe weiterer endogener und oft auch vieler exogener Faktoren, z. B. auch eines Konfliktes.

Die Plurikausalität impliziert die Abkehr von der unikausalen Pathogenese vieler, so auch psychosomatischer Krankheiten, einer Pathogenese, die aus dem naturwissenschaftlichen Ursache-Wirkungsprinzip entstanden ist und die Vielfalt individueller Variationen schlicht verdrängt.

Wir sprechen mit Recht von einem Ursachenbündel vieler Krankheiten, zu dem auch die meisten psychosomatischen oder somatopsychischen Erkrankungen und funktionellen Störungen gehören.

In diesem Bündel sind Haupt- und Teilursachen sowie Auslösungsfaktoren zu unterscheiden, etwa am Beispiel des Herzinfarktes das Bündel teilursächlicher Risikofaktoren neben der Auslösung infolge einer akuten körperlichen oder psychischen Belastung.

Unter der prämorbiden Struktur hingegen verstehen wir alle disponierenden und konstitutionellen Faktoren, d. h. besonders morphologische, physiologische, pathophysiologische und psychische Veränderungen, die vor Beginn der

Krankheit bestanden haben. Das ätiologische Gewicht der prämorbiden Struktur z. B. geht aus den Ergebnissen umfangreicher Forschungen über die Frage spezifischer oder unspezifischer psychischer Strukturmerkmale hervor, etwa bei Colitis ulcerosa, Asthma bronchiale, Ulkuskrankheit und Bluthochdruck. Ihre Abgrenzung gerade von reaktiven Anteilen als Folge der Krankheit wird am Beispiel der Depressivität des Kolitiskranken deutlich, die zu seiner prämorbiden Struktur ebenso gehören kann wie eine Reaktion auf die Schwere seines chronischen Leidens darzustellen vermag.

Eng verknüpft mit der Frage nach der prämorbiden Struktur ist der Lokalisationsfaktor, d. h. die Organdisposition. Auch hier sind nicht nur prämorbide psychische Strukturmerkmale oder die mögliche spezifische Beziehung eines neurotischen Verhaltens oder chronifizierten Konfliktes zum Organ Lunge oder zum Organ Magen zu erwägen, sondern ebenso morphologische oder pathophysiologische Dispositionen, etwa als Locus minoris resistentiae.

Nur mit Hilfe einer solchen synoptischen Psychosomatik läßt sich die Gefahr einer zu einseitigen pathogenetischen Betrachtung, z. B. nach den Modellen der Spezifität des Konfliktes (ALEXANDER), der Spezifität des Organs, der Spezifität der Persönlichkeit (DUNBAR), der Regression und somit Resomatisierung eines affektgebundenen Prozesses (SCHUR) oder einer zweiphasigen Abwehr (MITSCHERLICH) vermeiden.

Modifikationen und Symptomatologie

In der Symptomatologie einer psychosomatischen Krankheit verbirgt sich bei unstrukturierter Diagnostik eine der häufigsten Fallgruben, sofern nicht an die Möglichkeit eines zusammengesetzten Krankheitsbildes, also eines Morbus compositus (11, 18) gedacht wird, *sondern der Diagnostik das Prinzip der diagnostischen Einheitsregel zugrunde liegt.* **Hier ist eine der Nahtstellen zwischen Scheinlösung Krankheit aus der Perspektive des Patienten und Scheinlösung Krankheit aus der des Therapeuten.**

Wie leicht etwa läßt sich das Erbrechen einer Graviden der diagnostischen Einheitsregel eines Schwangerschaftserbrechens zuordnen, wenn der manifest gewordene Konflikt die Ablehnung des Kindes oder die fehlende emotionale Beziehung zum Partner deutlich werden läßt, hingegen dann aber die Kombination mit einem Passagehindernis infolge einer Dünndarm- oder Dickdarmerkrankung übersehen wird.

Als anderes Beispiel folgende Beobachtung:

Eine 31j. Pat. leidet seit dem 11. Lj. unter rezidivierenden Asthmaanfällen mit deutlicher Abhängigkeit der einzelnen Schübe von psychischen Belastungen. Seit 10 J. Therapie mit Kortison, bis zu 50 mg/d, Allergie gegen Hausstaub, Tierhaare und Milben sowie Pollen.

Mehrfache Kuren erbrachten keine wesentliche Besserung. Im Herbst 1977 traten erstmals 2 große Krampfanfälle mit tonisch-klonischen Zuckungen, tiefer Zyanose, Zungenbiß, Enuresis, Schaum vor dem Mund und postkonvulsivem Schlaf auf. Bei 2 stationären neurologischen Untersuchungen fanden sich jedoch keine sicheren pathologischen Befunde bis auf Zwischenwellenherde rechts fronto-temporal, jedoch keine Krampfströme. Keine Allgemeinveränderungen.

Innerhalb einer weiteren stationären Diagnostik und nach erneut aufgetretenem Krampfanfall bekam die Pat. einen zunächst nicht zu beherrschenden Status asthmaticus, weshalb sie in unsere Intensivstation und anschließend zur weiteren Behandlung der obstruktiven Ventilationsstörung in unsere Klinik verlegt wurde. Hier imponierte jetzt eine massive Gangstörung mit Abasie und Astasie sowie erheblicher Hyperkinese. Sobald Ärzte und Schwestern ans Krankenbett kamen, setzten Zuckungen der Beine mit grob ausfahrenden Bewegungen ein, schließlich auch des Rumpfes und der Arme. Die Pat. konnte diesen Bewegungssturm nicht beeinflussen und stellte gleichzeitig selbst rasch eine Beziehung zu Besuchen her, auch von Angehörigen, besonders des Ehemannes und der Mutter.

Die sehr bald nach Beginn der Psychotherapie erkennbare genitale Reifungsstörung mit ausgeprägter ödipaler Problematik und die ständig aktualisierten Konflikte mit intensiven Ambivalenzhaltungen und unbewußten Abwehrmechanismen gegenüber dem Ehemann paßten anscheinend zu der hysterischen Konversionssymptomatik ebenso wie die täglichen Telefonate mit der Mutter als Ausdruck der persistierenden Mutterbindung oder das deutliche Kokettierverhalten, die Dissimulation ehelicher Konflikte und Manifestation eigener phallisch-aggressiver, dabei stark angstbesetzter Impulse in den Träumen. Alles schien also für eine Scheinlösung Krankheit – einen somatisierten Konflikt zu sprechen mit hysterischer Konversionssymptomatik, so daß auch die Pathogenese des Asthmaleidens der Einheitsregel nahezu entsprach.

Die Pat. war der Therapie gegenüber zunehmend aufgeschlossen. Das seit 20 J. bestandene und 10 J. lang mit Kortisonpräparaten behandelte Asthma trat nicht wieder auf, geschweige denn ein lebensbedrohlicher Status. Sie brauchte seitdem auch kein Kortison mehr. Dennoch – die Hyperkinese war zunächst unbeeinflußbar. Erst als auch wir wiederum einen generalisierten Krampfanfall innerhalb der stationären Therapie beobachteten und sahen, daß postkonvulsiv die Gangstörung subjektiv und objektiv wesentlich besser war, bevor sie dann erneut zunahm, lag die Annahme einer organischen Genese dieser einer hysterischen Hyperkinese täuschend ähnlichen Bewegungsstörung nahe, nämlich eines Impulsiv-Petit mal-Status. Die Abasie und Astasie hingegen waren wohl eher der hysterischen Struktur zuzuordnen. Als Dispositionsfaktoren für das Krampfleiden kamen am ehesten die zerebralen Hypoxien unter den schweren Asthmaattacken und ein arteriovenöser Shunt der A. carotis in Frage.

Die Therapie mit dem Antiepileptikum Primidon *(Liscantin)*, 3 × 250 mg/d, führte prompt zur raschen Besserung der Hyperkinese.

In dem Maße freilich, in dem die Pat. ihre Symptome verlor und sich selbstsicherer und freier fühlte, wurde der Ehemann nunmehr depressiver. Diese Entwicklung kulminierte in seinem ernstgemeinten Selbstmordversuch. Erst nachdem auch der Ehemann in die konfliktzentrierte Therapie einbezogen wurde, konnte sich allmählich aus den Scheinlösungen auf beiden Seiten eine bisher stabile Beziehung als besseres Äquivalent entwickeln.

Zusammenfassend (Abb. 3) bietet die strukturierte Diagnostik dieser zeitweise lebensbedrohlichen Krankheit ein Beispiel für die so notwendige Beachtung zusammengesetzter Krankheiten. Bei dieser Patientin unterstreichen die Intensivbehandlung des Status eines 20 Jahre lang währenden plurikausalen Asthmaleidens mit lebensbedrohlichen Attacken, wahrscheinlich ebenfalls plurikausal begründetes Krampfleiden und eine hysterische Neurose mit fatal doppeldeutiger Hyperkinese und Gangstörung die Notwendigkeit einer sehr präzise funktionierenden interdisziplinären Kooperation der Fachabteilungen oder Fachärzte.

Das Beispiel mag aber auch zeigen, wie sorgfältig der psychosomatisch tätige Arzt – kompetent für das kortisonrefraktäre Asthmaleiden ebenso wie für die hysterische Neurose – nicht oft genug die Gefahr eines womöglich einseitigen Gesichtsfeldes bedenken kann und erst recht der womöglich eines Tages allein auf weiter Flur tätige Psychotherapeut neuer Provenienz.

Zur strukturierten Diagnostik einer oft vielfältigen Symptomatologie gehört ebenso die Beachtung pathoplastischer und autoplastischer Abwandlungen. BIRNBAUM verstand unter dem Begriff der Pathoplastik die individuelle Färbung und Gestaltung des sog. klassischen Krankheitsbildes.

Als Beispiel sei etwa der Krankheitsverlauf bei einer 55j. Pat. angeführt, die seit vielen Jahren unter heftigen Asthmaanfällen leidet. Pathogenetisch ließen sich immer wieder eine Reihe von Antigenen, besonders verschiedene Nahrungsmittel, etwa Milcheiweiß und ebenso auch infektallergische Ursachen verifizieren. Schubweise traten nachts Anfälle von Atemnot auf, die mit

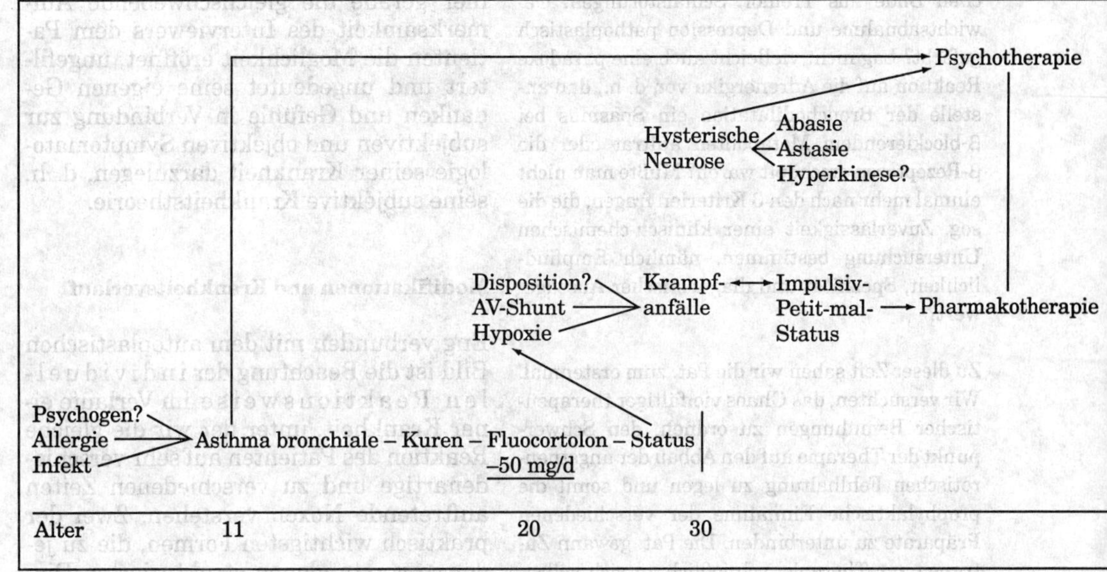

Abb. 3
Zusammengesetztes Krankheitsbild: Asthma bronchiale, Krampfanfälle, Impulsiv-Petit mal-Status, hysterische Neurose

Todesängsten einhergingen. Die Angst vor einem neuen Infekt und die Angst vor allergischen Reaktionen hatten die Patientin weitgehend isoliert. Kontakte mit der Umwelt wurden seit Jahr und Tag gemieden. Der Erfolg fortlaufender Behandlung mit Spasmolytika, Anticholinergika, Sympathikomimetika, Antibiotika, Expektoranzien sowie Kortikosteroiden war meist nur kurzfristig, so daß die Pat. die Dosis der einzelnen Präparate einschließlich Inhalationen unkontrolliert steigerte. Gleichzeitig entwickelte sich ein depressives Syndrom mit häufigen suizidalen Gedanken.

Der Teufelskreis von Atemnotanfällen, Ängsten vor dem nächsten Anfall, deswegen bereits prophylaktischer Einnahme der Anticholinergika und Sympathikomimetika war geschlossen Die Folge waren tief agitiert-depressive Verstimmungen, körperliche Hinfälligkeit infolge erworbener Disposition zu wiederholten Infekten, chronisches Schlafdefizit, Appetitlosigkeit und schließlich Gewichtsabnahme von 25 kg. Es folgten Tachykardien und Zeichen der Kreislaufinsuffizienz. Die wegen der verschiedenen suspekten Zeichen, u. a. der Tachykardie, der Gewichtsabnahme und des feinschlägigen Tremors, veranlaßte Schilddrüsendiagnostik erbrachte einen auf über 6 ng/dl, d. h. fast 3fach erhöhten Wert freien Thyroxins, was als pathognomonisch für die Thyreotoxikose gilt. Lag hier also ein Morbus compositus, eine Doppelkrankheit vor? Schien nicht auch das exogene Psychosyndrom zur Hyperthyreose zu passen? Da keine Struma und somit keine Operationsindikation bestanden, erschien eine radiologische oder thyreostatische Therapie sofort indiziert.

Oder war trotz des vermeintlich pathognomonischen Hormonbefundes das Krankheitsbild nicht doch infolge der unkontrollierten Einnahme von Sympathikomimetika mit einem psychoseähnlichen Bilde aus Tremor, Schlafstörungen, Gewichtsabnahme und Depression pathoplastisch gefärbt? Lag nicht vielleicht auch eine paradoxe Reaktion auf die Adrenergika vor, d. h., daß anstelle der Bronchodilatation ein Spasmus bei β-blockierendem Metaboliten auftrat oder die β-Rezeptoren erschöpft waren? Mußte man nicht einmal mehr nach den 3 Kriterien fragen, die die sog. Zuverlässigkeit einer klinisch-chemischen Untersuchung bestimmen, nämlich Empfindlichkeit, Spezifität und diagnostischer Aussagewert?

Zu dieser Zeit sahen wir die Pat. zum erstenmal. Wir versuchten, das Chaos vielfältiger therapeutischer Bemühungen zu ordnen, den Schwerpunkt der Therapie auf den Abbau der angstneurotischen Fehlhaltung zu legen und somit die prophylaktische Einnahme der verschiedenen Präparate zu unterbinden. Die Pat. gewann Zutrauen zur Therapie, schließlich zu sich selbst, lebte auf, reduzierte schrittweise die Tablettenzufuhr, nahm zu, verlor die Schlafstörungen, die Unruhe und den Tremor. Bereits nach 3 Wo. hatte sich das freie Thyroxin mit 1,71 ng/dl normalisiert.

Bei dieser Patientin war demnach infolge exogener und endogener, d. h. persönlichkeitsgebundener Fehlhaltung das Krankheitsbild pathoplastisch verändert worden. Die psychischen Auswirkungen des langjährigen Asthmaleidens und die Folgen des Sympathikomimetika-Mißbrauchs hatten mosaikartig die Entwicklung einer Thyreotoxikose vorgetäuscht.

Das Beispiel ist zugleich ein *Beitrag zur autoplastischen Färbung* einer Krankheit. Dieser von GOLDSCHEIDER (21) stammende Begriff umfaßt den besonders von LÖWENSTEIN (26) analysierten individuell empfundenen Krankheitswert der Symptomatologie oder einer Krankheit selbst. Die Extrasystolie z. B. wird von einem Patienten kaum registriert, während sie für einen anderen den Anlaß zur hypochondrischen Entwicklung, zum sekundären Krankheitsgewinn, auch zur Scheinlösung eines Konfliktes wird. In das autoplastische Bild gehen demnach auch viele Merkmale des Erstinterviews ein, in dem hier gerade die gleichschwebende Aufmerksamkeit des Interviewers dem Patienten die Möglichkeit eröffnet, ungefiltert und ungedeutet seine eigenen Gedanken und Gefühle in Verbindung zur subjektiven und objektiven Symptomatologie seiner Krankheit darzulegen, d. h. seine subjektive Krankheitstheorie.

Modifikationen und Krankheitsverlauf

Eng verbunden mit dem autoplastischen Bild ist die Beachtung der individuellen Reaktionsweise im Verlaufe einer Krankheit, unter der wir die gleiche Reaktion des Patienten auf sehr verschiedenartige und zu verschiedenen Zeiten auftretende Noxen verstehen. Zwei der praktisch wichtigsten Formen, die zu jeder so verstandenen strukturierten Diagnostik psychosomatischer Krankheiten gehören, sind die meistens konstitutionell gebundene Hyperpathie und Hypopathie (8). Wie viele abdominelle Operationen und Probelaparotomien ließen sich wohl vermeiden, achtete man mehr auf die individuell verankerte und keineswegs ausschließlich krankheitsspezifisch gesteigerte Schmerzreaktion, bei der sich hinter der hyperpathischen Empfindung eben die Scheinlösung eines somatisierten Konfliktes verbergen kann.

Die umgekehrte Reaktionsweise sei etwa am Beispiel einer Krankenschwester demonstriert, deren Kindheit von der Strenge eines machtvollen Vaters geprägt worden war. Vor allem jede Art von körperlicher Schwäche oder Schmerzäußerung wurde rigoros unterdrückt. Der Vater, Berufssoldat, hatte sich statt einer Tochter einen Sohn gewünscht, der ihm aber versagt blieb. Die Tochter war somit Projektionsfeld seiner Vorstellungen und Wünsche in gleicher Weise wie Objekt der Abfuhr seiner Aggressionen. So geprägt, erlebte die Patientin als Krankenschwester viele Äußerungen des Leidens ihrer Patienten als Ausdruck von Wehleidigkeit und Willensschwäche. Ihre so erklärbare hypopathische Reaktionsweise auf eigene körperliche Gebrechen hätten beinahe ihr Ende bedeutet, als nämlich eine Perforationsperitonitis mit Aszendenskarzinom wegen der im Gegensatz zur klassischen subjektiven Symptomatologie gering empfundenen oder massiv verdrängten Schmerzen und ohne das Symptom der sog. brettharten Abwehrspannung erst im letzten Moment zur Operation führte, deren Ergebnis alle überraschte.

Modifikationen und Therapie

Wie sehr *auch direkte oder indirekte Modifikationen* innerhalb der Behandlung den Verlauf psychosomatischer Krankheiten beeinflussen können, sei an folgendem Beispiel erläutert.

Ein 46j. Fabrikant litt früher an Ruhr und an einer Hepatitis, die vor 8 J. rezidivierte. Seitdem zahlreiche ärztliche Behandlungen wegen Völlegefühls, Übelkeit, Brechreizes und Durchfallneigung. Seit 3 J. Abnahme der körperlichen und geistigen Leistungsfähigkeit, Schlafstörung, zunehmende Neigung zu depressiven Verstimmungen und schließlich suizidale Gedanken. Man nahm als Ursache berufliche und private Konflikte an, verordnete *Limbatril* und riet zur Ausspannung. Wegen gesteigerter Durchfallneigung und Gewichtsabnahme wurde der Pat. unter der Diagnose Kolitis schließlich zu uns überwiesen.

Bei der Aufnahme Vorhofflimmern bzw. grobes Vorhofflattern mit absoluter Kammerarrhythmie der schnellen Form. Als Ursache des Herzbefundes fand sich eine Hyperthyreose bei normal großer Schilddrüse. Der Pat. hatte wegen der abdominellen Beschwerden einschließlich Durchfallneigung innerhalb von 5–6 J. 12000 (!) Dragées *Mexaform S* verordnet bekommen. Dieses Präparat enthält organisch gebundenes Jod, das nach Abspaltung als Jodid der Schilddrüse angeboten wird. Die abdominelle Symptomatik des Pat., seine funktionellen Herzbeschwerden mit Extrasystolen waren ebenso durch die Therapie modifiziert worden wie seine neurotische Struktur mit Stimmungslabilität und hypochondrischer Stigmatisierung – psychische Befunde, die sich unschwer als angehaltene Ablösungsschwierigkeit von der übermächtigen Mutter, an die er ödipal fixiert war, eine Reihe von Reaktionsbildungen innerhalb der Ablösungsphase und schließlich akute Konflikte mit Versagenszuständen in Ehe und Beruf erklären ließen. Verschiedene Versuche als Scheinbewältigung, z. B. Omnipotenzphantasien, Riesenansprüche, mangelhafte Realitätsprüfung, Resignation und schließlich auch Alkohol hatten nicht weitergeführt.

Jetzt aber hatte die infolge des medikamentös bedingten chronischen Jodangebots eingetretene Thyreotoxikose das gesamte funktionell anmutende Krankheitsbild wesentlich modifiziert, indem die funktionelle Herzsymptomatik durch eine toxische Kardiopathie, die neurotische Depression durch ein endokrin bedingtes organisches Psychosyndrom mit Depression und Suizidtendenz verändert wurde. Auch die Durchfallneigung hatte mit der Hyperthyreose zugenommen. Da sie aber nicht erkannt worden war, wurde dem Pat. ohne Bedenken das jodhaltige Präparat in erhöhter Dosis verordnet und schließlich eine Kolitis angenommen.

Dieses Beispiel (Abb. 4) zeigt, wohin der einseitige diagnostische und therapeutische Weg führen kann, wenn Nebenerscheinungen symptomatisch wirkender Medikamente bei funktionellen psychosomatischen Erkrankungen nicht erkannt, die pathogenetische Differenzierung von Rhythmusstörungen versäumt wird und die krankheitsbedingte, d. h. hier thyreotoxische Färbung einer neurotischen Depression unbeachtet bleibt (16).

Strukturanalyse und Sozialmedizin

Langjährige Erfahrungen haben immer wieder gezeigt, daß psychosomatische Aspekte bei sozialmedizinischen Fragen weitgehend unberücksichtigt bleiben oder fehlinterpretiert werden. Deshalb sei auf ein Teilgebiet der Sozialmedizin eingegangen, das die oft negativen Folgen einer unstrukturierten, d. h. besonders vom Alternativdenken geprägten Diagnostik und Therapie beispielhaft erkennen läßt. *Gemeint sind die Heilbehandlungen der Rentenversicherungsträger und das Schwerbehindertengesetz.*

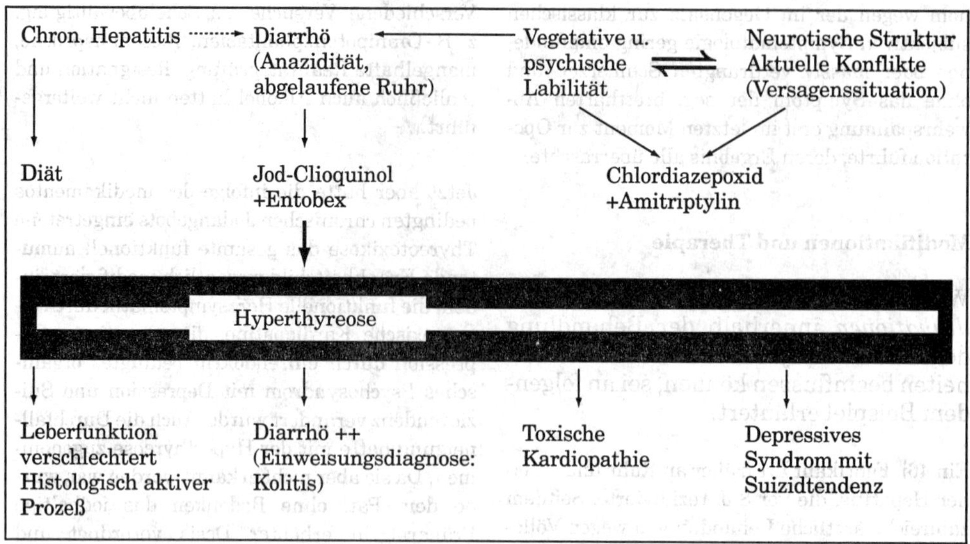

Abb. 4
Therapiebedingte Modifikation einer kombinierten Krankheit

Unseren Untersuchungen liegt die Auswertung von 1177 Heilverfahren bei 10906 unausgelesenen Patienten zugrunde, die innerhalb von 4 Jahren in unserer Klinik waren. Gleichzeitig haben wir 4000 Gutachten und gutachtliche Stellungnahmen im Sozialgerichtsverfahren innerhalb von 10 Jahren ausgewertet. Die Ergebnisse lassen sich wie folgt zusammenfassen (17):

1. In der Gruppe mit sog. rein organischen Krankheiten der inneren Organe und des Skelettsystems beruhte die Behandlung während des Heilverfahrens so gut wie ausschließlich auf medikamentös-physikalischen und balneotherapeutischen Maßnahmen. Psychische oder psychotoxische Anteile der Krankheit wurden weder diagnostisch noch therapeutisch berücksichtigt. Ob also z. B. psychische Struktur und ebenso auch geistige Kapazität einen Erfolg des Heilverfahrens überhaupt erwarten lassen, wurde nur selten bedacht.

Wie sehr aber Erfolg oder Mißerfolg therapeutischer Bemühungen davon mit abhängen, mag das Ergebnis einer Untersuchung von 20 Patienten mit diabetischen Komplikationen sein, die auf einen sog. schwer einstellbaren Diabetes oder eine sog. Insulinresistenz zurückgeführt wurden.

Mangelhafte geistige Voraussetzungen, schwere, im Kern der Persönlichkeit beruhende Fehlhaltungen, neurotische Entwicklungen und keineswegs primär die schwere Einstellbarkeit des Diabetes waren die Hauptursache für die anhaltende schlechte Stoffwechsellage, die mit zahlreichen stationären Behandlungen und Heilverfahren vergeblich ausgeglichen werden konnte (Tab. 1). Nicht der Wechsel des Insulins oder die mitunter artistisch zusammengestellte Kombination der verschiedenen Medikamente und diätetischen Maßnahmen, sondern der Blick auf die Struktur des Patienten bot den Schlüssel zur Erklärung, warum der Diabetes schwer einstellbar war. *So manche der 96 stationären Behandlungen und 29 Heilverfahren, die bei diesen 20 Patienten innerhalb von 5 Jahren erfolgten, wären wohl vermeidbar gewesen.* Zugleich ist dieses Ergebnis ein Beitrag zum Thema der Modifikationen einer Krankheit und ihres Verlaufes (Abb. 1).

2. Bei 44% der Patienten mit subjektiv ungenügendem Kurerfolg überwogen diejenigen mit psychosomatischen Krankheiten, vor allem Asthma, funktionellen Herz-Kreislauferkrankungen und vegetativen Regulationsstörungen. Aus der angewandten Therapie bei diesen Patienten ließ sich jeweils schließen, welche Pathogenese gemäß dem Entweder-Oder-Prinzip für den Therapeuten im Vordergrund stand, so z. B. bei Asthma so gut wie ausschließlich die allergische Ätiologie. *In den uns bekannten als spezifische Kliniken für Asthma-Kranke geltenden Kurkliniken erscheint die psychotherapeutische Intervention nahezu unbekannt;* man hat mitunter den Eindruck, als werde sie sogar als obsolet betrachtet.

3. Andererseits sind die Bemühungen der Träger der Rentenversicherung ebenso wie privater Institutionen unbestreitbar, den Versicherten eine adäquate Behandlung ihrer Krankheiten und nicht nur der psychosomatischen im engeren Sinne zu ermöglichen. Aber je umfassender und intensiver diese Therapie unter Einschluß psychoanalytischer Einzel- und Gruppentherapie ist, um so stärker wird vom Patienten die Lücke empfunden, in die er nach 4 oder 6 Wochen dieser Behandlung gerät, wenn er nach Hause zurückkehrt und die begonnene Therapie gerade unter den Bedingungen des Alltags und der Wiederaufnahme der Arbeit nicht fortgesetzt werden kann.

Hier böte sich vielleicht ein reiches Betätigungsfeld für den Psychotherapeuten in der Definition des Referentenentwurfes, v o r a u s g e s e t z t, daß die enge Kooperation mit dem behandelnden Arzt gewährleistet ist.

Solange diese therapeutische Schiene oder Kette nicht verwirklicht ist, muß doppelt und 3fach bedacht werden, welcher therapeutische Prozeß wohl bei einem Heilverfahren-Patienten in Gang gesetzt wird, und ob der mögliche Schaden gegenüber dem Nutzen sorgfältig abgewogen wurde.

Die Gefahr eines Schadens droht nach unseren Erfahrungen nicht selten den Patienten, die unbedacht in sehr verschiedenartige Gruppentherapien eingeschleust wurden und auf dem schmalen Grat zwischen der Abwehr mancher, vielleicht nicht zu Unrecht entblößend empfundener Forderungen und andererseits dem Bedürfnis, endlich einen Zugang zu

Tab. 1
Ursachen eines sog. schwer einstellbaren Diabetes

Ursachen	Pat. n	Stat. Th. n/5 J.	HV n/5 J.
Charakterogen	8	46	11
Debilität Demenz	3	16	4
Neurotische Entwicklung	5	22	9
Nicht erkannte Komplikationen	3	8	5
Insulinresistenz	1	4	–
	20	96	29

Mitmenschen zu finden, hin- und hergerissen werden, um schließlich nach Ablauf der kurz bemessenen Zeit im wahrsten Sinn des Wortes anbehandelt entlassen zu werden. KISKER (24) nannte diese Deviationen eine Parodie des Zwischenmenschlichen.

Die zur Attitüde geratenden Gruppenversammlungen können kaum heilsam sein, sondern bedeuten vielmehr die Mißachtung des Leidens eines Menschen und der Excellentia seiner Persönlichkeit. Vielleicht sollte man sich schon jetzt, spätestens aber in einigen Jahren in Abwandlung eines Ausspruches von BIER erinnern, daß man den guten Psychotherapeuten auch daran erkenne, was er nicht therapiere. Die Forderung nach einer humanen Medizin der Humanmedizin gilt uneingeschränkt.

Wir haben uns vor einigen Jahren für die Einrichtung sog. poliklinischer Heilverfahren als Fortsetzung der begonnenen stationären Therapie ausgesprochen: »Erst wenn sich aus den 3 sich oft gar nicht verstehenden, geschweige kommunizierenden Schienen Hausarzt, Ortsklinik, Kurklinik eine kontinuierliche Bahn für diese kranken Menschen bauen läßt, an deren verschiedenen Stationen er sich nicht verschoben fühlt, werden wir wirkliche Fortschritte erreichen können« (17).

Ein anderer sozialmedizinischer Teilaspekt für den Aufbau einer strukturierten Diagnostik und Therapie und somit Prophylaxe der Scheinlösung Krankheit umfaßt die Auswirkungen des 1974 in Kraft getretenen Schwerbehindertengesetzes.

Um nicht von vornherein mißverstanden zu werden, selbstverständlich sei hier nichts gegen die gesetzlich verankerte Unterstützung Behinderter gesagt; es erscheint auch übertrieben, uns in toto zunehmend als Volk der Schwerbehinderten zu apostrophieren. Aber gibt es nicht auch hier eine arztzentrierte Dimension mit psychischen Rückkopplungen, über die man bisher anscheinend wenig oder eigentlich überhaupt nicht nachgedacht hat? Helfen wir womöglich ungewollt und unbewußt mit, Konflikte zu initiieren, zu somatisieren und somit Scheinlösungen zu provozieren? »Bei der Durchführung dieses Gesetzes hat die ärztliche Begutachtung eine zentrale Bedeutung; sie bildet die Grundlage für die Feststellung der Behinderung, der MdE (nunmehr des GdB) sowie der weiteren gesundheitlichen Voraussetzungen für die Inanspruchnahme von Vergünstigungen für Behinderte« (38).

Eine machtvolle Position, könnte man schließen, aber nicht doch auch ein trojanisches Pferd?

Wie z. B. vermag man die psychischen Auswirkungen bei einem Patienten abzumessen oder abzufangen, bei dem man lege artis, d. h. gemäß den Richtlinien (38) einen GdB von mehr als 90% bescheinigt, er somit dauernd erwerbsunfähig ist, man ihm aber erklären muß, daß diese Erwerbsunfähigkeit nicht identisch ist mit der Erwerbsunfähigkeit in der gesetzlichen Rentenversicherung, da diese bekanntlich vom Grad der Behinderung ganz unabhängig ist; oder wie soll man »übliche« seelische Begleiterscheinungen körperlicher Schäden von »nicht üblichen« abgrenzen, da diese dann einen höheren GdB rechtfertigten; oder kann man sich damit identifizieren, eine Hiatushernie ohne wesentliche Funktionsstörung mit einem GdB von 40% oder eine funktionelle Hyperbilirubinämie mit einem GdB von 30% zu bewerten – diese Möglichkeit läßt das Gesetz, wenn man ganz anderer Meinung ist, dadurch nun aber seinen Patienten benachteiligt? Oder ihn ebenso benachteiligt, wenn man ihm einen höheren GdB zubilligt, er aber Gefahr läuft, als Arbeitsuchender dann keine Stelle zu bekommen?

Diese sozialmedizinischen und sozialpsychologischen Konsequenzen betreffen vor allem die Gruppe der 50–60jährigen, die buchstäblich in einen Circulus vitiosus geraten, d. h. in einen somatisierten Konflikt, da ihnen die eine Erwerbsunfähigkeit bestätigt, die andere aber versagt wird und ein womöglich jahrelanger Rechtsstreit die Folge ist.

Unter den heute vielfach diskutierten sozialpsychologischen und sozialmedizinischen, gesellschaftskritischen pathogenetischen Anteilen psychosomatischer Krankheiten und Funktionsstörungen ist dieses hier genannte Beispiel bisher auffallend wenig beachtet worden.

Auf die Verstärkung eines solchen Konfliktes aber ebenso wie auch auf dessen Lösung haben zunächst weniger der sich als Spezialist verstehende Psychotherapeut als vielmehr der erstuntersuchende und erstbehandelnde Arzt den größeren Einfluß.

Kombinierte Entspannungs- und Psychotherapie

Die Erfahrungen der strukturierten Diagnostik mit den darin einbezogenen Möglichkeiten der realitätsbezogenen Synthese führen zur Frage nach in Klinik wie Praxis gleichermaßen anwendbaren individualtherapeutischen Ansätzen.

Man kann vereinfacht den therapeutischen Weg des psychosomatisch Kranken in 5 verschiedene Bahnen klassifizieren:

1.
Der umfassenden fachärztlichen somatischen Diagnostik mit womöglich häufigen diagnostischen Rezidiven folgt, falls ein organischer Befund oder ein Pseudobefund vorliegt, die ausschließlich somatische, meistens vorwiegend pharmakologische Therapie, d. h. *zumindest beim Pseudobefund die iatrogene Fixierung*. Die Ursache hierfür kann im Arzt oder im Patienten oder in beiden liegen.

Der iatrogene Anteil hat hierbei recht verschiedene Wurzeln, unter denen die nach unserer Erfahrung praktisch wichtigsten genannt seien:

a) Die Unsicherheit in der Interpretation eines eindeutigen, aber isolierten pathologischen Befundes.

b) Die vermeintliche Beseitigung dieser Unsicherheit durch häufige Kontrolluntersuchungen, möglichst apparativer, somit »besonders objektiver« Art. Zu dieser Gruppe gehören die Patienten, die oft und oft im wahrsten Sinne des Wortes durchuntersucht werden, um endlich Klarheit über diesen einen isolierten pathologischen Befund zu gewinnen.

c) Mit diesem Vorgang ist dann ein anscheinend gutes Gewissen des Arztes angesichts der besonderen – vermeintlichen – Gründlichkeit und Sorgfalt der Diagnostik und Therapie verbunden, um, wie man dann so sagt, ganz sicher zu gehen. *Nicht selten aber hängen hiermit die eigene Unsicherheit und Abwehr im Umgang mit psychogenetischen Vorgängen und deren Therapie zusammen*. Innerhalb dieses ausgesprochenen Wechselspiels und der daraus resultierenden Wechselwirkung tragen Arzt u n d Patient bei dieser praktisch großen Gruppe von Kranken zur Scheinlösung Krankheit ständig bei.

Als Beispiel sei etwa eine 59j. Pat. angeführt, die eine erblich begründete Vasolabilität mit ausgesprochen angiospastischer Diathese und entsprechenden Symptomen aufwies. Deswegen verschiedenartige Behandlungen in den früheren Jahrzehnten, wechselhafter Erfolg, jedoch keine Zeichen einer neurotischen Fixierung. Die latent vorliegende psycho-neuropathische Belastung mag aus der Familienanamnese hervorgehen mit Suizid des Vaters und jahrzehntelangem Aufenthalt seiner Schwester in einer Heilanstalt.

Als nun der Ehemann dieser Pat. an einem Herzinfarkt und späterer Hirnerweichung verstorben war, manifestierte sich eine ausgeprägte reaktive Depression mit hypochondrischen Ängsten der nun in einem großen Hause in einer ebenso prunkvollen wie subtilen Einsamkeit lebenden Frau, die ihr Single-Dasein als personifizierte Angst empfand. Auch die mit dem Ehemann verbundenen starken gesellschaftlichen Bezüge mit großer Selbstbestätigung bröckelten sehr bald auseinander.

Die Trennungstrauer und schließlich der Lebensbilanzkonflikt führten in dem Moment zur Somatisierung, als gewissermaßen als Aufhänger ein Infekt mit wahrscheinlich damit verbundenem linksseitigem Schenkelblock eingetreten war. Fortan wurde die Pat. immobilisiert, auf die Gefahr eines sich entwickelnden arteriosklerotischen Herzgefäßleidens hingewiesen, »gezielt« pharmakologisch behandelt und durch die immer wiederholten Belastungs-Ekg mit den prompt als Mangeldurchblutung interpretierten ST-Senkungen nahezu auf ein ähnliches Ende vorbereitet, das sie kurz vorher bei ihrem Ehemann erlebt hatte.

Der Zirkel zwischen vermeintlich unbestechlichem Ekg-Befund, Reduktion körperlicher Belastung, resultierenden Ängsten und Entfremdungsgefühlen und bald wieder neuer Untersuchung mit gleichem Resultat war geschlossen. Nichts aus der Vorgeschichte, keine alternative Deutung des in der Tat mehrdeutigen Ekg-Befundes, keine autoplastischen und allmählich ärztlich induzierten pathoplastischen Komponenten wurden berücksichtigt. Und dennoch, wieviel Dynamik verbarg sich hinter diesem scheinbar so uniformen Ping-Pong über lange Zeit. Sie wurde manifest, als die Pat. endlich von der Klammer des ergometrischen Befundes, der sie wie ein Korsett im wahrsten Sinne des Wortes einengte, frei wurde und allmählich all den Bedürfnissen nachgehen konnte, die ihrer weitgehend intakten Kreislauffunktion angemessen waren.

Bei diesem Beispiel, und es ist nur eines von zahlreichen der täglichen Praxis, mag die arztzentrierte Dimension in der Scheinlösung Krankheit einen weiteren Hinweis zur Diskussion bieten. Die Gedanken an die in näherer und fernerer Zukunft sich abzeichnenden Entwicklungen lassen vermuten, daß diese Gruppe noch weit mehr als bisher Beachtung verdienen muß.

2.
Die 2. Bahn des therapeutischen Weges bei psychosomatisch Kranken resultiert daraus, daß die psychogenetische oder vegetativ-funktionelle Partialkausalität im diagnostischen Ablauf erkannt und anerkannt wird. Die therapeutische Konsequenz ist aber auf die Verordnung von Psychopharmaka beschränkt. Das Psychopharmakon erhält dann den Charakter einer Alibifunktion, nämlich einerseits für die Fixierung des Patienten an ein Symptom mit allen resultierenden Widerständen gegenüber jeder anderen Therapie und auf der anderen Seite eine Alibifunktion für den wirklichen oder vermeintlichen Zeitmangel des Arztes, psychotherapeutisch tätig zu werden. Kommen solche Suggestionen einer Werbung wie dieser noch hinzu: *»Adumbran, der unkomplizierte Tranquilizer zur medikamentösen Psychotherapie«*, so wird die Alibifunktion vollends evident und mitunter sogar sanktioniert.

3.
Auf der 3. Bahn des therapeutischen Weges finden sich die Patienten, bei denen somatische Diagnostik und Therapie um die psychodiagnostische und psychotherapeutische Dimension erweitert werden. Der Patient wird an den Spezialisten, d. h. zum Psychotherapeuten überwiesen, die weitere Therapie unterliegt nun weitgehend oder ausschließlich dessen Kompetenz. Dieser diagnostische und therapeutische Ablauf entspricht einmal mehr dem Entweder-Oder-Prinzip, das CROHN so formulierte: »Entweder ich behandle einen Patienten psychotherapeutisch und verzichte auf alle übrigen Maßnahmen. Oder ich behandle ihn medikamentös, chirurgisch oder wie auch immer es sei, dann kann ich keine echte Psychotherapie anwenden« (5).

4.
In dieser Bahn führte die festgestellte psychosomatische Krankheit oder Funktionsstörung zur adäquaten kombinierten Therapie, in deren Kompetenz sich der für die körperlichen Krankheiten zuständige Facharzt und der psychotherapeutische Spezialist teilen. Das Ergebnis dieses heterologen Verfahrens

der Therapie hängt oft in nicht geringem Maße von der Qualität der Kooperation dieser therapeutischen Gruppe ab (2, 4).

Die hierzu gehörenden, gerade wieder durch v. UEXKÜLL (34) beschriebenen Erfahrungen zeigen Stärken und leider auch nahezu unüberwindbare Widerstände des Ulmer Modells. RICHTER brachte diesen von vielen gewollten Weg, den er als Verdrängungsstrategie bezeichnete, in Zusammenhang mit der kardinalen Frage, ob man diese therapeutische Einstellung wirklich gutheißen könne, mit der psychische und soziale Anteile eines psychosomatisch Kranken gleichsam an einen Spezialisten überwiesen werden, als sei es nicht ein und derselbe Mensch (30).

5.
Schließlich bleibt bei der letzten Möglichkeit Diagnostik und Therapie innerhalb ein und derselben Abteilung bei stationären Patienten und in der Hand eines Arztes bzw. einer Praxisgemeinschaft bei ambulanten Patienten. Über dieses gleichsam homologe Verfahren sei hier als Beitrag zur strukturierten Therapie und realitätsbezogenen Synthese der verschiedenen therapeutischen Möglichkeiten aus unserer Klinik berichtet.

In ihr werden pro Jahr durchschnittlich 700 Patienten stationär und 1200 Patienten ambulant untersucht und behandelt. Die meisten kommen zu Diagnostik und Therapie psychosomatischer Krankheiten, funktioneller Störungen, psychoneurotischer Entwicklungen, exogener Psychosyndrome und reaktiver psychischer Erkrankungen.

Wie begründet das hier vertretene, homologe diagnostische und therapeutische Verfahren erscheint, mag zugleich daraus hervorgehen, daß wir in einem unausgewählten Kollektiv von 200 ambulanten Patienten, die zur Psychotherapie mit der Diagnose einer neurotischen Störung überwiesen wurden, bei 22%, d. h. 44 dieser 200 Patienten, innerorganische Krankheiten oder Funktionsstörungen diagnostizierten, die bisher nicht erkannt worden waren und die sich zusätzlich zur Psychotherapie als behandlungsbedürftig erwiesen oder aber keine Indikation zur Psychotherapie mehr darstellten (Tab. 2).

Diese Erfahrung mag zugleich ein Beitrag sein zur Diskussion über den Referentenentwurf, der die Eigenständigkeit des nichtärztlichen Psychotherapeuten vorsieht.

Tab. 2
Diagnostische Irrtümer bei 44 von 200 Pat. mit neurotisch anmutenden Störungen

Diagnose	**Pat. n**
Lungenembolie	3
Myokarditis	2
Koronarinsuffizienz	6
Herzfehler	3
Paroxysmale Tachykardie	5
M. CROHN	4
Kolontumor	1
Hirntumor	1
Lebererkrankungen	5
Nierenerkrankungen	3
Porphyrie	2
Hyperthyreose	5
Hypothyreose	3
Hypoparathyreoidismus	1
	44

Bei diesen 44 unter 200 Patienten schienen die Kriterien für eine neurotische oder erlebnisreaktive Fehlhaltung und somit die Indikation zur Psychotherapie gegeben zu sein; tatsächlich aber bestanden ausschließlich oder im Sinne des Morbus compositus körperliche Krankheiten oder Funktionsstörungen, die einer Psychotherapie allein nicht zugänglich geworden wären.

In Tab. 5 auf S. 369 ist das Spektrum der kombinierten Entspannungs- und Psychotherapie zusammengefaßt, das wir nach unseren Erfahrungen bei den psychosomatischen Krankheiten und funktionellen Störungen am meisten empfehlen können und u. E. dem Versuch einer realitätsbezogenen Synthese recht nahe kommt. Die Übersicht zeigt, daß diagnostisches Gespräch mit der auf das Notwendige zentrierten Information des Patienten, pathogenetische Bedeutung von exogenen Noxen, Ernährung und Lebensweise sowie Fragen der medikamentösen Zusatztherapie am Beginn des therapeutischen Gespräches stehen.

Im Behandlungsablauf des einzelnen Patienten werden möglichst alle individuellen, z. T. beschriebenen Faktoren berücksichtigt, um die besten Voraussetzungen für diese Kombination aus therapeutischem Gespräch, mitunter notwendiger konfliktzentrierter Initialtherapie, physikalischer, vor allem hydrotherapeutischer Behandlung, Krankengymnastik und Atemtherapie, Bindegewebsmassagen, autogenem Training und Tiefenentspannung und den speziellen psychotherapeutischen Verfahren zu ermöglichen.

Welche von diesen angewendet werden, ob nur eine dieser Therapieformen oder mehrere angezeigt sind, muß jeweils am Beginn sorgfältig geprüft werden.

Zugrunde liegende Krankheit, Ergebnis des Erstinterviews, geistige und psychische Struktur, Krankheitseinsicht, Art und Ergebnis vorausgegangener Behandlungen u. a. ermöglichen in der Regel die Antwort auf diese Frage. Andererseits sollten die Indikationen und Schwerpunkte dieser spezielleren Therapie möglichst unbeeinflußt von dogmatischen Regeln oder starren Prinzipien bleiben.

Leider ist trotz aller Liberalisierung und gegenseitiger Verständigungsversuche der Prozeß polarisierender Standpunkte noch immer nicht aufgegeben worden. So wurde z. B. die Skala der psychoanalytischen Techniken mit der Allopathie des praktischen Arztes und Hypnose, Verhaltenstherapie und Gesprächstherapie in offensichtlich abwertendem Gebaren mit Homöopathie, Chiropraxis und Akupunktur verglichen (3). Solche unsachlichen Polarisierungen zwischen analytischen und aktionalistischen, zwischen geduldigen und manchmal heilsam ungeduldigen Therapeuten gehörten in eine endlich vergangene Zeit. Weitaus überzeugender wirken demgegenüber die Beiträge über diagnostische und therapeutische Entwicklungen, die immer wieder den fundamentalen Ausgangspunkt der Psychoanalyse widerspiegeln, etwa die Ich-Psychologie, Objektbeziehungstheorie, die Psychologie des Selbst, die imaginativen Verfahren und die Forschungen über den Narzißmus.

Nicht überzeugen können jedoch ebenso dogmatisch ex cathedra wie simplifizierend geäußerte Ansichten, etwa – als weiteres Beispiel – über die progressiv gestufte Entspannungsmethode des autogenen Trainings, in dem es in einem Lehrbuch für praktische Medizin heißt: »Wahrscheinlich spielt das autogene Training weniger eine Rolle bei psychosomatischen Patienten, sondern vor allem bei sog. gesunden Menschen« (20). Man kann sich schwer vorstellen, daß solche Aussagen auf eigenen Ergebnissen beruhen, sie werden jedenfalls nirgendwo mitgeteilt.

Anderen ähnlichen Pauschalurteilen sollte begegnet werden, etwa – wiederum ein Beispiel – bei den meisten psychosomatischen Patienten sei eine Psychoanalyse fehlangezeigt, da das erforderliche Niveau von Selbst-Objekt-Differenzierung und -Interpretation bei vielen psychosomatisch Kranken nicht vorausgesetzt werden dürfe. Der Patient habe ja auch in seinem Rückzug auf die Linie der körperlichen Symptome gezeigt, daß er auftretende Ängste sofort in vegetative Erregung umsetze und deshalb einer psychoanalytischen Therapie nicht gewachsen sei (33). Das vielen psychosomatisch Kranken generalisierend aufgeklebte Etikett »operationales Denken« (27) oder Alexithymie trägt zu solchen Ansichten vermutlich verstärkt bei.

Ergebnisse dieser wenigstens teilweise auch in der Praxis, etwa in der Gemeinschaftspraxis möglichen kombinierten Therapie seien an 2 Beispielen dargelegt. Das eingangs beschriebene genetisch determinierte Syndrom der Vasolabilität ist unter den funktionellen Erkrankungen besonders häufig und mit einzelnen seiner Symptome, z. B. den kardialen Störungen und habituellen Kopfschmerzen, nicht selten eine Crux medicorum.

In Tab. 3 sind die nach 1–4 Jahren erhobenen Nachuntersuchungsergebnisse dieser Therapie bei 112 Frauen den Ergebnissen bei 94 Frauen ohne diese Therapie, d. h. auf Verordnung von Medikamenten begrenzte Behandlung, gegenübergestellt. In der Therapie der behandelten Gruppe überwogen die entspannungstherapeutischen Verfahren, d. h. die konfliktzentrierte Initialtherapie, autogenes Training, Krankengymnastik und Atemtherapie, Hydrotherapie und Bindegewebsmassagen. Unter den in Tab. 3 aufgeführten Hauptsymptomen waren anhaltende Besserungen zwischen 40–77% gegenüber 29–65% ohne die genannte Behandlung festzustellen. Gerade die subjektiv bedeutsamsten Erscheinungen, nämlich habituelle Kopfschmerzen und Stenokardien, annähernd auch die Migräne, boten statistisch eine hohe Differenz.

Das 2. Beispiel betrifft unsere Erfahrungen bei inzwischen über 2300 Kolitiskranken und etwa 950 Patienten mit Enteritis regionalis CROHN. Im Ursachenbündel der Kolitis z. B. ist neben Autoimmunprozessen die vegetativ-funktionelle und psychische Pathogenese an erster Stelle zu nennen. Nach der Zusammenstellung von SCHRÖTER (31) fand sich in unserem Krankengut nur bei 29% unserer Patienten eine psychisch unauffällige Struktur und kein der Krankheit vorausgehender Konflikt, hingegen die Kombination einer neurotischen Entwicklung und vorausgehender Konflikte bei 52%, während bei 14% der Patienten eine prämorbide Konfliktkonstellation allein eruierbar war. Eine familiäre psychoneuropathische Belastung bestand bei 8%, frühkindliche Milieuschäden in 27%.

Die Kennzeichen der neurotischen Struktur setzen sich zusammen aus Infantilität mit retardierter Entwicklung infolge prägenitaler Reifungsstörung, Abhängigkeit von meistens einer Bezugsperson, Verlustängsten und Verlusterfahrungen, labilem Selbstwertgefühl mit erheblich gehemmter Aggressivität gegenüber der Umwelt und nachfolgenden autoaggressiven Impulsen, Kontaktstörungen bis hin zur stuporartigen Zurückgezogenheit, versteckten Riesenansprüchen. Es findet sich somit das psychopathologische Bild eines narzißtisch strukturierten Kranken mit Neigung zur Regression auf die frühkindliche präödipale Entwicklungsstufe (15). Die häufig beschriebene Depressivität bestand bei 47% unserer Kranken, ohne daß primär persönlichkeitsgebundene und sekundär reaktive Anteile im Sinne des exogenen Reaktionstyps abgrenzbar waren. Das Ausmaß der Krankheit und die Stärke der Depressivität standen auch in keinem direkten Verhältnis zueinander. Die heute so viel besprochene Alexithymie oder Desorganisation des Ichs mit den kennzeichnenden Zügen der Erschöpfung und seelischen Leere, des einförmigen Gedankenablaufs, des verarmten Wortschatzes sowie der Unfähigkeit, konflikthaft Erlebtes zu äußern, ist nach unseren Beobachtungen keineswegs als spezifisches Verhalten des Kolitiskranken und auch nicht pauschal bei psychosomatisch Kranken anzunehmen. Sie enthält auch keine Korrelation zur neurotischen Struktur, sondern nach unseren Erfahrungen vielmehr zu Schwere und Grad des entzündlichen Prozesses.

Gemäß der mehrdimensionalen Pathogenese dieser beiden entzündlichen Krankheiten, und angesichts des oft schwerkranken Zustandes mit erheblichem organpathologischem Substrat bildet die Therapie *häufig einen Prüfstein für Grad und Qualität der Kooperation innerhalb der the-*

Hauptsymptome	Besserung			
	n	mit Therapie n (%)	n	ohne Therapie n (%)
Totenfinger	88	39 (44)	62	18 (29)
Erythema fugax	52	24 (46)	38	12 (32)
Stenokardie	86	63 (73)	79	24 (30)
Habituelle Kopfschmerzen	93	72 (77)	71	31 (44)
Migräne	28	16 (57)	21	6 (29)
Schwindel	61	36 (59)	52	34 (65)
Ohnmachtsneigung	34	21 (62)	25	11 (44)
Insgesamt	442	271 (61)	348	136 (39)

Tab. 3
Katamnestische Ergebnisse bei 112 Frauen mit und 94 Frauen ohne Entspannungsbehandlung mit Vasolabilität

rapeutischen Gruppe. Gerade weil sich keine starren Schemata für die Therapie des Kolitiskranken angeben lassen und medikamentöse Therapie, Substitutionstherapie der Elektrolyte und des Eiweißstoffwechsels, diätetische Therapie und die verschiedenen Formen der Entspannungs- und Psychotherapie auf jeden einzelnen Patienten sorgfältig abgestimmt und immer wieder überprüft werden müssen, erscheint uns die Behandlung in der Hand eines Arztes bzw. einer Abteilung zur gleichen Zeit sinnvoller und aussichtsreicher als z. B. die Verteilung der Kompetenzen auf den gastroenterologischen Spezialisten hier und den Psychotherapeuten da (13, 14).

Innerhalb der Entspannungs- und Psychotherapie stehen Tiefenentspannung im Sinne der Hypnose und autogenes Training, stützende Gesprächs-Psychotherapie und, seit den ermutigenden ersten Ergebnissen von WILKE (37), auch katathymes Bilderleben im Mittelpunkt.

Die Indikationen zu diesen Verfahren gründen sich letztlich auf die ständige Reaktionsbereitschaft und Anpassung des unwillkürlichen Nervensystems und der von ihm gesteuerten Organfunktionen gegenüber seelischen, vor allem emotionalen Einflüssen, d. h. eben auf die immer und überall vorhandenen psychophysischen Wechselwirkungen. Diese u. E. für das akute und subakute Stadium der Krankheit optimale Therapie erfüllt das Regressionsbedürfnis und bereitet auf dem Wege über die intensive Übertragung und Gegenübertragung in nahezu symbiotischer Form den Boden für die Besserung des somatischen Prozesses.

Mitunter erst gegen Ende der klinischen Behandlung gelingt es, reaktive Veränderungen von der prämorbiden neurotischen Struktur abzugrenzen, um über eine jetzt noch erforderliche tiefenpsychologische oder psychoanalytische Behandlung zu entscheiden. Bevor sie eingeleitet wird, muß genau geprüft werden, ob mit ihr die

Gefahr eines Rezidivs verbunden ist. Nach unserer Erfahrung ist diese Komplikation weitgehend auszuschließen, wenn die akute Kolitissymptomatik abgeklungen und eine psychische Stabilisierung erreicht ist.

Hingegen erfährt der Patient im katathymen Bilderleben die regressionsfördernde, wohltuende Entspannung und erlernt zugleich auf mehr spielerischem Wege eine gesteigerte Introspektion mit Darstellung der Konfliktinhalte und affektgesteuerten Konfliktreaktion. Ihm bisher unzugängliche, weil abgewehrte Phantasien werden unter der behutsamen Anleitung und Begleitung des Therapeuten frei und dabei nicht angstbesetzt erlebt. So erscheint die Kombination tiefer Entspannung und zugleich möglicher Arbeit am Konfliktmaterial das Bindeglied in der therapeutischen Kette bei Kolitiskranken darzustellen.

Die von SCHRÖTER ermittelten Nachuntersuchungsergebnisse an 443 Patienten zeigt Tab. 4. Aus ihr geht hervor, daß bei 49% die Kolitis abheilte und teilweise ausheilte und bei 15%, ganz überwiegend des Schweregrades III, ein bisher unbeeinflußter Verlauf vorliegt.

Zusammenfassung

1. Gegenstand einer strukturierten Diagnostik in der psychosomatischen Medizin ist der oft mühevolle Versuch, die meistens vielfältigen Faktoren der Krankheitsentstehung, ihres Verlaufes und ihrer Prognose zu analysieren. Einige dieser Faktoren sollten hier skizziert werden. Eine so strukturierte Diagnostik vermag dann solchen einseitigen Formulierungen zu begegnen wie etwa von VISKUM (35), daß es keine ausreichenden Beweise für die Psychogenese des Ulkusleidens gebe, oder von KAPLAN (23), daß Psychogenese bei Körperkrankheiten nie nachgewiesen worden sei, oder von LIPOWSKI (25), nach dem die psychosomatische Medizin oft irrtümlich mit der Suche nach der Psychogenese von chronischen somatischen Krankheiten mit unbekannter Ätiologie, die vage psychosomatisch genannt würden, gleichgesetzt werde.

2. Mit Hilfe dieser mehrdimensionalen Diagnostik können Psychodynamik und pathogenetische Bedeutung eines intrapsychischen oder exogenen Konfliktes oder einer neurotischen Entwicklung, die zur Scheinlösung Krankheit geführt oder beigetragen haben, ebenso wie die häufigen Wechselwirkungen und Wechselbeziehungen besser erkannt, verstanden und behandelt werden.

3. Zu diesen Wechselwirkungen gehören außer den zahlreichen und vielfach auch erforschten sozialpsychologischen, gesellschaftsimmanenten Faktoren die viel zu wenig beachteten sozialmedizinischen und sozialpsychologischen Anteile. Einige Erfahrungen hierzu aus der Heilver-

Tab. 4
Ergebnisse der Behandlung bei Patienten mit Colitis ulcerosa

Heilungsgrad	Pat. n	%	
Abheilung	57	13	49
befriedigendes Ergebnis	161	36	
unbefriedigendes Ergebnis	82	19	34
unbeeinflußt	66	15	
keine Nachuntersuchungen	77	17	

fahrenspraxis und über das Janusgesicht des Schwerbehindertengesetzes sollten in die Diskussion einbezogen werden. Die psychosomatischen Auswirkungen sozialmedizinischer Einflüsse sind leider für viele Ärzte und Therapeuten noch immer ein recht weißes Feld.

4. Die strukturierte Therapie psychosomatischer Krankheiten, dargelegt an den beiden Beispielen, läßt sich nur dann verwirklichen, wenn Indikationen und Gegenindikationen für die einzelnen Verfahren nicht nur sorgfältig bedacht werden, sondern genügend Raum bleibt für die individualtherapeutischen Modifikationen, bezogen auf die Krankheit, auf den Patienten und ebenso auf die Möglichkeiten des Therapeuten. *Nur diejenige Therapie kann adäquat sein, deren Anwendung ich mir jeden Tag selbst begründen muß.*

Es erscheint uns berechtigt, auf eine solche realitätsbezogene Synthese nicht den Begriff der therapeutischen Illusion beziehen zu müssen, der den Glauben bezeichnet, daß zwischen Diagnose, Therapie und Heilung ein kausaler Zusammenhang bestehe.

5. Es sollte nicht als von E. BLEULER mit Recht kritisiertes autistisch undiszipliniertes Denken ausgelegt werden, wenn mit der Feststellung geschlossen sei, daß diese Flexibilität die eine notwendige Seite ist, die andere aber das Bewußtsein, daß jede noch so perfektionierte psychotherapeutische und sozialtherapeutische Technik und so mancher damit leider verbundene elfenbeinerne Turm zweierlei nie zu ersetzen vermögen, um der Hoffnungslosigkeit und Hilflosigkeit so vieler dieser Kranken wirksam zu begegnen: *nämlich die emotionale averbale Zuwendung und Form und Melodie des gesprochenen Wortes.*

Literatur

1. ALEXANDER, F.: Psychosomatische Medizin. De Gruyter, Berlin 1971.

2. BRÄUTIGAM, W.: Pathogenetische Theorien und Wege der Behandlung in der Psychosomatik. Nervenarzt **45,** 354–363 (1974).

3. BRÄUTIGAM, W.: Psychoanalyse in der Medizin? FAZ, 12. 5. 78.

4. CLYNE, M. B.: Die Arzt-Patient-Beziehung. Internist **13,** 409–413 (1972).

5. CROHN, B. B.: Psychic factors affecting the course of chronic ulcerative colitis. Gastroenterology **12,** 325 (1949).

6. CURTIUS, F.: Individuum und Krankheit. Springer, Berlin 1959.

7. CURTIUS, F.: Von medizinischem Denken und Meinen. Enke, Stuttgart 1968.

8. CURTIUS, F.: Psyche und Schmerz. Med. Klin. **50,** 1691–1695 (1955).

9. CURTIUS, F. u. H. FEIEREIS: Zwillingsuntersuchungen über die Erbveranlagung zum vegetativ-endokrinen Syndrom der Frau (VES). Z. KreislForsch. **49,** 44–57 (1960).

10. CURTIUS, F. u. K.-H. KRÜGER: Das vegetativendokrine Syndrom der Frau. Urban & Schwarzenberg, München 1952.

11. CURTIUS, F. u. H.-G. ROHRMOSER: Über Krankheitskombinationen. Z. ges. Inn. Med. **4,** 721 (1949).

12. DUNBAR, F.: Psychosomatic diagnosis. Hoeber, New York 1943.

13. FEIEREIS, H.: Klinik und Therapie der Colitis ulcerosa. Marseille, München 1970.

14. FEIEREIS, H.: Klinik und Prognose der Colitis ulcerosa. Lebensversicherungsmedizin **27,** 62–69 (1975).

15. FEIEREIS, H.: Psychodynamik des Konfliktes und psychosomatische Therapie bei Colitis ulcerosa. Schlesw. Holst. Ärztebl. **30,** 658–667 (1977).

16. FEIEREIS, H. u. R. COMMICHAU: Therapie als krankheitsmodifizierender Faktor. tägl. prax. **17,** 637–649 (1976).

17. FEIEREIS, H.: Beurteilung von Heilverfahren aus klinischer, gerichtsärztlicher und psychosomatischer Sicht. Öff. Gesundh.-Wes. **39,** 203–213 (1977).

18. FRANKE, H.: Zum Problem der Mehrfachkrankheiten. Therapiewoche **27,** 8667–8674 (1977).

19. FREUD, S.: Gesammelte Werke. **11**/360 u. 447. Fischer, Frankfurt 1973.

20. FREYBERGER, H.: Psychosomatik des Kindesalters und des erwachsenen Menschen. Klinik der Gegenwart. Urban & Schwarzenberg, Berlin 1977.

21. GOLDSCHEIDER, A.: Krankheit und Mensch. Z. Phys. Diät. Ther. **26,** 217, 265 (1922).

22. HARTMANN, N.: Teleologisches Denken. De Gruyter, Berlin 1951.

23. KAPLAN, H. J.: Current psychodynamic concepts in psychosomatic medicine. In: PASNAU, R. O. (Hrsg.): Consultation- liaison psychiatry. Grune & Stratton, New York 1975.

24. KISKER, K. P.: Mediziner in der Kritik, 2. Aufl. Enke, Stuttgart 1975.

25. LIPOWSKI, Z. J.: Consultation-liaison psychiatry: Past, present and future. In: PASNAU, R. O. (Hrsg.): Consultation-liaison psychiatry. Grune & Stratton, New York 1975.

26. LÖWENSTEIN, O.: Über den Krankheitswert des hysterischen Symptoms. Neurol. Zbl. **39,** 782 (1920).

27. MARTY, P. u. M. de M'UZAN: La »pensée opératoire«. Rev. franc. Psychoanal. **27,** 345–356 (1963).

28. MITSCHERLICH, A.: Bedingungen der Chronifizierung psychosomatischer Krankheiten. Die zweiphasige Abwehr. Suhrkamp, Frankfurt 1969.

29. MITSCHERLICH, A.: Krankheit als Konflikt. Studien zur psychosomatischen Medizin 2. 4. Aufl. Suhrkamp, Frankfurt 1969.

30. RICHTER, H. E.: Medizin oder vom Umgang des Menschen mit dem Menschen. FAZ 16. 6. 1978.

31. SCHRÖTER, E.: Langzeitverlauf und Prognose der Colitis ulcerosa unter kombinierter konservativer Therapie. Diss., Lübeck 1977.

32. SCHUR, M.: Comments on the metapsychology of somatization. Internat. Univ. Press. Inc., New York 1955.

33. STIERLIN, H.: Psychosomatische Erkrankungen als Störungen der Differenzierungsintegration: Ein Ausblick auf die »Familienpsychosomatik«. Familiendynamik **1,** 272–293 (1976).

34. UEXKÜLL, T. v.: Psychosomatische Medizin, gestern, heute und morgen. Schlesw. Holst. Ärztebl. **31,** 606–612 (1978).

35. VISKUM, K.: Mind and ulcer. Ulcer, attempted suicide and suicide. Acta psychiat. scand. **51,** 182 u. 221 (1975).

36. WEIZSÄCKER, V. v.: Der Gestaltkreis, 4. Aufl. Thieme, Stuttgart 1968.

37. WILKE, E.: Die Wertigkeit des katathymen Bilderlebens innerhalb der kombinierten Behandlung der Colitis ulcerosa. Diss., Lübeck 1978.

38. Anhaltspunkte für die ärztliche Begutachtung Behinderter nach dem Schwerbehindertengesetz. Köllen, Bonn 1977.

Erschienen in:
internist. prax. **20,** 111–130 (1980)
tägl. prax. **21,** 111–130 (1980)

Psychosomatisch orientierte Stufendiagnostik und Stufentherapie

H. FEIEREIS, Lübeck

Einleitung

Das Leitthema »Alternative zur Apparatemedizin?« innerhalb eines großen Ärztekongresses weckte Emotionen, hier zustimmende, dort ablehnende, ob mit oder ohne Fragezeichen. Der Grund hierfür liegt nicht allein in den noch immer überall erkennbaren, geäußerten oder versteckten Vorbehalten vieler Ärzte, Laien, Krankenkassen, Versicherungen, Krankenhäuser und Behörden gegenüber der psychosomatischen und psychosozialen Medizin. Es sind Vorbehalte aus Unkenntnis oder aufgrund der historischen Entwicklung oder gestützt auf die Macht des Katheders oder eben gerade mit dem Hinweis auf die eindrucksvollen Erfolge moderner diagnostischer und therapeutischer, naturwissenschaftlich begründeter, apparativer, physikalischer und chemischer Verfahren. Sie euphorisieren und stimulieren zugleich, Medizin als Land der unbegrenzten Möglichkeiten? Der Grund liegt aber auch in dem noch immer weithin praktizierten Alternativdenken, das oft ideologische weltanschauliche Dimensionen besitzt – Alternative als erschreckende Simplifikation, die, überschwemmt von Affekten, der Klarheit des Denkens dann keinen genügenden Raum mehr läßt. Alternative als Fortschritt in den Rückschritt, als Rückkehr in das archaische, polarisierende, dualistische Entweder-Oder-Denken, das die Vielfalt aller Lebensvorgänge schlechthin zu verdrängen oder zu verleugnen scheint. Wenn ein namhafter Gastroenterologe z. B. heute apodiktisch erklärt, die Psychotherapie der Colitis ulcerosa halte er für nutzlos, so mag angedeutet sein, wie breit die Kluft noch immer oder aber wiederum ist.

Gegenüber der durch das Approbationsgesetz etablierten und legitimierten psychosomatischen Medizin und trotz aller Bemühungen in vielen Gesellschaften und auf vielen Tagungen scheint sich wieder ein gegenläufiger Trend abzuzeichnen. Er hat seine Wurzeln besonders in den Zentren mancher Hochschulen; er ist etwa mit der Devise zu umschreiben, ärztliches Verständnis und wohlwollendes Eingehen auf die Nöte des somatisch Kranken in der Allgemeinmedizin und in der Inneren Medizin genügten vollauf. Wo aber nicht, dort sei wie eh und je der Psychiater zuständig.

Viele Autoren haben auf das sich mit solcher Einstellung verfestigende Dilemma hingewiesen, z. B. v. UEXKÜLL (20), auf eine Medizin für Körper ohne Seele mit hochspezialisierten Organdisziplinen und den Spezialkliniken auf der einen Seite und eine Medizin für Seelen ohne Körper, ebenfalls mit Spezialdisziplinen und dazugehörigen Neurose-Krankenhäusern auf der anderen. Nur 2 seltene Extremvarianten würden dabei wirklich gut versorgt: körperlich Kranke ohne seelische Probleme und psychisch Kranke ohne somatische Beschwerden.

Dieses darin zum Ausdruck kommende Alternativdenken und die noch immer eher restriktive Einstellung zur psychosomatischen Medizin innerhalb vieler Kliniken mag auch erklären, weshalb z. B. auf den Internistenkongressen in Wiesbaden während der letzten Jahre unter jeweils ca. 300 Vorträgen nicht mehr als 8–10 Kurzvorträge gewesen sind, die psychosomatische Themen betrafen (19). Gründe also genug, sich nicht einfangen zu lassen von dem dualistischen Prinzip, sondern ausschließlich der Devise des Sowohl-Als-auch zu folgen.

Aus psycho-somatisch-internistischer Sicht beruht unser Anspruch somit auf der angemessenen Synthese, die in Form einer individualisierenden und strukturierten Stufendiagnostik und Stufentherapie dargestellt sei.

Stufendiagnostik

Sie beruht auf (Abb. 1):

1. Anamnese,
2. körperlicher Untersuchung,
3. Erhebung des psychischen und sozialen Status,
4. physikalischer und chemischer Basisdiagnostik,
5. spezielleren Untersuchungsverfahren.

Zu jedem dieser Schritte gehört das adäquate diagnostische Gespräch, das sich jeweils aus 2 Teilen zusammensetzt:

1. der Erklärung, weshalb dieser diagnostische Teil geschieht und

2. der freilich alle individuellen Besonderheiten berücksichtigenden Information über das Ergebnis und seinen Wert in der Gesamtdiagnostik.

Die Basis bilden somit Anamnese und körperliche Untersuchung. Sie werden zwar den Studenten nach wie vor mehr oder weniger eingehend gelehrt, aber ohne Zweifel im praktischen und klinischen Alltag oft vernachlässigt.

Der 3. Stufe, dem psychischen und sozialen Status des Patienten, wird heute oft ein gewisses Interesse beigemessen, eine Beziehung aber zu Pathogenese und Ätiologie oder Verlauf einer Krankheit gegenüber anderen Krankheitsursachen selbst bei noch immer als psychosomatisch deklarierten Krankheiten weiterhin geleugnet. Als Beispiele seien etwa Asthma bronchiale, Ulkuskrankheit oder Colitis ulcerosa genannt. Zeitmangel, Empathiedefizit und Flüchtigkeit umschreiben die Mängel dieser Stufen der Diagnostik.

Der Begriff »Alternative« wird allerdings fast synonym mit der Kritik an der apparativen Diagnostik, also der 4. und 5. Stufe verstanden. Es gibt keine diagnostische Alternative zum Blutbild bei einer Anämie, aber angesichts der Vielfalt heute angewendeter physikalisch-chemischer und spezieller hochtechnisierter Untersuchungsmethoden Ansatzpunkte zu einer Kritik, die in der Abb. 1 veranschaulicht sind:

1. Alibidiagnostik,
2. Wiederholungszwang,
3. Überdiagnostik,
4. Überinterpretation.

Beobachtung 1

Als Beispiel der Alibidiagnostik mit mangelhafter kollegialer Kooperation ebenso wie der Überdiagnostik sei eine 23jährige Philologiestudentin angeführt. Sie kam wegen rezidivierender Durchfälle mit Schleim-, aber ohne Blutbeimengung im August 1981 stationär zu uns. Sie hatte anamnestisch 5 Jahre vorher eine anorektische Phase, unter der sie von 53 kg auf 34 kg abgenommen hatte. Ein Jahr lang bestand eine Amenorrhö. Sie klagte ferner über ein zeitweilig auftretendes Herzjagen und über Extraschläge nach

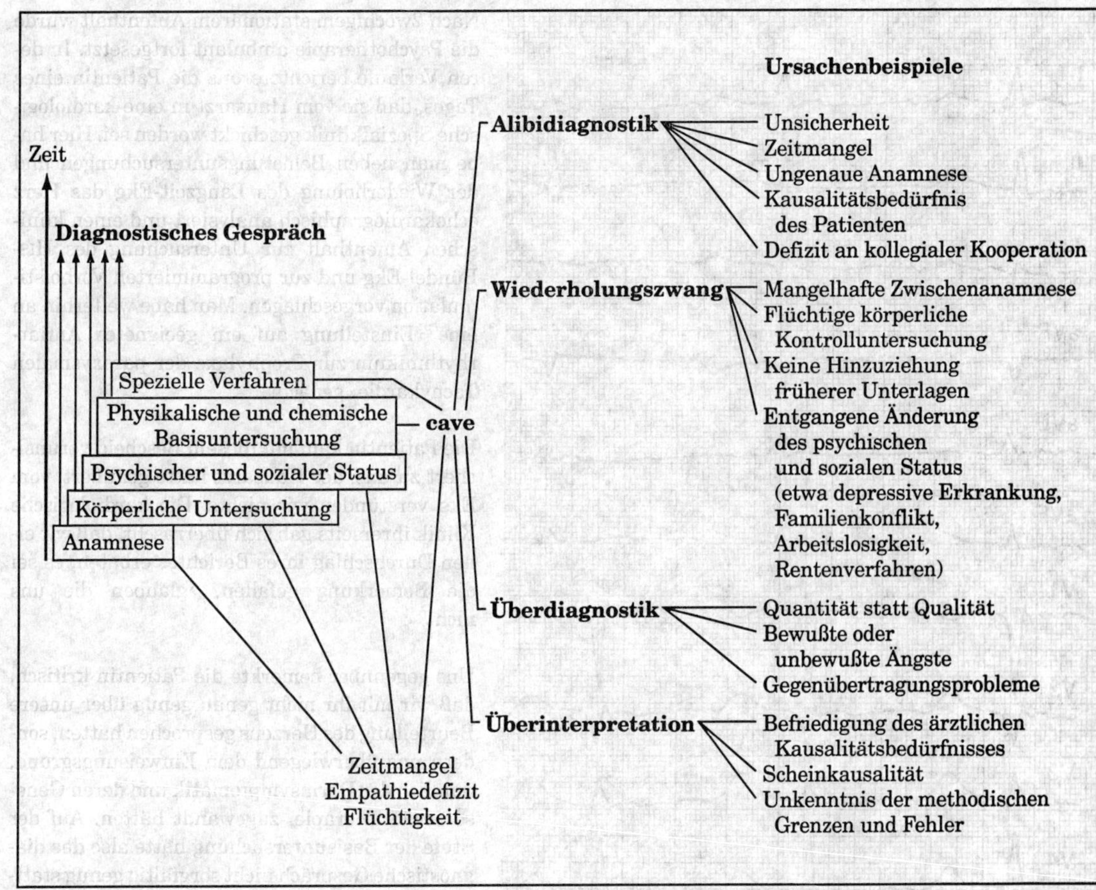

Abb. 1
Stufendiagnostik individualisierender und strukturierter psychosomatischer Medizin

reichlichem Kaffee- und Teegenuß. Bei unserer Untersuchung fand sich kein Hinweis auf einen organischen Darmprozeß, so daß wir in Verbindung mit der Anamnese und den übrigen Befunden ein Colon irritabile annahmen und die Patientin kombiniert entspannungspsychotherapeutisch behandelten.

Im Ekg bestand eine sehr kurze PQ-Zeit mit angedeuteter Deltakonfiguration der QRS-Gruppe, besonders in Abl. V 2 (Abb. 2) als Hinweis auf ein rudimentäres WPW-Syndrom, mit dem die angegebene Neigung zu anfallsartig auftretendem Herzrasen zusammenhängen könnte. Im Langzeit-Ekg fanden sich morgens und nachmittags leichte tachykarde Phasen bis 120/Min., gelegentlich supraventrikuläre Extrasystolen. Laborwerte einschließlich Schilddrüsendiagnostik ohne krankhaften Befund.

Die Neigung zu funktionellen und psychischen Gesundheitsstörungen (Magersuchtphase; anfallsweise Herzrasen; Extrasystolie; Colon irritabile) stand in enger Beziehung zu internalisierten Beziehungskonflikten bei narzißtischer Persönlichkeitsstruktur mit hohem Leistungsanspruch und andererseits großen Versagensängsten und Selbstunsicherheit.

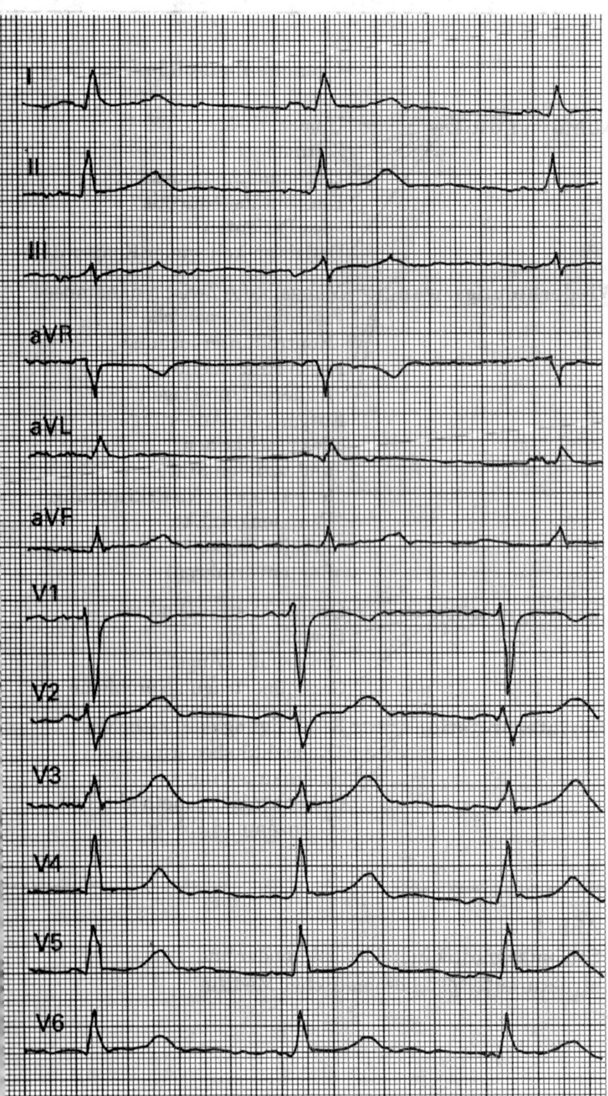

Abb. 2
Rudimentäres WPW-Syndrom
bei 23jähriger Patientin (s. Text)

Nach 2wöchigem stationärem Aufenthalt wurde die Psychotherapie ambulant fortgesetzt. In deren Verlaufe berichtete uns die Patientin eines Tages, daß sie vom Hausarzt in eine kardiologische Spezialklinik geschickt worden sei. Hier habe man neben Belastungsuntersuchungen und der Wiederholung des Langzeit-Ekg das Herz echokardiographisch analysiert und einen klinischen Aufenthalt zur Untersuchung des His-Bündel-Ekg und zur programmierten Vorhofstimulation vorgeschlagen. Man habe weiterhin an eine »Einstellung auf ein geeignetes Antiarrhythmikum zur Prophylaxe der paroxysmalen Tachykardie« gedacht.

Die Patientin kam mit diesem Bescheid verunsichert zu uns, der Hausarzt hätte geäußert, vom Ekg verstünden wir nichts. Die kardiologische Klinik ihrerseits gab sich überrascht, daß wir einen Durchschlag ihres Berichtes erbaten; es sei die Bemerkung gefallen, »glauben die uns nicht?«.

Uns gegenüber bemerkte die Patientin kritisch, daß wir mit ihr nicht genau genug über unsere Beurteilung des Herzens gesprochen hatten, sondern uns überwiegend dem Einweisungsgrund, nämlich der Darmsymptomatik und deren Genese sowie Therapie, zugewandt hätten. Auf der Stufe der Basisuntersuchung hatte also das diagnostische Gespräch nicht sorgfältig genug stattgefunden, obwohl Zeit genug dafür gewesen wäre. Welche Bedeutung dieser ärztlichen Aufgabe zukommt, mag aus der Feststellung v. Uexkülls hervorgehen, daß von 10 klinikärztlichen Arbeitsstunden 4½ Minuten für ein Gespräch mit dem Patienten zur Verfügung stünden (21).

Beobachtung 2

Ein weiteres Beispiel, das gleichzeitig Merkmale einer inadäquaten Stufentherapie enthält, betrifft eine jetzt 73jährige Patientin, die 5 Kinder geboren hatte und nach dem Tode ihres Ehemannes, der in einem Kriegsgefangenenlager 1945 verstorben war, eine erfolgreiche Geschäftsfrau wurde. Im Alter von 44 Jahren verordnete man ihr wegen einer Spondylolisthesis ein Stützkorsett, das sie 5 Jahre lang ständig trug, bis ihr ein Arzt riet, sie möge das Stützkorsett nie wieder anziehen, da sonst die Muskulatur völlig erschlaffe. Seit der Feststellung der Spondylolisthesis war sie 23mal zur Thermalkur in Hofgastein. Als dennoch im Alter von 67 Jahren erneut die Rückenschmerzen zunahmen, bekam sie wieder ein Stützkorsett verordnet.

Mit 70 Jahren setzen am 1. Weihnachtstag plötzlich starke Schmerzen im Oberbauch ein. Der hinzugezogene Arzt nahm eine Kolik an und gab ihr Medikamente für den Magen und die Galle. 2 Tage später wurden Magen und Dünndarm sowie Galle ambulant geröntgt. Es fand sich nichts Krankhaftes. Wegen einer stark erhöhten BSG (64/101 mm n. W.) wurde sie Anfang Januar auswärts zur stationären Diagnostik eingewiesen. Zum Ausschluß einer abdominellen Erkrankung »Rektoskopie mit Kolon-Kontrasteinlauf und Cholangiogramm, Labordiagnostik mit Gerinnungsparametern, sog. Leberwerten, Nüchternblutzucker, rotem und weißem Blutbild sowie Differentialausstrich, Amylase, Lipase, Elektrolyten, anorganischem Phosphat, Kalzium, Retentionswerten, Harnsäure, Bilirubin, Blutfetten, Gesamteiweiß und Elektrophorese sowie Immunglobulin quantitativ und qualitativ, Sternalpunktion zum Ausschluß einer hämatologischen Systemerkrankung«. Alle Befunde hatten kein sicheres krankhaftes Ergebnis. Erst am 4. Tage wurde die Patientin zu Fuß ins Ekg-Labor geschickt. Es fand sich ein ausgedehnter Hinterwandinfarkt im Stadium II (Abb. 3). Man sagte ihr, die Untersuchungen seien viel zu anstrengend gewesen, sie habe eine gute Konstitution, sonst hätte sie dies alles nicht überstanden. Ein ¼ Jahr später erneut stationärer Aufenthalt zur Kontrolle eines fraglichen Sternalmarkbefundes. Die jetzt erfolgte Beckenkammbiopsie erbrachte nichts Pathologisches.

Angesichts fortbestehender Herzbeschwerden mit zunehmenden Ängsten, Erschöpfbarkeit und Übelkeit wurde ihr gesagt, daß die Herzkranzgefäße jederzeit einen neuen Infarkt herbeiführen könnten, niemand könne etwas vorhersagen. Von nun an schränkte die Patientin ihren Bewegungsradius immer mehr ein, traute sich nicht mehr aus dem Hause, wurde depressiv, da sie nach dem Tode ihres Ehemannes jahrzehntelang ein beruflich und familiär äußerst aktives und selbständiges Leben geführt hatte und auch jetzt die Hilfe ihrer verheirateten Kinder oder gar fremde Hilfe nicht in Anspruch nehmen wollte.

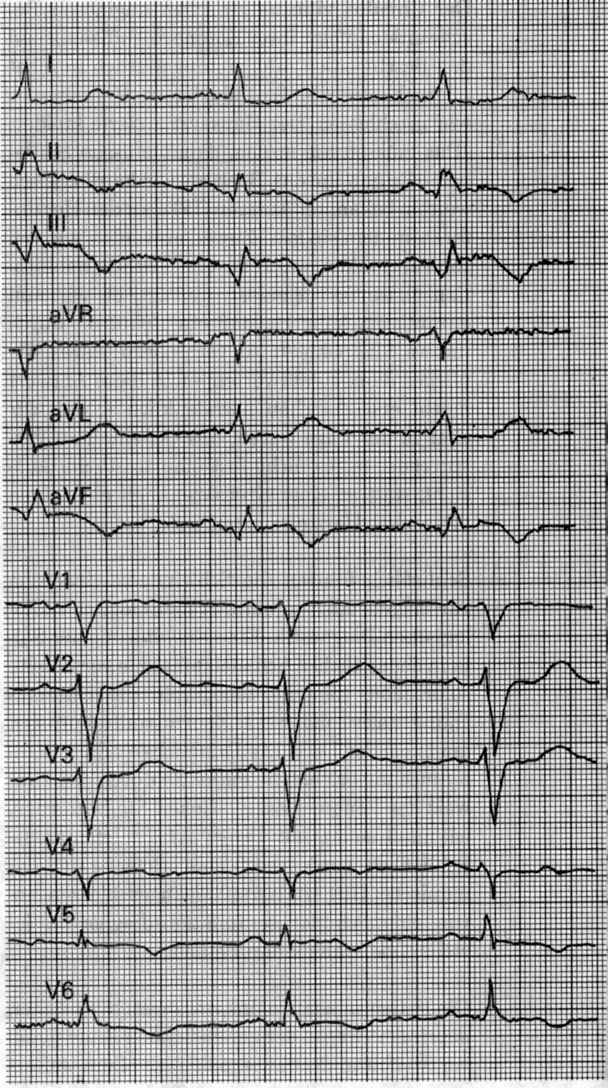

Abb. 3
Hinterwandinfarkt bei 73jähriger Patientin (s. Text)

Der Circulus vitiosus zwischen anginösen Beschwerden infolge ihrer Koronarinsuffizienz und den Beschwerden infolge ihrer ärztlich in nicht unerheblichem Maße induzierten Herzneurose war geschlossen. Der Hausarzt äußerte lapidar: »Das müssen Sie lernen, damit müssen Sie leben.« Er gab ihr das Buch zweier kardiologisch weithin bekannter Autoren (12) über den Herzinfarkt, in dem sie las: »Zuweilen werden wir von Infarktkranken während der Früh-Rehabilitationsphase fast aggressiv gefragt, ob wir nun garantieren könnten, daß ein Reinfarkt durch unsere Maßnahmen zu verhindern wäre. Wir pflegen dann zu antworten – und diese Antwort macht erst manchen nachdenklich –, daß wir eher in der Lage wären, das Gegenteil zu versprechen. Ist es nicht fast eine tröstliche Aussicht, statt an einer Krebskrankheit eher einen plötzlichen Herztod zu sterben?«

Schließlich führten die Schwindelbeschwerden zur eingehenden zerebralen neurologisch-radiologischen Diagnostik. Eine Erweiterung der Sella in der seitlichen Schädelaufnahme veranlaßte sofort eine computertomographische Untersuchung nativ und nach Kontrastmittelinfusion am folgenden Tage. Die Dringlichkeit dieser Untersuchung erlebte die Patientin durch den Hinweis des Röntgenologen: »Gehen Sie bitte raus, ich muß sofort mit Ihrem Arzt telefonieren.« Schließlich wurden noch eine statische und dynamische Hirnszintigraphie angeschlossen sowie eine Schilddrüsenfunktionsdiagnostik, jeweils ohne krankhaften Befund.

Die Patientin kam zu uns, verängstigt, unsicher, deprimiert wegen der zunehmenden Einengung, verzweifelt in dem Zwiespalt, sich allein weiterversorgen zu wollen, aber es offenbar nicht mehr zu können. Sie wußte nicht mehr, wem sie noch glauben solle, »wie soll ich anders denken, als daß ich schwer krank bin, wenn der Radiologe sagt, ich muß schnell mit Ihrem Arzt sprechen, setzen Sie sich gleich hin.«

Der überweisende Kollege schreibt uns: »Insgesamt war Frau X. mit ihrem Gesundheitszustand stets unzufrieden und suchte hin und wieder auch andere Kollegen auf, die die Anzahl der einzunehmenden Tabletten insgesamt vermehrten. Im Vordergrund stehen immer wieder Klagen über allgemeine rasche Erschöpfbarkeit, Präkolapsgefühl, gelegentlich auch Stenokardien. Der Rat zu einer psychosomatischen Behandlung kommt von den Kindern der Patientin und wird von mir sehr begrüßt.«

Unter der kombinierten Therapie (7) mit autogenem Training, Entspannungsübungen in der Gruppe, dosierter Bewegungstherapie und konfliktzentrierter supportiver Einzelbehandlung verlor die Patientin allmählich ihre Unsicherheit, vergrößerte ihren Aktionsradius einschließlich Autofahren und gewann genügend Selbstsicherheit, um ihr Leben allein weiterzuführen.

Epikrise

Das Beispiel zeigt:

1. *Welche körperlichen und psychischen Wirkungen eine einseitig konzipierte physikalisch-technische Diagnostik auslösen kann,*

2. *wie groß die Gefahr der Möglichkeit einer Alibidiagnostik bei ungenauer Anamnese und forscher Verordnung schrotschußähnlicher diagnostischer Maßnahmen selbst erfahrener Kliniker sein kann,*

3. *wie wenig Platz einem gründlichen diagnostischen Gespräch eingeräumt wird,*

4. *welche Dystherapie sich aus den verschiedenen diagnostischen Maßnahmen ergeben hat.*

Stufentherapie

Der vorgeschlagenen Stufendiagnostik folgt somit zur Synthese die Stufentherapie (Abb. 4).

Die gründliche diagnostische Information des Patienten verbindet sich mit dem ebenso notwendigen therapeutischen Gespräch, das vielfach aus Zeitmangel, vermeintlich oder real, aus ungenügender Introspektionsfähigkeit des Patienten oder aufgrund einer gestörten Beziehung zwischen Arzt und Patient entfällt oder fragmentarisch bleibt. Wie wenig machen wir uns noch bewußt, was Sprech-Stunde oder Sprech-Zimmer wörtlich heißt.

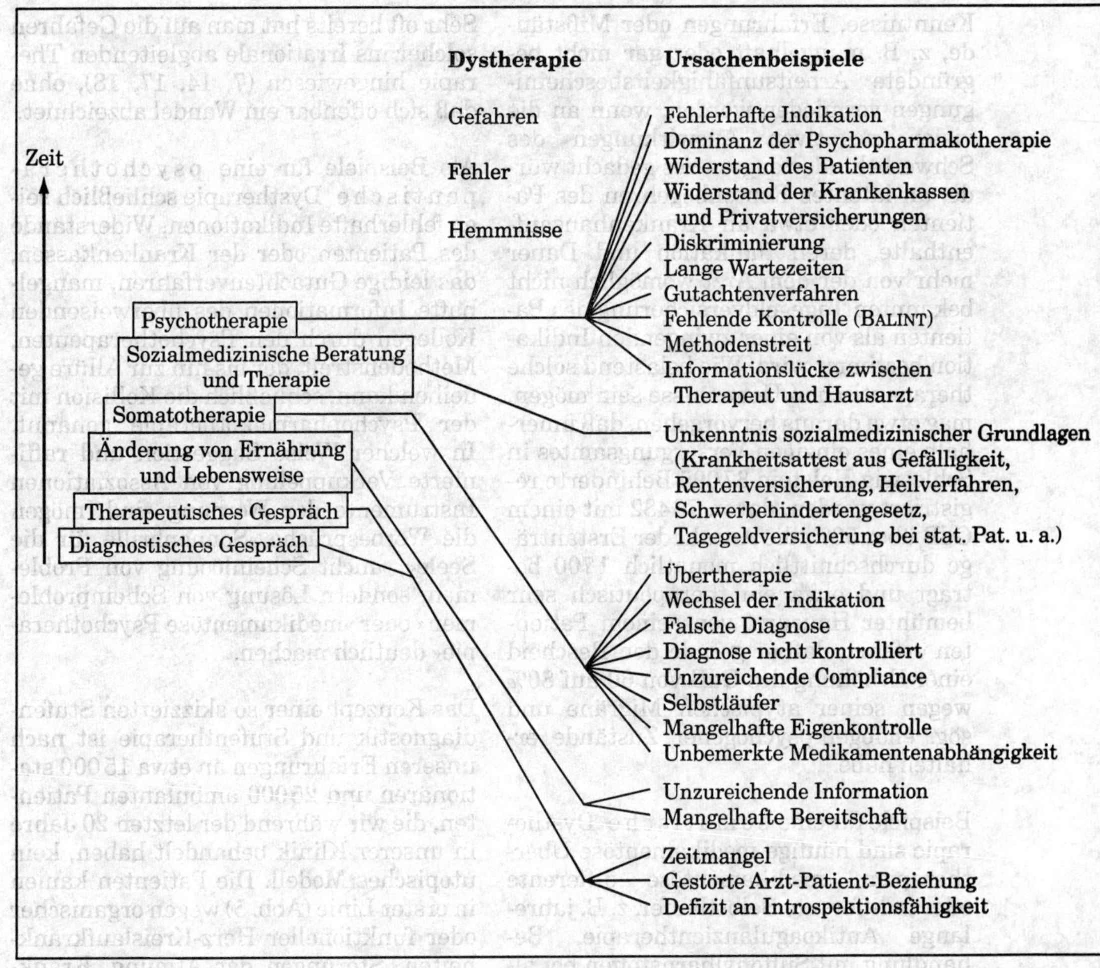

Abb. 4
Stufentherapie individualisierender und strukturierter psychosomatischer Medizin

Stufentherapie bedeutet weiterhin, die Lebensweise und Ernährung des Patienten einzubeziehen – ein Feld, das nicht irgendwelchen Hilfskräften oder dem Selbststudium des Patienten überlassen bleiben sollte, sondern eine heute noch viel zu wenig berücksichtigte Bedeutung innerhalb der Stufentherapie besitzt. Wie selten wird z. B. in einer Praxis eine Diätassistentin einbezogen, die etwa 3 Stunden wöchentlich neue Patienten eingehend beraten könnte.

Die Hauptursachen einer Dystherapie (Abb. 4), ihrer Gefahren, Fehler und Hemmnisse liegen auf dem Gebiet der Somatotherapie, sozialmedizinischer Beratung und der Psychotherapie. Wieviele therapeutische Fehlschläge ließen sich etwa vermeiden, wenn sozialmedizinische

Kenntnisse, Erfahrungen oder Mißstände, z. B. mangelhaft oder gar nicht begründete Arbeitsunfähigkeitsbescheinigungen vermieden werden, wenn an die vielen negativen Auswirkungen des Schwerbehindertengesetzes gedacht würde, an latentes Rentenbegehren des Patienten oder etwa an Krankenhausaufenthalte, deren Indikation und Dauer mehr von der dem Arzt womöglich nicht bekannten Tagegeldversicherung des Patienten als von einer zwingenden Indikation bestimmt wird. Wie belastend solche therapeutischen Hemmnisse sein mögen, mag etwa daraus hervorgehen, daß innerhalb eines einzigen Versorgungsamtes in Schleswig-Holstein 87095 Behinderte registriert werden, davon 76482 mit einem GdB über 50%, die Anzahl der Erstanträge durchschnittlich monatlich 1700 beträgt und etwa ein therapeutisch sehr bemühter Hausarzt von seinem Patienten erfährt, daß er gerade den Bescheid einer Erhöhung des GdB von 60 auf 80% wegen seiner atypischen Migräne und sog. endogen-psychogener Zustände erhalten habe.

Beispiele für eine somatische Dystherapie sind häufige medikamentöse Übertherapien, medikamentöse differente oder indifferente Selbstläufer, z. B. jahrelange Antikoagulanzientherapie, Behandlung mit Sulfonylharnstoffen bei allein diätetisch einstellbarem Diabetes, Fermentsubstitutionen des Magens und des Darms, vielerlei sog. Grippemittel. Eine weitere Ursache einer Dystherapie ist die offenbar immer häufigere und nicht erkannte Medikamentenabhängigkeit. Es ist erstaunlich zu lesen, daß unter den 100 am meisten verordneten Präparaten der ersten 9 Monate 1981 Oxazepam *(Adumbran)* an 3. Stelle, Bromazepam *(Lexotanil)* an 5. und *Spasmo-Cibalgin* an 15. Stelle stehen und 80,2 Millionen bzw. 77,9 Millionen bzw. 31,0 Millionen DM an Kosten verursacht haben. Für Lorazepam *(Tavor)* wurden 28,6 Millionen DM ausgegeben. Allein im Jahre 1981 sind 44,5 Millionen Rezepte für sog. Tranquilizer ausgestellt worden (1).

Sehr oft bereits hat man auf die Gefahren solcher ins Irrationale abgleitenden Therapie hingewiesen (7, 14, 17, 18), ohne daß sich offenbar ein Wandel abzeichnet.

Als Beispiele für eine psychotherapeutische Dystherapie schließlich seien fehlerhafte Indikationen, Widerstände des Patienten oder der Krankenkassen, das leidige Gutachtenverfahren, mangelhafte Informationen des überweisenden Kollegen durch den Psychotherapeuten, Methodenstreit, der bis hin zur Allüre gedeihen kann, schließlich die Kollision mit der Psychopharmakotherapie genannt. In welcher Weise Suggestion und raffinierte Verkuppelung von Assoziationen Instrumente der Werbung sind, mögen die Werbesprüche »Sonnenbrille für die Seele«, »nicht Scheinlösung von Problemen, sondern Lösung von Scheinproblemen« oder »medikamentöse Psychotherapie« deutlich machen.

Das Konzept einer so skizzierten Stufendiagnostik und Stufentherapie ist nach unseren Erfahrungen an etwa 15000 stationären und 25000 ambulanten Patienten, die wir während der letzten 20 Jahre in unserer Klinik behandelt haben, kein utopisches Modell. Die Patienten kamen in erster Linie (Abb. 5) wegen organischer oder funktioneller Herz-Kreislaufkrankheiten, Störungen der Atmung, Krankheiten des Magens und des Darmtraktes, Stoffwechselkrankheiten, Eßstörungen und funktionellen oder organischen Skeletterkrankungen zu uns, d. h., bedurften in der Regel einer internistisch-klinisch-poliklinischen somatischen und somit auch apparativen Diagnostik. Und ebenso notwendig war oft auch die somatische Therapie, etwa der medikamentöse Einsatz bei den vielen Kranken mit Asthma bronchiale, Colitis ulcerosa, M. CROHN, Magersucht oder Skelettleiden. Den Schwerpunkt der Psychotherapie bilden bei uns unter jeweils individualisierender Indikation Maßnahmen, die unter der kombinierten Entspannungs- und Psychotherapie früher beschrieben worden sind (7, 8).

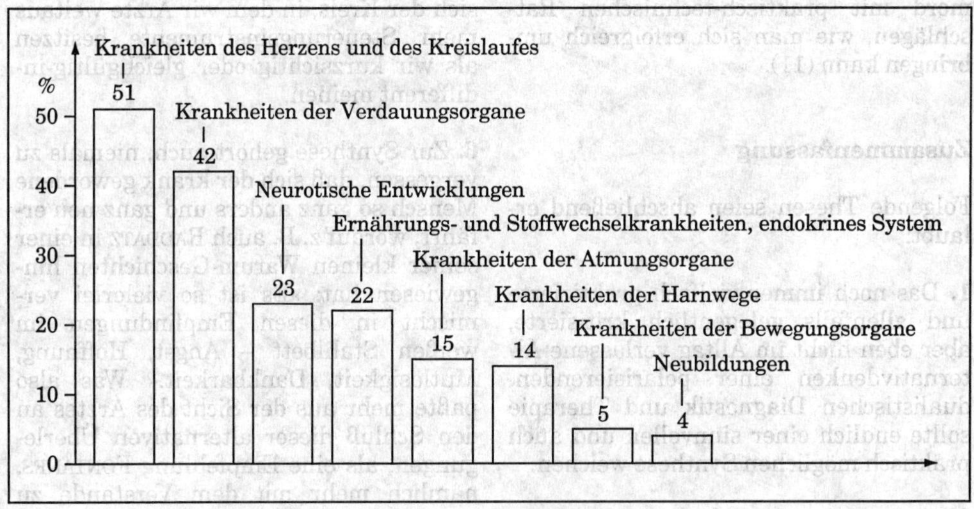

Abb. 5
Prozentuale Verteilung stationärer Patienten, die während der letzten 20 Jahre in unserer internistisch-psychosomatischen Klinik untersucht und behandelt wurden. Die Prozentzahlen beziehen sich auf die einzelnen Krankheitsgruppen. Viele Patienten hatten kombinierte Krankheiten (M. compositus)

Klinische Modelle ähnlicher Art, wie sie etwa von BEPPERLING (2, 3), FREYBERGER (10), HÄRICH und SCHÖNBORN (13) oder KÜTEMEYER (16) dargestellt wurden, erscheinen uns ebenso beispielhaft für eine solche Integration der psychosomatischen Medizin wie die Berichte über z. T. jahrelange Erfahrungen in der Praxis (4, 23, 24).

Welche – auch ökonomische – Auswirkungen eine so verstandene Diagnostik und Therapie haben kann, wurde z. B. von DÜHRSSEN (5) vor 10 Jahren begründet. Als weiteres Beispiel seien die Arzneimittelkosten in unserer Klinik genannt, die mit DM 4,45 bzw. 6,78 bzw. 6,22 pro Tag und Patient während der letzten 3 Jahre vergleichsweise um bis das 10fache niedriger als in anderen Kliniken der Hochschule gewesen sind.

Der These von ILLICH (14), daß die Medizin eine ernste Gefahr für die Gesundheit geworden sei, setzte FLÖHL (9) entgegen, daß sich die Gesundheit zu einer ernsten Gefahr für die Medizin entwickelt habe. Uneingeschränktes Recht auf Gesundheit und damit eng verbundenes uneingeschränktes Recht auf Selbstbestimmung hätten nicht nur so zweifelhafte Folgen wie eine gnadenlose Aufklärung mit bürokratisch perfektioniertem Selbstschutz der Ärzte, sondern auch eine Zweckmoral, die den Siegeszug der naturwissenschaftlichen Medizin begründete, die Heilkunst freilich gleichzeitig allmählich unmenschlich und unbezahlbar werden ließe. Ihr neuestes Produkt ist das »Kind zu fünft«, gleichsam als Variante des Retortenbabys oder am anderen Ende dieser Skala das in Frankreich erschienene Buch über die Anleitung zum Selbstmord mit praktisch-technischen Ratschlägen, wie man sich erfolgreich umbringen kann (11).

Zusammenfassung

Folgende Thesen seien abschließend erlaubt:

1. Das noch immer vielfach praktizierte und allenfalls gelegentlich kritisierte, aber eben nicht im Alltag verlassene Alternativdenken einer polarisierenden, dualistischen Diagnostik und Therapie sollte endlich einer sinnvollen und auch praktisch möglichen Synthese weichen.

2. Die Integration psychosomatischer und psychosozialer Anteile innerhalb einer Stufendiagnostik und Stufentherapie erscheint als ein gut begründeter Weg in Klinik und Praxis.

3. In jedem Krankenhaus sollte eine Abteilung bzw. Station bestehen, in der psychosomatisch und psychotherapeutisch weitergebildete Ärzte nicht nur geduldet, sondern auch legitimiert zu arbeiten vermögen, eigenverantwortlich ebenso wie konsiliarisch.

4. In jeder Praxis ist der psychosomatische und psychosoziale Anteil der Diagnose und Therapie in gleicher Weise zu verwirklichen, um die Kopflastigkeit ausschließlich somatischer Methoden auszugleichen. Hier bietet sich die enge Kooperation ähnlich einer Gruppenpraxis an, als bessere Lösung freilich die Kompetenz in Personalunion ein und desselben Arztes: »Simultandiagnostik« und »Simultantherapie«.

5. Die Kostenspirale dreht sich dem Ende zu. Man hat errechnet, daß spätestens im Jahre 2065 das gesamte bundesdeutsche Bruttosozialprodukt durch Gesundheitsausgaben ausgeschöpft würde. Die Ursache dafür sei aber nicht die Teuerungsrate, sondern die Quantität der Erwartungen und Forderungen. Hier aber schließt sich der Kreis, in dem wir Ärzte weitaus mehr Steuerungsinstrumente besitzen als wir kurzsichtig oder gleichgültig-indifferent meinen.

6. Zur Synthese gehört auch, niemals zu vergessen, daß sich der krank gewordene Mensch so ganz anders und ganz neu erfährt, worauf z. B. auch RADDATZ in einer seiner kleinen Warum-Geschichten hingewiesen hat: »Es ist so vielerlei vermischt in diesen Empfindungen im weißen Stahlbett – Angst, Hoffnung, Mutlosigkeit, Dankbarkeit.« Was also paßte mehr aus der Sicht des Arztes an den Schluß dieser alternativen Überlegungen, als eine Empfehlung FONTANES, nämlich mehr mit dem Verstande zu fühlen und mit dem Herzen zu denken.

Literatur

1. BECKER, W. u. Mitarb.: Mehr Nutzen und weniger Kosten durch die richtige Auswahl von Arzneimitteln. arznei-telegramm 4/82.

2. BEPPERLING, W.: Modell einer Psychosomatischen Krankenhausabteilung. Dt. Ärztebl. **71,** 3496–3502 (1974).

3. BEPPERLING, W.: Integration psychosomatischer Versorgung in das Allgemeinkrankenhaus. In: UEXKÜLL, Th. v. (Hrsg.): Integrierte Psychosomatische Medizin. Schattauer, Stuttgart 1981.

4. BINSWANGER, Ch.: Die patientenorientierte Medizin in der internistischen Praxis. In: UEXKÜLL, Th. v. (Hrsg.): Integrierte Psychosomatische Medizin. Schattauer, Stuttgart 1981.

5. DÜHRSSEN, A.: Analytische Psychotherapie in Theorie, Praxis und Ergebnissen. Vandenhoeck u. Ruprecht, Göttingen 1972.

6. EWE, K.: Erkrankungen des Dickdarms. Symposion, ref. in Medic. Tribune 1982, 1824.

7. FEIEREIS, H. u. H.-J. THILO: Basiswissen Psychotherapie. Vandenhoeck u. Ruprecht, Göttingen 1980.

8. FEIEREIS, H.: Ursachengerechte Psychotherapie von psychosomatischen und psychoneurotischen Störungen im ärztlichen Alltag aus der Sicht des Internisten. Kassenarzt **21,** 1026–1049 (1981).

9. FLÖHL, R.: Abschied von der Hochleistungsmedizin. In: Medizin und Gesellschaft. Umwelt und Medizin, 1982.

10. FREYBERGER, H. u. Mitarb.: Psychosomatik. Therapiewoche **30,** 7561–7569 (1980).
11. GUILLON, C. u. Y. Le BONNIEC: Suicide, mode d'emploi; histoire, technique, actualité. Edit. Alain Moreau, Paris 1982.
12. HALHUBER, C. u. M. J. HALHUBER: Sprechstunde Herzinfarkt. Gräfe und Unzer, München 1977.
13. HÄRICH, B. u. J. SCHÖNBORN: Integrierte internistisch-psychosomatische Medizin. In: UEXKÜLL, Th. v. (Hrsg.): Integrierte Psychosomatische Medizin. Schattauer, Stuttgart 1981.
14. ILLICH, I.: Selbstbegrenzung. Rowohlt, Reinbek 1975.
15. KEMPER, N., W. POSER u. S. POSER: Benzodiazepin-Abhängigkeit. Dt. med. Wschr. **105,** 1707–1712 (1980).
16. KÜTEMEYER, M.: Versuch der Integration psychosomatischer Medizin in eine neurologische Universitätsklinik. In: UEXKÜLL, Th. v. (Hrsg.): Integrierte Psychosomatische Medizin. Schattauer, Stuttgart 1981.
17. RADMAYR, E.: Die Abhängigkeitsproblematik bei 1,4-Benzodiazepinen. Therapiewoche **32,** 28328 (1982).
18. RIETBROCK, G.: Die stille Sucht. Dt. Ärztebl. **79,** 46–52 (1982).
19. SCHLEGEL, B.: Verh. dt. Ges inn. Med. Bd. **85–90** (1979–84).
20. UEXKÜLL, Th. v.: Integrierte Psychosomatische Medizin. Schattauer, Stuttgart 1981.
21. UEXKÜLL, Th. v.: Information als Mitteilung und Formung. 23. Lindauer Psychotherapiewochen 1973.
22. ULLMANN, H.: Pragmatische klinische Psychosomatik als Hilfe für Hausarzt und Patient. 15. Arbeitstagung DKPM, Berlin 4. 12. 1981.
23. WESIACK, W.: Integrierte psychosomatische Medizin in der ärztlichen Praxis. In: UEXKÜLL, Th. v. (Hrsg.): Integrierte Psychosomatische Medizin. Schattauer, Stuttgart 1981.
24. WESIACK, W.: Psychosomatische Medizin in der Praxis des niedergelassenen Arztes. In: UEXKÜLL, Th. v. (Hrsg.): Lehrbuch der Psychosomatischen Medizin. Urban & Schwarzenberg, München 1979.

Erschienen in:
internist. prax. **25,** 321–331 (1985)
tägl. prax. **26,** 321–331 (1985)

Funktionelle Herz-Kreislauf-Störungen

Schwerpunkte, Schwierigkeiten, Chancen

H. FEIEREIS, Lübeck

Einleitung

Funktionelle Herz-Kreislauf-Störungen bilden in Diagnostik, Differentialdiagnostik und Therapie seit eh und je einen Schwerpunkt in der allgemeinärztlichen und internistischen Praxis.

Vielfach wird diese Diagnose assoziativ mit der Krankheitsvorstellung einer Neurose verknüpft, die sich körperlich manifestiert. Ihr Kennzeichen sei gegenüber der Psychoneurose die ärztliche Feststellung eines fehlenden organischen Befundes, scheinbar im Gegensatz zur subjektiven und womöglich auch objektiven Intensität der vorliegenden Symptomatologie. Deshalb können Imbalancen der notwendigen Diagnostik und Therapie (18) entstehen, die sich schematisiert als klassische Fehler des einäugigen Arztes kennzeichnen lassen:

Der auf dem psychosozialen Auge Blinde (Abb. 1) setzt den ganzen Apparat seiner diagnostischen Möglichkeiten in Bewegung, was dem einen oder anderen aus der Norm herausfallenden Befund ein Gewicht verleiht, das er nicht besitzt; der andere Fehler – bei negativem organischem Befund – beruht auf der psychosozialen Unterdiagnostik, d. h. einer bagatellisierenden Beurteilung des Kranken und seiner Störung mit den Folgen der Enttäuschung auf beiden Seiten: Für den Arzt ist die Sache erledigt, für den Patienten aber nicht; er wendet sich ab und dem nächsten und evtl. auch übernächsten Arzt zu.

Die andere Alternative (Abb. 2) des für körperliche Befunde ungeschulten oder ungeübten Blickes liegt in der Gefahr einer durch eine Unterdiagnostik gebahnten somatischen Fehldiagnose und auf der anderen Seite in der Gefahr einer durch eine psychologische Überdiagnostik gebahnten Neurotisierung infolge der synonymen Verknüpfung von funktioneller Störung und psychopathologischer Entwicklung. An die Möglichkeit einer sowohl von der psychischen als auch von der organischen Pathogenese unabhängigen vegetativ-funktionellen Störung eines Organs oder Organsystems wird nicht gedacht.

Das Schema der Abb. 3 soll daran erinnern, daß die 3 nosologischen Eckpunkte als Krankheiten mit organischem, mit funktionellem und mit psychischem Substrat beschrieben werden können. Zwischen ihnen liegen jeweils die Felder der Krankheiten als Folge einer Kombination oder Wechselwirkung, also etwa der psychosomatischen Krankheiten oder der psychovegetativen Störungen. Dies bedeutet, daß somit auch funktionelle Herz-

Kreislauf-Störungen nicht, wie es vielfach diagnostisch und therapeutisch geschieht, mit psychovegetativen Herz-Kreislauf-Störungen gleichzusetzen sind.

Nur dann, wenn sich ätiopathogenetisch, auslösend oder sekundär psychische Einflüsse nachweisen lassen, sprechen wir von einem psychovegetativen Syndrom (9, 10, 12, 15, 39). Neurose und funktionelles Syndrom sind daher nicht identische Begriffe (56). Dennoch wird in vielen Darstellungen diese so notwendige Trennung nicht vollzogen (3, 26, 49).

Diagnose und Differentialdiagnose

In Abb. 4 sind die wichtigsten Erkrankungen und Störungen aufgeführt, die bei etwa 20% der Patienten in einer Allge-

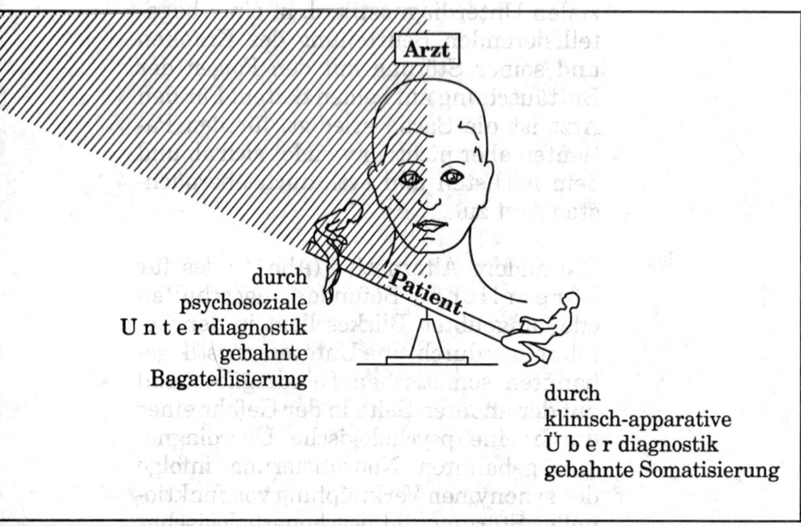

Abb. 1
Die e i n e Alternative unausgewogener Diagnostik

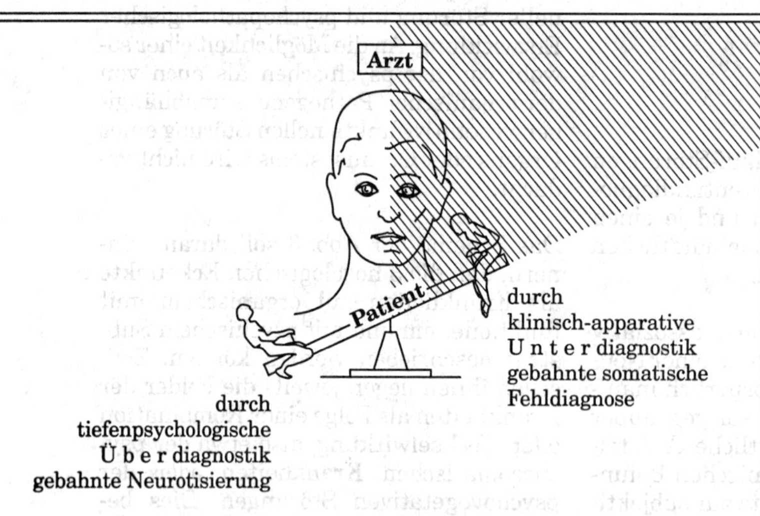

Abb. 2
Die a n d e r e Alternative unausgewogener Diagnostik

Abb. 3
3 nosologische Eckpunkte und ihre Verbindungen

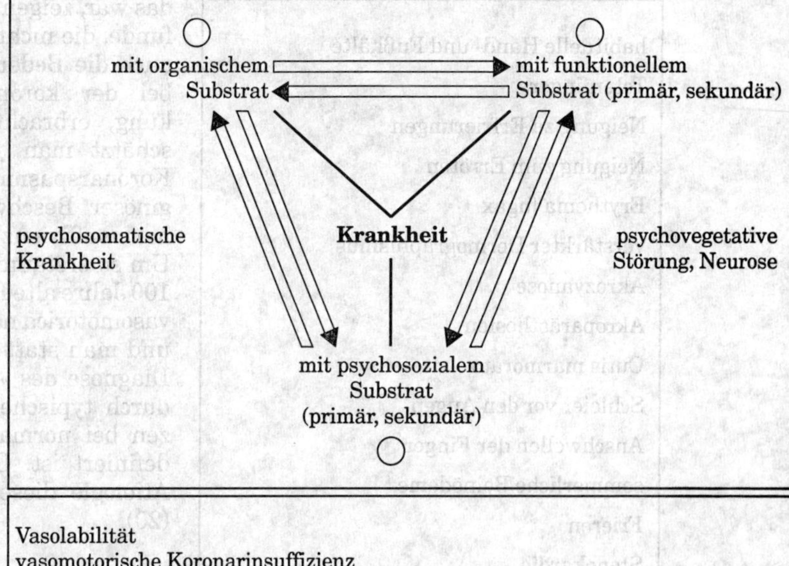

Abb. 4
In der Praxis wichtige funktionelle Herz-Kreislauf-Störungen

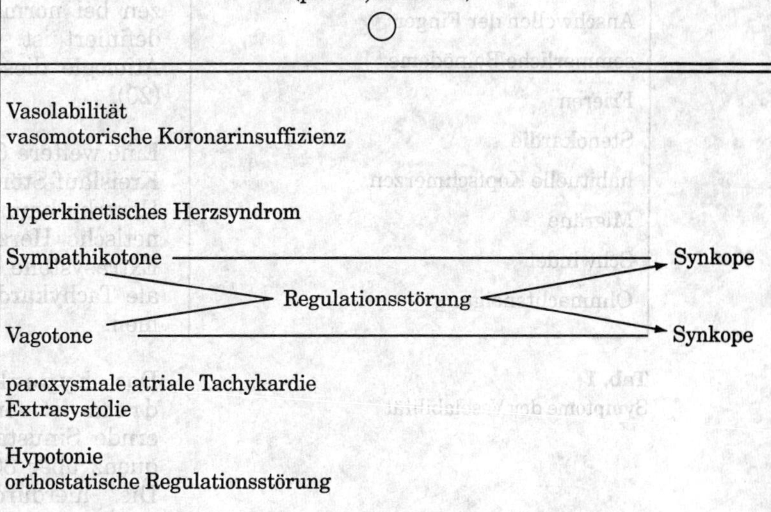

mein- und internistischen Praxis, in bis zu 50% in einer kardiologischen Praxis (51) beobachtet werden.

Das Syndrom der **Vasolabilität** (Tab. 1) setzt sich aus subjektiven und objektiven Merkmalen zusammen, zu denen häufige und dennoch diagnostisch und therapeutisch immer wieder Schwierigkeiten bereitende Symptome wie vasomotorische Kopfschmerzen, Migräne, vasomotorische Ödeme und die vasomotorische Angina pectoris gehören. Das Syndrom ist genetisch determiniert (7), wie sich auch aus den Korrelationsberechnungen bei unseren Untersuchungen an insgesamt 135 Zwillingspaaren erwiesen hat (8). Hieraus ergibt sich einmal mehr die Notwendigkeit, funktionelle Herz-Kreislauf-Störungen nicht a priori als Ausdruck einer psychovegetativen Störung anzusehen, die sich aus psychischen Entwicklungsstörungen oder internalisierten Konflikten ableiten läßt.

Ergeben sich also z. B. differentialdiagnostisch Fragen nach der Ätiologie von Kopfschmerzen, Migräne oder Angina

habituelle Hand- und Fußkälte
Totenfinger
Neigung zu Erfrierungen
Neigung zum Erröten
Erythema fugax
verstärkter Dermographismus
Akrozyanose
Akroparästhesien
Cutis marmorata
Schleier vor den Augen
Anschwellen der Finger
sommerliche Beinödeme
Frieren
Stenokardie
habituelle Kopfschmerzen
Migräne
Schwindel
Ohnmachtsneigung

Tab. 1
Symptome der Vasolabilität

pectoris, so sollte vor allem bei Patienten in jüngerem oder mittlerem Lebensalter nach Vorliegen und Stärke der einzelnen Vasolabilitätssymptome gefragt werden, was in der Praxis leicht möglich ist. Mit dieser Diagnostik wird gleichzeitig differentialdiagnostisch die Einordnung der Angina pectoris vasomotorica erleichtert.

Jahrelang wurde die Existenz eines Angiospasmus der Koronargefäße angezweifelt. Die Angina pectoris wurde entweder als Ausdruck einer Koronargefäßerkrankung angesehen oder umgekehrt als Merkmal einer Herzneurose. Wie falsch das war, zeigen die angiographischen Befunde, die nicht nur den Beweis, sondern auch die Bedeutung des Spasmus, auch bei der koronarsklerotischen Erkrankung, erbracht haben (2, 42). Heute schätzt man, daß die Häufigkeit des Koronarspasmus als Ursache pektanginöser Beschwerden bzw. einer Koronarinsuffizienz bis zu 70% beträgt (31). Um so erstaunlicher ist es, daß der über 100 Jahre alte Begriff der Angina pectoris vasomotorica nach wie vor gemieden wird und man statt dessen die nichtssagende Diagnose des »Syndrom X« benutzt, das durch typische Angina-pectoris-Schmerzen bei normalem Koronarangiogramm definiert ist. Gleichzeitig hält man die Ätiologie dieses Schmerzes für unklar! (20).

Eine weitere Gruppe funktioneller Herz-Kreislauf-Störungen bezieht sich auf den Herzrhythmus, unter denen das hyperkinetische Herzsyndrom (21, 35–37), die Extrasystolie und die paroxysmale atriale Tachykardie am häufigsten vorkommen.

Das *hyperkinetische Herzsyndrom* ist vor allem durch eine andauernde Sinustachykardie mit einer Frequenz über 80–90/Min. gekennzeichnet. Die hierdurch hervorgerufenen Beschwerden reichen von dem unangenehmen Gefühl ständigen Herzklopfens über Herzdruck, Schwindel und Hitzegefühle bis hin zu mannigfachen Ängsten vor einer ernsten Herzerkrankung. Eine Hyperthyreose ist ebenso auszuschließen wie eine der vielen anderen Krankheiten, die mit einer Sinustachykardie verbunden sein können, etwa eine Anämie, eine bakterielle Infektion oder eine obstruktive Lungenerkrankung.

Während beim hyperkinetischen Herzsyndrom allenfalls eine grenzwertige Hypertonie mit hoher Blutdruckamplitude besteht, verstehen wir unter einer *sympathikotonen Regulationsstörung* am Herz-Kreislauf-System die Kombination einer Sinustachykardie mit leichter labiler arterieller Hypertonie. Sie bildet das Gegenstück zur vagotonen Regulation mit niedrigem Blutdruck und niedrigen Pulswerten (Tab. 2). Trotz aller begründeten Einwände gegen den Begriff der Sympathikotonie und Vagotonie erhalten sie einen Krankheitswert durch ihre Krisen, die man als sympathikovasale und vagovasale Synkopen bezeichnet.

Beim sympathikovasalen Anfall wird differentialdiagnostisch oft zunächst an einen adrenalinproduzierenden Tumor gedacht, bei der vagovasalen Synkope stehen die hämodynamischen Auswirkungen von vasodilatatorisch bedingtem Blutdruckabfall und ausgeprägter Bradykardie im Vordergrund.

Beobachtung 1

Ein 21jähriger Maurer wird in die Intensivstation gebracht. Er war am Morgen ohne irgendwelche Beschwerden zur Arbeit gegangen, die ihm als Leistungssportler nie Schwierigkeiten bereitete. Plötzlich setzten momentan epigastrische Mißempfindungen, Übelkeit, heftige Herzschmerzen und Beklemmungsgefühle sowie Schwindel, Schweißausbruch und Ängste, schließlich eine Bewußtseinsstörung ein. Der Verdacht auf einen Herzinfarkt ließ sich jedoch nicht verifizieren. Hingegen bestanden eine Hypotonie (80/50 mmHg) und eine regelmäßige Sinusbradykardie (36/Min.).

Die Diagnose der vagovasalen Synkope erfordert die Gabe eines Parasympathikolytikums, also etwa von Atropin. Hierdurch wird in wenigen Minuten das schwerkranke Bild beseitigt. So konnte unser Patient nach 2 Stunden an seinen Arbeitsplatz zurückkehren.

Zur Differentialdiagnose des sympathikovasalen Anfalls gehört eine wichtige Funktionsstörung des Herzrhythmus, nämlich die p a r o x y s m a l e a t r i a l e T a c h y k a r d i e bzw. das anfallsweise auftretende Herzrasen. Es setzt schlagartig ein und hat einen regelmäßigen Rhythmus mit einer Frequenz zwischen

Tab. 2
Blutdruck und Puls bei vagotonen und sympathikotonen Regulationsstörungen

	RR/mmHg	Frequenz/Min.
sympathikovasaler Anfall	180–250 100–140	150–170
sympathikotone Regulationsstörung	140–170 80–100	80–130
Normotonie Normofrequenz	110–130 70– 90	60– 80
vagotone Regulationsstörung	95–110 70– 80	48– 60
vagovasaler Anfall	80– 90 60– 70	30– 45

160 und 200/Min. Der Blutdruck ist im Gegensatz zum sympathikovasalen Anfall meistens normal oder fällt leicht ab. Zahllose Faktoren können den Anfall auslösen; sie reichen von einer Bück- oder Drehbewegung des Kopfes bis zur emotionalen Gespanntheit unter einer besonderen Belastung. Der Anfall kann ebenso nur eine halbe Minute, aber auch – selten – einige Tage andauern. Das Herz dieser Patienten ist in aller Regel organisch gesund.

Die verschiedenen Formen der Extrasystolie bilden die häufigste funktionelle Störung des Herzens mit unregelmäßigem Rhythmus. Bei 60–70% findet man keinen krankhaften organischen Befund, hingegen häufig weitere Merkmale funktioneller Störungen des Herz-Kreislauf-Systems oder anderer Organe in Verbindung mit vegetativen Stigmata. Extrasystolen können ebenso den Beginn einer Sonderform des Herzrasens darstellen (GALLAVARDIN). Die Klagen der Patienten reichen von stockendem über stolpernden oder pochenden, sehr kräftig empfundenen Herzschlag bis zu ausgeprägten Ängsten vor einem Stillstand des Herzens, wenn es wiederholt aussetzt.

Liegt keine organische Herzkrankheit vor, und ist das Ekg außer der Extrasystolie normal, so sind die Extrasystolen von Typ I–V nach der Klassifikation von LOWN als funktionell anzusehen und in der Regel medikamentös nicht behandlungsbedürftig (4, 41). Nach epidemiologischen Studien ist die Langzeitprognose asymptomatisch gesunder Personen mit häufigen und komplexen ventrikulären Ektopien gut (28, 45).

Ein weites Feld funktioneller Herz-Kreislauf-Störungen bilden schließlich die zahlreichen subjektiven und objektiven Symptome (29, 30), die sich um die Diagnose Hypotonie und Orthostase-Syndrom ranken. Sie werden glossierend als die 2 Varianten der »deutschen Krankheit« bezeichnet. Die Kosten hierdurch werden auf etwa 2–3 Milliarden DM/Jahr beziffert (5, 6, 48), davon 1,5 Milliarden infolge attestierter Arbeitsunfähigkeit und etwa 380 Millionen DM/Jahr für Arzneimittel.

Zur Definition der Hypotonie gehört ein systolischer maximaler Tagesblutdruck unter 90–100 mmHg im jüngeren und mittleren Lebensalter, von 105–110 mmHg im höheren Alter, ein Minimaldruck von weniger als 70 mmHg. Viele Allgemeinsymptome wie Ermüdbarkeit, Schwindel, Schwäche, Kopfschmerzen, Ohnmachtsneigung, Adynamie und Asthenie werden der Hypotonie zugeordnet, ohne daß im Einzelfall ihre kausale Verknüpfung gesichert erscheint. Nur bei 2% der Patienten mit funktionellen kardiovaskulären Störungen wird tatsächlich eine Hypotonie dieser Definition gefunden (47). Hieraus läßt sich erkennen, wie sorgfältig diese Diagnose auf ihren Krankheitswert geprüft werden sollte. Der sog. niedrige Blutdruck darf nicht zu einer Alibidiagnose für viele körperliche und oft auch psychische Beschwerden führen und der medikamentösen Alibitherapie Tür und Tor öffnen.

Auch die Orthostasediagnose bedarf der exakten Begründung. Sie ergibt sich z. B. aus dem pathologischen Ergebnis des Orthostasetestes in enger Verknüpfung mit den dabei auftretenden kennzeichnenden Beschwerden. Die funktionelle orthostatische Ohnmacht ist differentialdiagnostisch von anderen Bewußtseinsstörungen, z. B. bei der vagovasalen Synkope, abzugrenzen (22, 53). Weitere Beispiele sind die organisch bedingten orthostatischen Hypotonien, etwa bei Hypovolämie, endokrinen Erkrankungen, medikamentös induzierter Hypotonie, beim hypersensitiven Karotis-Sinus-Syndrom; schließlich seien die postpressorischen Synkopen, z. B. als Nachschlag oder als Defäkationssynkope differentialdiagnostisch genannt.

Als Folge eines inadäquaten vasokonstriktorischen Mechanismus sind beim Orthostasetest schematisch verschiedene

Formen der Reaktion zu unterscheiden, die in Abb. 5 aufgeführt sind. Nach THULESIUS (46, 55) zeigt der schraffierte Bereich die Normalwerte Gesunder, die Quadranten außerhalb dieses Areals die pathologischen Formen. Druckänderungen bis ± 8 mmHg und Frequenzzunahmen bis 22 Schläge/Min. sind als normale Reaktionen auf den Stehversuch anzusehen. Differentialdiagnostisch ist die Orthostasereaktion Jugendlicher u. a. auch von der posturalen Hypotension, d. h. der lageabhängigen asympathikotonen Hypotonie älterer Menschen, abzugrenzen.

Der psychische Befund

Der genauen Diagnose einer funktionellen Herz-Kreislauf-Störung folgt die Klärung der Frage, ob psychosoziale Faktoren

1. psychodynamisch pathogenetisch mitwirken,
2. als Auslösungsfaktor vorliegen oder
3. reaktive, also sekundäre Phänomene darstellen.

Erst dann kann von einer psychovegetativen Störung gesprochen werden, wenn neben psychischen Begleitsymptomen wie Unsicherheit, Angst oder depressiver Verstimmung, die psychodiagnostische Untersuchung einen wahrscheinlichen Zusammenhang mit einer gestörten Entwicklung in den verschiedenen Lebensabschnitten erkennen läßt, d. h. eine Neurose als wesentliche Teilursache der gestörten Körperfunktion anzusehen oder die gestörte Körperfunktion neurotisch verarbeitet worden ist.

Das Kernstück der Psychodiagnostik in der Praxis bildet die biographische Anamnese mit der Aufhellung pathogener Konflikte und pathogener Entwicklungen.

In der einschlägigen Literatur werden den einzelnen funktionellen Störungen nicht selten besondere psychodynamische

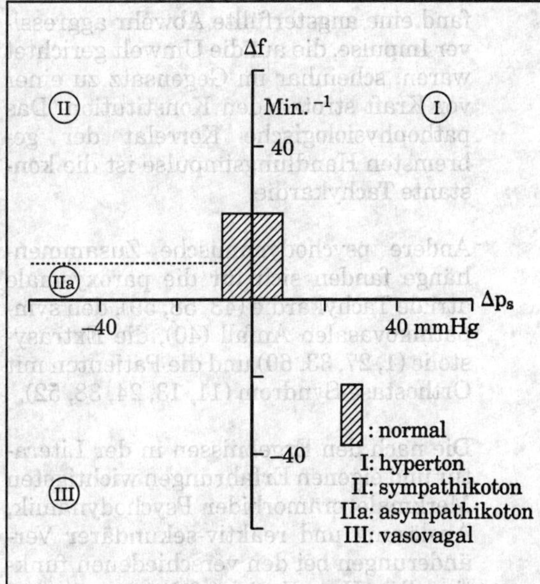

Abb. 5
Orthostasetest nach THULESIUS. In dem Diagramm wird für die Auswertung auf der Abszisse die Differenz (Δ) des systolischen Blutdrucks (p_s), auf der Ordinate die Differenz der Herzfrequenz (f) zwischen Liegen und 7 Minuten Stehen aufgetragen

Abläufe oder psychosoziale Erlebnisse zugeordnet (14, 23, 34). So fand sich z. B. bei der vagovasalen Synkope (54) eine Verbindung zu psychosozialem Streß mit nachfolgender emotioneller Überwältigung, unbewußten und phantasierten Ängsten und Hilflosigkeit – ein Vorgang, der bis zum psychogenen Tode führen kann; er wird pathophysiologisch wahrscheinlich von einer vagokardialen Asystolie (19) verursacht.

Beim hyperkinetischen Herzsyndrom ergaben sich spezifisch anmutende psychodynamische Reaktionsformen (57). Man fand eine angsterfüllte Abwehr aggressiver Impulse, die auf die Umwelt gerichtet waren, scheinbar im Gegensatz zu einer vor Kraft strotzenden Konstitution. Das pathophysiologische Korrelat der gebremsten Handlungsimpulse ist die konstante Tachykardie.

Andere psychodynamische Zusammenhänge fanden sich für die paroxysmale atriale Tachykardie (43, 58, 59), den sympathikovasalen Anfall (40), die Extrasystolie (1, 27, 33, 60) und die Patienten mit Orthostase-Syndrom (11, 13, 24, 38, 52).

Die nach den Ergebnissen in der Literatur und eigenen Erfahrungen wichtigsten Merkmale prämorbider Psychodynamik, Auslösung und reaktiv-sekundärer Veränderungen bei den verschiedenen funktionellen Herz-Kreislauf-Störungen sind in Abb. 6 zusammengefaßt. Häufig liegt eine Verknüpfung mehrerer psychodynamischer Faktoren vor, die sich zusammen mit einer genetischen Disposition und unterschiedlichen Auslösungen zu dem Ursachenbündel im Sinne der Ergänzungsreihe FREUDs summieren. Folgendes Beispiel möge dies zeigen:

Beobachtung 2

Eine 40jährige Frau kommt zu uns, weil sie unter verschiedenen funktionellen Körperbeschwerden leidet. Bereits als Kind hatte sie Magen- und Darmstörungen, später und jetzt vor allem anfallsweise auftretendes Herzrasen und manchmal unerträgliches Ohrensausen nach einem Hörsturz. Organisch findet sich nichts; sie hat ebenso ein ausgezeichnetes Gehör wie ein leistungsfähiges Herz. Sie leidet, weil sie niemandem und nichts gerecht zu werden vermag, weder der Familie noch dem Beruf als Lehrerin. Sie denkt manchmal an Suizid.

Geboren wurde sie unmittelbar nach einer abenteuerlichen Flucht ihrer Mutter im Februar 1945. Zusammen mit der Mutter und der 11 Monate alten Schwester wurde sie bei Mutters Eltern in einem Dorf an der dänischen Grenze aufgenommen.

Die Patientin erfuhr sehr früh, daß ihre Zeugung wegen der sich zuspitzenden Kriegsereignisse alles andere als erwünscht gewesen war und außerdem – wenn schon – dann ein Sohn den Eltern lieber gewesen wäre. Ein Bruder wurde dann auch endlich geboren, als sie 4 Jahre alt war.

Solange sie sich erinnern kann, wandten sich die Mutter und die Großmutter zunächst weitaus mehr der älteren Schwester und später dem Bruder zu, die in Aussehen und Wesen mehr der mütterlichen Familie ähnelten. Die Patientin erlebte als einzige positive Bezugsperson den Großvater. Der aus der Kriegsgefangenschaft zurückkehrende Vater blieb blaß in ihren frühen Erinnerungen, die Mutter hingegen um so lebendiger als ihr gegenüber herbe, strenge, für Zucht und Ordnung sorgende Frau, notfalls mit Schlägen des Teppichklopfers auf das entblößte Gesäß. Ein stereotyper Satz in der Familie: »Hier wird nicht lange gefackelt, hier wird gehorcht.«

Als ungeliebt und ungewollt erlebte sich die Patientin auch später. So fiel ihr eine der vermutlich häufigen Szenen ein: Sie war mit den Eltern in der nahen Kreisstadt, als die Mutter beim Anblick eines fremden Mädchens auf der anderen Straßenseite zum Vater sagte: »Ach, sieh mal, da geht ein schöner Teenager.« Die Patientin fand nichts Auffallendes an dem Mädchen, wurde aber bestärkt in ihrer geringen Selbsteinschätzung, in ihrer Rolle, überall still, zurückgezogen und duckmäuserisch existieren zu müssen, den Finger in der Schule niemals heben zu können. Fortan empfand sie auch nichts, wenn sie die Mutter umarmte, sie tat es nur noch aus Pflicht. Und als sie mit 17 Jahren einige Monate nach England kam, war sie beim Abschied unter allen das einzige Mädchen, das nicht weinte.

Die Mutter freilich, befragt nach der frühen Kindheit der Patientin, sagte, sie sei im Gegensatz zu der robusten Schwester stets temperamentlos, zu zart, zu piepsig gewesen, immer ein »pflegeleichtes« Mädchen – Kindheit also reduziert auf die Qualität der Waschmittelreklame.

Das andere Idol der Patientin – außer dem Großvater – wurde die Lehrerin in der Grundschule. Seitdem stand für sie fest, ebenfalls Lehrerin zu werden; der Vater aber verbot den Be-

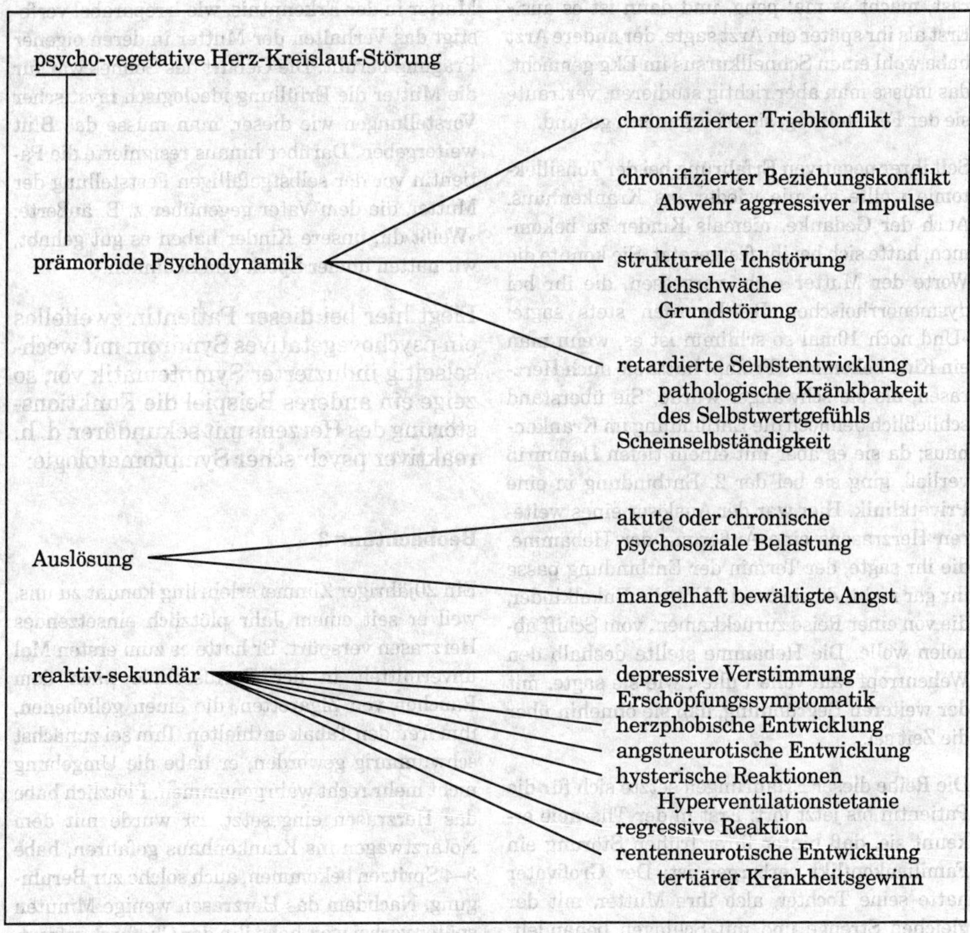

Abb. 6
Zusammenfassung möglicher und wichtiger psychischer Anteile bei funktionellen Herz-Kreislauf-Störungen

such der höheren Schule, so daß sie erst später über Umwege zum Studium gelangte. Bei den Aufnahmeprüfungen setzten erste Anfälle einer Tachykardie ein; sie brachte kein Wort heraus und konnte nicht einmal mehr 4/8 kürzen.

Seitdem begann stets das Herzrasen, wenn Ängste einer Bedrohung, Beschädigung oder Verlassenheit ausgelöst wurden. So erinnert sie sich z. B. an das Herzrasen, das sie mit 16 Jahren vor der Tonsillektomie hatte, als sie hörte, wie der Arzt nebenan einen Patienten anschrie, da er bei der Operation offenbar stärker würgte.

Sie wurde wegen des Herzrasens verschiedentlich untersucht, schließlich sagte man ihr, sie solle alle 6 Monate zur Kontrolle kommen, die rechte Herzkammer sei nicht richtig durchblutet, man sähe das im Ekg, sie habe ein typisches Managerherz! »Da traute ich mich nicht mehr über die Straße, ich hatte das Gefühl, du kommst nicht mehr nach Hause, ich dachte, wenn es so rast, macht es mal peng, und dann ist es aus.« Erst als ihr später ein Arzt sagte, der andere Arzt habe wohl einen Schnellkursus im Ekg gemacht, das müsse man aber richtig studieren, vertraute sie der Feststellung, sie sei organisch gesund.

Seit ihrer negativen Erfahrung bei der Tonsillektomie wollte sie nie wieder ins Krankenhaus. Auch der Gedanke, niemals Kinder zu bekommen, hatte sich bei ihr festgesetzt. Sie konnte die Worte der Mutter nicht vergessen, die ihr bei dysmenorrhoischen Beschwerden stets sagte: »Und noch 10mal so schlimm ist es, wenn man ein Kind bekommt.« Prompt hatte sie auch Herzrasen, als sie schwanger wurde. Sie überstand schließlich dennoch die Entbindung im Krankenhaus; da sie es aber mit einem tiefen Dammriß verließ, ging sie bei der 2. Entbindung in eine Privatklinik. Hier war der Auslöser eines weiteren Herzrasens eine Äußerung der Hebamme, die ihr sagte, der Termin der Entbindung passe ihr gar nicht, da sie um 12 Uhr die Enkelkinder, die von einer Reise zurückkamen, vom Schiff abholen wolle. Die Hebamme stellte deshalb den Wehentropf »auf volle Pulle«, wie sie sagte, mit der weiteren Begründung, daß sie ohnehin über die Zeit sei.

Die Reihe dieser Erfahrungen setzte sich für die Patientin bis jetzt fort: Erst in der Therapie erkennt sie, daß hinter ihrer frühen Störung ein Familienkonflikt verborgen ist: Der Großvater hatte seine Tochter, also ihre Mutter, mit der gleichen Strenge und mit Schlägen behandelt, wie sie später von der Mutter behandelt worden war. Mutter und Großmutter waren mit der älteren Schwester und dem Bruder eine Koalition gegenüber dem Großvater und der Patientin eingegangen. Die Koalition löste sich erst mit dem Tode der Großeltern auf, so daß die Patientin jetzt auch versteht, warum die Mutter sich den Kindern der Patientin, also den Enkelkindern, gegenüber genau so verhält, wie seinerzeit der Großvater ihr gegenüber, ein Vorgang, den man als paradoxes Übersprungverhalten innerhalb dreier Generationen bezeichnen kann.

Die Patientin erkennt weiterhin, daß die verschiedenen körperlichen Funktionsstörungen auch eine tiefreichende Wurzel in ihrer gestörten Selbstentwicklung besitzen, die in der Therapie eine die Patientin beglückende Nachreifung erfährt. Sie schließt ihren inneren Frieden mit der Mutter in der Erkenntnis, wie irreparabel verfestigt das Verhalten der Mutter in deren eigener Prägung beruht. Die Geburt des Sohnes war für die Mutter die Erfüllung ideologisch mystischer Vorstellungen wie dieser, man müsse das Blut weitergeben. Darüber hinaus resignierte die Patientin vor der selbstgefälligen Feststellung der Mutter, die dem Vater gegenüber z. B. äußerte: »Weißt du, unsere Kinder haben es gut gehabt, wir hatten immer Speck und Schinken.«

Liegt hier bei dieser Patientin zweifellos ein psychovegetatives Syndrom mit wechselseitig induzierter Symptomatik vor, so zeige ein anderes Beispiel die Funktionsstörung des Herzens mit sekundärer, d. h. reaktiver psychischer Symptomatologie:

Beobachtung 3

Ein 20jähriger Zimmererlehrling kommt zu uns, weil er seit einem Jahr plötzlich einsetzendes Herzrasen verspürt. Er hatte es zum ersten Mal unvermittelt in der Berufsschule nach dem Rauchen von Zigaretten, die einen geliehenen, ihm fremden Tabak enthielten. Ihm sei zunächst schwummrig geworden, er habe die Umgebung nicht mehr recht wahrgenommen. Plötzlich habe das Herzrasen eingesetzt. Er wurde mit dem Notarztwagen ins Krankenhaus gefahren, habe 3–4 Spritzen bekommen, auch solche zur Beruhigung. Nachdem das Herzrasen wenige Minuten später vorbei war, habe ihn der Chefarzt gefragt, ob er Alkoholiker sei oder Heroin oder andere Drogen nehme. Den Patienten empörten diese Fragen, der Chefarzt erklärte ihm, er habe die typischen Symptome eines Süchtigen mit Herzrasen, trockenem Mund und glasigen Augen. Schließlich fragte der Chefarzt, ob er Konflikte mit seiner Freundin habe, und ob sie schwanger sei; da »regte ich mich so auf, daß es wieder losging mit dem Herzrasen, besonders, als die 4 Ärzte und die Schwester miteinander tuschelten und dann wieder auf mich zukamen«.

Man wird hier an das chinesische Sprichwort erinnert, daß die Behandlung nicht schlimmer sein sollte als die Krankheit.

Seit einem Jahr nun versucht der Patient, mit dem intermittierend auftretenden Herzrasen fertig zu werden. Arbeitsfähigkeit und Krankschreibung wechseln miteinander ab. Schließlich verstärkt sich die Angst, in so jungem Alter zu sterben; er könne sich nicht vorstellen, wie das Herz diese Anfälle aushalten könne. Früher habe er nie ans Sterben gedacht, er habe Leistungssport getrieben; jetzt habe er aber große Angst, sich zu belasten trotz der Auskunft nach mehreren stationären Untersuchungen, das Herz sei organisch gesund.

Der Patient wohnt noch zu Hause bei den Eltern, ist in einer Lehre, die ihm Spaß macht, hat eine Freundin, mit der er sich gut versteht. Aus der Umgebung wird er stets ermuntert, sich abzulenken und auch wieder Sport zu treiben.

Psychobiographisch findet sich vor dem 1. Anfall nichts, was darauf schließen ließe, daß das Herzrasen als Folge einer neurotischen Entwicklung entstanden ist. Hingegen besteht sekundär eine nach der paroxysmalen Tachykardie eingetretene Angstsymptomatik, die der Patient mit eigenen Kräften bisher nicht zu überwinden vermochte.

Therapie in der Praxis

Die Behandlung der Patienten mit funktionellen Herz-Kreislauf-Störungen (Abb. 7) beginnt mit der Anamnese, so paradox es klingen mag, und setzt sich fort im diagnostischen Gespräch, das dann in das therapeutische Gespräch übergeleitet wird. Mit dem eingehenden Interesse für die Klagen des Patienten, die ihm gegenüber bei den Voruntersuchungen häufig als »nur funktionell«, »nichts Organisches« diskreditiert wurden, vermag der Arzt, bereits anamnestisch-therapeutisch tätig zu sein (44).

Herz und Kreislauf sind nun einmal angstbesetzter als Magen oder Wirbelsäule; tragen wir also dem Rechnung, daß wir die Information des Patienten gleichfalls therapeutisch wirken lassen. Was auf dem Felde oft ungefilterter, unkontrollierter und unreflektierter sog. Aufklärung des Patienten geschieht, erscheint manchmal ebenso inhuman wie das früher zum Nimbus gehörende Schweigen des Arztes, als gehe den Patienten die Diagnostik und oft auch Therapie gleichsam nichts an. Das gesprochene und geschriebene Wort des Arztes als psychotrope Noxe und nicht als Arznei – dies wäre einer Fortbildung zur Rückkehr in das wirklich Sinnvolle wert.

Beobachtung 4

Eine 36jährige Patientin geht zu ihrem Arzt, weil sie seit einiger Zeit das Gefühl des Herzstolperns habe, mitunter setze das Herz aus. Ihr Vater verstarb an einer Gefäßkrankheit, ihre Mutter hat eine ausgeprägte Vasolabilität mit labilem Bluthochdruck. Der Arzt untersucht sie und schreibt ein Ekg, das er bei laufendem Streifen so kommentiert: »Na, so eine junge Frau und solche Rhythmusstörungen, wie soll das nur werden?«

Beobachtung 5

Ein 30jähriger Beamter verspürt erstmals so heftige Stiche in der Herzgegend, daß er dachte, sterben zu müssen. Der Notarzt spritzte Diazepam und meinte, als Beamter stehe er unter Streß. Anderntags wurde er zu seinem Hausarzt gefahren, der eine Angina pectoris annahm und ihm in seinem diagnostischen Gespräch den Befund erläuterte: »Mein jüngster Herzinfarkt-Patient ist erst 39 Jahre alt, da brauchen Sie sich keine Sorgen zu machen, Sie gehören noch nicht dazu mit 30 Jahren, da können Sie keinen haben.« Zur Injektion seines Notarztkollegen sagte er unserem Patienten: »Er hat Ihnen eine starke *Valium*-Spritze gegeben, da hätten Sie in Ruhe sterben können, da hätte niemand was gemerkt.« Seine Verordnung eines β-Blockers führte zu kollapsähnlichen Beschwerden; ein 3. Arzt machte dann ein Belastungs-Ekg mit dem Bemerken, es sehe nicht gut aus, er müsse fitter werden.

Eine anschließende Kur brach der Patient ab, vor Heimweh; er grübelte ständig darüber nach, daß er höchstens noch einige Jahre zu leben habe. Morgens nach dem Aufwachen war sein einziger Lichtblick die Feststellung, daß das Herz noch arbeitet.

Zwei Beispiele, die nicht selten sind und zeigen mögen, was unter einem diagnostischen Gespräch, das kontratherapeutisch wirkt, zu verstehen ist.

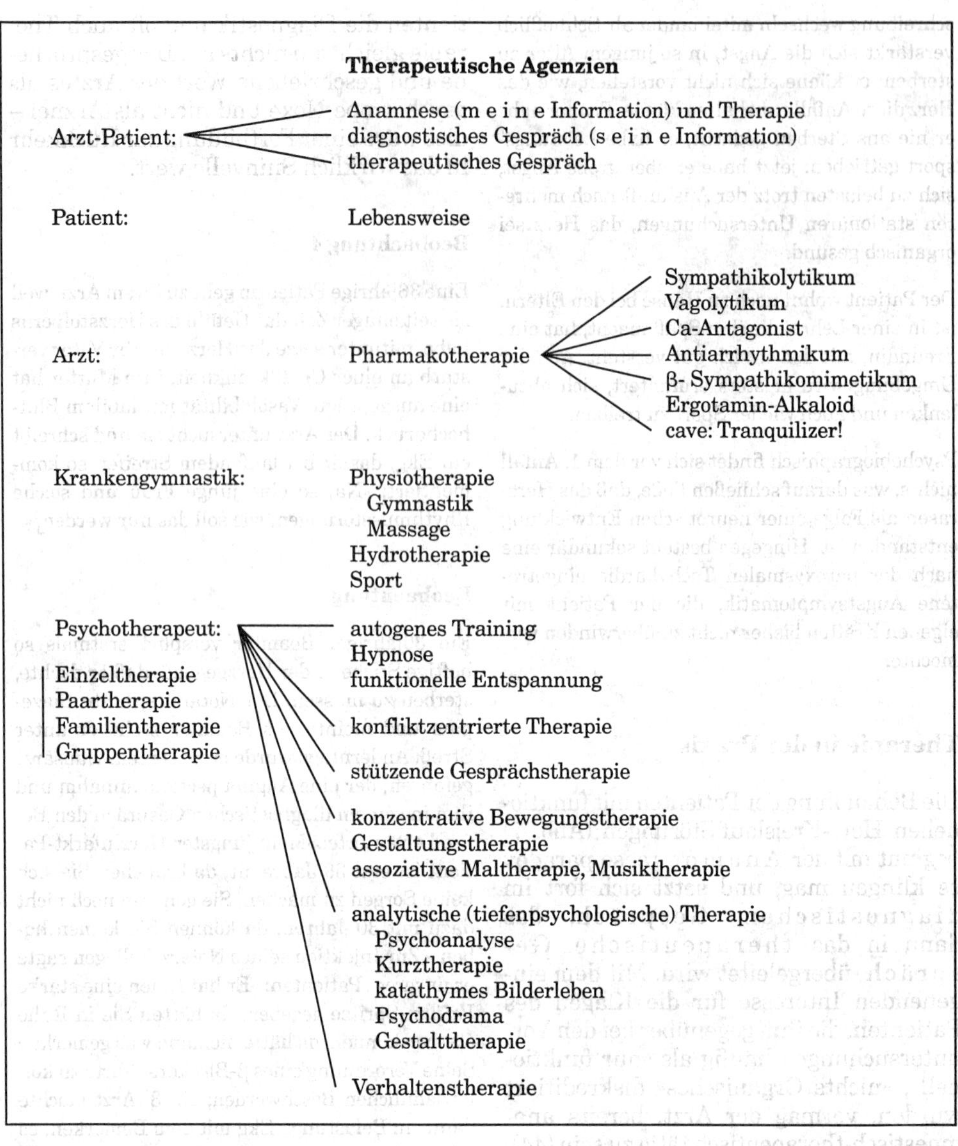

Therapeutische Agenzien
Arzt-Patient:
Anamnese (m e i n e Information) und Therapie
diagnostisches Gespräch (s e i n e Information)
therapeutisches Gespräch
Patient:
Lebensweise
Arzt:
Pharmakotherapie
Sympathikolytikum
Vagolytikum
Ca-Antagonist
Antiarrhythmikum
β- Sympathikomimetikum
Ergotamin-Alkaloid
cave: Tranquilizer!
Krankengymnastik:
Physiotherapie
Gymnastik
Massage
Hydrotherapie
Sport
Psychotherapeut:
Einzeltherapie
Paartherapie
Familientherapie
Gruppentherapie
autogenes Training
Hypnose
funktionelle Entspannung
konfliktzentrierte Therapie
stützende Gesprächstherapie
konzentrative Bewegungstherapie
Gestaltungstherapie
assoziative Maltherapie, Musiktherapie
analytische (tiefenpsychologische) Therapie
Psychoanalyse
Kurztherapie
katathymes Bilderleben
Psychodrama
Gestalttherapie
Verhaltenstherapie

Abb. 7
Therapie funktioneller Herz-Kreislauf-Störungen in der Praxis

Die Aussprache zum diagnostischen Ergebnis wird meistens mit den Vorschlägen zur Therapie verbunden. Die Änderung der Lebensweise und die Indikationen zur Pharmakotherapie können dabei ein ebenso großes Gewicht haben wie Physiotherapie und Psychotherapie.

Es bedarf sorgfältiger individualtherapeutischer Analyse, ob z. B. die Nikotinkarenz eine Voraussetzung aller weiteren Therapie darstellt, ein β-Blocker bei hyperkinetischem Herzsyndrom indiziert ist, ein Antiarrhythmikum bei Extrasystolie oder ein Ergotaminalkaloid beim

Orthostase-Syndrom. Ein sympathikovasaler Anfall reagiert in der Regel auf ein β-Sympathikolytikum, eine vagovasale Synkope auf Atropin, eine paroxysmale atriale Tachykardie auf Verapamil.

Mit großer Vorsicht sind hingegen Psychopharmaka, vor allem die sog. reinen Tranquilizer, anzuwenden. Die Gefahr der Abhängigkeit von diesen ist groß, z. B. beim Bromazepam *(durazanil, Lexotanil, Normoc),* so daß solche Substanzen allenfalls vorübergehend und sehr kontrolliert verordnet werden sollten. Anders ist es natürlich, wenn z. B. ein therapierefraktär erscheinender Brustschmerz auf eine somatisierte Depression zurückzuführen ist, woran differentialdiagnostisch stets gedacht werden sollte (32).

Die Hauptaufgabe des psychotherapeutisch tätigen Arztes liegt nicht darin, womöglich ein Medikament nach dem anderen zu versuchen, sondern eine individuell abgestimmte Behandlung einzuleiten, die sich nach unseren Erfahrungen aus physiotherapeutischen und psychotherapeutischen Komponenten zusammensetzt.

Beruht die Herz-Kreislauf-Erkrankung allein auf einer funktionellen Störung im Regulationssystem ohne primäre oder sekundäre psychische Beeinträchtigung, so haben sich zum Vasomotorentraining hydrotherapeutische und krankengymnastische Behandlungen sehr bewährt. Wir bevorzugen die Kombination aus Krankengymnastik mit Massagen der Schultergürtel- und Brustkorbregion sowie Atemtherapie. Das körperliche Training ist ebenso individuell dosiert und enthält besonders isometrische Übungen, Laufen, Schwimmen und Tischtennis. Die verschiedenen hydrotherapeutischen Maßnahmen setzen sich aus Wechselbädern, Bürstenbädern, kalten Güssen, ggf. auch Sauna zusammen (25, 30).

Die Physiotherapie ist somit die eine Säule der Behandlung, die andere autogenes Training, funktionelle Entspannung und konfliktzentrierte Psychotherapie.

Seit über 3 Jahrzehnten haben wir gute Erfahrungen mit dem autogenen Training bei diesen Patienten sammeln können. Der Patient kann lernen, aktiv seine Krankheit zu beeinflussen, er empfindet über die subkortikalen Zentren die meist als wohltuend erlebte Entspannung, die gleichzeitig wegen der Rezidivhäufigkeit dieser Störungen prophylaktisch wirkt (17).

Unsere Nachuntersuchungen zweier Gruppen mit und ohne Therapie ergaben für die vasomotorische Angina pectoris eine anhaltende Besserung der Stärke und Häufigkeit der Schmerzen gegenüber der Gruppe ohne Therapie (16). Über Ergebnisse der Therapie bei psychovegetativen Syndromen berichteten ERMANN (15) und DETER u. Mitarb. (12).

Zur Herzübung innerhalb des autogenen Trainings empfehlen wir den Patienten bildhafte Vorstellungen der Regelmäßigkeit und Ruhe des Herzschlages.

Ebenso wie das autogene Training wirkt auch die funktionelle Entspannung; die Hypnosebehandlung ist vereinzelt angezeigt und oft sehr hilfreich.

Diese Entspannungsbehandlungen verbinden wir bei Patienten, die keine primäre Neurosestruktur oder sekundäre neurotische Entwicklung erkennen lassen, mit der konfliktzentrierten Therapie. In ihr sind supportive Anteile von verhaltensorientierten, kognitiven und andererseits von Vor- und Unbewußtes aufdeckenden Anteilen nicht zu trennen. Bei dieser großen Gruppe der Patienten bietet sich der Psychotherapeut zum therapeutischen Gespräch ohne vorbestimmtes Konzept oder vorgegebene Strukturierung an. Den Inhalt bilden in aller Regel nicht die prämorbide Persönlichkeitsentwicklung (Abb. 6), sondern die akuten oder chronischen psychosozialen Auslösungen der Herz-Kreislauf-Störungen und die sekundären reaktiven Krankheitsentwicklungen. Unter diesen sind die depressive Verstimmung, Erschöpfungssymptome, Ängste, regressive Reaktionen oder ein sich abzeichnender sekundärer oder tertiärer Krankheitsgewinn am häufigsten. Mit dem tertiären Krankheitsgewinn bezeichnen wir die Gefahr einer rentenneurotischen Entwicklung (Abb. 6). Dieser großen Gruppe der Patienten mit rezidivierenden funktionellen Herz-Kreislauf-Störungen bedeutet ein solches regelmäßiges Gespräch Stützung und Stärkung zugleich.

Eine Altersgrenze der Psychotherapie gibt es nicht, wie folgendes Beispiel zeigt:

Beobachtung 6

Eine 82jährige Frau kommt zu uns, weil sie seit 20 Jahren unter anfallsartig auftretenden Extrasystolen leidet, die sich zur extrasystolischen Form eines Herzrasens steigerten (GALLAVARDIN). Bei kürzeren Attacken wird ihr schwarz vor den Augen, bei länger anhaltenden fällt sie gelegentlich um. Das alles stört sie sehr, weil sie sich in ihrer Leistungsfähigkeit beeinträchtigt fühlt. Sie hat einen 2000 m^2 großen Garten, in dem sie ⅔ des Jahres intensiv arbeitet; sie läßt darin kein Stück Obst verkommen; ihr Haus versorgt sie allein mit Hilfe des 10 Jahre jüngeren Ehemannes; sie hat einen großen Bekanntenkreis und schließlich Kinder und Enkelkinder, um die sie sich auch noch kümmert. Organisch bescheinigt man bis auf eine Linsentrübung und leichte Kniearthrose wiederholt körperliche Gesundheit mit normalem Blutdruck und fehlender Herzinsuffizienz. Geistig ist die Patientin nicht weniger rüstig und hellwach. Ihr Schwiegersohn, Arzt, meint, die Rhythmusstörung sei »viel seelisch bedingt«, sie rege sich zu leicht über Gott und die Welt auf. Früher kannte sie keine Angst, jetzt trifft sie jede Unglücksnachricht, ob es der Nachbar ist, der sich erschossen hat, oder in irgendeinem Erdteil dieser Welt etwas aus den Fugen geht. Ihr Enkel, der mit 20 Jahren heiratete und nach 4 Wochen die Scheidung einreichte, jetzt Taxi fährt, anstatt zu studieren, kommt zwar sehr gern zu ihr zum Mittagessen, die von der Patientin gewünschte Ordnung in sein Leben freilich bringt er nicht.

Die Patientin hatte 20 Jahre lang Antiarrhythmika erhalten mit dem Rat, sich zu schonen, was aber ihrer ganzen Lebenseinstellung nie entsprochen hat. Die Erweiterung der Therapie mit Entspannungsübungen und dem Angebot zu konfliktzentrierten Gesprächen, wann immer sie wollte – am liebsten ist ihr morgens 7 Uhr –, führten endlich zur Entlastung des vegetativen Systems. Sie ist nun bald 86 Jahre alt, hat keine Anfälle mehr und lebt, wie sie es immer gewohnt war.

Überwiegt der psychodynamische Anteil bei einer funktionellen Herz-Kreislauf-Störung, liegt also ein psychovegetatives Syndrom vor, dessen körperliche Manifestation mit einer äquivalenten neurotischen Entwicklung primär oder sekundär verbunden ist, so erweitert sich die notwendige Therapie zweifellos um den Anteil, der einer fundierten kausalen Neurosetherapie entspricht. Diese Behandlung hat demnach ihre Analogie in der Therapie der Herzneurose.

Wir ergänzen die tiefenpsychologisch analytische Therapie mit der konzentrativen Bewegungstherapie, der Musiktherapie und gestaltungstherapeutischen Elementen – Therapien, die so vorzüglich die averbale Erlebnismöglichkeit der Wahrnehmung von Körperempfindungen mit der verbalen Interpretation verbinden. Diese Therapieformen haben sich in unserer Klinik sehr bewährt, funktionelle Krankheiten wirksam zu beeinflussen, die Autonomie des Patienten zu fördern und das regressive Verhalten zu überwinden.

Abschließend ein weiteres Beispiel einer älteren Patientin, das zeigt, wie hilfreich diese Behandlung auch im Alter noch sein kann:

Beobachtung 7

Eine 72jährige Frau hat seit einigen Jahren einen leicht erhöhten Blutdruck. Anfallsartig setzten Tachykardien ein, die sie ängstigen, um so mehr, da sie allein lebt und sich Gedanken macht, ob dies noch zu verantworten sei. Ihr Ehemann ist vor 4 Jahren verstorben. Organisch ließ sich keine Ursache für die Tachykardien finden.

Die Patientin war bis zu ihrem 30. Lebensjahr Gewerbelehrerin; ihren Vater kannte sie nur in ihrer Kindheit, da er seit dem 1. Weltkrieg vermißt wurde. Die sehr enge Beziehung zur Mutter und ihre eigene Berufstätigkeit hatten etwas mit der späten Heirat im Alter von 32 Jahren zu tun, einer Verstandesheirat, wie sie sagte. Ihr Ehemann war Jurist. Er verhielt sich stets sehr kontaktarm, hatte als Spätgeborener eine nahezu symbiotische Beziehung zu der 12 Jahre älteren Schwester, die unverheiratet geblieben war, also der Schwägerin unserer Patientin. Diese Beziehung blieb auch nach der Heirat praktisch unverändert bestehen (Zitat): »Es lief eben nichts in der Familie, ohne daß Schwiegermutter und Schwägerin mit im Spiele waren.«
Um diese beiden ebenso wie andere der Familie nicht zu verletzen, stellte die Patientin eigene Bedürfnisse stets zurück. Dies aber blieb ebenso

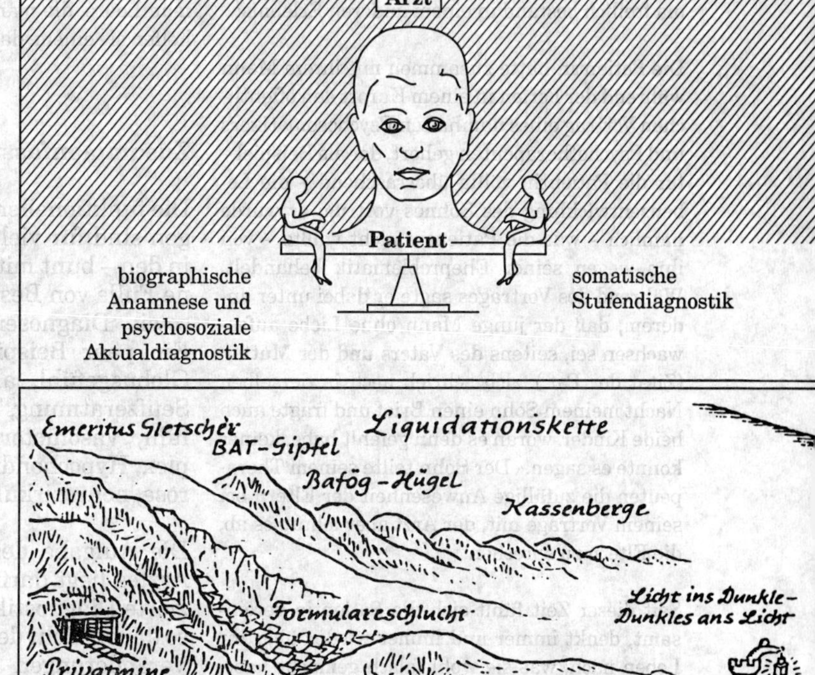

Abb. 8
Keine Alternative:
Die ausgewogene
Diagnostik

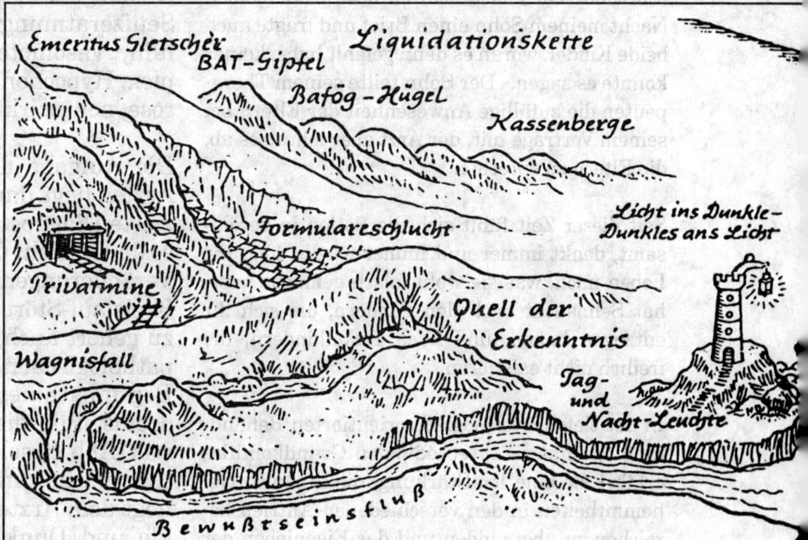

Abb. 9
Ausschnitt aus der »Tabula medicinae«, (von Collega, Hansisches Verlagskontor, Lübeck, 1985)

ohne Resonanz wie die Wärme und Herzlichkeit, die sie zu vermitteln versuchte.

Die Patientin meint, sie habe sich auch viel Mühe mit der Erziehung ihrer beiden Kinder gegeben, die während des Krieges geboren wurden. Freilich, Tochter und Sohn entwickelten sich sehr ichbezogen, wie die Patientin sagte, was durch die Schwägerin gefördert wurde, indem sie sich auch hier oft einmischte. Die Ehe des Sohnes scheiterte, die Tochter löste eine Verlobung; beide sind berufstätig, leben allein, der Kontakt zur Mutter ist auf gelegentliche Telefonate beschränkt.

Zu der Zeit, als sich die Bindungen der Kinder lösten und der Ehemann erkrankte, setzten erste Rhythmusstörungen ein. Das auslösende Trauma freilich bestand in einem anderen Erlebnis:

Die Patientin hatte zusammen mit ihrem Mann während der Ferien in einem Kurort den öffentlichen Vortrag eines namhaften Psychosomatikers und Psychotherapeuten gehört, der als Beispiel – für die Patientin völlig überraschend – die Lebensentwicklung des Sohnes vortrug; er wurde nämlich – was die Patientin nicht wußte – von ihm wegen seiner Eheproblematik behandelt. Während des Vortrages sagte er dabei unter anderem, daß der junge Mann ohne Liebe aufgewachsen sei, seitens des Vaters und der Mutter. (Zitat der Pat.): »Ich schrieb noch in derselben Nacht meinem Sohn einen Brief und fragte auch beide Kinder, woran es denn gefehlt habe, keiner konnte es sagen.« Der Sohn teilte seinem Therapeuten die zufällige Anwesenheit der Eltern bei seinem Vortrage mit, der Arzt aber lehnte es ab, die Eltern zu sprechen.

Seit dieser Zeit fühlt sich die Patientin vereinsamt, denkt immer und immer wieder über ihr Leben nach, was sie wohl falsch gemacht habe, hat Sehnsucht nach den Kindern, die sich ihr entzogen haben, und nach Enkelkindern, die freilich nicht existieren.

In der tiefenpsychologisch orientierten Behandlung erkennt sie ihren ödipalen Grundkonflikt, erfährt sie eine Ich-Stärkung, die ihr hilft, Gehemmtheiten in den verschiedenen Antriebsbereichen zu überwinden und das Eigenleben der beiden Kinder zu respektieren. Sie erkennt weiterhin, daß offenbar alle Menschen stets mehr von ihr gefordert haben, als sie zu geben und zu leisten imstande gewesen ist und die Tochter vielleicht so unrecht nicht hatte mit der Bemerkung, die Mutter sei eigentlich immer wie ein Kind geblieben.

Die inzwischen 84jährige Patientin hat nur noch selten tachykarde Rhythmusstörungen. Die Kinder suchen nunmehr den Kontakt zu ihr, nachdem sie sich zurückgezogen hat. Kulturelle Erlebnisse und Reisen füllen sie neben der Haushaltsarbeit aus, Ängste und depressive Stimmungen sind verschwunden.

Sie hat in ihrem noch verbleibenden Leben erfahren, was Marcel Carnes im Dialog eines seiner Filme so formulierte: »Aber manchmal trifft man Leute, die man kaum kennt, und trotzdem helfen sie einem, das Leben durchzustehen.«

Zusammenfassung

Die funktionellen Herz-Kreislauf-Störungen sind für viele Ärzte ein Sammeltopf, in den – bunt miteinander vermischt – eine Fülle von Beschwerden und Befunden sowie Diagnosen hineingeworfen wird. Ein paar Beispiele aus dieser Palette: Globusgefühl, allgemeine Unsicherheit, Seufzeratmung, Tremor, inneres Kältegefühl, vasomotorischer Symptomenkomplex, Hypochondrie, vasomotorische Neurose, neurozirkulatorische Asthenie.

Die Aufgabe des in der Praxis tätigen Arztes liegt darin, sich um eine differenzierte Diagnostik zu bemühen, und ebenso darin, nicht den Ausschluß organischer Veränderungen mit funktionellen Herz-Kreislauf-Störungen gleichzusetzen. Hierzu gehört auch die Präzision des psychopathologischen Befundes innerhalb des Begriffes eines psychovegetativen Syndroms. Für diese ausgewogene Diagnostik (Abb. 8) sollte es somit keine Alternative geben. Anders ausgedrückt, es obliegt dem Arzte auch hier, Licht ins Dunkle und Dunkles ans Licht zu bringen (Abb. 9).

Literatur

1. ANDRESEN, D. u. Mitarb.: Standardisierter psychischer Belastungstest zur Provokation tachykarder ventrikulärer Rhythmusstörungen. Dt. med. Wschr. **109,** 532–536 (1984).

2. BASHOUR, T. T., O. HAKIM u. T. O. CHENG: Coronary spastic angina in middle-aged women: A psychosomatic disorder? Am. Heart J. **106,** 609–613 (1983).

3. BERNHARD, P.: Der herzkranke Problempatient ohne Organbefund. Diagnostik **18,** 21–25 (1985).

4. BETHGE, K.-P. u. Mitarb.: Incidence and prognostic significance of ventricular arrhythmias in individuals without detectable heart disease. Eur. Heart J. **4,** 338–346 (1983).

5. BOSCHKE, W. L.: Sozialökonomische Aspekte der Hypotonie. Schmidt u. Kiaunig, Kiel 1981.

6. BOSCHKE, W. L.: Sozialökonomische Aspekte der Hypotonie. Münch. med. Wschr. **124,** Suppl. 2, 43–45 (1982).

7. CURTIUS, F. u. K.-H. KRÜGER: Das vegetativ-endokrine Syndrom der Frau. Urban & Schwarzenberg, München 1952.

8. CURTIUS, F. u. H. FEIEREIS: Zwillingsuntersuchungen über die Erbveranlagung zum vegetativ-endokrinen Syndrom der Frau (VES). Z. Kreislaufforsch. **49,** 44–57 (1960).

9. DELIUS, L.: Psychovegetative Syndrome. Thieme, Stuttgart 1966.

10. DELIUS, L.: Psychosomatische Krankheiten im weiteren Sinne, insbesondere psychovegetative Syndrome. Internist **13,** 414–420 (1972).

11. DELIUS, L., L. KOTTEK u. J. FAHRENBERG: Eine faktorenanalytische Untersuchung psychophysiologischer Korrelate. Arch. ges. Psychol. **120,** 54–73 (1968).

12. DETER, H.-D. u. Mitarb.: Psychovegetative Syndrome. Therapiewoche **35,** 3584–3590 (1985).

13. ENGELHARD, U.: Leistungsmotivation und Narzißmus bei orthostatischen Kreislaufstörungen. Huber, Bern 1979.

14. ERMANN, M.: Die psychovegetativen Störungen als ich-strukturelles Problem. Z. psycho-somat. Med. **28,** 255–265 (1982).

15. ERMANN, M.: Psychovegetative Störungen und stationäre Psychotherapie. Prax. Psychother. Psychosom. **28,** 131–138 (1983).

16. FEIEREIS, H.: Diagnostik und Therapie psychosomatischer Erkrankungen. tägl. prax. **16,** 123–138 (1975).

17. FEIEREIS, H.: Scheinlösung Krankheit – der somatisierte Konflikt. tägl. prax. **21,** 111–130 (1980).

18. FEIEREIS, H.: Psychosomatisch orientierte Stufendiagnostik und Stufentherapie. tägl. prax. **26,** 321–331 (1985).

19. FURGER, F. u. L. KAPPENBERGER: Die vagale Synkope. Herzmedizin **7,** 24–30 (1984).

20. GOHLKE, H.: Verschiedene Formen der Angina pectoris. In: ROSKAMM, H. (Hrsg.): Koronarerkrankungen. Hb. Inn. Med., 5. Aufl., Bd. IX/3. Springer, Berlin 1984.

21. GORLIN, R.: The hyperkinetic heart syndrome. J. Am. med. Ass **182,** 823–829 (1962).

22. GURTNER, H. P.: Kardiovaskuläre Synkopen. Schweiz. med. Wschr. **114,** 1514–1525 (1984).

23. HAHN, P.: Die Bedeutung des »somatischen Entgegenkommens« für die Symptombildung bei der phobischen Herzneurose. Therapiewoche **26,** 963–969 (1976).

24. HARTMANN-KOTTEK, L.: Orthostase – psychophysiologisch betrachtet. Psychother. med. Psychol. **30,** 232–242 (1980).

25. HENTSCHEL, H.-D.: Naturheilverfahren bei neurovegetativen Regulationsstörungen. Ärztl. Prax. **33,** 1057–1058, 1109–1110, 1145–1149 (1981).

26. JORES, A.: Psychovegetative Störungen. In: JORES, A. (Hrsg.): Praktische Psychosomatik, 2. Aufl. Huber, Bern 1981.

27. KATZ, C. u. Mitarb.: Relationship of psychologic factors to frequent symptomatic ventricular arrhythmia. Am. J. Med. **78,** 589–594 (1985).

28. KENNEDY, H. L. u. Mitarb.: Long-term follow-up of asymptomatic healthy subjects with frequent and complex ventricular ectopy. New Engl. J. Med. **312,** 193–197 (1985).

29. KIRCHHOFF, H.-W. u. P. BECKMANN: Regulationsstörungen des Herzens und Kreislaufs. Barth, München 1965.

30. KIRCHHOFF, H.-W. u. P. BECKMANN: Kardiologische Rekondition. Baneschewski, München-Gräfelfing 1972.

31. KLEINSORGE, H.: Koronarspasmen bei Streßsituationen. Therapiewoche **29,** 4939–4940 (1979).

32. KLINGENBURG, M., E. GAUS u. R. WÖRZ: Psychogener und psychotisch bedingter Brustschmerz. Therapiewoche **32,** 2435–2438 (1982).

33. KLUSSMANN, R.: Ventriculäre Extrasystolie aus psychosomatischer Sicht. Psychother. med. Psychol. **25,** 165–171 (1975).

34. KRÖGER, F., P. HAHN u. J. SENGES: Funktionelle Herzbeschwerden (II): Spezielle Krankheitsbilder. Dt. Ärzteblatt **82,** 2017–2021, 2116–2118 (1985).

35. LOSSNITZER, K.: Hyperkinetisches Herzsyndrom und Borderlinehypertonie. Therapiewoche **31,** 8361–8374 (1981).
36. LYDTIN, H.: Das hyperkinetische Herzsyndrom. Therapiewoche **24,** 2272–2277 (1974).
37. LYDTIN, H. u. Mitarb.: Über Diagnose und Therapie des hyperkinetischen Herzsyndroms. Verh. dt. Ges. inn. Med. **75,** 402–409 (1969).
38. MAYER, H.: Interkorrelationen von Blutdruck und Aggressivität. Z. klin. Psychol. Psychother. **20,** 363–371 (1972).
39. MECHELKE, K.: Korrelation von Herz und Kreislauf zur Psyche und Konstitution. Münch. med. Wschr. **104,** 1361–1365 (1962).
40. MECHELKE, K. u. P. CHRISTIAN: Vegetative Herz- und Kreislaufstörungen. In: Hb. Inn. Med., 4. Aufl., Bd. IX/4. Springer, Berlin 1960.
41. MOSS, A. J. u. Mitarb.: Ventricular ectopic beats and their relation to sudden and nonsudden cardiac death after myocardial infarction. Circulation **60,** 998–1003 (1979).
42. NEUHAUS, K.-L. u. U. TEBBE: Vasospastische Angina pectoris. Internist. Welt **4,** 87–93 (1985).
43. QUINT, H. u. M. ECKER: Beitrag zur gestörten Erlebnisverarbeitung bei paroxysmaler Tachycardie. Z. Psychosom. Med. **1,** 116–123 (1955).
44. REIMER, C.: Ärztliche Gesprächsführung. 2. Aufl. Springer, Berlin 1994.
45. RUSKIN, J. N.: Ventricular extrasystoles in healthy subjects. New Engl. J. Med. **312,** 238–239 (1985).
46. SCHEPPOKAT, K. D.: Synkopen bei Störungen der Kreislaufregulation. Therapiewoche **35,** 1958–1967 (1985).
47. SCHEPPOKAT, K. D. u. Mitarb.: Über kardiovaskuläre Funktionsbefunde, Anamnese- und Befunddaten von Patienten mit funktionell bedingten Beschwerden. Therapiewoche **31,** 913–925 (1981).
48. SCHÖNBORN, H.: Antihypotonika überflüssig oder wertvoll? Therapiewoche **35,** 2423–2429 (1985).
49. SCHONECKE, O. W. u. J. M. HERRMANN: Das funktionelle kardio-vaskuläre Syndrom. In: UEXKÜLL, Th. v. (Hrsg.): Psychosomatische Medizin, 3. Aufl. Urban & Schwarzenberg, München 1986.
50. SCHULZE, H.: Psychotherapeutische Indikation der Übungsbehandlung. In: KIRCHHOFF, H.-W. u. P. BECKMANN (Hrsg.): Kardiologische Rekondition. Banaschewski, München-Gräfelfing 1972.
51. SCHWEIZER, W.: »Funktionelle Herzbeschwerden«. Schweiz. med. Wschr. **110,** 729–732 (1980).
52. STAEHELIN, B.: Die funktionellen kardio-vaskulären Störungen als psychosomatische Syndrome. Huber, Bern 1965.
53. STUMPFE, K.-D.: Die gewöhnliche Ohnmacht oder psychogene Synkope. Herz/Kreislauf **6,** 318–322 (1974).
54. STUMPFE, K.-D.: Psychosomatik der psychogenen Ohnmacht (vasovasale Synkope). Münch. med. Wschr. **112,** 55–58 (1980).
55. THULESIUS, O.: Die Diagnose der orthostatischen Hypotonie anhand einfacher Kreislaufparameter. In: DENGLER, H. J. (Hrsg.): Das Orthostasesyndrom. Schattauer, Stuttgart 1974.
56. UEXKÜLL, Th. v.: Funktionelle Syndrome in der Praxis. Psyche **12,** 481–496 (1958).
57. ZANDER, E. u. N. ZÖLLNER: Psychosomatische Aspekte des hyperkinetischen Herzsyndroms. Verh. dt. Ges. inn. Med. **75,** 741–743 (1969).
58. ZAUNER, J.: Über die Rolle psychischer Faktoren bei Herzrhythmusstörungen. Z. psycho-somat. Med. 10, 267–276 (1964).
59. ZAUNER, J.: Grundsätzliche Möglichkeiten der Entstehung psychogener Herzsymptome mit Indikation zur Psychotherapie. Z. psycho-somat. Med. **13,** 225–233 (1967).
60. ZAUNER, J.: Die Psychosomatik der Rhythmusstörungen des Herzens In: JORES, A. (Hrsg.): Praktische Psychosomatik, 2. Aufl. Huber, Bern 1981.

Erschienen in:
internist. prax. **26,** 409–426 (1986)
tägl. prax. **27,** 409–426 (1986)

Kopfschmerz und Schlafstörung – Symptome einer Lebenskrise

H. Feiereis, Lübeck

Einleitung

Kopf- und Gesichtsschmerzen ohne krankhaften organischen Befund gehören ebenso wie Schlafstörungen zu den häufigsten Erkrankungen in der Praxis. Man schätzt (3), daß etwa 5–8% der gesamten Bevölkerung, d. h. 4–6 Millionen in der Bundesrepublik Deutschland, unter chronischen Kopfschmerzen leiden. Nach übereinstimmenden Erfahrungen vieler Ärzte und ebenso nach Angaben in der Literatur umfaßt die organische Genese dieser Schmerzen nicht mehr als 5–10%, d. h. 90–95% der meisten periodisch auftretenden Schmerzen sind funktioneller Art (6). Noch größer ist die Anzahl der Patienten, die unter einem gestörten Schlaf leiden, in der Bundesrepublik Deutschland etwa 25%.

Leider beschränkt man sich bei den meisten dieser Patienten noch immer auf eine symptomatische Therapie, d. h. auf die Verordnung von Medikamenten. Unter den 25 am meisten verordneten Arzneimitteln betrugen z. B. die Ausgaben der gesetzlichen Krankenversicherungen in der Bundesrepublik für 3 Benzodiazepine (Oxazepam, Bromazepam, Diazepam = *Adumbran, Lexotanil, Valium*) 184 Millionen DM innerhalb der ersten 9 Monate des Jahres 1981, was der Verordnung von 10,9 Millionen Packungen entspricht (1).

Wenngleich sich keine gesicherten spezifischen Persönlichkeitsmerkmale für die Patienten mit vasomotorischen Kopfschmerzen oder Schlafstörungen differenzieren lassen, so bilden nicht selten intrapsychische Konflikte eine der ätiopathogenetischen Wurzeln und ebenso auch psychische Faktoren Teile der vielfach möglichen Auslösung eines Schmerzanfalls oder einer Schlafstörung. Das diagnostische Instrument zur Aufhellung psychosozialer Anteile der Pathogenese und Auslösung bietet in der Praxis die eingehende biographische Anamnese (5). Sie umfaßt ebenso die detaillierten Angaben des Patienten wie den sozialen Status, die geistige und berufliche Entwicklung, die Familienanamnese und die Einbeziehung des individuell empfundenen Krankheitswertes und der eigenen Gedanken und Gefühle des Patienten zu seiner Symptomatik.

Beispiel einer Krankengeschichte

Die jetzt 60jährige Patientin F. T. kam vor 5 Jahren ambulant zu uns, weil sie, wie sie sagt, mit der Umwelt nicht mehr zurechtkomme, besonders, wenn sie spüre, daß man ihr mit einer gewissen Antipathie gegenübertrete. Andererseits könne sie keine tieferen Kontakte ertragen, sie gingen ihr auf die Nerven. Sie habe immer das Gefühl, man wolle ständig etwas von ihr, sie aber wiederum könne schlecht nein sagen. Das Mitleid mit den anderen überfordere sie. Sie könne wegen aller dieser sie bedrängenden Fragen während der letzten Jahre schlecht ein- und durchschlafen; habe sie am nächsten Tage etwas vor, so wache sie frühzeitig auf, was eine erhöhte Erschöpfbarkeit nach sich ziehe. Man habe ihr Schlafmittel verordnet, die sie aber nur ungern nehme. Ein Heilverfahren vor 2 Jahren habe ihr nur vorübergehend geholfen.

Neben der ständigen Schlafstörung leide sie unter Kopfschmerzen und Migräne und könne dann so gut wie gar nicht schlafen. Sie erhalte derzeit Krankengeld und wolle am liebsten aus ihrem Vertrag als Zeichen- und Kunstgewerbelehrerin an einer Schule entlassen werden, um frei künstlerisch tätig zu sein, habe aber große Ängste, das Notwendige zu ihrem Leben zu verdienen.

Die Patientin wuchs als 3. von 4 Kindern des Lehrers einer einklassigen Volksschule in Pommern auf. Zum älteren Bruder und zur älteren Schwester hatte sie ein gutes Verhältnis, beide starben aber nach der Flucht 1946. Die jüngere Schwester sei oft vorgezogen worden und habe ihrerseits sie bevormunden wollen. In der frühen Schulzeit hatte sie wenig Lust zum Lernen; sie sei verträumt gewesen, habe lieber Kühe und Gänse gehütet und Feldarbeiten verrichtet. Im Gymnasium litt sie unter Kontakt- und Orientierungsproblemen, zu Hause wiederum fühlte sie sich mehr und mehr unwohl, bis es schließlich »zum Bruch mit der Familie« im Alter von 16 Jahren kam, als ihr die Freundschaft zu einem Jungen untersagt wurde. »Für ein Jahr redete ich mit niemandem.«

Leistungsabfall und Selbstisolierung waren verbunden mit depressiver Verstimmung und bereits damals einsetzenden Kopfschmerzen. Sie lebte vorwiegend in der Familie einer Freundin, um dann mit 20 Jahren nach Kriegsende doch noch das Abitur nachzuholen. Mit großer Begeisterung studierte sie Malerei und Textilarbeit, »hatte jedoch keine Möglichkeit, mich sprachlich zu äußern«. Während des Studiums bestanden keine Kontaktschwierigkeiten, »ich verlor meine Hemmungen, holte die Pubertät nach, mein schönstes Liebeserlebnis hatte ich im Traum; der Traum bedeutet mir mehr Realität als die Wirklichkeit«.

Mit 25 Jahren heiratete sie einen Kunsthändler. Innerhalb von 2 Jahren folgten 2 Zwillingsgeburten, 3 der 4 Kinder leben. Wegen großer Eheschwierigkeiten wurde die Ehe bereits 3 Jahre nach der Heirat geschieden. »Nach der Scheidung habe ich keinen Mann mehr angerührt.«

Nach dem Besuch eines Lehrerseminars und anschließender Lehrtätigkeit wanderte sie mit 38 Jahren zusammen mit den 3 Kindern nach Brasilien aus, um dort Aufbauarbeit an einer Schule zu leisten. Wegen einer hartnäckigen Amöbenruhr und einer Unterleibserkrankung mit notwendiger Operation kehrte sie jedoch bereits im selben Jahr in die Bundesrepublik zurück. In der Folgezeit wiederum Unterricht in Waldorfschulen und Reisen nach Nordamerika und Kanada mit Studium der Pflanzenfarben und Webarbeiten der Indianer.

Die zunehmenden Kopfschmerzen und Migräneanfälle ebenso wie die Schlafstörungen während der letzten Jahre fielen zeitlich zusammen mit den häufigen Schwierigkeiten in der Schule: Von den Schülern und deren Eltern fühlte sie sich anerkannt, von den Kollegen jedoch mehr und mehr abgelehnt. »Ich kann nicht reden oder mich verteidigen, ich ziehe mich zurück, suche die Stille und meine eigene Arbeit, das viele Reden mit Menschen nimmt mir Kraft, suche neuen Kontakt zu Menschen außerhalb der Schule, mit der ich jetzt einen völligen Bruch sehe, auch das Angebot einer neuen Schule lehne ich deshalb ab.«

Ihre Schlafstörungen setzt sie folgendermaßen ins Bild: »Die Augen, die nachts keine Ruhe finden können.« Ein weiteres Bild aus der Zeit ihrer Schlafmitteleinnahme und eines aufgetretenen Kopfschmerzanfalls kommentiert sie folgendermaßen: »Nachdem ich eine Zeitlang *Lexotanil* einnahm, wirkte es nicht mehr. Die Dosis wollte ich nicht erhöhen, und so war ich fast 3 Nächte ohne Schlaf und der Verzweiflung nahe. Ein eisernes Band spürte ich mit Schrauben fest um die Stirn. Es rauschte immer, als ob ich an einen Telegrafenmast gekoppelt sei. Alle Dinge und Geräusche gingen durch mich hindurch, ohne Schutz, ohne Abstand herstellen zu können. Die Menschen nervten mich, wann hat diese Quälerei ein Ende?«

Kombinierte Entspannungs- und Psychotherapie

Aus der nur skizzenhaft wiedergegebenen biographischen Anamnese ließ sich leicht ein Zusammenhang mit einer Reihe unverarbeiteter Konflikte ableiten, die bis in die frühe Kindheit zurückreichen. Die Patientin war gleichzeitig während der letzten Jahre in eine Lebenskrise geraten, nämlich im Alter von 55 Jahren eine sichere Stellung in ihrem Beruf aufzugeben und sich in der verbleibenden Zeit ihres Lebens für die ungehinderte Entfaltung ihrer künstlerischen und pädagogischen Möglichkeiten zu entscheiden. Dem stand die große Unsicherheit bei diesem Wagnis entgegen – Arbeitslosengeld bzw. Arbeitslosenhilfe war nicht zu erwarten, Erspartes besaß sie nicht.

In der konfliktzentrierten Einzeltherapie gewann die Patientin allmählich Ichstärke und Selbstvertrauen, um ohne jede weitere Hilfe das zu verwirklichen, was sie sich viele Jahre erträumt hatte. Es gelang ihr, eigene Ideen zu verwirklichen, sie anderen in Kursen zu vermitteln und sich zum erstenmal durch große Resonanz und Erfolg bestätigt zu fühlen.

Das Malen empfand sie sogar zum erstenmal als eine therapeutische Hilfe: »Früher habe ich es nie geschafft, wenn ich Kopfschmerzen hatte, zu malen; ich habe mich immer hängenlassen, nun bin ich erstaunt, daß mich das Malen von den Kopfschmerzen befreit. Erst brauchte ich eine gewisse Überwindung, dann habe ich ohne Anstrengung Farbe auf das Papier gegossen, habe zunächst abgewartet, was daraus wird, mir wurde innerlich zunehmend leichter. Ich freute mich auf das, was dabei herauskommt, ich wollte mich nicht anstrengen. In den laufenden Farben sah ich dann langsam etwas, was durch das Malen immer deutlicher wurde, dem ging ich nach, Gesichter, Augen usw. So konnte ich mich von den heftigen Kopfschmerzen ablenken, der Schmerz wurde nicht weniger, aber eine innere gute Stimmung verbreitete sich, als könnte ich die bösen Geister bannen, indem ich sie ans Papier fessele.«

Ein Bild nannte sie »Totensonntag mit Migräne«. Während einer Migräne malte sie ein Bild, »das eine Wüste mit vielen Steinen wird, als einziges bleibt eine Sonne rot, aus den Steinen werden Köpfe, so schwer wie mein eigener Kopf; an diesem Tag wurde die Migräne nicht so schlimm und verging noch vor dem Abend«. Eindrucksvoll konnte sie auch eine Migräne, die sich während des Malens löste, in der Sequenz dreier Bilder darstellen.

Die Konfliktlösung der Patientin spiegelte sich auch in Träumen wider, z. B. in einem Traum, den sie am folgenden Tage im Bild festzuhalten versuchte: »Ich hatte ein neues Haus, es waren mehrere große Räume, und im Innenhof stand ein mächtiger Baum, der durch das Dach wuchs; ich habe das Haus gefunden, in dem ich mich wohlfühle.«

Der konfliktzentrierten tiefenpsychologischen Behandlung war das autogene Training als wesentliche Psychotherapie zur Entspannung assoziiert. Wir raten hierbei den Patienten häufig, sich in bildhafte Inhalte der Übungsabschnitte zu versenken, wodurch sich die einzelnen Empfindungen beim autogenen Training mit bildhaften Assoziationen vermischen.

Die Patientin erlebte beim autogenen Training auch individuelle Modifikationen, die sie ebenfalls im Bild darstellt:

»In sehr heißen Tagen war mir die Wärmeübung der Gliedmaßen zu warm; ich ließ auch den kühlen Wind über die Beine wehen, auch stellte ich mir vor, daß ich langsam im kühlen Wasser dahertreibe. Ein angenehm prickelndes Gefühl stellte sich dabei ein.«

»Um gut einschlafen zu können, stelle ich mir vor, daß das Schweben in den Wolken mit der Zeit immer leichter wird und mir immer lieber ist, auch beim Malen der Wolken empfand ich, daß sie sich leichter von der Erde abheben, nur noch mein Schatten bleibt an den Berghängen zurück.«

Bei einer weiteren Übung fällt der Patientin ein Traum ein, in dem sie sich in großen Schwierigkeiten befand, »wo ich weder ein noch aus wußte, ich dann im Traum auf einer Wolke saß; ich sah mich mit meinen 3 Kindern ohne Angst auf die höchsten Berggipfel klettern. Auch wenn ich jetzt in Belastungssituationen komme, kann ich nach den Entspannungsübungen des autogenen Trainings zum Schluß gerade mit dieser Vorstellung ohne innere Spannung weitermachen«.

Epikrise

Die Patientin hat Migräne und Kopfschmerzen weitgehend verloren, die Schlafstörungen treten nur noch selten auf, am ehesten in Verbindung mit der intensiven, freilich von ihr gewünschten Arbeit. Nach 5 Jahren faßt die Patientin ihre Entwicklung zusammen:

»Im Zusammenhang mit der Ablösung von der Waldorfschule fühlte ich mich sehr deprimiert, hatte oft Migräne und Schlaflosigkeit. Ich hatte das Gefühl, als sei mir der Boden unter den Füßen weggezogen. Zum erstenmal in meinem Leben wurde ich mit meiner Situation allein nicht fertig. Eine große Hilfe erfuhr ich durch die Einzeltherapie, das autogene Training und die Möglichkeit der künstlerischen Aussage in der Malerei. Es war mir sehr wichtig, daß ich mit meinen Bildaussagen vom Therapeuten verstanden wurde. Allmählich lernte ich, die äußeren Geschehnisse, die zwar sehr schmerzlich waren, als notwendige Folge meiner inneren Entwicklung anzusehen. Ich erfuhr, daß ich durch die Krankheit zu einer Aussage gelangte, zu der ich wahrscheinlich als gesunder Mensch nicht in der Lage gewesen wäre. Wichtig war mir dabei, in der Therapie Verständnis zu finden und nicht in einer Ausweglosigkeit steckenzubleiben. So fand ich mehr und mehr Mut, mich selbständig zu machen; der Erfolg blieb bis heute nicht aus. Parallel hierzu gingen die körperlichen Leiden zurück. Inzwischen ist die Migräne weitgehend verschwunden, die Schlafstörung ebenfalls, ich brauche keine Medikamente.«

Dieser Krankheitsverlauf möge dazu beitragen, jeden in der Praxis zu ermutigen, sich nicht auf eine symptomatische medikamentöse Therapie zu beschränken, sondern mit Hilfe der biographischen Anamnese zu prüfen, ob Kopfschmerzen und Schlafstörung mindestens teilweise in einem Zusammenhang mit Lebensentwicklung und psychosozialem aktuellem Konflikt stehen. Hieraus resultiert die Empfehlung für eine konfliktzentrierte Psychotherapie und Entspannungstherapie. Darüber hinaus möge der Krankheitsverlauf ein Beispiel dafür sein, auch averbale therapeutische Hilfen zu nutzen, z. B. Gedanken und Empfindungen improvisierend zu zeichnen oder zu malen (2, 4, 7).

Zusammenfassung

Nach wie vor beschränkt man sich weithin in der Therapie der Kopfschmerzen und Schlafstörungen auf die symptomatische medikamentöse Behandlung. Selten werden psychodynamische Anteile der Ätiopathogenese erkannt und in die Behandlung einbezogen.

Das Beispiel einer Krankengeschichte soll den hohen Informationswert der eingehenden biographischen Anamnese zeigen. Bei der 60jährigen Patientin fiel eine Lebenskrise zeitlich, wahrscheinlich auch ursächlich, zusammen mit Häufigkeit und Stärke der Symptomatik. Demgemäß beruhte der Schwerpunkt auf der Psychotherapie, die sich aus konfliktzentrierter Einzelbehandlung und autogenem Training zusammensetzte. Eine wichtige Ergänzung der Behandlung erlebte die Patientin in der künstlerischen Darstellung ihrer Symptome ebenso wie der Assoziationen, die sie beim autogenen Training hatte. Das assoziative Malen möge als Anregung zu ähnlicher Erweiterung der Therapie bei eigenen Patienten dienen.

Literatur

1. arznei-telegramm **4**, 33–41 (1982).

2. BACHMANN, H. I.: Malen als Lebensspur. Klett, Stuttgart 1985.

3. BAROLIN, G. S., J. KUGLER u. D. SOYKA: Kopfschmerz. Enke, Stuttgart 1983.

4. DREIFUSS-KATTAN, E.: Praxis der klinischen Kunsttherapie. Huber, Bern 1986.

5. FEIEREIS, H.: Das Gespräch mit somatisch und psychosomatisch Kranken. In: REIMER, Ch. (Hrsg.) Ärztliche Gesprächsführung. 2. Aufl. Springer, Berlin 1994.

6. FRIEDMAN, A. P. u. H. H. MERRITT: Headache: Diagnosis and treatment. Davis, Philadelphia 1959.

7. SCHUSTER, M.: Kunsttherapie. DuMont, Köln 1986.

Die angeführten Bilder finden sich in:
internist. prax. **27,** 531–542 (1987)
tägl. prax. **28,** 531–542 (1987)

Lumbosakrales Wurzelreizsyndrom und Psychotherapie

H. FEIEREIS, Lübeck

Einleitung

Akute oder chronische Rückenschmerzen und Wurzelreizsyndrome sind in aller Regel eine diagnostische und therapeutische Domäne des orthopädischen und neurologischen Fachgebietes. An eine psychische Pathogenese oder einen psychischen, den Verlauf der Krankheit wesentlich mitbestimmenden Anteil, wird meistens erst dann gedacht, wenn kein organisches Substrat vorliegt, die Symptomatik therapierefraktär ist oder ein strittiges Rentenverfahren läuft.

In einer Reihe von Untersuchungen wurde dargelegt, daß bei vielen dieser Patienten mit chronischen Rücken- und Muskelschmerzen ausgeprägte Hemmungen in den verschiedenen Antriebsbereichen, besonders der Aggressivität, festzustellen sind, die Patienten in der Kindheit wenig Zuwendung und Geborgenheit erfahren haben, Wünsche und Sehnsüchte danach unerfüllt geblieben sind. Positive Identifizierungen gelangen nicht, Resignation und Depressivität erscheinen als wesentliche Merkmale des Lebensablaufes dieser Patienten (1–4, 10–12, 14–19, 21, 22).

Wie notwendig es ist, möglichst frühzeitig an psychosomatische Zusammenhänge zu denken und die medikamentöse, physikalische und krankengymnastische Behandlung um den psychotherapeutischen Anteil zu erweitern, möge folgende Krankengeschichte zeigen.

Krankengeschichte

Aktuelle Anamnese

45j. Pat. K. S., früher bis auf eine MENIÈRE-Erkrankung vor 20 Jahren stets gesund gewesen, leidet seit einem Jahr unter starken Schmerzen im Kreuz und über der rechten Gesäßhälfte, die im Liegen nachlassen. Unter eingehender physikalischer und medikamentöser Therapie durch 3 verschiedene praktizierende Orthopäden, 2 Neurologen und 2 orthopädische Kliniken trat eher eine Verschlechterung ein; die Schmerzen strahlten mehr und mehr in den Unterschenkel aus. In 2 verschiedenen neurologischen Kliniken wurde er stationär untersucht und behandelt. Zunächst bestand der Verdacht auf eine Polyneuropathie vom Mononeuritis-multiplex-Typ, schließlich nahm man aber ein chronifiziertes lumbales Wurzelreizsyndrom an.

Im CT (2mal im Abstand von 3 Monaten) ergab sich eine geringe hemizirkuläre Bandscheibenprotrusion in Höhe der unteren Hinterkante von L5, jedoch kein Anhalt für eine Raumforderung oder einen freien Bandscheibenvorfall. Auch myelographisch zeigte sich, abgesehen von Wurzeltaschenzysten, kein Hinweis auf einen pathologischen Befund.

Physiotherapeutische Maßnahmen halfen ebensowenig wie Analgetika verschiedener Art.

Der Patient wurde schließlich zu uns überwiesen; inzwischen war er schon 9 Monate dienstunfähig krank. Die orthopädischen und ebenso neurologischen Kollegen wiesen auf das Mißverhältnis zwischen relativ geringem objektivem Befund und der Schwere der Schmerzen hin, die sich bisher nicht bessern ließen.

Bei unserer ersten Begegnung saß der leptosom-asthenische Patient verspannt mit leicht gedrehtem und gebücktem Rumpf auf der linken Gesäßhälfte, äußerte Schmerzen in der rechten Hüftregion mit Ausstrahlen in den Oberschenkel und vermochte keinen Blickkontakt aufzunehmen, sondern schaute konstant nach unten. Er wirkte sehr verhalten, eher abwehrend als kooperativ, einsilbig, in sich gekehrt. Er äußerte spontan seinen erheblichen Widerstand gegenüber der von den überweisenden Ärzten ihm vorgeschlagenen psychosomatischen Untersuchung und eventuellen Psychotherapie; er könne sich keine Beziehung zwischen seinen Schmerzen und seelischen Faktoren vorstellen. Andererseits wüßten die etwa 10 Ärzte, bei denen er bisher war, offenbar auch nicht weiter und erst recht er selber nicht.

Biographische Anamnese und Psychodynamik

Aus der Lebensgeschichte erfuhren wir, daß der Patient mit einem 3 Jahre jüngeren Bruder und einer 11 Jahre jüngeren Schwester aufgewachsen ist. Sein jetzt pensionierter Vater war zunächst Handwerker und wurde 1946 Lehrer, später Konrektor.

Der Patient besuchte die Volksschule (in der sein Vater Lehrer war) und das Gymnasium, studierte nach dem Abitur Biologie und Mathematik und ist seit 15 Jahren Lehrer in einer Stadt Niedersachsens. Dort hat er zwar eine Wohnung, »nahe dem Bahnhof«, am Wochenende fährt er jedoch stets in seine 100 km entfernt liegende Heimatstadt und erst am Montagmorgen mit dem ersten Zug zurück. Noch niemals verbrachte er ein Wochenende am Arbeitsort.

Bereits mit 15 Jahren habe er sich für Archäologie interessiert, seit 25 Jahren sei er auch freier Mitarbeiter eines archäologischen Institutes, in dem er viele Stunden seiner freien Zeit am Wochenende und in den Ferien verbringe.

Er schildert sich spontan als »sozialen Außenseiter«, von Kindheit an. Die Kindheit habe aus einer Kette von Versagungen bestanden. Fragte er z. B. andere, ob er mitspielen könne, so sei die Antwort stets »nein« gewesen. »Ich fühlte mich in einem fort gekränkt, unglücklich, zurückgeworfen.« Erzählte er dies der Mutter, so sei deren Reaktion »wohl ausweichend gewesen, ich weiß es nicht mehr«. Sein Bruder sei stets »das Gegenteil von mir« gewesen, immer fröhlich, aufgeschlossen, kontaktfreudig. Er erinnert sich dabei an ein Beispiel aus seinem 2. oder 3. Schuljahr:

Der Bruder ging mit anderen Fußball spielen, die Mutter habe zu ihm gesagt: »Geh doch mal mit, Du bist zu viel allein.« Auf dem Schulsportplatz spielten viele Jungen, die er nicht kannte, der Bruder spielte sofort mit. »Auch ich fühlte mich verpflichtet; als einmal der Ball auf mich zuflog, griff ich automatisch mit der Hand danach.« Es folgten wütende Beschimpfungen der anderen »Hand, Du Idiot«, »lang und dämlich«, »hau bloß ab« und ähnliches. »Ich ging allein zurück, allerdings nicht direkt nach Hause, denn ich hatte ja wieder einmal nicht die Erwartungen meiner Mutter erfüllt. Ich ging längere Zeit durch den dunklen Abend und vermied beim Zurückkommen eine Begegnung mit ihr. Mein Gefühl war zuerst eine Art Schmerz in der Brust, der erst nach längerem Wandern durch die Dunkelheit zurückging.«

Etwa um dieselbe Zeit faßte er den »persönlichen Entschluß«, allein zu bleiben. Er wollte wenig mit anderen zu tun haben, »ich empfand mich dabei heldenähnlich, sehr positiv. Wenn ich dann wieder gekränkt wurde, hatte ich zwar negative Gefühle, aber auch Gefühle der Stärke, mich selbst einsam zu sehen. Ich merkte diese Gefühle körperlich in der Brust, ich spürte, daß ich mich von anderen unterscheide. Auch mein größeres Wissen behielt ich für mich, ich spürte auch die Gefahr, mich sonst lächerlich zu machen, das hätte mir dann das Gefühl der eigenen Stärke genommen.«

Am ehesten fühlte er sich von seiner Großmutter mütterlicherseits angenommen. Er zog sich in ihren Steingarten zurück, um dort zu zeichnen und zu malen. Auch in der Schule erlebte er viele Zurückweisungen, z. B. schmückte er in der Hoffnung auf Anerkennung einer Lehrerin beim Diktat die Buchstaben mit Verzierungen, was ihm prompt heftigen Tadel einbrachte. Besonders der Sport aber war ihm ein Greuel, vor allem Turnen in der Halle, in der er vor den riesigen Geräten Angst hatte, was er später ins Bild setzte. »Wenn sich beim sog. Aufschwung der Kopf unten befand, verlor ich die Orientierung und bekam Angst, z. T. wohl auch vor dem Abstürzen, ich fühlte mich zu hoch, wie über einem Abgrund. Ich versuchte oft, die Orientierung zu behalten, aber es gelang nie. Der Turnlehrer dirigierte und beherrschte alles. Auch beim Bockspringen hatte ich große Ängste, vor allem vor Verletzungen, aber auch vor dem Fliegen durch die Luft nach dem Absprung.« Die Mutter schrieb ihm oft Entschuldigungszettel, mit dem Vater konnte er nie darüber sprechen.

Nicht weniger niederdrückend sei der Schwimmunterricht gewesen; er sei (11jährig) gerade gegen die Pocken geimpft worden, daher Zuschauer vom Rande. »Der Turnlehrer ließ Übungen im Wasser machen, es war deprimierend und schockierend. Ich schaffte es, mehrere Jahre nicht teilzunehmen, weil ich derartige Angst davor hatte, entweder war ich krank oder stellte mich krank. Alle Gespräche brachten nichts. Ich hatte Phantasien von der Kälte des Wassers und dem Ertrinken.«

So wie diese Beispiele zeigen, erinnerte er sich auch sonst an keine positiven Erfahrungen mit anderen; starke Gefühle erlebte er nur bei Abwesenheit von Menschen, z. B. dort »wo ich nach Kränkungen in der Landschaft allein war, es entstand eine Gefühlsbeziehung zur Landschaft und zu Naturerscheinungen. Im Gymnasium hatte ich allmählich das Gefühl der Ausweglosigkeit, besonders durch die Turnstunden. Ich fühlte mich eingeengt, machtlos, unter Zwang«. Immer wieder traten in dieser Zeit auch Suizidgedanken auf, aber ohne ernste Absichten. Ebenso bestanden Fluchtphantasien, »so war Schweden mein nebuloses Phantasieland«.

Er habe zwischen den Eltern niemals irgendwelche Gefühlsäußerungen erlebt, z. B. Zärtlichkeiten. Sein Vater (»für ihn waren seine Hunde vielleicht wichtiger als wir Kinder«) bedeutete für ihn der große Redner, »er redete die Leute in Grund und Boden«. Die Erziehung habe aus einer Art Dressur bestanden, »sag guten Tag, gib die Hand« etc. Um so schwerer fiel es ihm dann auf der Straße, andere zu grüßen, »manchmal sehe ich auch noch heute auf der Straße bei der Begegnung von Bekannten lieber weg«.

Bis etwa zum 14. Lebensjahr äußerte er auch niemals Weihnachts- oder Geburtstagswünsche, »dann konnte ich auch nicht enttäuscht werden; Sparen war ohnehin das Prinzip an sich«. Auch heute noch falle es ihm schwer, Weihnachtsgeschenke für Eltern oder Freunde zu finden, »auch für mich fällt mir nichts ein, ich war nie fähig, etwas zu erkennen, was mir gefallen konnte«.

Sein Minderwertigkeitsgefühl war Teil seiner selbst während seiner ganzen Kindheit und Jugendzeit. Vom 15. Lebensjahr an verspürte er »gelegentlich ein unklares, diffuses Verlangen nach körperlicher Nähe, besonders gegenüber Mädchen, davor evtl. gegenüber Jungen, ich sah aber keine Möglichkeit, es zu verwirklichen«. Im Elternhaus sei die Sexualität tabuiert gewesen, »Bücherwissen«.

Auch während des Studiums fühlte er sich wie bisher isoliert, »die gleichen Probleme mit den Lehrern und Mitstudenten«. Es tauchten wiederum Selbstmordgedanken auf, auch autoaggressive Phantasien verschiedenster Art. »In dieser Zeit malte ich viele Bilder, ich erlebte auch erstmals ›getarnte Aggressivität‹ gegenüber den Eltern«, er habe nur noch »ja, ja, wie Schaumgummi« geantwortet, oder »ich schwieg vollkommen, oder ich schwieg erst recht, wenn ich ein Interesse der Eltern bemerkte«. Verbal sei er dem Vater gegenüber ohnehin nicht gewachsen gewesen; dieser habe kein Verständnis für seine Probleme besessen, seine Ratschläge seien so gewesen, wie er selbst das Problem gelöst hätte.

Schließlich sei ihm auch die Rockmusik sehr entgegengekommen, »ich nutzte sie aus, meine Aggression zu lösen, je lauter, desto besser, auch wenn oder gerade weil es den Eltern nicht paßte. Seitdem bevorzuge ich aggressive Musik«. Sie helfe ihm auch, versteckte Aggressionen abzubauen, die er z. B. empfinde unter vielen langsam gehenden Menschen, im Kaufhaus vor der Kasse oder auf der Rolltreppe.

In diese Zeit fiel eine Krise innerhalb des Studiums, ausgelöst durch die MENIÈRE-Krankheit. Er wurde stationär behandelt und 2 Semester beurlaubt. An die Stelle der Gedanken an die Universitätslaufbahn trat auf Vorschlag des Vaters das Ziel des Lehrerberufes. »Dabei war mir völlig unklar, ob ich fähig war, Kinder zu unterrichten.« So kam es dann auch; er scheiterte und sah seine einzige Möglichkeit im Erwachsenenunterricht, den er seit 13 Jahren erteilt.

Mit 30 Jahren hatte er seine erste Freundin, vorher »über viele Annoncen etliche Enttäuschungen«, aber bald löste er diese Beziehung, der weitere Enttäuschungen folgten. Bis dahin habe sich die Sexualität in Phantasien und Onanieren erschöpft. Etwa zur gleichen Zeit begannen öfter »psychosomatische Beschwerden«, vor allem nächtliche Magenschmerzen. Schließlich lernte er – wiederum über eine Annonce – vor 10 Jahren eine 4 Jahre jüngere Frau kennen, mit der er seitdem die Wochenenden verbringt. Sie ist berufstätig wie er, »wir verstehen uns, ich konnte endlich mehr aus mir herausgehen, fürchtete mich nicht mehr, mich lächerlich zu machen, endlich ein Mensch, der wie ich keine Heirat und keine Kinder wollte«.

Das psychosomatische Krankheitsbild

Die Öffnung des Patienten zur Schilderung seiner Lebensentwicklung und das Erlebnis des ärztlichen Interesses über den umschriebenen somatischen Befund hinaus bewogen ihn, an mögliche seelische Zusammenhänge zu denken, nicht mit der Entstehung der Krankheit, sondern mit ihrer Chronifizierung und dem therapierefraktären Verlauf. Diese erschien ihm wie ein Teufelskreis, der ihn zunehmend eingeengt und den Radius seiner Möglichkeiten und besonders außerberuflichen Bedürfnisse verkürzt hatte, denn sein Beruf war für ihn von jeher nur »Lebensunterhalt«.

Die Stützen seiner Selbstverwirklichung lagen in der Beziehung zu seiner Freundin, in den zeitaufwendigen archäologischen Arbeiten, im Interesse für die Musik, besonders die Herstellung origineller Bild- und Musikkombinationen und weiterer schöpferischer Tätigkeit. »Ich bin darauf angewiesen, aktiv zu sein, wenn ich mich wohlfühlen will; durch das viele Liegen fühle ich mich um so mehr gehemmt.« Zunehmend tauchten Ängste unter der reduzierten Beweglichkeit auf (lange Zeit konnte er höchstens eine Stunde außerhalb des Bettes verbringen), Ängste vor Verlassenwerden und Verlust, Ängste, die ihm aus der Kindheit nur zu bekannt waren. Die Schmerzen wiederum wurden dadurch eher stärker, die Kräfte, sie zu ertragen, geringer.

Hinzu kamen Ängste vor weiterer Chronifizierung und sogar Progredienz, was jetzt Phantasien einer vorzeitigen Pensionierung zur Folge hatte, eines Rückzuges – mit 45 Jahren – auf solche Bedürfnisse, an denen allein ihm etwas gelegen war.

In der kombinierten Behandlung (medikamentös mit kleinen Dosen Indometacin, physiotherapeutisch mit Thermalbewegungsbad und Massagen, entspannungstherapeutisch mit autogenem Training) stand jetzt die konfliktzentrierte tiefenpsychologische Psychotherapie im Vordergrund. Die 12 Jahre vorher spontan von ihm gemalten Bilder seiner Kindheitserfahrungen (»ich wollte etwas schaffen, was nachblieb, eine Art Nachlaß, wenn ich die Suizidgedanken verwirklicht hätte«) erfuhren jetzt eine den Patienten bedrohende Aktualität in den Ängsten der Gefährdung seines mühsam stabilisierten Lebensinhaltes.

Ähnlich wie früher überwältigten ihn Gefühle der Ohnmacht, der Schwäche und Unterlegenheit, was wiederum erlebte oder imaginierte Aggressionen der Umwelt ihm gegenüber zur Folge hatte. Seine eigenen Aggressionen konnte er auch jetzt nur bildhaft darstellen und zulassen.

Kennzeichnend für diese Entwicklung waren auch viele Träume während der Therapie, z. B.: »Ich werde gerade aus einem Krankenhaus entlassen; die Krankheit ist aber noch nicht geheilt. Ich melde mich sogleich in einem anderen Krankenhaus an, das auf ein anderes Gebiet spezialisiert ist. Als wiederum eine lange Folge von Untersuchungen ansteht, melde ich mich von dem neuen Krankenhaus ab, danach gehe ich durch eine große Straße mit dem Gefühl, ein Ziel zu haben.« Seine Einfälle zu den Träumen weisen immer wieder in die gleiche Richtung, sich davor zu fürchten, irgend etwas nicht bewältigen, äußere Regeln nicht erfüllen zu können, obwohl er es wolle. »Wenn dann wieder das Gefühl auftaucht, daß Menschen mich negativ einschätzen, z. B. im Beruf, dann komme ich in einen Zustand, der etwa so ist: Keine Lust zu sprechen, keine Lust zu angenehmen Dingen, etwa zum Essen, ich finde dann kaum etwas interessant, ich muß dann tagelang meine Aggressionen unterdrücken und empfinde die Schmerzen viel schlimmer.«

Der Patient erkennt mehr und mehr diese von ihm anfangs in Unkenntnis abgewehrten Zusammenhänge. Der psychotherapeutische Prozeß schafft ihm endlich die Möglichkeit, sich von der neurotischen Verarbeitung zu lösen und reife Kompromisse zu finden. Unter dieser kombinierten Therapie tritt allmählich eine Besserung ein, so daß er nach 3 Monaten seinen Dienst, zunächst mit halber, nach ½ Jahr mit voller Stundenzahl wiederaufnehmen kann. Die Schmerzen wurden weniger, die Beweglichkeit zunehmend freier.

Die Besserung hält jetzt 4 Jahre lang an. Eine Symptomverschiebung mit zeitweise in den Vordergrund getretenen Kopf-, Nacken- und Armbeschwerden wird vom Patienten in gleicher Weise als Ausdruck einer Plurikausalität gedeutet, d. h. einer Disposition zu Muskel- und Skelettbeschwerden, zeitweise eingetretener Überforderung und intrapsychischer Spannung.

Epikrise

Der 45jährige Patient, der mit bisher therapierefraktärem Wurzelreizsyndrom zu uns kam, vermochte innerhalb der mit der Psychotherapie erweiterten kombinierten Behandlung eine Beziehung zwischen seiner erheblichen emotionalen und ebenso auch psychomotorischen Fehlentwicklung und der chronifizierten Schmerzsymptomatik herzustellen. Ursprünglich hatten seine Schmerzen sicherlich eine vorwiegend somatische Pathogenese, für die auch noch als Residuum der abgeschwächte Patellarsehnenreflex rechts gegenüber links sprach. Sie wurde aber zunehmend abgelöst von der neurotischen Fehlverarbeitung als Ausdruck einer Verbindung der Bewegungsstörung und des Schmerzes zu bisher ungelöst gebliebenen internalisierten Spannungen bzw. einer in Gang gekommenen Scheinlösung (6–8) mit womöglich sekundärem und tertiärem (Pensionierungsphantasien) Krankheitsgewinn. Im Mittelpunkt standen im Laufe der Krankheit aktualisierte Kindheitskonflikte und Merkmale einer früh gestörten Selbstentwicklung, die nun einer adäquaten Therapie zugänglich wurden.

Der Krankheits- und Therapieverlauf möge dazu anregen, in der Praxis möglichst frühzeitig zu prüfen, ob bei chronischen Muskel- und Skeletterkrankungen mit organischem Substrat psychische Anteile mitwirken, die den Verlauf beeinflussen und die Chronifizierung fördern. Spätestens dann besteht die Indikation für eine ergänzende Entspannungs- und Psychotherapie (5, 13, 20).

Zusammenfassung

Patienten mit rezidivierenden, chronischen Rückenschmerzen beschäftigen oft fachübergreifend den Allgemeinarzt, Internisten, Neurologen, Psychiater, Orthopäden, Neurochirurgen und Gynäkologen. Auch wenn körperliche Befunde vorliegen, z. B. eine Osteochondrose oder Spondylarthrose, sollte bei der Diagnostik und Therapie möglichst frühzeitig die Frage nach mitwirkenden psychodynamischen oder psychosozialen Anteilen in der Pathogenese und im Verlauf gestellt werden, spätestens aber dann, wenn das Ergebnis medikamentöser und physikalischer Behandlung unzureichend ist.

Noch viel zu wenig wird in der Praxis daran gedacht, daß die Psychotherapie bei dieser großen Gruppe der Patienten eine wertvolle Ergänzung oder sogar Ablösung der ausschließlich körperlich wirksamen Maßnahmen sein kann. Anders ausgedrückt: Eine Psychotherapie sollte nicht erst als ultima ratio, womöglich zum Zeitpunkt der Aussteuerung aus der Krankenkasse oder eines bereits gestellten Rentenantrages erwogen werden!

Literatur

1. AHRENS, S.: Das Kreuz mit dem Kreuz. Schlesw. Holst. Ärztebl. **40,** 187–192 (1987).

2. BECK, D.: Psychosomatische Aspekte des chronischen Gelenkrheumatismus. Hoffmann la Roche, Basel 1971.

3. BECK, D.: Die Persönlichkeitsstruktur bei psychosomatischen Schmerzzuständen am Bewegungsapparat. In: Psychosomatische Schmerzsyndrome des Bewegungsapparates. Schwabe, Basel 1975.

4. BERNHARD, P.: Chronische funktionelle Schmerzzustände des Bewegungsapparates aus psychosomatischer Sicht. Therapiewoche **33,** 3837–3843 (1983).

5. FEIEREIS, H.: Arzneimittelbehandlung – Psychosomatik des Zervikalsyndroms. Physiotherapie **68,** 338–342 (1977).

6. FEIEREIS, H.: Scheinlösung Krankheit – der somatisierte Konflikt. tägl. prax. **21,** 111–130 (1980).

7. FEIEREIS, H.: Die psychosomatische Dimension bei Erkrankungen der Bewegungsorgane. In: STUDT, H. H. (Hrsg.): Psychosomatik in Forschung und Praxis. Urban & Schwarzenberg, München 1983.

8. FEIEREIS, H.: Chronische organische und funktionelle Wirbelsäulen- und Rückenmuskelerkrankungen: Psychosomatische Aspekte der Rehabilitation. In: WEIMANN, G. u. H.-G. WILLERT (Hrsg.): PhysikalischeTherapie bei Erkrankungen der Lendenwirbelsäule. Hippokrates, Stuttgart 1984.

10. FLECK, H.-C.: Über psychodynamische Faktoren bei Wurzelreizerscheinungen. Z. psycho-somat. Med. **21,** 118–128 (1975).

11. HARTMANN, F.: Mehrdimensionalität fibromyalgischer Syndrome. Therapiewoche **37,** 308–314 (1987).

12. HOLMES, T. H. u. H. G. WOLFF: Life situations, emotions and backache. Psychosom. Med. **14,** 18–33 (1952).

13. KÜTEMEYER, M. u. U. SCHULTZ: Psychosomatik des Lumbago-Ischias-Syndroms. In: UEXKÜLL, Th. v. (Hrsg.): Psychosomatische Medizin, 3. Aufl. Urban & Schwarzenberg, München 1986.

14. LÜCK, J. V.: Zit. nach PAUL.

15. PAUL, L.: Psychosomatic aspects of low back pain. Psychosom. Med. **12,** 116–124 (1950).

16. PONGRATZ, J.: Leitsymptom: Wirbelsäulenschmerzen – eine psychosomatische Studie. Z. psycho-somat. Med. **26,** 12–39 (1980).

17. SCHELLACK, D.: Psychische Faktoren bei Muskel- u. Gelenkerkrankungen. Z. psycho-somat. Med. **1,** 161–172 (1955).

18. WEINTRAUB, A.: Psychosomatische Überlegungen zum Thema »Rheuma und Nervensystem«. In: Rheuma und Nervensystem. Hoffmann la Roche, Basel 1970.

19. WEINTRAUB, A.: Psychosomatische Schmerzsyndrome des Bewegungsapparates und ihre Konfliktspezifität. In: WEINTRAUB, A. u. Mitarb. (Hrsg.): Psychosomatische Schmerzsyndrome des Bewegungsapparates. Schwabe, Basel 1975.

20. WEINTRAUB, A.: Psychosomatischer Beitrag zur Diagnose und Therapie des Kreuzschmerzes. Psychosomatische Med. **7,** 109–118 (1977).

21. WEINTRAUB, A.: Die Grenzen der psychosomatischen Kreuzschmerzanalyse. Med. Welt **28,** 948–952 (1977).

22. WEINTRAUB, A.: Die Psychosomatik des Rheumakranken. In: JORES, A. (Hrsg.): Praktische Psychosomatik, 2. Aufl. Huber, Bern 1981.

Erschienen mit den farbigen Bildern
des Patienten in:
internist. prax. **28,** 717–728 (1988)
tägl. prax. **29,** 711–722 (1988)

»Sprech«-Stunde – heilsamer oder pathogener Faktor?

H. FEIEREIS, Lübeck

Einleitung

Das gesprochene (und geschriebene) Wort ist nach wie vor das wichtigste Instrument des Arztes für die Diagnose und für die Therapie (1–4, 6–12). Je umfangreicher und eindrucksvoller das sprachlose diagnostische und therapeutische Inventar wächst und die Bewunderung um sich greift für jede Innovation und nicht weniger auch für ein neues Modell, das ein doch gerade erst gepriesenes schon wieder deklassiert, um so mehr scheint das sprachliche Repertoire der Übermittlung einfacher ebenso wie komplizierter Befunde an den Patienten kleiner zu werden und in den Schatten zu geraten.

So schrumpft der sprachliche Erstkontakt, die Anamnese, mehr und mehr zur Kurzinformation für den Arzt. Sein Dialog mit dem Patienten über die Diagnose entbehrt häufig vorausgehender Überlegungen über die individuumgebundenen und individuumspezifischen Möglichkeiten, die vermittelten Ergebnisse zu verstehen, im Augenblick des Gespräches auch zu ertragen und zu verarbeiten. Qualität und Quantität der mitgeteilten Information leiden häufig unter Mängeln, die letzten Endes zu Lasten des Patienten gehen. Einige Stichworte mögen dies deutlich machen:

Ein Befund wird vom Arzt überinterpretiert; der Dialog erscheint bagatellisierend oder bleibt fragmentarisch; er wirkt beunruhigend; er ist überinformativ oder gar destruktiv; er enthält »Wahrheiten« ohne Rücksicht auf das für den Patienten im Augenblick tatsächlich Erträgliche.

Auch das Gespräch über die Therapie bedürfte oft sorgfältigerer Gedanken über Form und Inhalt, bevor das erste Wort gesprochen wird. Mitunter findet ein solches Gespräch überhaupt nicht statt, oder es enthält kein Wort zu einer möglichen Alternative; es endet enttäuschend für den Patienten, ohne Chance, das Unbehagen zu klären oder auszuräumen.

Einige im Alltag erlebte Beispiele

1. 24j. Student H. G., leidet unter Magenbeschwerden, die wiederholt auf eine Gastritis oder ein Zwölffingerdarmgeschwür zurückgeführt wurden. Er geht erneut wegen seiner Beschwerden zu einem Arzt, besorgt und voller Angst, wie es wohl weitergehen werde. »Der Arzt sagte herablassend, burschikos, zu mir: ›Das werden Sie nicht mehr los, sondern Sie müssen sich daran gewöhnen, daß Sie immer wieder, besonders im Frühjahr und Herbst, akute Störungen bekommen.‹
Für mich war das keine Lebenshilfe, sondern klare Entmutigung. Ich lebte Diät, ging immer wieder brav zu den Untersuchungen (Schlauchschlucken, Spiegeln, Röntgen).«

2. 57j. Beamter I. H., leidet unter einer rezidivierenden Colitis ulcerosa. Als er bei Beginn der Ko-

litis seinen Arzt fragt, ob er sich nicht zum Abbau seiner Ängste eine Zellstoffeinlage in die Unterhose legen könne, wenn er unterwegs sei, antwortet dieser mit suggestiv erhobener Stimme: »Das haben Sie nicht nötig, Sie brauchen unterwegs nicht wirklich plötzlich aufs Klo!«
»Das war wohl gut gemeint, aber für mich nicht hilfreich.« Als er seinem Arzt später berichtet, daß er relativ ruhig in den Tag hineingehe, wenn er morgens den Darm entleert habe, wird ihm dem Sinne nach gesagt, man solle sein Wohlbefinden nicht auf Illusionen aufbauen, der Dünndarm sei noch immer gut gefüllt. »Ich habe ihm deutlich zu verstehen gegeben, daß diese Äußerung mir sehr schade.«

3. 63j. Hausfrau B. D., früher behandelt wegen eines Uteruskarzinoms, das mit einer Strahlentherapie beseitigt wurde. Später blutige Durchfälle, die auf eine Strahlenproktitis zurückgeführt wurden. Als sich die Patientin besorgt über den weiteren Verlauf informieren will, sagt ihr der Arzt: »Damit müssen Sie sich abfinden, der Darm wird nicht mehr heilen.«
»Ich fand das entmutigend; vorher war er ganz anders. Er sagte immer, ich könne alles mit ihm besprechen. Ich fragte ihn, ob es auch Folgen haben könne, z. B. Krebs. Er sagte: ›Wenn Sie auf Krebs anspielen, so können Sie Krebs jederzeit kriegen, aber hier vom Darm sicher nicht, aber das wäre dann Ihr Problem, wenn Sie nochmals Krebs bekämen‹.« Als sie fragt, ob es Spezialisten gebe, die die Strahlenkolitis behandeln, sagte er: »Wie meinen Sie das?«

4. 60j. Bibliothekarin F. I., leidet unter einer Angina pectoris bei koronarer Herzkrankheit, die eine Bypass-Operation erforderlich machte. Die Patientin wird fortlaufend medikamentös behandelt und nimmt an einer Sportgruppe Koronarkranker teil. Ein Arzt steht zu Informationsgesprächen zur Verfügung. »Er zieht ein Fläschchen mit Nitroglyzerinlösung aus der Tasche und weist darauf hin, daß dieses für den Anfall am wichtigsten sei und sofort genommen werden solle. Er sagt, das Gerede gegen viele Medikamente sei Unsinn, man solle deshalb auch das Nitropräparat rechtzeitig nehmen.« Als die Patientin ihn darauf aufmerksam macht, daß es bei ihr Kopfschmerzen auslöse, antwortet er: »Das ist doch gut so, daran merken Sie doch, daß es wirkt!« Auf den Hinweis, daß sie statt flüssiger Nitrosubstanz wirksame Tabletten nehme, sagt er: »Die Wirkung der Tabletten braucht aber länger, Sie wissen, es kann dann schon zu spät sein!« Die Patientin ist schockiert über die Mitteilung: »Es kann schon zu spät sein.«

5. 53j. Angestellte D. E., wird ständig wegen einer Koronarinsuffizienz bei stenosierender Koronargefäßsklerose behandelt. Der Arzt spricht mit ihr über die prophylaktische Behandlung mit Phenprocoumon *(Marcumar)* und die damit verbundene mögliche Gefahr der Blutungen. Deshalb solle sie sich stets Blut aus dem Ohr entnehmen lassen und nicht aus der Vene. Als sie ihm sagt, daß sie doch *Aspirin junior* nehme, antwortet er: »Die Forschung ist in diesem Fall noch nicht so weit; ob das überhaupt hilft, ist sehr fraglich. Sie können dann auch einen Lutschbonbon nehmen!« Die Patientin ist verunsichert, bekommt Ängste und ist ratlos.

6. 68j. Kauffrau J. N., leidet an einer unheilbaren Augenerkrankung. Der Chefarzt sagte zu ihr: »Es geht auf das andere Auge über, es ist nur eine Frage der Zeit.« Als sie später von einem Oberarzt untersucht wurde, sprach dieser ebenfalls davon, daß das Leiden unheilbar sei, sagte aber gleichzeitig: »Ich kenne eine Reihe von Patienten, bei denen das andere Auge verschont wurde; es muß also nicht sein, daß Sie blind werden.« Die Aussage beruhigte nun die Patientin, ihr sei ein Stein von der Seele gefallen, obwohl ihr beide gesagt hätten, ihr Leiden könne nicht geheilt werden .

7. 63j. Rentnerin I. I., wird wegen ihrer Herzbeschwerden kardiologisch ambulant untersucht. Sie macht sich Sorgen über die Art ihrer Herzkrankheit, und ob sie die Beschwerden wohl je wieder verlieren werde. Nach eingehender Untersuchung wird ihr gesagt: »So eine Herzkrankheit, wie Sie sie schildern, gibt es gar nicht. *Beloc mite* brauchen Sie auch nicht mehr zu nehmen.« Die Patientin fühlt sich nicht ernst genommen, weiß nicht, woran sie nun leidet und wundert sich noch mehr, daß im Bericht an ihren Hausarzt steht, sie solle wie bisher *Beloc mite* auch in Zukunft nehmen.

8. 25j. Studentin D. T., leidet unter einem Asthma bronchiale. Sie fragt ihren behandelnden Lungenarzt nach seinen Erfahrungen über eine

psychosomatische Therapie, da die Medikamente ihr zwar helfen, sie aber dennoch mit manchem in ihrem Leben nicht fertig werde und einen Zusammenhang ihrer Schwierigkeiten mit Anfallsstärke und Anfallshäufigkeit ihrer Erkrankung beobachtet habe .
Der Arzt antwortet ihr: »Ja, aber das würde ich Ihnen nicht empfehlen. Ich hatte mal eine Patientin, die unbedingt in eine solche Therapie wollte. Ihr wurde gleich ein Mutterkomplex eingeredet, weil ihre Mutter sie dort hingebracht hatte. Man weiß ja, wie die da sind in solchen Kliniken. Aber bitte, wenn Sie unbedingt mit einem Mutterkomplex wiederkommen möchten, können Sie ja da mal hingehen.«
In einem weiteren Gespräch sagt er: »Es ist sowieso nicht erwiesen, daß Asthma psychische Ursachen hat; neueste pulmonologische Fachbücher bestreiten dies auch. Diese ›psychologischen‹ Theorien sind einfach überholt.«

9. 51j. Lehrerin H. U., hat leichte Schmerzen in der Herzgegend. Der behandelnde Arzt veranlaßt eine kardiologische Untersuchung. »Das Belastungs-Ekg war etwas Neues für mich. In völliger Unkenntnis, was bei solch einem Ekg gemacht wird, sagte ich mir: ›Dem Arzt willst du mal zeigen, was du kannst!‹, denn ich fühlte mich trotz der Beschwerden körperlich stark. Doch der Arzt sagt zu meinem Erstaunen und Entsetzen: ›Das sieht aber gar nicht gut aus. Ich schicke den Bericht an Ihren Hausarzt.‹«
»Und damit fing nun eigentlich meine Krankheit an. Während der Tage, die ich auf den Bericht wartete, verstärkte sich meine Angst. Mein Befinden verschlechterte sich, als mir der Hausarzt sagte, ich müsse sofort in der Schule beurlaubt werden und in ein Sanatorium fahren, Sport dürfte ich nie wieder treiben. Ich war völlig vernichtet und fühlte mich an dem nun folgenden Wochenende so schlecht, daß mein Mann den Arzt anrief; er versprach, mich zu besuchen, was er jedoch nicht tat und mich statt dessen Anfang der Woche in die Klinik überwies, weil er die Behandlung nicht weiterhin verantworten könne.«
»Als ich in der Klinik erzählte, daß ich eine Ferienreise mit Skilaufen abgesagt habe, meinte der Arzt, daß ich die Absage wohl bald bereuen würde. Seit dieser Antwort fühlte ich mich besser, erst recht, als ich erfuhr, daß ich Sport wie bisher treiben könne und keine ernste Herzkrankheit hatte.«
Die Patientin hat seit über 15 Jahren keine Beschwerden und treibt Sport wie gewohnt.

10. 37j. Verkäuferin L. T., leidet unter anfallsartig auftretendem Husten und Atemnot, besonders nachts. Frühere Anamnese: generalisierte Urtikaria. Nach den nächtlichen Anfällen morgens glasiger Auswurf, tagsüber meistens beschwerdefrei. Der Lungenarzt stellt bei der röntgenologischen Durchleuchtung eine »außerordentlich ausgeprägte und sehr schwere tracheale Dyskinesie mit deutlichem Mißverhältnis im Querschnitt zwischen Einatmung und Ausatmung im proximalen Drittel der Trachea« fest. Lungenfunktionswerte normal. Hingegen Rötung und »pelzige Verdickung« der Trachealschleimhaut. Überempfindlichkeit gegen Katzenhaare, sonst keine Hinweise auf eine Allergie. IgE 976 E/ml.
Die Patientin hat bisher stark geraucht. Im Brief des Lungenarztes an den Hausarzt heißt es: »Ich habe der Patientin außerordentlich eindringlich versucht zu erklären, welche schwersten Schäden die Applikation von Tabakrauch, insbesondere Zigarettenrauch, mit sich bringt. Ich habe ihr aufgeführt, daß sie immerhin pro Zigarette 500 000 Moleküle zytotoxischer und karzinogener Substanzen einatmet, 10 000 Moleküle Aldehyde, wie Ketone und Formalin etc., 7500 Moleküle Schwefelcarbid, 7500 Moleküle Siliciumoxyd, 1 000 Moleküle Kohlenmonoxyd und 1 000 Moleküle Blausäure und Blausäurederivate, ganz abgesehen vom Nikotin.
Ich habe in einem eingehenden, außerordentlich langwierigen Gespräch der Patientin versucht klarzumachen, welche Folgen die Aufnahme derartiger Gifte im Bereich der Luftröhre, der großen Bronchien und der Alveolen mit sich bringen. Ich habe auch eindringlich versucht darzulegen, was mit einer Krebsentstehung vor sich geht, wenn man etwa 20 Zigaretten am Tag raucht, d. h., daß dabei alle 10–12 Tage eine Krebszelle entsteht und man sich ausschließlich nur auf das körpereigene Immunsystem verläßt, das diese Krebszellen wieder zerstört. D. h., daß die Wahrscheinlichkeit, eine Krebserkrankung zu erleiden, bei zunehmenden Rauchgewohnheiten immer größer wird. Ich habe auch versucht, ihr darzulegen, wie gefährlich es ist, den Nasenfilter auszuschalten und ausschließlich nur durch den Mund zu atmen, so wie es bei ihr geschehen ist.

Ich habe ihr empfohlen, eine kontinuierliche Inhalationsbehandlung bei gleichzeitiger Umstellung der Mund- und Nasenatmung und Einstellung des Rauchens zu produzieren und ihr geraten, nach entsprechendem therapeutischen Bemühen, sich etwa nach 4–6 Wochen einer solchen Tätigkeit noch einmal zu einer Kontrolle vorzustellen. Sie ist nicht erschienen. Ich hatte ihr außerdem aber auch dringlichst geraten, sich von der Katze zu trennen, da gegenüber einer Tierhaar-Allergie die Möglichkeit einer Desensibilisierung nicht gegeben ist und ausschließlich nur die Expositionsvermeidung eine Rolle spielt.«

11. 23j. Kauffrau B. I., leidet an einer rezidivierenden Colitis ulcerosa. Nach einer koloskopischen Untersuchung sagt ihr der Arzt: »Es kann sich um eine Kolitis handeln, aber auch um AIDS.« Danach befragt er sie, ob sie ihre Sexualpartner häufig gewechselt habe. »Das hat mich dann nicht mehr in Ruhe gelassen; ich bat darum meinen Hausarzt um die Durchführung eines AIDS-Testes. Er verwies mich an die Klinik; er hat es wohl selbst nicht für wichtig gehalten.«

12. 44j. Angestellte I. C., anläßlich einer Vorsorgeuntersuchung vor 6 Jahren bemerkt der Gynäkologe ein Muttermal am linken Oberschenkel. Er sagt ihr: »Hoffentlich ist es nichts Schlimmes.«
Die Patientin wird zur Exzision zum Hautarzt überwiesen. Er teilt ihr nach einigen Tagen telefonisch(!) mit, daß ein malignes Melanom vorliege. Seitdem leidet die Patientin unter Ängsten, die sich auch unter verschiedenen Behandlungen einschließlich Heilverfahren nicht auflösen lassen. Ihr geht nicht mehr aus dem Kopf, daß ihr gesagt wurde: »Ja, auch nach 7 Jahren kann das mal wiederkommen!« Der Patientin gelingt es nicht, wieder arbeitsfähig zu werden.

13. 26j. Stewardeß R. T., wird häufig wegen rezidivierender Blasenbeschwerden behandelt. Sie macht sich deshalb große Sorgen, besonders, seitdem ihr ein Arzt sagte: »Wenn Sie so weitermachen, können Sie mal an den Katheter kommen, also an die Dialyse!« (Die verheiratete, kinderlose Patientin ist beruflich sehr angespannt und hat verschiedene zeit- und kraftaufwendige Nebenbeschäftigungen und Hobbys.)

Nach 3 Jahren sagt die Patientin: »Der Schock sitzt mir noch heute in den Gliedern.«

14. 28j. Jurist U. L., kommt zur Behandlung wegen häufiger Übelkeit, Erbrechens und rezidivierender Nierenbeckenkelchsteine beiderseits mit kompensierter Retention; Kreatinin konstant um 140 µmol/l. Seit 6 Jahren hat er Angst vor einer fortschreitenden irreparablen Nierenparenchymerkrankung. Ihm wurde damals im Alter von 22 Jahren in einer Spezialklinik gesagt: »Irgendwann wird die Dialyse notwendig.«
Der Patient hat wiederholt suizidale Gedanken.

15. 54j. Sekretärin L. R., leidet an einer Acne excoriata. Da die Patientin auch Spannungskopfschmerzen hatte, wurde sie orthopädisch untersucht und chiropraktisch behandelt in der Annahme, daß diese Kopfschmerzen vertebragener Art seien. Bei einer späteren neurologischen Untersuchung wird ihr aufgrund eines EEG-Befundes gesagt: »Sie haben Durchblutungsstörungen im Kopf, die durch die Einrenkungsmaßnahmen entstanden sind. Es wird langwierig sein, mal sehen, wie wir es in den Griff kriegen werden.«
»Als ich das hörte, war ich fix und fertig.«

16. 35j. Lehrerin N. G., leidet an einer rezidivierenden Colitis ulcerosa. In ihrer biographischen Anamnese finden sich wiederholt angstbesetzte Erlebnisse, die sie noch nicht verarbeitet hat. Hierzu gehört die Erinnerung an eine Vorsorgeuntersuchung ihres ersten Kindes im Alter von 2 Jahren. Schon seit der komplizierten Geburt hatte sie stets Ängste um dieses Kind. Als nun der Arzt den besonders hellen Teint des Kindes sah, sagte er sofort: »Ach, wie sieht das Kind aber blutarm aus.« »Ich bekam sofort einen großen Schrecken und meine Angst verstärkte sich.« Bei näherer Betrachtung der Schleimhäute des Kindes und nach dem Ergebnis der Blutuntersuchungen nahm der Arzt diese Äußerung zurück. Es stellte sich nämlich heraus, daß das Kind gesund und vor allem nicht blutarm war.

17. 47j. Angestellte J. B., leidet unter Kopfschmerzen, Verspannungen der Schultermuskulatur, Unruhe und depressiver Verstimmung. Mitunter auch Ohrgeräusche hoher Frequenz und Schwankschwindel. Sie wird ohrenärztlich untersucht. Bei Beginn der Untersuchung läßt der Arzt die Worte »Frührentnerin« und an-

schließend »Gehör wie eine 70jährige« fallen. Bei einer weiteren Untersuchung am nächsten Tage deutet er erneut an, daß mit dem Gehör etwas nicht stimme. Dann sagte er: »Kommen Sie in 1 Jahr wieder, und wir werden sehen. Was ich aber jetzt sage, geht eigentlich schon über die ärztlich-menschliche Zuwendung hinaus; das würde Herr Blüm nicht erlauben.«
Zu Hause kommen der Patientin die Tränen; sie versteht die Äußerung nicht. Außerdem hatte sie bisher das Gefühl, gut hören zu können. Eine Kontrolluntersuchung bei einem anderen Ohrenarzt ergibt kurze Zeit darauf, daß sie rechts ein normales Hörvermögen und links eine C5-Senke hat.

18. 47j. Kassiererin L. C., bemerkte vor 1 Jahr etwas Blut im Stuhl, »zwar nur einige Tropfen und einmal in der Woche, ich machte mir aber Sorgen«. Kurz danach schildert sie ihrem Arzt während eines Heilverfahrens wegen einer Periarthritis humeroscapularis ihre Beobachtungen und ihre Sorgen. Der Arzt sagt ihr, sie solle sich nicht so anstellen und nicht so viel in die Sauna gehen; sie habe Hämorrhoiden.
»Das war sein Kommentar. Er hat mich gar nicht untersucht, er meinte lediglich, Hämorrhoiden entstünden durch die Hitze und Kälte in der Sauna.«
Kurze Zeit später wird bei der Patientin eine Colitis ulcerosa festgestellt.

Schlußfolgerung

Es erscheint ratsam, den alten Begriff »Sprech«-Stunde nicht nur wörtlich zu nehmen, sondern ihn auch wieder einmal zum Inhalt eigener Gedanken und möglicher Korrekturen zu machen. Die hier skizzierten Beispiele mögen ähnlich wie andere (5) dazu anregen und einen Anstoß geben, um ungewollt und unbedacht geäußerte Mitteilungen an den Patienten, die ihm schaden können, zu verhindern. So wenig wie wir den Körper eines Patienten verletzen dürfen, so sehr sollten wir auch vermeiden, ihm seelisch zu schaden.

Literatur

1. BLIESENER, Th. u K. KÖHLE: Die ärztliche Visite. Westdeutscher Verlag, Opladen 1986.
2. EISENMANN, I.: Ethik in der ärztlichen Gesprächsführung. In: REIMER, Ch. (Hrsg.): Ärztliche Gesprächsführung. 2. Aufl. Springer, Berlin 1994.
3. ENGELHARDT, K., A. WIRTH u. L. KINDERMANN: Kranke im Krankenhaus. Enke, Stuttgart 1973.
4. FEIEREIS, H.: Das Gespräch mit somatisch und psychosomatisch Kranken. In: REIMER, C. (Hrsg.): Ärztliche Gesprächsführung. 2. Aufl. Springer, Berlin 1994.
5. FEIEREIS, H.: Sprechen und Schreiben im ärztlichen Alltag: Ein Beitrag zum Umgang mit der Wahrheit in der Inneren Medizin und Psychotherapie. In: ENGELHARDT, D. v. (Hrsg.): Ethik im Alltag der Medizin. Springer, Berlin 1989.
5a. FEIEREIS, H. u. R. SALLER (Hrsg.): 3 heiße Eisen. Marseille, München 1992.
6. FEIEREIS, H. u. H.-J. THILO: Basiswissen Psychotherapie. Vandenhoeck und Ruprecht, Göttingen 1980.
7. GEISLER, L.: Arzt und Patient – Begegnung im Gespräch. Pharma-Verlag, Frankfurt 1987.
8. GEISLER, L.: Arzt und Patient im Gespräch – Wirklichkeit und Wege. Gesundheitspolitische Gespräche. Schering, Berlin 1989.
9. HARTMANN, F.: Patient, Arzt und Medizin. Vandenhoeck und Ruprecht, Göttingen 1984.
10. PIEPER, J.: Mißbrauch der Sprache – Mißbrauch der Macht. Arche, Zürich 1970.
11. RASPE, H.-H.: Aufklärung und Information im Krankenhaus. Vandenhoeck und Ruprecht, Göttingen 1982.
12. ROSUMEK, S.: Sprachliche Rituale. Vertrauensbildende Maßnahmen in der Arzt-Patient-Kommunikation. In: EHLICH, K. u. Mitarb. (Hrsg.): Medizinische und therapeutische Kommunikation. Westdeutscher Verlag, Opladen 1990.

Erschienen in:
internist. prax. **30,** 421–426 (1990)
tägl. prax. **31,** 421–426 (1990)

Technik und Krankheit – Patient und Arzt

Chancen und Mängel im ärztlichen Dialog des Alltags und an den Grenzen des Lebens

H. FEIEREIS, Lübeck

Einleitung

Die 67j. Rentnerin S. I. wird aufgrund eines gutartigen Hirntumors in die Klinik eingewiesen. Der neurochirurgische Operateur klärt sie über die Operation und ihre Risiken auf, auch über die Operationsdauer von etwa 3 Stunden. Der Hausarzt gibt der Patientin alle erhobenen Befunde für den Narkosearzt mit. Die Patientin betritt vertrauensvoll die Klinik, um sich am nächsten Tag dem Eingriff zu unterziehen. Am Abend des Aufnahmetages wird ihr vom Klinikarzt mitgeteilt:

»Diese Operationen können auch gut 10 Stunden dauern. Sie bekommen deshalb einen zentralen Venenkatheter in den Hals gelegt und einen arteriellen Zugang für die Armschlagader. Diese Tumoren bluten selten; aber wenn sie bluten, bluten sie kräftig; ich muß Ihnen dann Blut transfundieren. Sie kommen nach der Operation auf die Intensivstation zur Überwachung. Wenn die Operation 10 Stunden dauert, kann ich Sie sowieso nicht gleich nach Beendigung der Operation extubieren. Sie bleiben dann bis zum nächsten Morgen an der Beatmungsmaschine.«

Die Patientin ist nach diesem Gespräch verängstigt. Sie benachrichtigt sofort ihre Angehörigen und teilt ihnen mit, daß sie vom Hausarzt nicht die Wahrheit über die Operation erfahren habe. Sie sieht sich nun 10 Stunden auf dem Operationstisch liegen mit mehreren Kathetern im Hals und in den Extremitäten und langfristig bewußtlos an einer Beatmungsmaschine angeschlossen.

Die Operation verläuft komplikationslos, und die Patientin verläßt ansprechbar den Operationssaal. Sie wird fürsorglich gepflegt und behandelt. Ihre Befürchtungen am präoperativen Tag hatten sich nicht bewahrheitet.

Dieses einleitende Beispiel aus dem Alltag einer Klinik führt mitten hinein in das Thema. Es erzählt von den vielschichtigen Beziehungen zwischen medizinischer Technik und ärztlichem Dialog.

Die ältere Patientin, vorher in ihrem Leben nie ernstlich krank gewesen, erhält ihr bisher fremde und trotz aller Erläuterung wenig verständliche diagnostische und therapeutische Informationen, die sie beunruhigen und ängstigen und ihre Bereitschaft zur unbedingt notwendigen Operation in Zweifel ziehen. So erlebt sie – obgleich angewiesen auf Information, Gespräch und operativen Eingriff – Ohnmacht und Furcht zugleich.

Wir nähern uns der zentralen Frage: »Findet sich in Ausdruckskraft und Sprache der Technik – angewandt in Diagnostik und Therapie – ein adäquates Korrelat im Dialog zwischen Arzt und Patient?«

und betrachten die Bedeutung der Technik im Spannungsfeld zwischen Arzt und Patient, Arzt und Krankheit und Patient und Krankheit (Abb. 1).

Die Anwendung der Technik auf den Patienten erschöpft sich nicht in apparativ durchgeführter Diagnose oder Therapie, sondern bringt eine grundlegend strukturierende Wirkung auf das Verhältnis von Arzt und Patient mit sich. Nicht zuletzt verändert sie – nicht nur im medizinischen Alltag – weitreichend die Begriffe von Krankheit, Gesundheit und Leben.

Im folgenden wird nun der Versuch unternommen,

Abb. 1
Technik im Spannungsfeld zwischen Arzt und Patient, Arzt und Krankheit und Patient und Krankheit

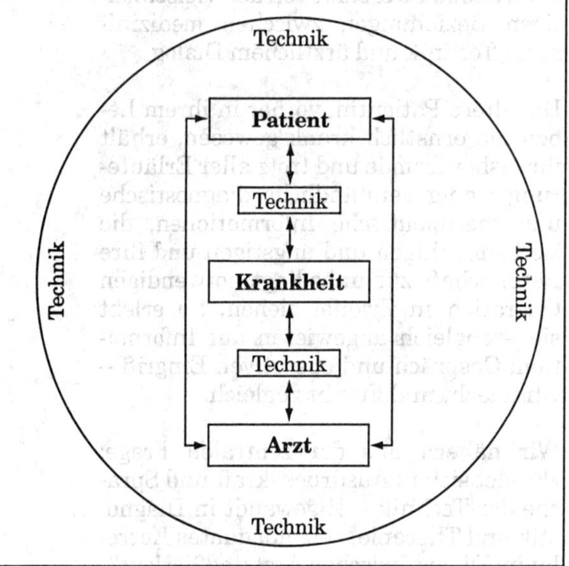

1. zunächst schlaglichtartig auf einige Brennpunkte naturwissenschaftlich-technischer Hochleistungsmedizin hinzuweisen,

2. darzulegen, daß die technische krankheitsbezogene objektzentrierte Medizin im ärztlichen Alltag unausweichlich reduktionistisch ist und

3. diese These mit den theoretischen Überlegungen und Ergebnissen einer medizinischen Praxis zu konfrontieren, die sich um die Aufhebung einer Abspaltung von defektem Organ und seinem Träger, dem kranken Menschen, bemüht.

Hochleistungsmedizin

Die seit etwa 150 Jahren Diagnostik und Therapie prägende naturwissenschaftlich ausgerichtete Heilkunde gipfelt derzeit in der Hochleistungsmedizin. Einige Beispiele mögen die hochspezialisierten technischen Verfahren in Diagnostik und Therapie in Erinnerung rufen (Tab. 1).

Indikation und Ziel der Diagnostik und Therapie sind an ein ständig weiterentwickeltes und nahezu unaufhörlich zu erneuerndes technisch-apparatives Instrumentarium gebunden, das um so virtuoser und erfolgreicher eingesetzt wird, je spezialisierter der damit umgehende Arzt und seine oft vielen Helfer sind.

Die einzelnen Gebiete erfuhren konsequent eine immer mehr verfeinerte Aufgliederung in Teilgebiete und Zusatzbezeichnungen. Folgerichtig wird dann auch von Medizintechnik oder technischer Medizin, ebenso wie vom Medizingenieur und schließlich medizinisch-technischer Universität gesprochen. Der strahlende Glanz solcher Fortschritte, »imposant in ihrer intellektuellen Kohärenz und in ihrer ästhetischen Leistung« (CHARGAFF), in ihrer »Verabsolutierung und Idealisierung des naiven Objektivismus« (HENSEL) blendet freilich die Augen, um sogleich die eine oder andere

Kehrseite wahrnehmen zu können, z. B. Ratlosigkeit und Erschütterung angesichts des möglich Gewordenen und dessen Konsequenzen.

Die Bewunderung solcher Leistungen verbindet sich mit Angst gegenüber der sich gleichzeitig offenbarenden Grenzenlosigkeit im Gebrauch von Intelligenz und Macht.

Erinnert sei dabei an eine These von GÜNTHER ANDERS:

»Es genügt nicht, die Welt zu verändern. Das tun wir ohnehin. Und weitgehend geschieht das sogar ohne unser Zutun. Wir haben diese Veränderung auch zu interpretieren. Und zwar, um diese zu verändern. Damit sich die Welt nicht weiter ohne uns verändere. Und nicht schließlich in eine Welt ohne uns.«

Die Technik als ein Teil unserer Kultur läßt bisher die Entwicklung des homo technicus zum homo technicus sapiens (SACHSSE) vermissen, die helfen könnte, einer uferlosen technischen Polypragmasie, einem Diagnostik- und Therapiekonsum und narzißtischen Allmachtsvisionen Grenzen zu setzen.

Je risikoreicher und auch ethisch komplizierter das Wagnis des Einsatzes hochleistungsmedizinischer Technik ist, desto länger wird aber auch deren Schatten. Hingewiesen sei etwa auf die Spezialisierung pränataler Diagnostik zur Feststellung von Chromosomenanomalien, auf die intensiv-medizinischen Leistungen in der Kinderheilkunde, ferner die technischen Möglichkeiten, Grenzen und Folgen neurochirurgischer Eingriffe. Besonders beeindruckend ist, wie es möglich wurde, uterine Aufgaben immer frühzeitiger extrauterin zu übernehmen und somit Frühgeborenen in immer früheren Lebenswochen, losgelöst von der Schwangerschaft, eine Lebens-, d. h. Überlebenschance zu schaffen. Aber nicht weniger beeindruckend ist auch, um welchen Preis dies geschieht, nämlich auf Kosten evtl. auftretender erheblicher Dauerschäden.

Pränatale Diagnostik
(pränatale Chromosomenanalyse)

Biochemische automatisierte Diagnostik

Endoskopische Diagnostik

Bildgebende Verfahren
(Sonographie, Tomographie)

Nuklearmedizinische Diagnostik
(Positronen-Emissions-Tomographie)
PET; SPECT

Invasive Diagnostik

Neurophysiologische Diagnostik

Psychoneuroimmunologische Diagnostik

Reproduktionsmedizin
(in vitro-Fertilisierung)

Zell- und molekularbiologische Diagnostik
(DNA-Technologie)

Computerisierte Medizin

Pränatale Therapie

Endoskopische Therapie

Invasive Therapie

Intensivmedizin

Notarzt-Rettungsdienst

Reanimationstherapie

Organ-Transplantationsmedizin

Dialysetherapien, Hämoperfusion

Lasermedizin

Mikrochirurgie

Tab. 1
Beispiele hochqualifiziert-technisierter Diagnostik und Therapie

Besonders HASTEDT wies darauf hin, daß sich die Lage der Medizin gegenwärtig dadurch kennzeichnen lasse, daß neben dem Gesundheitsbegriff selbst auch der Begriff des Lebens gradualisiert werde. Über die Grenze des Lebens müsse aufgrund der technischen Möglichkeiten am Anfang und am Ende des Lebens plötzlich entschieden werden, obwohl unser kulturelles Selbstverständnis vom Menschen eine solche Entscheidung wegen der Unverfügbarkeit menschlichen Lebens gerade ausschließt.

Stellen wir uns etwa vor, daß die pränatale Diagnostik immer mehr Krankheiten, Eigenschaften und Behinderungen zu erkennen vermag, so würde sich z. B. nach BECK das Auf-die-Welt-Kommen in einen entsprechenden Hindernislauf mit dem Zwang zum perfekten Kind verwandeln, was den Weg zur genetischen Manipulierbarkeit, zur grenzenlosen Konditionierung einschließt.

Krankheitsbezogene Diagnostik

Wenden wir uns nun von den vielfach gerühmten und oft so sehr medienwirksamen Spitzenleistungen naturwissenschaftlicher Medizin dem Alltag zu: Ein Patient fühlt sich krank und sucht einen Arzt auf. Dessen Aufgabe besteht darin, den Patienten zu befragen und zu untersuchen, um eine Diagnose zu stellen und möglichst rasch und wirksam zu helfen. In den Mittelpunkt der Aufmerksamkeit wird mit Hilfe der weitgehenden technischen Möglichkeiten das kranke Organ oder Organsystem gerückt, als Objekt, als sei es losgelöst von dem Träger des Organs, dem Menschen.

Das immer weiter zurückgedrängte Wechselgespräch der Anamnese wird zunehmend bis zur Unkenntlichkeit von dem fast unbegrenzt verfügbaren organzentrierten Arsenal verfeinerter Technik, die den Härtetest naturwissenschaftlicher Aussagekraft bestanden hat, aufgesogen. Dessen Kriterien freilich sind Objektivität, Reliabilität und Validität, Normierung und Vergleichbarkeit, schließlich auch Ökonomie und Nützlichkeit.

Da die Krankheit meistens als ein organ- oder organsystemlokalisiertes pathologisches Substrat verstanden wird, ist der Erfolg der kausalanalytischen diagnostischen Mühe mit der Identifizierung dieses Substrats und der Katalogisierung in einer der anerkannten Klassifizierungen gleichzusetzen.

Im Hintergrund oder besser im Hinterkopf schwingt zwar nicht selten die Frage mit, ob dieses so gefundene Substrat tatsächlich die wesentliche Ursache oder mindestens eine wichtige Teilursache der Krankheit darstellt, oder ob es nicht noch einen pseudokausalen Anteil gibt. Das Kausalitätsbedürfnis des Kranken und seines Arztes mit der Vorstellung, endlich den Ursprung der subjektiven und objektiven Symptomatologie entdeckt zu haben, erscheint aber erst einmal befriedigt.

Zur Beurteilung des Ergebnisses der Therapie, besonders bei ausbleibendem Erfolg, dient neben den subjektiven Informationen der Vergleich mit den kontrollierten Befunden, d. h., der krankhafte Prozeß bedarf einer, mehrerer oder vieler re-diagnostischer Maßnahmen, die ebenso stattfinden, wenn der Organbefund als Haupt- oder Teilursache der Krankheit bezweifelt wird und somit als Pseudobefund demaskiert erscheint.

Hier trifft sich der Einsatz immer mehr spezialisierter technologischer Diagnostik mit dem gleichen Einsatz bei der Gruppe jener Kranken, bei denen zunächst kein organbezogenes Substrat gefunden werden konnte. Bei diesen Patienten besteht zunächst die Alternative, keine Therapie anzuwenden – da kein objektiver Befund vorliegt – oder sich mit einer symptomatischen, meistens medikamentösen Therapie zu behelfen, um nach möglichst kurzer Zeit eine Re-Diagnostik, vor allem auch bei fehlender Besserung oder Heilung, zu veranlassen.

Die Re-Diagnostik kann nun das Fehlen eines objektiven Befundes bestätigen oder den Organbefund aufdecken und somit in die organbezogene Therapie einmünden.

In Abb. 2 ist dieser Zirkel eines im medizinischen Alltag sich täglich abspielenden Vorganges schematisch wiedergegeben.

Das nahezu ans Absolute grenzende Primat naturwissenschaftlicher Kenntnisse auf dem Fundament ständig verfeinerter Technologien, die Standardisierung, Vergleichbarkeit und Reproduzierbarkeit ihrer diagnostischen Verfahren sowie die Möglichkeiten ihrer Qualitätskontrollen enthalten aber ein merkwürdiges Janusgesicht:

Auf der einen Seite können sie tagtäglich für den Patienten hilfreich oder sogar lebensrettend und lebenserhaltend sein; auf der anderen Seite des Janusgesichtes befindet sich jedoch das ebenfalls grenzenlose Feld der Unterwerfung unter dieses Primat organ- und objektbezogener Medizin mit einer daraus abzuleitenden merkwürdigen Abspaltung, ja Externalisierung des kranken Menschen selbst.

Ein nahezu paradox anmutendes Phänomen wird bei Patient und Arzt sichtbar:

Der Patient erwartet die Erfolgsmeldung des Arztes, der mit Hilfe seiner souverän angewandten Technologie die Krankheit am Organ erkennt und qualitativ und quantitativ markiert. Die Information, organisch gesund zu sein, ruft oft nicht, wie man es erwarten sollte, ein glückliches und zufriedenes Gefühl hervor, sondern so etwas wie Mißtrauen, Zweifel, ja Unzufriedenheit. Seine Gefühle korrespondieren mit der Eigenbeobachtung des Arztes, sich zufriedener zu fühlen, indem die Krankheit eines Organs und nicht die Gesundheit des Patienten attestiert werden kann. Die Feststellung organischer Gesundheit weckt häufig Zweifel des Patienten am ärztlichen Können oder der Qualität und Quantität sowie Modernität der zur Verfügung stehenden

Abb. 2

Ablauf organzentrierter Diagnostik

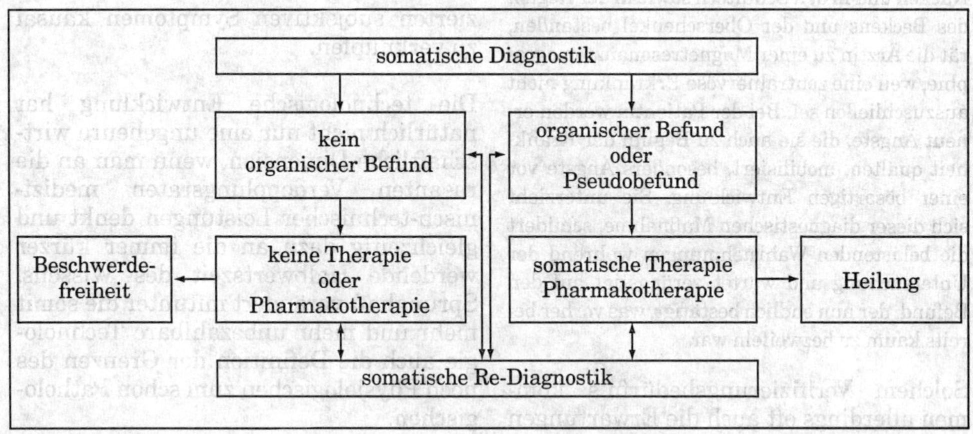

Technologie. So besitzt die »Durch«-Untersuchung, der »body-check«, die »Ausschlußuntersuchung« – welch kennzeichnende Worte! – nicht nur die Funktion einer ritualisierten Prüfung der Leistungsfähigkeit des Menschen als funktionsfähiger Organismus, sondern ebenso eines Testes des Arztes und seiner Technologie.

Mathias Jung spricht hierbei unter Bezug auf viel zu wenig beachtete Fehler und Irrtumsquellen einschließlich falsch positiver Befunde der technischen Diagnostik von einem Verifizierungswahn, Gallmeier von der Flucht in die Technik als Ausdruck eines banalen Materialismus.

Als eine solche Flucht erscheint z. B. die propagierte Behandlung des Menstruationsschmerzes durch Nervenstimulation. Und ähnlich überstrapaziert wird die technische Hilfe in folgendem Beispiel:

Die 60j. Patientin V. I. wird seit knapp einem Jahr wegen einer anfangs schwer zu diagnostizierenden rheumatischen Erkrankung behandelt. Unter dieser Therapie tritt subjektiv und objektiv eine erhebliche Besserung ein, die an der gestellten Diagnose keinen Zweifel läßt. Die Patientin berichtet von einem Telefonat mit einer ihr bekannten Ärztin, die über die Krankheit und Therapie informiert war.

Da noch krankheitsbedingte Schmerzen im Nacken und in den Schultern sowie in der Region des Beckens und der Oberschenkel bestanden, rät die Ärztin zu einer Magnetresonanztomographie, weil eine zentralnervöse Erkrankung nicht auszuschließen sei. Bei der Patientin werden erneut Ängste, die sie auch zu Beginn der Krankheit quälten, mobilisiert, besonders Ängste vor einer bösartigen Entwicklung. Sie unterzieht sich dieser diagnostischen Maßnahme, schildert die belastenden Wahrnehmungen während der Untersuchung und wartet verängstigt auf den Befund, der nun endlich bestätigt, was vorher bereits kaum zu bezweifeln war.

Solchem Verifizierungsbedürfnis kommen allerdings oft auch die Erwartungen des Patienten und die juristischen Konsequenzen entgegen: Einen Patienten als gesund oder weniger krank, als er tatsächlich ist, anzusehen, rangiert in der Werteskala der Gesellschaft, auch der Ärzte, weitaus negativer, als einen Patienten selbst jahrelang als krank zu bezeichnen und ihn so zu behandeln, obwohl er tatsächlich organisch gesund ist.

Es gibt viele Beispiele für diese Entwicklung: Mit Hilfe der modernen, d. h. technischen Diagnostik werden selbstverständlich immer mehr Veränderungen an Organen und Organsystemen festgestellt, die dann, gewollt oder ungewollt, bewußt oder unbewußt, den Status einer Krankheit erhalten, der Krankheitsbegriff somit fast beliebig verwendbar ist.

Wird etwa bei einer sonographischen Routineuntersuchung eines bisher beschwerdefreien Patienten ein Gallenblasenstein entdeckt, so kann der Patient, der hiervon nichts wußte, in der Folgezeit Beschwerden wahrnehmen, die über den Weg eines scheinkausalen Zusammenhanges zu eingreifenden therapeutischen Konsequenzen führen können, z. B. einer Operation mit vielleicht kompliziertem, im Extremfall tödlichem Ausgang. Dieser wird natürlich aufs tiefste bedauert, aber führt nur selten dazu, die angenommene Kausalitätskette in Frage zu stellen, d. h., nicht von vornherein organbezogene Zeichen einer Veränderung mit vorhandenen oder durch die Zeichen erst induzierten subjektiven Symptomen kausal zu verknüpfen.

Die technologische Entwicklung hat natürlich nicht nur eine ungeheure wirtschaftliche Dimension, wenn man an die rasanten Verdopplungsraten medizinisch-technischer Leistungen denkt und gleichzeitig dazu an die immer kürzer werdende Halbwertszeit des Wissens. Sprunghaft verändert mitunter die somit mehr und mehr unbezahlbare Technologie auch die Definition der Grenzen des noch Physiologischen zum schon Pathologischen.

Als Ergebnis meßtechnischer Untersuchungen wird heute Millionen Frauen die hormonelle Substitution über das Klimakterium hinaus empfohlen – ein bisher als normal, naturgebunden physiologischer Vorgang erhält ein pathologisches Etikett mit der vielleicht lebenslangen Bindung an eine differente Medikation, die Wirkung und Nebenwirkung und ebenso erforderliche Kontrollen durch Technik und Apparatur nach sich ziehen.

Ähnlich erhält die mit bildgebenden Verfahren festgestellte prozentuale Einengung eines arteriellen Gefäßes die Bedeutung des Indikators einer operativen Korrektur.

Ein weiteres Beispiel: Der im Laufe der letzten 10 Jahre um ca. 30% niedriger angesetzte Normalwert für das Cholesterin hat die Grenze des noch Normalen ins schon Krankhafte so stark verschoben, daß folgerichtig den Menschen die Beschäftigung mit der Höhe dieses Wertes bereits vom jungen Erwachsenenalter an begleitet, womöglich sein Leben lang. F. HARTMANN spricht im Kontext hierzu von einer unabsehbaren Ausweitung des Krankheitsbegriffes zur totalen Medikalisierung des persönlichen und gemeinschaftlichen Lebens.

Die Technologie bis hin zur Technokratie hat somit die Auffassung vom kranken Menschen in der Medizin ebenso stark verändert wie die des Arztes. Aus der Betrachtung des Menschen als Patient rückt ein Organ oder ein isolierter, tatsächlich oder scheinbar kranker Befund in den Mittelpunkt des Interesses und wird zur Pars pro toto. Da dieser Teil natürlich nicht den Menschen repräsentiert, gleicht sich die Sprache dieser reduktionistischen Entwicklung an, sie wird technisiert, materialisiert, maschinalisiert:

Viele Autoren, z. B. SCHIPPERGES, haben auf dieses zwischen Werkstatt und Krieg angesiedelte Vokabular, das vor etwa 150 Jahren begann, hingewiesen. SUSAN SONTAG läßt das moderne medizinische Denken dort beginnen, wo »diese grobe Kriegsmetaphorik differenziert wird«. Im medizinischen Sprechen finden sich Ausdrücke wie Energiezentrale, Pumpe, reparieren, Organdefekt, Invasion versprengter Zellen, Krebsfront, therapeutische Strategie, Gesundheitsingenieur. In einem Großklinikum wurde das Schwesternzimmer folgerichtig Schwesternstützpunkt genannt. Und auch die Bezeichnung Leitstelle weckt solche Assoziationen.

Diese Metaphern zeigen, daß eine Krankheit, geordnet in ein identifizierbares Organ, als etwas ebenso »Fremdes« oder »Anderes« angesehen wird, wie der Feind in einem modernen Krieg, den es »einzukreisen« und »auszumerzen« gilt.

Analog korrespondiert das Bild des Arztes mit der organ- und krankheitszentrierten Medizin: Man spricht z. B. vom Organiker. In Fortsetzung der dualistischen Tradition Körper-Seele ist der »Somatiker« zuständig für den Körper oder der Funktionsarzt für die mit ihm verbundene technologische Leistung.

Die Funktion des Dialogs in der technologischen Medizin

Nach vielfachen Erfahrungen in der psychosomatisch orientierten inneren Medizin besteht heute die Gefahr einer immer größer werdenden Kluft zur patientenzentrierten Diagnostik und Therapie. Deren Mittel beruhen in erster Linie auf der Ausschöpfung sprachlicher Kommunikation, denn der Dialog ist die wichtigste Technik, der Schlüssel des Zuganges zum Menschen, also des Arztes zum Patienten und umgekehrt.

Der Dialog ermöglicht, ein umfassenderes Bild des Kranken zu gewinnen, das sich nicht nur auf seine körperliche Krankheit bezieht, sondern auf Daten seines Lebens, auf seine Gedanken und Gefühle, Hoffnungen und Ängste, Illusionen und Desillusionen, Phantasien und

Träume, Prägungen und Wandlungen und den künstlichen kartesianischen Dualismus von Leib und Seele, zwischen Krankheit des Organs und Krankheit des Menschen, zwischen Objekt und Subjekt beseitigen hilft, d. h., das Postulat der wesentlich interpersonellen Arzt-Patient-Beziehung erfüllt (RAGER).

Je eindeutiger aber die meistens im Medium des Bildes dokumentierte und scheinbar unbestechliche Aussage des Organbefundes erscheint und je unausweichlicher faszinierende therapeutische Techniken vorherrschen, um so sprachloser wird die interaktionelle Beziehung zwischen Patient und Arzt, womöglich reduziert auf verbleibende Rudimente von Blickkontakt und flüchtiger Berührung. Mag dies auf einer Intensivstation zeitlich begrenzt unausweichlich sein, so sollte im Alltag die sprachliche Brücke nicht aus Mangel an Zeit unbegehbar bleiben.

In einer Reihe von 150 Beispielen (FEIEREIS) wurde versucht darzulegen, wie sehr der Beredtheit technischer Innovationen und Daten, der Fokussierung auf Maß, Zahl und Bild das verkümmernde Sprechen oder gar das Schweigen in der »Sprechstunde« gegenübersteht. Ein fragmentarischer Dialog endet oft enttäuschend für den Patienten, der chancenlos ist, sein Unbehagen zu äußern oder auszuräumen.

Die zusammengestellten Beispiele lassen erkennen, wie sehr es selbstverständlich auch hier einer Technik bedarf, um nicht eher zu schaden als zu nutzen, einer Technik, die sich aus einer Fülle von Komponenten zusammensetzt. Sie müssen sich harmonisch ineinanderfügen, sollte der Dialog nicht mißlingen und somit unachtsam entstandene und ungewollte iatrogene Schmerzen verursachen.

Als Kontrapunkt zur Beziehung der vor allem krankheitszentrierten Technik im Bereich Patient-Arzt-Krankheit (Abb. 3) sei daher aus der Sicht psychosomatischer Medizin das Augenmerk auf den diagnostischen und therapeutischen Prozeß gerichtet, dessen Form und Inhalt einer patientenzentrierten Technik bedarf, die aus dem Dialog zwischen Arzt und Patient besteht, d. h., einer Technik, die nicht auf einer anonymen Anwendung be-

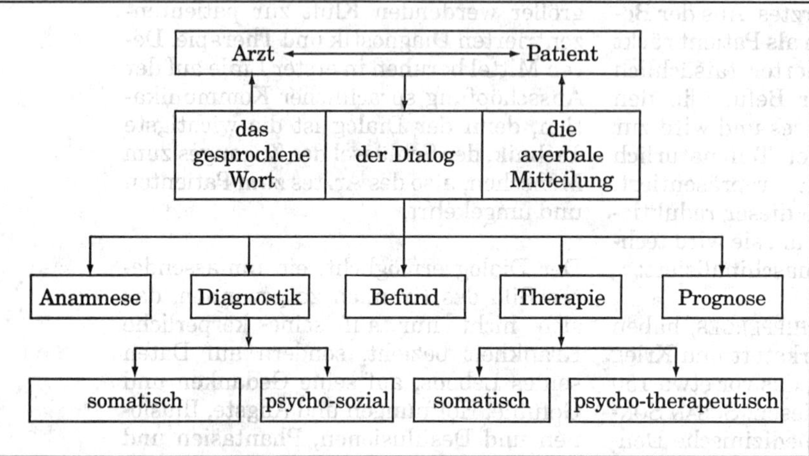

Abb. 3 Der Dialog im Mittelpunkt patientenzentrierter Technik

ruht, sondern sowohl den Patienten als auch den Arzt mit einbezieht. In dem Dialog von Arzt und Patient steht eine Technik, die ihre Wirkungen im Prozeß entfaltet.

Abb. 3 zeigt, daß sich das Sprechen auf die einzelnen Abschnitte der Begegnung mit dem Patienten erstreckt, die von der Anamnese über die Diagnose, den erhobenen Befund, die vorgesehene oder stattgefundene Therapie und die Prognose reicht, dessen Hauptinstrument das gesprochene Wort ist. Ebenso aber kann sich auch ein wortloser Dialog abspielen, in Form eines Bildes, das der Patient uns außerhalb der sprachlichen Möglichkeiten vermittelt.

1. Anamnese

Bereits der erste Kontakt zwischen Arzt und Patient, das erste Gespräch, die Erhebung der Anamnese, hat geradezu umgekehrt proportional wie die Fülle technisch-diagnostischer Möglichkeiten im ärztlichen Alltag oft nur noch die Bedeutung einer stichwortartig zusammengetragenen Kurzinformation, eines schnell zu benutzenden Zentralschlüssels zu vielen Räumen des diagnostischen Repertoirs. Häufig orientieren sich die Erwartungen des Patienten in die gleiche Richtung, d. h., nach einer Untersuchung externalisiert der Patient selbst die reale oder vermeintliche Krankheit und somit zugleich jeden Bezug zu seinem gegenwärtigen Leben oder seiner Lebensgeschichte.

Die Technik der Anamneseerhebung muß nicht minder mühsam erlernt werden. Diese Technik fragt nicht nur nach lokalisierbaren Schmerzen oder vorherigen medizinischen Untersuchungen, sondern entfernt sich bewußt von einer nur auf die Lokalisation, Isolation und Substanzialisierung gerichteten Perspektive, die eine monokausale Krankheitserklärung zur Folge hätte. Eine qualitativ und quantitativ genügend sorgsam erhobene Anamnese enthält gerade die Möglichkeit, einer organbezogenen technischen Medizin ein Gegengewicht zu bieten. Dabei spielen die Aufmerksamkeit und Zuwendung des Arztes – unser Interesse für den kranken Menschen und nicht nur für sein defektes Organ, unsere Geduld und unsere Zeit – mehr als nur eine untergeordnete Rolle.

Die Daten der Anamnese, des Leidens und der Lebensgeschichte aber sind nicht in einem Computer gespeichert, die jederzeit abrufbar sind, sondern setzen sich zusammen aus zahllosen Bestandteilen des Lebens dieses Patienten, der vor uns sitzt. Einige dieser notwendigen Informationen, die in einem direkten oder indirekten Zusammenhang mit der Krankheit stehen, sind in Tab. 2 zusammengefaßt.

Tab. 2
Biopsychosoziale Anamnese

Gegenwärtige Beschwerden
Frühere Krankheiten
Lebensgeschichtliche Entwicklung
Gegenwärtige Lebensform
Beruflicher Werdegang
Soziales Bild
Familienanamnese
Beziehungen zu den Mitmenschen in Familie, Beruf, Freizeit
Erkennbare aktuelle oder frühere Konflikte
Verlust- oder Trennungserlebnisse
Auslösendes Ereignis
Subjektives Erleben der Krankheit
Subjektive Krankheitstheorie

Möglichkeiten scheinbar unbestechlicher Macht und Aussagekraft naturwissenschaftlich-technischer diagnostischer Leistungen haben zweifellos auch Form und Inhalt des Dialogs mit dem Patienten über die diagnostischen Verfahren und das festgestellte Ergebnis verändert, ja verwandelt.

Die suggestive Kraft, die einst von der Projektion vermeintlicher Allmacht des Arztes und der Ausstrahlung seiner Persönlichkeit ausging, verschob sich mehr und mehr auf die klinischen Mittel dieser Macht und deren imposante Ergebnisse.

Gerade die Argumente der eingangs skizzierten Hochleistungsmedizin überdecken aber die Risse im längst nicht mehr so unverrückbaren Bild des Arztes, den wir immer stärker mit der Technik assoziieren und verschmolzen erleben.

Hierin liegen auch die Wurzeln für den alltäglich vorkommenden unangemessenen Gebrauch oder gar Mißbrauch technisch-diagnostischer Möglichkeiten, ein Vorgang, der unter den Begriffen der Alibidiagnostik, des Wiederholungszwanges, der Überdiagnostik und der Überinterpretation zusammenzufassen ist (s. S. 296). Die Unsicherheit im interaktionellen Gespräch mit dem Patienten wird z. B. durch eine nur scheinbar indizierte apparative Untersuchung verdeckt: Alibidiagnostik. Oder die mangelhafte Beschäftigung mit der Bewertung früherer Befunde hat die nicht oder allenfalls fraglich indizierte Wiederholung einer Untersuchung zur Folge. Besonders häufig ist die Überdiagnostik infolge der scheinbar nicht anders als durch ein organisches Substrat erklärbaren Symptomatologie oder der Angst, etwas zu übersehen, und ebenso oft wird die Überinterpretation von Organbefunden, d. h., das Mißverhältnis zwischen dem geringen Ausmaß und dem Krankheitsgefühl sowie Leidensdruck des Patienten nicht genügend beachtet.

Die mit mehr und mehr verfeinerten technischen Möglichkeiten erweiterte Diagnostik erhöht in gleichem Maße nicht nur die Chance, Organerkrankungen aufzuspüren, sondern bildet geradezu ein Merkmal der diagnostischen Qualität.

AHNEFELD spricht in diesem Zusammenhang davon, daß Messen zu einer Manie geworden sei, die Anzahl der Laborwerte in den Kliniken exponentiell ansteige und zitiert den klinischen Chemiker ROMMEL mit der Äußerung: »Sage mir, wieviele pathologische Werte Du für einen Patienten haben möchtest, und ich sage Dir, wie hoch die Anzahl der anzufordernden Laborparameter sein muß«.

Der 56j. Beamte G. T. leidet unter anginösen Beschwerden bei leichter labiler arterieller Hypertonie. Im Anschluß an eine Herzkatheteruntersuchung, die unauffällige Koronararterien ergab, treten Störungen des Bewußtseins auf, die nach eingehender neurologischer Untersuchung als funktionell bzw. psychogen gedeutet und im Zusammenhang mit Ängsten, die berufliche Tätigkeit wieder aufzunehmen, gesehen werden. Mit der Einführung einer EDV-Anlage fühlt sich der Patient gegenüber jüngeren Mitarbeitern überfordert. Der Wunsch nach vorzeitigem Ruhestand verstärkt sich. Daraufhin wird der Patient nochmals kardiologisch untersucht.

»Die Ärzte sagten mir, sie seien todunglücklich, daß sie nichts Organisches gefunden hätten.«

Der Patient versteht die Äußerung der Ärzte nicht. Er befürchtet, organisch krank zu sein, denn sonst müßten die Ärzte doch froh sein und nicht todunglücklich.

Diese 4 Fallgruben organ- und nicht patientenzentrierter Aufmerksamkeit erschweren den Weg zu einer parallelisierten bio-psychosozialen Diagnostik mit Hilfe des eingehenden Gespräches.

Die Fehlerquellen und Mißverständnisse im Dialog über Diagnostik und Diagnose sind in Tab. 3 zusammengefaßt.

3. Therapie

Die unter Zuhilfenahme hochspezialisierter Technologie organzentrierte Einstellung des Arztes bei seinen einzelnen diagnostischen Schritten findet oft ihre Fortsetzung in der Vermittlung und Anwendung der Therapie. Der hierzu stattfindende prätherapeutische und ebenso intratherapeutische Dialog wird – so erscheint es mehr und mehr – von dem Pflichtenkatalog beherrscht, dessen Inhalt man Aufklärung über Risiken und Nebenwirkungen nennt, stets bedenkend, daß jedes Wort justitiabel ist. Dieser Katalog bringt den Arzt ununterbrochen in das Spannungsfeld von individuell, d. h. krankenbezogen notwendiger Information und generell von ihm geforderter Information, die unbeachtet läßt oder lassen muß, ob und inwieweit der Kranke angesichts einer schweren Krankheit und einer bevorstehenden hochdifferenzierten Therapie in dem geforderten Ausmaß psychisch belastbar ist.

Ungefragt erfährt z. B. eine 40j. Patientin vor Entfernung eines Knotens in der Brust, der sich dann als gutartig erwies, Einzelheiten über eine mögliche Strahlenbehandlung im Falle der Bösartigkeit, oder eine 38j. Patientin mit einem Malignom über die Fortschritte der Radiologie; wie lange sie aber in dem abgeschlossenen Behandlungsraum liegen muß, was sie gern wissen wollte, wird ihr nicht gesagt.

Die 17j. Patientin B. F. mit einer Lymphgranulomatose, für die als letzte therapeutische Möglichkeit die Transplantation von Knochenmark verbleibt und die bisher einfühlsam von ihrem Onkologen und einer Psychologin behandelt wurde, erfährt in der ihr nun fremden neuen Klinik alle möglichen Komplikationen der Transplantation und wird schließlich um die Unterschrift gebeten, im Falle ihres Todes eine Autopsie vornehmen zu lassen. Sie reagiert so erregt, daß sie als nicht transplantationsfähig zu ihrem Onkologen zurückgeschickt wird.

Gewiß, ein Beispiel, das nicht zu verallgemeinern ist, aber es zeigt, daß der Umgang im Sprechen mit dem Patienten ähnlich nüchterner, gefühlsärmer, aggressiver zu werden scheint.

Das Gespräch mit dem Patienten, der Dialog über seine Lebensgeschichte, über prämorbide Prägungen, Konflikte oder noch immer nachwirkende Kindheitserlebnisse, über der Krankheit vorausgehende auslösende Ereignisse oder die Krankheit begleitende psychosoziale Einbußen bedarf ebenso einer differenzierten

Unnötige Äußerung pathogenetisch-ätiologischer Überlegungen im Vorfeld der Diagnose
Voreilige Mitteilung der vermeintlichen Diagnose
Widersprüche in der Interpretation von diagnostischen Maßnahmen, Befund und Diagnose
Zu stark betonte Aufklärung über die diagnostischen Maßnahmen bzw. Methoden
Unnötige, da Angst auslösende Vergleiche als Erläuterung zur Diagnose
Auslösung von Ängsten durch Akzentuierung bzw. Bagatellisierung von Symptomen, Einzelbefund und Methoden
Unangemessene Form der Mitteilung (beiläufig, verharmlosend, überbewertend, abwertend ...) von Befunden und Diagnose
Schemadenken statt patientenbezogenes Denken und Fühlen

Tab. 3
Fehlerquellen und Mißverständnisse im Dialog über Diagnostik und Diagnose

Aus- und Weiterbildung des Arztes und lebenslanger Fortbildung, wie auf dem naturwissenschaftlich fundierten Gebiet mit seinem komplizierten technischen Instrumentarium. So wenig, wie ich mich auf die Untersuchung der Blutsenkung beschränke oder auf die Gabe eines fiebersenkenden Medikamentes bei unklarer Organkrankheit, so wenig bedeuten Klopfen auf die Schulter des Patienten und Floskeln wie »Es wird schon wieder werden« eine den Ansprüchen genügende Psychotherapie. Das Bild des allumfassenden, verständnisvollen, begütigenden Vater-Hausarztes ist nicht mehr als ein Relikt aus einer Zeit, die sich auch durch festliche Reden nicht mehr beschwören oder wiederbeleben läßt.

Aus solchen aber noch immer verbreiteten Einstellungen resultiert die Bagatellisierung der krankenzentrierten psychosomatisch psychotherapeutischen Fähigkeiten und Fertigkeiten, wie es kürzlich z. B. in einem Vortrag gesagt wurde: Diese Fähigkeiten bringe man mit auf die Welt, und damit seien die Erwartungen und Ansprüche des Patienten schon abgedeckt.

Welcher geschulten Sensibilität, welcher Kenntnisse und Erfahrungen gerade auch die Technik des ärztlichen Gespräches bedarf, mag ein weiteres Beispiel zeigen:

Eine 32j. Angestellte leidet unter Schwächeanfällen; ein Zusammenbruch folgt, deshalb wird sie 2 Wochen stationär untersucht, ohne organischen Befund. Man nimmt eine depressive Verstimmung mit chronifizierten reaktiven Anteilen bei Ehekonflikt an. Verschiedene ambulante Behandlungen führen nicht recht weiter, sie wird fortgesetzt arbeitsunfähig geschrieben. Innerhalb einer ambulanten Therapie fragt die Patientin, ob nicht ein Heilverfahren in einer Fachklinik helfen könne. Ihr Arzt rät aber eher zu einem Aufenthalt in einem Erholungsheim des Müttergenesungswerkes mit dem Bemerken: »Bei einem Heilverfahren werden Sie zu sehr auseinandergenommen, weil Sie ein weinerlicher Typ sind.«

Oder:

Eine 21j. Studentin wird wegen einer Eßstörung untersucht. Sie wird zu einer Psychotherapie überwiesen, bei der »man mir Fragen stellt, die mich kränker machen. Sehr schnell wird mir gesagt, ich solle mich von den Eltern und meinem Freund lösen; das verstand ich alles nicht. Ich war früher mit einem Freund zusammen, der Alkoholiker war, jetzt aber lebe ich mit einem Manne, der das Gegenteil ist; er hat 3 Kinder und ist geschieden. Demgegenüber wird mir aber gesagt, wenn ich Zweifel habe, ob er der richtige sei, so müsse ich, um das herauszufinden, mich von ihm trennen. Von den Eltern müsse ich mich lösen, weil sie alles besser wüßten, was für mich gut ist«.

Oder:

Eine 32j. kaufmännische Angestellte leidet seit dem Tod ihres ersten Kindes vor 13 J. unter Erbrechen, das schließlich ständig anhält. Sie nimmt 20 kg ab. Gleichzeitig hat sie Magenschmerzen. 12 J. lang habe man sie wegen Gallensteinen behandelt, Magen und Galle seien oft geröntgt, auch zur Operation sei ihr geraten worden. Bei einer weiteren Untersuchung findet sich aber kein Anhalt für Steine. Da sie ½ Jahr arbeitsunfähig geschrieben ist, wird ihr zu einer Psychotherapie geraten. »Ein Psychotherapeut sagt nach dem Erstgespräch, ich sei kein Fall für die Psychotherapie, da ich zu normal sei. Von anderen Ärzten wird mir gesagt, ich brauche Psychotherapie, weil ich organisch gesund sei. So werde ich hin- und hergeschickt.«

Diese kurzen Ausschnitte aus Beispielen des Alltages mögen erkennen lassen, wie schwer der Umgang auch mit der Technik des dialogischen Zuganges zum Patienten sein kann, welche auf Form und Inhalt bezogenen Imbalancen die Mängel der Ausbildung und Fortbildung sichtbar machen und Nebenwirkungen und Gefahren nicht nur aus naturwissenschaftlich fundierter Diagnostik und Therapie drohen können, sondern nicht minder aus der interpersonellen Beziehung zwischen Patient und Arzt.

Einige besonders wichtige Quellen mißlungenen Dialogs zur Therapie: Tab. 4.

4. Prognose

Eine Herausforderung für den Arzt gegenüber seinem Patienten bildet das Gespräch über die Prognose einer ernsten oder unheilbaren Krankheit und die Begleitung an den Grenzen des Lebens. Der Grat, auf dem wir uns bewegen, ist äußerst schmal. Auf der einen Seite wollen wir dem Patienten nichts vorenthalten und trotz der Hoffnung auf eine immer weiter entwickelte Therapie auch deren Grenzen aufzeigen, auf der anderen Seite aber jedes unbedachte oder dem nüchternen Kalkül entstammende Wort vermeiden, das zu akuter oder lang anhaltender Schwächung der körperlichen und seelischen Kräfte führen kann, der Kräfte, die so dringend gerade dann benötigt werden. Auch die sprachliche Vermittlung sozialer Konsequenzen, z. B. durch das Renten- oder Behindertengesetz oder durch schwere Krankheit beeinflußte Lebensentwicklung eines Patienten, erfordert nicht nur Kenntnisse und Erfahrungen, sondern ist auch an eine Form gebunden, die den besonderen individuellen Gegebenheiten gerecht wird und nicht nur allgemeine Hinweise enthält.

Ich sehe keinen Sinn darin, z. B. einem zur Therapie bereiten 53j. Patienten, der an einer chronischen Blutkrankheit leidet, zu sagen, er werde das 60. Lebensjahr nicht erreichen, oder einem 43j. Patienten die medikamentöse Therapie seines Bluthochdruckes damit zu begründen, daß sonst in 10–15 Jahren ein Schlaganfall eintreten könne oder er blind sei oder er schließlich bald unter der Erde liegen werde.

Einem Kranken die uneingeschränkte »Wahrheit« über seine prognostisch infauste Krankheit zu sagen trotz einer vom Kranken vielleicht signalisierten partiellen Abwehr, gilt heute als legitim, ja als notwendig.

Dennoch bleibt – man bedenke den Nebensinn von »jemand die Wahrheit sagen« – dem abwägenden Arzt noch genügend Raum, um den so großen individuellen Unterschieden der Aufnahmefähigkeit, Aufnahmebereitschaft und der psychischen Struktur des Patienten gerecht zu werden. Es scheint, auch hier setzen sich eher der technisierten Welt entliehene Normierung und Standardisierung durch ohne Bezug auf Individualität und Entscheidungsmöglichkeiten des Patienten.

Auslösung von Ängsten durch unnötig detaillierte oder zu undifferenzierte Schilderung einzelner Therapiemaßnahmen
Autoritäre Therapieverordnung oder mißverständliche Therapieanweisung oder Schock auslösendes Therapieangebot
Verunsicherung durch negative Bemerkungen über bisher erfolgte Therapie
Übertragung von Angstgefühlen auf den Patienten Auslösung von Panik
Ratlosigkeit des Arztes Verharmlosung oder Verunglimpfung möglicher psychischer Ursachen oder Folgen der Erkrankung sowie Verkennung psychotherapeutischer Möglichkeiten
Abwehr von Kritik oder Gesprächsbedürfnis des Patienten oder der Einbeziehung von Bezugspersonen

Tab. 4
Fehlerquellen im Dialog über die Therapie

Die 42j. Patientin W. S. leidet unter Ängsten seit dem Tode der Großmutter, die vor 8 J. an Krebs verstorben ist. »Bei jedem Mückenstich dachte ich, es sei Krebs.«

Vor 2 J. wird ein Prämenopausen-Brustdrüsenkrebs festgestellt. Seitdem hat sie oft Herzrasen, Kloßgefühl im Hals, Kopfschmerzen und »fürchterliche Angst, sterben zu müssen«.

Im Erstgespräch berichtet sie, alle sagten ihr, es sei gut gegangen. »Ich komme mir aber vor wie ein Karnickel, das am Zaun entlangläuft und ein Loch sucht, aber keines findet. Ich glaube es nicht, daß alles gesund ist, der Verstand sagt, es ist alles gut, aber das Gefühl steht dagegen.«

Sie begründet die Angst mit einer Aussage ihrer Frauenärztin, die sie 3 Wochen nach der Operation zu sich bestellte. »Ich wollte nichts davon hören, aber sie fing an, mir alles zu erklären. Dann machte sie die Bemerkung, man könne ja nie wissen, ob nicht doch so eine Zelle durch den Körper geistere. Nun denke ich oft daran und finde keine Ruhe.«

Nahezu diametral entgegengesetzt stehen sich häufig Ausmaß des technischen Aufwandes und Verkümmerung des Dialogs gegenüber. Eine der Wurzeln dieser Hilflosigkeit ist die Tabuisierung des Todes (ARIÈS). Die Folge der medizin-technischen Suggestion, auch die gefährlichsten und lebensbedrohlichsten Krankheiten beherrschbar machen zu können, ist die Verdrängung der Frage, wann und wie der Mensch sterben muß. Weitaus mehr scheint im Vertrauen auf die unbegrenzten technischen Möglichkeiten die Lösung der Frage ins Blickfeld zu rücken, ob der Mensch überhaupt sterben muß.

Nicht zuletzt hieraus resultiert der verzweifelte Versuch, selbst in aussichtsloser Situation im wahrsten Sinne des Wortes nichts unversucht zu lassen. Der Patient wird eingebettet in ein Konzentrat technischer, automatisierter, nahezu eigengesetzlich ablaufender Maßnahmen, die zwischen dem Kranken und dem Helfenden postiert sind und somit der Abwehr eigener Ohnmachtsgefühle hilfreich zur Seite stehen. Der Kieler Internist ENGELHARDT spricht von einer extensiv gewordenen intensiven Medizin. Die Ohnmachtsgefühle werden demgegenüber z. B. von einer Krankenschwester um so stärker empfunden, je häufiger sich der Arzt hinter die Anordnung einer weiteren diagnostischen oder therapeutischen Maßnahme wortlos zurückzieht und alles weitere den Pflegenden überläßt.

In Tab. 5 sind Gefahren zum Dialog über die Prognose zusammengestellt.

Dialog ohne Worte

Bisher sollte deutlich geworden sein, wie sehr die bis zur Hochleistung entwickelte Technik zu Diagnostik und Therapie einer Krankheit eine Analogie in der ebenso großen Aufgabe der patientenzentrierten Diagnostik und Therapie des Arztes findet. Die Grundlage für diese Diagnostik und Therapie beruht auf einer ebenfalls sich immer weiter entwickelnden Technik, die sich durch Wort, Gespräch und Dialog begründet. Ergänzt, erweitert, spezialisiert wird diese Technik durch immer differenzierter werdende testpsychologische Methoden, die, ähnlich wie apparative Untersuchungen, immer mehr spezialisierte Aufschlüsse über seelische Prozesse und Inhalte geben und somit helfen, gezielt gestellte diagnostische und therapeutische Fragen zu beantworten. Die Vielfalt aller Möglichkeiten täuscht freilich nicht darüber hinweg, daß unverrückbar das Einzelgespräch zwischen Arzt und Patient als Kernstück nicht nur organbezogener Medizin anzusehen ist.

Für viele Patienten erweitert sich dieser Zugang zu sich selbst durch averbale Ausdrucksmöglichkeiten mit Hilfe darstellerischer Mittel und Techniken, um spontane Einfälle, momentane Empfindungen und Stimmungen, Spannungen oder Konflikte, vor allem aber auch Ängste oder Vorstellungen über ihre Krankheit aufzuzeigen und auf diese Weise sichtbar zu machen. Erinnert sei hierbei an die berühmte Sammlung von Bildwerken maltechnisch ungeübter Kranker des Nervenarztes PRINZHORN (1922).

Unsere eigenen Erfahrungen beruhen besonders auf der assoziativen Maltherapie und gestaltungstherapeutischen Techniken, die wir bei uns entwickelt und seit vielen Jahren angewendet haben. Die Bilder und Tonarbeiten thematisieren auch die Arzt-Patient-Beziehung im medizinischen Alltag, beschäftigen sich mit der Vorstellung des eigenen Körpers und seiner Symbolisierungsmöglichkeiten, geben Auskunft über Empfindungen des Patienten als Fall oder Symptom oder versuchen, Schmerzen bzw. Kranksein mit persönlichen Problemen in einen Zusammenhang zu bringen (FEIEREIS, JANSHEN, SUDAU).

Voreilige oder vermeintliche (z. T. ungerechtfertigte) Prognose
Widersprüche im ärztlichen Sprechen und Handeln
Ungenügende Einfühlung in die prämorbide Struktur und in die psychische Belastbarkeit des Patienten
Auslösung von Verzweiflung durch Übertragung eigener Ängste
Verstärkung von Unsicherheit, Angst und Hoffnungslosigkeit durch negativ gefärbte Bemerkungen und unangebrachte Vergleiche
Verunsicherung durch negative (diskriminierende) Bemerkungen zur Vorbehandlung
Abwehr der Gesprächsbedürfnisse des Patienten

Tab. 5
Hinweise zum Dialog über die Prognose

Synthese und Zusammenfassung

Die folgende Skizze einer Krankengeschichte zeigt, wie sehr das Gespräch das Spannungsfeld im Dualismus Objekt-Organ und Subjekt-homo patiens zu überwinden vermag und mitunter die Weichen zu ungeahnten Lebensmöglichkeiten stellt:

Eine 45j. unverheiratete kinderlose Frau leidet an einer heftigen Angina pectoris mit Anfällen bis zu 10mal täglich, unabhängig von Ruhe oder Belastung. Die sorgfältige kardiologische Diagnostik erbringt den Verdacht auf einen abgelaufenen Herzinfarkt bei insignifikanter koronarer Herzerkrankung. Während der Anfälle treten Reizleitungsstörungen mit ohnmachtsähnlichen Auswirkungen auf. Die koronar wirksamen Medikamente, vor allem Nitropräparate und ebenso Beruhigungsmittel wie *Valium,* helfen nur kurzfristig. Eine koronare Bypassoperation erscheint unumgänglich.

Wegen der verkrampfungsbedingten Anteile wird nahezu parallel mit dem schon festgelegten Operationstermin eine eingehende psychobiographische Anamnese erhoben. In ihr werden seit vielen Jahren bestehende schwerwiegende ungelöste Konflikte im beruflichen und privaten Leben der Patientin offenbar. Im Mittelpunkt stehen die massive Unterdrückung und Ausnutzung im elterlichen Bäckereibetrieb, in dem die Patientin als Fachverkäuferin tätig ist, und außerdem die Fortsetzung der Repressionen in der Freundschaft zu einem verheirateten Mann.

Die Patientin erscheint als ein Mensch mit sehr gering ausgeprägtem Selbstwertgefühl und starkem Hang zur Selbstunterwerfung. Persönliche Interessen werden nicht durchgesetzt, Loslösungsbestrebungen sind von starken Schuldgefühlen begleitet. Die Patientin vermag Wünsche oder gar Forderungen nicht zu äußern. Gefühle von Traurigkeit oder Wut werden nur angedeutet wahrgenommen, aber nicht ausgesprochen.

Die Patientin wirkt körperlich krank und seelisch deprimiert und erschöpft. Sie ist davon überzeugt, daß die körperliche Krankheit allein die Ursache ist.

In der naheliegenden Annahme, daß die Anfälle einen starken Bezug zu den genannten Konflikten und deren Abwehr haben, schlagen wir zunächst eine die körperliche Therapie ergänzende Gesprächs- und Psychotherapie unter Aufschub des Operationstermines vor. Die kardiologischen Kollegen weisen auf das Risiko hin, sind aber einverstanden.

Die Patientin entwickelt allmählich Bereitschaft, sich auf die Behandlung einzulassen, empfindet die Klinik als Freiraum, der es ihr jetzt erstmals gestattet, sich mit ihrer Lebenslage näher zu befassen und Schuldgefühle innerhalb der Auseinandersetzung mit den massiven Überforderungen abzubauen. Sie erkennt, daß die Krankheit auch eine Schutzfunktion für sie besitzt, die immer weniger erforderlich wird, als die Familie die Erkrankung akzeptiert und sich darauf einstellt, Überstunden abgebaut werden und der Freund bisher unterdrückte Bedürfnisse der Patientin nach einem Eigenleben hinzunehmen hat.

Die Anfälle werden seltener und leichter, die Anzahl der Medikamente kann reduziert werden. Aus einer von den Anfällen geplagten, sich sehr krank fühlenden und auch krank aussehenden Patientin entwickelt sich ein lebensfroher, auch äußerlich ganz veränderter Mensch. Nach nunmehr 2 Jahren kann sich die Patientin kaum noch vorstellen, daß sie einmal kurz vor einer Herzoperation gestanden hat.

Die seit etwa 150 Jahren dominierende, naturwissenschaftlich geprägte Medizin führte zum vielbeklagten Dualismus Körper-Seele, zur Spaltung in eine ganz überwiegend oder ausschließlich körperorientierte, objektbezogene materialistische Krankheitslehre gegenüber einer sog. ganzheitlichen oder wie auch immer bezeichneten Diagnostik und Therapie.

Ein Blick in gängige Lehrbücher oder das Programm der Fortbildungsveranstaltungen so gut wie aller Gebiete und Teilgebiete belegt, daß sich daran nur wenig, jedenfalls sicher zu wenig verändert hat.

Bisher von vielen kaum bemerkt, scheint die Naturwissenschaft allerdings selbst den Weg zu ebnen, der aus dem dualistischen Prinzip zur einheitlichen Betrachtung des kranken Menschen führt. Seit einer Reihe von Jahren bahnt sich ansatzweise ein Wandel an, mit dem das lineare, eindimensionale, deterministische (HECHT) Ursache-Wirkungs-Prinzip durch integrative Konzepte abgelöst wird, die die Grenzen nicht materieller und materieller Beschreibung von Funktionen und deren Störungen aufhebt.

Suchte man bisher die Krankheit über morphologische, strukturelle oder biochemisch erkennbare molekulare Veränderungen zu verstehen und die damit verbundene Vielzahl von Regulationsprozessen zu analysieren, so geben neue Forschungsmöglichkeiten Hinweise darauf, daß z. B. Sprache und emotionales Verhalten, Gefühlsregungen und Stimmungen analoge Funktionen auszuüben vermögen wie Hormone oder Transmitter (WEINER).

Dieser Ausblick auf viele Jahre vor uns liegender notwendiger Forschung läßt erwarten und hoffen, daß der von NIELS BOHR geprägte Begriff der Komplementarität auch im Bereich organ- und krankenbezogener Medizin anwendbar wird und NAUNYNS These, Medizin werde Natur-Wissenschaft sein oder sie werde nicht sein, erweitert werden kann zur Vision einer Humanwissenschaft, denn was der Mensch dem Menschen sein kann, so auch der Arzt seinem Patienten, erschöpft sich nicht in Begreiflichkeiten.

In seinen Gedanken zum Arzt-Patient-Verhältnis in der Welt von morgen spricht SCHIPPERGES hierbei vom Übergang der Heiltechnik zur Heilkunde, der bloßen Instandsetzung (restitutio ad integrum) zur Heilung (restitutio ad integritatem).

In ihr wird der Absolutheitsanspruch einer reduktionistisch statistifizierten Organmedizin wie auf der anderen Seite der Anspruch sogenannter Ganzheits- oder Alternativmedizin mit paramedizinischen Heilslehren, spirituellen Höhenflügen, ephemeren eklektizistischen attitüdengespickten Psychoszenen oder der Ideologien esoterischer Sinnvermittler nur noch historisch verstehbar bleiben.

Primär wird sich dann endlich eine Synthese vollziehen, in der sich somatische Diagnostik und Therapie nicht mehr im Verhältnis des Entweder-Oder befindet, sondern des Sowohl-Als-auch mit dem Erhalt der personalen Interaktion, von der SCHIPPERGES beklagt, daß sie immer mehr übergehe in die Hände der Verwaltung, der Institution, der Versicherungsagenturen oder der Juristen, der Verrechnung wie der Verrechtlichung; und schließlich in die Hände der Macht, die M. FOUCAULT als d a s Merkmal unserer Zeit, dieser unserer Realität bezeichnet.

So sehr auch immer eine Rationalisierung wegen der drohenden Unbezahlbarkeit unausweichlich sein wird, so sicher kann diese freilich nicht in einer Rationierung des ärztlichen Gespräches liegen; ohnehin ist es merkwürdig genug, daß es Abrechnungsziffern gibt, nach denen man 20 Minuten sprechen darf, und andere Ziffern, die einem 50 Minuten gestatten, denn nie und nimmer darf die Zeitnot des Arztes zu Lasten der seelischen und körperlichen Not des Patienten gehen.

Eine Synthese kann aber nur gelingen, wenn die der Naturwissenschaft und Technik hauptsächlich zugeschriebenen Merkmale Rationalität, Exaktheit und Fortschritt (HÜBNER) und somit die kausalanalytische Denk- und Erkenntnismöglichkeit verbunden werden könne mit dem Gewicht der Subjektivität des Arztes im diagnostischen und therapeutischen Prozeß, d. h. auch teleologisch und hermeneutisch begründeten Handlungen (ANSCHÜTZ).

Mir scheint, somit könnte der warnenden Vorstellung des Radiologen ALEXANDER MÜLLER, die Ärzte könnten in einem digitalen elektronischen Krankenhaus mit totaler Speicherung und unmittelbarem Zugriff aller Daten selbst Teil der Maschinen werden, am ehesten zu begegnen sein.

Aus der Theorie des französischen Philosophen LAMETTRIE, daß wir Menschen Maschinen glichen (»l' homme machine«), vollziehe sich nach GÜNTHER ANDERS die Entwicklung zu einem Endzustand der Maschine, mit der das gerät-eschatologische Reich der Glückseligkeit erreicht sei.

Im Kapitel »Psychotherapeutisches Vermächtnis eines Seelenheilkundigen« aus dem Buche des Schweizer Klinikers F. NAGER (1990) steht ein Zitat GOETHES zur Bedeutung des therapeutischen Gespräches:

»Was ist herrlicher als Gold?«
fragte der König.
»Das Licht«, antwortete die Schlange.
»Was ist erquicklicher als Licht?«
fragte jener.
»Das Gespräch«, antwortete diese.

Welch eine Chance böte sich in einer medizinisch-technischen Universität, auch der psychosomatischen Medizin den angemessenen traditionellen Platz zu erhalten, sie nach Kräften zu fördern und auch in Zukunft die psychosomatische Medizin nicht auf ein marginales Dasein zu beschränken. Denn – so VIKTOR V. WEIZSÄCKER – »Medizin ist nicht Technik; sie ist auch Technik«.

Literatur

1. ANDERS, G.: Die Antiquiertheit des Menschen. Band II. 4. Aufl. Beck, München 1987.

2. ANSCHÜTZ, F.: Naturwissenschaftliches Denken und ärztliches Handeln. In: MIEHLKE, K. (Hrsg.): Verhandlungen der Deutschen Gesellschaft für innere Medizin. Bergmann, München 1985.

3. ARIÈS, P.: Studien zur Geschichte des Todes im Abendland. Hanser, München 1976.

4. BECK, U.: Gegengifte. Die organisierte Unverantwortlichkeit. Suhrkamp, Frankfurt 1988.

5. CHARGAFF, E.: Erforschung der Natur und Denaturierung des Menschen. Universitas **44,** 205–214 (1989).

6. ENGELHARDT, K.: Patienten-zentrierte Medizin. Enke, Stuttgart 1978.
7. FEIEREIS, H.: Psychosomatisch orientierte Stufendiagnostik und Stufentherapie. internist. prax. **25,** 321–331 (1985).
8. FEIEREIS, H.: Bulimia nervosa. In: v. UEXKÜLL, Th. (Hrsg.): Psychosomatische Medizin. 4. Aufl. S. 614–634. Urban & Schwarzenberg, München 1990.
9. FEIEREIS, H.: Entzündliche Darmerkrankungen. In: UEXKÜLL, Th. v. (Hrsg.): Psychosomatische Medizin. 4. Aufl. S. 782–814. Urban & Schwarzenberg, München 1990.
10. FEIEREIS, H.: Der schmerzende Dialog oder Vom heillosen Sprechen. In: FEIEREIS, H. u. R. SALLER (Hrsg.): 3 heiße Eisen. Marseille, München 1992.
11. FEIEREIS, H., F. JANSHEN u. V. SUDAU: Assoziative Maltherapie. In: FEIEREIS, H. (Hrsg.): Diagnostik und Therapie der Magersucht und Bulimie, S. 135–198. Marseille, München 1989.
12. FOUCAULT, M.: Die Geburt der Klinik. Hanser, München 1973.
13. GALLMEIER, W. M.: Humanität als kritischer Umgang mit der Technik. Münch. med. Wschr. **126,** 1509–1515 (1984).
14. HARTMANN, F.: Anthropologische Grenzen der Heilkunde – Menschenbilder in Schulmedizin und Alternativmedizinen. Arzt und Christ **37,** 16–23 (1991).
15. HASTEDT, H.: Aufklärung und Technik. Suhrkamp, Frankfurt 1991.
16. HECHT, A.: Medizin im Spannungsfeld zwischen tradiertem Denken und Bewußtseinswandel in der Wissenschaft. Med. Klin. **87,** 42–46 (1992).
17. HENSEL, H.: Was ist naturwissenschaftliche Medizin? In: STRÄNHAUSEN, M. (Hrsg.): Grenzen der Medizin. Hüthig, Heidelberg 1978.
18. HÜBNER, K.: Kritik der wissenschaftlichen Vernunft. Alber, Freiburg 1978.
19. JUNG, M.: Kranke Medizin. Econ, Düsseldorf 1989.
20. MÜLLER, A., zit. nach SCHRADER, Ch.: Das digitale Krankenhaus. GEO-Wissen 4. 11. 1991.
21. NAGER, F.: Der heilkundige Dichter. Artemis, Zürich 1990.
22. NAUNYN, B.: Erinnerungen, Gedanken und Meinungen. Bergmann, München 1925.
23. PRINZHORN, H.: Bildnerei der Geisteskranken. Springer, Berlin 1922 .
24. RAGER, G.: Medizin als praktische Wissenschaft. Zur Grundlegung des ärztlichen Handelns. Arzt und Christ **37,** 75–85 (1991).
25. SACHSSE, H.: Anthropologie der Technik. Vieweg, Braunschweig 1978.
26. SCHIPPERGES, H.: Homo patiens. Piper, München 1985.
27. WEINER, H.: Der Organismus als leib-seelische Funktionseinheit – Folgerungen für eine psychosomatische Medizin. Psychother. Psychosom. med. Psychol. **41,** 465–481 (1991).
28. WEIZSÄCKER, V. v.: Medizin, Klinik und Psychoanalyse. In: WEIZSÄCKER, V. v. (Hrsg.): Der Arzt und der Kranke; Band 5 der Gesammelten Schriften, bearb. v. P. Achilles. Suhrkamp, Frankfurt 1987.

Psychotherapie in der psychosomatischen Medizin

Wege – Irrwege – Widerstände

H. Feiereis, Lübeck

Beispiel einer Krankengeschichte

Ein 45j. Elektroingenieur wird mit der Frage nach einer stationären psychosomatischen Therapie überwiesen, da die bisher unternommenen diagnostischen und therapeutischen Bemühungen keine Besserung brachten.

Anamnese

Vor 7 J. wacht der Patient eines Nachts erschrocken auf, verspürt einen rasenden Puls und hat das Gefühl, er habe längere Zeit nicht geatmet. Die beim Erwachen deutlich wahrgenommene Atemnot ängstigt ihn stark. Zu dieser Zeit lebt er allein. Kurze Zeit später lernt der damals 38j. Patient eine 18j. Frau kennen, mit der er nach ½ J. zusammenzieht. In den folgenden 2 J. fühlt er sich häufig schlapp und matt, hat Herzbeklemmungen und kompensiert seine körperliche Leistungsschwäche durch häufiges Joggen. Wegen wachsender Ängste konsultiert er 6–8 Fachärzte. Er steigert seine sportliche Betätigung und behandelt sich selbst mit Vitamin- und Mineralienpräparaten. »Alle Ärzte bescheinigten, daß ich kerngesund sei; einige gaben mir unmißverständlich das Gefühl, ein Hypochonder zu sein.«

3 Jahre nach Beginn der Symptomatik sieht er zufällig eine Fernsehsendung über das Schlaf-Apnoe-Syndrom. Die Verlobte äußert spontan, daß sich bei ihm die gleichen Symptome zeigten und er nachts häufig nicht mehr atme. Manchmal könne sie auch nicht schlafen, weil er so laute Geräusche verursache. Der Patient nimmt Verbindung zu einer Spezialklinik auf. Der leitende Arzt bestätigt ihm telefonisch sofort die typischen Anzeichen für dieses Symptom und rät, auf einem prallgefüllten Rucksack zu schlafen.

»Katastrophale Nächte begannen. Ich legte mich zuletzt auf den harten Fußboden, die Arme schliefen ein, ich hatte Druckstellen am ganzen Körper und war völlig erschöpft.« Wiederholt in einer Spezialklinik aufgezeichnete Nachtableitungen ergaben kein meßbares Aussetzen der Atmung, keinen Abfall der Sauerstoffsättigung. Die morgendliche Vigilanzprüfung wird als sehr gut beschrieben. Dennoch wird der Verdacht auf ein Schlaf-Apnoe-Syndrom bestätigt und eine Therapie mit Buttersäure begonnen. Der Patient selbst führt sich zusätzlich Sauerstoff zu, neben Vitaminen und Mineralien auch hochdosiert Lecithin. Auf eigenes Betreiben läßt er sich eine Zahnklemme anpassen, die als Funktionsregler bei Schlaf-Apnoe-Syndrom dienen soll. Zu dieser Zeit nimmt er auch Kontakt mit einer pulmologischen Universitätsklinik in Süddeutschland auf. Dort wird ihm gesagt, daß 10–15 % aller Männer über 50 Jahre mehr oder weniger an diesem Syndrom leiden. Man gibt ihm Hinweise auf Euphyllin und *Hismanal*. Weitere 2 Nachtableitungen waren unauffällig.

Wenige Monate später erfolgt eine Untersuchung in einer neurologischen Universitätsklinik, in der ihm *Tranxilium* injiziert und zur Nacht als Tablette verordnet wird. Dennoch nehmen seine Ängste zu, besonders wegen Vergeßlichkeit und morgendlicher Kopfschmerzen. »Klemme oder Rucksack, beide werden zur Qual.« Schließlich erfolgt die Anpassung eines Druckluftgerätes. Aber: »Die Nächte waren furchtbar, auch die Masken saßen nicht ideal.«

Der Patient stellt fest, daß das 6000,– DM teure Gerät »eine Krücke ist, die nur dann hilft, wenn man nachts den Mund nicht öffnet. Da das Gerät mit Überdruck arbeitet, bläst es die Luft aus dem Mund wieder heraus, weshalb ich den Mund mit einem Pflaster schließen mußte. Das Pflaster freilich rief nun Entzündungen im Gesicht hervor. Durch den Maskendruck entzündete sich auch die Haut an der Nasenwurzel. Irgendwann habe ich das Gerät dann nicht mehr benutzt.«

Die folgenden 2 Jahre bis zur Kontaktaufnahme mit unserer Klinik schildert er als »grauenhafte Jahre mit Herzschmerzen, Augenflimmern, Kopfschmerzen, Schwächeanfällen und Müdigkeit mit darauf zurückgeführten Autounfällen«. Bei Nichteinnahme von *Tranxilium* habe er Angst vor nächtlichem Atemstillstand. Praktisch »verblöde ich in jeder Nacht ein bißchen mehr«.

Biographische Anamnese

Bereits vor unserem ersten mit dem Patienten gesprochenen Wort ist deutlich, in welche Fallgrube ein Kranker bei einäugigem Blickfeld des Arztes geraten kann. Sie versperrt oder erschwert den Weg zu einer mit der somatischen und funktionellen Diagnostik zeitgleich gestellten psychosozialen Diagnose, deren Kernstück die umfassende biographische Anamnese ist (2). Sie ist und bleibt der Schlüssel zum Eingangstor des psychotherapeutischen Weges, zum Erkennen erster Widerstände und zur Prophylaxe eines therapeutischen Irrweges.

In welchen Schrumpfungsprozeß allerdings die Anamnese ohnehin zu geraten scheint, ergibt sich erschreckend daraus, daß in einer neuen Auflage einer Einführung in Psychiatrie, Psychosomatik und Psychotherapie im Index das Wort Anamnese gar nicht mehr erscheint und ebensowenig in einem Lernbuch für psychosoziale Kompetenz in der ärztlichen Primärversorgung. In einem umfangreichen Lehrbuch über Diagnose und Therapie in der Praxis findet sich in dem 50 Seiten umfassenden Sachverzeichnis das Stichwort Anamnese ein einziges Mal. Es bezieht sich auf ein kurzes Kapitel, in dem empfohlen wird, bei Kindern unter 10–12 Jahren die Eltern zu befragen.

Was nun vermittelt uns die psychosoziale Anamnese unseres Patienten, erhoben nach 7 Jahren somatischer Diagnostik und somatischer Therapie?

Nach seiner Lebensentwicklung und seinem Lebensinhalt hatte bisher keiner der vielen Ärzte gefragt.

Wir erfahren von einer »dominierenden, tatkräftigen Mutter«, 9 Jahre jünger als der Vater. Den Vater schildert der Patient als »schwach und faul«. Er hat nach Kriegsende nie mehr gearbeitet.

Im Zusammenhang mit Ängsten in seinem Leben erzählt der Patient spontan, daß man ihn »als Säugling im Waschkorb durch das brennende Hamburg getragen habe«. Nach der Einschulung mußte die 2 Jahre ältere Schwester den Patienten ½ J. lang täglich in die Schule begleiten und ständig an seiner Seite in der Schulbank sitzen, »ich wimmerte auf dem Schulhof, wenn sie nur zur Toilette ging«. Bis zum 10. Lebensjahr schlief der Patient bei brennendem Licht zusammen mit der Schwester in einem Bett.

Stets ängstigte er sich beim Alleinsein, ferner vor Spinnen, hatte Angst vor einem neuen Krieg, »sofern jemand nur das Wort Krieg erwähnte«. Er schildert seine Ängste vor Schlägen, »die Mutter schlug ins Gesicht oder drohte mit Schlägen durch den Vater, der dann abends auch zuschlug«.

Als der Patient 10 J. alt war, »haute die Mutter ab«; ½ J. lang war sie nicht auffindbar. 4 J. später ließen sich die Eltern scheiden. Die Mutter arbeitete im Gaststättengewerbe, die Familie zog 12mal um. Seit der Scheidung der Eltern habe der Patient keinen Kontakt mehr zum Vater, in den späteren Jahren auch nur äußerst selten zur Mutter.

Mit 14 Jahren begann er eine Lehre als Elektrotechniker. Gleichzeitig erwarb er in einem Abendgymnasium die mittlere Reife. Die ältere Schwester zog in seine Nähe, weil er sehr unter Heimweh litt.

Auch während der Lehrzeit überkamen den Patienten häufig Angstgefühle. Er kompensierte sie durch einen hohen Leistungsanspruch. »Ich wollte der Beste sein, ich wurde auch der Beste von 40 Lehrlingen. Allmählich wurde ich auch trotz geringer Körpergröße der Stärkste. Die Anerkennung bedeutete für mich Abnahme der Minderwertigkeitsgefühle.«

Während der Bundeswehrzeit hatte der Patient erste sexuelle Kontakte und »Fehlversuche«. Die Sexualität war bis dahin durch den Einfluß der Mutter strikt tabuiert gewesen.

Mit 21 J. lernte er ein 16j. Mädchen kennen. Angstvoll erlebte er auch hier zunächst wiederum seine Impotenz. Als dann die Freundin ihn mit einem anderen Mann betrog, brach für ihn »eine Welt zusammen, dennoch spielte ich den Helden, den Unverletzlichen, den Starken«. Die Freundin kam schließlich in ein von Nonnen geleitetes Erziehungsheim. Er sah sie ein Jahr lang nicht und unternahm große Anstrengungen, um die amtliche Entscheidung rückgängig zu machen. Er fuhr nachts etwa 80 Kilometer, um der Freundin wenigstens nahe zu sein. Die Folge waren heftige Auseinandersetzungen mit den Nonnen. Unmittelbar nach Entlassung der Freundin kam es zu einem sexuellen Kontakt in seinem Auto, hier wurde der Sohn gezeugt. Einige Tage später stellte man bei ihm die Diagnose einer Gonorrhö, es entwickelten sich eine Nebenhodenentzündung und Prostatitis. Beide Partner stritten heftig ab, die Infektionsquelle gewesen zu sein.

Vor der Geburt des Sohnes heiratete er die Freundin und erlebte mit ihr 4 glückliche Jahre. Innerhalb dieser Zeit bestand der Patient seine Meisterprüfung und absolvierte ein Studium als Elektroingenieur. Den beruflichen Erfolgen stand die allmählich eintretende Zerrüttung der Ehe gegenüber. Seine Frau wandte sich wiederum anderen Männern zu.

Nach wiederholten Versöhnungen ließen sich beide schließlich im 5. Ehejahr scheiden. Der Patient erhielt das Sorgerecht für den Sohn, gab es aber nach 1½ J. ab, nachdem seine ehemalige Frau wieder geheiratet hatte.

Bis zum Beginn der Symptomatik war der Patient beruflich sehr erfolgreich. Seine Beziehungen zu Frauen schildert er hingegen als chaotisch; außerdem habe er teilweise nur von Zigaretten und Alkohol gelebt.

I. Irrwege

Diese biographischen Auszüge aus der Krankengeschichte unseres Patienten lassen vermuten, daß seinem Leidensweg eine diagnostische und therapeutische Deviation zugrunde liegt, die sofort die Frage nach sich zieht:

Lassen sich mögliche Irrwege präzisieren oder klassifizieren?

Die uns am wichtigsten erscheinenden falschen, verschwommenen oder in eine Sackgasse einmündenden Wege gliedern sich in

a) eine präpsychotherapeutische und
b) eine intrapsychotherapeutische Gruppe.

a) Präpsychotherapeutisch mögliche Irrwege

Die ersten 5 der präpsychotherapeutischen Irrwege zeigt Tab. 1 (1–5). Eine weitere Via falsa hat ihren Ursprung in den Mängeln des Dialogs zwischen Arzt und Patient. Diese können Ursache oder Folge gestörter interpersoneller, interaktioneller Beziehung zwischen Arzt und Patient sein.

Dazu und gleichzeitig als Beispiel für ein mangelhaftes diagnostisches Gespräch ist die Erfahrung des 20j. Zimmerlehrlings zu nennen, der seit einem Jahr plötzlich einsetzendes Herzrasen verspürte (s. S. 316).

1. Somatische Alibidiagnostik
2. Diagnostischer Wiederholungszwang
3. Somatische Überdiagnostik
4. Überinterpretation somatischer Befunde
5. Fehlende biographische und psychosoziale Anamnese
6. Interpersonelle, interaktionelle Störung Arzt – Patient
7. Interkollegiale, interdisziplinäre Desinformation
8. Mangelhaftes diagnostisches Erstgespräch
9. Chronifizierung des Leidens
10. Verlegenheit, Zufall: Psychotherapie

Tab. 1
Ursachen präpsychotherapeutischer Irrwege

Eine ebenso große negative Bedeutung hat die interkollegiale, interdisziplinäre Desinformation des Arztes. Erfreulicherweise ist das Angebot psychotherapeutischer Fort- und Weiterbildung groß, der Zustrom stimmt hoffnungsvoll, dennoch liegt noch so manches im argen, bleibt vieles fragmentarisch. Die Möglichkeiten zur Psychotherapie sind dabei noch viel zu gering. Resigniert überdies der Patient nach allzu langer Wartezeit, sucht er neue, vielleicht eben falsche Wege; resigniert er nicht, so nimmt er zumindest eine weitere Chronifizierung in Kauf.

Ein Beispiel dafür, daß die Psychotherapie mitunter als eine Art Zufallsweg und Scheinweg mißbraucht wird, bietet die 46j. Patientin T. I.

Sie leidet seit 3 J. unter Schmerzen in der rechten Schulter. Physikalische Behandlungen waren ebensowenig wie eine Akupunktur erfolgreich. Auch in einer mit der Schmerzbehandlung besonders vertrauten Abteilung konnte man nicht helfen. Schließlich wurde sie auf eine mögliche psychische Genese hingewiesen, da kein gravierendes organisches Substrat für die Schulterschmerzen gefunden werden konnte.

»Einerseits sagt man mir, der Arm könne steif werden, und ich müsse mich damit abfinden, andererseits hält man mich anscheinend für psychisch krank. Wie soll ich das zusammenbringen?«

Die Lücken des althergebrachten diagnostischen und therapeutischen Dualismus Körper-Seele, Arzt-Psychotherapeut sind noch immer nicht geschlossen. Unwissenheit, Zweifel an der Indikation zur Psychotherapie oder an ihrer Wirksamkeit auf der einen Seite – auf der anderen stehen Methodenvielfalt, kommerzialisierte Rivalitäten der Ohnmacht gegenüber, den etwa 30–40% psychosomatischer Patienten einer allgemeinärztlichen oder internistischen Praxis wirksam helfen zu können, wollte man sich nicht mit den psychopharmakologischen Möglichkeiten begnügen. Dies freilich wird uns kräftig empfohlen, wie z. B. einschlägige Inserate mit unübersehbarer Suggestivkraft zeigen, dennoch hoffentlich uns nicht erreichen.

Die Therapie psychosomatisch Kranker mit einem wie auch immer präzisierten körperlichen Substrat kann und darf kein Privileg für auserwählte Patienten sein. Womöglich wird dann dem Kranken auch noch vom Therapeuten aus der Königsloge eines psychotherapeutischen Tempels signalisiert und suggeriert, froh sein zu dürfen, zu den »happy few« seiner Patienten zu gehören.

b) Intratherapeutisch mögliche Irrwege

Nicht nur präpsychotherapeutisch, sondern ebenso intrapsychotherapeutisch können Arzt und Patient auf Irrwege geraten, wie sie in Tab. 2 zusammengestellt sind.

Ähnlich wie bei der somatischen Therapie, kann die psychotherapeutische Indikation fehlerhaft sein, weil die Voraussetzungen fehlen oder die Therapie dem Patienten aufoktroyiert worden ist, was intrapsychotherapeutisch in eine Sackgasse oder auf einen Irrweg führen kann.

Ebenso trifft dies zu für eine unerkannte oder bagatellisierte Abhängigkeit, z. B. von Alkohol oder Psychopharmaka, und für die ungenügende Berücksichtigung der interferierenden Wirkung begleitend gegebener Psychopharmaka.

Bereits im ersten Augenblick kann ein Defizit psychotherapeutischer Qualifikation sichtbar werden und den programmierten Irrweg als Irrtum entlarven, wenn sich das mitunter starre, orthodoxe setting ins Gegenteil verkehrt:

Der 34j. Angestellte K. B. leidet unter Ängsten, die psychotherapeutisch behandelt werden sollen. Er schildert den Eindruck aus seiner 1. Sitzung: »Ich komme in das Behandlungszimmer. Als Patient hat man dort einen harten Stuhl, man sitzt fast krumm. Der Psychotherapeut sitzt bequem in seinem Stuhl, trinkt Kaffee und gibt mir natürlich nichts ab. Im Verlaufe des ersten Gespräches meint er, ich brauche einen liebenden Vater.«

Hier verzerrte sich offenbar die projektive Erwartung des Patienten zur Karikatur; es scheiterte die Bereitschaft zur Ich-Regression an dem verständlichen Unverständnis des dargebotenen Settings, und schließlich mißlang mehr als gründlich die angebotene Übertragung auf einen liebenden Vater.

Oder: Die 59j. Hausfrau B. I. schildert ihre Behandlung in einer psychosomatischen Abteilung: »Ich war 6–7mal zu Gesprächen bei einem Psychotherapeuten gewesen. Die ersten 2mal habe ich nur geweint. Nach der 5. Sitzung sagte er, er gehe in Urlaub, in einer Woche sei er zurück, dann seien aber Betriebsratswahlen; er sei dafür freigestellt und habe deshalb keine Zeit zu Gesprächen. Den Chefarzt frage ich bei der Visite, wie es nun weitergehen solle. Dieser sagt zu mir: ›Genießen Sie die schöne Umgebung‹.«

Auch das Therapieprinzip der analytischen Distanz und des Schweigens erscheint mitunter sehr überstrapaziert und eine der Ursachen psychotherapeutischer Irrwege zu sein.

Die 24j. Beamtin N. C. befindet sich 1½ J. lang in psychoanalytischer Behandlung wegen ausgeprägter Selbstwertkrisen bei ödipaler Konfliktkonstellation. Über das Ergebnis ist sie enttäuscht: »In den 1½ J. hat der Therapeut etwa 10 Sätze zu mir gesagt, sonst kein einziges Wort.

Tab. 2
Ursachen intrapsychotherapeutischer Irrwege

1. Fehlerhafte Indikation
2. Aufoktroyierte Indikation
3. Unerkannte oder bagatellisierte Abhängigkeit (Alkohol, Psychopharmaka, Drogen)
4. Interferierende Wirkung von Psychopharmaka
5. Defizite des Therapeuten
6. Destruktive Übertragung – Gegenübertragung
7. Mangelhafte Supervision
8. Dogmatisches Therapieprinzip
9. Ungenaue Bewertung neuer Therapiekonzepte
10. Fragwürdiges Psychotherapieverfahren

Darüber hinaus sprach er über meinen Ehemann, indem er sagte: ›Sie sind wohl mit einem Egoisten verheiratet.‹ Das erschlug mich, denn ich war doch gerade so glücklich.«

Die dogmatisch antiquierte »hardware« sollte sich – wo immer möglich – mit einer der Therapie und besonders dem Therapieergebnis durchaus nicht widersprechenden »software« mitmenschlicher Regungen und stützender Hilfen verbinden lassen, wie es in der Praxis schon lange geschieht, nur wohl in den Gralsburgen der reinen Lehre oft noch nicht.

Auf Irrwege können aber auch Modeströmungen führen; als Beispiel sei das einseitig ausgelegte verallgemeinernde Alexithymiekonzept genannt. Es schreibt psychosomatisch Kranken Armut der Phantasie, eingeengte Ausdrucksfähigkeit, emotionale Leere oder mangelnde Bereitschaft zu personalen Beziehungen zu und stellt damit die Therapierbarkeit dieser Patienten in Frage. Bei tausenden stationären und ambulanten psychosomatisch Kranken haben wir eine solche Generalisierung einer die Theorie bereichernden Erkenntnis nicht nachvollziehen können.

Schließlich seien Irrwege genannt, die ihren Beginn in einem fragwürdigen Psychotherapieverfahren haben. Unter Psychotherapie sind nicht die Auswüchse von erlebniszentrierten Gruppentherapien oder metapsychologischen Heilslehren, von Paratherapien unter vielerlei Namen und ausgestattet mit nahezu sektenartigen Ritualen zu verstehen. Also sog. Therapien, in denen das menschliche Antlitz zur Grimasse und der menschliche Organismus zur Karikatur erstarrt, d. h. einer Kur unterzogen wird, die kaum noch eine Verbindung zur körperlich-seelischen Krankheit besitzt, sondern um ihrer selbst willen irgendwann außer Kontrolle gerät. Hier geschieht nicht selten das gleiche, was der technisierten Medizin vorgeworfen wird: Der Kranke wird von narzißtisch posierenden sog. Expertokraten zum Objekt einer Methode degradiert, Psycho-Wirrwarr statt Psychotherapie, kommerzialisierter Kampf um die Seele, meistens ohne Bezug zum wichtigsten Grundsatz: »Nihil nocere« oder »salus et voluntas aegroti suprema lex«.

Zum Beispiel ist auch nichts dem Menschen Gemäßes darin zu sehen, wenn – medienkonform und medienmißbraucht – sich einzelne oder Gruppen einer unbekannten und nicht übersehbaren Menge von Menschen diagnostisch oder therapeutisch zur Schau stellen oder gestellt werden.

Nicht selten wird hier Fortschritt oder Humanität als audiovisuelle Veranstaltung oder reißerisch aufgemachter Bericht inszeniert.

In alledem vereinen sich 3 Gruppen zu einem Schaustück:

1. Die sich emotional-exhibitionistisch Darstellenden,

2. die ihren Narzißmus und ihre Geltungssucht Befriedigenden, und

3. die neugierigen Zuschauer, Zuhörer und Leser, denen es vielleicht gut tut, wenn sie sich mit dem Dargestellten identifizieren können, und ebenso gut tut, wenn sie »Gott sei Dank diese Probleme nicht haben«.

II. Widerstände

Sie sind manchmal noch wie unüberwindliche Mauern vor einer Psychotherapie aufgerichtet, selbst dann, wenn lediglich Erwartung und Anspruch bestehen, mit Hilfe der Psychotherapie die somatische Behandlung zu erweitern und zu ergänzen, also psychosomatische Medizin beim Wort zu nehmen.

Tab. 3 zeigt die Verteilung solcher Widerstände beim Arzt, bei Patienten und in der Gesellschaft.

a) Widerstände beim Arzt

Zu den Punkten 5 und 6 der Tab. 3 einige Beispiele:

1. Ein Arzt zu einer Patientin mit Magersucht: »Ich kenne Psychologen, die Magersüchtige manchmal sterben lassen. Ich würde statt dessen von oben was reinkippen und unten zubinden, dann ist es für mich erledigt.«

2. Ein Arzt zu einer Patientin mit Asthma bronchiale: »Es ist sowieso nicht erwiesen, daß Asthma psychische Ursachen hat. Neueste pulmonologische Fachbücher bestreiten dies auch. Diese psychologischen Theorien sind einfach überholt.«

3. Ein Gastroenterologe zu einer 37j. Patientin mit Colitis ulcerosa: »Es ist alles Quatsch, daß die Colitis psychisch bedingt ist. Ein Zusammenhang von Colitis und Morbus CROHN mit psychischen Faktoren ist dummes Zeug. Wenn man den Dickdarm herausnimmt, hat man für immer Ruhe.«

Hieraus läßt sich sehr leicht der Schluß ziehen, daß die Psychotherapie bei Kranken mit einem organischen Substrat nicht einmal als erwägenswert angesehen wird. Einem so geprägten Arzt kommt der Widerstand des Patienten, mit dem er sich identifizieren kann, selbstverständlich entgegen.

Arzt

1. Einäugiges Blickfeld: ausschließlich somatische Diagnostik und Therapie
2. Persönlichkeitsbedingte Abwehr
3. Zeitmangel
4. Identifizierung mit dem Widerstand des Patienten
5. Ablehnung partialkausaler Psychogenese
6. Diskreditierung der Psychotherapie
7. Orthodoxes Psychotherapiekonzept

Patient

1. Klassische Abwehrformen
2. Unzureichende Introspektionsfähigkeit
3. Defizitäre Persönlichkeitsstruktur
4. Sekundärer Krankheitsgewinn
5. Fremdinduzierter Widerstand

Krankenversicherung, Behörde, Gesellschaft

1. Gutachtenverfahren
2. Eng begrenzte Leistungszusage
3. Diskreditierung der Psychotherapie

Tab. 3
Widerstände gegenüber der Psychotherapie

b) Die Widerstände des Patienten

Sie reichen von den klassischen verschiedenen Abwehrformen (Tab. 4) über die unzureichende Introspektionsfähigkeit und die in der Persönlichkeit des Patienten beruhenden Anteile bis zum fremdinduzierten Widerstand durch nahestehende Angehörige.

Der nach unseren Erfahrungen am häufigsten versteckte und somit schwer erkennbare Widerstand liegt darin, daß die Psychotherapie oft unerkannt in eine Konkurrenz zum Rentenbegehren oder zur Pensionierung tritt, eine der Formen des sekundären Krankheitsgewinns. Gerade Patienten mit einem organischen Substrat werden lange Zeit ausschließlich körperlich behandelt und gleichzeitig ebenso lange arbeitsunfähig oder dienstunfähig geschrieben. Ist das Leiden chronifiziert und besteht die Arbeitsunfähigkeit fort, so drohen Aussteuerung und Rentenantrag.

Erweitert werden können diese Widerstände seitens der Krankenversicherung durch das Gutachtenverfahren und die

Verdrängung

Verleugnung

Reaktionsbildung
altruistisches Verhalten

Projektion

Isolierung vom Affekt

Ungeschehenmachen

Identifikation

Introjektion

Regression

Verschiebung
Konversion

Passiv-aggressives Verhalten
(Wendung gegen die eigene Person
und Verkehrung ins Gegenteil)

Spaltung

Agieren

Realitätsleugnung

Sublimierung

Tab. 4
Abwehrfunktionen des Ich

eng begrenzte Leistungszusage von Krankenkasse und Behörde und schließlich die noch immer bestehende Diskreditierung der Psychotherapie in manchen Berufen und in manchen Gruppen der Gesellschaft.

III. Wege

Sind uns mögliche Irrwege bewußt und gelingt es, die skizzierten Widerstände zu überwinden, so wird der Blick frei für die Wege zur Psychotherapie.

Noch einmal sei hervorgehoben: Der nicht gerade glücklich konzipierte Begriff »Psychosomatik« ist nicht dichotomisch gemeint, sondern Ausdruck der unteilbaren Verbundenheit aller Bestandteile eines Menschen. D. h., ebenso wie die Diagnostik hat auch die Therapie die Aufgabe, körperlich und psychisch wirksame Therapieformen integrativ anzuwenden.

In unserer Klinik haben über 80% der Patienten eine Krankheit mit einem morphologischen, organ- oder organsystembezogenen Substrat oder eine körperlich definierte Funktionsstörung. In der Altersverteilung überwiegen weitaus Kranke in jüngeren und mittleren Lebensjahren, was erneut auf die große soziale Bedeutung psychosomatischer Krankheiten und deren Behandlung hinweist.

Nach MICHEL FOUCAULT (5) ist der Kranke die mit individuellen Zügen ausgestattete Krankheit. Er ist ihr Porträt, gegeben im Relief, mit Schatten, Modulationen, Nuancen, Tiefe. Die Arbeit des Arztes bei der Beschreibung der Krankheit besteht darin, diese lebendige Dichte wiederzugeben.

Die wichtigsten Grundsätze und somit Hauptwege in der Klinik wie im ambulanten Alltag sollen am Beispiel unseres Therapiekonzeptes dargestellt werden (Tab. 5). Zu diesen Grundsätzen gehören:

1. Auf den Kranken und seine Krankheit individuell abgestimmte Therapiemaßnahmen.
2. Gleichzeitiger Beginn der somatischen Therapie und der Psychotherapie.
3. Modifikation der Behandlung, je nach Indikation und Krankheitsverlauf.

Hat etwa eine Bulimie-Kranke nach oft jahrelangem verborgen gehaltenem und verborgen gebliebenem Krankheitsverlauf den Weg zur Therapie gefunden, so bedeutet das einleitende Gespräch bereits eine erste wirksame Hilfe gegen die von Depression und Hoffnungslosigkeit gekennzeichnete Stimmung. Das Ziel dieses diagnostisch-therapeutischen Gespräches liegt ebenso in der Klärung offener Fragen, z. B. über Form, Inhalt und Dauer der Behandlung, Regelung sozialmedizinischer Schwierigkeiten wie Unterbrechung der Lehre oder gefährdeter Arbeitsplatz.

An das diagnostisch-therapeutische Gespräch schließt sich die Prüfung der differenziellen Indikation der einzelnen Therapieformen, d. h. körperlicher und psychotherapeutischer Verfahren und ihrer Kombination und Integration, an.

Eine kombinierte Therapie, in der körperliche und psychische Anteile gleichermaßen integriert sind, wird heute vielfach bei psychosomatischen Krankheiten befürwortet und angewandt. Unterschiede bestehen in den Schwerpunkten und in den Methoden innerhalb des Gesamtkonzeptes. Methodisch können z. B. die konfliktaufdeckenden und konfliktverarbeitenden Verfahren bevorzugt werden, ebenso auch die lerntheoretisch fundierte Verhaltenstherapie oder die Gesprächs-Psychotherapie.

Für jeden dieser Schwerpunkte und Methoden gibt es begründete Darstellungen, fundierte Berichte und katamnestische Studien.

Die Therapie sollte offen sein für

1. körperbezogene wie tiefenpsychologisch fundierte Anteile, für konfliktzentrierte wie stützende Verfahren,
2. für einzeltherapeutische wie gruppen- und familientherapeutische Formen, d. h.
3. für jedes aktivierende Verfahren, das dem Patienten zu einem Instrument der Selbstreflexion werden kann.

Die verbale tiefenpsychologisch fundierte und konfliktzentrierte Einzeltherapie halten wir für den wichtigsten Bestandteil innerhalb unseres Konzeptes und überhaupt für die wichtigste Form bei psychosomatisch Kranken.

Bei vielen unserer Patienten hat sich für die tiefenpsychologisch fundierte Einzeltherapie das imaginative Verfahren des Katathymen Bilderlebens sehr bewährt. Mit Hilfe dieses Verfahrens kön-

Tab. 5
Kombinierte psychosomatische Therapie

Kombinierte psychosomatische Therapie
Psychosoziale, biographisch orientierte Anamnese Diagnostisch-therapeutisches Gespräch stützende Psychotherapie verhaltensändernde Therapie Einzeltherapie tiefenpsychologisch fundiert individuell modifiziert, z. B. katathymes Bilderleben
Gruppenpsychotherapie themenzentriert Familientherapie Körperorientierte Selbsterfahrung konzentrative Bewegungstherapie Tanztherapie Assoziative Maltherapie Musiktherapie
Entspannungstherapie autogenes Training progressive Relaxation Einzelentspannung Krankengymnastische Übungstherapie z. B. Atemtherapie, Hydrotherapie
Gestaltungstherapie Tonarbeit, Seidenmalerei, Werkarbeit
Ernährungstherapie Medikamentöse Therapie

nen Selbstdarstellung und Selbstkonfrontation gefördert und in einer kontrollierten Regression Affekte wieder belebt werden (10).

Viele Patienten mit psychosomatischen Krankheiten stoßen auf Schwierigkeiten, sich an konflikthaft Erlebtes zu erinnern oder es sprachlich zu formulieren. Der Dialog gerät ins Stocken, freie Assoziationen und Nachtträume versiegen. Das Schweigen ist dann nicht nur ein Ausdruck möglicher Abwehr, sondern resignierender Überforderung. Diese Beobachtung führte schon frühzeitig dazu, averbale Zugänge zu innerseelisch Erlebtem zu suchen. In der assoziativen Maltherapie (4) steht eine Methode zur Verfügung, die es diesen Patienten ermöglicht, spontane Einfälle, Träume, aktuelle Empfindungen und Stimmungen, chronifizierte Konflikte, intrapsychische oder interpersonelle Spannungen darzustellen. Das entstehende Bild wird unmittelbar in die sprachliche Einzeltherapie integriert. Hier erweisen sich Inhalt und Form des Bildes – der manifeste Bildgehalt – ebenso wie die dazu aufgeschriebenen assoziativen Einfälle – der latente Bildgehalt – als eine therapeutische Hilfe von großem Wert.

In der Einführung des Kataloges zu einer großen Ausstellung der Bilder von DEGAS in New York steht das Zitat einer seiner Tagebuchnotizen, in denen dieser Vorgang vor über 100 Jahren präzise formuliert ist:

»Gut ist es schon, die äußere Wirklichkeit abzubilden; besser aber ist es, sich von ihren Bildern zu lösen, denn so können sich die Erinnerungen, die Imaginationen, die inneren Bilder befreien und sichtbar werden.«

Einen wichtigen Bestandteil der extraoder präverbalen Psychotherapie bildet die Musiktherapie, die in unserer Klinik als tiefenpsychologisch fundierte Behandlungsform entwickelt wurde (9). Kernstück der aktiven Musiktherapie sind 3 Spielphasen mit freiem, experimentellem Improvisieren auf selbstgewählten, leicht spielbaren, körpernahen Instrumenten und Klangkörpern. Diese therapeutische Improvisation wird im anschließenden Gespräch gleichsam übersetzt, damit aus dem intuitiven Spielerleben eine für den Patienten verwertbare Erfahrung werden kann. In einem Vorgespräch versuchen die Patienten, als Anregung für die 3 Spielphasen, einen für die inneren Spannungen und Konflikte intuitiven Vergleich zu finden.

Ergeben sich aus den biographisch-anamnestischen Daten Hinweise auf einen pathogen wirksamen Familienkonflikt, z. B. bei Eßstörungen, so erweitert sich die Einzelbehandlung zur systemischen Familientherapie, in der besonders die Bearbeitungen von Schuldzuweisungen als ein Versuch, Lebenskrisen zu meistern, im Vordergrund stehen. Nach den Ergebnissen und Erfahrungen wird der Kontakt mit der Familie frühzeitig aufgenommen, also nicht der umgekehrte Weg bevorzugt, zunächst die Familie durch das Angebot des Rückzuges zu entlasten. Methodisch gilt als wichtigster Grundsatz, daß jede Familie ein spezifisches Problem aufweist und somit ein spezieller Ansatz nötig ist (6).

Das Ziel der Familientherapie liegt in einer qualitativen Änderung des familiären Systems, um den familienatmosphärischen Anteil an der Entwicklung der Chronifizierung der Krankheit zu beeinflussen.

Die themenzentrierte Gruppentherapie eignet sich besonders für Patienten, die ihre Gedanken und Meinungen, Gefühle und Ängste nur unter Schwierigkeiten äußern können oder wollen. In einer Studie zeigten sich z. B. Bulimie-Kranke äußerst zurückgezogen. Sie bringen sich selten spontan ein und reagieren nur auf Nachfragen. Oder aber sie wenden sich den Problemen ihrer Mitpatienten zu, um die Aufmerksamkeit von eigenen Schwierigkeiten abzulenken, stellen sich dadurch in den Mittelpunkt und versuchen, den Verlauf der Sitzung zu bestimmen (1). Im Vergleich zu Magersüchtigen verhalten sich Bulimie-Kranke oft wesentlich aggressiver oder destruktiver. Die Schwere ihrer Krankheit, die eigenen Konflikte sowie ihre isolierte Situation bleiben lange Zeit hinter dem vordergründig extrovertierten Verhalten verborgen.

Autogenes Training und progressive Relaxation haben sich unter den körperorientierten Entspannungsmethoden und deren über die Körperwahrnehmung wirksamen psychotherapeutischen Anteilen am besten bewährt (1). Die Übungen in den Gruppen werden ebenfalls von Anfang der Behandlung an erlernt und täglich fortgesetzt. Sie stellen eine wichtige Hilfe zur körperlichen Selbsterfahrung dar. Wahrnehmungsinhalte, Selbstreflexion und Selbstkontrolle führen zur Erweiterung und Ergänzung der verbalen Psychotherapie.

Die konzentrative Bewegungstherapie als vorwiegend non-verbale Psychotherapieform und körperorientierte Selbsterfahrung ist ein wichtiger Bestandteil psychotherapeutischer Wege. Mit dieser Hilfe können z. B. gestörtes Körperbild und veränderte Körperwahrnehmung korrigiert werden.

Auch mit der Tanztherapie (7) wird versucht, einen Heilungsprozeß über die Bewegung in Gang zu setzen. Grundlegende Bewegungselemente des Tanzes werden genutzt, frei von technischen Vorschriften und festgelegten tänzerischen Formen, um Leib und Seele, Gefühl und Körperlichkeit zu integrieren. Ausgangs- und Ansatzpunkt ist das aktuelle Bewegungsmuster des Patienten. Seine Bewegungen werden von der Therapeutin aufgegriffen und übernommen. Das Ziel liegt in der Kommunikation über die authentische, selbst bestimmte Bewegung. Untersuchungen haben ergeben, daß die festgestellten Veränderungen des Bewegungsverhaltens vereinbar sind mit Erfolgskriterien anderer Therapien, z. B. Steigerung des Selbstbewußtseins, der Flexibilität und der Beziehungsfähigkeit (8).

Eine wichtige Brückenfunktion im Zugang zum Patienten hat in unserem Therapiekonzept die Krankenschwester, die in der therapeutischen Zusammenarbeit selbstverständlich einbezogen und durch ihren häufigen unmittelbaren Kontakt mit dem Patienten eine unentbehrliche Hilfe ist. Der Patient erlebt sie im Übertragungsmodell oft als »gutes Objekt«, das bei der Mobilisierung innerer Konflikte im therapeutischen Prozeß einen stützenden, ich-stärkenden Ausgleich ermöglicht. Die täglichen Beobachtungen und Erfahrungen der Krankenschwester innerhalb der Therapie werden in der klinischen BALINT-Gruppe regelmäßig besprochen und ausgewertet.

Für jeden einzelnen Patienten wird der Therapieplan individuell zusammengestellt. Dies bedeutet, daß die Besonderheiten und Merkmale des Kranken ebenso wie seine Krankheit in dem therapeutischen Gespräch die Form und den Inhalt des Therapiebündnisses bestimmen und begründet wird, warum das eine und warum das andere Therapieverfahren jetzt und hier anzuwenden ist, z. B. die konfliktzentrierte Einzeltherapie in Verbindung mit der Entspannungs- und Atemtherapie beim Asthma-Kranken, die regressionsfördernde Entspannungstherapie und die stützende Gesprächstherapie beim schwerkranken Patienten mit einer Kolitis oder die genannte Kombination der Therapie bei den Eßstörungen.

Wird die Behandlung stationär eingeleitet, so besprechen wir möglichst frühzeitig auch, ob und in welcher Form sie nahtlos anschließend ambulant fortgesetzt werden kann und welche Therapieform hier dann im Vordergrund steht. So ist z. B. bei einem Patienten mit Colitis ulcerosa und Morbus CROHN eine begleitende, oft jahrelange körperliche und psychische Behandlung ambulant erforderlich.

Epikrise des 45j. Patienten

Kehren wir nun zu dem Patienten, dessen Anamnese und biographische Daten eingangs geschildert wurden, zurück:

Er leidet seit 7 J. unter Symptomen, die auf ein Schlaf-Apnoe-Syndrom hinweisen. Die lebensgeschichtlichen prämorbiden und psychodynamischen Anteile der Pathogenese und pathoplastischen Ausgestaltung der Krankheit blieben 7 J. lang unberücksichtigt. Während dieser Zeit hatte sich zusätzlich eine Tranquilizer-Abhängigkeit entwickelt. Folgerichtig verlagert sich der Schwerpunkt der Behandlung auf die kombinierte Entspannungs- und tiefenpsychologisch fundierte Psychotherapie, in deren Mittelpunkt die Einzelbehandlung mit 3 Sitzungen/Woche steht. Ihren wichtigsten Inhalt bilden die Auswirkungen der prämorbiden Angststruktur des Patienten und der schwerwiegenden traumatisierenden Lebensereignisse. So, wie der Patient früher Ängste und Defizite seiner Ich-Entwicklung durch hohen Leistungsanspruch auszugleichen versuchte, kompensierte er auch seine Krankheit durch »totale Fitneß«: Joggen, Cross-Motorradfahren, »mit 80 Kilometern über ein Stoppelfeld«, ausgiebiges Training mit Trimmfahrrad und zusätzlicher Zufuhr von Sauerstoff aus einer Flasche, Aufhängeübungen an den Füßen, regelmäßiger Besuch eines Bräunungsstudios, Einnahme von Vitaminen, Mineralien, Eisen, Piracepam. Gleichzeitig führt er penibel ein Tagebuch über Form, Dauer und Tiefe des Schlafes.

Innerhalb seines Behandlungsplanes nimmt der Patient an der assoziativen Mal- und Gestaltungstherapie, der tiefenpsychologisch fundierten Musik-Psychotherapie, der konzentrativen Bewegungstherapie sowie den Entspannungsübungen mit autogenem Training und progressiver Relaxation und der Atemtherapie teil.

Im therapeutischen Prozeß werden mehr und mehr Trennungs- und Verlustängste und ambivalente Gefühle gegenüber der Entwicklung und Reifung der 20 J. jüngeren Verlobten bewußt, verstärkt durch die Wiederholung sexueller Versagenserlebnisse. Aufkommende depressive Verstimmungen werden durch Ruhelosigkeit, Aktivität, Gefühle, »keine Zeit mehr zu haben«, ebenso abgewehrt wie Ängste vor der Zukunft und dem Älterwerden.

Einen weiteren Schwerpunkt der Therapie bilden die peinigenden Schuldgefühle gegenüber seinem Sohn. Der Patient hat ihn innerhalb von 12 J. nur einmal gesehen.

Die Nachtträume des Patienten sind ein Spiegelbild der Ängste und depressiven Verstimmungen. Ihre Inhalte sind Bilder, betrogen und bestohlen zu werden, sich gegen stärkere Männer zur Wehr setzen zu müssen, eingesperrt zu sein und keine Luft zu bekommen, die verschwundene Verlobte verzweifelt zu suchen. Ähnliche Bilder entstanden auch in der assoziativen Mal- und Gestaltungstherapie (4).

Im Laufe der Therapie vermag der Patient, sich von seinen Ängsten zu lösen, vor allem von der Angst, infolge eines Schlaf-Apnoe-Syndroms unausweichlich körperliche und geistige Leistungseinbußen hinnehmen zu müssen, was wieder seine Trennungs- und Verlustängste in seiner neuen Partnerschaft erheblich verstärkt. Parallel hierzu kann die Tranquilizer-Abhängigkeit beseitigt werden.

Der lange Krankheitsverlauf bei diesem Patienten zeigt nicht nur Beispiele der Schwierigkeiten und Mängel abgelaufener Diagnostik, sondern enthält die Bestätigung der Indikation zu einer klinischen und psychosomatischen Therapie.

Zusammenfassung

Allgemein dominiert im klinischen und praktischen Alltag der somatischen Medizin nach wie vor die somatische perfektionierte Diagnostik, an die sich in der

Regel eine körperorientierte, meistens medikamentöse Therapie anschließt. Psychodynamische und psychosoziale Anteile werden bei vielen Krankheiten selten synchron berücksichtigt. Sie werden häufig erst in jahrelangem Abstand zum Beginn der Erkrankung in die Überlegungen einbezogen, wenn der Therapieverlauf unbefriedigend geblieben ist, weil die Krankheit bereits ein chronifiziertes Stadium erreicht hat.

Daraus sollte der Schluß gezogen werden, daß bei allen Patienten möglichst früh, d. h. im Stadium der Erstdiagnostik und Ersttherapie, geklärt wird, in welchem Verhältnis und in welcher Wechselwirkung körperliche, funktionelle und psychodynamisch-psychosoziale Faktoren der Krankheit und ihres Verlaufes stehen könnten.

Dieses hebt allerdings die Vorstellung auf, daß der Arzt ein Ingenieur und Restaurator des »L'homme machine« sein kann: Er ist jemand, an den sich ein Leidender wendet, der Hilfe sucht und sich in Abhängigkeit zu ihm begibt.

Meßbare Daten und sichtbare Dokumente einer visualisierenden Medizin beeinträchtigen das durch Sprechen und Hören nicht weniger informative Bild, zusammengesetzt aus den Gedanken und Gefühlen, den Hoffnungen und Ängsten, Illusionen und Desillusionen, den Phantasien und Träumen des Menschen im Status des Subjekts und nicht des Objekts. Darum verwundert es nicht, daß sich die sprachliche Verbindung der Menschen untereinander und zueinander oft im Unverbindlichen erschöpft, dem Zeitmangel zum Opfer fällt oder zum Selbstzweck mißbraucht wird.

Die heilsame oder aber unheilsame Wirkung des Gespräches wird in der ständigen Präsenz des Gedankens offenbar, daß der Mensch als einziges Lebewesen diese unvergleichliche Möglichkeit besitzt, sich mit dem Instrument der Sprache nicht nur zu verständigen, sondern gerade und besonders auch in Krankheit und Not mit Hilfe des Gespräches zu helfen und sich helfen zu lassen. Hierdurch unterscheiden sich die diagnostischen und therapeutischen Möglichkeiten beim Menschen gegenüber jedem anderen Geschöpf.

Bisher allerdings existiert z. B. eine psychosomatische Denkweise oder gar irgendeine Form von Psychotherapie innerhalb der Inneren Abteilungen der Krankenhäuser so gut wie nicht. Sie wird vielmehr aus allen möglichen Gründen heftig abgewehrt. Es erscheint aber unter dem Gesichtswinkel der großen gesundheitspolitischen Aufgaben und der vielverzweigten Interessengruppen utopisch, daß sich hier in absehbarer Zeit etwas ändern könnte und psychosomatische Medizin nicht nur auf Festreden wohlwollend und schmückend erwähnt wird. Im Alltag ist psychosomatischer Medizin und Psychotherapie eine Lobby nicht beschieden, fehlt doch der Stille psychotherapeutischer Arbeit jeder medienwirksame Glanz. Denken wir dabei auch in unserer Arbeit daran, daß die psychotherapeutische Methode oder das psychotherapeutische Instrumentarium, das wir verwenden, stets nur die eine notwendige Hälfte ist, die andere bilden die oft so unwägbaren Anteile, die in der Persönlichkeit dessen liegen, der diese Therapie anwendet, besonders und gerade in der Psychotherapie.

Die 46j. Patientin L. N. erzählte 2 kurze Träume, die zu weiteren Assoziationen über Wege, Irrwege und Widerstände anregen könnten.

Der 1. Traum: »Ich träume, daß ich mir am 15. 7. das Leben nehmen werde und male im Traum mit rotem Stift ein Kreuz im Kalender neben dem 15. 7. in der Hoffnung, jemand würde mich fragen: ›Warum machst Du das?‹ Ich warte, und obwohl ich immer wieder dieses Kreuz nochmals übermale, fragt mich niemand, es ist auch keiner da, der hätte fragen können. Ich wache ganz bedrückt auf, weil niemand gefragt hat.«

Der 2. Traum: »Ich wohne mit meiner Familie in einer Wohnung, die Familie lebt in einem Zimmer, daneben sind die Räume leer; es ist ohnehin eine Leerfläche, ein Nichts. Und dann erst kommt mein Zimmer, es ist durch dieses Nichts verbunden mit dem anderen, in dem die Familie lebt. Ich habe es so hingenommen.«

Der Traum ist wahrlich eine Via regia zum Unbewußten, und ebenso oft ein schmerzhafter Weg zur Psychotherapie.

Der Traum einer weiteren Patientin (T. M.) erzählt etwas über einen gemiedenen Irrweg, einen vorhandenen Widerstand und einen Weg, an dem der Therapeut sich wiedererkennt:

»Ich kaufe eine Kerze in einer Kirche und stelle fest, daß sie einen Knick hat. Meine erste Reaktion ist, sie wieder wegzustellen und eine intakte zu nehmen. Dann aber überkommt mich das Gefühl, daß dies falsch sei; ich überwinde mich und nehme jetzt gerade diese Kerze mit dem Knick und zünde sie an, weil ich spüre, daß das wichtigste schließlich der Docht ist. Ich phantasiere im Traum weiter, daß, je nachdem, wo der Knick sitzt, die Kerze nun bis dahin brennt und von dort an genau so weiter brennen wird wie die anderen. Beim Betrachten dieser Kerze merke ich, daß das Licht oft flackert, je nachdem, woher der Wind kommt; ich stelle aber fest, daß sich die Flamme stets wieder geraderichtet.«

Die Patientin assoziierte in der Therapiestunde: »Diese Kerze bin ich, der schiefe Teil der Kerze ist meine Krankheit, deren Therapie nun beginnt und deren Therapie enden wird, wenn wir an der Knickstelle angekommen sind. Und an diesem Punkt endet dann auch der gemeinsame psychotherapeutische Weg.«

Isaak Singer schreibt in einer Erzählung: »Die Wahrheit ist, daß es keine Wahrheit gibt.« So können auch viele Wege zum therapeutischen Ziel führen. In einem Arztbericht aber über eine aus der Sicht des Therapeuten offenbar nicht geglückte klinische Psychotherapie ist zu lesen:

»Trotz entsprechender therapeutischer Interventionen konnte das Widerstandssystem der Patientin an einer entscheidenden Stelle der Therapie nicht durchbrochen werden. Es gelang leider nicht, den gesunden Anteil ihrer Persönlichkeit für den Kampf gegen ihre Anorexie zu gewinnen. Insgesamt vermochte die Patientin in keiner Phase ihrer Entwicklung, den Weg zu einer lustvoll-aggressiven Lebensgestaltung und Beziehungsaufnahme zu beschreiten.« Im gleichen Brief wird bekräftigend das Therapieziel definiert: »Durchbrechen der Magersuchtsmechanismen. Freisetzen lustvoll-aggressiv-lebendiger Tendenzen. Formierung der weiblichen Rolle.«

Es scheint, solche mit kriegerischem Vokabular durchsetzten Vorstellungen einer Psychotherapie liegen im Trend einer kranken Gesellschaft, die drauf und dran ist, aggressive anal-sadistische Tendenzen rücksichtslos zu mobilisieren zum narzißtisch-genußvollen Erlebnis von Macht und immer mehr Macht bis hin zum rüden und manchmal brutalen Umgang vieler Menschen miteinander, auch und besonders im Alltag des Sprechens und Schreibens.

Solche Ziele erscheinen auch als einer der Irrwege, ähnlich der oft praktizierten gnadenlosen Aufklärung, allein der Gedanke daran stimmt lustvoll-aggressiv.

Im übrigen hatte die Patientin keine Spur einer Magersucht.

Als einen Kontrapunkt oder als Symbol eines weitaus eher erstrebenswerten Zieles möge das wundervolle Photo von Werner Bischof erinnern, das ihm vor 40 Jahren in den Anden gelungen ist. Es zeigt einen flötespielenden Jungen, der unbeirrt am Abgrund in ebenso graziöser wie harmonischer Bewegung seinen Weg geht, gelassen wie zielsicher, seine Habe über die Schulter geschwungen.

Vielleicht kann es Symbol und Leitbild für so manches psychotherapeutische Ziel, ja selbst für so manches psychotherapeutische Gespräch sein und ebenso ein Ausgleich für so manches desillusionierende Ergebnis mühsamer und langwieriger Psychotherapie.

»Die Erde ist ein Traum voller Träume« (J. Paul).

Literatur

1. DREWES, Ch. u. J. v. WIETERSHEIM: Themenzentrierte Gruppentherapie. In: FEIEREIS, H. (Hrsg.): Diagnostik und Therapie der Magersucht und Bulimie. Marseille, München 1989.

2. FALLENBACHER, B.: Autogenes Training und progressive Muskelrelaxation: psychopathologische Befunde bei psychosomatischen Krankheiten. Med. Diss. Lübeck 1989.

3. FEIEREIS, H.: Der schmerzende Dialog oder Vom heillosen Sprechen. In: FEIEREIS, H. u. R. SALLER (Hrsg.): 3 heiße Eisen. Marseille, München 1989.

4. FEIEREIS, H., F. JANSHEN u. V. SUDAU: Assoziative Maltherapie. In: FEIEREIS, H. (Hrsg.): Diagnostik und Therapie der Magersucht und Bulimie. Marseille, München 1989.

5. FOUCAULT, M.: Die Geburt der Klinik. Hanser, München 1973.

6. JANTSCHEK, G. u. I. JANTSCHEK: Familientherapie. Eßgestörte und ihre Familien. Veränderungspotentiale und therapeutische Systeme. In: FEIEREIS, H. (Hrsg.): Diagnostik und Therapie der Magersucht und Bulimie. S. 229–244. Marseille, München 1989.

7. KLEIN, P.: Tanztherapie, eine einführende Betrachtung im Vergleich mit Konzentrativer und Integrativer Bewegungstherapie. Pro Janus, Suderburg 1983.

8. LAUSBERG, H., J. v. WIETERSHEIM, E. WILKE u. H. FEIEREIS: Bewegungsbeschreibung psychosomatischer Patienten in der Tanztherapie. Psychother. med. Psychol. **38,** 259–264 (1988).

9. MALER, T.: Musiktherapie. In: FEIEREIS, H. (Hrsg.): Diagnostik und Therapie der Magersucht und Bulimie. Marseille, München 1989.

10. WILKE, E. u. H. LEUNER: Das katathyme Bilderleben in der Psychosomatischen Medizin. Huber, Bern 1990.

Arbeitsunfähigkeit, Rentenantrag und Psychotherapie – ein Dilemma?

H. FEIEREIS, Lübeck

Einleitung

Ein 40j. Beamter wird in Ausübung seiner beruflichen Tätigkeit in einer großen Behörde als Kraftfahrer schuldlos in einen Verkehrsunfall verwickelt, bei dem eine junge Radfahrerin tödlich verunglückt. Er überwindet den Schock und ist weiterhin über 2 J. wie bisher berufstätig. Danach erlebt er während eines Urlaubes in einem Restaurant einen Herzanfall mit Schmerzen und Herzklopfen. Der Anfall wiederholt sich 4mal im Laufe von 6 Monaten. Eine eingehende Untersuchung ergibt trotz einiger Risikofaktoren keinen organischen Befund.

Der behandelnde Arzt nimmt eine Somatisierung unverarbeiteter Ängste an und hält eine Psychotherapie als Ergänzung der körperlich-präventiven Maßnahmen für angezeigt.

Der Patient ist zu einer Psychotherapie bereit, betont jedoch, daß er sich seinen Beruf als Kraftfahrer nicht mehr zutraue, etwas anderes aber nicht in Frage komme. Er denke an ein Ruhegeld für die Dauer von 2 J. Auch eine klinische Therapie lehne er ab.

Der Patient wurde 1½ J. als dienstunfähig krank angesehen und anschließend im Alter von 44 J. für 2 J. vorzeitig in den Ruhestand versetzt. Mit seinem Hausarzt hatte er verabredet, nur zu ihm zu kommen, wenn er ihn brauche, etwa einmal im Monat.

Er komme gut mit sich zurecht, wisse sich zu beschäftigen, stehe um 6 Uhr auf, mache 2- bis 3mal in der Woche einen Waldlauf, versorge seine Kaninchen und fahre wie bisher kurze Strecken sein eigenes Auto.

Er habe auch einen Antrag auf eine entschädigungspflichtige Berufskrankheit gestellt, da der 2½ J. vor Beginn seiner Beschwerden eingetretene Unfall nach Meinung des behandelnden Arztes »wesentlicher auslösender Faktor für die angstneurotische Entwicklung« sei.

Diese Krankheitsskizze zeigt bereits die Schwierigkeiten in der sozialmedizinischen Beurteilung der Patienten. So wie in diesem Beispiel eine ausschließlich organische Krankheit nicht vorliegt, deren gutachtliche Beurteilung oft nur auf Maß und Zahl basiert, so bewegt sich der Arzt und Therapeut häufig im Spannungsfeld von Bedürfnissen, die an 3 Versicherungsträger gerichtet sind (Abb. 1):

Krankenkasse, zuständig für die Arbeitsunfähigkeit; Rentenversicherung bzw. hier Beamtenversorung, zuständig für die Zeitrente bzw. das hier angestrebte Ruhegeld; Unfallversicherung, zuständig für die angestrebte Rente wegen der Herzphobie, nach Meinung des Hausarztes zwar nicht entstanden, aber wesentlich ausgelöst durch einen längere Zeit zurückliegenden Unfall.

In der psychosomatischen Medizin und Psychotherapie treffen wir tagaus, tagein auf Patienten, die zu 3 Krankheitsgruppen gehören (s. S. 309, Abb. 3):

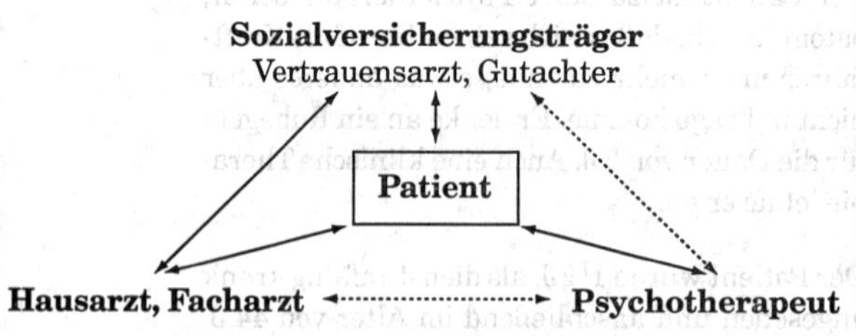

Abb. 1
Die 3 Positionen ärztlicher Intervention bei der sozialmedizinischen Beurteilung

1. organische Erkrankungen mit psychosozialem Substrat bei Entstehung, Ausgestaltung der Symptomatologie, bei Verlauf, Prognose und Therapie,

2. Funktionsstörungen ohne oder mit psychosozialem Substrat,

3. psychische Störungen und neurotische Entwicklungen ohne körperbezogene Anteile.

Alle diese Krankheiten enthalten ebenso wie die sog. reinen organischen Krankheiten diagnostische und therapeutische Aufgaben, die in der psychotherapeutischen Praxis sehr oft

1. gar nicht wahrgenommen,

2. abgewehrt werden,

3. in Unkenntnis sozialmedizinischer Begriffe und deren Inhalte nicht erfüllt werden können und somit dem behandelnden Hausarzt oder dem Vertrauensarzt zur Erledigung überlassen bleiben.

Zur Antwort auf die Frage nach dem im Titel genannten Dilemma seien darum die Ausführungen in 5 Abschnitte gegliedert.

Alle 5 Teile stehen in einem engen Bezug zum 6. Abschnitt, dem sozialmedizinisch induzierten interpersonalen Konflikt zwischen Patient und Psychotherapeut.

1. Psychodiagnostik, Psychotherapie und Arbeitsunfähigkeit

Sozialmedizinisch gesehen, besitzt kaum eine andere Funktion in der psychosomatischen Medizin und Psychotherapie ein so starkes Gewicht wie die Einbeziehung der psychobiographischen Anamnese in die Erstdiagnostik unserer Patienten und Klienten. Bietet uns der Patient ein körperliches Symptom an, so wird in der Regel zunächst und oft über lange Zeit das ausschließliche Augenmerk auf die somatische Diagnose gelenkt und somit auch die Frage nach der dadurch eingetretenen Arbeitsunfähigkeit allein aufgrund der Kriterien beantwortet, die sich aus den körperlichen Befunden ergeben.

Vielleicht beiläufig angedeutete psychobiographische Angebote des Patienten werden überhört oder ausschließlich in die somatische Bedeutung gezwängt. Mit ihr verbindet sich häufig die Gefahr der Wiederholungsuntersuchungen, der Alibidiagnostik oder Überbewertung eines isolierten körperlichen Befundes mit den daraus folgenden therapeutischen Konsequenzen oder umgekehrt mit bagatellisierenden Hinweisen, es sei nichts Organisches zu finden, was den Patienten alles andere als beruhigt. Der Patient fühlt sich weiterhin krank und arbeitsunfähig. Dies wird ihm dann auch bescheinigt, jedoch ohne daß der entscheidende Schritt erfolgt, die psychobiographische Anamnese zu erheben (12).

Welche Konsequenzen daraus entstehen können, möge folgendes Beispiel zeigen:

Ein in höherer Stellung tätiger 50j. Beamter kommt zu uns, weil er sich schon morgens schlecht und durch alles und jedes überfordert fühle. Der Blutdruck sei zu niedrig, er rauche 20–25 Zigaretten, um sich zu beruhigen. Schließlich geht er zum Hausarzt, der ihn für dienstunfähig hält, Medikamente verordnet und eine Kur vorschlägt. Dabei betont er »Aktivkur, nicht Psychosomatik; außerdem könne er mich nicht weiter behandeln. Für mich war unvorstellbar, zu diesem Zeitpunkt eine Kur anzutreten, und so suchte ich mir einen anderen Arzt, der mir als Professor und psychologisch versiert empfohlen worden war. Ich sagte ihm, ich hätte Angst. Dieser jedoch hatte wenig Zeit, sah auf die Uhr und versorgte mich nach einem 15-Minuten-Gespräch mit angstlösenden Psychopharmaka. Durch die Medikamente wurde ich aggressiv, konnte nachts nicht schlafen und war tagsüber müde und gleichgültig. Ich setzte die Medikamente ab, zog mich zurück, ließ mich ständig zu Hause verleugnen, hatte ein schlechtes Gewissen meinem Dienstherrn und anderen gegenüber, die Angst steigerte sich noch mehr«.

Nach etwa 6 Monaten der Dienstunfähigkeit schaltet sich der Amtsarzt ein:

»Der schimpfte mich aus, ich solle mich zusammennehmen, solle wieder zu meinem Hausarzt gehen. Dann setzte er sich mit dem Personalsachbearbeiter in Verbindung, und man sagte mir, daß man mich in den Ruhestand versetzen wolle.«

Tatsächlich erhält der erst 50j. Patient den Bescheid über den vorzeitigen Ruhestand, der nach 8 Monaten Dienstunfähigkeit verfügt wurde. Zum gleichen Zeitpunkt kommt der Patient erstmals zu uns.

Was steckte hinter seiner psychosomatischen Symptomatik?

Zusammengefaßt: Die jahrelange Krebserkrankung seiner Ehefrau mit 14 Operationen und vielen weiteren Therapien innerhalb von 4 Jahren, ihr Tod vor 5 Jahren; die Versorgung von 3 schulpflichtigen Kindern; eine später eingegangene Beziehung zu einer anderen Frau, die ein eigenes Kind mitbrachte; das Scheitern dieser Partnerschaft und des endlich erhofften neuen Familienlebens, dadurch eingetretene erhebliche materielle Einbußen; der Tod des Vaters und die Verwirrung der alterskranken Mutter; schließlich Suizidgedanken des Sohnes und Krankheiten der beiden Töchter.

Über alle diese Lebensereignisse hatte bisher niemand eingehend mit ihm gesprochen, von einer Psychotherapie ganz zu schweigen. Mit Beginn der Psychotherapie rieten wir dem Patienten, Widerspruch gegen die Pensionierung einzulegen. Dem Widerspruch wurde unter Vorbehalt und unter der Bedingung der Psychotherapie stattgegeben.

Bei diesem Patienten konnte im letzten Moment die vorgesehene amtsärztlich befürwortete Pensionierung abgewendet und endlich mit einer Psychotherapie begonnen werden, unter der unser Patient bereits nach wenigen Wochen seinen Dienst wieder aufnehmen konnte, dem er sich psychisch nun auch gewachsen fühlte, getragen von den sich abzeichnenden Lösungen seiner inneren und äußeren Konflikte und der Anerkennung und Bestätigung in seiner neuen Tätigkeit. Er versteht ebensowenig wie wir, weshalb dieser Irrweg erst begangen werden mußte.

Die Alternative zu seiner beruflichen Weiterentwicklung und seinen Zukunftsaussichten wäre um ein Haar der Ruhestand eines körperlich gesunden aber psychisch behandlungsbedürftigen und behandlungsfähigen Mannes in den sog. besten Jahren gewesen.

Materieller Aspekt:

8 Monate Gehalt durch Dienstunfähigkeit und ohne Therapie, ca. 80 000 DM. Ruhegehalt, 12 Jahre hochgerechnet: ca. 800 000 DM.

Die sozialmedizinische und sozialpolitische Bedeutung solcher Beispiele mag daraus hervorgehen, daß nach MÜLLER-FAHRNOW u. Mitarb. (31) 27–40% der Pat. wegen Berufs- und Erwerbsunfähigkeit vorzeitig berentet werden. Zu den 4 häufigsten Diagnosegruppen gehören psychische Erkrankungen.

Zur Erstdiagnostik körperlich kranker oder sich körperlich krank fühlender Patienten gehört somit gleichzeitig mit den somatischen Untersuchungen, also simultan, die Erhebung der biographisch-psychosozialen Anamnese als die u. E. entscheidende Aufgabe innerhalb der psychosomatischen Grundversorgung. GROSSPIETZSCH u. GROSSPIETZSCH (22) haben diese Notwendigkeit auch für die sozialmedizinischen Gutachter beschrieben, indem sie hervorheben, daß nach Würdigung zahlreicher apparativer, biochemischer und sonstiger Befunde das Zwiegespräch mit dem Patienten das grundlegende Informationsmittel der gutachterlichen Erkenntnis bleibe, in die auch die subjektive Krankheitstheorie des Patienten einzubeziehen ist.

Nur dieses Zwiegespräch vermittelt ein – wenn auch unvollständiges Bild – über die mögliche oder wahrscheinliche Beziehung der vorliegenden Krankheitssymptomatologie zur Selbst- und Ichentwicklung, ihren Störungen, Defiziten, Beeinträchtigungen, vergeblichen Bewältigungsversuchen, ebenso wie zur sozialen Lage, oft leider sozialen Notlage.

Diese dialogisch strukturierte Anamnese aber ist die unausweichlich notwendige Basis für die diagnostische wie für die arbeitsmedizinische Bewertung der Krankheitsanteile, die zur neurotischen Entwicklung geführt haben. Sie muß in die sozialmedizinische Beurteilung der Krankheitsschwere, der Indikation zur Psychotherapie und der Prognose ebenso einbezogen werden wie das körperliche Substrat. Die noch immer weit und breit vorliegende Berührungsangst vieler Ärzte vor der psychischen Dimension des Leidens seines Patienten steht in einem proportionalen Verhältnis zur Größe seines psychodiagnostischen Skotoms, dessen Ätiologie und Pathogenese ebenso wie die Krankheit des Patienten meistens mehrdimensionaler Art ist.

Der erstbehandelnde Arzt nimmt eine Schlüsselfunktion ein, um mit Hilfe des Erstinterviews

1. die psychopathologische Symptomatik zu beschreiben,

2. ein Bild über die Persönlichkeitsstruktur zu gewinnen und

3. einen vermuteten oder offenbaren Konflikt darzustellen.

Aus diesem Überblick kann bereits deutlich werden, ob etwa eine depressive Erlebnisreaktion oder depressive Entwicklung vorliegt, vielleicht auch eine aktualisierte lange bestehende neurotische Erkrankung oder z. B. nach Unfall eine posttraumatische Belastungsstörung mit dominierender Angst (19, 20) oder eine Arbeits- oder Leistungsstörung. Wird hingegen die Erstdiagnostik der psychischen Symptomatologie und somit auch die möglichst frühzeitige Psychotherapie versäumt, so kann am Ende des weiteren Weges eine Beurteilung resultieren wie diese:

Ein Elektroschweißer lebte mit seiner Mutter in symbiotischer Beziehung, nachdem sich der Vater bereits vor vielen Jahren von beiden getrennt hatte. Im Alter von 33 J. fand er eines Tages nach der Arbeit die Mutter mit durchschnittener Kehle in der Wohnung. Seit er sich vor 3–4 J. von seiner Ehefrau getrennt hatte, war seine Mutter für ihn, wie er sagt, sein ein und alles.

Zu seinem Bruder und seiner Schwester hatte er ebensowenig Kontakt wie zu seiner Tochter.

Der Tod der Mutter löste tachykarde Anfälle mit schließlich einsetzender Todesangst aus; er zog sich zurück, wurde arbeitsunfähig und klagte gegen die Ablehnung der beantragten Rente. Eine gründliche Psychodiagnostik und Psychotherapie fand nicht statt. Das Votum des Sachverständigen vor dem Landessozialgericht lautet:

»Es liegt eine chronifizierte Herzangstneurose vor. Die Leistungsfähigkeit wird dadurch zwar nicht völlig aufgehoben, jedoch ganz erheblich eingeschränkt, vor allem deshalb, weil schon nach geringster körperlicher Betätigung erhebliche Pulsfrequenzsteigerungen mit entsprechenden subjektiven Mißempfindungen auftreten.

Zumutbar sind leichteste und leichte Arbeiten im Sitzen ohne Zeitdruck für 2–3 Stunden. Nach längerer Pause könnte nochmals für 2 Stunden gearbeitet werden. Es ist jedoch unwahrscheinlich, daß diese geringe Leistungsfähigkeit auf nicht absehbare Zeit mit einer gewissen Regelmäßigkeit durchgehalten werden kann. Von einer Behandlung – sinnvoll ist lediglich eine psychoanalytische Behandlung – verspreche ich mir wegen des langen Bestehens des Syndroms und wegen des fortgeschrittenen Alters keinen Erfolg.«

Das »fortgeschrittene« Alter des Patienten betrug zu dieser Zeit 44 Jahre.

Der Patient – inzwischen 62 Jahre alt – hatte die Erwerbsunfähigkeitsrente ununterbrochen erhalten.

Die Voraussetzung zu einer rechtzeitigen psychodiagnostischen Erstdiagnostik und rechtzeitigen, somit auch präventiv wirksamen adäquaten Therapie ist die Bereitschaft des Patienten, seine Abwehr, seine Widerstände, seine Regressions-und Versorgungswünsche abzubauen und sich somit der Rehabilitation unter möglichem Verzicht auf vielleicht illusionäre Rentenwünsche zu öffnen.

Arzt und Patient müssen im gemeinsamen Gespräch erkennen, daß eine psychosomatische Krankheit oder neurotische Entwicklung krankenversicherungsrechtlich bei gestellter Indikation als ebenso behandlungsbedürftig anzusehen ist wie eine organische Krankheit.

Der Arzt kann sich hierbei an der deskriptiven Definition der Neurose (3) oder der internationalen Klassifikation psychischer Störungen (4) orientieren. Als Neurosen gelten Störungen, die nicht hirnorganisch begründbar sind, nicht so schwer oder so wahnhaft sind wie die endogenen Psychosen, nicht vor allem den Charakter betreffen und nicht mit ebenso eindeutig faßbaren Körperbefunden einhergehen wie psychosomatische Krankheiten.

Rentenrechtlich ist dabei für die Anerkennung einer Berufs- oder Erwerbsunfähigkeit vorauszusetzen, daß eine schwere, die Leistungsfähigkeit erheblich beeinträchtigende neurotische Symptomatik vorliegt und lediglich tendenziöse, simulatorische, grob aggravatorische Verhaltensweisen auszuschließen sind.

Darüber hinaus wird gefordert, daß der Patient die neurotische Fehlhaltung nicht aus eigener Kraft bei zumutbarer Willensanspannung etwa innerhalb eines halben Jahres ganz oder teilweise überwinden kann und alle therapeutischen Möglichkeiten ausgeschöpft sind (15, 41, 45). Die Vielfalt der Aspekte von Definition und Auslegung des Inhaltes »zumutbarer Willensanspannung« wurde von ASCHOFF (1) kritisch dargelegt.

2. Psychodiagnostik und Psychotherapie – Rentenverfahren und Pensionierung

In der Praxis bleibt vorerst die Simultandiagnostik so lange eine Illusion, wie der Sog zur ausschließlichen somatischen Diagnostik und somatisch intendierten Therapie körperlicher Beschwerden und körperlicher Erkrankung den Patienten und ebenso seinen Arzt gefangen- und befangenhält.

Einem Antrag auf eine Berufs- oder Erwerbsunfähigkeitsrente bzw. vorzeitiges Ruhegeld geht in der Regel also eine Erkrankung voraus, die längere Zeit kontinuierlich oder wiederholt wochen- bis monatelang zur Arbeitsunfähigkeit geführt hat.

Angeregt zu diesem Antrag wird er häufig noch von seinem ihn behandelnden Arzt, dem Vertrauensarzt der Krankenkasse, dem Betriebsarzt oder mehreren gleichzeitig, aber auch von seiner Familie, von Freunden oder seinem Arbeitgeber, sofern das Arbeitsverhältnis noch besteht. Eine bereits erfolgte Kündigung oder schon vorhandene lange Arbeitslosigkeit empfindet der Patient ebenso wie ein aus seiner Sicht erfolgloses Heilverfahren oder eine nicht gelungene Umschulung zusätzlich als ein gewichtiges Argument für seinen Antrag.

In diese Entwicklung kann der Psychotherapeut einbezogen sein (9), wenn:

1. eine Krankheit ohne organisches oder funktionelles körperliches Substrat vorliegt, z. B. eine neurotische Depression, d. h., wenn trotz konsequenter Psychotherapie die Arbeits- oder Dienstfähigkeit nicht wieder erreicht wurde;

2. die Krankheit mit einer organischen Schädigung, z. B. koronarer Herzkrankheit oder einer schwerwiegenden funktionellen körperlichen Störung, z. B. Bewegungsstörungen mit chronifizierten Schmerzen bei Bandscheibenleiden, verbunden ist und gleichzeitig psychodynamisch wirksame oder ausgeprägte chronifizierte psychoreaktive Befunde vorliegen, die auch weiterhin einer Psychotherapie bedürfen.

Während bei der ersten Gruppe die Psychotherapie meistens bereits in den ersten Wochen der Arbeits- oder Dienstunfähigkeit erwogen oder begonnen wird, trifft dies aber leider für die zweite Gruppe nicht zu: Der Schwerpunkt der oft umfassenden und auch wiederholten Diagnostik und Therapie zentriert sich auf den körperlichen Befund, der – je schwerwiegender er ist oder erscheint – den körperliche Symptome behandelnden Arzt veranlaßt, den Patienten über lange Zeit arbeitsunfähig zu schreiben. In dieser Auffassung sieht er sich oft von anderen Fachärzten oder dem Vertrauensarzt der Krankenkasse bestätigt.

Psychosomatische Anteile werden hierbei im sozialmedizinischen Gespräch und in der gutachtlichen Beurteilung deshalb kaum berücksichtigt, weil der Arzt ausschließlich den somatischen Prozeß bewertet. Die Persönlichkeitsmerkmale des Patienten und die Störungen seiner psychischen oder psychosozialen Entwicklung wirken sich aber nicht nur direkt auf Zeitpunkt und Dauer der Arbeitsunfähigkeit aus, sondern berühren in hohem Maße infolge ihrer Dynamik auch die Arbeitswelt und die Familie. Ebenso können umgekehrt Krankheit oder psychosoziale Alterationen zur Einbuße der Arbeitsfähigkeit führen, sei es auslösend oder steuernd und begleitend (23). Daraus folgt oft ein Überbewerten somatischer Befunde, z. B. einer Koronargefäßerkrankung oder eines Bandscheibenleidens, in ihrer Auswirkung auf die Leistungsfähigkeit, weil der psychodynamische, psychoreaktive oder psychosoziale Anteil nicht oder nicht genügend erkannt wird. Umgekehrt besteht die Gefahr einer Fehlinterpretation psychodynamischer oder psychoreaktiver Faktoren, die dann zur Annahme einer rentenneurotischen Entwicklung führt.

Wenn den somatischen therapeutischen Maßnahmen nun aber das gewünschte Ergebnis, d. h. die Besserung der Krankheit, nicht folgt oder sich eine Diskrepanz zwischen der subjektiv empfundenen Symptomatik und der tatsächlich verbliebenen Befunde zeigt, taucht jetzt erst die Frage nach psychisch mitwirkenden Anteilen auf, und erst dann wird eine ambulante Psychotherapie oder ein Heilverfahren in einer psychosomatischen Klinik erwogen (5, 33).

Zu diesem Zeitpunkt jedoch ist der Patient bereits lange krank und arbeitsunfähig, die Aussteuerung rückt näher, die Wiederherstellung der Arbeitsfähigkeit ist nicht absehbar.

Der psychotherapeutisch tätige Arzt tritt nun in den diagnostischen und therapeutischen Prozeß des Patienten ein und sieht sich aufgrund der Bewertung aller zur Verfügung gestellten Unterlagen meistens vor folgenden Alternativen:

1. Die Psychotherapie erscheint ihm dringend indiziert, der Patient aber lehnt sie ab, weil er überzeugt ist, körperlich, nicht aber auch psychisch krank zu sein.

2. Auch dem Patienten erscheint es sinnvoll oder gar notwendig, die somatische Behandlung nun mit Hilfe der Psychotherapie zu erweitern und zu ergänzen. Hierdurch aber wieder arbeits- oder dienstfähig zu werden oder sogar seine berufliche Tätigkeit bald wieder aufnehmen zu können, ist für ihn unwahrscheinlich. Aus diesem Grunde hält er daran fest, den Rentenantrag zu stellen, oder er ist nicht bereit, den gestellten Antrag zurückzuziehen bzw. von seiner bereits eingereichten Klage vor dem Sozialgericht gegen die Ablehnung der Rente zurückzutreten.

Er fühlt sich so krank – und dies sei ihm auch von den Ärzten immer wieder bestätigt –, daß er nicht wieder vollschichtig werde arbeiten können, mindestens nicht während der nächsten Jahre. Die inneren Konflikte, die nach MENTZOS (30) in ein psychosoziales Arrangement umgewandelt wurden, bleiben therapeutisch unerreichbar.

3. Erhält der Patient schon eine Zeitrente, so ist die Bereitschaft zu einer Psychotherapie um so geringer, je näher der Zeitpunkt rückt, zu dem diese Rente automatisch ausläuft, sofern er nicht einen Verlängerungsantrag stellt. Dem aber steht eines der Ziele der Psychotherapie entgegen, das zu erreichen, was der körperlichen Therapie allein bisher nicht gelungen ist: wieder ohne Hilfe zu leben, wie es V. WEIZSÄCKER (48) formulierte, also soweit gesund zu werden, daß a u c h die Wiederaufnahme der Arbeit möglich ist.

Ein Beispiel möge solch eine Entwicklung deutlich machen:

Die 50j. Kauffrau H. C. klagt seit etwa 3–4 J. über Schlafstörungen, seit 1 Jahr über Kopfschmerzen, vom Nacken zum Hinterkopf ziehend, Sodbrennen mit Oberbauchschmerzen, Schwellungsgefühl am linken Unterschenkel und besonders auch über zunehmende Ängste, vor allem in der Dunkelheit. Gleichzeitig habe sie Angst vor einem Rückfall ihrer vor 10 J. behandelten Melanomkrankheit. Innerhalb von 3 J. seien 6 von 8 mit ihr regelmäßig nachuntersuchten Patientinnen verstorben. Die Ängste exazerbierten, als eine Postmenopausenblutung eintrat und man von der Möglichkeit eines Karzinoms sprach, was sich aber nicht bestätigte.

Biographische und soziale Anamnese: Die Patientin ist als älteste Tochter eines Kaufmannes zusammen mit einem jüngeren Bruder aufgewachsen. Im Alter von 9 Monaten hatte ihr Bruder eine Kinderlähmung, und sie mußte wegen seiner verbliebenen Behinderung ständig auf ihn Rücksicht nehmen. Kurz vor der mittleren Reife verließ sie auf ärztlichen Rat die Schule, da sie häufig ohne ersichtlichen Grund umfiel. Als Ursache wurde ein Wachstumsschub angenommen. Nach Abschluß einer kaufmännischen Lehre war sie auch nach ihrer Heirat und der Geburt der Kinder (26j. Tochter, 19j. Sohn; dieser hat eine starke Sehstörung als Folge einer Rötelnembryopathie) weiter berufstätig.

15 J. lang arbeitete die Patientin in einer großen Firma als Verkäuferin. Ihr Ehemann ist Berufskraftfahrer.

Nach der Melanomoperation war sie in jährlichem Abstand 3mal zu einem Heilverfahren.

Bei der internistischen Untersuchung findet sich ebenso wie auf anderen Fachgebieten kein wesentlicher krankhafter Befund. Psychisch wirkt sie sehr angespannt und verängstigt, leicht depressiv, zeitweise auch erregt in der detaillierten Schilderung ihrer Beschwerden. Seit 10 Monaten ist sie arbeitsunfähig.

Sie findet Tag und Nacht keine Ruhe. »Ich weiß nicht, wie lange der Körper das aushalten kann. Wenn Besuch kommt, denke ich: Würden sie doch schon gehen.« Sie hat erneut ein Heilverfahren beantragt, ferner Widerspruch gegen die Herabsetzung des Grades der Beschädigung von 50 auf 20% eingelegt. Sie ist leicht gereizt und erhofft sich eine Hilfe durch ein weiteres Heilverfahren.

Nach 10wöchiger Psychotherapie endet diese Behandlung mit der Diagnose »Depressive neurotische Entwicklung nach Krebserkrankung, HWS- und LWS-Syndrom«. In der Beurteilung heißt es, die Patientin werde nach Wiedereingliederungshilfe durch die Krankenkasse in etwa 6 Monaten wieder vollschichtig belastbar sein.

Die Patientin fühlt sich dennoch weiterhin voller Angst; sie könne schlecht schlafen, es sei ihr nicht möglich, die Arbeit wieder aufzunehmen. Auf Empfehlung des Betriebsarztes habe sie einen Rentenantrag gestellt, während der Vertrauensarzt mit ihr verabredete, wegen der bevorstehenden Aussteuerung zunächst einen Tag in der Woche wieder zu arbeiten. Sie befürchte aber, auch dies nicht zu schaffen, bei der Firma werde nach Umsatz bezahlt, es dränge stets die Zeit.

Die Patientin ist zur Psychotherapie durchaus bereit, aber das Ziel, mit Hilfe der Therapie auch wieder in das Berufsleben zurückzukehren, hält sie für illusorisch. Wir raten dazu, das Ergebnis des laufenden Verfahrens abzuwarten.

Die Patientin kommt 6 Monate später wieder, der Arbeitsversuch ist gescheitert. Nervenarzt, Hautarzt und Allgemeinarzt hätten übereinstimmend die Rente befürwortet: »Der eine sagte, es sei unverständlich, wie man dagegen sein könne.«

Die Rente wird auf unbegrenzte Dauer vom Zeitpunkt der Aussteuerung an gewährt.

Dieser so ablaufende Prozeß geschieht alltäglich bei vielen Patienten mit körperlichen, z. B. kardiologischen, gastroenterologischen, orthopädischen und neurologischen Krankheiten. In einschlägigen Mitteilungen z. B. finden sich eingehende Beschreibungen der Psychodynamik und Psychotherapie bei konversionsneurotischen Entwicklungen (21), Bandscheibenschäden, Lumbo-Ischialgien (10, 21, 28), Zephalgien (21) u. a., aber so gut wie nichts über die Beziehung von Erfolg oder Mißerfolg der Psychotherapie zu den sozialmedizinischen Anteilen und Konflikten im Krankheitsverlauf und deren Wechselwirkungen. So sucht man vergeblich in Lehrbüchern (45, 47) oder arbeits- (32) und sozialmedizinischen (34) Beiträgen Antworten auf diese in der Praxis so wichtigen Fragen. Auch in monographischen Darstellungen der Begutachtung (39, 43) ist das Stichwort Psychotherapie im Index nicht erwähnt oder bezieht sich lediglich auf einen knappen Hinweis.

Der Grund für die mangelhafte Beschäftigung mit diesem Thema sind nach unseren Erfahrungen ungenügende Kenntnisse vieler psychotherapeutisch tätiger Ärzte in der Definition einschlägiger Begriffe (Tab. 1) und ihres mitunter komplizierten Inhaltes, z. B. Arbeitsunfähigkeit, Berufsunfähigkeit und Erwerbsunfähigkeit (deren Unterschiede rechtlich weitgehend nivelliert wurden), MdE, GdB, Krankengeld, Arbeitslosengeld, Arbeitslosenhilfe – Begriffe, die schon zum Basiswissen des Arztes gehören sollten.

So obliegt es auch nicht der ärztlichen, sondern ausschließlich der verwaltungsrechtlichen bzw. juristischen Beurteilung, die Berufs- oder Erwerbsunfähigkeit festzustellen, was nicht selten übersehen wird, wie folgendes Zitat erweist:

»Sofern der Patient nichts mehr introspektiv zu sehen vermag, dann erkennen wir grundsätzlich – ungeachtet fehlender organischer Substrate – die Erwerbsunfähigkeit an, weil der Patient – entsprechend dem juristischen Tenor – nicht mehr imstande ist, ›willentlich jene Hemmungen zu überwinden, die seiner Arbeitsaufnahme entgegenstehen‹.« (27).

Im zweiten Schritt ist zu klären, in welcher Beziehung die neurotische Entwicklung mit oder ohne körperliches Substrat zu dem gestellten Rentenantrage steht.

FOERSTER (18) hat hierzu vorgeschlagen, psychische Symptome nach traumatischen äußeren Ereignissen in 4 Gruppen einzuteilen:

1. Reaktion auf den Unfall im Sinne einer abnormen Erlebnisreaktion, die relativ bald wieder abklingt.

2. Chronisch verlaufende abnorme Entwicklung. Die meistens wenig differenzierten Persönlichkeiten vermögen auf das äußere Ereignis nicht adäquat zu reagieren.

Voraussetzung	Leistung	Träger
Arbeitsunfähigkeit	Krankengeld	Krankenkasse Privatversicherung
Berufsunfähigkeit, Erwerbsunfähigkeit	Rente	Rentenversicherung: LVA, BfA u.a.
Dienstunfähigkeit	Ruhegehalt	Beamtenversorgungsgesetz
Schädigungsfolge: Unfall (MdE) Berufskrankheit	Rente	Unfallversicherung Soz. Entschädigungsrecht: Bundesversorgungsgesetz Bundesentschädigungsgesetz u. a.
Behinderung (GdB)	Vergünstigungen, z. B. schwerbehindert, z. B. Merkzeichen (G, aG, RF, B, H)	Schwerbehindertengesetz
Arbeitslosigkeit	Arbeitslosengeld, Arbeitslosenhilfe	Bundesanstalt für Arbeit (Arbeitsamt)
ohne Unterhalt	Sozialhilfe	Sozialamt

Tab. 1
Voraussetzung, Leistung und Träger im Versicherungs- und Sozialrecht

3. Das traumatische äußere Ereignis aktualisiert eine bereits vorliegende neurotische Störung. Der vorbestehende Konflikt wird »auf den Unfall verschoben«.

4. Das Trauma führt bei vorher psychisch unauffälligen Patienten zu einer »posttraumatischen Belastungsstörung«, z. B. Ängsten oder Phobien.

Leider haben abwertende Begriffe wie Rentenneurose, Tendenzneurose oder gar Simulation in vielen Fällen die Beurteilung unserer Patienten erschwert, d. h. die zugrundeliegende Psychodynamik der neurotischen Entwicklung zu erfassen und den in die Entwicklung eingeschlossenen Stellenwert der angestrebten Rente zu klären.

In Übereinstimmung mit FOERSTER (17, 20) sollte der obsolete Begriff Rentenneurose (16) und ebenso der Begriff Unfallneurose (18, 19) als Merkmal unbegründeten Begehrens einer materiellen Leistung vermieden werden; er ist weder allgemein akzeptiert noch operationalisiert. Der Begriff Rentenneurose ist mit keinem spezifischen Bild verbunden, sondern das Spezifische ist ihre Psychodynamik (42), die aus den nicht ich- und realitätsgerechten Versuchen der Bedürfnisbefriedigung ableitbar ist. Hierfür lassen sich 3 psychodynamische Stränge anführen (42):

1. die narzißtische Kränkung eigenen Versagens wird mit der Bestätigung der Erkrankung rationalisierend abgewehrt,

2. orale Gehemmtheit und oral passives Wunschdenken werden mit der Rente ersatzbefriedigt und ebenso

3. gehemmte Aggressivität mit immer wieder mobilisierten querulatorischen Tendenzen und ihrem großen Aufwand.

Der sekundäre Krankheitsgewinn wiederum liege in der Existenzsicherung, in der Befreiung von drückender Arbeit – Krankheit also als Grundlage einer Rente, die mit Hilfe der Therapie nicht entzogen werden dürfe.

HARRACH (24) hat in seinen Untersuchungen in Anlehnung an die von Frau DÜHRSSEN (6) vorgegebenen sog. inneren Formen als Zusammenfassung psychodynamischer Konstellationen innerhalb verschiedener Lebensbereiche festgestellt, daß zur neurotischen Entwicklung bestimmte genetische und aktuelle psycho-sozio-ökonomische und familienbezogene Inhalte disponieren. Die Quellen stammen ebenso aus den verschiedenen triebdynamischen Antriebsbereichen wie krisenartiger Destabilisierung des Selbst.

Auch DOUBRAWA u. OBERDALHOFF (5) resümieren als Ergebnis ihrer Nachuntersuchungen die Notwendigkeit möglichst frühzeitiger Erkennung psychosomatisch gefährdeter Patienten, wobei mit besseren therapeutischen Chancen gerechnet werden könne, so lange noch nicht eine langjährige Chronifizierung eingetreten ist.

Andererseits besteht bei vielen Patienten auch nach Gewährung einer Rente die Indikation zur Psychotherapie, da nach verschiedenen Untersuchungen (FOERSTER [13, 14], TEUSCH [44]) die psychosomatischen Störungen und neurotischen Entwicklungen nach der Berentung nicht verschwinden, sondern oft in sogar desolate psychosoziale Verfassungen münden. Nach FOERSTERS Untersuchungen ist nämlich die subjektive Zufriedenheit und Besserung der Krankheit nicht an Bezug oder Nichtbezug der Rente gebunden (15). Die Therapiebedürftigkeit endet somit nicht mit der gewährten oder versagten Rente, sondern fußt auf der entscheidenden Frage, ob Indikation, Voraussetzungen und Bereitschaft beim Patienten und Prognose miteinander kompatibel sind oder nicht.

3. Rehabilitation, Heilverfahren und Psychotherapie

Bei dem im 2. Beispiel (S. 379) genannten Patienten wurde wegen seiner psychosomatischen Beschwerden eine Kur, präziser eine stationäre Rehabilitationsmaßnahme bzw. ein Heilverfahren in einer Fachklinik erwogen. Der Arzt polarisierte feinsinnig zwischen Aktivkur und psychosomatischer Therapie. Von dieser an den Haaren herbeigezogenen Differenzierung abgesehen, steht der Psychotherapeut oft vor der Frage nach Indikation, Zeitpunkt und Aussichten dieser Behandlung. Ihr Ziel ist nach den gesetzlichen Bestimmungen die Wiederherstellung der Arbeitsfähigkeit oder die Abwehr einer drohenden Berufs- oder Erwerbsunfähigkeit. Dies bedeutet also, daß diese Voraussetzung aus dem Erstgespräch mit dem Patienten, der psychobiographischen Anamnese und dem Ergebnis der bereits stattfindenden Psychotherapie bejaht werden kann, vom Patienten ebenso wie von seinem Therapeuten. Um so leichter geschieht dies, wenn

1. der Patient eine Arbeitsstelle hat, d. h. nicht arbeitslos ist,

2. nicht oder nur kurze Zeit arbeitsunfähig gewesen ist und

3. während der Zeit seiner Arbeitsunfähigkeit möglichst frühzeitig mit der Psychotherapie begonnen wurde, also

4. wenn der Patient, der behandelnde Arzt bzw. der Psychotherapeut oder der Vertrauensarzt nicht schon an einen Rentenantrag denkt oder dieser Antrag gar gestellt worden ist,

5. das Heilverfahren somit nicht nahezu zeitgleich mit erwogenem oder schon gestelltem Rentenantrag stattfindet oder

6. das Heilverfahren vor Auslaufen einer bereits gewährten Zeitrente eingeleitet wird.

Die in Deutschland meistens hervorragend ausgestatteten und arbeitenden psychosomatischen Fachkliniken geraten bei diesen Patienten dann in die Schwierigkeit der Erfüllung eines Therapieauftrages, der gar nicht erfüllbar ist, nämlich einen Patienten zu behandeln, der zwar das Angebot Heilverfahren vor Rente angenommen hat, aber mindestens skeptisch-ambivalent dem Angebot folgt oder sogar längst entschlossen ist, vom Rentenantrag nicht Abstand zu nehmen und wieder ins Arbeitsleben zurückzukehren. Diese Rückkehr fällt ihm um so schwerer, je älter er ist, je länger bereits die Arbeitsunfähigkeit oder Arbeitslosigkeit andauert und je größer die daraus folgenden sozialen und finanziellen Schwierigkeiten sind.

Die Gruppe der psychosomatisch und psychoneurotisch Kranken, die psychotherapeutisch behandlungsbedürftig und auch behandlungswillig sind oder sich schon in einer Psychotherapie befinden, ist abzugrenzen von den ausschließlich auf eine Rente fixierten Patienten, die unter dem oft mißzuverstehenden Begriff der Rentenneurose zusammengefaßt werden (s. o.). Diese Patienten halten sich für so krank, daß die Gewährung der Rente für sie außer Zweifel steht, reagieren aggressiv, sobald der Arzt und Therapeut die unausgeschöpften Möglichkeiten der Psychotherapie, ambulant oder stationär, besprechen will mit dem Ziel, ins Berufsleben zurückzuführen, weil die Gewährung der Rente unbegründet und somit aussichtslos ist.

Ein Beispiel, das mir ein Kollege einer Fachklinik erzählte:

Eine 50j. Frau kommt wegen einer neurotischen Depression zum stationären Heilverfahren. Sie ist seit längerer Zeit als leitende Angestellte arbeitsunfähig. Sie verlangt ultimativ, wie er sagt, im Aufnahmegespräch die Empfehlung einer Erwerbsunfähigkeitsrente im Entlassungsbericht. Nur dann sei sie bereit, sich auf die Therapie einzulassen.

Das Dilemma des Psychotherapeuten, der Klinik, des Hausarztes und der sozialmedizinischen Träger ist evident.

Schon vor Jahren habe dieselbe Patientin eine Fachklinik verklagt, weil ein psychologischer Psychotherapeut ihr geraten habe, den Arbeitsplatz zu kündigen, da – als Ergebnis der Psychotherapie – der Chef unmöglich sei bzw. der von ihr wahrgenommene Arbeitsplatz. Sie folgte diesem Rat und verklagte dann die Klinik, weil sie in der Folgezeit zunächst keinen adäquaten Arbeitsplatz fand.

Der Therapeut steht hier also in einem Zwiespalt, der keinen befriedigenden Ausweg anbietet. Identifiziert er sich nicht mit den Vorstellungen seines Patienten, so wendet sich dieser ab und dem nächsten zu in der Hoffnung auf mehr Verständnis, d. h. Pseudoverständnis seiner Position. Läßt sich der Therapeut aber ein auf den schlechten Kompromiß in der Hoffnung, dem Patienten psychotherapeutisch helfen zu können, entgegen dem womöglich jahrelang durch Widerspruchs- und Gerichtsverfahren gepflasterten Weg der Frustration und schließlich Versagung der Rente, so resultiert daraus eine Psychotherapie, in der mit der Umwandlung in ein psychosoziales Arrangement (MENTZOS) die inneren Konflikte des Patienten unerreichbar bleiben (29, 30, 33, 40, 42).

Übertragung und Gegenübertragung sind fortlaufend belastet von sich gegenseitig hochschraubendem Mißtrauen, Verdrängung der Realität und schließlich identifikatorischer doppelter KOHLHAAS-Strategie im Streit um das vermeintliche Recht der Rentengewährung. In dieses Arrangement ein Heilverfahren einzufügen, ist ein aussichtsloser Alibiweg, der kaum eine konstruktive und aussichtsreiche Psychotherapie erwarten läßt, von den vierstelligen Kosten nicht zu reden.

In einer Studie von SANDWEG u. Mitarb. (38) wurde festgestellt, daß 66% der Patienten, die einen Rentenantrag gestellt hatten, ein Jahr nach psychotherapeutischer stationärer Heilmaßnahme ihre Beschwerden als unverändert angaben, 9% über eine leichte Besserung berichteten und bei 23% sich die Beschwerden verschlimmert hatten. Im Gegensatz dazu beurteilte eine Kontrollgruppe ohne Rentenantrag die Veränderungen wesentlich positiver. Nach 3 Jahren berichteten nur 3 Patienten mit Rentenantrag eine leichte Besserung, diese waren zu dem Zeitpunkt auch voll erwerbstätig. Alle anderen waren entweder berentet oder das Rentenverfahren lief noch.

Wenden wir uns nun aber der Gruppe der Patienten wieder zu, bei denen mindestens nicht direkt und bewußtseinsnahe die Verflechtung Heilverfahren und nahender oder gestellter Rentenantrag besteht. Im Mittelpunkt der Aufgabe des Psychotherapeuten in einer psychotherapeutischen Fachklinik ebenso wie in der ambulanten Psychotherapie wird die Fokussierung auf prämorbide oder reaktive, die Kindheit begleitende psychodynamische Anteile der körperlichen Krankheit oder Funktionsstörung zu richten sein. Hierin einzubinden sind die materiellen und sozialen Folgen der Krankheit, der womöglich langen Arbeitsunfähigkeit und oft auch Arbeitslosigkeit und schließlich der Hilfe vom Sozialamt.

Zu den Folgen gehören ebenso – manchmal schwerwiegende – Einbußen des Lebensentwurfes und des Lebensplanes, wieder daraus entstehende narzißtische Kränkungen und Ich-Störungen auf dem Boden mißlungener Reparations- und Kompensationsversuche.

Erwartung und Anspruch an die Therapie innerhalb eines Heilverfahrens setzen aber voraus, daß die vielfach noch immer weithin zu einseitige medikamentöse und physikalische, oft schematisierte Therapie in vielen Kurkliniken den psychosozialen und psychotherapeutischen Anteil einbeziehen muß, der bei vielen Krankheiten – nicht nur den psychosomatischen Erkrankungen im engeren Sinne – eine wesentliche Bedeutung für Ablauf, Wirksamkeit und Erfolg der Therapie besitzt (7, 8, 11). Unkenntnis oder Verdrängungen bilden aber nicht selten das Hindernis für diese so notwendige Erweiterung der Therapie.

Faßt man veröffentlichte Ergebnisse zusammen (33), so sind aber nur 30–40% der Patienten mit Rentenantrag einer psychosomatischen Therapie zugänglich. Eine längerfristig gesehene Aussicht auf vollschichtiges Leistungsvermögen, d. h. wieder eintretende Berufs- und Erwerbsfähigkeit, konnte aber nur bei sehr wenigen erreicht werden, was einmal mehr unterstreicht, daß eine Psychotherapie psychosomatischer Krankheiten und neurotischer Entwicklungen frühzeitig einsetzen muß, also möglichst simultan mit der Diagnostik des erstuntersuchenden Arztes.

Rentenantrag und erfolgversprechende Psychotherapie führen somit zum unausweichlichen inneren Kollisionskonflikt beim Patienten gleichermaßen wie beim Therapeuten. Zum ärztlich-sozialmedizinischen Gespräch gehört dann, den Patienten darin zu bestärken, nicht nur das eine oder andere zu entscheiden, da das therapeutische Ziel des Heilverfahrens in der Regel im Widerspruch zum Ziel des Rentenverfahrens steht. Ein Patient, der alle sozialmedizinischen Eisen (nicht so selten auch ein Tagegeld) im Feuer behalten will und eben mitnimmt, was möglich ist, bietet schlechte Voraussetzungen für eine rehabilitative Therapie, sei es in einer Klinik oder ambulant.

4. Berufsfördernde Maßnahmen und Psychotherapie

In das diagnostische und psychotherapeutische Aufgabenfeld von Arzt und Psychotherapeut sind häufig auch die Fragen nach berufsfördernden Maßnahmen einbezogen. Nicht immer handelt es sich um klare kausale Beziehungen, z. B. die Allergie eines Bäckers. Denken wir vielmehr an komplizierte psychosomatische Zusammenhänge, etwa Überzeugung des Patienten, einen falschen Beruf ergriffen zu haben, chronifizierten Konflikten am Arbeitsplatz sich nicht mehr gewachsen zu fühlen, fehlende Anerkennung, z. B. durch einen neuen, jüngeren Chef, oder sich ständig körperlich überlastet zu fühlen, also unter Arbeits- und Leistungsstörungen zu leiden, woraus psychosomatische Störungen und Erkrankungen mit längerer oder wiederholter Arbeitsunfähigkeit resultieren, genährt womöglich durch Verschiebung der Beurteilung auf pseudoorganische Befunde mit frustranen Alibitherapien.

Angeregt durch Überlegungen des Patienten, des Arbeitsamtes oder des Vertrauensarztes, erscheint als Ausweg z. B. eine Umschulungsmaßnahme in Sicht.

So genau und sorgfältig dies auch immer fachlich dann in der Berufsberatung geprüft wird, hinter der die Zufriedenheit steht, endlich einen Weg gefunden zu haben und somit auch einen Weg aus der sozialen Sackgasse heraus, so wenig oder gar nicht wird aber oft die Frage bedacht, ob und inwieweit der Patient auch den geistigen und psychischen Belastungen einer solchen Umschulung gewachsen ist und das gesteckte Ziel erreicht werden kann.

Wie einfühlsam und gründlich muß ein solches Gespräch sein, um das ohnehin labilisierte Selbstwertgefühl des Patienten nicht noch mehr und für ihn unerträglich zu belasten. Umschulung heißt nämlich meistens, in Zukunft weniger körperlich und mehr geistig arbeiten zu müssen. Nur der Arzt und Therapeut aber, der mit der psychosozialen Entwicklung und den inneren und äußeren Konflikten seines Patienten vertraut ist, vermag abzusehen, ob nicht diese Maßnahme psychosomatische Störungen verstärkt oder auslöst, die Umschulung dann abgebrochen werden muß oder aber – ist sie schließlich abgeschlossen – der Patient anschließend vor dem für den neuen Beruf verschlossenen Stellenmarkt steht.

Nach unseren Erfahrungen bedeutet bei dieser Gruppe der Patienten die Umschulung oft nur einen sehr kostenaufwendigen, aber vergeblichen Umweg zum Antrag auf eine Rente oder zu weiterer Belastung der Krankenkasse oder des Arbeitsamtes.

Eine sinnvolle berufsfördernde Maßnahme, der Rente vorgeschaltet, kehrt sich bei solchen Patienten ins Gegenteil, ähnlich wie eine nicht sorgfältig genug geprüfte Erfüllung des Auftrages: Heilverfahren vor Rente. Mit der scheinbar gewonnenen Zeit schreitet die Chronifizierung des Leidens nur fort mit allen Konsequenzen für den Patienten, seine Familie und schließlich auch für die Gesellschaft.

Wie töricht und alles andere als einfühlsam kann freilich auch ein umgekehrt wirkendes Gespräch sein, wie folgendes Beispiel zeigt:

Der 21j. Student P. K. hat seit 1½ J. Verdauungsbeschwerden mit wechselnder Konsistenz des Stuhlganges. Endoskopisch wird der Verdacht auf eine Entzündung im unteren Dünndarm geäußert. Der Patient konsultiert – erschrocken über die vermutete Diagnose – einen Gastroenterologen, der nach kurzer informatorischer Palpation des Leibes dem Patienten rät, den angestrebten Beruf eines Bibliothekars nicht zu ergreifen; die Arbeit sei wegen der überwiegend sitzenden Haltung ungünstig für die Prognose, er solle eher landwirtschaftlich tätig sein.

Der Patient erleidet einen Zusammenbruch angesichts der Empfehlung, das Studium aufzugeben und nicht, wie seit der Schulzeit erwünscht, Bibliothekar zu werden, sondern fortan körperlich zu arbeiten.

Damit mag deutlich geworden sein, daß die sozialmedizinische Beratung auch einen erheblichen positiven oder negativen psychischen Effekt haben kann, der um so gründlicher erwogen werden muß, da die Beratung eine Weichenfunktion für das weitere berufliche Leben des Patienten haben kann. Auch hier erfordert also ein solcher Dialog das sorgfältige Abwägen zwischen krankheitsbezogen Notwendigem und individuumbezogen Möglichem.

5. Beurteilung psychischer Störungen und Krankheiten nach dem Schwerbehindertengesetz

Handelt es sich bei Unfällen im Arbeitsleben oder während militärischer Dienste meistens um primär körperliche Schäden und deren psychische Auswirkungen, so gehört zum Alltag nahezu jedes Arztes heutzutage die Feststellung nicht nur vorübergehender gesundheitlicher Behinderungen nach dem Schwerbehindertengesetz, unabhängig von ihrer Ursache. Nach vorgegebenen Anhaltspunkten werden die im Alltagsleben bestehenden Beeinträchtigungen infolge dieser Behinderungen zwischen 10–100% eingestuft und ein Gesamt-GdB festgelegt, der für den Patienten zu einer Reihe von Vergünstigungen führt, z. B. steuerlicher Art oder zusätzlicher Urlaubszeit. Ein Ziel für den Patienten ist hierbei, mit einem Gesamt-GdB von 50% den Status des Schwerbehinderten zu erreichen, der z. B. den so wichtigen Kündigungsschutz bedeuten kann. Darüber hinaus können sog. Merkzeichen zuerkannt werden, z. B. einer Gehbehinderung oder Befreiung von den Rundfunkgebühren.

Werden wir nach der Beurteilung psychischer und psychosomatischer Anteile einer solchen Gesundheitsstörung befragt, so lassen uns die vorgegebenen Anhaltspunkte (36) ziemlich im Stich. Während etwa die Funktionseinbuße an den Gliedmaßen, z. B. der Verlust von einem Dreiviertel des Daumens, exakt beschrieben ist und ähnliche Angaben für alle Organe und Organsysteme auf 80 Seiten dieses Buches der Anhaltspunkte nachzuschlagen sind, erstreckt sich die Bewertung der Neurosen auf ganze 10 Zeilen mit der schlichten Unterteilung in leichtere, stärker behindernde Störungen und schwere Neurosen (Tab. 2).

Es ist leicht erkennbar, in welche Schwierigkeit Arzt und Psychotherapeut geraten, nämlich einerseits auch psychische Erkrankungen und psychoreaktive Anteile körperlicher Leiden ebenso fundiert und angemessen zu bewerten, wie umgekehrt die unausweichliche Herabsetzung des GdB mit der Besserung des Leidens unter der Psychotherapie gemeinsam mit dem Patienten zu akzeptieren.

So gut aber eine Verbesserung der Lungenfunktionswerte oder kardiologischen Meßergebnisse nachzuweisen ist und dies eine Herabsetzung des GdB begründen kann, so wenig ist dies auf dem Felde unseres psychodynamisch-psychologischen Krankheits- und Krankenverständnisses möglich. Es gehört schon eine Portion Feingefühl und Toleranzbreite der Kränkungsbereitschaft dazu, um das psychotherapeutische Arbeitsbündnis nicht im entscheidenden Moment des nahen psychotherapeutischen Zieles zu gefährden, wenn man sich dieser sozialmedizinischen Frage zusammen mit dem Patienten stellen will.

6. Der sozialmedizinisch induzierte interpersonale Konflikt zwischen Patient und Therapeut

Es mag nach dem bisher Gesagten deutlich geworden sein, daß wir uns dem sozialmedizinischen Problem unseres Patienten vor oder innerhalb der Psychotherapie nicht entziehen können oder es als lästiges Dilemma anderen überlassen. Das heißt, der sich manchmal aus dem Problem sogar entwickelnde Konflikt fließt mit allen seinen materiellen und immateriellen Teilen ein in die interpersonale Beziehung zwischen Patient und Therapeut.

Der Facettenreichtum hat 2 sich gegenüberliegende Pole, die an kurzen Beispielen sichtbar gemacht werden sollen.

Ein 52j. Patient begibt sich in die Behandlung eines Nervenarztes wegen einer rezidivierend auftretenden depressiven Entwicklung. Der Arzt stellte ihm bereits vor einem Jahr nach knapp 3 Wochen Behandlung die Prognose einer evtl. dauernden Dienstunfähigkeit. Der Patient war aber in der Folgezeit sehr rasch wieder in seinem Berufe tätig. Als er wegen eines erneuten Schubes den Arzt aufsucht, wird wiederum von seinem Arzt die Frage aufgeworfen, ob er nicht in den Vorruhestand gehen sollte. Zu diesem Zeitpunkt hatte der Patient gerade erst vor 10 Tagen eine neue Stelle als Amtsleiter angetreten und erhoffte sich durch die Hilfe des Arztes eine Besserung seines derzeitigen Befindens.

Ein anderes Beispiel: Ein 43j. Maurer leidet an skelettbedingten Beschwerden, verstärkt durch ein erhebliches Übergewicht. Gleichzeitig besteht bei ihm ein Alkoholmißbrauch. Er wird deshalb klinisch-psychiatrisch untersucht mit dem Ergebnis eines hundertprozentigen Leistungsvermögens.

Für den Alkoholkonsum zeige er keine Krankheitseinsicht, der Mißbrauch wird als schwer, womöglich als Ausdruck einer Alkoholabhängigkeit angesehen. Hinweise für eine neurotische Erkrankung oder Persönlichkeitsstörung bestünden nicht. Bei einer anderen nervenärztlichen Beurteilung wird eine erhebliche neurotische Fehlentwicklung eines geistig zurückgebliebenen Patienten angenommen, dessen Leistungsfähigkeit, wie es im Gutachten heißt, prinzipiell voll erhalten sei.

Der Patient klagt vor dem Sozialgericht und bittet seinen behandelnden Arzt zu diesem Termin. Dieser berichtet, daß er den Patienten seit 5 J. kenne, somit auch die häuslichen Verhältnisse. Seine Ehefrau habe eine herausragende berufliche Position und sei für ihn die beste Hilfe. Sie rufe täglich auch an, um zu fragen, wie es ihm gehe. Sie fange ihn auf; deswegen habe er als Arzt von sich aus auch nie aktiv eine Psychotherapie oder eine Kur angeraten, da nichts die gute Beziehung zu seiner Frau ersetzen könne. Als der Patient noch gearbeitet habe, sei er häufig betrunken gewesen. Er fürchte, dies könne sich wiederholen, wenn er erneut eine Tätigkeit aufnehme. Daher meine er, daß ihm die Erwerbsunfähigkeitsrente zustehe.

Neurosen und abnorme Persönlichkeitsentwicklungen	
Leichtere neurotische Störungen (oft mit vegetativer Symptomatik verbunden, sog. »psychovegetative Syndrome«)	0–10 v.H.
Stärker behindernde Störungen mit wesentlicher Einschränkung der Erlebnis- und Gestaltungsfähigkeit (z. B. manche Phobien, pathologische Entwicklungen)	20–40 v.H.
Schwere Neurosen mit erheblichen sozialen Anpassungsschwierigkeiten (z. B. schwere Zwangsneurose)	50–100 v.H.

Tab. 2
Beurteilung neurotischer Störungen nach »Anhaltspunkte für die ärztliche Gutachtertätigkeit im sozialen Entschädigungsrecht und nach dem Schwerbehindertengesetz« (34)

Kennzeichnen diese beiden Beispiele eine Möglichkeit diskussionswürdiger interpersonaler Beziehung zwischen Arzt und Patient im Verfahren um Rente und Pension, so steht am anderen Ende die Abspaltung sozialmedizinischer Einbeziehung seitens des Therapeuten:

Der 49j. Patient L.-K. C. ist in nervenärztlich-psychotherapeutischer Behandlung wegen einer Herzneurose bei zwanghaft-depressiver Struktur. Um den ihm bisher versagten Schwerbehindertenstatus zu erreichen, klagt er vor dem Sozialgericht. Sein Psychotherapeut wird mit Einverständnis des Patienten um einen Befund- und Behandlungsbericht gebeten. Der Therapeut schreibt:

»Ihre Aufforderung bringt mich in eine doppelt schwierige Lage: Die von mir aufgezeichneten Angaben des Patienten könnten möglicherweise dazu beitragen, daß seine Ansprüche abgelehnt werden. Dies würde den therapeutischen Prozeß empfindlich stören, wenn nicht sogar zerstören. Zum anderen würde die für die Therapie notwendige Abstinenz des Therapeuten durch eine offizielle schriftliche Stellungnahme beeinträchtigt in dem Sinne, daß der Patient in Zukunft im Hinblick auf eine spätere Verwendung sehr darauf achten würde, was er mir mitteilt, was ebenfalls den therapeutischen Prozeß empfindlich stören würde. Um das Vertrauen des Patienten in die Behandlung und damit auch die Wirkung der Behandlung nicht zu gefährden, bitte ich, mich von meiner Auskunftspflicht zu befreien. Einerseits kann ich mir vorstellen, daß ein Bericht von mir der juristischen Beurteilung nützen könnte, andererseits fürchte ich, daß die psychotherapeutische Behandlung in nicht absehbarem Umfang Schaden nehmen könnte.«

Unabhängig, ob wir nun direkt um einen Bericht oder gutachtlich um eine Beurteilung gebeten werden oder durch den dargebotenen Konflikt des Patienten indirekt in Entwicklung und Entscheidung des sozialmedizinischen Prozesses einbezogen sind: Das intrapersonale oder familiäre Problem des Patienten wird – wenngleich oft mehr oder weniger abgewehrt – zu einem interpersonalen Prüfstein innerhalb der Therapie.

Auf der einen Seite mag die uneingeschränkte Empathie mit dem Patienten stehen, die Identifizierung mit seinen Erwartungen und seinem intendierten Ziel, auch die Identifizierung mit seinen Aggressionen, seiner Depressivität und Verzweiflung, seiner regressiven Entwicklung, seinem gleichsam zusätzlich anwachsenden Leiden, wodurch sich Übertragung und Gegenübertragung festigen und wir auf dem sozialmedizinischen Feld mit dem Patienten eine streitbare Koalition bilden, die früher oder später von der Wirklichkeit überholt und demaskiert wird. Wir tragen in vermeintlich guter Absicht dazu bei, den intrapsychischen Konflikt weitgehend auf das psychosoziale Gebiet zu verlagern, das Substrat der Scheinlösung ist der sekundäre Krankheitsgewinn.

Nach STRASSERS (42) psychoanalytischer Deutung dieses Vorganges gerät dabei die Versicherung oder das Gericht in die Position eines Supervaters, der die virtuellen Eltern Vater Staat und Mutter Staatskasse zu dem verurteile, was dem Patienten in seinem Erleben in der Kindheit verwehrt geblieben sei. Andererseits weist Frau SCHLIERF (40) mit Recht auf die Notwendigkeit der Identifizierung mit berechtigten Ansprüchen des Patienten hin. Der Arzt übernehme damit eine Hilfs-Ich- und Hilfs-Überichfunktion zur realitätsgerechten Verwirklichung von Ansprüchen und Bedürfnissen aus dem Es-Bereich und sei so für den Patienten der Ersatz einer Vaterfigur. Dadurch gestärkt, finde der Patient einen progressiven Weg aus einer resignativen Ohnmacht und könne seine Kräfte wiederum aus der regressiven Sackgasse befreien. Innerhalb dieser Entwicklung sollte allerdings nicht die Interdependenz des sekundären Gewinns mit dem sekundären Verlust unbeachtet bleiben. Das erreichte materielle Ziel kann einen kontratherapeutischen Effekt zur Folge haben, bestehend zum Beispiel aus Selbstwertkrisen, Destruktionsgefühlen und sozialer Isolierung, vom Patienten womöglich empfunden als neue anwachsende psychologische Last.

Auf der anderen Seite aber spüren wir sicher auch, daß wir es uns manchmal zu leicht machen, nicht anders, als spalteten wir diesen Inhalt des Konfliktstoffes unseres Patienten ab. Er ist uns unter sozialmedizinischem Aspekt ein Ärgernis, und so hoffen wir, daß andere das Problem klären oder lösen, leider oft zum Nachteil des Patienten.

Spätestens in der BALINT-Gruppe oder in der Supervision wird uns dann – hoffentlich – deutlich werden, daß wir unsere Hände nicht in Unschuld waschen können. Unsere identifikatorische Haltung hat häufig längst zur Vertiefung und Verstärkung psychosomatischer Leiden oder der neurotischen Entwicklung geführt. Bedeutet doch diese Identifikation oft auch eine Stärkung der Abwehr des Patienten, sich mit seiner neurotischen Erkrankung psychotherapeutisch auseinanderzusetzen und mit der Gewährung z. B. der Rente, die vermeintlich nicht mehr beeinflußbare Schwere seines Leidens bestätigt zu finden, d. h., nach den Untersuchungen von KÖNIG u. NEUN (25) sich moralisch gegenüber seinem Umfeld rehabilitiert zu fühlen. Mißlingt aber dieser Versuch, so wächst die Gefahr der aufgepfropften Entwicklung einer Rechtsneurose, wie V. WEIZSÄCKER sie nannte. Dem Patienten ist es (40) gelungen, seinen intrapsychischen Konflikt zu einem sozialen Konflikt zu externalisieren. Dieser Abwehrvorgang kann aber unweigerlich die progressive und konstruktive Verarbeitung des Konfliktes blockieren.

Im Jonglieren mit den vielleicht beiderseits verdrängten Anteilen eines sekundären Gewinns tragen wir gleichzeitig zur Prolongation defizitärer Ich-Funktionen oder narzißtischer illusionärer Bedürfnisse und somit zum unübersteigbaren Hindernis einer reifen Kompromißlösung bei, auch auf sozialmedizinischem Gebiet.

Selbstverständlich müssen wir uns auch umgekehrt prüfen, ob wir uns in einer nicht klar erkannten negativen Übertragungsposition gegenüber dem Patienten befinden, die dazu führt, daß sich der Therapeut mit der beklagten Instanz oder Behörde identifiziert, vielleicht auf dem Boden selbst erlebter strenger und rigider Über-Ichobjekte in eigener Kindheit. Eine solche für den Patienten und für das Arbeitsbündnis mit ihm gefährliche Position eines Halbrichters (48) bedarf spätestens dann einer gründlichen Erweiterung eigener Selbsterfahrung.

Ein letztes Beispiel besonders erschwerter interpersonaler Einstellung des Psychotherapeuten in Psychodiagnostik und Psychotherapie bildet die Gruppe der ausländischen Berufstätigen in Deutschland.

Ein 51j. Patient leidet seit etwa 25 J. an schweren Kopfschmerzen, die ihn zum Teil 1–2 Tage ans Bett fesseln. Seit einem Jahr bestehe auch ein Tinnitus. Wegen der Kopfschmerzen bereits vielfache vergebliche ambulante und stationäre Behandlungen, eine Psychotherapie wurde bisher nicht erwogen.

Der Patient kam vor 30 J. aus seiner Heimat Kreta nach Deutschland, heiratete eine Deutsche und hat eine 20j. Tochter. Seit 28 J. ist er in der gleichen Firma als Elektromechaniker tätig. Er wird als äußerst zuverlässig und tüchtig geschildert, Aufstiegsangebote konnte er wegen seiner Beschwerden nicht annehmen. Er fährt regelmäßig in seine Heimat, wo er inzwischen 3 Häuser hat. Immer wieder träumt er davon, endgültig nach Kreta zurückzugehen, dort habe er stets weniger Beschwerden. Er fühle sich als Wanderer zwischen zwei Welten. Der Konflikt spitzte sich zu, da seine Frau und seine Tochter jetzt und auch später nicht endgültig auf Kreta bleiben wollen. Schon früher hatte er einmal einen Rentenantrag gestellt, ihn aus diesen Gründen aber zurückgezogen. Nun läuft der zweite Antrag. Das ärztlich-psychosomatische Votum der Beurteilung lautet:

»Ich würde eine Berentung, die dann die endgültige Rückkehr in die Heimat zur Folge hätte, dringend empfehlen. Eine psychotherapeutische Intervention halte ich wegen der Chronizität derzeit für nicht erfolgversprechend, obwohl ich einen psychosomatischen Zusammenhang für wahrscheinlich halte.«

Und in einem Gutachten wird ausgeführt:

»Theoretisch wäre der Versuch einer Psychotherapie angezeigt. Nun ist eine Psychotherapie bei einem seit 20 J. bestehenden Leiden in dem jetzigen Lebensalter sehr selten erfolgreich, und wenn sie erfolgreich wäre, würden, bis dieser Erfolg eintritt, mindestens 2–3 J. vergehen. Bei dieser chronifizierten Entwicklung, der ausgeschöpften somatischen Therapie und der ausgeschöpften somatischen Diagnostik bin ich sehr sicher, daß in absehbaren Jahren sich nichts an den Kopfschmerzen ändern wird.« Es könne auch nicht mehr erwartet werden, daß die neurotisch bedingten Hemmungen zur Aufnahme einer Arbeit, die sich in den psychosomatischen Beschwerden widerspiegeln, aus eigener Kraft oder in absehbarer Zeit mit ärztlicher Hilfe überwunden werden können. Daher sei dem Patienten eine tägliche Arbeitsbelastung von 2–3 Stunden zuzumuten, an einigen Tagen etwas mehr, an sehr viel mehr Tagen jedoch überhaupt nicht.

Dieses Beispiel läßt erkennen, daß eine besonders verfestigte Chronifizierung psychosomatischer Leiden auch eine Wurzel in den Erschwernissen der interpersonalen Beziehung, sicher nicht allein sprachlicher Art, besitzt. Um nicht erst am Ende der Krankheitskette eines solchen Patienten befragt zu werden und dann womöglich hilflos anmutende summarische Entscheidungsvorschläge zu machen, sollte – so schließt sich der Kreis zum ersten Abschnitt – jeder einen solchen Patienten zuerst untersuchende und behandelnde Arzt an die Möglichkeit und Notwendigkeit psychotherapeutischer Intervention denken und nicht Jahre oder gar Jahrzehnte später.

Aus alledem geht hervor, welche herausragende Stellung das ärztliche Gespräch für die sozialmedizinischen Anteile und Auswirkungen der Krankheit hat. Der Arzt muß rechtzeitig erkennen, daß die Interessen der Krankenkasse zur Fortzahlung des Krankengeldes, des Rentenversicherungsträgers zur Gewährung einer Berufs- oder Erwerbsunfähigkeitsrente, des Arbeitsamtes bei der Frage der Vermittlungsfähigkeit des Patienten und schließlich der kommunalen Behörde zur Zahlung der Sozialhilfe, ferner die Interessen des Patienten selbst sehr unterschiedliche Perspektiven aufweisen. Erst recht divergieren die Feststellungen der MdE im sozialen Entschädigungsrecht und des GdB nach dem Schwerbehindertengesetz von der der Leistungsminderung auf dem allgemeinen Arbeitsfeld oder von so mancher amtsärztlichen Begründung, die zu einer frühzeitigen Pensionierung führt.

Zusammenfassung

1. Zur Erstdiagnostik auch und gerade auch infolge von somatischen Beschwerden und Befunden arbeitsunfähiger Patienten gehört die gründliche psychosoziale Anamnese. Sie ist die wichtigste Aufgabe innerhalb der psychosomatischen Grundversorgung und muß ein ebenso obligater Bestandteil einer jeden vertrauensärztlichen, betriebsärztlichen oder amtsärztlichen Untersuchung sein. Nur die Kenntnis des lebensgeschichtlichen Hintergrundes bietet die Möglichkeit, neurotisch-regressives Verhalten, d. h., die unbewußte Dynamik von bewußtseinsnaher Aggravation und Simulation abzutrennen, um ungerechtfertigte soziale Leistungen zu erhalten. Das tiefenpsychologisch orientierte und fundierte Instrument bietet hierzu den denkbar besten Weg.

2. Es bildet gleichzeitig die Basis, um dem Patienten eine sorgfältige Begründung für seinen Antrag auf Gewährung einer Sozialleistung an einen Sozialversicherungsträger mitzugeben, denn pauschal formulierte Atteste sind nutzlos, z. B.:

»Aus der Sicht meines Fachgebietes bewerte ich Frau N. angesichts der erkennbaren Chronifizierungsneigung des depressiven Versagenszustandes als anhaltend erwerbsunfähig.« Ohnehin obliegt diese Feststellung rechtlicher und nicht ärztlicher Beurteilung.

3. Die eingehende psychobiographische Anamnese ist gleichzeitig auch die Grundlage, um gegebenenfalls selbst den Anstoß zu geben, einen notwendigen Antrag z. B. auf ein psychosomatisches Heilverfahren oder auf eine Vergünstigung nach dem Schwerbehindertengesetz zu stellen. Viele gerade der psychisch Kranken wissen nicht einmal, daß es diese Möglichkeit gibt. Nur der Psychotherapeut des Patienten vermag dabei abzuwägen, in welchem Maße andererseits ein solcher Antrag die Besserung des psychischen Leidens zu fördern oder zu hemmen vermag, nach FOERSTER (16) evtl. in verhängnisvoller Weise, wenn der Schwerbehindertenstatus erreicht wird.

4. In die Beurteilung einer organischen oder funktionellen körperlichen Krankheit sollte so früh wie möglich die Frage mitwirkender psychodynamischer, psychoreaktiver oder psychosozialer Anteile einbezogen werden und nicht erst dann, wenn

a) die Krankheit chronifiziert ist,

b) das Ergebnis der somatischen Therapie sich als unbefriedigend erweist,

c) ein Mißverhältnis zwischen Befund und subjektiver Symptomatologie offenbar wird,

d) die Aussteuerung aus der Krankenkasse bevorsteht, ein Rentenverfahren eingeleitet ist oder die Rente bereits gewährt wird.

5. Analog sind die Aussichten einer Psychotherapie bei diesen Patienten ebenso wie bei Patienten mit psychoneurotischen Entwicklungen ohne organisches oder funktionelles körperliches Substrat um so besser, je weniger chronifiziert die Krankheit und je größer der zeitliche Abstand zur Aussteuerung aus der Krankenkasse oder zu einem Rentenverfahren ist. Oder umgekehrt ausgedrückt: Je später die Psychotherapie einsetzt, d. h., je länger die neurotische Entwicklung bereits anhält, desto größer ist die Gefahr der Therapieresistenz.

6. Erfolgversprechende Psychotherapie und laufendes Rentenverfahren schließen sich in der Regel aus. Ist der Patient zur Rücknahme seines Antrages nicht bereit, so sollten Indikation und Aussichten der Psychotherapie erst dann wieder geprüft werden, wenn das Verfahren abgeschlossen ist.

7. Der Erfolg einer Rehabilitationsmaßnahme bzw. eines Heilverfahrens in einer Fachklinik ist nicht nur von der formellen Bereitschaft des Patienten abhängig, sondern weitaus mehr davon, ob hierdurch kein innerer Konflikt zwischen Aufgeschlossenheit gegenüber der Psychotherapie und Aussicht auf Gewährung der beantragten Rente ausgelöst wird. Ein Heilverfahren wird leider oft ohne diese genügende Prüfung fast automatisch nach der Devise »Rehabilitation vor Rente« verordnet, ein Verfahren, das z. B. auch KRAUSS (26) für sehr fragwürdig hält. Die weitaus meisten Erfahrungen sprechen dagegen, gleichzeitig mit dem psychotherapeutischen Heilverfahren einen Rentenantrag aufzuschieben oder weiterzuplanen.

8. Der Psychotherapeut sollte sich ebenso wie eine psychosomatisch-psychotherapeutische Klinik nicht in eine Position drängen lassen, mit der ein Patient das Gegenteil des therapeutischen Erfolges intendiert, bewußt oder unbewußt, nämlich zu der ihm vorgeschlagenen ambulanten oder klinischen Psychotherapie bereit zu sein, um aber dann mit dem voraussehbaren negativen Ergebnis seinen Rentenantrag bekräftigen zu können mit der Begründung, auch diese Therapie habe ihm nicht geholfen.

9. Wird eine Psychotherapie erst erwogen, wenn bereits eine Zeitrente gewährt ist, so sind die Aussichten der Psychotherapie – bezogen auf den Entzug der Rente – jenseits des 40.–45. Lebensjahres zunehmend geringer, je näher der Patient der Altersgrenze ist.

10. Erscheint die Neurose irreparabel chronifiziert, entbehrt unter Bezug auf das alte Urteil des Reichsversicherungsamtes 1926 und später des Bundessozialgerichtes 1964 (26, 51) der Patient jeder zumutbaren Willensanspannung, Motivation und Introspektionsfähigkeit, um die unbewußten Strebungen und deren Psychodynamik mit eigener Kraft und psychotherapeutischer Hilfe zu überwinden, so wird diese begründete Darstellung des Arztes und Psychotherapeuten die rechtlichen Voraussetzungen für die Rentengewährung schaffen. Die Hoffnung, über eine Zeitrente den Zugang zu intrapsychischen Konflikten und deren Therapie zu finden, erscheint mir im Gegensatz zu manchen anderen Autoren (40) nur selten berechtigt.

11. Bei der Prüfung sozialmedizinischer Voraussetzungen für eine Umschulung seines Patienten muß sich der Psychotherapeut ebenfalls einbeziehen lassen, um dem voraussehbaren Mißerfolg mit Verstärkung oder Auslösung weiterer psychosomatischer oder psychoneurotischer Störungen und Krankheiten vorbeugen zu helfen und somit auch eine positive Entwicklung seiner Therapie nicht negativ zu belasten.

12. Die Kooperation (Abb. 1) zwischen behandelndem Arzt und Psychotherapeut, Vertrauensarzt, Betriebsarzt und für die körperliche Krankheit zuständigem Gebietsarzt sollte sich durch eine Absprache in regelmäßigen Abständen über auftauchende oder bestehende Meinungsverschiedenheiten in sozialmedizinischen Fragen oder in den Konsequenzen der Krankheit des Patienten auszeichnen, um die Aussichten eines Antrages nach einem der genannten Gesetze realitätsbezogen gemeinsam zu beurteilen. Gleiches gilt natürlich auch für die Frage nach der Dauer einer Arbeitsunfähigkeit.

Großes Gewicht besitzt diese Kooperation auch für den selbständig behandelnden psychologischen Psychotherapeuten, jetzt und erst recht wahrscheinlich auch in Zukunft innerhalb des neuen Gesetzes.

Schließlich erweist sich auch ein direktes Gespräch mit dem Arbeitgeber oder der vorgesetzten Dienststelle als nützlich.

Mit alledem kann dem Patienten ein evtl. langwieriges Verfahren mit zusätzlich erheblicher psychischer Belastung und dadurch weiterer Verfestigung und Chronifizierung der Krankheit erspart bleiben. Sie wird nicht unerheblich – wie WIESENHÜTTER (49) wohl mit Recht meint – gefördert durch die unausweichlich gewordene Verlagerung des Subsidiaritätsprinzips zum Versorgungsprinzip in unserer Gesellschaft.

Abschließend ein Zitat zum Thema aus einer Begrüßungsansprache (ASCHOFF [2]) zu einer psychotherapeutischen Tagung:

Als Neurologe habe er immer wieder feststellen müssen, daß die sozialmedizinische Beurteilung von psychosomatisch-psychotherapeutisch tätigen Ärzten weitgehend abgewehrt bzw. nicht wahrgenommen wird. Dadurch verbleibe die Beurteilung bei den Fachkollegen, die eigentlich nicht zuständig sind. Werden aber vom behandelnden Psychotherapeuten Atteste oder Gutachten erstattet, so seien diese in Unkenntnis der versicherungsrechtlichen Voraussetzungen oft unsachlich, meist im Sinne der Befürwortung, um seinem Psychotherapie-Patienten etwas Gutes zu tun, dabei aber oft das Gegenteil erreichen.

Der Versuch, das Augenmerk auf diese bisher weithin ausgeblendete wichtige psychotherapeutische Aufgabe zu lenken, möge dazu beitragen, die Äußerung des Neurologen zu widerlegen und ebenso PROKOPS (35, 37) Beschreibung eines menschlichen Archetypus, der in bestimmten Situationen zu immer wieder typischer Reaktion determiniere, so daß typische Fehler immer wiederkehrende

Ereignisse seien, sowohl bei dem Arzt als auch bei dem Richter.

In der beschriebenen uns zugewiesenen erweiterten Funktion sehe ich also kein Dilemma, sondern einen dem Patienten helfenden und den Erfolg unserer Psychotherapie weitaus eher bahnenden als hemmenden Auftrag. Innerhalb unseres sozialen Netzes und unserer Gesellschaft dürfen wir ihn nicht fachfremder oder gar inkompetenter Beurteilung überlassen.

Angeregt durch eine weitere Begrüßungsansprache zu den 22. Norddeutschen Psychotherapietagen unter dem Leitthema »Arbeit zwischen Last und Lust«, erwähnte E. WILKE (50) den Roman *»Oblomov«,* den GONTSCHAROW 1859 geschrieben hat. An seiner grenzenlosen Faulheit und Bequemlichkeit ging OBLOMOV schließlich auch zugrunde. Im Zusammenhang mit dem bisher Dargelegten drängen sich aus heutiger Sicht die sozialmedizinischen Fragen auf:

War das unsterbliche Idol seiner Zeit arbeitsunfähig krank? Erfüllte OBLOMOV die Voraussetzungen einer Erwerbsunfähigkeitsrente? War er als Schwerbehinderter einzustufen mit einem GdB von 100% und dem Merkzeichen anhaltender Hilfsbedürftigkeit? Gebietet uns unsere eigene, natürlich uneingeschränkt positive Einstellung zur Arbeit und Solidargemeinschaft nicht, ihm ohne Umschweife auf die Sprünge zu helfen unter selbstverständlicher Versagung aller Anträge? Oder tauchen nach einiger Besinnung vielleicht ganz andere Deutungseinfälle auf, so etwas wie Faszination, Erschütterung und Ergriffenheit über einen Menschen, den vielleicht weitaus weniger das maßlose Nichtstun als die unendliche Langeweile – die ennui – nur noch nachdenken und sich fragen ließ: Was tue ich in diesem Leben, und wozu? (TOLSTOI, 46). OBLOMOV fand in der Mitte des letzten Jahrhunderts offenbar keine Antwort. Sind wir an der Schwelle des 21. Jahrhunderts sehr viel weiter als OBLOMOV?

Literatur

1. ASCHOFF, J. C.: Zur Frage der »zumutbaren Willensanspannung« bei der Überwindung eines Leidens. Versicherungsmed. **43,** 5–9 (1991).

2. ASCHOFF, J. C.: Begrüßung anläßlich der 38. Arbeitstagung des Deutschen Kollegiums für Psychosomatische Medizin, Ulm 12. 3. 1993.

3. ERNST, K.: Psychogene Entwicklungen – Verlauf, Heilung, Chronifizierung. In: HEIMANN, H. (Hrsg.): Psychogene Reaktionen und Entwicklungen. Fischer, Stuttgart 1984.

4. DILLING, H., W. MOMBOUR u. H. H. SCHMIDT (Hrsg.): Internationale Klassifikation psychischer Störungen. Huber, Bern 1991.

5. DOUBRAWA, R. u. H.-E. OBERDALHOFF: Rentenantragsteller im psychosomatischen Heilverfahren. In: OBERDALHOFF, H.-E. u. W. DAHLMANN (Hrsg.): Psychosomatische Gutachtertätigkeit. Banaschewski, München 1986.

6. DÜHRSSEN, A.: Analytische Psychotherapie in Theorie, Praxis und Ergebnissen. Vandenhoeck u. Ruprecht, Göttingen 1972.

7. FEIEREIS, H.: Beurteilung von Heilverfahren aus klinischer, gerichtsärztlicher und psychosomatischer Sicht. Öff. Gesundh.-Wes. **39,** 203–213 (1977).

8. FEIEREIS, H. (Hrsg.): Heilverfahren. Marseille, München 1981.

9. FEIEREIS, H.: Psychotherapie vor Rentenbegehren. In: OBERDALHOFF, H.-E. u. W. DAHLMANN (Hrsg.): Psychosomatische Gutachtertätigkeit. Banaschewski, München 1986.

10. FEIEREIS, H.: Lumbosakrales Wurzelreizsyndrom und Psychotherapie. internist. prax. **28,** 717–728 (1988).

11. FEIEREIS, H.: Die psychotherapeutische Aufgabe in der somatischen Medizin. Heilbad und Kurort **45,** 405–408 (1993).

12. FEIEREIS, H.: Der sozialmedizinisch-gutachtliche Aspekt im ärztlichen Gespräch. In: REIMER, Ch. (Hrsg.): Ärztliche Gesprächsführung. 2. Aufl. Springer, Berlin 1994.

13. FOERSTER, K.: Neurose und Sozialrecht. Nervenarzt **55,** 335–341 (1984).

14. FOERSTER, K.: Neurotische Rentenbewerber. Enke, Stuttgart 1984.

15. FOERSTER, K.: Zur Beurteilung der beruflichen Leistungsfähigkeit neurotisch gestörter Menschen. Lebensversicherungsmedizin **37,** 44–46 (1985).

16. FOERSTER, K.: Zur Beurteilung neurotischer Patienten bei sozialrechtlichen Fragen. Prax. Psychother. Psychosom. **32,** 1–11 (1987).

17. FOERSTER, K.: Die sogenannte »Rentenneurose« – psychopathologisches Syndrom oder obsoleter Begriff? Fortschr. Neurol. Psychiat. **55,** 249–260 (1987).

18. FOERSTER, K.: Die sogenannte »Unfallneurose« – ein umstrittener Begriff. Akt. Traumatol. **17,** 219–223 (1987).

19. FOERSTER, K.: Die Begutachtung neurotischer Störungen im sozialen Entschädigungsrecht. Med. Sachverst. **86,** 155–158 (1990).

20. FOERSTER, K.: Psychiatrische Begutachtung im Sozialrecht. Nervenarzt **63,** 129–136 (1992).

21. FRANZ, M.: Zur Psychosomatik neurologischer Erkrankungen. Z. psycho-somat. Med. **36,** 355–373 (1990).

22. GROSSPIETZSCH, R. u. S. M. GROSSPIETZSCH: Die Wahrheitsfrage in der sozialmedizinischen Begutachtung. Öff. Gesundh.-Wes. 48, 277–280 (1986).

23. HANSEN, K. J.: Arzt und Arbeitsunfähigkeit. Schlesw.-Holst. Ärztebl. **37,** 655–660, 704–715 (1984).

24. HARRACH, A.: Zur Psychosomatik der Rentenneurose. In: OBERDALHOFF, H.-E. u. W. DAHLMANN (Hrsg.): Psychosomatische Gutachtertätigkeit. Banaschewski, München 1986.

25. KÖNIG, K. u. H. NEUN: Psychotherapeutische Heilverfahren. In: Psychologie des 20. Jahrhunderts, Band IX. Kindler, Zürich 1979.

26. KRAUSS, P.: Zur Begutachtung von Neurotikern auf Berufs- oder Erwerbsunfähigkeit. Fortschr. Neurol. **30,** 135–154 (1962).

27. KÜNSEBECK, H.-W. u. Mitarb.: Die psychische Führung der Patienten mit funktionellen gastroenterologischen Störungen. Verdauungskrh. **2,** 152–157 (1984).

28. KÜTEMEYER, M. u. U. SCHULTZ: Lumbago-Ischialgie-Syndrome. In: UEXKÜLL, Th. v. (Hrsg.): Psychosomatische Medizin. 4. Aufl. Urban & Schwarzenberg, München 1990.

29. MAASS, G.: Juristischer und ärztlicher Auftrag in der Gutachtensituation und ärztliche Verpflichtung, einen therapeutischen Prozeß einzuleiten. In: OBERDALHOFF, H.-E. u. W. DAHLMANN (Hrsg.): Psychosomatische Gutachtertätigkeit. Banaschewski, München 1986.

30. MENTZOS, S.: Interpersonale und institutionalisierte Abwehr. Suhrkamp, Frankfurt 1976.

31. MÜLLER-FAHRNOW, W., H. E. LÖFFLER, M. F. SCHUNTERMANN u. H. KLOSTERHUIS: Die Rehabilitations-Verlaufsstatistik. Ergebnisse eines Forschungsprojektes zur Epidemiologie in der medizinischen Rehabilitation. Teil II: »Die Sozialmedizinische Prognose«. Deutsche Rentenversicherung Heft **3,** 170–207 (1989).

32. NOWAK, P.: Arbeit und Krankheit. Ein psychosomatisches Problem. In: UEXKÜLL, Th. v. (Hrsg.): Psychosomatische Medizin. 4. Aufl. Urban & Schwarzenberg, München 1990.

33. OBERDALHOFF, H.-E.: Rentenantrag und psychosomatische Rehabilitation. In: OBERDALHOFF, H.-E. u. W. DAHLMANN (Hrsg.): Psychsomatische Gutachtertätigkeit. Banaschewski, München 1986.

34. PAULI, H. G.: Sozialmedizinische, medizinsoziologische und soziosomatische Aspekte zur Entstehung und Erhaltung von Gesundheit und Krankheit. In: UEXKÜLL, Th. v. (Hrsg.): Psychosomatische Medizin, 4. Aufl. Urban & Schwarzenberg, München 1990.

35. PROKOP, O.: Gedanken zur Gleichheit gerichtsmedizinischer Befunde. Wissenschaftliche Zeitschrift Martin-Luther-Universität Halle-Wittenberg 1965, zit. nach RITTNER.

36. RAUSCHELBACH, H.-H.: Anhaltspunkte für die Gutachtertätigkeit im sozialen Entschädigungsrecht und nach dem Schwerbehindertengesetz. Köllen, Bonn 1983.

37. RITTNER, Ch.: Der Richter und der medizinische Sachverständige. Med. Welt **22,** 1308–1312 (1971)

38. SANDWEG, R., C. SENGER-ALT u. G. RUDOLF: Psychopathologischer Befund und Behandlungsergebnisse bei Rentenantragstellern. Nervenarzt **63,** 539–544 (1992).

39. SCHIMRIGK, K. u. O. SCHRAPPE: Neurologische und psychiatrische Erkrankungen. In: MARX, H. H. (Hrsg.): Medizinische Begutachtung. 5. Aufl. Thieme, Stuttgart 1987.

40. SCHLIERF, C.: Die Rentenneurose: ein psychosoziales Arrangement. Psychother. med. Psychol. **35,** 8–16, 41–46 (1985).

41. SCHUBERT, E.: Die Rentenneurose in juristischer Sicht. Med. Klin. **61,** 1802–1805 u. 1841–1844 (1966).

42. STRASSER, F.: Zur Nosologie und Psychodynamik der Rentenneurose. Nervenarzt **45,** 225–232 (1974).

43. SUCHENWIRTH, R. M. A. u. G. WOLF: Neurologische Begutachtung. Fischer, Stuttgart 1987.

44. TEUSCH, L.: Die Rentenneurose. Dt. Ärztebl. **82,** 905–911 u. 2198–2199 (1985).

45. TÖLLE, R.: Neurosen sind Krankheiten. Dt. Ärztebl. **79,** 59–64 (1982).

46. TOLSTOI, L. N.: Das Nichstun. Zit. nach FRIEDELL, E.: Kulturgeschichte der Neuzeit. Beck, München 1931.

47. UEXKÜLL, Th. v. (Hrsg.): Psychosomatische Medizin. 4. Aufl. Urban & Schwarzenberg, München 1990.

48. WEIZSÄCKER, V. v.: Soziale Krankheiten und soziale Gesundung. Springer, Berlin 1930.

49. WIESENHÜTTER, E.: Der Rentenneurotiker im Berufsleben. Hb. ges. Arbeitsmed. Bd. 3. Urban & Schwarzenberg, München 1962.

50. WILKE, E.: Reflexionen zum Leitthema »Arbeit zwischen Last und Lust« der 22. Norddeutschen Psychotherapietage, Lübeck, 9. 10. 1993.

51. WOLF, G.: Die Begutachtung der Neurose. Öffentl. Gesundh.-Wes. **45,** 462–465 (1983).

Gruppentherapeutische Erfahrungen mit übergewichtigen Patienten

L. GERICH und M. EHL, Würzburg

Einleitung

Das Problem des Übergewichts fordert uns Ärzte in vielfacher Weise heraus. Auch nach vorsichtigen Schätzungen werden wir, in welcher ärztlich-klinischen Tätigkeit auch immer, bei etwa 30–50% unserer Patienten in unterschiedlicher Weise damit konfrontiert.

Viele Teilgebiete der Medizin haben sich mit diesem Problem befaßt:

Die Sozialmedizin legte Untersuchungsergebnisse zum sozioökonomischen Status, zur sozialen Mobilität, zur ethnischen und religiösen Zugehörigkeit und zur Abhängigkeit des Übergewichtes von dem Gewicht der Eltern u. a. vor (24, 32).

Die Endokrinologie hat durch den Nachweis, daß gastrointestinale Peptidhormone wie Cholezystokinin, Gastrin und vasoaktives intestinales Polypeptid nicht nur im Magen-Darm-Trakt, sondern auch im Zentralnervensystem vorkommen, neue Aspekte über die Rolle humoraler Faktoren eröffnet. Auch wurden zentralnervöse Transmitter, wie Endorphine und Enkephaline, auch aus endokrinen Zellen des Magen-Darm-Traktes isoliert (19). Aufgrund dieser Erkenntnisse sollte diskutiert werden, ob diesen Hormonklassen eine zentrale Bedeutung in der Regulation von Energiezufuhr, Energiespeicherung und Energieverwertung zukommt. Peptide mit Opiatwirkung wurden kürzlich auch in Hydrolysaten von Gluten und Kasein nachgewiesen. Diese exogenen Opioide werden im Darm nicht gespalten und können vermutlich das Gehirn erreichen. Eine durch seelische Spannungen induzierte Nahrungsaufnahme könnte also einem Versuch entsprechen, diese Spannungen durch die euphorisierende Wirkung mit der Nahrung zugeführter exogener Opioide auszugleichen.

Die Bedeutung der Fettzellkonzepte ist noch unklar. Das besonders für den Laien annehmbare Konzept, daß Überernährung in bestimmten kritischen frühen Lebensphasen zu einer überschießenden Fettzellvermehrung führt und die Tendenz der einmal gebildeten Fettzellen, sich wieder mit Fett zu füllen, zwangsläufig Übergewicht entstehen läßt, hielt neueren experimentellen Überprüfungen nicht stand. Ob die Entdeckung sog. Präadipozyten das Fettzellkonzept wieder aktualisiert, muß abgewartet werden (19).

Entgegen früherer Untersuchungen zur Nährstoffausnutzung, die sich ausschließlich mit dem Problem des Grundumsatzes beschäftigten, lassen neuere Untersuchungen, welche die Wärmebildung im Organismus ohne Muskelzittern untersuchten, einen Unterschied im Anstieg der Wärmeproduktion bei Fettsüchtigen und ehemals Übergewichtigen um etwa 30–40% geringer als bei schlanken Kontrollpersonen erkennen. Interessant ist ebenfalls, daß der thermoregulatorische Defekt bei ehemals fettsüchtigen Frauen wie bei noch Fettsüchtigen war. Es gibt also doch erhebliche Hinweise auf eine unterschiedliche Nahrungsverwertung im intermediären Stoffwechsel (18).

In diesem Zusammenhang sei auch auf eine Untersuchung von ROGNER hingewiesen über die Erhöhung des Serumcholesterinspiegels unter Streßeinfluß. Als ursächlich vermutet er Auswirkungen der Katecholamine und der Kortikosteroide auf den Fettstoffwechsel, aber auch eine erhöhte Nahrungsaufnahme, die während der Streßeinwirkung als palliative Bewältigungsstrategie fungiere. Durch Entspannungsübungen und Streßbewältigungstraining sei eine Senkung des Serumcholesterinspiegels um etwa 11% nachgewiesen worden (29).

Zweifellos gelang es auch der Ernährungspsychologie, wesentliche Aspekte des Übergewichtes aufzuzeigen. Normalgewichtige und Übergewichtige unterscheiden sich in ihrem Eßverhalten dadurch, daß Adipöse weniger durch interne als vielmehr durch äußere Signale in ihrem Appetit und in ihrer Sättigung gesteuert werden (6). Allerdings ist der Ernährungspsychologie die Definition von intern und extern sicher nicht ausreichend gelungen. Praktisch gesehen sollen Übergewichtige von der Wahrnehmung oder Zugänglichkeit von Speisen stärker zur Nahrungsaufnahme stimuliert werden.

Von tiefenpsychologischer Seite ragen die Arbeiten von H. BRUCH heraus (4). Es gelang ihr, auch unter Berücksichtigung der von Verhaltenspsychologen gefundenen Ergebnisse, ein umfassenderes System zu finden. BRUCH beschreibt eindrucksvoll die Fehlwahrnehmung wichtiger, viszeraler Prozesse bei Fettsüchtigen. Einige, insbesondere die emotional Gestörten haben Schwierigkeiten, Hunger und Sattsein zu erkennen, und sind oft unfähig, zwischen Hunger und anderen Zuständen von Unbehagen zu unterscheiden. Sie bringt diese »Begriffsverwirrung« mit ernsthaften Störungen der Identität und mit Gefühlen persönlichen Versagens in Beziehung und beschreibt, in welchem Maße Übergewichtige auf äußere Signale angewiesen sind, die ihnen sagen, wann sie etwas tun sollen, z. B. essen, und wann sie damit aufhören sollen. Sie führt auch an 2 Beispielen aus, wie häufig therapeutische Bemühungen diese Unfähigkeit noch verstärken (5).

STUNKARD u. PUDEL (36) erinnern an die häufig gemachte Beobachtung, daß Adipöse an Gewicht verlieren, wenn sie sich verlieben, und zunehmen, wenn sie einen geliebten Menschen verlieren.

Alleinstehende Frauen um das 40. Lebensjahr stellen eine besondere Risikogruppe für Adipositas dar. Und PUDEL (28) stellte fest, daß hyperphagen Reaktionen bei Adipösen häufig Gefühle von Langeweile, Unausgefülltsein und Einsamkeit vorausgehen. Vielfach werde das Zuvielessen als orale Ersatzbefriedigung für enttäuschte Liebes- und Sexualbeziehungen empfunden. Eigene Erfahrungen zeigen, daß manche Frauen dann, wenn sie in einer Partnerschaft leben, an Gewicht zunehmen, in Zeiten ohne Partnerschaft dagegen an Gewicht abnehmen. Bei den hier beobachteten Patienten handelt es sich um eine sog. hysterische Kollusion nach WILLI mit latentem Machtkampf; Frauen, die sich durch ihren Partner in ihrer Autonomie bedroht fühlen, können durch Gewichtszunahme einen Machtzuwachs für sich erreichen. Bestätigt werden diese unsere Erfahrungen durch eine Arbeit von ALIABADI u. LEHNIG (1): Sie erkannten, daß Adipositas bei manchen Übergewichtigen als unbewußtes Kampfmittel und als Distanzierungsmanöver fungieren kann. Der Fettpanzer wirke wie eine Dornenhecke und damit als Mittel, sexuelle Begegnungen zu vermeiden. Schon K. STAUDER (31) beschrieb das häufige Vorkommen von Frigidität bei adipösen Frauen, und FREYBERGER u. STRUBE (11) generalisierten dies für alle von ihnen untersuchten weiblichen Adipösen. Im Kontrast dazu beschreibt H. CSEF in seiner Arbeit »Adipositas und Sexualität – Eine rätselhafte Beziehung« (7), daß es unter Adipösen aber auch sehr sinnesfrohe Menschen gebe, den Falstaff-Typ. Hier erscheint Adipositas nicht als Abwehrmechanismus, sondern als Ausdruck einer Ich-dystonen unvollständigen Triebkontrolle mit Kontrollverlusten oder aber als Ausdruck einer Ich-syntonen temperamentvollen und sinnenfreudigen Lebenseinstellung. Für viele Adipöse mit Borderline-naher Persönlichkeitsorganisation haben Vielessen und Dicksein auch strukturierende und ihr Selbst sichernde Funktionen. Aus eigenen Behandlungen wurde uns deutlich, daß Gewichtsabnahme bei Adipösen Ängste hervorrufen kann, in ihrer Existenz ganz zu verschwinden – »ich kann im Moment kein Gewicht hergeben.« Während Gewichtsabnahmen wurden auch Befürchtungen geäußert, an Krebs erkrankt zu sein. Es wurden Depersonalisationserlebnisse unter Gewichtsabnahmen beschrieben mit der Empfindung, die eigenen Körperkonturen zu verlieren, z. B., keine Hände mehr zu haben oder sich ganz aufzulösen. Adipositas fungiert auch als Abwehr libidinöser Impulse, wenn diese als bedrohlich erlebt werden (Angst vor Abhängigkeit, Angst vor Verschmelzung), und aggressiver Impulse, wenn diese als verboten (Angst vor Strafe) oder bedrohlich erscheinen (Angst vor Chaos, Angst vor Destruktion und Selbst-Destruktion).

Man scheint sich heute einig zu sein, daß Adipositas eine ganz heterogene multifaktorielle Störung ist und das Ausmaß emotionaler Faktoren individuell sich sehr unterscheidet. CRISP (1975) behauptet sogar, Adipöse hätten etwas seltener emotionale Störungen als Nicht-Adipöse und steht damit im Widerspruch zu einer Untersuchung der Daten der Midtown-Manhatten-Studie durch STUNKARD (32). Darin liegen Adipöse in sieben von acht psychopathologischen Indizes höher und rangieren auch in den Kategorien Unreife, Mißtrauen und Rigidität signifikant höher als Nicht-Adipöse. STUNKARD (34) meint, daß bei jungen Frauen der Oberschicht Adipositas häufig mit Neurosen verknüpft sei.

Neben der Verknüpfung der Adipositas mit einer Vielzahl von emotionalen Faktoren gibt es jedoch zwei fest umrissene emotionale Störungen, unter denen Adipöse leiden: die Hyperphagiesyndrome und die Störung des Körperschemas.

10% der Adipösen, überwiegend Frauen, leiden unter dem Syndrom des nächtlichen Essens, das periodisch auftritt und durch Streßsituationen ausgelöst wird. Binge-eating (Syndrom der Freßorgien) tritt bei weniger als 5% der Adipösen auf. Es verläuft nicht periodisch und ist streng an den Auslösefaktor Streßsituation gebunden.

Adipöse, die unter einer Störung des Körperschemas leiden, erleben ihren eigenen Körper als abstoßend und verachten sich selbst in ihrer Persönlichkeit. Diese Störung findet sich nur bei neurotischen Adipösen, die schon seit ihrer Kindheit übergewichtig sind.

Die Ernährungsmedizin beschäftigt sich im wesentlichen mit der Adipositas unter dem Gesichtspunkt, daß diese auch ein Bilanzproblem ist. Sie erarbeitet diätetisch-therapeutische Maßnahmen zur Reduktion des Körpergewichtes, die sicherlich bei jeder Therapie von Übergewichtigen berücksichtigt werden müssen (17).

Dabei zeigt sich auch in der Verhaltenstherapie heute eine Abkehr von rigiden Konzepten hin zu individuellen und flexiblen Methoden. PUDEL (27) führt dazu aus, daß die bisher überwiegend durchgeführten strengen Kontrollmaßnahmen helfen sollten, unerwünschtes Eßverhalten total zu vermeiden. Sie bargen aber die Gefahr in sich, daß bei jeder noch so kleinen Verletzung des Planes das gesamte Konzept zusammenbricht. Sie können mit Zwangsritualen verglichen werden, vor allem von Menschen benutzt, deren Ich-Funktionen zur Bewältigung der oralen Triebimpulse unzureichend sind; »Dammbrüche« sind programmiert. Die Patienten setzen sich nicht mit den fehlenden Ich-Funktionen auseinander, sondern hoffen, mit der rigiden Kontrolle ein probates Mittel zu besitzen. Heute dagegen werden eher flexible Kontrollmaßnahmen eingesetzt, die einen größeren Verhaltensspielraum vorgeben und damit die Erarbeitung reiferer Ich-Funktionen geradezu herausfordern.

Adipositas als Bilanzproblem weist aber nicht nur auf die Energieaufnahme, sondern auch auf den Energieverbrauch hin. Stunkard u. Pudel (36) vermuten, daß der Mangel an körperlicher Bewegung am meisten dazu beiträgt, daß Adipositas in Wohlstandsgesellschaften häufig ist. Körperliche Aktivität zur Steigerung des Energieoutputs ist daher integraler Bestandteil der meisten Behandlungskonzepte. Mayer u. Thomas (1967) stellen zudem fest, daß die Zunahme von körperlicher Bewegung auch zur Abnahme der Nahrungsaufnahme führen kann. Sie vermuten, daß die körperliche Bewegung in unserem technischen Zeitalter auf den Bereich der sog. Inaktivitätsschwelle abgesunken ist. Allein durch die Erhöhung der körperlichen Aktivität auf das Niveau, auf dem wieder normale Regulationsmechanismen für die Beziehung zwischen Nahrungsaufnahme und körperlicher Bewegung zu wirken beginnen, könnten Adipositasbehandlungen effizienter werden.

Die Ergebnisse der Adipositasforschung können sich also sehen lassen. Von wissenschaftlicher Seite wird in der Erwartung einer monokausalen Theorie geklagt, daß die Ursachen der Fettsucht noch immer unklar sind, von ärztlich-therapeutischer Seite ist es jedoch sicherlich ebenso belastend, daß bei keinem Zugang zu differenzieren ist, inwieweit seine Ergebnisse und Erkenntnisse auch beim einzelnen Patienten zutreffen.

Weder in der Gesamtheit der Übergewichtigen können die verschiedenen Anteile unterschieden, noch kann individuell differenziert werden.

Die ärztliche Beziehung zum Patienten wird also entweder von dieser Unsicherheit bestimmt sein oder den einen oder anderen Aspekt stärker gewichten oder ihn von einem Urteil zu einem Vorurteil werden lassen.

Der Arzt ist hier bei der Gestaltung seines Ratschlages vom Erzielen einer negativen Energiebilanz abhängig. Der Patient gestaltet seine Beziehung zum Arzt, je nach Stellungnahme, Vorinformation und Vorerfahrungen. Jeder unserer Patienten hat in der Regel schon viele Versuche gemacht und schon viele Ratschläge gehört. Die häufige Beschäftigung mit dem Problem Übergewicht in Laienpublikationen hat ihm viele Aspekte näherbringen lassen. Negative Vorerfahrungen belasten aber den neuerlichen Zugang.

Das Behandlungskonzept für übergewichtige Patienten ist von ärztlicher Seite aus auffallend monoton. Trotz insgesamt eher deprimierender Ergebnisse und trotz der Schwierigkeiten bei Individualisierung und wissenschaftlicher Einordnung wird dem Patienten gegenüber vorgegeben, der Arzt wisse, wie man abnehmen könne.

Auffallend ist, daß auch die tiefenpsychologisch orientierte psychosomatische Medizin ganz dieser Richtung folgte. Stunkard (32) schrieb in seinem Beitrag mit dem bezeichnenden Titel »From explanation to action«: »It is ironic that psychiatry, so sorely in need of measures to evaluate therapeutic effectiveness, has taken so long to recognize the sensivity, reliability and validity of weight change as such a measure« (S. 210).

Der Psychiater Bleuler formulierte 1952: »Die innere Medizin überreichte uns gewissermaßen die Lehre von der Fettsucht mit beiden Händen« (zit. n. 10).

Die Psychiatrie versuchte, die Überreichung damit zu »rechtfertigen«, indem sie ebenfalls objektive Daten lieferte. Auch die tiefenpsychologisch orientierte Gruppenbehandlung, über die FREYBERGER (10) berichtet, ließ als Therapieerfolg ohne Differenzierung nur die Gewichtsreduktion gelten. Die enttäuschenden Ergebnisse wurden dann mit Hilfe sehr allgemeiner analytischer Hypothesen bezüglich einer neurotischen Fehlentwicklung erklärt. Allerdings wird auf die Resignation der erfolglosen Patienten hingewiesen. Vor allem für die Verhaltenstherapie ist einziges Ziel eine dauerhafte Stabilisierung des problematischen Eßverhaltens, auch wenn sie sich sicherlich bemüht, diese Stabilisierung über eine weitestgehende Individualisierung in kleinen Schritten zu erreichen (13, 23, 25).

Es hat sich gezeigt, daß tiefenpsychologisch fundierte Psychotherapie, die an einer Selbstwertgefühlsstärkung ausgerichtet ist, bei Hyperphagiesyndromen und Körperschemastörungen erfolgreich sein kann. Psychodynamische Therapie der unspezifischen Adipositas im Sinne einer Bewußtmachung unbewußter Ursachen des Zuvielessens entsprechend dem psychoanalytischen Modell haben dagegen selten Eßverhaltensänderungen zur Folge. Psychotherapie kann das Basismuster des Zuvielessens nicht ändern. Psychotherapie kann aber helfen, zufriedener und weniger streßvoll zu leben. Wenn das erreicht wird, sind Adipöse sozusagen als Nebeneffekt weniger gefährdet, zuviel zu essen. Dabei ist es nach eigenen Therapieerfahrungen hilfreich, sich nicht zur Mithilfe an der Symptombeseitigung verführen zu lassen, da dadurch der unbewußte Zwang, das Symptom aufrechtzuerhalten, nur größer wird. Lediglich die Auseinandersetzung mit dem Beziehungsmuster in der therapeutischen Situation kann zu einer Entwicklung und Entfaltung neuer Beziehungsmöglichkeiten führen, die sich unter anderem auch auf das Eßverhalten positiv auswirken können.

Von psychosomatischer Seite aus kann das Übergewicht nicht losgelöst von der Persönlichkeit des Kranken gesehen werden. Die Therapie des Übergewichts und die Veränderung von Ernährungsgewohnheiten bedeuten eine unmittelbare Beeinflussung eines Menschen, seines Lebensstils, seiner Freuden und seiner Kompensationsmöglichkeiten. Obwohl PUDEL z. B. von einem prometheischen Willen spricht, der notwendig ist, um eine Gegensteuerung gegen eine zunehmende Körperfülle zu erreichen, wird in der Literatur wenig auf die Persönlichkeit der erfolgreichen Gewichtsreduzierer eingegangen. In mehreren Beiträgen wurden oft depressive Verstimmungen bei Abmagerungstherapien beschrieben. Auf Schwierigkeiten der nicht erfolgreichen Patienten und die Schwierigkeiten, die nach wieder erfolgter Zunahme auftreten, wurde entsprechend dem Konzept dieser Arbeiten nicht eingegangen.

Problem

Auch an unserer Klinik ergab sich die Frage, ob Patienten, bei denen die etablierten Methoden nicht oder nur vorübergehend wirkten, weiter geholfen werden konnte. Der Wunsch, eine weitere Therapieform anzubieten, entsprang der Unzufriedenheit über bisherige Behandlungskonzepte, und zwar aus theoretischen Erwägungen und dem Unbehagen, im Arzt-Patient-Verhältnis eine Verpflichtung eingegangen zu sein, die eingelöst werden müßte. Dabei war von Erfahrung der Patienten in einem mehr autoritär gestalteten Arzt-Patient-Verhältnis in der Verordnung von unterschiedlichen Reduktionsdiäten und Appetitzüglern auszugehen. Das mehr autoritäre Verhalten des Arztes führte zu entweder zitternd erwarteten Kontrollterminen ohne längerfristige Auswirkungen auf die Gewichtsreduktion oder zu einem Abbruch der Behandlung, da das Verhältnis als erniedrigend erlebt wurde. Auch die langsame Entwicklung einer Alibifunktion im Sinne von »ich tue ja etwas gegen mein Übergewicht« war zu beobachten.

Alle Patienten waren erneut in die Stoffwechselambulanz gekommen. Zu ihrer Motivation trugen sicher eine zusätzliche Gewichtszunahme als auch das Wissen des Arztwechsels bei.

Methode

Im Planungszeitraum wurden alle Patienten der Stoffwechselambulanz, bei denen die erweiterte psychosoziale Anamnese Hinweise gaben, tiefenpsychologisch interviewt. Von 17 Patientinnen und 1 Patienten war nach Ansicht des Analytikers die Teilnahme an einer tiefenpsychologisch orientierten Gruppentherapie bei 12 Patientinnen indiziert; 8 davon entschlossen sich zur Teilnahme, 2 wurden wegen einer dominierenden neurotischen Fehlentwicklung in eine Einzeltherapie aufgenommen. Zwischen Interview und Beginn der Gruppentherapie mußte ein Fragebogen mit 200 der Integrativen Psychotherapie (Wyss, 37–39) entnommenen Fragen zur Auseinandersetzung des Patienten mit Leib, Orientierung im Raum, Zeit und Leistung in freier Form beantwortet werden. Die Antworten lassen die Art der Auseinandersetzung des Patienten – die wir in ein Erkunden, Entdecken, Erschließen, Auseinandersetzen, Binden, Lösen und ein Bewältigen in Vergangenheit und Gegenwart unterteilen – erkennen (37–39). Die Teilnehmerinnen wurden gebeten, den Fragebogen nach Beendigung der Gruppentherapie nochmals auszufüllen; 3 kamen der Bitte aus unterschiedlichen Begründungen nicht nach.

Daten der Patientinnen: Alter 28–52 Jahre, Durchschnittsalter 39 Jahre, alle Teilnehmerinnen verheiratet, eine kinderlos, die anderen 2–3 Kinder. Übergewicht zwischen 31–112% (Mittelwert 75%). Risikofaktoren: einmal arterielle Hypertonie und Hyperlipoproteinämie Typ IIa, einmal arterielle Hypertonie und Hyperlipoproteinämie Typ IIb. Bei allen bestand das Übergewicht seit Jahren. Alle zumindest einmal durch Reduktionsdiät Gewichtsabnahme, keinmal dauerhafte Stabilisierung, jeweils wieder deutliche Gewichtszunahme.

Die Gruppentherapie dauerte mehr als 50 Stunden, initial 2mal wöchentlich. Von den Sitzungen wurde jeweils am Ende ein ausführliches Protokoll von einem der Therapeuten angefertigt.

Auffälligkeiten aus den Interviews und Antwortbogen zu Beginn der Gruppentherapie:

M o t i v a t i o n (Darstellung der Patientinnen): Die Patientinnen stellten alle eine Verbindung von Angst, Alleinsein und Niedergeschlagensein zum Problem Übergewicht her. Die Verknüpfung, ob zuerst das Übergewicht und dann die psychosozialen Probleme oder umgekehrt waren, fluktuierte bei allen. Es fand keine weitere Auseinandersetzung statt.

Z e n t r a l e K o n f l i k t e (Darstellung der Therapeuten): Bei den Patientinnen fehlte durchgehend ein Entdecken der Emotionalität. So konnten eigene Gefühle sehr schwer interpretiert werden. Stimmungen waren häufig von der Reaktion des Partners abhängig. Das Leibliche allgemein – nicht nur die Adipositas – wurde nur peripher erkundet. Z. B. waren bei allen Teilnehmerinnen Schmerzen nur sehr inadäquat interpretierbar sowie beantwortbar und konnten kaum dem Partner mitgeteilt werden. Bei 3 Teilnehmerinnen erfuhren wir erst während der Therapie, daß diese Kommunikationsstörung mit dem Leiblichen schon zu erheblichen ärztlichen Anstrengungen, u. a. Operationen ohne somatische Indikationen geführt hatte. Andererseits führte dies auch zu Schwierigkeiten im umgekehrten Sinne, d. h., in der Arzt-Patient-Beziehung wurden somatische Störungen als psychisch interpretiert.

Bis auf eine Patientin stellten alle sehr hohe Anforderungen an sich, ihre Männer und Kinder selbstlos zu versorgen. Der dahinterstehende Wunsch nach Anerkennung und die kaum durchsetzbaren Wünsche nach selbstgestalteten Lebensbereichen wurden initial wenig erkundet. Gegenüber den allgemeinen Emanzipationsbestrebungen zeigte sich besonders der Wunsch, andere Familienmitglieder möchten vorausgehen. Der Wunsch nach Anerkennung stand bei allen Teilnehmerinnen im Kontrast zu der dominierenden und viele alltägliche Belange beherrschenden Rolle innerhalb der Familie. Alle Teilnehmerinnen wurden auch in existentiellen Fragen vom Partner allein gelassen.

Prozesse in der Gruppentherapie

In der Anfangsphase der Therapie kamen gängige, vordergründige Möglichkeiten, die Entstehung des Übergewichts zu erklären, zur Sprache: Einstellung der Eltern zum Übergewicht, Eßerziehung in der frühesten Kindheit sowie aktuelle soziale Einflüsse auf das Ernährungsverhalten, wie z. B. die Notwendigkeit, für die Familie kochen zu müssen.

Im folgenden wurden Probleme besprochen, die für die Aufrechterhaltung des Übergewichts bzw. für die Behinderung einer Gewichtsreduktion verantwortlich gemacht wurden. Diese Probleme hingen überwiegend mit den Belastungen der Patienten durch das Übergewicht zusammen. Durch diese Koppelung an das zu behandelnde Symptom stellte es sich als aus eigener Kraft nicht beeinflußbar dar mit der Folge einer tiefen Resignation und der Einstellung, nur durch eine Wunderdroge könne dieser Circulus vitiosus durchbrochen werden.

Bei der Auseinandersetzung mit diesen Problemen, wie z. B. Minderwertigkeitskomplexen durch das Übergewicht mit der Folge sozialer Isolierung, Schwierigkeiten im Umgang mit der auf den eigenen Leib bezogenen Ästhetik sowie körperlicher Leistungsfähigkeit mit der Folge, soziale Aktivitäten zu meiden, kamen Gefühle und Erlebnisweisen zur Sprache, die den Patientinnen bereits unabhängig vom Übergewicht bekannt waren.

So löste sich die Thematik immer wieder vom ursprünglichen Ausgangspunkt, dem Übergewicht, und wandte sich der jeweiligen Persönlichkeit und ihrem Umfeld zu. Schließlich war es möglich, Erlebens- und Verhaltensweisen einzelner Patientinnen zu betrachten, die Anlaß für ein abnormes Eßverhalten darstellten. Z. B. wurden einmal Situationen, in denen eigentlich eine Auseinandersetzung mit dem Ehemann angebracht gewesen wäre, in einem anderen das Erleben der Sinnlosigkeit in der Ehe mit einem depressiven Mann als solche Auslöser erkannt. Durch die Möglichkeit, solche Probleme, losgelöst von dem jegliche Auseinandersetzung blockierenden Thema Übergewicht, in der Gruppe zu bearbeiten, ließen sich Änderungen erreichen, die wiederum das Eßverhalten beeinflußten.

Von besonderer Bedeutung waren Gespräche, die das Wahrnehmen und Empfinden des eigenen Körpers betrafen. Die meisten Patientinnen vermieden, sich selbst im Spiegel zu betrachten. Sie lehnten sich in ihrer Körperidentität völlig ab und entwerteten den Partner dadurch, daß sie sich selbst entwerteten. Diese Einstellung zur eigenen Leiblichkeit steht in gewissem Zusammenhang mit den bei nahezu allen Patientinnen vorliegenden tiefgreifenden Partnerschaftskonflikten. Fast alle hatten Partner, die ihnen intellektuell unterlegen waren.

Es ist zu vermuten, daß die Partnerwahl im Zusammenhang mit hinter dem Übergewicht stehenden Problemen zu sehen ist. Die ausgeprägte Selbstunsicherheit der Patientinnen ließ sie einen ihnen unterlegenen Partner wählen, um ihr ohnehin gefährdetes Selbstwertgefühl nicht zusätzlich zu belasten. Die Partnerwahl, deren In-Frage-Stellung in den meisten Fällen tabuisiert ist, führt somit zu einer Fixierung der neurotischen Grundsituation und damit auch des Symptoms des Übergewichts.

Die Möglichkeit, sich in der Gruppe mit tiefgreifenden partnerschaftlichen Schwierigkeiten auseinanderzusetzen, ergab bei 2 Patientinnen direkte Auswirkungen auf das Übergewicht.

Schlußfolgerungen

Die Teilnehmerinnen konnten in der Auseinandersetzung mit dem ihre Person und Situation betreffenden Problem des Übergewichts eine neue, ihnen eigene Stellungnahme zum Übergewicht finden. Auf diese Weise wurde auch die bislang überwiegend einer Fremdbestimmung durch Ärzte, Presse und Laien unterliegende Motivation zur Gewichtsreduktion ehrlicher und eigenständiger. Schuldgefühle und Belastungen durch soziale Diffamierung konnten reduziert werden. Es ergab sich ein Akzeptieren des Übergewichtigseins und damit eine realere Möglichkeit, es zu beeinflussen. Die Auflösung der zunächst unangreifbar erscheinenden Verflechtung von psychosozialer Situation, Symptom Übergewicht und Folgeerscheinungen, ließ den aus der Resignation geborenen Glauben an die Wunderdrogen oder -diäten überflüssig erscheinen; in der Arzt-Patient-Beziehung konnten die Teilnehmerinnen mehr Selbständigkeit erlangen.

Solche Ergebnisse sind offensichtlich nur mit Hilfe einer alle psychischen Bereiche des Individuums einschließenden tiefenpsychologisch orientierten Therapie möglich. Können auch die in der Literatur überwiegend angeführten lerntheoretisch orientierten Therapieformen deutliche symptombezogene Erfolge aufweisen, so müssen ihnen jedoch aufgrund ihres theoretischen Ansatzes die wesentlichen, das Übergewicht mitbedingenden Faktoren, zu denen die Patienten in ambivalenter Beziehung stehen, verschlossen bleiben. Die Auffindung und Konfrontation der Patienten mit dieser Ambivalenz sind ein wesentlicher Schritt in der Therapie.

Überwiegend in dieser Richtung lassen sich auch die Ergebnisse von R. HOHAGE u. I. HAISCH in einer kombiniert verhaltenstherapeutisch und psychoanalytisch geleiteten Gruppe zusammenfassen (15).

Für das Gebiet der prophylaktischen Medizin ergibt sich der Hinweis, daß die Überbetonung eines Teilaspekts mit der Gefahr des Umschlagens einer sinnvollen edukatorischen in eine diffamierende Haltung zu einer Verfestigung des multifaktoriellen Problems Übergewicht führt, es mit einem Etikett versieht und die für eine erfolgreiche Prophylaxe und Therapie erforderliche Einflechtung der beteiligten Gesichtspunkte behindert (2).

Entsprechend den Gewichtskontrollen zum Abschluß der Gruppentherapie hielten 2 Teilnehmerinnen ihr Gewicht konstant, 4 hatten eine geringfügige Gewichtsabnahme (4 kg), 2 konnten eine Abnahme von 8 kg erreichen; bei diesen beiden dürfte es sich um eine stabile Gewichtsabnahme handeln, da sie im Zusammenhang mit psychosozialen Änderungen erreicht werden konnte.

Da die Autoren aus der Klinik ausgeschieden sind, kann leider keine katamnestische Untersuchung durchgeführt werden.

Literatur

1. ALIABADI, C. u. W. LEHNIG: Wenn Essen zur Sucht wird. Ursachen, Erscheinungsformen und Therapie von Eßstörungen. Kösel, München 1986.

2. BODENSTEDT, A. u. Mitarb.: Der Druck auf die Dicken! Bild der Wissenschaft **8,** 88–95 (1980).

3. BRÄUTIGAM, W.: Psychosomatische Gesichtspunkte zur Genese und Therapie der Übergewichtigkeit. Therapiewoche **26,** 1206–1212 (1976).

4. BRUCH, H.: Eating Disorders: Obesity, Anorexia Nervosa and the Patient Within. Basic Books, New York 1973.

5. BRUCH, H.: The Treatment of Eating Disorders, Mayo Clin. Proc. **51,** 266–272 (1976).

6. CLOTZ, B. u. Mitarb.: Das Konzept der Externalität: Definition, Befunde, Erklärungswert in Möglichkeiten und Grenzen der Veränderung des Ernährungsverhaltens. S. 133–139. Arbeitsunterlagen zur 3. Wiss. AGEV-Tagung, Göttingen 1980.

7. CSEF, H.: Adipositas und Sexualität – Eine rätselhafte Beziehung. Sexualmedizin **18,** 424–428 (1989).

8. DITSCHUNEIT, H. u. J.-G. WECHSLER: Möglichkeiten und Grenzen der Adipositastherapie. Witzstrock, Baden-Baden-Köln-New York 1980.

9. EHL, M. u. L. GERICH: Adipositas. S. 13–21. In: FEIEREIS, H. u. H.-J. KABELITZ (Hrsg.): Internistische Pharmakotherapie. Marseille, München 1985.

10. FREYBERGER, H. u. B. KARK: Gruppentherapie bei Fettsuchtkranken. Münch. med. Wschr. **100,** 268 (1958).

11. FREYBERGER, H. u. K. STRUBE: Psychosomatische Aspekte der Fettsucht, Psyche **10,** 651 (1963).

12. GRIES, F. A., P. BERCHTHOLD u. M. C. BERGER: Adipositas. Springer, Berlin-Heidelberg-New York 1976.

13. GROMUS, B. u. Mitarb.: Indikationen zur Verhaltenstherapie Übergewichtiger. Akt. Ernähr. **6,** 17–19 (1981).

14. GROMUS, B., W. KAHLKE u. U. KOCH: Möglichkeiten einer Gruppentherapie durch interdisziplinäre Kooperation von Ernährungsberatern, Internisten und Psychologen bei Übergewichtigen ohne und mit weiteren ernährungsabhängigen Risikofaktoren. Kohlhammer, Stuttgart-München 1984.

15. HOHAGE, R. u. I. HAISCH: Die Integration von verhaltenstherapeutischen und psychoanalytischen Therapieelementen bei der Gruppentherapie von Adipositas-Patienten. Psychotherap. Praxis, Psychosom. **36,** 132–141 (1991).

16. KAPPERS, W. u. M. BOSSE: Selbsthilfegruppen zur Veränderung der Ernährungsgewohnheiten und zur Gewichtsabnahme. (Materialsammlung Nr. 143). Agrarsoziale Gesellschaft, Göttingen 1970.

17. KASPER, H. u. Mitarb.: Kritisches zur diätetischen Behandlung der Adipositas. Akt. Ernähr. **1,** 10–13 (1976).

18. KATHER, H. u. Mitarb.: Ist Fettsucht eine Frage der Energieverwertung? Med. Klin. **75,** 734–740 (1980).

19. KATHER, H. u. Mitarb.: Neue Aspekte in der Pathogenese der Fettsucht. Dt. Ärztebl. **16,** 1031–1034 (1980).

20. KATHER, H. u. B. SIMON: Fettsucht und Ernährung – Aktuelle Aspekte. Aktuel. Ernährungsmed. **6,** 176 (1981).

21. KOCH, U., B. GROMUS u. W. KAHLKE: Interdisziplinäre Therapie der Adipositas. Behandlungsmanual. Kohlhammer, Stuttgart 1985.

22. MEYER, J.-E.: Ernährungspsychologische Forschung und ihr Beitrag zur Pathogenese und Therapie der Adipositas. Internist **22,** 1–6 (1981).

23. PENICK, S. B. u. Mitarb.: Behavior Modifikation in the Treatment of Obesity. Psychosom. Med. **33,** 49–55 (1971).

24. PFLANZ, M.: Medizinisch-soziologische Aspekte der Fettsucht. Psyche **16,** 578–591 (1962/63).

25. PUDEL, V.: Zur Psychogenese und Therapie der Adipositas. Springer, Berlin-Heidelberg 1978.

26. PUDEL, V. u. J.-E. MEYER: Zur Pathogenese und Therapie der Adipositas. Nervenarzt **52,** 250–260 (1981).

27. PUDEL, V.: Ernährungsberatung. Dt. Ärztebl. **90,** 1940–1943 (1993).

28. PUDEL, V.: Zur Pathogenese und Therapie der Adipositas. Springer, Berlin-Heidelberg-New York 1984.

29. ROGNER, J.: Streßbewältigung und Fettstoffwechselstörungen. Z. allg. Med. **69,** 88–92 (1983).

30. SROLE, L. u. Mitarb.: Mental health in the metropolis. The Midtown Manhattan Study. McGraw-Hill, New York-Toronto-London 1962.

31. STAUDER, K. H.: Studien zur Psychologie und Psychotherapie der Fettsüchtigen. Psyche **12,** 641 (1959).

32. STUNKARD, A. J.: From Explanation to Action in Psychosomatic Medicine: The Case of Obesity. Psychosom. Med. **37,** 195–236 (1975).

33. STUNKARD, A. J. u. A. J. RUSH: Dieting and depression reexamined: a critical review of reports of untoward responses during weight reduction of obesity. Ann. intern. Med. **81,** 526–533 (1974).

34. STUNKARD, A. J. u. M. McLAREN-HUME: The results of treatment for obesity: a review of the literature and report of a series. Arch. intern. Med. **103,** 79–85 (1959).

35. STUNKARD, A. J.: The pain of obesity. Bull, Palo Alto 1976.

36. STUNKARD, A. J. u. V. PUDEL: Adipositas. In: UEXKÜLL, Th. v. (Hrsg.): Psychosomatische Medi-

zin. Urban & Schwarzenberg, München–Wien–Baltimore 1990.
37. WYSS, D.: Beziehung und Gestalt. Entwurf einer anthropologischen Psychologie und Psychopathologie. Vandenhoeck & Ruprecht, Göttingen 1973.
38. WYSS, D.: Mitteilung und Antwort. Untersuchungen zur Biologie, Psychologie und Psychopathologie der Kommunikation. Vandenhoeck & Ruprecht, Göttingen 1976.
39. WYSS, D. u. L. GERICH: Die Konzeption psychosomatischer Erkrankungen in der anthropologischen Medizin (»Integrative Psychotherapie«). In: Die Psychologie des 20. Jahrhunderts, Bd. IX. Kindler, Zürich 1980.

Psychogene Anfälle und Schulschwierigkeiten bei einem türkischen Mädchen

Erfahrungen aus einer ambulanten psychotherapeutischen Behandlung

U. GÖTTER, München

Einleitung

Kinder und Jugendliche neigen bei Schwierigkeiten im familiären und außerhäuslichen Bereich häufiger als Erwachsene zu psychosomatischen Beschwerden. Psychogene Bauchschmerzen sind z. B. ein »beliebtes« Symptom bei Kindern. Konversionsneurotische Störungen, wie FREUD sie beschrieben hat, finden sich hauptsächlich bei Kindern im Schulalter und mit zunehmender Häufigkeit in der Pubertät und Adoleszenz. Auffallend oft sind sie heutzutage bei Kindern ausländischer Familien zu beobachten (11). Die Symptomatik reicht von Schluckstörungen über Kopf- und Bauchschmerzen bis zu Lähmungen, Anfällen und Dämmerzuständen. Es handelt sich bei konversionsneurotischen Erscheinungen immer um funktionelle organische Symptome ohne pathologisch-anatomisches Substrat (4).

Die folgende Beobachtung möchte zeigen, wie stark miteinander verflochten kulturelle, soziale, familiäre und psychische Faktoren sind, die schließlich eine konversionsneurotische Entwicklung auslösen – bei dem geschilderten Mädchen sind es psychogene Anfälle. Unbewußte Konflikte werden durch die Konversion körperlich so dargestellt, daß sie für Außenstehende wahrnehmbar werden (4). Es handelt sich also gleichzeitig um eine Art Hilferuf wie um den Versuch, den psychischen Konflikt durch Verlagerung ins Körperliche zu lösen.

Krankengeschichte

Im Herbst 1988 wird die damals 15jährige N. mit dem Krankenwagen in die Kinderklinik gebracht, nachdem sie in der Schule einen Schreianfall hatte, in sich zusammengesunken und 10 Minuten nicht ansprechbar war. Vorausgegangen ist eine Zurechtweisung durch die Lehrerin. Im Krankenhaus berichtet N., daß seit dem Sommer 1988 vier solcher »Anfälle« aufgetreten seien. Dabei werde ihr heiß und schwindelig, besonders die Beine würden zittern, und sie müsse heftig atmen. Gleichzeitig habe sie Angstgefühle und müsse krampfartig stark weinen. Zur Klärung dieser Anfälle mit Hyperventilation und Weinkrämpfen bleibt das Mädchen 14 Tage stationär in der Klinik – sämtliche Laboruntersuchungen sowie die Ergebnisse von Ekg, EEG und CT sind unauffällig.

Diagnose: Psychogene Anfälle bei psychokultureller Streßsituation. N. und ihre Eltern werden zur Weiterbehandlung an die Kinder- und Jugendpsychiatrie verwiesen. Um die Symptomatik des Mädchens besser verstehen und einordnen zu können, ist eine genaue Untersuchung des familiären Hintergrundes, möglicher Konflikte in diesem Bereich sowie hinsichtlich der Schulsituation vonnöten.

Anamnese

In mehreren Gesprächen, die teils zusammen mit den Eltern und der Patientin, teils getrennt geführt werden, erhält die Entwicklung von N. sowie die Familiengeschichte Kontur. Weitere wesentliche Informationen zum Verständnis der Krankheitsgeschichte stammen aus den Therapiestunden mit N.

Die Familie stammt aus der Türkei und lebt schon lange in Deutschland. Der Vater kam als erster hierher und holte die Familie nach. N. ist hier geboren und aufgewachsen. Zum Zeitpunkt der Anamnese 1988 ist der Vater 46 Jahre alt und arbeitet in der Metallindustrie. Die Mutter ist 47 Jahre alt, arbeitet in einer Teppichfirma und geht abends zusätzlich putzen. N. ist das 3. von 4 Kindern. Die älteste Schwester lebt damals in der Türkei, ist geschieden, hat 2 kleine Kinder und arbeitet als Sekretärin. Der ältere Bruder ist teilweise in Deutschland und teilweise bei den Großeltern in der Türkei aufgewachsen und will zum Studium wieder nach Deutschland kommen. Der jüngere Bruder besucht die Grundschule.

N. geht ins Gymnasium und fährt dazu jeden Tag mit dem Zug aus ihrem kleinen Wohnort in die Großstadt. Ihre Schulklasse besteht nur aus ca. 16 Schülern, da es sich um einen Modellversuch mit Kindern verschiedener Nationalitäten handelt. Zu Hause hat N. ein eigenes Zimmer, obwohl die Wohnung der Familie klein ist.

Die Eltern verfügen über ein gutes Einkommen und wollen ihren Kindern eine qualifizierte Ausbildung ermöglichen. Sie unterstützen finanziell sowohl die älteste Tochter als auch andere Verwandte in der Türkei. N. erhält nur unregelmäßig Taschengeld. Die Kinder sprechen alle sehr gut deutsch, während die Eltern trotz ihres langen Aufenthaltes in Deutschland Probleme mit der Verständigung haben. Deshalb wurde zeitweise auch eine türkische Psychologin zur Vermittlung bei den Elterngesprächen hinzugezogen. Die Mutter ist an religiösen Vorstellungen des Islams und traditionellen Werten orientiert, der Vater hingegen beschreibt sich als unabhängig von solchen Normen. Er neigt zu Jähzorn und heftigen Reaktionen und hatte deshalb schon öfter Schwierigkeiten am Arbeitsplatz. Auf der anderen Seite schildert er depressive Verstimmungen, Lustlosigkeit und psychosomatische Symptome wie Kopfschmerzen, Herzrasen, Schwindel- und Ohnmachtsanfälle. Jedes Jahr verbringt er mehrere Wochen allein in der Türkei, weil ihm sowohl die Akkordarbeit als auch die Verantwortung für die Familie »auf die Nerven gehen«.

Die Mutter arbeitete vor einigen Jahren noch mehr als heute. Sie führt den Haushalt fast allein, mit gelegentlicher Unterstützung von N., die sie abends oft zur Mithilfe an ihre Putzstellen mitnimmt. Sie kränkelt inzwischen viel, leidet häufig an Migräne und rheumatischen Beschwerden. Auch berichtet sie von einer Nierenerkrankung. Schlafstörungen und Depressionen ergänzen das Bild. Im Gespräch fällt auf, daß Vater und Mutter sich gegenseitig Vorwürfe machen, gleichzeitig aber auch um den Gesundheitszustand des Partners besorgt sind. Bei beiden klingt die Bitte um Verständnis für das durch, was sie leisten und wodurch sie sich überfordert und unter Streß fühlen.

N. und ihr jüngerer Bruder sind von der Mutter gewünschte, vom Vater eigentlich nicht mehr gewollte Kinder. Er empfindet sie häufig als Belastung, die seinen eigenen Zukunftsplänen und Wünschen nach weniger Arbeit und Verantwortung im Weg stehen. Diese Erziehungsverantwortung schiebt er gerne seiner Frau zu, worüber es immer wieder Streit zwischen den Ehepartnern gibt. Die Mutter hat sogar schon an Scheidung gedacht.

Über die Entwicklung von N. als Säugling und Kleinkind gibt es kaum Angaben. Einige Zeit war sie bei kinderlosen Verwandten im Ausland untergebracht, woran sie gute Erinnerungen hat. Grund dafür war wohl die Berufstätigkeit der Mutter. Deshalb wurde N., als sie in die Schule ging, lange Zeit von einer Nachbarin betreut, einer älteren deutschen Frau, an der sie sehr hing. Die Zeit im Kindergarten und in der Grundschule verlief unauffällig. In den ersten Klassen war sie eine der besten Schülerinnen. Der jüngere Bruder wurde geboren, als N. 6 Jahre alt war. Sie mußte häufig auf ihn aufpassen und eine gewisse Mutterrolle bei ihm übernehmen. N. erinnert sich, daß ihr Vater ihr bis zur Einschulung sehr viel bedeutete. Später sei er oft fort gewesen, die Ehe der Eltern kriselte. Auf die Heimkehr der Mutter von der Arbeit habe sie oft sehnsüchtig am Fenster sitzend gewartet.

Die Familie lebte anfangs sehr beengt in einer Einzimmerwohnung. N. erinnert sich noch genau an die räumliche Enge und die bedrückende Atmosphäre. Der Vater sei sehr streng gewesen und habe oft die Kinder geschlagen. Die große Schwester ging unter anderem deshalb von zu Hause fort und heiratete gegen den Willen der Eltern. Seit N. das Gymnasium besucht, haben sich ihre Schulleistungen deutlich verschlechtert. Jedes Jahr schafft sie es nur knapp, nicht durchzufallen. Die Eltern verlangen, daß sie mehr lernen soll. N. klagt bei der Vorstellung in der Ambulanz über Konzentrationsprobleme und Müdigkeit im Unterricht und bei den Hausaufgaben. Mit einigen Lehrern komme sie nicht zurecht. Ein Student aus der Nachbarschaft gebe ihr Nachhilfe in Mathematik und Physik. 1987 schwänzte sie zusammen mit einer Freundin häufig die Schule, bis die Mutter über eine Lehrerin davon erfuhr. In der Therapie erzählt N. später, daß sie mit diesem Mädchen auch oft in Kaufhäusern geklaut habe.

Kontakte hat N. zur Zeit der Anamneseerhebung vor allem zu deutschen Mädchen und Jungen, was den Eltern eher mißfällt. Besonders die Mutter betont immer wieder, sie sei doch ein türkisches Mädchen und solle sich dementsprechend verhalten. N. dagegen wünscht sich ähnliche Freiheiten wie ihre deutschen Freundinnen, z. B., daß sie ausgehen darf. Zu Hause fühlt sie sich oft eingesperrt und unglücklich. Sie werde für vieles verantwortlich gemacht, z. B. auch für Vergehen des kleinen Bruders. Sie leidet unter dem häufigen Streit ihrer Eltern.

Im Gespräch mit N. zur Vorgeschichte ihrer »Anfälle« kommt heraus, daß in den großen Ferien 1988 in der Türkei ein Taxifahrer versucht habe, sie und ihre Cousine sexuell zu belästigen. Ihr Bruder kam dann zu Hilfe. Sie hatte laufend Angst, die Eltern könnten von dem Vorfall erfahren und ihr die Schuld daran geben. Daraufhin entwickelten sich die Schwindelanfälle. 2 Jahre zuvor (sie war 13 Jahre alt) hätten sie und eine Freundin in den Ferien in der Türkei einen Selbstmordversuch unternommen. Sie schluckten Tabletten, weil sie befürchteten, jemand von der Familie habe sie gesehen, als sie mit 2 Jungen spazierengingen und man werde sie hart bestrafen. In der Klinik wurde ihnen der Magen ausgepumpt. N.s jetzigem Klinikaufenthalt sei eine Zeit vorausgegangen, in der sie kaum aus der Wohnung durfte. Außerdem habe jemand ihren Namen zusammen mit dem Wort »Hure« an die Bahnhofsmauer im Wohnort geschrieben, was zu Auseinandersetzungen ihrer Eltern mit anderen türkischen Familien geführt habe. N. habe sich nirgends mehr sehen lassen können.

Die beschriebenen Vorfälle reichen aus, um N.s Symptomatik zu erklären, besonders im Rahmen strenger türkischer Moralvorstellungen. Die Untersucherin erwägt aber auch einen möglichen sexuellen Mißbrauch, der jedoch vorerst nicht belegbar ist. Nach gut 2 Jahren Psychotherapie tauchen bei N. plötzlich Erinnerungen an verschiedene sexuelle Übergriffe auf, die sie völlig verdrängt hatte, so sehr, daß auch andere Erlebnisse aus ihrer Kinderzeit erst allmählich wieder zugänglich werden.

Als sie ca. 4 Jahre alt war, habe ein zu Besuch weilender Onkel sich mehrfach sexuell an ihr befriedigt. Als sie ca. 7 Jahre alt war, mißbrauchte sie der halbwüchsige Bruder einer Freundin über Monate hinweg. Zum Geschlechtsverkehr kam es nicht. Noch später in der Therapie erinnert sich N., daß ihr Nachhilfelehrer, ein deutscher Student, sie auch etwa mit 7 oder 8 Jahren in seine Wohnung gelockt hatte und dort Nacktfotos von ihr machte. Er wohnte damals im selben Haus wie ihre Familie. N. traute sich nie, den Eltern etwas von den sexuellen Übergriffen der Männer zu erzählen, aus Angst vor Schlägen. Sie fürchtete sogar, der Vater könne sie dann vor Wut umbringen. Sie schämt sich auch sehr, als sie der Therapeutin von dem sexuellen Mißbrauch berichtet.

Psychischer Befund

Die 15jährige N. ist ein hübsches Mädchen mit langen dunklen Haaren und einer freundlichen Wesensart. Sie ist modisch gekleidet und trägt gerne Schmuck, wirkt aber sehr natürlich. Sprachlich drückt sie sich gut aus. Der Kontakt zu ihr kommt leicht zustande. Sie erzählt ohne weiteres der Psychologin von sich und ihren Problemen. Auch kann sie über ihre Schwierigkeiten, soweit sie ihr zugänglich sind, reflektieren. Im HAMBURG-WECHSLER-Intelligenz-Test für Erwachsene zeigt sich eine sehr hohe Intelligenz.

Während der testpsychologischen Untersuchung sind Konzentrationsfähigkeit und Ausdauer sehr gut. Im affektiven Bereich werden große Schwankungen deutlich:

Fröhlichkeit und Übermut wechseln sich mit Selbstzweifeln, großer Niedergeschlagenheit sowie Gedanken an Weglaufen und Selbstmord ab. Bei der Zeichnung der Familie in Tieren (ein projektiver Test) vergißt sie sich selbst, d. h., sie weiß nicht so recht, wohin sie gehört.

Therapie

Die Eltern und N. sind einverstanden, daß N. regelmäßig zu psychotherapeutischen Einzelgesprächen in die Ambulanz der Kinder- und Jugendpsychiatrie kommen soll, weil sie sich unter großem Druck fühle und viele Probleme mit Schule und Elternhaus zu bewältigen habe. N. bedeutet es viel, sich der Therapeutin anvertrauen zu können. Seit Herbst 1988 findet 1mal wöchentlich eine tiefenpsychologisch orientierte Psychotherapie statt, zu der N. nach der Schule meist zuverlässig erscheint. 2 Stunden pro Woche sind ihr zu dicht; wie viele Jugendliche kann sie sich nur allmählich auf ihre Probleme einlassen. Angesichts der Mißbrauchserfahrungen sind der langsame Aufbau von Vertrauen und die behutsame Aufdeckung des traumatischen Erlebens für die Weiterentwicklung ihrer Persönlichkeit von Vorteil. Bis N. ca. 18 Jahre alt ist, gibt es auf ihren Wunsch außerdem in großen Abständen Familiengespräche, die der Rückmeldung für die Eltern und dem Meinungsaustausch über aktuelle Konflikte dienen.

Für etwa 1 Jahr nach Beginn der Gespräche treten bei N. keine psychogenen Anfälle mehr auf, und ihr psychischer Zustand bessert sich deutlich. Zu Hause kann sie einige Freiheiten für sich durchsetzen, z. B. Ausgehen mit Freundinnen, Teilnahme an mehrtägigen Klassenfahrten und Ferienarbeit, um sich etwas Geld zu verdienen, alles Unternehmungen, die die Eltern früher nicht erlaubt hatten. Die Konzentrationsschwäche im Unterricht und bei den Hausaufgaben legt sich weitestgehend. N. wundert sich selbst über ihren Spaß am Lernen und das Gefühl, plötzlich Zusammenhänge zu verstehen. 9. und 10. Klasse absolviert sie vergleichsweise gut. Manchmal hat sie noch Phasen von großer Deprimiertheit und kann dann nicht lernen, was sich in schwankenden Noten widerspiegelt. Immer ist es aber ihr Wunsch, das Abitur zu machen, selbst wenn die Eltern an ihren Fähigkeiten zweifeln.

Im Herbst 1989 gibt es einen Vorfall in der Familie, bei dem sie sich von allen übergangen und gekränkt fühlt. Als sie ihren Vater kritisiert, schlägt er sie heftig. Die Mutter will Nachbarn zu Hilfe holen und wird ebenfalls von ihrem Mann geschlagen. N. fühlt sich deshalb schuldig. Bei der Erzählung von diesem traumatischen Ereignis (sie hatte buchstäblich Todesangst) treten plötzlich Schwindelgefühle und Taubheit im linken Bein auf. Es gelingt aber im Gespräch, ihr die Zusammenhänge des Gefühls von »Ohnmacht« und Lähmung vor Angst deutlich zu machen, worauf sie am Ende der Stunde beschwerdefrei ist.

2mal treten in der Schule noch Anfälle mit Weinkrämpfen auf, einer ist mit einer 1stündigen Gangstörung verbunden. Die Schule bringt N. nach Absprache mit unserer Ambulanz nicht in die Klinik – N. selbst will auch nicht dorthin. Sie weiß, es geht bald wieder vorbei, und sie hat Gespräche mit der Therapeutin.

In den Therapiestunden stellt sich heraus, daß sie jedesmal massive Angst gehabt und sich durch eine für sie ausweglose Situation überfordert gefühlt hatte. Bei dem Vorfall mit der Gangstörung war sie vor Angst gelähmt gewesen, der strafende Vater könne in die Schule kommen, weil er entdeckt haben könnte, daß sie raucht. Beim 2. Mal hatte sie Streit mit einem Lehrer und außerdem Angst, wegen einer miserablen Schulaufgabe durchzufallen. Hier waren Wut und Enttäuschung gemischt, womit sie besser umgehen konnte, so daß auch keine Gangstörung auftrat.

Nach und nach werden in der Therapie ihre Kontakte zu Jungen Thema. Sie lernt in rascher Folge verschiedene Jungen kennen, meistens in der Schule, später auch außerhalb. Sie hat deshalb Schuldgefühle, weil sie als türkisches Mädchen das nicht dürfe, und verheimlicht alles zu Hause. Normal für eine Jugendliche ist ihr Bedürfnis, mit den Jungen zu reden und von ihnen bewundert zu werden, doch hat sie große Angst vor Küssen oder Schmusen. Sie probiert es aber aus. Da sie nur ungenau über sexuelle Vorgänge bei Frauen und Männern Bescheid weiß und viele ihrer Ängste daher rühren, helfen ihr aufklärende Therapiegespräche und ein Buch zum Thema Sexualität.

Die Freundschaften scheitern meist nach ein paar Wochen, weil N. nicht wirklich etwas für die jungen Männer empfinden kann. Ausdrücklich will sie auch keinen Geschlechtsverkehr haben, sondern sich für die Ehe bewahren: Hier fühlt sie sich ganz der herkömmlichen türkischen Tradition verpflichtet. Unbewußt schützt sie sich damit auch vor zu intimen Kontakten, die ihr im Grunde Angst und Ekel einflößen.

Im Verlauf der Therapie kann N. allmählich ihre Gefühle besser wahrnehmen, hauptsächlich Aggressivität, Wut und Trauer. Daß sie in emotional für sie sehr belastenden Situationen dazu neigt, mit körperlichen Störungen zu reagieren, wird ihr klarer. Im 2. Therapiejahr (sie ist jetzt 17 Jahre alt) leidet sie wiederholt an heftigen Kopfschmerzen und einem intensiven Gefühl innerer Leere und Sinnlosigkeit. Sie hat den Eindruck, eine gläserne Wand um sich herum zu spüren. Bei den Eltern hat sie durchgesetzt, daß sie sich regelmäßig Geld als Aushilfsverkäuferin verdient. An den Arbeitsstellen ist sie stets beliebt. In der Schule kann sie sich allerdings oft nicht mehr konzentrieren, hat Angst bei Schulaufgaben und bringt manchmal fast nichts aufs Blatt. Zu Hause hat sie so gut wie keinen eigenen Platz, weil ihr älterer Bruder zum Studium nach Deutschland gekommen ist und ihr Zimmer vorwiegend für sich beansprucht. Die Eltern können oder wollen sich dagegen nicht durchsetzen. Hilfreich erweisen sich in der Therapie nun N.s künstlerische Fähigkeiten. In Bildern und Texten kann sie ihren Gefühlen von Einsamkeit, Verzweiflung und Zorn Ausdruck verleihen.

Eines Tages versucht ein junger Türke, dem sie vertraut und der sie öfter mit dem Auto nach Hause gefahren hatte, sich sexuell an ihr zu vergreifen. Nach anfänglicher Erstarrung kann sie sich erfolgreich zur Wehr setzen, ist aber völlig durcheinander. Scham, Wut und Erschütterung mischen sich so, daß sie sich beinahe von einer Brücke stürzen will. Der Gedanke an die Therapeutin hält sie davon ab, und sie geht sofort zu ihr in die Ambulanz – die kritische Situation kann dadurch aufgefangen werden.

In den kommenden Wochen kommt die Erinnerung an die Mißbrauchserfahrungen ihrer Kindheit hoch, was N. psychisch an den Rand ihrer Kräfte bringt; doch sie muß nun nicht mehr mit psychogenen Symptomen reagieren: Die Traumatisierung ist bewußt geworden. Scham und Trauer wechseln sich mit Wut auf die Eltern und speziell auf türkische Männer ab, die ihr den Mißbrauch zugefügt haben. Zeitweise entwickelt sie das Gefühl, an ihr sei etwas, weshalb immer wieder Männer sie ansprächen oder etwas von ihr wollten. Sie hat Impulse, sich mit einem Messer das Gesicht zu zerschneiden; vielleicht höre all das auf, wenn sie häßlich sei. Nachdem sie ein Bild über diese Fantasie gemalt hat, flauen allmählich diese Gedanken ab.

Allerdings ist sie in dieser kritischen Phase nicht mehr in der Lage, in der Schule zurechtzukommen. Auch sozial fühlt sie sich isoliert. Die 11. Klasse wird sie nicht schaffen. Da sie die mittlere Reife hat, verläßt sie im Einverständnis mit Schulleitung, Eltern und Therapeutin die Schule. Fast 1 Jahr arbeitet sie ganztags als Verkäuferin. Inzwischen ist sie 18 Jahre alt. Die Therapie läuft weiter. Sie fühlt sich in der Arbeitswelt akzeptiert, genießt die Eigenständigkeit und größere Freiheiten, auch im Umgang mit Geld. Von den Eltern wird sie innerlich unabhängiger und dadurch angstfreier.

Es entwickelt sich eine Freundschaft zu einem jungen Deutschen. Erstmals kann sie Vertrauen und Liebe zu einem Mann spüren und nach und nach sogar sexuellen Kontakt zulassen. Sie erzählt auch ihrer Mutter von dem Freund, was sie sich früher nie getraut hätte. Insgesamt stabilisiert sie sich so gut, trotz wiederkehrender Phasen von Depression und Zorn, daß sie beschließt, doch noch das Abitur zu machen. Sie geht an eine andere Schule und bewältigt dort die 11. Klasse erfolgreich.

Die Beziehung zu dem deutschen Freund dauert fast 2 Jahre und geht im gemeinsamen Einverständnis zu Ende. N. knüpft wieder mehr Kontakte zu türkischen jungen Leuten. Derzeit ist ihr ihre türkische Identität besonders wichtig, auch die Religion. Sie könnte sich vorstellen, nach dem Abitur im kommenden Jahr in der Türkei zu leben. Ein künstlerischer Beruf schwebt ihr vor. Eine Ehe kann sie sich so schnell noch nicht vorstellen. Sie weiß, daß sie viel Freiraum braucht. Neben der Schule verdient sie sich weiterhin Geld. Therapiestunden finden noch nach Bedarf statt. N. ist zu einer natürlichen, hübschen jungen Frau geworden, die klare Vorstellungen von sich hat und dem, was sie will. Sie hat ein feines Gespür für psychische und körperliche Übergriffe entwickelt und versteht inzwischen ihre Grenzen zu wahren. Sogar den Eltern konnte sie den Mißbrauch erzählen. Diese reagierten eher hilflos. Sie fühlt sich innerlich endgültig frei und erwachsen. Im Spannungsfeld zwischen türkischer und deutscher Lebensauffassung und Kultur hat sie einen für sie passenden Weg gefunden. Wohin er sie in Zukunft führen mag, ist noch offen. Ohne therapeutische Hilfe wäre sie möglicherweise am Leben gescheitert.

Diskussion

Kinderpsychiatrische Beratungs- und Behandlungseinrichtungen werden von Ausländerfamilien weniger in Anspruch genommen als von deutschen Familien. Den Ergebnissen einer Studie von POUSTKA (10) zufolge sind die Raten psychiatrischer Störungen bei Ausländerkindern (türkische und italienische wurden untersucht) nicht höher als bei deutschen Kindern. Betrachtet man allerdings psychogene bzw. konversionsneurotische Störungen, zeigt sich in diesem Bereich ein Überwiegen von Ausländerkindern, sowie von weiblichen Patienten (v. ASTER/PFEIFFER [1]). Die genannten Autoren vermuten, »daß allgemeine Streßbelastung, aber auch die Übernahme von Modellvorgaben für die Entwicklung der kindlichen Störung bedeutsam sind«. Denn sie stellten sehr häufig bei den Eltern dieser Kinder »aktuelle gesundheitliche Belastungen psychiatrischer oder intern-neurologischer Art« fest.

In der Krankengeschichte von N. haben die Eltern sicherlich Modellcharakter für die Symptomwahl der Tochter. Die »Identifizierung mit anderen« beschreiben HOFFMANN u. HOCHAPFEL (7) als wesentlichen Mechanismus bei der Erkrankung konversionsneurotischer Patienten. Der psychosexuelle Konflikt als Auslöser für die ersten psychogenen Anfälle ist deutlich und vor dem Hintergrund konträrer Normen des deutschen und türkischen Umfeldes zu verstehen. RIEDESSER u. V. KLITZING (11) beschreiben ähnliche Beobachtungen. Mehrfache psychische und soziokulturelle Belastungsfaktoren, wie sie gerade in Ausländerfamilien gehäuft auftreten, bilden die Basis für die geschilderte Symptomatik. RIEDESSER (12) hat über die speziellen Gefährdungen von Ausländerkindern in den verschiedenen psychischen Entwicklungsphasen ausführlich berichtet. Die sexuellen Mißbrauchserlebnisse von N. sind, so gesehen, nur Teil einer umfassenderen Leidensgeschichte. Auch ohne diese Erfahrungen hätten sich aufgrund der sonstigen gehäuften traumatisierenden Lebensumstände die psychogenen Anfälle und Schulprobleme herausbilden können. Jedes Individuum reagiert außerdem anders auf solche Traumatisierungen, abhängig von seiner seelischen Konstitution. N. hat wohl bis zum 4. Lebensjahr auch gute und verläßliche Erfahrungen mit Bezugspersonen (Mutter, Nachbarin) gemacht, so daß der spätere Mißbrauch ihr Ich nicht völlig hat zusammenbrechen lassen. Ihre Erinnerungen waren zwar anfangs stark verdrängt, dann jedoch samt den Affekten wieder zugänglich. Wie zerstörerisch Mißbrauch und Mißhandlung in früher Kindheit auf die Persönlichkeit von Menschen wirken und sich u. a. in schweren Depressionen, Selbstwertproblematik und psychosomatischen Erkrankungen äußern, schildern HEIGL-EVERS u. KRUSE (5). Bei N. handelt es sich um einen Inzest durch den Onkel, auch wenn ein Fremder dann der massivere Täter war. HIRSCH (6) schreibt über häufige nichtorganische Schmerzen bei Inzestopfern, z. B. Kopf- oder Bauchschmerzen, wie sie bei N. auch immer wieder auftraten. Auch konversionsneurotische und psychosomatische Symptome wie Anfälle, Haut- und Magenerkrankungen werden von ihm angeführt. Ihm zufolge ist in Familien, in denen Inzest geschieht, immer emotionale Bedürftigkeit der Mitglieder ausschlaggebend. Bei N.s Familie ist das sicherlich zutreffend. Gerade weil mißbrauchte Kinder Qualen und Überstimulation ausgesetzt waren, muß der Psychotherapeut bei ihnen Rücksicht und Geduld haben, damit sich Vertrauen aufbaut und ein Therapieerfolg erreicht werden kann, wie es SHENGOLD (13) ausdrückt.

Daß es bei N. in der Adoleszenz zum Auftreten einer massiven psychogenen Symptomatik kommt, verwundert nicht. Die Pubertätsveränderungen bedeuten für sie eine allgemeine psychische und körperliche Verunsicherung. Sexuelle Impulse werden als bedrohlich erlebt, besonders von Jugendlichen, die als Kind mißbraucht wurden. V. KLITZING (9) weist auf die Häufung von Krisen und Symptomen bei Ausländerkindern in der Adoleszenz hin. DIEPOLD (2) nimmt an, »daß eine gelungene Identitätsentwicklung mit der inneren Bejahung des eigenen Gewordenseins in den verschiedenen Lebensbereichen sowie der Bereitschaft zur Veränderung zu tun hat.« Dies stellte für N. im Therapieverlauf einen wichtigen Entwicklungsprozeß dar. Besonders bedeutsam war die zu leistende Trauerarbeit über das, was ihr angetan worden war.

N.s Klagen über mangelnde Freiheiten im Vergleich zu deutschen Mädchen spiegeln ein Hauptproblem türkischer Mädchen: Langeweile und geringe Kontakte zu Gleichaltrigen wegen der durch die Eltern verordneten Fixierung an die Wohnung. Das kommt auch bei DITTMANN u. KRÖNING-HAMMER (3) zum Ausdruck. ZIMMERMANN (14) verdeutlicht, wie ausländische Eltern übertrieben hohe Leistungsanforderungen an ihre Kinder stellen und bei Problemen entsprechend ihrer Tradition sehr streng reagieren. Konzentrationsschwäche gilt dann als Faulheit. Auch bei N. hieß es ja, sie solle mehr lernen.

JOCHMUS u. SCHMITT (8) schildern, daß bei Kindern und Jugendlichen gerade im Bereich der Motorik psychogene Störungen auftreten. Das körperliche Symptom führt zu psychischer Entlastung »in Form von Angstreduktion oder Verminderung von Leistungsanforderungen. Hinzu kommt ein Gewinn an vermehrter Aufmerksamkeit durch die Umwelt« (8). N. fühlte sich in der Klinik sehr wohl und von großem Druck befreit. Auch bekam sie viel Besuch, was ihr gefiel. Die konversionsneurotische Symptomatik beruht auf unbewußten seelischen Vorgängen, die durch akute oder langandauernde Konflikte ausgelöst werden können. Kinder und Jugendliche neigen zu solchen Verarbeitungsweisen. Die Beobachtung des Mädchens N. veranschaulicht die Entstehung einer psychogenen Störung auf dem Hintergrund einer schwierigen Identitätsentwicklung innerhalb einer türkischen Familie und ihres deutschen Umfeldes. Erfahrungen von sexuellem und damit verbundenem emotionalem Mißbrauch tragen in entscheidender Weise zur Ausprägung der Symptomatik bei. N.s Schulschwierigkeiten und die psychogenen Anfälle sind Ausdruck ihrer Überforderung und emotionalen Ohnmacht angesichts einer für sie spannungsgeladenen und ausweglosen Situation. Eine deutliche Entlastung und Besserung der Symptomatik sowie eine altersangemessene Entwicklung zur Eigenständigkeit konnte durch ambulante Psychotherapie bewirkt werden.

Zusammenfassung

Kinder und Jugendliche reagieren auf psychische Konflikte und Probleme mit ihren Mitmenschen häufig mit psychosomatischen Erscheinungsbildern. Am Beispiel des türkischen Mädchens N. wird die Entstehung einer psychogenen Störung (Anfälle und Gangstörungen) geschildert. Das Zusammenwirken verschiedener Faktoren soziokultureller und psychischer Art bei der Symptombildung wird beschrieben; besonders berücksichtigt werden Erfahrungen von sexuellem Mißbrauch aus der Vorgeschichte, an die sich das Mädchen erst im Laufe einer Therapie erinnern konnte. Psychogene Störungen bei Kindern und Jugendlichen können oft ein Hinweis auf Mißhandlungs- und Mißbrauchserlebnisse sein, weil die traumatische Erfahrung die sonstigen psychischen Verarbeitungsmöglichkeiten übersteigt. Erfahrungen aus der ambulanten Psychotherapie von N. zeigen Hilfsmöglichkeiten auf. Eine Literaturdiskussion zu psychogenen Störungen bei Ausländerkindern mit Schwerpunkt auf sexuellen Traumatisierungen schließt sich an.

Literatur

1. ASTER, M. v. u. Mitarb.: Konversionssyndrome bei Kindern und Jugendlichen. Praxis der Kinderpsychologie und Kinderpsychiatrie **36,** 240–248 (1987).

2. DIEPOLD, B.: Ich-Identität bei Kindern und Jugendlichen. Prax. Kinderpsychol. Kinderpsychiat. **39,** 214–221 (1990).

3. DITTMANN, R. W. u. A. KRÖNING-HAMMER: Interkulturelle Konflikte bei 10-18jährigen Mädchen türkischer Herkunft. Prax. Kinderpsychol. Kinderpsychiat. **35,** 170–177 (1986).

4. EGGERS, C.: Konversionssymptome und -syndrome bei Kindern und Jugendlichen. In: BELAND, H. u. Mitarb. (Hrsg.): Jahrbuch der Psychoanalyse. Band 21. S. 159–176. frommann-holzboog, Stuttgart 1987.

5. HEIGL-EVERS, A. u. J. KRUSE: Frühkindliche gewalttätige und sexuelle Traumatisierungen. Prax. Kinderpsychol. Kinderpsychiat. **40,** 122–128 (1991).

6. HIRSCH, M.: Realer Inzest. Psychodynamik des sexuellen Mißbrauchs in der Familie. Springer, Berlin 1987.

7. HOFFMANN, S. O. u. G. HOCHAPFEL: Einführung in die Neurosenlehre und Psychosomatische Medizin. 4., erw. Aufl. Schattauer, Stuttgart 1991.

8. JOCHMUS, J. u. G. M. SCHMITT: Psychosomatik in der Pädiatrie. In: v. UEXKÜLL, Th. (Hrsg.): Psychosomatische Medizin. S. 975–1008. Urban & Schwarzenberg, München 1986.

9. KLITZING, K. v.: Psychische Störungen bei ausländischen Arbeiterkindern. In: KENTENICH, H., P. REEG u. K.-H. WEHKAMP (Hrsg.): Zwischen zwei Kulturen : Was macht Ausländer krank? Verlagsgesellschaft Gesundheit. Berlin 1984.

10. POUSTKA, F.: Psychiatrische Störungen bei Kindern ausländischer Arbeitnehmer. Enke, Stuttgart 1984.

11. RIEDESSER, P. u. K. v. KLITZING: Konversionsneurotische Symptome bei Ausländerkindern. In: ZAUNER, J. u. G. BIERMANN (Hrsg.): Klinische Psychosomatik von Kindern und Jugendlichen. S. 259–265. Reinhardt, München 1986.

12. RIEDESSER, P.: Psychische und psychosomatische Probleme des Ausländerkindes. In: BIERMANN, G. (Hrsg.): Handbuch der Kinderpsychotherapie. S. 321–331. Reinhardt, München 1992.

13. SHENGOLD, L.: Child Abuse and Treatment Examined. Bulletin of the Anna Freud Centre **15,** 189–204 (1992).

14. ZIMMERMANN, E.: Zur Situation ausländischer Eltern und ihrer Kinder. In: G. BIERMANN (Hrsg.): Handbuch der Kinderpsychotherapie. S. 299-309. Reinhardt, München 1992.

Ethik in der Praxis der Medizin

Kranker/Patient und Arzt in der Verantwortung

K.-J. HANSEN, Lübeck

Das Wohl des Kranken

»Salus aegroti suprema lex«: Diese grundlegende Maxime ärztlichen Handelns zielt im naturwissenschaftlichen Verständnis auf das Wohl des Kranken, also auf eine Abwendung oder Milderung von Krankheitsfolgen. »Salus« in einem anthropologisch umfassenderen Verständnis schließt darüber hinaus soziale, seelische und geistige, mythische und numinose Bezüge des erkrankten Menschen mit ein. Das Primat der Freiheit der Persönlichkeit, der Menschenwürde und das Selbstbestimmungsrecht sind als vorrangige Werte interpretiert und so der Wille (voluntas) des Kranken und sein subjektives Wohl in den Mittelpunkt gerückt worden (2, 21). Die vorherrschende geistige Strömung der Zeit, also der Zeitgeist (im Sinne GOETHEs) ist ein anderer geworden. Pflicht, Pflichterfüllung sowie Sollen und Wirken zum Wohle des Ganzen haben als leitende Motive des Einzelnen an Bedeutung verloren zugunsten seines Glückes oder zumindest seines Wohlbefindens. Auch die Gesellschaft billigt als Ziel das »größte Glück der meisten« als Leitmotiv. Daher erscheint es sinnvoll (40), alte Fragen erneut zu betrachten: Was meint der besorgte Kranke, welche Motive einen »guten Arzt« bei seinen Handlungen leiten sollten? Mit welchen Erwartungen bedrängt andererseits ein Patient heute den von ihm gewählten Arzt mit seinem subjektiven Krankheitsgefühl, seiner Angst, seiner Glückserwartung, seinem Bedürfnis nach sozialer Sicherheit und deren Versuchungen?

Schranken ärztlicher Ethik

Nach Art des Anliegens und vom Standpunkt des jeweiligen Betrachters aus werden die Besucher des Arztes (abhängig von der unterstellten Motivation) als Auftraggeber (»principal«?), Klienten, Kunden (eine nicht seltene Einschätzung), als Patienten oder als Kranke angesehen. Legislative, Judikative und Volkswirtschaftslehre greifen je nach ihrem Verständnis in die Verhältnisse der Medizin ein. Dabei begrenzen sie die Freiräume des auf eine ärztliche Ethik bezogenen Arztes, die angesichts der Vielfalt der Situationen innerhalb der Medizin (tägliche Praxis, Sozialmedizin, Zweige der klinischen Medizin bis hin zu ihren Grenzbereichen in der Intensivmedizin) für ein wirksames Handeln notwendig sind (4). So erkennt zwar das Recht die Bedeutung der ärztlichen Ethik als wegleitend für den Arzt an, verlangt aber bei Widerspruch zwischen ärztlicher Ethik und Recht grundsätzlich Rechtsgehorsam (25, 27). Gesundheitsökonomisch werden Maßnahmen zur Verbesserung der Wirtschaftlichkeit der medizinischen Versorgung eingeführt.

In der ambulanten Medizin bleibt das Arzt-Kranken-Verhältnis der entscheidende, aber schwer zugängliche Teil des gesamten Gesundheitssystems. In der

Handlungsweise des Arztes werden seine ethischen Maximen deutlich und beeinflussen reaktiv auch das Verhalten des Kranken, dessen Achtung und Vertrauen durch schwache ethische Positionen des Arztes verringert werden. Wachsende Arztzahlen mindern die Bedeutung des Arzt-Kranken-Verhältnisses und erhöhen die Beliebigkeit und Austauschbarkeit des Arztes als sonst einflußreiche, individuelle Bezugsperson.

Problematischer Krankheitsbegriff

Krankheit als begriffliche Einheit ist eine Wunschvorstellung (vergl. 10). Es gibt nur kranke Menschen. Die Diagnose als Ergebnis einer folgerichtigen Untersuchung vor einer hoffnungserfüllten Therapie ist eine Arbeitshypothese, die ständig überprüft werden muß. Die Diagnose kann die individuelle Analyse des Zustandes eines kranken Menschen in handlichen Formulierungen zusammenfassen, wie es für die intramedizinische Kommunikation, für Verwaltungszwecke oder die »Internationale Klassifikation der Krankheiten« brauchbar ist. Als geistiges, beseeltes Wesen kann der einzelne Mensch »im Reich der Krankheit« und über seine Krankheit hinaus dann jeweils vielgestaltig mit seinem Schicksal »Krankheit« umgehen (13).

Die geistig-leibliche Doppelnatur des Menschen läßt alle Versuche scheitern, ihn einseitig naturwissenschaftlich oder ebenso einseitig geisteswissenschaftlich (oder theologisch) zu beschreiben, zu bewerten oder zu verstehen (15). Die Verbindung der Sichtweisen ist notwendig, stets gefährdet, muß immer neu erarbeitet werden und sollte ausgewogen sein. Auch wenn die Wahrscheinlichkeit größer wird, daß z. B. die »Schizophrenie« eine biologische Ursache hat (43), ist nur die eine Seite dieser individuellen Katastrophe beschrieben, die ebensowenig einer einseitigen rein biographisch-psychoanalytischen Deutung unterworfen werden kann.

Herkunft ethischer Codices

Ethische Codices als Normen richtigen sittlichen Verhaltens für Ärzte zusammen mit Vorschriften und Gesetzen aus dem legislativen und judikativen Bereich haben ärztliche Tätigkeit durch Jahrtausende begleitet und reglementiert (13, 36).

Der »hippokratische Eid« wird seit etwa 400 v. Chr. überliefert und bildet die Basis des Genfer Arztgelöbnisses von 1948. Unter weiteren Verkürzungen gelangte er über den deutschen Ärztetag von 1956 dann seit 1962 als feierliche Einleitung (Gelöbnis) in die Berufsordnungen der Ärztekammern. Der Jurist LAUFS formte seine Auffassung des hippokratischen Arztes (unserer Tage) in 5 Sätze (27). Weitere Maßstäbe setzten die Deklarationen von Helsinki (1964) und Tokio (1974). Die alle Vorstellungen übersteigenden Greueltaten des Weltkrieges von 1939–1945 führten zu einer Fülle neuer Codices und Erklärungen – zumindest iatrogenen Fehlentwicklungen sollte vorgebeugt werden.

Große Erwartungen

Sowohl der Kranke als auch der Nicht-Kranke, der aber daran denkt, daß er auch einmal krank werden könnte, übernehmen oder entwickeln Vorstellungen darüber, wie das Verhalten eines »guten Arztes« wohl sein sollte, eines Arztes etwa, dem sie vertrauen würden. Diskursive ethische Überlegungen bestimmen aber nicht den Alltag des Kranken oder Patienten.

Der Kranke begegnet dem Arzt mit der Erwartung, daß dessen erster Beweggrund für die Wahl seines Berufes war, kranken Menschen zu helfen, so also auch ihm, dem Kranken, und der Arzt ihm nicht schaden werde, sondern er sich bemühe, das Leben des Kranken zu erhalten und die durch Krankheit eingeschränkte Autonomie des Kranken wiederherzustellen (2, 13).

Der Kranke setzt voraus, daß sich der Arzt sorgfältig auf seinen Beruf vorbereitet hat, die Grenzen seines Könnens und die der von ihm angewendeten Therapie kenne, diese Grenzen nicht (ohne Not) überschreite und so sich auch hier des in ihn gesetzten Vertrauens würdig erweise.

Es würde den Kranken kränken, wenn die gebotene mitmenschliche ärztliche Zuwendung und Achtung hinter das wissenschaftliche Interesse, an »seinem Fall« etwa, zurücktreten würde. Der Kranke weiß auch, daß die ärztliche Ethik verlangt, das Wohl des Kranken habe im Vordergrund zu stehen und nicht etwa das Streben nach Gelderwerb. Er erwartet nicht vom Arzt, unentgeltlich tätig zu sein, hat aber ein sicheres Gefühl dafür, die Hilfe für den kranken Menschen nicht als Handelsware anzusehen.

Der Kranke verläßt sich auf die Verschwiegenheit des Arztes, die aus dem »hippokratischen Eid« in die Berufsordnung (6) übernommen wurde. Vertrauen zwischen Krankem und Arzt bildet die Grundlagen für ein tragfähiges Verhältnis. Empathisches Einfühlungsvermögen begleitet ärztliches Handeln. Vertraulichkeiten würden eine affektgefährdete zwischenmenschliche Grundlage schaffen und autonomes ärztliches Handeln beeinträchtigen. Die Kranken erfühlen eine solche Veränderung der Beziehungen mit großer Empfindlichkeit.

Das Genfer Arztgelöbnis (48) und seine Abwandlungen nehmen auf dies seit der Antike tradierte Tabu keinen ausdrücklichen Bezug mehr. Solche konfliktträchtige Gefährdung ärztlicher Handlungsfreiheit ist ein ärztliches, aber auch ein literarisches Thema, so im Hinblick auf Fragen der »Euthanasie« bei HEYSE und STORM (22, 45).

Die Wahrheit am Krankenbett

Die einzige »Wahrheit« – nicht nur – am Krankenbett ist die zumeist bedrückende Gewißheit des endlichen, individuellen, irdischen Todes. Über Fragen der Krankheit läßt sich, genau genommen, nur in unterschiedlichen Graden von Wahrscheinlichkeiten sprechen. Hoffnung motiviert sowohl den Kranken als auch den Arzt. Der Kranke bedrängt mehr hoffend als zweifelnd den Arzt mit seiner Forderung nach uneingeschränkter »Wahrheit«. Ethik und Recht bekräftigen die Berechtigung dieses Verlangens, ohne die Problematik zu übersehen (eingeh. bei 25, S. 1–6).

Angesichts der Unwägbarkeiten, unter denen sich Diagnose, Prognose und Therapie in den Krankheitsverläufen oft weiterentwickeln, und in Anbetracht der Schäden, die eine zwar dem Kenntnisstand des Arztes angemessene, naturgemäß jedoch entmutigende »Aufklärung« bei lebensbedrohenden Krankheiten nach sich ziehen können, wird das Zögern des Arztes in der Zwangslage zwischen Pflicht und Humanität verständlich (16). Dieser Zwiespalt ist auch Thema der Literatur (13, S. 45.) Auch THEODOR STORMs umfangreichste, bekannteste und letzte Novelle wäre ungeschrieben geblieben, hätte ihn nicht die Inszenierung einer nunmehr beschönigenden »Aufklärung« über sein letztlich zum Tode führendes Leiden so belebt, daß er sich mit wieder erwachter Schaffensfreude erneut an das geliebte Werk gemacht hätte.

Die formelhafte Forderung nach »der Wahrheit am Krankenbett« birgt also Schwierigkeiten, die der Kranke nicht immer zu erkennen vermag. Er darf aber vom Arzt »Wahrhaftigkeit« im Sinne der ethisch gebotenen Übereinstimmung von der Aussage mit einer auf Kenntnisstand gegründeten Überzeugung erwarten. Rede, Verhalten und innere Anschauung dürfen einander nicht widersprechen. Die Lüge als die auf Täuschung angelegte, absichtliche Entstellung des wirklichen Kenntnisstandes in der Aussage zerstört unwiderruflich das Vertrauensverhältnis. Aber auch der Fragende trägt Verantwortung für seine Fragen und die Folgen damit provozierter Antworten, wie BODENHEIMER in seiner Untersuchung darlegte (8). Ob auf eine Frage des Kranken die auf Verschweigen oder Täuschung angelegte Antwort, die »barmherzige Lüge« etwa, unter allen Umständen und in rigoroser Sichtweise unsittlich ist, bleibt ein Problem, dessen Lösung der Arzt von Patient zu Patient vor seinem an verbindlicher Ethik gebildeten Gewissen verantworten muß.

Die Aufklärungspflicht des Arztes

Auf die vollständige Aufklärung des Patienten und seine rechtswirksame Zustimmung vor diagnostischen und therapeutischen Eingriffen kann und darf nicht verzichtet werden (25). Über diese vom Recht gestalteten Anforderungen hinaus ist aus ethischen Gründen mit dem Kranken ein »free, legal, moral, informed consent« herbeizuführen (13). Um so mehr Verantwortung trägt der aufklärende Arzt, als der bedrängte Kranke in seiner schwachen Position unter dem Leidensdruck meistens nur zwischen Risiken seiner Erkrankung und der vorgeschlagenen Maßnahmen wählen kann. Zwar werden viele Einflüsse auf die Entscheidung des Kranken wirksam, wie Ausbildung und Kenntnisse des Kranken und seine Fähigkeit, überhaupt Entscheidungen treffen zu können. Gewichtige Einflüsse kommen hinzu: Familie, Medien, weltanschaulicher Hintergrund. Wesentlich bleibt immer die vertrauenstiftende Aufklärung durch den behandelnden Arzt (21). Der weitere Verlauf der Behandlung wird dann von den ärztlichen Fachkenntnissen bestimmt und der Ethik, die die ärztlichen Entscheidungen leitet.

Tugenden und Pflichten des Patienten

Der kranke, der leidende, der behinderte, der im Leben benachteiligte Mensch wird von der Gesellschaft mit besonderen Rechten und Erleichterungen zu Schutz und Hilfe ausgestattet. Wegen möglicher späterer eigener Gefährdungen ist die öffentliche Zustimmung zu größtmöglicher Fürsorge und Entlastung für die Kranken ganz allgemein.

Verglichen mit den kaum übersehbaren Äußerungen über die Pflichten des Arztes sind solche zu Pflichten des Patienten eher spärlich (13, S. 102f; 41). Gleichwohl wird der Kranke auch von Judikative und Legislative aufgefordert, Pflichten zu übernehmen und Tugenden zu pflegen. Die »Medizin in der Literatur« (14) gibt viele Beispiele. KANT untersucht »die Macht des Gemütes, durch den bloßen Vorsatz seiner krankhaften Gefühle Meister zu sein« (24).

Wie für den Arzt gilt auch für den Kranken das Gebot der Wahrhaftigkeit. Im Dialog können die Angaben des Kranken den Weg zum Behandlungsziel erhellen, aber auch weitab in die Irre führen. Nicht nur die Einwilligung in ärztliche Ratschläge, sondern auch ihre Befolgung (»compliance«) sollten erwartet werden dürfen, um die Gefährdung des Behandlungszieles sowie Irritationen und Spannungen im Verhältnis zwischen dem Kranken und seinem behandelnden Arzt zu vermeiden.

Die Krankheit schränkt die Freiheit des Betroffenen ein, aber es bleibt ihm die Freiheit, sich dieser Herausforderung zu stellen. Dazu gehört auch die Pflicht, sich eine voraussichtlich sachkundige Hilfe zu suchen (49). Gesellschaft und Arzt sollten für ihr Behandlungskonzept des Patienten annehmen können, daß er wieder hergestellt werden möchte, ohne irgendeine Motivation, die es ihm nützlich erscheinen läßt, krank zu bleiben. Krankheit kann nicht nur als Unglück begriffen werden; sie vermag auch schöpferische Kräfte zu aktivieren und die Weltsicht auf Wesentliches zu konzentrieren (14). Ziel der Behandlung muß auch die Wiederherstellung der Autonomie des Kranken sein. Das Gegenteil, die Erhaltung der Abhängigkeit, bleibt eine Versuchung mit Gefährdung der ethischen Grundlagen des Arzt-Kranken-Verhältnisses. MONTAIGNE prangert sie vehement an (30).

»Mit der Krankheit leben« (13)

Die Umgebung des Kranken sollte ihm Mut machen, sich den neuen Fragen zu stellen und darf seine Hoffnungen nicht zerstören. Der Kranke kann durch sein Verhalten die mitmenschliche Hilfe fördern, sie aber auch blockieren. Die Krankheit verändert seine Beziehungen zu seiner Lebenswelt. Wie gestaltet der Kranke seine sich verwandelnden Beziehungen? Beteiligt er sich an der Lösung seiner erschütterten eigenen Lebensfragen, wenn er die erkennbar begrenzte Zeit seines Daseins ahnt oder erkennt und zwischen Gefährdung und Bewährung ein eigener Weg gefunden werden soll? Sein eigenes Verhalten beeinflußt wesentlich die Entwicklung dieses Beziehungsgeflechtes im Wandel. Ob und wie er es zu packen vermag, liegt auch in ihm begründet. Familie, Gesellschaft, helfende und kompetente Gruppen vermögen viel für den Kranken zu tun, wenn »not-wendig« auch ohne Mitwirkung eines passiven Kranken, natürlich nicht gegen seinen erklärten Willen.

Bei langwierigen Erkrankungen, bei Verlusten von Funktionen wie durch Operationen, bei krankheitsbedingten Organstörungen und nervlichen Störungen wird der Kranke zu seinem eigenen Nutzen lernen, mit diesen veränderten Bedingungen, mit seiner Krankheit umzugehen (13, S. 6; 43; 99). In dieser Bedrängnis benötigt der Kranke besonders die einfühlende und uneigennützige Hilfe des Arztes.

Alte, keineswegs veraltete Tugenden

Die seit der Antike überlieferten Kardinaltugenden Weisheit, Tapferkeit, Maß und Gerechtigkeit mit den christlichen Tugenden Glaube, Liebe und Hoffnung in ihren umfassenden ethischen Bezügen mögen gegenwärtig weniger lebendig im Bewußtsein der Menschen sein, doch als zeitüberdauernde und gestaltende Ideen dessen, »wie ein guter Mensch eigentlich sein sollte«, wirken sie in den moralischen Bewertungen weiter, sie sind in Gefährdungen Maßstäbe sittlichen Verhaltens, auch für Arzt und Kranken.

Die Zeit des Kranken, die Zeit des Arztes

Der Kranke erwartet vom Arzt,daß er immer Zeit für ihn habe, sich ihm vorbehaltlos zuwende, sich in dieser Zeit ausschließlich mit ihm beschäftige und ihm, dem Kranken, dessen Zeit wohlmöglich bald ablaufe, auch zuhöre. Doch ist das Gefühl des einzelnen für die Dauer der nahenden, gegenwärtigen und der enteilenden Zeit subjektiv und situativ sehr unterschiedlich, ohne daß die uns gewohnte, am Gang der Gestirne gemessene Zeit ihren Lauf verändert hätte (vergl. dazu STERNE [44] u. TELLENBACH [46]). Das subjektive Zeitgefühl des Kranken wird von anderen Tatsachen, Annahmen und Gefühlen bestimmt als das subjektive Zeitgefühl des Arztes. Dieser Inkommensurabilität der Zeitaspekte sollte der Arzt im Interesse der wichtigen Kommunikation mit dem Patienten stets eingedenk sein. Darüber hinaus müßte er auch versuchen, die Herkunft seines eigenen Zeitverständnisses zu ergründen, dies nicht allein auf philosophischer Ebene, sondern auch unter dem alltäglichen Aspekt der Auswirkungen eines in kurzer Zeit weithin durchgesetzten ärztlichen Anspruches auf geregelte Arbeitszeit und ausreichende Freizeit und die Bewertung der Zeit als Arbeitszeit für Entgelt, gerechnet nach Punkten oder Viertelstunden.

Das Gespräch

Die praktische Erfahrung lehrt, daß auch der erkennbar »vielbeschäftigte« Arzt, der sich für eine begrenzte Zeit intensiv, uneingeschränkt, nicht dominierend, sondern vorwiegend zuhörend dem Kranken zuwendet, meistens einen zufriedeneren Kranken verlassen wird, als der augenscheinlich weniger eilige Arzt, der ein mehrfaches an Zeit aufwendet, jedoch sein Gesprächsziel verfehlt, weil seine Zuwendung zum Kranken nicht deutlich erkennbar und/oder das Dominanzstreben in der Gesprächsführung des Arztes für den Patienten schnell fühlbar wird und somit der Weg der Kommunikation rasch versandet (ausführl. in 16).

Im Alltag zeigt sich, daß zwar die Kunst des abwägenden Gespräches mit geduldigem Zuhören, einfühlendem Nachdenken und zurückgestelltem Streben nach Dominanz erlernbar, aber nicht ausreichend häufig ist. Die asymmetrischen Beziehungen zwischen Krankem und Arzt mahnen zu besonderer Behutsamkeit. Der nahezu beständige Zeitdruck bereitet dem Arzt bei der sowohl menschlich situationsgerechten als auch effizienten Verteilung seiner Zeit Probleme. In der Entwicklung seiner kommunikativen Fähigkeiten sind Vorbilder, Erziehung und Selbsterziehung die Begleiter des Arztes. – *Legal, free, moral, informed consent.*

Der Kranke erwartet für sich im allgemeinen zunächst, daß alle, auch technischen, Möglichkeiten in Diagnostik und Therapie zu seinem Wohl uneingeschränkt zur Verfügung stehen, unabhängig von ökonomischen Erwägungen. Andererseits erwartet er aber auch, daß die Risiken der vermuteten Erkrankung und die Risiken und Beschwerlichkeiten differenter Diagnostik und Therapie sorgsam gegeneinander abgewogen werden. Recht und Ethik verlangen vom Arzt die Aufklärung des Kranken. Das Recht hat hier die Maßstäbe gesetzt und verlangt besonders eingehende Aufklärung über Risiken diagnostischer und therapeutischer Eingriffe. Die Aufklärung des Kranken muß vollständig sein, um rechtswirksam werden zu können (21, 25). Darüber hinaus verlangt die Ethik, daß die Aufklärung zu dem »legal, free, moral, informed consent« führe (13). Der Wunsch des nicht bewußtlosen Patienten nach Unterlassung einer Behandlung muß respektiert werden.

Die bedeutenden Leistungen der naturwissenschaftlichen Medizin werden vielfach als selbstverständlich angesehen, die diagnostischen, therapeutischen und individuell-konstitutionellen Risiken (10) kaum wahrgenommen. Im medizinischen Alltag interessiert den Kranken neben dem »Was« vor allem das »Wie«. Wie wird er behandelt? Geht es ausschließlich um sein Wohl? Deutlich genug und rasch empfindet er das Fehlen oder die Gegenwart von moralischen Leitlinien in seiner Behandlung.

An den Grenzen des Lebens

Der lebhafte Diskurs um grundlegende Fragen medizinischer Ethik orientiert sich zumeist weniger am medizinischen Alltag als an den Grenzfällen der Medizin, der Intensivmedizin an der Grenze des Lebens, der Onkologie wie der Transplantationsmedizin. Besonders aufgeregt ist die öffentliche Anteilnahme an den einander entgegengesetzten Bereichen der Fortpflanzungsmedizin und des Schwangerschaftsabbruches. Die aktive Euthanasie, vom Recht zutreffender und weniger beschönigend als »Tötung auf Verlangen« oder – strafrechtlich sehr problematische – Hilfe zum Selbstmord eingestuft, ist dem Arzt verboten, ist aber Thema der Literatur (13, S. 191ff) und in Verkennung der Auswirkungen Gegenstand bedenklicher oder fruchtloser öffentlicher Diskussionen, die nicht selten wenig Sensibilität für unsere verhängnisvolle jüngste Geschichte erkennen lassen. Den Arzt und seine Mitarbeiter kann die unbarmherzige Wirklichkeit schwer bedrücken. Karl Jaspers schreibt 1965: »Es gibt unlösbare Probleme« (23).

Angst, Gefühl und Vernunft

Angst und Furcht gehören zum Leben, aber auch zum Überleben. Der Kranke empfindet sie als nicht objektbezogene Angst und objektbezogene Furcht (JASPERS). Sie können den Krankheitsprozeß im körperlichen wie im psychischen Ablauf abwandelnd gestalten, bisweilen die Vernunft paralysierend. Der Kranke erwartet vom Arzt eben nicht nur Hilfe in seiner somatischen Erkrankung, sondern auch seelisches Geleit in den »Leiden der Angst«. Dies um so mehr, als sich alle Gruppen der Gesellschaft in unmoralischer Weise der Angsterzeugung als Mittel zur Durchsetzung eigener und gruppenspezifischer Ziele bedienen (33). Der Entwurf einer wirklich psycho-somatischen Heilkunde nähert sich wieder tradierten (antiken) Grundvorstellungen: Sie heißt den Arzt, Seele und Leib des Kranken zusammen zu führen, was nicht nur bedeuten kann »zusammenzuführen«.

Für den ernstlich Erkrankten, wenn er sich gar vom Tode bedroht fühlt, tritt häufig der Verlust oder das Fehlen eines sinnstiftenden Bezuges plötzlich belastend in seine Lebenswelt. Auf die Sinnfrage – als eines ihrer Grundmotive – hat die Philosophie seit ihren Anfängen nach einer Antwort gesucht. Zeiten einer eher gewissen Antwort wechselten mit solchen grundlegenden Zweifels. Die Philosophie vermag, wenn man bereit ist, ihr lernend zu folgen, auf die Frage nach dem Sinn des Daseins eine individuelle Antwort zu geben und so auf einen Weg durch das sonst unbegreifliche eigene Schicksal zu führen, beispielhaft aufgezeigt im »Trost der Philosophie« des BOETHIUS: in eigener Todesnot, eine ergreifende und umfassende Betrachtung und Aneignung antiker und christlicher Philosophie, in einer Welt des Übergangs von der Antike zum Christentum.

In seinem ihm oft unerklärlichen Schicksal befangen, versucht der Kranke in seiner ungewissen Lage, sich übernatürlicher Kräfte entweder zu versichern oder sie abzuwehren, da er vermutet, daß sie hilfreich oder schädigend in der Natur und in seinem eigenen Schicksal wirken könnten. Abergläubische und magische Vorstellungen haben menschliches Verhalten im Glücksstreben und in Notlagen immer begleitet. Mit Diätvorschriften in der Ernährung, seltsamen Arzneien, Beschwörungen, Amuletten, Maskottchen und Tabus wünscht er das Unerklärliche zu bannen oder sich geneigt zu machen, das er in Mächten vermutet, die sein Schicksal durch den Verlauf seiner Krankheit bestimmen könnten. Die Besinnung auf das Numinose (das »Heilige«, 34; 47, S. 253) führt auf eine geistige Stufe, eine Hinwendung zur religiös bestimmten Weltanschauung. Der Arzt erscheint in ihr als nicht selten die gesamte Lebensweise regelnder Priesterarzt oder als mit göttlicher Kraft begnadeter Heiler.

Die auf die Naturwissenschaft und auf die Regeln der Vernunft bezogene Heilkunde läßt wenig Raum für solche, nach ihrer Auffassung irrationalen Bezüge, die aber doch der Humus der Seele sind. Nach einer Zeit kaum bestrittener Dominanz der von der Ratio bestimmten Naturwissenschaften hat eine mehr gefühlsbetonte Naturauffassung im Verständnis von Mensch, Welt, Wissenschaft und Technik wieder an Boden gewonnen. Zeitgleich verliert der monotheistische Gottesglaube gegenüber dem pantheistischen »Naturglauben« mit entsprechenden Formen der Verehrung an Boden. Der Mensch wird dabei seiner Sonderstellung entkleidet und wieder als einfaches Glied in das Naturganze zurückgestuft (31). Im Zuge dieser Entwicklung wächst bei Patienten die Neigung zur Rückbesinnung auf eine romantisch orientierte, von einer allumfassenden Natur beseelte Heilkunde, die auch den ganzen Menschen in allen seinen Bezügen in ihr Behandlungskonzept einbezieht. Geborgen im starken Glauben, auch an die irrationalen Wurzeln dieser Heilkunde, sind günstige Auswirkungen auf den Krankheitsverlauf möglich, auch im Sinne eines Plazeboeffektes, der ja ein kaum zu vernachlässigender Teil beinahe jedweder Therapie ist.

Wandel der Ziele

Die Entwicklung der Wissenschaften hat geholfen, die Furcht der Menschen vor Hunger, täglicher Not und vielen bedrohlichen Krankheiten in unseren Regionen zu verdrängen. Diese Entlastung erlaubt einen Wandel der Ziele im täglichen Leben (32). In Überlegungen, die auch die Medizin berühren, wie zu Fragen des Schwangerschaftsabbruches, der Euthanasie oder der Allokation werden Argumente verwendet, die aus den Gedankengängen des Hedonismus und des Sozialutilitarismus stammen. Dazu paßt in dieser Zeit als weithin akzeptiertes Handlungsziel die »Selbstverwirklichung«, die meistens eher ein schlecht verhüllter krasser Egoismus ist als die Verwirklichung des Ideals der Autonomie innerhalb der Gesellschaft. Die Verbindung dieser Form der Autonomie mit persönlicher Verantwortung für das eigene Handeln ist zwar sittlich geboten, aber auch stets gefährdet (12, S. 28).

Will der Arzt die so weit gestreuten Erwartungen der Patienten erkennen, um ihnen gerecht werden zu können, sollte er seine Ausbildung nicht ausschließlich an den essentiell notwendigen Naturwissenschaften ausrichten, sondern wie früher auch durch ein Studium der Geisteswissenschaften studien- und lebensbegleitend ergänzen (15).

Die bisher skizzierten Erwartungen des Kranken an den Arzt, an seine Kenntnisse, an die seine Handlungen leitende Ethik, aber auch andererseits Erwartungen an Pflichten und Tugenden, die der Kranke zu seinem eigenen Wohl zu pflegen bereit sein sollte, sind so einfach und einleuchtend wie die 10 Gebote Mose. Allein an der Befolgung hapert es. So ist die Welt seit den ältesten Tagen voll von Klagen, vor allem über die Ärzte, aber auch über die Heilkunde, über die Apotheker und über beider Heilmittel. Zu weit liegen Erwartung und Wirklichkeit auseinander angesichts von Krankheit, Altern und Tod und schließlich der Vergeblichkeit aller Mühen, das gewisse Ende des Lebens zu verdrängen. Die während des ganzen Lebens geübte Kunst des Sterbens (vergl. 30), die ars moriendi der Stoa, erscheint nur noch einer Geschichte vergilbtes Blatt.

Über die Kritik an der Heilkunde

Im Kern ist nicht die Begrenztheit der Heilkunde Anlaß zur unablässigen Kritik, sondern der Umgang der Ärzte mit diesen Grenzen und unangemessenes Gewinnstreben. In der selbstkritischen Beurteilung sollte der Arzt nach folgerichtigem und kritischem Denken streben. Es sei wieder einmal an Eugen Bleulers eindringliche Kritik am »autistisch-undisziplinierten Denken in der Medizin und seine Überwindung« erinnert (7). Die Literatur ist reich an Beispielen kritischer Beobachtung ärztlichen Verhaltens gegenüber Kranken, Krankheit, Leiden und Tod. Aus der Sicht des Nicht-Arztes sind Petrarcas Pamphlete gegen die scholastische Wissenschaft und Medizin sowie das Verhalten der Ärzte dieser Zeit äußerst scharf, voller Skepsis, ja Abscheu (5). Auch Michel de Montaigne analysiert das Verhalten der Ärzte seiner Zeit und aus eigener, leidvoller Beobachtung mit Schärfe. Nicht die Grenzen der Medizin wurden in erster Linie beklagt, sondern das unmoralische Verhalten der Mediziner im Umgang mit ihren eigenen Grenzen und unmoralischem Gewinnstreben. Eine umfassende Übersicht gibt die »Medizin in der Literatur der Neuzeit« (14).

Über die Zwänge der Ökonomie für Kranke und Ärzte

Kranker und Arzt bilden die wichtige, aber schwer einsehbare Grundkonfiguration im verzweigten Netzwerk des Gesundheitssystems. Der im medizinischen Verständnis »Kranke« hat dabei die maßgebende Bedeutung. Nach übereinstimmender Einschätzung stellt die Zahl der

»Kranken«, im verständigen Sinne des Wortes, im Verhältnis zur Gesamtzahl der einen Arztkontakt suchenden »Patienten« (KANT nennt es »kränkeln« [24], in neuerer Terminologie würde man bei ihnen von »Störungen der Befindlichkeit« sprechen) eine Minderheit dar (auch 2). Der Grund für diese Unterscheidung ist praktischer Art: Im Laufe dieses Jahrhunderts wurde ausgehend von der gesetzlichen Krankenversicherung ein kontinuierlich umfassenderes System der Fürsorge eingerichtet.

Der Zugang zu den begrüßenswerten Leistungen aus dem Füllhorn der gesetzlich gesicherten Ansprüche erfolgte zum großen Teil »im Schutz des Krankenscheines« (32) durch eine kassenärztliche Bescheinigung und somit über einen Patienten-Arzt-Kontakt, dessen Geldferne, im Grunde ebenfalls begrüßenswert, auch nicht ganz unproblematisch ist. Bei begrenzten Leistungsmöglichkeiten der Krankenkassen sowie der Volkswirtschaft sind bei der Allokation der Kassenleistungen die Grenzen zwischen dem Notwendigen und dem Gewünschten ebenso unscharf wie verschieblich.

Die durch ärztliche Bescheinigungen ausgelösten Leistungen erreichen große Werte in vielen Bereichen der Volkswirtschaft, die sich nun zu ihrem Unbehagen vom ärztlichen Verordnungsverhalten abhängig fühlen. So werden die Kosten – von vielen Milliarden DM – der Lohnfortzahlung im Krankheitsfalle durch die kassenärztliche Zuerkennung von Arbeitsunfähigkeit ausgelöst, nicht ohne Problematik für Arzt und Patient »inmitten sozialer Sicherheit, Verantwortung und Versuchung« (20).

Dem freiberuflichen Kassenarzt wurde vom Gesetzgeber die zweckentsprechende Verteilung dieser fürsorglichen Maßnahmen in vielen Bereichen übertragen. Doch bergen Untersuchung, Beurteilung, Entscheidung und Ausführung durch die gleiche ärztliche Instanz, die außerdem auch noch durch das Angebot des Krankenscheines vom erwartungsvollen Patienten in gewissem Grade abhängig wird, die bekannten Probleme. Die rasche Zunahme der Anzahl der Kassenärzte hat den Erwartungsspielraum der Patienten erweitert, den Entscheidungsspielraum der Kassenärzte jedoch eingeengt. Auch hat sich der Arzt in der Sicht des Patienten durch die gebräuchlicher werdenden volkswirtschaftlichen Sprachregelungen verändert. Der Patient wird daran gewöhnt, im Arzt den Leistungserbringer oder Leistungsanbieter zu sehen, der sich in seinem Verständnis auch nicht zwischen ihn und seine durch das Parlament gerechtfertigten Ansprüche stellen sollte. Die Allokation sozialer Vergünstigungen als ärztliche Aufgabe verändert das Arzt-Patienten-Verhältnis grundlegend.

Die Freiheit des Kranken

Wir verlangen nach den Errungenschaften der Heilkunde und nach ärztlicher Aufklärung über sie, und wir wollen selbst über uns bestimmen; jedoch in ernster eigener Krankheit, in der Stunde der Not, müssen wir vor allem die Gebrechlichkeit unseres Daseins erkennen. Dann sind wir schnell geneigt, unvermittelt unsere Hoffnung allein auf den Arzt zu stellen, von dem wir ja erwarten, daß er ohne Grenzen dem Wohl des Kranken dient. Diesem Wohl (des ganzen Menschen) kann der gewissenhafte Arzt mit seinem Fachwissen auf kunstvolle Weise den Weg bereiten; darüber hinaus kann er als Mensch seinen Mitmenschen durch die Not der Krankheit begleiten. Die ernsthafte Krankheit weist über das Leben hinaus auf das Ziel des Menschen, schließlich auf die Frage nach seiner Begegnung mit Gott, auf die eine gemeinsame Antwort zu suchen, dem seelsorgenden Priester zufällt. Zu den Tugenden von Priester und Arzt gehört die Geduld mit dem Kranken. Der Kranke hat die Freiheit, sich im Umgang mit seiner Krankheit seinem Schicksal zu stellen oder auch nicht und ebenso darüber hinausweisend seiner Begegnung mit Gott.

Über Geld, Kostenbeteiligung und Honorar

Desinteressiert an volkswirtschaftlichen Zusammenhängen, wenn es um sein eigenes Wohl geht (21), segelt der heutige Kassenpatient gern im »Schutz des Krankenscheines«. Die Mehrheit der Kassenmitglieder ist über Herkunft und Umfang der immensen Geldsummen und ihre Bedeutung für die Volkswirtschaft, die überwiegend die Leistungen für das Gesundheitswesen aufbringen muß, unzureichend oder gar nicht informiert. Erst die unmittelbare Beteiligung an den Kosten weckt zwar das Interesse, wird aber von den Kassenmitgliedern allgemein abgelehnt. Dem entspricht auch die Feststellung einer Abteilung für Wettbewerbsmathematik einer privaten Krankenversicherung, nach der das Kostenbewußtsein erst bei Personen wirksam wird, die durch unmittelbare Selbstbeteiligung zu den Kosten der Krankheit mit herangezogen werden.

In frühchristlicher Zeit heilten die Ärzte KOSMAS und DAMIANOS im 3. Jahrhundert bedürftige Kranke unentgeltlich, im spätantiken Rom ein schwerwiegender Bruch mit den ökonomischen Gepflogenheiten. Sie erlitten als Christen das Martyrium und wurden von der Kirche kanonisiert und alsbald Schutzpatrone der Ärzte (35). Das »Honorar« entsprach für lange Zeit ökonomischer Bewertung eigener Arbeit im ärztlichen Selbstverständnis. Die gesetzliche Krankenversicherung hat die Entwicklung des Patienten-Arzt-Verhältnisses, begleitet von einer ökonomisch bedenklichen Kostenexpansion, dauerhaft verändert. Irreführend wird einseitig vereinfacht: »Der Arzt bestimmt, der Patient verbraucht, die Kasse zahlt«. Die Entwicklungen hat BAGUS in einer vielschichtigen Analyse untersucht (3). Der Patient beginnt, unter dem Eindruck dieser Auseinandersetzungen und im eigenen ökonomischen Interesse, das ärztliche wirtschaftliche Verhalten kritischer zu sehen. Er billigt dem Arzt zwar menschliche Eigenheiten zu, hat aber wenig Verständnis für inadäquates Gewinnstreben. Er erwartet vom Arzt jene Zurückhaltung in ökonomischen Fragen, die schon mit dem Grundgedanken des ärztlichen Auftrages verknüpft sind, daß aus Angst, Krankheit, Leid und Hoffnung Gewinn zu ziehen, zu allen Zeiten als unmoralisch galt.

Kranker, Patient, Arzt, soziale Sicherung und Ethik

Im Alltag der wesentlich erweiterten ärztlichen Tätigkeiten wird das Patienten-Arzt-Verhältnis mit dem weltanschaulichen Hintergrund und den sozialen Bedingungen inmitten dieser Gesellschaft gewandelt und damit auch die vielfältigen Erwartungen des Patienten an einen auch partnerschaftlich gesehenen Arzt. Der leidende, kranke Mensch jedoch erwartet vom Arzt ein Verhalten, das weitgehend an zeitlosen sittlichen Geboten ausgerichtet ist.

Was ist es, das geschehen ist?
Eben das hernach geschehen wird.
Was ist es, das man getan hat?
Eben das man hernach wieder tun wird;
und es geschiehet nichts Neues unter der Sonne.
(Der Prediger Salomo, 1,9)

Literatur

1. ANSCHÜTZ, F.: Indikation zum ärztlichen Handeln; Lehre, Diagnostik, Therapie, Ethik. Springer, Berlin-Heidelberg-New York 1982.

2. ANSCHÜTZ, F.: Ärztliches Handeln. Grundlagen, Grenzen, Möglichkeiten, Widersprüche. Wiss. Buchgesellschaft Darmstadt 1987.

3. BAGUS, J.: Patient – Arzt – Staat. Nachfrageprozesse und Preisbildung im Gesundheitswesen. Verlag P.C.O. Bayreuth 1989.

4. BAIER, H.: Benötigen wir eine Ethik der Medizin? Der Freiraum des Arztes zwischen Markt, Politik und Recht. In: BRESS, L. (Hrsg.): Medizin und Gesellschaft. Ethik, Ökonomie und Ökologie. Springer, Berlin-Heidelberg-New York 1987.

5. BERGDOLT, K.: Arzt und Krankheit bei Petrarca, die Kritik an Medizin und Naturwissenschaft im italienischen Frühhumanismus. VHC. Acta humaniora, Heidelberg 1992.

6. Berufsordnung der Ärztekammer Schleswig-Holstein. Sonderdruck 1989. (Schleswig-Holsteinisches Ärzteblatt 1989).

7. BLEULER, E.: Das autistisch – undisziplinierte Denken in der Medizin und seine Überwindung. Springer, Berlin-Heidelberg-New York 1921/1975.

8. BODENHEIMER, A. R.: Warum? Von der Obszönität des Fragens. Phil. Reclam jun., Ditzingen 1885.

9. BOETHIUS: Trost der Philosophie. Phil. Reclam jun. Ditzingen 1971.

10. CURTIUS, F.: Individuum und Krankheit. Springer, Berlin-Heidelberg-New York 1959.

11. CURTIUS, F.: Vom medizinischen Denken und Meinen. Enke, Stuttgart 1968.

12. DWORKIN, G.: The theory and practice of autonomy. Cambridge University Press 1988.

13. ENGELHARDT, D. v.: Mit der Krankheit leben. Grundlagen und Perspektiven der Copingstruktur des Patienten. Verlag für Medizin, Dr.Ewald Fischer, Heidelberg 1986.

14. ENGELHARDT, D. v.: Medizin in der Literatur der Neuzeit. Pressler, Hürtgenwald 1991.

15. ENGELHARDT, D. v.: Der Abschied von den Geisteswissenschaften in der neuzeitlichen Medizin. In: RÖSSLER, D. (Hrsg): Medizin zwischen Geisteswissenschaft und Naturwissenschaft. Attempto, Tübingen 1989.

16. FEIEREIS, H.: Sprechen und Schreiben im ärztlichen Alltag. Ein Beitrag zum Umgang mit der Wahrheit in der inneren Medizin und Psychotherapie. In: ENGELHARDT, D. v. (Hrsg.): Ethik im Alltag der Medizin. Springer, Berlin-Heidelberg-New York 1989.

17. FEIEREIS, F. u. H. SALLER: 3 heiße Eisen. Der schmerzende Dialog oder Vom heillosen Sprechen. Plazebo-Therapie. Rehabilitation bei rheumatischen Leiden. Marseille, München 1992.

18. FLECK, L.: Entstehung und Entwicklung einer wissenschaftlichen Tatsache. Einführung in die Lehre vom Denkstil und Denkkollektiv. Schwabe, Basel 1935 und Suhrkamp, Frankfurt 1980.

19. HANSEN, K.-J.: Krankheit-Arbeitsunfähigkeit-Lohnfortzahlung und die Position des Kassenarztes. Schleswig-Holsteinisches Ärzteblatt Heft **1,** 18–22 (1982).

20. HANSEN, K.-J: Arzt und Arbeitsunfähigkeit.Patient und Arzt inmitten sozialer Sicherheit, Verantwortung und Versuchung. Schleswig-Holsteinisches Ärzteblatt Heft **11,** 655–660 (Teil I) und Heft **12,** 704–715 (Teil II) (1984).

21. HANSEN, K.-J. u. Kj. FRANZ : Die Aufklärungspflicht aus ärztlicher und juristischer Sicht. Marseille, München 1993.

22. HEYSE, P.: Auf Tod und Leben. 1885. Ges. Werke Neue Serie zwölfter Band. Hertz, Berlin 1906.

23. JASPERS, K.: Geleitwort. In: SCHMIDT, G. (Hrsg.): Selektion in der Heilanstalt 1939–1945. Suhrkamp 1983.

24. KANT, I.: Von der Macht des Gemüts, durch den blossen Vorsatz seiner krankhaften Gefühle Meister zu sein. (Streit der Fakultäten, 3. Abschnitt) Werke in 10 Bänden. In: WEISCHEDEL, W. (Hrsg.): Sonderausgabe Band 9. S. 371–392. Wiss. Buchgesellschaft, Darmstadt 1983.

25. KERN, B. R. u. A. LAUFS: Die ärztliche Aufklärungspflicht. Springer, Berlin-Heidelberg-New York 1983.

26. KIELHOLZ, P.: Angst. Psychische und somatische Aspekte. Huber, Bern-Stuttgart 1967.

27. LAUFS, A.: Arztrecht. 4. Aufl. Beck, München 1988.

28. LÜTH, P.: Von der stummen zur sprechenden Medizin. Über das Verhältnis von Patient und Arzt. Bd. 103. Campus, Frankfurt-New York 1986.

29. MILL, J. St.: Der Utilitarismus. Phil. Reclam jun. Ditzingen 1976.

30. de MONTAIGNE, M.: Essais. Manesse, Zürich 1991.

31. MÜLLER, H. (Hrsg.): Naturwissenschaft und Glaube. Scherz, Bern-München-Wien 1988.

32. NOELLE-NEUMANN, E.: Institut für Demoskopie Allensbach: »Im Schutz des Krankenscheins« FAZ.: Nr. 284, 7. 12. 1992.

33. NOELLE-NEUMANN, E.: »Zweifel am Verstand«. »Das Irrationale als die neue Moral«. Zusammen mit H. MAIER-LEIBNIZ. 2. Aufl. Fromm, Osnabrück 1989.

34. OTTO, R.: Das Heilige. Über das Irrationale in der Idee des Göttlichen und sein Verhältnis zu Rationalen. Beck, München 1979/1991.

35. PERNOUD, R.: Die Heiligen im Mittelalter.Frauen und Männer die ein Jahrtausend prägten. Bastei-Lübbe, Bergisch Gladbach 1992.

36. PIECHOWIAK, H.: Auf dem Weg zu einer medizinischen Ethik. In: BÖHME, W.: Ethik im Alltag des Arztes. Herrenalber Texte 38, S. 42–57. Dr. Wolfgang Böhme, Karlsruhe 1982.

37. PIECHOWIAK, J.: Das ärztliche Gespräch- zwischen Idealisierung und Skelettierung. Z. Allgemeinmed. **59,** 673 (1983).

38. RIEMANN, F.: Grundformen der Angst und die Antinomien des Lebens. Reinhardt, München-Basel 1961.

39. SCHÄFER, H.: Medizinische Ethik. Verlag für Medizin, Dr. Ewald Fischer, Heidelberg 1983.

40. SCHATTENFROH, S.: Lernwillig, geduldig und verständnisvoll. Welche Charaktereigenschaften der

Arzt haben soll – eine beispielhafte amerikanische Untersuchung. FAZ. 29. 9. 1986.
41. SCHIPPERGES, H.: Der Arzt von morgen, von der Heiltechnik zur Heilkunde. Severin und Siedler, Berlin 1982.
42. SCHIPPERGES, H.: Arzt und Patient in der Welt von morgen. Konturen einer modernen Medizin in Bewegung. Verlag für Medizin, Dr. Ewald Fischer, Heidelberg 1983.
43. SEEMANN, Phil. u. Mitarb.: Nature, Volume **365,** 441 (1993).
44. STERNE, L.: Das Leben und die Ansichten Tristram Shandys. Dittrichsche Verlagsbuchhandlung, München 1989.
45. STORM, Th.: Ein Bekenntnis. Storm, sämtliche Werke in 6 Bänden. Knaur Nachf., Berlin-Leipzig (ohne Jahresang.)
46. TELLENBACH, H.: Aspecte der Zeit – ihre Deformationen in psychischen Störungen. Focus MHL **6,** 252–260 (1989).
47. TELLENBACH, H.: Psychiatrie als geistige Medizin. S. 253. Verlag für angewandte Wissenschaften, München 1987.
48. TÖLLE-KASTENBEIN, R.: Das Genfer Arztgelöbnis und der hippokratische Eid. Duris, Bochum.
49. Urteil des Oberlandesgerichtes Braunschweig: Geschäftsnummer 4 U 2/88, LG 10 0 292/87: u. a. Feststellung, der Patient habe die Pflicht, sich in entscheidenden gesundheitlichen Fragen sachkundiger Hilfe zu versichern.
50. WILLIAMS, B.: Der Begriff der Moral. Phil. Reclam jun. Ditzingen 1978.

Dem Direktor des Institutes für Medizin- und Wissenschaftsgeschichte der Medizinischen Universität Lübeck, Herrn Prof. Dr. phil. D. v. ENGELHARDT, danke ich für beständige Förderung und Anregung. Ohne seine und seines Institutes Hilfe hätte ich diesen Versuch nicht ausführen können.

Tanztherapie

K. HÖRMANN, Münster

Einleitung

Tanztherapie wird heute vorwiegend als eine nonverbale, körperorientierte und künstlerische Richtung der Psychotherapie verstanden. MARIAN CHACE, Musiktherapeutin in Washington und Begründerin der amerikanischen Gesellschaft für Tanztherapie 1966, definierte sie als »die geplante Verwendung aller Aspekte von Tanz, um physische und psychische Integration des einzelnen zu erreichen«.

Der aus Tanz und Therapie zusammengesetzten Wortverbindung Tanztherapie entsprechend, wird das Gebiet sowohl von Ärzten und Psychologen als auch von Tänzern und Tanzpädagogen vertreten. Demgemäß unterscheiden sich die verschiedenen Ansätze der durchweg privaten Anbieter – ein Hochschulstudium gibt es in Deutschland noch nicht – prinzipiell in 2 Richtungen: Die eine pflegt eher den Beziehungsaspekt, indem sie die tänzerische Bewegung zur Auflockerung der Gesprächssituation und unter Anlehnung an psychoanalytische Schulen zur Fokussierung und Dramatisierung eines bewußten oder vorbewußten Konflikts einsetzt; die andere arbeitet mehr physiologisch-somatisch, beobachtet, analysiert, korrigiert und erweitert das Bewegungs- und nonverbale Verhaltensspektrum eines Patienten, wobei den dabei auftauchenden Problemen viel Raum zur kreativen und strukturierenden Gestaltung und damit zur Klärung gegeben wird.

Tanz als Organisation ästhetischer Wahrnehmung

»Der Tanz ist die in Bewegung gebrachte körperliche Ausdrucksfähigkeit, die Kunst mit und an der Person, und deren Charakterisierung« (14).

Tanz ist nicht einfach mit Bewegung gleichzusetzen. Sicherlich meint Tanz auch Bewegung, ist aber eingeschränkter und besagt doch wiederum erheblich mehr. Bewegung trifft schließlich für jede Art des Lebens zu. Funktional gesehen, dient sie zur Daseinsbewältigung. Ohne solche Funktion gilt sie als spielerisch. Oftmals erscheint sie jedoch nur funktionslos; bei näherer Betrachtung kommt hinter dem scheinbar sinn- und gehaltlosen Tun das Stadium des Kräftemessens, Ausprobierens, Entwickelns und Erlernens zum Vorschein. Seine Bewegungsdisposition zu entfalten und seine Ausstattung zu erfahren, bereitet Vergnügen; ihre Ausformung, auf welche Art auch immer, ist primär eine leibliche Angelegenheit und steht letztlich im Dienst des Lebens überhaupt. Tanz dagegen darf weitaus eher als bewußt geformte künstlerische Verwendung von Bewegungsmöglichkeiten gelten.

Tanz als immanenter Sinn und Gehalt und Tanz als Mittel zum Zweck

Immer ist Tanz – wie Kunst überhaupt – nach innerer Struktur und äußerer Wirkung zu unterscheiden. Tanzpsychologie beschäftigt sich also mit dem inhärenten Leben des Tanzes, seinen Qualitäten und mit seinem Einfluß bzw. mit der durch ihn hervorgerufenen und erzeugbaren Stellungnahme sowohl der Tänzer als auch des zuschauenden Publikums. Die Merkmale des Tanzes sind somit stets unter zweierlei Aspekten zu erleben und zu analysieren, dem Aspekt der Beschaffenheit des Tanzes und der ihm innewohnenden Psychologie und dem Aspekt der von außen an ihn herangetragenen Erwartung sowie der Einschätzung seiner Wirkung, dem Erlebnis- oder Betroffenheitsaspekt, der sich auch als Tanzpsychologie im Sinne eines durch Tanz ausgelösten psychischen Prozesses einordnen läßt (Abb. 1).

Vereinfacht heißt die eine Frage »Wie ist der Tanz beschaffen, und was drückt er aus?« und die andere Frage »Was bewirkt dieser Tanz bzw. das Tanzen allgemein bei mir, und was läßt sich durch Tanzen bezwecken?«

Tanzpsychologie als Lehre vom tanzbezogenen psychischen Geschehen und seiner zweckgerichteten Verwertung

Tanzpsychologie als Lehre von tanzbezogenen psychischen Abläufen umfaßt die Erforschung und Vermittlung der Vielfalt an tanzbedingten psychischen Wirkungen und die Anwendung ihrer Phänomene in außertänzerischen Zusammenhängen. Im wesentlichen wird hier nach den Erlebnisweisen von Tanz gefragt, nach alldem also, was sich beim Tanzen alleine oder mit anderen abspielt und an Wirkungen freigesetzt wird. Hierzu werden weniger die philologisch-geisteswissenschaftlichen, als vielmehr die sozialwissenschaftlich-empirischen Forschungsmethoden angewendet. Diese Art von Tanzpsychologie bietet ihre Erkenntnisse zur praktischen Verwertung für die unterschiedlichen Interessen an. Tanztherapie zählt hierzu wegen ihres zweckgerichteten, außertänzerischen Anliegens, alle Aspekte von Tanz und Bewegung gezielt zu verwenden, um physische und psychische Integration des einzelnen zu erreichen.

Tanzbezogene psychologische Phänomene sind: Atemregulation, Konzentration, nonverbale Kommunikation, Augenkontakt, Körperkontakt (Anfassen an Händen, Schulter, Hüfte), Nähe-Distanz, Präsentation (solistisch, zu zweit oder mehreren), Partnerwahl, -wechsel, -konflikt, Wettkampfstreß, Trainerautorität, Gruppenbildung, -zusammenhalt; Spannung-Entspannung, Körpergefühl (Muskulatur, Herz, Gleichgewicht, Erleben von Bewegungsarten wie Wiegen, Stampfen, Federn, Gehen, Laufen, Rennen, Hüpfen, Galopp, Schleichen, Schlendern, Hocke, Drehungen usw.), Reaktionsvermögen, Koordination (von Elementen, Tänzern, Muskeln, Gelenken und Nervensystem), Selbstbeherrschung, Rhythmuserleben (Vibrationsempfindung, geregelte und variierte Ordnung), Fitneß, Kondition; Führen und Folgen, Selbstgestalten und Nachvollziehen von Gestaltungen, sich zur Schau stellen, Ekstase, Rausch, Laszivität, Erotik, Flirten, Versenkung, passende Kleidung und Ausstattung (Trikots, Leggings, T-Shirts, Stretchhosen; Tutu, Ballettschuhe, Rollschuhe), Taktgefühl, Sensibilität für sich, für andere und die tänzerischen und tanzpsychologischen Phänomene, Freude, Frohsinn, Geselligkeit, gemeinsames Üben, Harmonie, Tanzleidenschaft, Aktivität, Selbstfindung durch authentische Bewegung; Maßnahmen gegen Herz-Kreislauf-Beschwerden, Wirbelsäulen- und Haltungsschäden, Krampfadern, Verstopfung, Schlaflosigkeit, Schüchternheit, Introvertiertheit und Depressionen; Tanz als Möglichkeit zur Entfaltung des Bewegungsdrangs und Nachahmungstriebs und als Schulung des Hinschauens, Zuhörens und sicheren gesellschaftlichen Auftretens, Tanz als Beruf, Hobby und Lebenssinn; Tanz als Religion.

Tanztherapietypische Merkmale

Tanztherapie geht wesentlich auf die in Hannover geborene MARY WIGMAN (1886–1973), die Begründerin des Ausdruckstanzes, zurück. Innerlich zerrissen und an der Sinnlosigkeit ihres Lebens verzweifelnd, bemerkte sie im Alter von 23 Jahren die seltsame Katharsis, die aus den unter Schluchzen entstandenen, ihr aus den typisierten Tanzstudien unbekannten körperlichen Reaktionen und Ausdrucksbewegungen herrührten. Diese Echtheit begeisterte sie. Sie setzte fortan subjektive Empfindungen, Stimmungen, Gefühle und Ideen in unverwechselbar persönliche, aus der Improvisation geformte Tänze um. Sie benutzte Perkussionsinstrumente, die den Kompositionsstil von CARL ORFF (1895–1982) charakterisierten. In Ermangelung eines Pianisten oder Schlagzeugers tanzte sie, selbst eine gute Pianistin, auch ohne Musik und kam so zum »absoluten«, von Musik gelösten, ganz auf sich selbst bezogenen Ausdruckstanz. Sie arbeitete eine Zeitlang mit RUDOLF LABAN (1879–1958) zusammen; die Differenziertheit seines Bewegungsanalysesystems wurde nicht zuletzt durch sie beeinflußt. Bei WIGMAN in Ausbildung waren die bedeutendsten Tanztherapiepionierinnen, auf die hauptsächlich die folgenden Merkmale einer heute repräsentativen Tanztherapie zurückgehen.

Körper

Die Betrachtung des Körpers wirft Fragen auf nach seiner Beschaffenheit und seinem anatomischen, physiologischen und chemischen Zustand sowie nach seinem Potential an Kraft, Geschwindigkeit und Ausdauer, nach den Längen-, Größen-, Schwere- und Dichteverhältnissen der Körperteile wie auch nach ihrer Flexibilität, Muskelspannung und Dehnfähigkeit.

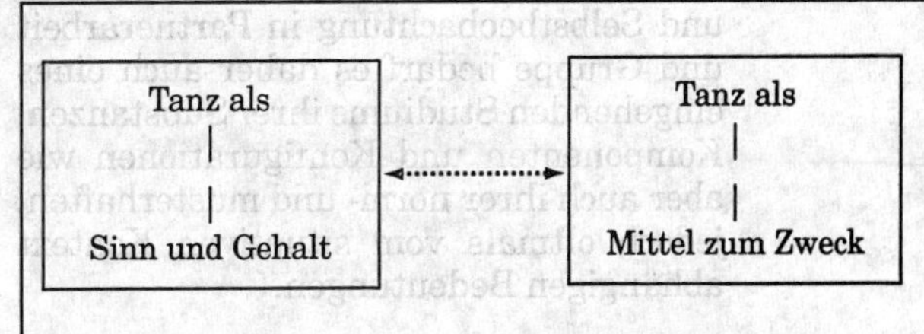

Abb. 1
Die 2 Auffassungsweisen
von Tanzpsychologie und ihre Bezüge

Effort

Mit Effort wird nach RUDOLF LABAN (9) die Leistungsfähigkeit, mit Bewegung umzugehen, umschrieben. Der Bewegungsimpuls äußert sich in den Bewegungsfaktoren Raum, Kraft, Zeit und Fluß, deren gegensätzliche Elemente direkt-indirekt, schwer-leicht, allmählich-plötzlich bzw. schnell-langsam und fließend-gestaut als Einzelelemente und in Kombinationen hinsichtlich ihrer Quantität und Qualität und ihres Bezuges auf menschliche Aktionsweisen, Bewegungsdimensionen, Umwelt und eigenes Selbst analysiert und trainiert werden.

Effort meint also keine rein physiologische Angelegenheit. Genauso wichtig wie ihre exakte Beobachtung und bewußte Handhabung sind das Wissen und Erkennen ihrer psychologischen Bedeutung. Neben der Selbsterfahrung durch Fremd-

und Selbstbeobachtung in Partnerarbeit und Gruppe bedarf es daher auch eines eingehenden Studiums ihrer Substanzen, Komponenten und Konfigurationen wie aber auch ihrer norm- und musterhaften, jedoch oftmals vom situativen Kontext abhängigen Bedeutungen.

Raum

Der Raum ist ebenfalls unter mehreren Kategorien zu sehen. Raum als Lokalität beschreibt die architektonische und geometrisch vermeßbare Umgebung. Kinesphäre bezieht sich auf den persönlichen Radius und die mit den Extremitäten erreichbare Peripherie. Eine weitere Bedeutung richtet sich auf den Gruppenbezug. Unter bewegungsdynamischen Gesichtspunkten gilt es, auf die Struktur der Pfadformen, Richtungen und Ebenen der Bewegungen sowie ihre Wechsel, Sequenzen und Phrasen zu achten. Zur Ausweitung des Bewegungsrepertoires, einer wesentlichen Angelegenheit der Tanzpädagogik wie der Tanztherapie, gehört es, das Größenverhältnis von Körperlänge, Leibumfang und Bewegungsradius einerseits und Raumhöhe, -weite und -tiefe andererseits zu berücksichtigen.

Shape

Die Körperformung als Merkmal des Kontakts und der Beziehung zur Umwelt wird von WARREN LAMB (11) nach Gestik und Körperhaltung getrennt und unter dem Aspekt ihrer Beziehung zueinander analysiert und geschult. Merkmale für die Analyse der Art der Form von Gestik und Körperhaltung ist der Grad der Muskelspannung und der Aktivität und Konsequenz des Bewegungsflusses. Betroffen sind die dreidimensionalen Raumformen, deren Kombinationen von Dehnen, Schrumpfen, Beugen und Drehen qualitative Aussagen zulassen und die Selbstrepräsentation und Kommunikation entscheidend mitbestimmen.

Rhythmus

Rhythmus, in seinen ursprünglichen griechischen Wortbedeutungen verstanden, meint Fluß und Begrenzung zugleich. Wie die Graphologie nicht nur auf die Bewegungsfaktoren von Raumgestaltung (Höhe, Weite, Richtung), Kraftaufwand und Schreibtempo, sondern auch auf die Form der Schrift, in der Bedeutung von Artikulation, Phrasierung, Symmetrie und Ordentlichkeit achtet, so ermöglicht erst die Analyse des Bewegungsflusses Aussagen über das personale oder tänzerische Motogramm. Rhythmus kann gar als primäres Merkmal eines Tanzes wie auch einer Tanzinterpretation oder -kreation gelten. In der Beobachtungsanalyse ist er sowohl auf effort als auch auf shape zu beziehen.

Der effort-Rhythmus läßt Rückschlüsse zu über die Intensität von Bedürfnissen, Trieben und Affekten und verweist damit auf den Inhalt und Gehalt einer Bewegungskonfiguration.

Der shape-Rhythmus dagegen ist mehr auf das räumliche Empfinden und auf das damit zusammenhängende Wohlbefinden oder Unwohlsein gerichtet und signalisiert damit die Wirkungs- und Beziehungsebene.

Rhythmus ist somit der elementarste, um- und abgrenzendste Bestandteil einer Bewegung, dessen Bedeutung bemerkenswerterweise enge musikalische wie weite anthropologische Nuancen gleicherweise umfaßt. Nicht zufällig wird mit »movement« im englischen Sprachgebrauch der Satz einer Symphonie umschrieben. Geschichtlich gehört Emotion zu demselben Wortstamm. E-motio meint somit die expressive Bewegung, eben das Gefühl. Und im weitaus älteren indogermanischen Sprachgebrauch wird Gefühl, Bewegung, Erregung mit Musik, d. h. Singen, als dessen hörbarer Erscheinung gleichgesetzt.

Individuation, Expression und Sozialisation in der Tanztherapie

Individuation kann auch als authentische Seinsfindung und echte Realitätswahrnehmung umschrieben werden. »Authentische Bewegung« spürt die rein subjektiven Bewegungsmuster und persönlichen Bewegungszusammenhänge auf und setzt sie mit den in ihnen beschlossenen und sich durch sie offenbarenden Gefühlen in Verbindung. Maßgebliches Hilfsmittel zum Finden seines authentischen Ausdrucks ist der andere, der Beobachter, der »Zeuge« (witness). Ob und inwieweit sich dessen (omnipotente) Führung operationalisieren und kontrollieren läßt, ist allerdings ein den meisten Psychotherapieverfahren eigenes Problem.

Expression und Individuation sind besonders Ziele der Einzeltanztherapie, wie sie im Westen der USA entwickelt wurden. Der Patient – oft mit geschlossenen Augen – sitzt, liegt oder auch steht irgendwo im Therapieraum und bewegt sich dabei nicht, wenig oder viel. Er hat die Anweisung zu vergessen, daß er beobachtet wird, und sich nur auf sich selbst zu konzentrieren. Der Tanztherapeut versteht sich als »Zeuge«, der zunächst mit eher vigilanter, indirekter Wahrnehmung das Verhalten des Patienten beobachtet.

»Die Form dieser Arbeit ist einfach – eine Person beobachtet (witnesses) eine andere, die sich in einem Raum bewegt. Die Bezeugende trägt – besonders anfangs – Verantwortung für Bewußtheit, wenn sie an der Wand des Bewegungsraumes sitzt. Sie ›schaut‹ nicht auf die sich bewegende Person, sondern ist Zeuge, hört zu und bringt eine bestimmte Qualität an Aufmerksamkeit oder Gegenwart für die Erfahrung der sich bewegenden Person auf. Diese hat die Augen geschlossen, um ihre Erfahrung zu erweitern, wenn sie in die tieferen Ebenen ihrer kinästhetischen Realität hineinhört. Sie soll auf ihre Empfindung reagieren, auf einen inneren Impuls, eine Energie, die aus dem persönlichen und kollektiven Unbewußten oder Überbewußten kommt. Ihre Reaktion auf diese Energie kreiert Bewegungen, die für den Beobachter sichtbar oder unsichtbar sind. Wenn der Prozeß intensiver wird, wird die Bewegung in bestimmte Muster organisiert, in einzelne Körperteile mit bestimmten rhythmischen und räumlichen Formen. In breiterem Zusammenhang kann an ihr oft äußerst genau ihre dominierende Funktion in einer Persönlichkeit abgelesen werden, z. B., ob diese mehr emotional als intuitiv oder eher erspürend als denkend ist.

Die sich bewegende Person und die Bezeugende sprechen gewöhnlich miteinander über das Material, das während der Bewegungszeit aufgetaucht ist, und heben so zunächst unbewußte Prozesse ins Bewußtsein. Obgleich die sich bewegende Person – besonders anfangs – der primäre Fokus auch für die Bezeugende darstellt, erscheint ihre innere Realität genauso weit und komplex wie die der sich bewegenden Person. An deren sich katalysierender Bewegung arbeiten beide ständig zusammen, und jeder verfeinert so seine Fähigkeit, das wahrgenommene formlose Material aus dem Reich des Unbewußten zu integrieren und in eine beständige Form zu bringen« (1).

Sozialisation meint mehr das Einfügen in den Gruppenprozeß und in die damit verbundenen vielfältigen Beziehungsformen, die das Leben mit anderen bestimmen. Die eine Richtung geschieht überwiegend in tanztherapeutischen Einzeltherapien, die andere dagegen in Gruppentherapien. Meist deuten bereits die Größe und Ausstattung des Tanztherapieraumes auf die jeweilige Richtung hin. Für Tanztherapien nach dem Prinzip des »authentic movement« reichen relativ kleine Räume mit Teppichboden, auf denen sich meist liegend, sitzend und kauernd das tanztherapeutische Geschehen abspielt, wogegen die tänzerischen Gruppentherapien in weiten Turnhallen stattfinden, in denen der reichlich zur Verfügung stehende Platz die unterschiedlichsten Formen von räumlich variierbaren Groß- und Kleingruppenprozessen, wie auch Partnerspiele und Einzelimprovisationen, zuläßt.

Heilungszirkel

Am Naropa-Institut in Boulder wird der Prozeß einer körperzentrierten Psychotherapie in einen 4phasigen, spiralartig auf neuer Ebene wiederkehrenden, aber nun differenzierteren Heilungszirkel (healing circle), der mit dem Geburtsvorgang verglichen wird, strukturiert.

»Die erste Phase ist die der Bewußtmachung und entspricht dem Einsetzen der Wehen... Der Patient lernt von neuem, wie er seinen physischen Körper spüren kann.« Gedanken, Gefühle und Empfindungen werden energetisch und situativ erspürt, z. B. »Ich bin jetzt ärgerlich«.

Die Phase der Aneignung führt zur Erkenntnis, daß diese Gedanken, Gefühle und Empfindungen nicht von außen, sondern aus dem eigenen Inneren kommen. Um diese Phase zu intensivieren, nennt sie vier aktivierende Techniken:

1. Die Atmung sorgt für Raum für das Fließen energetischer Empfindungen;

2. die genaue Beschreibung dessen, was ist;

3. das genaue und echte Fühlen der eigenen Gefühle;

4. sie in Bewegung ausdrücken, die – vor allem die scheinbar beiläufige –

a) zu mehr »Lautstärke« geweckt und/oder
b) in ihr Gegenteil gelenkt wird, um Vermeidungsreaktionen bewußt zu machen,
c) mehrfach wiederholt wird, um Bewegungen in sozial bedeutungsvolle Gesten zu verwandeln,
d) auf den ganzen Körper generalisiert wird, um den Ausdruck zu verstärken und zu integrieren, und – im Gegensatz dazu –
e) sie auf einen begrenzten Teil des Körpers spezifiziert.

Die 3. Phase im »Geburtsvorgang« ist die der Akzeptanz des »Kindes« durch authentisches, bedingungsloses Annehmen und Lieben seines Soseins.

In der Aktionsphase lernt das »Neugeborene« den Übergang in sein alltägliches Leben. Es lernt aufrecht zu stehen und durch besseres Atmen sich im Feld der Schwerkraft zu bewegen.

Dem »Heilungszirkel« entspricht der »Therapiezirkel«; er paßt sich jeder »Heilungsphase« an. Die Phase der Bewußtmachung (awareness) wird durch »bezeugendes Beobachten« (witness) unterstützt, die Phase der Aneignung (owning) durch Beantworten (responding), die Phase des Akzeptierens (accepting) durch liebevollen Dialog (dialoguing), der auch das Berühren, Streicheln, Umarmen, Auf-den-Schoß-Nehmen, »Bemuttern« (mothering) des »Babys« miteinschließt, und die Aktionsphase (acting) durch Betreuen (facilitating) des noch als Kind betrachteten Patienten durch die liebende, allwissende große Mutter. (2 Beispiele, die den engen Bezug zu Körpertherapien zeigen, sind protokolliert in HÖRMANN 1992, S. 247–252 [4].)

Der »Heilungszirkel« führt zu einer Art stoischer, kontemplativ-spiritueller Selbstzufriedenheit und Gelassenheit, die zur Teilnahmslosigkeit, Unnahbarkeit und Indifferenz werden kann, wenn sie nicht in Einklang mit einer weltoffenen, ästhetischen Sichtweise und künstlerischen Lebensauffassung steht.

Das Verhältnis von Beobachtendem und Sichbewegendem kann auch zwischen Mitgliedern einer Gruppe bestehen, wie in dieserart amerikanischen Tanztherapieausbildungen üblich, in denen zwischen Studenten- und Patientenstatus kaum nennenswert getrennt wird (die Studenten erklären sich einschließlich des ständigen Gefilmtwerdens schriftlich damit einverstanden, tun sie es nicht, riskieren sie das sofortige Ende ihres immerhin teuren und selbst zu bezahlenden Studiums). Trotz Tausches des Verhältnisses von Beobachter und Beobachtetem gibt es nie einen Gleichberechtigtenstatus, einer ist immer der Unterlegene bzw. Hilfebedürftige und der andere der Überlegene, die Rolle des Gebenden bzw. Wissenden (aus)spielend.

Tanztherapie als Partnerarbeit

Gleichberechtigt sind die Teilnehmer in der tänzerischen Gruppentherapie nach MARIAN CHACE, die an der Ostküste der

USA gepflegt wird. Doch auch in Partnerübungen, in denen es um Bewegungsbeobachtung geht, ist eine solche herstellbar.

SCHURIAN (13) »macht beim psychophysischen Wahrnehmungsprozeß von Körpern untereinander unterschiedliche ›Eigenschaften‹ und ›Wirkungen‹ aus:

1. wenn eine Person eine andere körperlich-ästhetisch wahrnimmt (A → B), treffen ›Eigenschaften A‹ auf ›Eigenschaften B‹ und ›Wirkungen A‹ auf ›Wirkungen B‹;

2. wenn eine Person gleichzeitig auch von einer anderen Person wahrgenommen wird, ist es umgekehrt«.

Als wichtigste Merkmale nennt er (13) Selbstpräsentation (Selbst-Vergegenwärtigung), Attraktion (Anziehungskraft, die Aufmerksamkeit weckt und Wahrnehmung in Gang setzt), Resonanz (Schwingungsfrequenzen zwischen Wahrnehmendem und Wahrgenommenem), Display (Zugänglichkeit und Wirkung der Zurschaustellung), Selektion (emotional, kognitiv, körperlich, sozial u. a. bestimmter selektiver Wahrnehmungsvorgang), Information (In-Form-Bringen, etwas so gestalten, wie es vorher noch nicht existierte), Neuartigkeit (innovierend, weiterführend) und Vielschichtigkeit (das gleichzeitige Wirksamwerden von unterschiedlichen Wahrnehmungsleistungen).

Sozialisatorische Heilprozesse

Aufgrund der Auswertung von Patientendaten und daraus abgeleiteten »kurativer Faktoren«, »komplizierte Wechselwirkung verschiedener geleiteter ›menschlicher Erfahrungen‹« nennt CLAIRE SCHMAIS (12), die Nachfolgerin von MARIAN CHACE am Hunter College in New York, die Gruppentanztherapie »Heilprozesse« und gliedert diese in die »acht Heilvorgänge Synchronismus, Ausdruck, Rhythmus, Vitalisierung, Integration, Kohäsion, Lernen und Symbolismus«. Ohne auf die von ihr ausführlich dargestellten »Heilvorgänge« hier im einzelnen eingehen zu können, kann doch ihr System als dasjenige unter den expressiven Tanztherapien bezeichnet werden, das im Gegensatz zu den »authentic movement«- und »witness«-Schulen den mit Gehemmtheit und Unsicherheit einhergehenden Narzißmus, wie er unter den meisten zur Psychotherapie kommenden Patienten verbreitet ist, am direktesten und konsequentesten angeht.

Diese Gruppentanztherapie, die auf die erste, seit 1942 im St. Elizabeth Hospital in Washington arbeitende, amerikanische Musik- und gleichermaßen Tanztherapeutin MARIAN CHACE zurückgeht, legt in ihrem engen Bezug von Tanz, Musik und Psyche weniger Wert auf die gängige psychoanalytische Trieblehre, sondern betont mit HARRY STACK SULLIVAN, einem Neo-Freudianer, bei dem CHACE lernte, die Bedeutung der Gruppe für die Persönlichkeitsentwicklung.

Erfolgskontrollen in der Tanztherapie

Als erste unter den Tanztherapiepionieren hat sich LILJAN ESPENAK (3) um eine zuverlässige Diagnostik und Erfolgskontrolle bemüht. Gegen die daraus abgeleitete Reduzierung ihres Verständnisses von Tanztherapie auf eine psychomotorische Bewegungstherapie hat sie sich in ihren Workshops in Köln 1986, 1987 und 1988 jedoch immer gewehrt.

Mehr noch als ESPENAKS Bewegungsdiagnosetest erlaubt die LABAN-Bewegungsanalyse (LABAN Movement Analysis, LMA) ein Beobachten, Beschreiben und Klassifizieren von Bewegung. Da sie ein offenes System darstellt und »nicht an einen bestimmten Rahmen gebunden ist und Begriffe der Bewegung benutzt, um das zu beschreiben, was beobachtet wird, ist sie auf eine Vielzahl von Formen und Arten der Forschung anwendbar« (16) und wird demgemäß auch vielseitig verwendet. Für die psychoanalytische Erforschung und Betreuung der Mutter-Kind-Beziehung und der Entwicklung des Säuglings hat die Kinderpsychoanalytikerin JUDITH KESTEN-

BERG die LABAN-Bewegungsbeobachtungs-Analyse übernommen und deren beide Variablen Energiefluß und Bewegungsformenfluß samt deren Eigenschaften weiterentwickelt. »Ihr System kann zwar nicht dazu verwendet werden, spezifische Bewegungsmerkmale bei individuellen Patienten genau zu bestimmen, aber sein Wert liegt darin, daß es mit diesem System möglich ist, Muster und Veränderungen im laufenden Prozeß der Gruppe und in der Dynamik graphisch darzustellen und zu überwachen« (16).

Da das KESTENBERG-Bewegungsanalyse-Profil (KESTENBERG Movement Profile) (6) den Anforderungen an die Tanztherapie nach Diagnose und Erfolgskontrolle weitgehendst entspricht, kommt ihm – obgleich es in den USA noch kaum in der Tanztherapie verwendet wird – für eine diagnostische und operationalisierende Tanztherapie eine besondere Bedeutung zu, da es, wenn man es von seiner FREUDschen Fixierung befreit und wieder mehr in Verbindung zu den Erkenntnissen und Intentionen von RUDOLF LABAN und WARREN LAMB setzt, die derzeit tiefschürfendste tanzpsychologische Forschung und Anwendung hinsichtlich der beiden Pole von »personal«-referent und »personabgelöst«-objektimmanent verspricht.

Tanz als Handlungsaktivierung, Ausdruck und Medium zur Daseinsbewältigung

Handlungsaktivierung ist das vorherrschende Merkmal in den künstlerischen Therapien. Sie vermeiden bloßes Reden über etwas, sondern gestalten je nach Vermögen in Kunst, Musik und Tanz (17). Insbesondere das Tanzen eröffnet eine Fülle von weiteren ästhetischen, die Lebenszufriedenheit steigernden Zugangsweisen. Im Sinne der Reagibilität und Sensibilisierung für sensomotorische Qualitäten, aber auch für die sinnlich-sinnenhafte Erlebnis- und Verständnisfähigkeit von Musik ebenso wie für das Offenwerden für Gestaltungskomponenten bildnerischer Kunst insgesamt bietet die Tanzpsychologie somit einen wertvollen Einstieg. Bewegung vollzieht sich schließlich in jeglicher Äußerung von Leben, sei sie kinästhetischer, eidetischer oder auditiver Natur. Eine synästhetische bzw. polyästhetische Sichtweise nimmt ohnehin alle Sinnesgebiete in ihr Blickfeld, auch und besonders gerade dann, wenn es um die Beschreibung, Erklärung und Deutung eines speziellen Phänomens geht.

Tanztherapie als künstlerische Disziplin strebt somit keineswegs den artifiziellen Umgang mit künstlerischen Techniken an. Auch in der Kunst sind nicht immer die technischen Finessen für ihre Wertschätzung entscheidend, sondern die Stimmigkeit und Originalität. Eine Katze ist in ihren Bewegungen immerhin ungleich behender als der beste Tänzer. In den künstlerischen Therapien zählt nicht die katzenhafte Funktionalität. Vielmehr geht es im künstlerisch-therapeutischen Prozeß um den Erwerb eines afunktionalen Lebensgefühls, um ein neues Staunen, Bewundern der kleinen und großen Zusammenhänge und um die Gewißheit, fähig zu sein, Neues und Altgewohntes unter neuen Gesichtsweisen wahrzunehmen, zu modifizieren oder gar zu schaffen. Hierzu gehört die Freude am Augenblick, am Sichversetzen in die Vergangenheit oder in die Zukunft (Zeitfaktor), die Gewahrwerdung seines Standorts an einem Platz mit der Beachtung von Distanz, Richtung und Ebene (Raumfaktor) und das Gespür bzw. Erspüren seines Körpergewichts oder der Leichtigkeit einer Bewegung nach oben oder unten usw. (Kraftfaktor).

Solche Erfahrungen lassen sich in alltäglichen Situationen spontan und immer mal wieder herstellen. Wenn gar noch die Dauer und der Wechsel solcher Aktionen und der ihnen eigene und sie verbindende Rhythmus mitberücksichtigt werden, entwickeln sich Stunden, Tage und längere Zeiträume unvermittelt zu einer das Leben durchziehenden Melodie (Flußfaktor).

Vor allem in therapeutischen, rehabilitativen und gerontologischen Arbeitsfeldern gilt es besonders darauf zu achten, daß Tanzen nicht zum adjuvanten Medium degradiert wird, sondern vielmehr über die erstrebenswerte Funktionsregulierung hinaus als afunktionale Essenz zur Steigerung des Wohlbefindens und als eine über den normalen situativen Kontext hinausweisende Möglichkeit zur Verbesserung des Empfindens und der Lebensqualität verstanden wird. Tanzen ist zwar auf die Funktionstüchtigkeit der Gliedmaßen angewiesen. Doch müssen diese nicht unbedingt die Beine sein, wie reichhaltige Formen etwa des Sitz- und Rollstuhltanzes belegen. Durch die allenthalben anzutreffende Fixierung auf Schrittmuster wird oftmals vorzeitig und übergreifend die ganzkörperliche Resonanzfähigkeit und vor allem das Erlebnis der Melodie, dem eigentlichen musikalischen Stimmungs- und Gefühlsträger, der am intensivsten mit den Händen und Fingerspitzen visualisiert wird, geradezu verhindert.

In therapeutischen, rehabilitativen, kompensatorischen und rekreativen Zusammenhängen kommt es somit auf die Stimmigkeit von Sache und Zweck ganz besonders an. Ihre Übereinstimmung gewährleistet erst einen überdauernden Erfolg, da er nicht auf der Toleranz und Nachgiebigkeit des an Schicksalsschlägen und Leiden gewöhnten beeinträchtigten Menschen beruht, sondern auf dem Staunen, dem Respekt und sogar der Begeisterung über die Kongruenz von Tanzgebilden einerseits, ihrer Resonanz aufgrund von persönlicher Betroffenheit andererseits und dem erfahrenen und planbaren Weg zwischen beiden insbesondere basiert.

Auch wenn die Methodik des Hin und Her zwischen beiden Polen zuweilen recht aufwendig betrieben wird, so garantieren doch erst eine solcherart tiefschürfende Analyse und ein mit ihr in Einklang stehendes Training den erwünschten dauerhaften Effekt von Effizienz (Grad des subjektiven Wohlbefindens) und Effektivität (Ausmaß an tänzerischer und didaktischer bzw. therapeutischer Leistung).

Studium, Aus- und Fortbildung

Sosehr die Reflexion all dessen, woraus Tänze bestehen, was sich beim Tanzen abspielt und was mit Tanzen alles bewirkt werden kann, von Interesse ist – vor allem für den in der Bewegungsanalyse, Dechiffrierung und Deutung von Musik und Tanz geschulten Tanzpädagogen und -therapeuten –, so relativ unwichtig ist all dies für denjenigen, der einfach tanzt und sich aus Freude am Sichbewegen zu Musik, allein und mit anderen, oder zum kreativen Entdecken, Entfalten und Gestalten dem Tanzen zuwendet. Der Aufforderung, zu tanzen und seine täglichen Bewegungen unter dem Gesichtspunkt zu betrachten, sein Tun zu erspüren, seine eigenen und die Bewegungsabläufe seiner Umgebung zu beobachten und sich dann und wann zu erkundigen, was es an tänzerischen Phänomenen und Umsetzungsweisen gibt, um sein Lebensgefühl zu steigern und sein Leben zum Tanz werden zu lassen, ist ein Ziel, das auch irreparable Leiden erträglicher werden läßt.

In diesem Sinne versteht sich Tanztherapie als eine künstlerische Therapieform, indem sie keineswegs artistische Ansprüche stellt, sondern die Einstellung zu sich, zur Mit- und Umwelt ändert bzw. bestärkt: Glücklich ist, wer sich dafür hält. Nicht die äußeren Umstände und die materiellen Verhältnisse sind oftmals dafür entscheidend. Jeder kann sie haben und sich darum bemühen. Ohne Unterstützung sind jedoch viele nicht dazu in der Lage. In ihren Problemen verfangen, geben sie sich oft genug in die Hände von Geschäftemachern, deren Absicht sie zu spät erkennen. Der Titel »Tanztherapeut« ist schließlich nicht geschützt. Jeder Bürger kann ein Aus- und Fortbildungsinstitut eröffnen, in dem nicht selten trotz fehlender Berechtigung zur Ausübung der Heilkunde de facto Therapie betrieben wird.

Fernstudium und akademische Fortbildung in Tanztherapie und in Musik- und Tanztherapie werden von der Forschungsstelle für Musik- und Tanztherapie des Instituts für Musik- und Tanzpädagogik, Deutsche Sporthochschule, Carl-Diem-Weg 6, 50927 Köln (0221/4982-244), in Kooperation mit der Partneruniversität Prag und in Verbindung mit dem Europäischen Dachverband für künstlerische Therapien gem. e. V., Leitenden Ärzten und Medizin-, Psychologie-, Pädagogik-, Musik- und Sportprofessoren der Universitäten Bamberg, Hannover, Köln, Münster, Salzburg, Wien und Prag durchgeführt. Die nicht selten vom Arbeitgeber oder Arbeitsamt unterstützte berufsbegleitende Fortbildung schließt laut Bescheid des zuständigen Ministeriums mit dem Titel »Diplomierte(r) Tanztherapeut(in)« bzw. – bei Mehraufwand und musikalischen Fertigkeiten – »Diplomierte(r) Musik- und Tanztherapeut(in)« und das fünfsemestrige Fernstudium mit dem Grad »Baccalaureus Artium (B. A.)« ab. Fernstudium und Fortbildung schulen zu Multiplikatoren im Bildungs-, Sozial- und Gesundheitswesen und befähigen zur Praxis an klinischen Einrichtungen.

Im Unterschied zu privaten Anbietern spielt der adäquate Einsatz von Musik in der Tanztherapie eine bedeutsame Rolle. Musik besitzt wie Tanz Eigenwert und übt eine Wirkung aus, die bei unsachgemäßer Musikverwendung unerwünschte Effekte zeitigt, die oft nicht erkannt werden und den Erfolg des Bemühens be- oder gar verhindern können. Ziele sind hauptsächlich

a) das diagnostische Erkennen von psychischen Problemen, die das geübte Auge in Äußerungen der Muskelspannung, Körperhaltung und Gestik wahrnimmt – das Wort »wissen« kommt schließlich von »videre = sehen« –,

b) die demgemäße problembezogene Beeinflussung der Kinästhesie und Reagibilität durch Förderung der Ausdrucksbereitschaft und -kreativität und

c) Aufbau eines Selbstwertgefühl steigernden Umgangs mit dem eigenen Körper, Verstehen seiner kinästhetischen Signale und derjenigen der Umwelt, bessere Beziehungsfähigkeit, ein Staunen vor der Ausstattung des Menschen und dem Reichtum der Natur und damit letztlich ein positiv getöntes realistisches Weltbild, mit dem die zur Verfügung stehenden Möglichkeiten ebenso gesehen wie auch die Begrenztheit des menschlichen Strebens im Sinne seiner Stimmigkeit (tuning, attunement, Ton) akzeptiert wird.

Tanztherapie kann so Hilfen geben, die von der Bewältigung einer Funktionsstörung im Bewegungsapparat bis hin zur Komposition und Transposition seiner eigenen Bewegungsmelodie und der Orchestration von Gelenken, Sehnen, Bändern, Muskeln usw. reichen, letztlich zur Sinnfindung durch Choreographie seines Daseins.

Literatur

1. ADLER, J.: Who is the Witness? A Description of Authentiv Movement. Mary Starks Whitehouse Institute, Los Angeles 1985.

2. CALDWELL, C.: Der Körper in der Psychotherapie. In: Musik-, Tanz- und Kunsttherapie – Zeitschrift für künstlerische Therapien **2,** 79–85 (1991), und **3,** 143–148 (1991).

3. ESPENAK, L.: Tanztherapie. Durch kreativen Selbstausdruck zur Persönlichkeitsentwicklung. Sanduhr, Dortmund 1985.

4. HÖRMANN, K.: Durch Tanzen zum eigenen Selbst. Eine Einführung in die Tanztherapie. Reihe Ratgeber, Goldmann, München 1992.

5. HÖRMANN, K.: (Hrsg.): Tanztherapie. Beiträge zur Angewandten Tanzpsychologie. Reihe Kunst und Psychologie, Bd. 3. Hogrefe, Göttingen 1993

6. KESTENBERG, J. S.: The Role of Movement Patterns in Diagnosis and Prevention. Manuskript 1991.

7. LABAN, R.: Des Kindes Gymnastik und Tanz. Gerhard Stalling, Oldenburg i. O. 1926[4].

8. LABAN, R.: Gymnasik und Tanz. Gerhard Stalling, Oldenburg i. O. 1926[9].

9. LABAN, R. v. u. F. C. LAWRENCE: Effort. MacDonald & Evans, London 1947.

10. LABAN, R. v.: Die Kunst der Bewegung. Friedrich Noetzel, Wilhelmshaven 1988.
11. LAMB, W.: Body Code. Princeton, New Jersey (1965, 1979) 1987.
12. SCHMAIS, C.: Heilprozesse: In: Musik-, Tanz- und Kunsttherapie – Zeitschrift für künstlerische Therapien. **2,** 207–219 (1991).
13. SCHURIAN, W.: Körpertravestien. Moden und Modelle zur Tanztherapie. In: Musik-, Tanz- und Kunsttherapie – Zeitschrift für künstlerische Therapien. **2,** 149–157 (1991).
14. SCHURIAN, W.: Kunst im Alltag. Reihe Kunst und Psychologie, Bd. 1. Hogrefe, Göttingen 1993.
15. SCHURIAN, W.: Kunstpsychologie heute. Reihe Kunst und Psychologie, Bd. 2. Hogrefe, Göttingen 1993.
16. STARK, A.: Der derzeitige Einsatz von diagnostischen Instrumentarien in der Tanz- und Bewegungstherapie. In: Musik-, Tanz- und Kunsttherapie – Zeitschrift für künstlerische Therapien, 2, 75–78 (1991).
17. ZIFREUND, W.: Künstlerische Therapien als Antwort auf die Handlungsverarmung in unserer Zeit. In: HÖRMANN, K. (Hrsg.): Musik- und Tanztherapie. S. 21–38. Paroli, Münster 1988.

Schreibkrampf – Resignation oder Anspruchshaltung?

W. KLAGES, Marburg

In der poliklinischen Sprechstunde erscheint Frau S. M., 39 Jahre, und gibt an:

»Seit 9 J. bekomme ich immer einen Schreibkrampf, wenn ich wichtige Dinge schreiben oder unterschreiben soll. Das erste Mal ereignete sich dieser qualvolle Zustand, als ich einen Kredit unterschreiben mußte. Ich war mit der Aufnahme eines solchen Kredits nicht einverstanden, zögerte, war verzweifelt, und die Hand versagte. Zur gleichen Zeit aber verkrampfte sich die Hand auch, als ich für meine verstorbene Mutter eine Reihe formaler Dinge unterschreiben mußte. Jetzt ist es noch so, daß ich es nicht zustande bringe, eine Anwesenheitsliste aufzustellen, wenn ich z. B. im Kirchenchor aufgefordert werde, die Anwesenheit zu überprüfen. Ich leide darunter sehr, da ich von Haus aus ehrgeizig bin und stolz auf meine sehr schöne Schrift (zeigt ein Schriftbild mit einer sehr sorgfältigen, aber relativ einfachen Schrift). Ich fühle mich durch die Schwäche beim Schreiben meinem Mann unterlegen, und dabei liegt mir doch sehr daran, meinem Mann, der sehr beherrschend ist, entgegentreten zu können.«

E i g e n a n a m n e s e: Die körperlich vital und durchaus belastbar wirkende Pat. war früher nie ernstlich krank, die Kindheits- und Jugendentwicklung verlief unauffällig; die Eltern werden als streng und korrekt geschildert.

Nach relativ früher Heirat bis zum heutigen Tage intakte Ehe; 2 Töchter, 14 und 11 J. Der Ehemann wurde als starke Persönlichkeit empfunden, die mit großer Vitalität und Schwung die Pat. »bemutterte«, im Grunde aber stark »bevormundete«. Sie gab dazu an: »Mein Mann ist Techniker, erledigt alle Probleme sofort und klar, hat sofort eine Lösung, es gibt nur Ja und Nein; was er anfaßt, gelingt ihm. Ich beneide ihn sehr um sein immer sehr übersichtliches, klares Konzept. Ich bin auf der einen Seite ganz auf meinen Mann eingestellt, auf der anderen Seite möchte ich mich durchboxen, möchte wieder beruflich tätig sein, und dann bleibt es doch nur dabei, daß ich in den Kirchenchor eintrete.«

Sie gab weiter an, daß sie ihre eigene Aktivität immer bremsen und sich den Entscheidungen ihres Mannes unterordnen müsse, daß sie in einem ständigen Zwiespalt sei, ob sie alles herunterschlucken und sich beherrschen oder ob sie aus der Haut fahren und sich durchsetzen solle. »Ich habe es schließlich gelernt, mich zu beherrschen und hinter einer ruhigen Fassade eine innere Gespanntheit und Unruhe wie einen Vulkan zu verbergen.«

K ö r p e r l i c h, internistisch und organ-neurologisch ohne pathologischen Befund.

P s y c h i s c h e r B e f u n d: Bewußtseinsklar und allseits orientiert, gut zugewandt und kontaktbereit mit kaum zu stockendem Redefluß, überlegend und kritisch berichtend mit deutlich befreiender Wirkung. Psychomotorisch antriebsmäßig adäquat, eher leicht gesteigert wirkend, bei dem Versuch, sachlich und geordnet über ihre Situation zu berichten. Affektiv war sie etwas gedrückt, nicht jedoch depressiv. Sie war bemüht, ihre Situation zu meistern. Im formalen und inhaltlichen Gedankenablauf keine wesentlichen Störungen. Kritik- und Urteilsfähigkeit, einfache und kombinatorische Denkleistungen sowie Alt- und Frischgedächtnis normal, entsprachen Vorbildung und Alter. Gutes Intelligenzniveau. Es bestanden deutlicher Leidensdruck und genügende Motivation.

D i a g n o s t i s c h mußte eindeutig von einem isolierten Schreibkrampf als führendem Symptom bei einer ehrgeizigen, jedoch nur bedingt durchsetzungsfähigen Persönlichkeitsstruktur auf dem Hintergrund des skizzierten Verhältnisses zum Ehepartner gesprochen werden.

Bei der Analyse des Leidens dieser Frau wird deutlich, daß hier eine echte Ambivalenz, ein Ja und Nein besteht zum Durchsetzungsvermögen. Es werden auf der einen Seite extreme Hemmungen eingestanden, auf der anderen Seite wird auch die latente Enthemmungstendenz mit dem Wunsch, auch einmal aggressiv werden zu können, selbst von der Patientin kritisch beobachtet.

Überträgt man dieses Modell der Ambivalenz – sozusagen zwischen Hemmung und Enthemmung – auf den Schreibvorgang, so weiß man, daß Schreiben eine sehr differenzierte Bewegungsform ist mit ganz bestimmten synergetischen, also gut zusammenspielenden Bewegungsabläufen. Sie werden in der Schule mühsam erlernt und laufen dann harmonisch und synergetisch weiter. Hier aber ist es so, daß eine Entdifferenzierung erfolgt und das sorgsam abgestimmte Zusammenspiel von Innervation und Gegeninnervation zugunsten einer spastischen, fast kontrakturähnlichen Haltung mit einer Unfähigkeit zum Schreiben prävaliert. Angesichts der bei Neurosen sehr häufig beobachteten Koppelung gehemmter und enthemmter (aggressiver) Abläufe nimmt es wunder, daß nicht viel häufiger das diffizile System des Schreibens in Form eines Schreibkrampfes gestört ist. Aber immerhin ist zu beachten, daß man unter 5418 Patienten mit neurotischer Symptomatik bei 0,82% einen Schreibkrampf fand. Diese Patienten kommen nur erfahrungsgemäß nicht so schnell zum Facharzt, da sie meistens kein ausgeprägtes Krankheitsgefühl besitzen. Auch in der Literatur (1–4) wird häufig über eine ähnliche Persönlichkeitsstruktur berichtet, wie wir sie bei dieser Patientin vorfinden, nämlich auf der einen Seite eine gewisse Hemmung mit Bescheidenheit, auf der anderen Seite eine starke, teilweise maßlose Ehrgeizhaltung mit hohem Anspruchsniveau.

Bei unserer Patientin bietet sich psychodynamisch noch die Deutung an, daß das Nichtschreibenkönnen eine der wenigen möglichen Äußerungsformen »gegen den Mann« darstellt, also gegen den in beherrschender Position befindlichen Ehepartner. Das Symptom ist dann weniger Ausdruck einer Passivität und Resignation als einer Aktivität und Forderung.

Natürlich muß bei jedem Schreibkrampf eine organische Komponente sorgfältig ausgeschlossen werden; denn es gibt auch zweifelsfrei Schreibkrämpfe, bei denen Stammganglienveränderungen, gelegentlich mit einer Enzephalitis in der Vorgeschichte, vermutet werden können (5, 6).

Therapeutisch schien dieser Ansatz in der diagnostischen Auffassung seine Bestätigung zu finden. Nach Teilnahme an einem Kursus über das autogene Training und psychagogischer Gesprächstherapie war die kooperative und rational gut erfassende Patientin deutlich gebessert. Die letzten kleinen Schreibstörungen traten nur noch dann auf, wenn »ich etwas für meinen Mann und in dessen Interesse unterschreiben muß, niemals mehr, wenn ich etwas für mich schreibe«.

Literatur

1. BRÄUTIGAM, W. u. P. CHRISTIAN: Psychosomatische Medizin. Thieme, Stuttgart 1973.
2. DÜHRSSEN, A.: Psychogene Erkrankungen bei Kindern und Jugendlichen, Verlag Medizinische Psychologie. Van den Hoeck-Ruprecht, Göttingen 1969.
3. EYSENCK, H. J. u. S. RACHMANN: Neurosen – Ursachen und Heilmethoden. Deutscher Verlag der Wissenschaft, Berlin 1968.
4. KLEINSORGE, H. u. E. KLUMBIES: Psychotherapie in Klinik und Praxis. Urban & Schwarzenberg, München-Berlin 1959.
5. SCHAAF, R.: Psychodynamische Aspekte des Schreibkrampfes. Diss. Aachen 1979.
6. UEXKÜLL, Th. v.: Psychosomatische Medizin. Urban & Schwarzenberg, München 1986.

Erschienen in:
internist. prax. **17,** 317–318 (1977)
tägl. prax. **18,** 325–326 (1977)

Aerophagie – Verschlucken von Problemen?

W. KLAGES, Marburg

Frau Z. E., 45 Jahre, erscheint in der Poliklinik mit folgenden Beschwerden:

»Seit 4 Jahren habe ich ständig einen gespannten, aufgetriebenen Leib. Mein Leib schwillt immer mehr an. Ich habe starke Blähungen, es rumort ständig, so daß ich mich gar nicht traue, irgendwo in eine Gesellschaft zu gehen. Wenn ich in meinem Büro von auswärts angerufen werde, fragt wohl schon einmal jemand, ist dort noch einer im Zimmer? So laut sind die Nebengeräusche. Ich kann wegen dieser lauten Darmbeschwerden auch nicht mehr in die Kirche gehen. Ich merke, daß das Rumoren im Bauch besonders stark wird, wenn über sexuelle Probleme oder über meine Mutter gesprochen wird. Der letzte Anlaß, daß ich in die Sprechstunde kam, war, daß eine Nachbarin zu mir sagte: ›Die Frau Z. hat wohl einen kleinen Willi im Bauch‹.«

Nachdem seitens der Voruntersucher eine organische Grundlage ausgeschlossen war, Aufnahme in die Klinik.

Familienvorgeschichte

Der Vater verstarb 67j. an einem Herzinfarkt. Er wird als ruhiger, ausgeglichener Mann beschrieben, »eher ein Freund als eine Autorität«. Die Mutter wird als forsch und energisch dargestellt, »ich sprang, wenn die Mutter piepste. Sie ging mit mir in scharfem, gereiztem Ton um, hatte tausend kleine Übelchen und hatte einen beherrschenden Einfluß«. Zwei ältere Brüder werden als unauffällig geschildert. In der Familie sind keine Nerven- oder Geisteskrankheiten bekannt.

Eigene Vorgeschichte

Frau Z. E. hatte eine normale Kindheits- und Jugendentwicklung, wurde immer als etwas jungenhaft, burschikos von ihrer engeren und weiteren Umgebung charakterisiert und war nach dem Volksschulabschluß in verschiedenen Positionen in Lebensmittelgeschäften, in einer Sozialen Frauenschule, in einer Bäckerei, in einem Konfektionsgeschäft und schließlich in einer Spedition tätig.

Befund

Bei der sehr maskulin stigmatisierten Patientin mit vermehrter Sekundärbehaarung und einer etwas tiefen, rauchigen Stimme fanden wir organisch und auch vor allem neurologisch keinen krankhaften Befund; Hirnnerven, Reflexe, Sensibilität und Koordination waren in allen Teilen intakt. Das EEG zeigte keine pathologischen Abweichungen. Die Röntgenaufnahmen ergaben einen Zwerchfellhochstand links durch überblähte Magenblase und massive Luftfüllung des Colon transversum und descendens. Offenbar in Zusammenhang hiermit etwa 2 cm oberhalb der linken Zwerchfellkuppe eine Plattenatelektase, sonst unauffälliger Herz- und Lungenbefund. Sämtliche Laborwerte einschließlich elektrophoretischer Untersuchungen waren normal.

Frau Z. war genügend zugewandt, sehr vorsichtig, bedächtig und zurückhaltend bei den Aussprachen. Sie wirkte auch in der äußeren Kleidung streng und korrekt »zugeknöpft«; durch ihre hagere Erscheinung, ein deutliches Untergewicht und vorzeitig ergraute Haare erschien sie vorgealtert. In affektiver Hinsicht versuchte sie, ihre depressive resignierte Stimmungslage durch eine sehr beherrschte, teilweise sehr verkrampfte Haltung zu kompensieren. Sie berichtete betont sachlich, nüchtern, eigentlich nur auf Befragen. Im Gegensatz zu der relativ sparsamen Wortwahl demonstrierte sie jede Veränderung ihres Leibesumfanges und auch jeden Laut (Rumoren usw.) gestenreich und machte stets spontan darauf aufmerksam. Der ausgeprägte Leidensdruck blieb trotz der beherrschten Fassade eindeutig. Im Gedankenablauf fanden sich formal inhaltlich keine Störungen. Merkfähigkeit und Gedächtnis, einfache und kombinatorische Denkleistungen lagen im Bereich der Norm und entsprachen Vorbildung und Alter. Der Antrieb wirkte nivelliert, die Konzentration war nicht eingeengt.

Die Tiefenexploration, die sich in bedächtiger Form über mehrere Tage hinziehen mußte, ergab 2 Bereiche, die sich im Laufe der weiteren Gespräche zunehmend zu Aktualkonflikten verdichteten:

Einmal bestand eine ausgeprägte persistierende Mutterbindung mit einer instinktunsicheren Ambivalenz zur Mutter. Sie fühlte sich der aktiven, dynamischen und beherrschenden Mutter unterlegen, las ihr jedes Wort von den Augen ab: »Ich habe nicht geheiratet, weil ich mich ja um meine Mutter kümmern mußte, ich habe manchen Kontakt schleifen und auslaufen lassen, damit ich meine Mutter überallhin begleiten konnte.« Die Mutter war eifersüchtig auf jeden Bekannten, der ins Haus kam. Jeder Bekannte wurde »durch Schimpfen langsam zur Strecke gebracht«.

Der zweite Aktualkonflikt war eine ambivalente Haltung zu einem geschiedenen Partner, der vor 4 Jahren (Beginn des Syndroms) bei einer handfesten Auseinandersetzung mit einer Gastwirtin bekannt habe, daß ein Kind dieser Gastwirtin von ihm sei. Dabei hatte er der Gastwirtin in der Erregung das Wort »Du Hure« zugerufen.

»Von diesem Moment an wußte ich, daß ich nie mit diesem Partner sexuellen Kontakt aufnehmen werde, denn« – so schrieb sie in ihrem späteren Lebensbericht, »diese Gelegenheit wird er bei mir nie bekommen, mich so zu titulieren. Ich brauche keinen Mann im weiteren Sinne des Wortes.«

Die Patientin hatte auch bisher trotz vieler Ansätze keinen körperlichen heterosexuellen Kontakt, wie sich auch objektiv bestätigen ließ.

Diagnostisch bestanden somit funktionelle Darmbeschwerden mit Aerophagie bei einer ausgeprägt verhaltenen Grundpersönlichkeit.

In der mehrwöchigen stationären Behandlung wurde der Patientin selbst immer deutlicher, daß sie die Tendenz hat, alle negativen Dinge, die im Laufe ihrer Biographie anfielen, zu verschlucken. Es konnte in sorgfältiger Anamnese transparent gemacht werden, daß durch den ganzen Lebenslauf wie ein roter Faden die generelle Tendenz hervorging, allen Ärger für sich zu behalten, lieber anderen gegenüber den Mund zu halten, Kompromisse zu schließen. Sie konnte Streit nie vertragen, sie wollte niemandem bewußt weh tun, sie wollte mit allen gut auskommen; »ich wollte keinen verletzen, damit mich nicht anschließend jemand verletzt. Ich vermeide Situationen, in denen ich die Ablehnung des anderen erfahren kann. So wage ich auch nicht, Wünsche oder Forderungen auszusprechen. Ich behalte alles für mich, wenn ich eine Ablehnung oder ein Nein befürchten muß. Das geht auch bei Kleinigkeiten so. Ich habe z. B. meinen Bekannten nie gebeten, mich von der Klinik abzuholen, obwohl ich das im Grunde erwartete. In diesen Situationen, in denen ich dann enttäuscht wurde, konnte ich die Enttäuschung nie nach außen zeigen.« Lediglich eine leicht ironische Bemerkung sei einmal aus ihr dann herausgekommen; als sie das Beispiel einer solchen Bemerkung dem Referenten sagen wollte, erläuterte sie, z. B. habe sie ihrem Bekannten dann gesagt: »Traust Du Dich denn überhaupt nicht mehr hierher?« Dann verbesserte sie diese Fehlleistung und sagte: »Nein, ich meine natürlich, traust Du Dich überhaupt noch hierher?«

Therapeutisch mußten nacheinander 2 Wege eingeschlagen werden: Zunächst mußte die Patientin, und zwar innerhalb der Gruppentherapie, auf diese Seite des ständigen Verschluckens aller ihrer Probleme und Schwierigkeiten hingewiesen werden. Es wurde versucht, sie in die Richtung einer »gekonnten Selbstbehauptung« zu trainieren. Nachdem dieses in mehrwöchiger Gruppentherapie gelungen war, konnte Frau Z. danach versuchen, die ausgeprägten Ambivalenzen (persistierende Mutterbindung und Ambivalenz zum Partner) zu klären.

Das erste Problem konnte durch einen äußeren Umstand entschärft werden, weil die Mutter in die Familie des Bruders ging. Die zweite Problematik ließ sich, wie wir wissen, nach der Klinikentlassung mit einem klaren und auch durchgehaltenen »Nein« zum Bekannten lichten.

Die Patientin, die im Laufe der 4 Jahre sämtliche Fachdisziplinen hilfesuchend konsultiert hatte, war nunmehr nicht mehr von weiterer ärztlicher Hilfe abhängig.

Zusammenfassend haben die Patienten – in Übereinstimmung mit BRÄUTIGAM u. CHRISTIAN (1) sowie V. UEXKÜLL (2) – gerade bei dem Symptom des Luftschluckens (Aerophagie), das sich dann mit Aufstoßen, gastrokardialem Symptomenkomplex und Meteorismus zu erkennen gibt, häufig starke primäre Insuffizienzgefühle, fühlen sich durch einen aktiven Elternteil immer überrundet, scheitern instinktunsicher bei Partnerproblemen und zeigen die Tendenz, ohne emotionale Reaktionen nach außen in extremer Verhaltenheit »alles hinunterzuschlucken«. Ganz ohne Wertung bietet sich das Wort des »armen Schluckers« an, der die verschiedensten Einwirkungen seiner Umwelt in einer ergebenen, aber innerlich verspannt verzweifelten Haltung schluckt.

Daß natürlich auch hier die psychodynamischen Vorgänge sich ein labileres, vielleicht vorgeschädigtes Organsystem wählen, ist zu erwarten und trifft auch bei dieser Patientin zu. Sie reagierte schon als junges Mädchen in der Lehre mit Magenschmerzen, wenn die Chefin nervös und temperamentvoll wurde; auch beim Tod des Vaters standen die Magen- und Darmbeschwerden mit Übelkeit im Vordergrund, bis dann bei dem Zusammentreffen von 2 harten Konflikten vor 4 Jahren dieses gravierende und fast therapieresistent erscheinende Syndrom auftrat.

Literatur

1. BRÄUTIGAM, W. u. P. CHRISTIAN: Psychosomatische Medizin. Thieme, Stuttgart 1973.

2. UEXKÜLL, Th. v.: Psychosomatische Medizin. Urban & Schwarzenberg, München 1986.

Erschienen in:
internist. prax. **15,** 371–373 (1975)
tägl. prax. **16,** 355–357 (1975)

Psychotherapie und Psychoanalyse in der Allgemeinmedizin

C. KLUGE und P. KLUGE, Siegen

Unsere Praxissituation

Kurz nach Beendigung des Krieges ließ sich meine Frau in unserem jetzigen Praxisort nieder, da ich noch in Kriegsgefangenschaft war. Seit Anfang Oktober 1945 betrieben wir die Praxis gemeinsam. Nach der Währungsreform wurde geregelt, daß es nur Einzelpraxen geben würde, mit der Maßgabe, daß die aus dem Krieg zurückgekehrten Ärzte zu bevorzugen seien. Meine Frau jedoch hatte die Landbevölkerung des Siegerlandes, in Essen die Bergleute und deren Familien in einem Krankenhaus versorgt, bis sie durch die Bomben vertrieben wurde. Sie hatte ebenfalls Rechte erworben, die aber, da sie eine Frau war, nicht berücksichtigt wurden. Erst nach dem Karlsruher Urteil konnte auch sie sich niederlassen, da ich vorher ihre Praxis übernommen hatte.

Die damaligen Lebensumstände der Bevölkerung waren bedrückend und die Zahl der Ausgebombten und Vertriebenen sehr groß. Wir bekamen unsere Vermutung bestätigt, daß die psychischen und sozialen Umstände häufig die Ursachen von körperlichen Störungen waren. Daher griff ich mit Freuden die Einladung von E. KRETSCHMER zu einem Ausbildungskurs für Psychotherapie in Tübingen auf.

Nach meiner Rückkehr konnte ich meiner Frau berichten und sie dafür begeistern, ebenfalls psychotherapeutisch tätig zu werden.

So kam es dazu, daß wir 1958 aufgrund des Karlsruher Urteils 2 Allgemeinpraxen hatten, für die wir uns in der Psychotherapie weiter ausbilden ließen und nach Erlangung der Zusatzbezeichnung die Psychotherapie integrierten (1964/1968 und die Zusatzbezeichnung »Psychoanalyse« 1982/1983).

Auch im Ausland nahmen wir an Fortbildungen teil und haben selbst Referate gehalten.

Unser Einzugsgebiet, als heute randstädtischer, früher selbständiger Arztsprengel, umfaßt 4 Dörfer in einem Umkreis von etwa 5 km und hat mit 4 anderen Allgemeinpraxen etwa 12000 Einwohner zu versorgen. Das entspricht dem Richtzahldurchschnitt der Bundesrepublik Deutschland für niedergelassene Ärzte.

Die Gebietsärzte praktizieren vornehmlich im jetzt zur Stadtmitte gewordenen Zentrum Siegen. Mit der Gründung der Gemeinschaftspraxis hat sich die Arbeitsleistung nicht vermindert, sondern sich vor allem auf den Schwerpunkt Psychotherapie verlagert. Gegenüber früher 30% sind heute 70% der täglichen Behandlungsstunden psychotherapeutisch ausgerichtet. Das Einzugsgebiet für den psychotherapeutischen Bereich umfaßt mit ca. 160000 Einwohnern einen Umkreis von 50 km, weit über den Kreis Siegen hinaus. Heute versorgen 22 Ärzte und 8 Diplompsychologen den Kreis Siegen/Wittgenstein. Dazu gibt es eine neurologisch/psychiatrische Abteilung mit 90 Betten in einem Kreiskrankenhaus, ferner die psychosomatische Klinik Wittgenstein in Bad Berleburg und mehrere Sanatoriumskliniken dort und in Bad Laasphe.

Allgemeinmedizin und Psychotherapie

Der Hausarzt ist der typische »Arzt der ersten Linie«, ein Begriff der Psychiatrie-Enquete von 1975, und kann und soll nicht die Funktion eines Spezialisten für den psychotherapeutischen Bereich übernehmen. Er sollte seine bereits vorhandene psychosoziale Kompetenz verstärken und ausbauen.

Für uns überraschend, hatte SCHULTZ das bereits 1936 in der Arbeit »Neurose, Lebensnot, ärztliche Pflicht« (Thieme, Leipzig) als die »Psychologisierung des Arztens« gefordert. Damit würde gewährleistet, daß der Hausarzt die erste Anlaufstelle für den in körperliche und/oder seelische Not geratenen Patienten ist und bleiben wird.

Die Möglichkeiten des Hausarztes liegen besonders bei der Langzeittherapie in der Praxis. Er kann bei länger bestehenden Konflikten des Patienten zunächst abwarten, Hilfe für die Lösung von Schwierigkeiten anbieten und an der Beseitigung der Folgen mitarbeiten. Dadurch ergibt sich eine völlig andere Situation als beim spezialisierten Gebietsarzt, der durch den Patienten »jetzt und sofort« zur Hilfeleistung aufgefordert ist.

In unserer fast 40jährigen Tätigkeit als niedergelassene Ärzte haben wir erfahren, daß unser psychotherapeutisches Hilfsangebot nicht immer in Anspruch genommen wurde, obgleich wir stets den Patienten signalisierten, daß wir zu Gesprächen und weiteren psychotherapeutischen Maßnahmen bereit seien. Der Patient braucht jedoch oft längere Zeit, um seine Motivation für die Therapie zu erreichen.

Die Struktur hausärztlicher Tätigkeit ermöglicht es sowohl dem Arzt als auch dem Patienten abzuwarten. Ganz von selbst ergibt sich durch immer wieder auftretende, sog. »banale Erkrankungen«, die Gelegenheit zum Gespräch. Schließlich wird der Konflikt so bewußtseinsnahe, daß der Patient den Mut findet, die oft angebotene Bereitschaft zu Gespräch und Psychotherapie wahrzunehmen.

Es wäre ein großes Unglück für die Patienten, wenn diese »banalen Gesundheitsstörungen« oder »Bagatellerkrankungen« nicht mehr auf Krankenschein als Einstieg benutzt werden könnten.

Nachfolgend 2 Beispiele, wie allgemeinärztlich und dabei psychosomatisch/psychoanalytisch das Verhalten des Patienten geändert und damit eine chronische Neurose vermieden bzw. die Symptomatik gebessert werden kann, selbstverständlich unter Beachtung der Grenzen und Risiken!

Eigene Beobachtungen

Beobachtung 1

In der Sprechstunde der Allgemeinpraxis erscheint unangemeldet Frau H. Sie ist etwa 50 Jahre alt, von stattlicher Figur, mit noch relativ glattem, pyknischem Gesicht.

Wir kennen sie seit 30 Jahren. Damals erlebten wir sie noch im Hause ihrer Großmutter, die wir häufig wegen ihres Nierenleidens behandelten. Die Patientin war zu dieser Zeit junge Angestellte und wohnte bei Mutter und Großmutter. Sie heiratete einen etwas älteren Facharbeiter mit gutem Einkommen. Noch lange Zeit, bis vor etwa 10 Jahren, war sie im Nachbarort als Verkäuferin tätig. In der Freizeit beschäftigte sie sich in ihrer Gemeinde als Küsterin und betreute das Gemeindehaus.

Die Ehe war anscheinend glücklich; zumindest bestand bei uns immer der Eindruck, daß trotz oder wegen anstrengender Berufstätigkeit beider Partner keine Schwierigkeiten auffielen. Auch die von uns betreute Schwangerschaft verlief komplikationslos. Das einzige Kind, ein Sohn, jetzt 25 Jahre alt, der längst berufstätig ist, wohnt noch immer bei seinen Eltern. Die ebenfalls von uns schon lange behandelte Mutter der Patientin lebt im gleichen Haushalt. Der Vater ist vor 20 Jahren verstorben. Die jungen Eheleute hatten zusammen ein Einfamilienhaus gebaut.

Wir kennen 4 Generationen dieser Familie. Die Patientin hat keine Geschwister, während von der großelterlichen Familie noch 5 Brüder und Schwestern leben.

Frau H. berichtete, von lebhaften Gesten begleitet, in anklagendem Tonfall von Kopfschmerzen und Verstimmungszuständen. Dabei wirkt sie bedrückt und traurig; sie war besonders durch ausgeprägte Schlafstörungen belastet.

Ich hatte vorher schon erfahren, daß der Ehemann nach 18jähriger Tätigkeit bei seiner letzten Firma plötzlich und unvermutet wegen Rationalisierung entlassen worden war. Anscheinend hatte seine Ehefrau, wie ich aus der ganzen, langen Zeit unserer Bekanntschaft weiß, auf ihn nicht so sehr den Vater und Ehemann projiziert, sondern mehr einen Gesprächs- und Arbeitskameraden. Die so erlebte Partnerschaft ist nun durch Arbeitslosigkeit beeinträchtigt. In diese realen Schwierigkeiten fiel die Lebensenttäuschung der 50jährigen Frau, die sich als »Geliebte« – Ehefrau zu kurz gekommen fühlte.

Hinter der agitierten, depressiven Verstimmung des Involutionsalters stand kausal ihre mangelhafte Ablösung aus der Stammfamilie, dargestellt durch weiteres Zusammenleben nach der Eheschließung mit eigener Mutter und ödipaler Bindung des erwachsenen Sohnes. Ihre Partnerwahl verhinderte offensichtlich den Ablösungsprozeß, so daß sich Frau H. jetzt vor einem »Scherbenhaufen« sah, wie sie es selbst ausdrückte. Daß sie in ihrem ödipalen Konflikt selbst durch Partnerwahl und Lebensführung die weitere Reifung verhindert hatte, kann sie nicht ohne analytische Hilfe erkennen.

Ich bot weitere Gespräche über ihre Situation an. Da sie dringend Hilfe erwartete, verordnete ich zunächst ein Antidepressivum.

In diesem 1. Gespräch wurde mir »blitzartig« aufgrund der bekannten psychosozialen Lebensbedingungen der Kern ihres jetzt aktualisierten Konfliktes bewußt. Durch ihre nicht geklärte ödipale, ambivalente Beziehung zur Mutter war eine allmähliche Entfremdung zum Partner eingetreten, wobei sich der Mann relativ isoliert erlebte. Jetzt sah sich Frau H. mit bedrohenden Verlusten konfrontiert und erlebte diese als Enttäuschung an ihrem Mann.

Deutlich war jedoch auch, daß sie nicht in der Lage war, ihre Lebenssituation als neurotische Lösung wahrzunehmen und darüber nachzudenken. »Am Boden der Depression lauert die Zwangsneurose« (FREUD).

Die angebotenen Gespräche wurden nicht angenommen, so daß auf eine spätere Möglichkeit der Aufarbeitung gewartet werden mußte, als Zeichen des Widerstandes. Die Abwehr wurde dadurch verstärkt, daß Frau H., nachdem ihr Mann eine neue Stelle gefunden hatte, wieder in den alten Beziehungsrhythmus und die alten Lebensgewohnheiten zurückfiel und somit der sekundäre Krankheitsgewinn durch Aufarbeitung der Neurose nicht gefährdet war. Ich vermute, daß sich erst bei Verlust der Mutter oder Weggang des Sohnes eine weitere Chance für die Aufarbeitung des Widerstandes und seiner Abwehrmechanismen ergeben wird.

Frau H. ahnt bestehende Schwierigkeiten; sie kennt das Gesprächsangebot, hat aber anscheinend noch Zeit. Als Hausarzt darf ich sie nicht zur Therapie drängen, solange sie nicht dazu motiviert ist, sonst wird jede Heilungschance verbaut. Die Grenze meiner Psychotherapiemöglichkeit als Hausarzt ist in dieser Phase erreicht.

Die 80jährige Mutter von Frau H. erschien noch lange in der Sprechstunde, relativ fröhlich, ansprechbar und zufrieden und hatte keine Probleme. Deren Mutter war etwa 90 Jahre alt geworden. Wie diese versorgte jetzt die Mutter den Haushalt ihrer Tochter und erlebte sich als unersetzlich, weil Frau H. und ihr Mann beruflich tätig waren. Diese Aufgabe der »Haushaltsversorgung« scheint lebensverlängernd zu wirken. Sie fühlte sich am wohlsten in »ihrer« Familie, übernahm Verantwortung, sorgte aber gleichzeitig dafür, daß ihr längst erwachsener Enkel »möglichst« lange im Hause blieb. Diese ausgeprägte Fürsorglichkeit, als Verhaltensweise in der Familie weitergegeben, hatte sich bis hierher offenbar ebenso ungünstig auf die Verselbständigung des Enkels ausgewirkt, wie sie die entsprechende Schwierigkeit für die Patientin und ihre Partnerschaft war. Dabei bemerkten die Mutter der Patientin, der Ehemann und der Sohn offenbar nicht, wie Frau H. zunehmend litt; an sie war die neurotische Konfliktsituation der Familie delegiert und wurde von ihr übernommen.

Nachdem die Mutter der Pat. vor 1 Jahr gestorben und danach eine gewisse Entspannung in der Familie eingetreten war, schien sich die Situation verändert zu haben. Die Gespräche mit Frau H. kreisten jetzt in den Sprechstunden nicht mehr um ihre Beschwerden. Sie hatte offensichtlich den Tod ihrer Mutter verarbeitet und sich, als Schicksal, darin ergeben, wobei die zunächst entstandenen Schuldgefühle aufgefangen und von ihr noch nicht neurotisch verarbeitet wurden.

Der Ehemann hatte eine neue Stelle gefunden, sich in seine berufliche Situation eingearbeitet. Er macht einen ganz anderen Eindruck, ist abgeklärt und hat sich bei der letzten Karzinomvorsorgeuntersuchung im Frühjahr 1982 offen und freimütig über die Beziehung zu seiner Frau äußern können. Er erzählte, daß sie miteinander Verkehr hätten, wenn auch nicht mehr so häufig wie früher, und daß er sich rundherum wohlfühle.

In dieser Situation sah ich keinen Grund, weiter auf seine Mitteilungen einzugehen. Ich speicherte sie nach dem Grundsatz »Noli me tangere« – bin ständig erreichbar und dazu bereit, dem Vater, wie auch dessen Sohn, als psychotherapeutisch geschulter Familienarzt zur Verfügung zu stehen, wenn es erforderlich ist. Ich erwarte z. B. Kontaktschwierigkeiten des Sohnes, der bis jetzt noch keine Freundin hat und sich bei der Mutter sehr wohlfühlt.

In dieser Familie werden Neurosen gelebt, mit unserem Risiko, auf das Symptom zu warten und erst auf Notsignale hin eingreifen zu können. Wir haben die Beobachtungen gemacht, daß, wenn wir lange Zeit nichts von Patienten mehr gehört haben, es ihnen im allgemeinen gut geht. Die Vertrauensbasis war jedenfalls so, daß sich bei negativen Ereignissen die Patienten wieder an uns gewandt hätten.

Beobachtung 2

In der Sprechstunde wurde meiner Frau ein 12jähriges Mädchen vorgestellt, dessen begleitende Mutter über Schulangst der Tochter klagte. Die 46jährige Frau erschien sehr ängstlich, so daß anzunehmen war, daß die Angst des Kindes eigentlich die Angst der Mutter gewesen ist oder sich zumindest durch diese verstärkte.

Frau S. klagte über diffuse Krankheitssymptome und erlebte sich dauernd unter »Streß«, weil sie ihre über 80jährige kranke Mutter zu pflegen hatte. Diese war seit mehreren Jahren bettlägerig und konnte nur zu den Mahlzeiten und zur Toilette aufstehen. Dabei zog sie sich eine Oberschenkelhalsfraktur zu. Die Mutter war mit der Pflege der Großmutter ausgelastet. So konnte das Kind, das offenbar der vorgeschobene Symptomträger der Familie war, ungestört behandelt werden.

In positiver Übertragung und Gegenübertragung, der Durchsprache der Schulsituation und unterstützt durch autogenes Training, im Sinne eines eigenen Bereichs des Kindes, unabhängig von der Mutter, konnte sich die kleine Patientin schnell verselbständigen und mit der schwierigen Schulsituation fertig werden.

Während der Behandlung kam es auch zu Gesprächen mit der Mutter. Sie klagte, die Pflege der 80jährigen Großmutter sei ihr »zu viel«, sie »drohe zusammenzubrechen« und »wolle jetzt ihre Mutter endlich ins Krankenhaus einweisen lassen«. Dahinter stand der Gedanke, daß ihre Mutter doch sehr bald sterben müsse und evtl. sogar sterben »solle«. Der Konflikt von Frau S. war in seiner Ambivalenz zur Mutter sehr deutlich. Einerseits möchte sie sich immer noch nicht ablösen, nicht von ihr trennen. Andererseits möchte sie sich von der jahrelangen schweren Pflegearbeit erholen und ihre Partnerschaft – die sehr belastet war – verbessern. Außerdem wollte sie sich selbst um ihre Tochter kümmern, vielleicht im Sinne ödipaler, familiärer Delegation und Hypothek (nach STIERLIN).

Durch Vorsorgeuntersuchungen der Patientin und Gespräche mit dem Ehemann war uns bekannt, daß er über Impotenz klagte und seit Jahren keine sexuellen Beziehungen zu seiner Frau unterhielt. Wegen ihrer engen konfessionellen Bindung konnte sie jedoch nie spontan darüber berichten. Aus unserer langjährigen Bekanntschaft mit Frau S. wußten wir auch, daß sie mit depressiven Verstimmungen und ausgeprägten Schuldgefühlen zu reagieren pflegte. Auch hier war zu vermuten, daß sie durch das Gefühl, ihre Mutter evtl. nicht bis zu ihrem Tode gepflegt zu haben, Zeit ihres Lebens erheblich belastet sein und möglicherweise chronisch depressiv werde.

So wurde in einigen Gesprächen von etwa 30 Minuten Dauer versucht, Frau S. zu motivieren, die Pflege der Mutter zu Hause fortzusetzen. Meine Frau konnte sie dabei unterstützen und gleichzeitig ein Stück der Beziehung zu ihrem Mann bearbeiten. Die zunehmende Verselbständigung der Tochter war helfende Entlastung.

Kurze Zeit später, nachdem neue Stabilität eingetreten war, starb die Großmutter. Jetzt konnte Frau S. trauern und wieder anfangen, mit ihrer Familie, zunächst mit der Tochter, ein von Schuldgefühlen freies, weniger konfliktbeladenes Leben zu führen.

Bisher spielte der Ehemann keine bedeutende Rolle im Leben von Frau S. und vegetierte unter dem Regiment von Schwiegermutter und Ehefrau relativ unscheinbar, nur als »zahlendes Mitglied«, in der Familie dahin. Nach dem Tod der Schwiegermutter änderte sich das ohne Therapie. Er ist für Ehefrau und Tochter profilierter, kann sich artikulieren und seine frühere, von der autoritären Dominanz seiner Schwiegermutter geprägte, »rücksichtsvolle« Unterwerfung umkehrend aufbessern, ohne Repressalien durch das frühere Matriarchat befürchten zu müssen.

Auch die Kinder konnten sich aus ihrer Symbiose lösen und sind autonome, inzwischen in Beruf und Ehe kompetente junge Erwachsene geworden.

Diskussion

Die beiden Beobachtungen verdeutlichen die schwierige Situation des Allgemeinarztes. Einerseits sind uns die Konflikte deutlich; es zeichnen sich auch Lösungen ab. Andererseits ist der Konflikt dem Patienten noch nicht bewußt genug, oder er wird intensiv abgewehrt, so daß ein Eingreifen der Hausärzte in bestehendes neurotisches Verhalten eher zu Störungen führt und damit riskant werden könnte, besonders, wenn die Übertragungssituation nicht analytisch verstanden wird.

Entscheidend dabei ist abzuwarten, den erkannten Konflikt immer wieder im geeigneten Moment anzudeuten, dabei aber auch die Grenzen unserer hausärztlichen Psychotherapie zu sehen. Unser abwartendes Verhalten erlaubt jedoch, aufgrund des ständigen Kontaktes zu den Patienten einzugreifen, wenn ein akuter Notfall besteht und der Wunsch nach Psychotherapie signalisiert wird.

Bei Frau H. war es möglich, durch Kurzdeutung und Verordnung eines Antidepressivums rasch Hilfe zu leisten in der Hoffnung, durch Abwarten eine spätere Bearbeitung des Konfliktes zu erreichen.

Bei Frau S. konnte durch die Hilfeleistung für die 12jährige Tochter das aktuelle Problem der 80jährigen Großmutter besprochen und eine stabilisierende Familiensituation erreicht werden. So ergab sich nach dem Tod der Großmutter die Chance einer besseren Partnerbeziehung.

Zusammenfassung

Für den Hausarzt bzw. den Arzt für Allgemeinmedizin ergeben sich in der Praxis bei der Behandlung eines oder mehrerer Familienmitglieder viele günstige Möglichkeiten zu psychotherapeutischer Hilfestellung. Lange Kenntnis der Vorgeschichte erlaubt, die Konflikte innerhalb der Familienkonstellation, besonders häufig durch Veränderungen der älteren

Mitglieder aktualisiert, »blitzartig« zu erfassen. Sie können, zumindest in einem gewissen Umfang, verdeutlicht werden (Flashwirkung).

Der andauernde Kontakt zu den Patienten erlaubt eine abwartende Haltung, um nach aktueller Hilfe erst zu einem späteren Zeitpunkt oder bei weiteren Krisen die psychotherapeutische Arbeit fortzusetzen. In beiden Beobachtungen werden typische Probleme innerhalb der Familien und zwischen den Generationen aufgezeigt.

Die psychotherapeutischen Aufgaben in einer Allgemeinpraxis zwingen zu stärkerer Berücksichtigung spezifischer Aspekte. Dazu gehört auch die Familientherapie des Hausarztes. Ihm ist das »Hauptbuch« der Familie durch langjährige Bekanntschaft mit den Mitgliedern und Teilnahme an ihrer Entwicklung sehr vertraut. Er versteht daher schneller und umfassender die Konflikte des einzelnen und der Mehrgenerationenfamilie. Die Konflikte werden durch Hinweise, Klagen, Vorwürfe oder auch durch Nichterwähnung deutlich.

Therapieangebote betreffen aber eher das einzelne Familienmitglied, das Kind oder den Elternteil, auch das Ehepaar, aber sehr viel seltener mehrere Generationen gemeinsam. Oft kann es sich dabei nur um kurzfristige Hilfestellungen in der akuten Krise handeln, selten um langfristige Therapien aller Generationen (trotz »Allparteilichkeit«). Häufig wird das Therapieangebot zunächst abgelehnt und später von dem Patienten wieder aufgegriffen. Bestimmte Aspekte des Konfliktes können immer wieder im Laufe einer langjährigen allgemeinen ärztlichen Behandlung auftauchen und besprochen werden – im Gegensatz zum Abschluß einer Therapie beim hauptamtlichen Psychotherapeuten.

Für unser Thema »Integration von Psychotherapie und Psychoanalyse in die hausärztliche Praxis« ziehen wir auch für den jungen Kollegen folgende Schlüsse:

1. Die Allgemeinmedizin wird definiert als die Akut- und Langzeitbehandlung von kranken Menschen mit körperlichen und seelischen Störungen sowie die ärztliche Vorsorge bei Gesunden, unabhängig von Alter und Geschlecht, unter besonderer Berücksichtigung der Gesamtpersönlichkeit, der Familie und der psychosozialen Umwelt.

2. Wir erkennen dringend behandlungsbedürftige Zustände aus einer Gruppe von gleichzeitig und ungefährlich erscheinenden Befindensstörungen, wie z. B. grippaler Infekt, Bronchopneumonie, larvierte Depression.

3. Wir verzichten zeitweilig bewußt auf weitergehende Diagnostik, um durch Verlaufsbeobachtungen eine Klärung herbeizuführen.

4. Wir setzen psychosomatische Therapie bei Befindlichkeitsstörungen so ein, daß dadurch eine weitere Klärung des Befundes nicht behindert wird. Wir erkennen also gleichzeitiges Vorliegen mehrerer Krankheiten, salopp gesprochen: »Ein Patient kann Läuse, Flöhe und eine Neurose haben.«

5. Wir Allgemeinärzte haben ganz sicher die größten Chancen in der Behandlung seelisch und körperlich Kranker, von Generationen und Familien. Die Therapie umfaßt die hausärztliche Betreuung in somatischer, psychischer und sozialer Hinsicht. Wesentliche Voraussetzung dazu ist die Kenntnis der Struktur, der Beziehungen der Familienmitglieder zueinander und zu ihrer Umwelt.

6. Wir haben den Vorteil der Langzeitbeobachtung und der Erweiterung anamnestischer Kenntnisse über die Patienten, auch ohne direkten Kontakt.

7. Wir betreuen als Hausärzte Gesunde und Kranke über viele Jahre und speichern laufend unsere Erfahrungen (»Flashreservoir«) für den geeigneten Behandlungsmoment. Wir kennen unsere

Grenzen – aber unsere Möglichkeiten überwiegen im Hinblick auf Breite und Effizienz in Vorsorge und Behandlung trotz unvermeidlicher Risiken. Diese werden entscheidend gemindert, wenn Hausärzte so früh wie möglich durch BALINT-Gruppen abgesichert werden.

8. Ein psychotherapeutisch-psychoanalytisches Setting, wie sonst beim Psychotherapeuten üblich, ist im allgemeinen nicht unbedingt nötig (Couch!).

9. Der Allgemeinarzt mit Zusatzbezeichnung »Psychotherapie« kann in vereinzelten Fällen ein Antragsverfahren einleiten, wenn die Übertragung-Gegenübertragungssituation ganz besonders deutlich beobachtet wird.

10. Die damaligen Bedingungen werden allerdings dadurch erweitert, daß in der Allgemeinpraxis immer mehr der alte Mensch, polymorbid und hilfloser als in seiner aktiven beruflichen Zeit, die Hilfe des Hausarztes in Anspruch nehmen muß. Einmal gewählt, auf guter vertraulicher Beziehungsebene, ist der Allgemeinarzt als Hausarzt gerade für diese immer größer werdende Gruppe von Patienten unersetzlich. Mit dem inzwischen eingeführten Begriff und der Beschreibung des Umfanges der »psychosomatischen Grundversorgung« ist ein wichtiger Schritt zur Erweiterung der Allgemeinmedizin verordnet und legalisiert worden. In den bisherigen Curricula der Internisten ist sie noch nicht sehr deutlich geworden; die Ärzte für Allgemeinmedizin sind im allgemeinen hier besser informiert und fortgebildet.

Dennoch meine ich, daß die bisherigen Fortbildungskriterien erweitert werden müßten. Zum Erkennen der »unorganisierten Krankheit« nach BALINT dürften 20 oder 30 BALINT-Gruppensitzungen, 20 Stunden Theorie und ein Entspannungsverfahren, wie das autogene Training oder die Hypnose, nicht ausreichen und könnten noch erweitert werden.

Literatur

1. BALINT, M.: Der Arzt, sein Patient und die Krankheit, Klett, Stuttgart 1957.

2. DREIBHOLZ, J. u. K. D. HAEHN: Hausarzt und Patient. Lehrbuch der Allgemeinmedizin. Schlütersche-Verlag, Hannover 1982.

3. ELHARDT, S.: Tiefenpsychologie. Eine Einführung. Urban Taschenbücher. Kohlhammer, Stuttgart 1978.

4. KLUGE, P.: Ehepaargruppenpsychotherapie. Thieme, Stuttgart 1974.

5. KLUGE, C. u. P. KLUGE: Familientherapeutische Möglichkeiten für das höhere und hohe Alter im Rahmen einer ärztlichen Praxis. In: RADEBOLD, H. u. G. SCHLESINGER-KIPP (Hrsg.): Familien- und paartherapeutische Hilfen bei älteren und alten Menschen. Vandenhoeck & Ruprecht, Göttingen 1982.

6. KLUGE, P.: Die Diagnose – ihr Stellenwert in der Arzt-Patient-Beziehung (Referat vor der Akademie f. Allgemeinmedizin, Graz 1985). Schmitt, Wien 1986.

7. POETTGEN, H.: Paartherapie – Die Bedeutung des interaktionellen Aspektes. Der Praktische Arzt, Hefte 20–22 (1984).

8. PREUSS, H. G.: Ehepaartherapie. Kindler, München 1973.

9. RICHTER, H. E.: Patient – Familie. Rowohlt, Hamburg 1970.

10. SPERLING, E. u. Mitarb.: Die Mehrgenerationen-Familientherapie. Vandenhoeck & Ruprecht, Göttingen 1982.

11. STIERLIN, H.: Delegation und Familie. Suhrkamp, Frankfurt 1978.

12. UEXKÜLL, T. v. u. W. WESIACK: Theorie der Humanmedizin. Urban & Schwarzenberg, München 1988.

13. UEXKÜLL, T. v.: Psychosomatische Medizin. 4. Aufl. Urban & Schwarzenberg, München 1990.

14. WILLI, J.: Die Zweierbeziehung, Rowohlt, Hamburg 1975.

Einführung in die BALINT-Gruppe

H.-K. KNOEPFEL, Zürich

Ein Drittel bis die Hälfte der Patienten eines Hausarztes brauchen psychische Hilfe. Sie können nur psychisch krank sein, oder körperliches Leiden kann psychische Not ausdrücken, und psychisches Leiden kann zu körperlichen Schäden führen. Aber auch schwere somatische Krankheiten können psychische Probleme verursachen, die man vor allem bei chronisch Kranken und bei Sterbenden sieht. Seelisches und körperliches Leiden kann nebeneinander bestehen.

Es ist nicht Aufgabe des Hausarztes, eine möglichst wissenschaftliche Abgrenzung dieser Möglichkeiten vorzunehmen. Er soll die Hilfe anbieten, die nötig ist: somatische, wo körperliches Leiden vorliegt, und psychische, wo es sich um seelisches Leiden handelt. Das kann er nur, wenn er die von BALINT geforderte Gesamtdiagnose (2) zu stellen vermag.

Diese Gesamtdiagnose schützt ihn vor gefährlichen Fehlern. Oft wird bei einem somatischen Befund das nebenhergehende seelische Leiden nicht mehr erkannt, oder es wird bei einem psychischen Leiden in spitzfindiger Psychosomatik jegliches körperliche Symptom auf die bestehende Neurose zurückgeführt. Beides kann sich für den Patienten sehr ungünstig auswirken. Heute ist die Gefahr, daß Neurosen somatisiert werden, größer als die ebenfalls reale Gefahr der Psychologisierung körperlichen Leidens. Aber es mehren sich die Beobachtungen, bei denen meist sehr erfahrene Ärzte zur Diagnose »psychische Überlagerung« greifen, nur weil ihre Diagnostik zu keinem Resultat kam.

Die seelische Not, das psychische Zustandsbild muß so genau diagnostiziert werden wie der körperliche Befund. Wir hören auf die Worte des Patienten, beobachten sein körperliches Verhalten und versuchen zu erfassen, was für Gefühle er in uns mobilisiert, zu was er uns unbewußt veranlaßt, welche Seiten in uns vom Kranken angesprochen werden. Die Einfühlung des Arztes und somit seine Persönlichkeit gehören in die Gesamtdiagnose. Der Arzt muß sich persönlich in einem Grade exponieren, der ihm nicht geläufig ist. Er kann dies nur in einer verstehenden, nicht-verurteilenden Umgebung und muß auch lernen, sich selbst zu verstehen und sich selbst nicht zu verurteilen, nicht nur den Patienten.

Diese Technik der Beobachtung der eigenen Gefühle hat BALINT von der Psychoanalyse übernommen. Die Gefühle, die ein Patient in uns anregt, gehören zu seinem Leiden, genau so wie die Worte, die er uns sagt, und das körperliche Verhalten, das er uns zeigt. Gefühle, die uns ein

Patient induziert, sind also immer ernst zu nehmen. Handelt man aber unbedacht danach, dann erfüllt man, ohne es zu wollen, neurotische Bedürfnisse und agiert mit der Neurose mit, erhält das Leiden, statt es zu bekämpfen. BALINT gab dann auch die praktische Regel, *der Arzt solle seine eigenen Gefühle immer ernst nehmen und nie unbedacht danach handeln.*

Diese Ausführungen machen deutlich, daß zur Gesamtdiagnose immer das Verständnis der Arzt-Patient-Beziehung gehört. Die Arzt-Patient-Beziehung kann präzis beschrieben werden. Allgemeine Umschreibungen genügen nicht. Beziehungsdiagnostik ist auch das erste Ziel der Arbeit in BALINT-Gruppen. In der Arzt-Patientenbeziehung spiegelt sich die Not des Patienten. Er muß sein neurotisches Verhalten, das ihn leiden läßt, ohne zu wollen, in jeder wichtigen Beziehung wiederholen. FREUD nannte dies den Wiederholungszwang. Die gut erfaßte Arzt-Patient-Beziehung gibt also unmittelbare Aufschlüsse über die Not des Patienten.

An dieser Stelle ist ein Umweg über die Neurosenlehre nötig. Neurotische wie psychosomatische Erkrankungen, die häufigsten seelischen Leiden, basieren auf einem Konflikt zwischen Triebregungen (Liebe, Aggression, Selbstachtung) und einem überstarken Gewissen, das diese Strebungen verbietet. Das Gewissen entstand unter dem Einfluß einer zu strengen elterlichen und gesellschaftlichen Erziehung oder mangelnder echter Autorität. Im zweiten Falle hat das Kleinkind zu wenig Schutz gegen die es bedrohende Triebhaftigkeit und muß als Damm gegen die Triebüberschwemmung ein überstrenges Gewissen errichten. Das Endresultat ist gleich, nämlich ein Konflikt zwischen natürlichem Trieb und überstrengem Gewissen. Dieser Konflikt ist für das Kleinkind mit seinem schwachen Ich, seiner Persönlichkeit, die noch wenig Frustrationen produktiv verarbeiten kann, unerträglich. Durch A b w e h r m e c h a n i s m e n wird der Konflikt im Unbewußten gehalten, abgewehrt.

Diese Abwehrmechanismen – eine Entdeckung SIGMUND FREUDS – lassen sich gut beobachten. Seine Tochter ANNA FREUD hat das immer noch lesenswerte Standardwerk »Das Ich und die Abwehrmechanismen« verfaßt.

Klar, einfach und noch zeitgemäß ist die Zusammenstellung von KERNBERG (17). Unreife Abwehrmechanismen: Spaltung (Wahrnehmung nach dem alles oder nichts Prinzip, ganz gut oder ganz schlecht), Projektion abgelehnter innerer Strebungen nach außen (Sündenbock), primitive Idealisierungen oder Entwertungen (der andere ist nur gut, nur schlecht), sowie eine starke Tendenz zu asozialem, rücksichtslosem, evtl. manipulativem Verhalten. Unreife Abwehr findet sich vor allem bei Persönlichkeitsstörungen (z. B. Sucht) oder Psychosen. Reife Abwehrmechanismen sind zentriert um die Verdrängung (rationale und emotionale Teile eines Erlebnisses werden unbewußt vergessen). Wird nur das Gefühl verdrängt, entsteht die Affektisolierung, wird die Ratio verdrängt, kommt es zur Dramatisierung. Ängste können verschoben und dann vermieden werden, z. B. auf ein Tier, eine Seilbahn, ein Flugzeug. Dies wäre eine Phobie. Aggressionen kann man gegen sich selbst richten, das führt zu einer depressiven Reaktion. Innere, abgelehnte Wünsche können durch äußerlich gegenteiliges Verhalten verdeckt werden, z. B. Wunsch nach Zärtlichkeit durch Ruppigkeit, das nennt man Reaktionsbildung. Seelische Spannungen können zu körperlichen Symptomen führen, sog. Somatisation. Diese kann nur die Spannung anzeigen oder auch einen unbewußten Konflikt symbolisch darstellen. Somatisationen sind wichtig für den Hausarzt. Sie verschwinden nicht selten, wenn sich der Patient verstanden fühlt und seine Nöte aussprechen kann.

Handeln statt Besinnen, Agieren, kann unerträgliche Gefühle unbewußt machen. Bei der reifen Abwehr führt Agieren zu unnötigem Leiden, nimmt aber nicht die Rücksichtslosigkeit des unreifen, asozialen Agierens an.

Wenn z. B. eine Frau fürchtet, von einem Manne unterjocht zu werden, und sie sich einen schwachen Mann wählt, der sie nicht unterjochen kann, dann ist die Wahrscheinlichkeit groß, daß er sie mit seiner Schwäche tyrannisiert. Es wird also durch das Agieren genau das eintreten, was sie vermeiden will. Wenn nun diese Patientin den Arzt zu tyrannisieren versucht, damit er ihr nichts tun kann, ist es entscheidend, daß der Arzt nicht mitagiert, nicht die Patientin dominiert, verstößt oder sich selbst dominieren läßt. Dazu muß er diese Beziehungsstörung erkennen.

Werden dagegen unangenehme Gefühle, Strebungen und Konflikte bewußt erlebt und wird frei entschieden, wie man handeln will, spricht man von Sublimierung, der reifsten Art, Affekte zu bewältigen.

Jeder Mensch verfügt über alle Abwehrmechanismen. Kann er sie frei und elastisch einsetzen, dann ist er gesund. Sind die Abwehrmechanismen starr und automatisiert, dann ist er neurotisch. Rufen wir uns in Erinnerung, daß hinter psychosomatischen oder funktionellen Beschwerden immer neurotische Persönlichkeiten versteckt sind, dann verstehen wir, warum es für die Gesamtdiagnose wichtig wird, Konflikte und ihre Abwehr zu kennen.

Greift man einen leicht formulierbaren Konflikt mit den wichtigsten Abwehrmechanismen heraus und bearbeitet nur ihn, so spricht man von einer Fokaltherapie, die von BALINT angeregt wurde. Das Bearbeiten einfacher Konflikte ist dem Hausarzt bei Eignung, Interesse und genügend langer Mitarbeit in einer BALINT-Gruppe (LOCH spricht von 3–4 Jahren) durchaus möglich. Er benutzt dann eine psychotherapeutische Technik in der Allgemeinpraxis im Sinne von BALINT. Darin liegt aber nicht die Hauptaufgabe der BALINT-Gruppe. Sie will vor allem für die hausärztliche Arbeit einen neuen Zugang vermitteln, will nicht aus Hausärzten Psychotherapeuten machen.

Steht nun der Patient unter dem Einfluß starker Angst, so muß er mehr Abwehrverhalten zeigen, als wenn er sich verstanden, aufgehoben und angenommen fühlt. Der Hausarzt mit seiner oft schon jahrelangen Dauerbeziehung hat eine besondere Chance, dem Patienten diese emotionale Sicherheit zu geben, die ihm helfen kann, Abwehrmechanismen vorübergehend aufzugeben. Kann sich aber der Patient in einer vertrauten Atmosphäre, bei einem Menschen, der ihn annimmt und den er schätzt, aussprechen, so wirkt dies heilsam. In der Fachpsychotherapie wird diese Aussprache regelmäßig für längere Zeit angeboten.

Der Hausarzt hat auch die Möglichkeit der fraktionierten Aussprache. Er kann sein Wohlwollen ferner durch eine ernsthafte somatische Behandlung beweisen. Ein Abbruch eines Gespräches – beim Facharzt meist das Ende der Therapie – ist beim Hausarzt nicht gefährlich, denn der Patient kann mit der nächsten Grippe wiederkommen und tut es auch sehr oft. Wichtig ist aber, daß der Hausarzt solche Abbrüche richtig interpretiert und sich weiterhin zur Verfügung hält. Agiert er mit dem Widerstand mit, bricht er auch ab, ist diese Chance vertan.

Der Hausarzt wird mit der Zeit beobachten, welches ärztliche Verhalten dem Patienten erleichtert, seine Not zu schildern. Er wird merken, wer eher länger sprechen sollte, wem die Nähe einer längeren Aussprache zu bedrohlich wird, so daß ein kurzes Gespräch hilfreicher ist.

Leider kommt noch eine weitere Schwierigkeit dazu. Die ärztliche Mühe, dem Patienten als wohlmeinender, nicht verurteilender, verstehender Partner zur Verfügung zu stehen, wird nicht nur durch die starre, automatisierte Abwehrorganisation des Neurotikers behindert, sondern auch noch durch die Übertragung frühkindlicher Erfahrungen auf den Arzt. Unbekümmert um das reale Verhalten des Arztes kann der Patient frühere schlechte Erfahrungen auf ihn übertragen und versucht, sich dann mit seinem Verhalten vor diesen befürchteten Ängsten zu schützen. So kann er z. B. befürchten, der Arzt sei autoritär wie der Vater und kann sich durch ein unterwürfiges Verhalten vor der »eingebildeten autoritären Haltung« des Arztes schützen.

Der tolerante Arzt wird dann nicht selten durch diese ihn störende Unterwürfigkeit gereizt; wenn er dieses Gefühl in sich nicht zuläßt und ernst nimmt, wird er es früher oder später zeigen. Dann ist der Patient überzeugt, wie recht er hatte mit seinen Befürchtungen, wird noch unterwürfiger, und der Arzt reagiert noch irritierter.

Solche Teufelskreise sind in zwischenmenschlichen Beziehungen sehr häufig. In der Medizin führen sie zum Abbruch der Beziehung, zu unnötigen somatischen Untersuchungen oder Therapien und sind eine Quelle der Enttäuschung für Arzt und Patient. Diese Leerläufe tragen wesentlich zur Kostenexplosion in der Medizin bei.

Solche die Beziehung störenden Übertragungen müssen erkannt werden, sonst sind Mitagieren, ärztliche Überaktivität und letztlich Beziehungsabbruch nur eine Frage der Zeit. In der Fachpsychotherapie müssen störende Übertragungen systematisch aufgearbeitet werden. Der Hausarzt, der entsprechend geschult ist, kann es auch. Es hilft schon viel, wenn man die störenden Übertragungen wahrnimmt, nicht mitagiert und dem Patienten den Kontakt gewährt, den er ertragen kann. Es besteht also Gefahr, daß man ihn mit besten therapeutischen Absichten verängstigt und wegjagt.

Wieder hat der Hausarzt mit seiner Dauerbeziehung die bessere Chance als der Fachpsychotherapeut. Es gibt Patienten, die viele Jahre mit somatischen Beschwerden kommen und auf kein Angebot zum Reden eingehen, aber eines Tages doch reden möchten. Vielleicht wollen sie nur wenige Gespräche führen und dann alleine weiterkämpfen, vielleicht wollen sie einen intensiveren Kontakt. Der Hausarzt kann warten.

Haben wir nun eine Gesamtdiagnose, welche die wichtigsten Konflikte und Abwehrmechanismen sowie die störenden Übertragungen umfaßt, gestellt, so müssen wir die Diagnose verifizieren, wollen wir nicht autistische Medizin betreiben. Dieses Verstehen muß auch die Gefühle einbeziehen, die der Patient im Arzt wachruft, und so bietet der Vergleich der Einfühlung mit dem Beobachteten, dem Wort und dem körperlichen Verhalten eine erste Möglichkeit zur Verifikation. Passen Beobachtung und Einfühlung zusammen, so spricht dies für die Richtigkeit unserer Diagnose, unseres Verstehens. Bestehen Widersprüche, ist weiter zu suchen. Falsch ist es dagegen, aus Beobachtung oder Einfühlung autoritär zu schließen, was vorliegt. Die Tücke solch autoritären Verhaltens liegt darin, daß der Patient zustimmt. Er sucht ja Hilfe, vertraut dem Arzt und wird sehr oft nicht wagen, sein Gefühl, es stimme nicht, zu zeigen.

Wenn aber Beobachtung und Einfühlung übereinstimmen, ist noch ein weiterer Schritt der Verifikation nötig. Der Facharzt vergleicht dann seinen Befund mit der Lebensgeschichte, die ihm der Patient am Anfang der Behandlung schildert. Stimmen Beobachtung, Einfühlung und Lebensgeschichte überein, darf man annehmen, daß man den Patienten versteht, und kann zur letzten und wichtigsten Verifikation schreiten, zur Prüfung durch den Patienten selbst. Es wird ihm in offener Weise, etwa mit den Worten: »Könnte es nach Ihrem Empfinden so sein« unsere Ansicht in einfacher Form vermittelt, es wird gedeutet. Kann er diese Deutung annehmen, erleichtert sie ihn, läßt sie ihn zusätzliches Material produzieren, dann war sie richtig und zeitgerecht. Steigert sie den Widerstand, läßt sie andere Widerstände auftreten, produziert sie soviel Angst, daß der Patient sich verschließen muß, dann war die Deutung richtig, aber zu früh oder in einer negativen Übertragungssituation gegeben, in welcher der Patient sich nicht aufgehoben fühlen konnte. Läuft die Deutung ab wie Wasser an einer Ente, dann war sie falsch. Letzte Instanz sind also immer Gefühl und Reaktion des Patienten.

Der Hausarzt soll und kann nicht das fachärztliche Verhalten imitieren. Er hat andere Bedingungen und muß anders vorgehen. Wo liegen nun diese Unterschiede? Meist ist es unnötig, die langwierige Anamnese zu erforschen, die am Anfang der Fachpsychotherapie zu einem gewissen Maße unentbehrlich ist, weil Patient und Psychotherapeut sich nicht kennen. Der Hausarzt hat die Lebensgeschichte schon lange in seiner Kartei, seinem Gedächtnis und in seinem Gefühl. Vieles aus dieser Lebensgeschichte ist dem Hausarzt nicht bewußt; es kann aber leicht verfügbar gemacht werden, mit andern Worten, es ist vorbewußt. Schildert er nun in einer BALINT-Gruppe seine Begegnung mit dem Patienten möglichst offen und spontan, so wird ihm ein Teil seines vorbewußten Wissens einfallen. Die Fragen und Einfälle der Gruppenmitglieder helfen weiter, und so kommt es dazu, daß der Arzt nach einer erfolgreichen Sitzung den Patienten besser versteht. Je spontaner der Arzt schildert, desto leichter gelingt dieser Prozeß. Wenn er versucht, seine Schilderung nach strengen Richtlinien zu organisieren, Aufzeichnungen, eine lange Lebensgeschichte oder viel psychologisches Material bringt, dann wird die Arzt-Patient-Beziehung und somit der wichtigste Einstieg zum Verstehen der Probleme meist verdunkelt.

Was im Gruppengespräch nicht bewußt wird, zeigt sich oft im Verhalten des vortragenden Arztes und der Mitglieder. So können verschiedene Teilnehmer verschiedene Seiten eines Konfliktes sichtbar werden lassen, z. B., die einen die Rolle der bösen Frau und die anderen die Rolle des unterdrückten Mannes spielen und so deutlich machen, daß es hier um das Problem von Domination und Unterwerfung in einer unglücklichen Mann-Frau-Beziehung geht. Aufgabe des Gruppenleiters ist es, auf solches Verhalten hinzuweisen.

Auch die wichtigsten Widerstandsmechanismen wiederholen sich nicht selten im Gruppenprozeß und geben eine Gelegenheit zum unmittelbaren Lernen. Isoliert z. B. ein Arzt bedrohliche Gefühle, die zu seinem Patienten gehören, so wird die Gruppe mit großer Wahrscheinlichkeit rational und wissenschaftlich werden. Dieser ganze Ablauf ist natürlich nur möglich, wenn in der BALINT-Gruppe ein verstehendes, nicht-verurteilendes Klima herrscht. Ohne Toleranz kann der Arzt so wenig reden wie der Patient. Verstehendes, nichtverurteilendes Klima heißt aber nicht, daß keine Kritik und keine Aggression erlaubt sein sollen. Kritik und Aggression gehören zum Leben. Aber Kritik und Aggression sollen innerhalb einer freundschaftlichen Zusammenarbeit bleiben, bei der es um das bessere Verstehen von Patient und Arzt geht. Mit zunehmender Erfahrung werden die Gruppenmitglieder selbst merken, was in der Gruppe vor sich geht, und der Gruppenleiter wird immer mehr zu einem Mitglied.

Es lohnt sich aber zu bedenken, worin der Gruppenleiter Autorität ist und worin nicht. Er hat nach seiner Ausbildung größere Übung, mitmenschliche Erscheinungen zu beobachten und zu deuten. Die Beziehungsdiagnostik ist entscheidender Teil seiner Ausbildung. In diesem Gebiet darf er als Lehrer wirken, aber nicht als Lehrer, der zeigt, wie man es macht, sondern als Lehrer, der zeigt, was vor sich geht. Seine psychotherapeutische oder psychoanalytische Technik darf er dagegen nur mit großer Zurückhaltung in die Gruppenarbeit einwerfen. Diese Technik funktioniert unter ganz anderen Bedingungen, als sie der Hausarzt vorfindet. Was die Hausärzte therapeutisch tun können, wenn ihnen die Probleme des Patienten und die Arzt-Patient-Beziehung vertraut sind, müssen sie selbst entscheiden. Sicher kann keine angeratene Technik wirkungsvoll sein, die der Hausarzt mit unguten Gefühlen als Diktat des Fachmannes ausübt. Ich möchte wiederholen, daß der Hausarzt mit seiner Dauerbeziehung viel mehr Möglichkeiten hat, durch seine Haltung zu wirken, als der Fachpsychotherapeut. Statt z. B. Schuldgefühle explizit in Frage zu stellen, kann er durch seine Haltung beweisen, daß er den Patienten achtet und nicht verurteilt. Auch das kann wirken, oft besser als viele Worte.

Zur Einführung hat BALINT 1963 in Sils begonnen, mit der Großgruppe zu arbeiten. Eine Kerngruppe bespricht ein Beispiel aus der Praxis, die Großgruppe hört zu oder spricht zeitweise mit. Dem Anfänger bietet sich eine Möglichkeit zuzuhören, ohne sich gleich exponieren zu müssen. Man kann so auch die Gruppenleitung anderer Leiter kennenlernen, und die Leiter können sich gegenseitig durch gemeinsame Diskussion der Gruppenleitung weiterbilden. Dieses Silser Modell der Arbeit in Großgruppen und Kleingruppen hat sich bewährt und wurde in Divonne (Frankreich) und Hahnenklee (Bundesrepublik Deutschland) übernommen.

Die Großgruppe hat ihre Schwierigkeiten. Sie läuft eher Gefahr zu rationalisieren und die Arzt- Patientenbeziehung aus dem Blick zu verlieren. Auch ist darauf zu achten, daß Teilnehmer, die sich vielleicht mit einem ungeschickten Votum gemeldet haben, sich nicht verletzt fühlen. Die Gefahr liegt weniger in der Verurteilung durch Gruppenleiter oder Gruppe, sondern in der Selbstverurteilung der Teilnehmer. Bei der Großgruppe ist daher besonders zu betonen, daß man nicht urteilt, sondern Verstehen üben will. Auf der anderen Seite steigt die gegenseitige Toleranz, wenn man seine eigenen Schwächen und Fehler mit denen anderer, die man schätzt, vergleichen kann. Wir merken, daß wir alle im gleichen Boot stecken: Patient, Arzt, Kleingruppe und Großgruppe.

Eine Studienwoche mit Großgruppen und Kleingruppen hat vor allem die Aufgabe, zur Teilnahme in einer BALINT-Gruppe zu motivieren und aktiven Teilnehmern einer Gruppe die Gelegenheit zu bieten, andere Gruppenleiter und Teilnehmer bei der Arbeit zu sehen. So bereichert sie die eigene Ausbildung und hilft gegen die Gefahr, daß man sich auf einen »Meister« einengt. Meister ist niemand, Arzt und Patient können nur gemeinsam einen Weg suchen.

Schließlich soll noch versucht werden zu klären, was eigentlich in der BALINT-Arbeit vor sich geht, was wirkt. Die meisten Patienten schämen sich psychischer Schwierigkeiten, während sie somatische ohne Hemmung offenbaren. Hört man ihnen zu, ohne zu urteilen, versucht zu verstehen, so wird dieser falschen, meist neurotischen Scham aus einem überstrengen Gewissen entgegengewirkt; es muß zu einer Entlastung kommen. Beim Patienten ausharren, nicht mitagieren und ihn nicht verlassen, ist schon Therapie.

Man kann nun mit der nötigen Erfahrung diese Selbstverurteilung systematisch bearbeiten und eine psychotherapeutische Technik anwenden. Dann muß man aber den Verlauf regelmäßig besprechen. Wenn der Patient vor allem seine Selbstverurteilung fürchtet, ist es relativ einfach, ihm immer wieder zu sagen, er müsse sich doch nicht verurteilen, und dies ist auch wirksam. Hat aber der Patient aus Angst vor seiner Triebhaftigkeit ein überstarkes Gewissen errichten müssen, fürchtet er, Kontrolle zu verlieren, Grenzen zu verletzen, so verursacht dieses Vorgehen zusätzliche Angst. In diesem Fall muß man ihm zeigen, welche gesunden Kontrollmöglichkeiten ihm zugänglich sind, z. B., daß er alle Gefühle beim Arzt aussprechen könne, es aber nicht nötig habe, diese in Handlungen umzusetzen. Angst hat er schließlich vor unbedachten Handlungen, nicht vor Gefühlen.

Diese Unterscheidungen müssen erlernt werden und brauchen Erfahrung. Im allgemeinen kann man aber annehmen, daß der Patient Triebe bewußt kontrollieren kann, die er vorher unbewußt kontrollieren konnte. Er hat heute nicht mehr sein schwaches kindliches Ich zur Verfügung, sondern ein erwachsenes. Da aber die

Konflikte in der Kindheit abgewehrt wurden, spürt er dieses neue Verhältnis zwischen Konflikt und Tragfähigkeit nicht. Wenn er in einer Beziehung, die ihm Sicherheit bietet, sich selbst erleben kann, merkt er, daß er heute die früheren Konflikte bewußt lösen oder erdulden kann und nicht mehr ins Unbewußte abzuwehren braucht.

Oft leiden die Patienten an krankhaften Beziehungen, die sie immer wieder konstellieren müssen. Wer seine zärtlichen Strebungen durch ein ruppiges Verhalten abwehrt, wird immer wieder frustriert sein, wenn er Zärtlichkeit sucht. Wenn der Arzt nicht mitagiert, bietet er oft zum ersten Mal ein Vorbild für eine gesunde Beziehung; dies kann Anfang einer Umstellung sein. Man muß gar nicht immer ausführlich darüber sprechen. Und selbst dann, wenn keine Umstimmung stattfindet, hat der Patient wenigstens eine gesunde Beziehung, einen Lichtpunkt im Dunkeln. Damit sind wir bei einer zweiten therapeutischen Wirkung. Neben der Linderung der Selbstverurteilung steht die Begleitung des Patienten, die vor allem SAPIR hervorgehoben hat. Er steht nicht mehr allein, und das ist oft sehr viel wert, besonders wenn ein Patient sich unbewußt immer wieder isoliert. Der Arzt, der dies durchschaut, kann bei ihm bleiben, auch wenn er dabei oft frustriert wird. Er wird aber auch die Angst des Kranken vor Nähe sehen und selbst nicht zu sehr enttäuscht sein, wenn der Patient Abstand sucht. So kann die optimale Distanz gefunden werden. Diese kann in kurzen oder langen, seltenen oder häufigen Gesprächen bestehen, wie auch in einer Kombination von Wort und somatischer Therapie.

Psychisch Kranke leiden sehr oft unter dem Gefühl der Minderwertigkeit, sind in ihrer Selbstachtung geschädigt. Ein gesundes Vertrauen in die Umwelt und in sich selbst – ERIKSON spricht von Urvertrauen – entsteht, wenn eine liebevolle Mutter – die meisten Mütter geben sich ehrlich Mühe – in einer günstigen Situation – die wenigsten Mütter haben sie – sich mit Freude und Selbstsicherheit der Pflege ihres Kindes hingeben kann. Krankheit der Mutter, Störungen in der Familie, soziale Überlastungen, äußere Sorgen und auch konstitutionelle Schwierigkeiten des Kindes, z. B. Schlaf- und Trinkstörungen, schlechter Schlaf vom ersten Tage an, können nun diese Situation so belasten, daß die Mutter mit Angst ihr Kind pflegt. Das Kind spürt diese Angst, nimmt sie identifikatorisch in sich auf und kann kein genügendes Urvertrauen entwickeln. Jeder hat seine Lücken im Vertrauen. Sind sie zu groß, spricht man von einer Selbstwertstörung. Selbstwertstörungen oder Grundstörungen nach BALINT führen zu typischen Kompensationsmechanismen. Man kann die Autonomie forcieren nach dem Motto: »Ich brauche Euch nicht.« Diese Menschen machen alles allein, müssen vieles besser wissen, auf andere herabsehen und können sich nie anlehnen. Versteht man diese Not, wird man ihr oft nicht leichtes Verhalten ertragen und ihnen Mut zu einer guten Anlehnung machen können. Nimmt man ihr herablassendes Verhalten wörtlich, dann wird man aggressiv oder unterwürfig, und nach einiger Zeit schiebt man den Kranken ab. Er wird die gleiche Erfahrung an anderen Orten wiederholen.

Schwacher Selbstwert kann auch kompensiert werden, indem man sich an einen idealisierten Partner hängt, also die Anlehnung übertreibt und die Autonomie verdrängt. Der Arzt wird leicht als Ideal genommen. Er muß dann die Idealisierung aushalten und als Mittel des Patienten erkennen, sich vor quälenden Zusammenbrüchen mit Depression, Verlust des Selbstvertrauens und hypochondrischen Gefühlen zu schützen. Der Arzt braucht aber die Forderungen, die an ihn gestellt und schnell riesengroß werden, nicht zu erfüllen. Je nach Lage kann er dem Patienten immer wieder sagen, daß er sich unterschätzt, und mit regelmäßigen Besprechungen in der Gruppe kann er dies systematisch tun. Er kann auch durch seinen vernünftigen, begrenzten, doch zuverlässigen Einsatz dem Patienten beweisen, daß er ihn schätzt. Diesen Beweis muß er jahrelang erbringen, bis der Patient ihm glaubt. Aber der Hausarzt hat ja viele Jahre vor sich.

Zusammenfassend kann man sagen, der Hausarzt hat beim seelisch Kranken die Möglichkeit, die Selbstverurteilung zu bekämpfen, der Isolierung entgegenzuwirken und die Selbstwertgefühle zu heben. Alle 3 Faktoren sind therapeutisch wirksam.

In der BALINT-Gruppe wird umgekehrt der Selbstverurteilung und Isolierung des Arztes entgegengewirkt, und der Wert seiner Arbeit wird gezeigt. Es geschieht das gleiche. Dazu wird noch Beziehungsdiagnostik gelehrt. Dies ist der handwerkliche Teil der Arbeit, das andere hat mit der Selbstentfaltung des Arztes zu tun. Er soll lernen zuzuhören, zu verstehen, ohne zu urteilen, und den Wert seiner Begleitung zu sehen. Er soll auch merken, wieviel er als Hausarzt von seinen Patienten weiß, soll erfahren, daß er es nicht nötig hat, die Fachpsychotherapie zu imitieren, auch wenn er von ihr die Beziehungsdiagnostik und die Neurosenlehre annimmt. Er kann sich auf eine ganz besondere Weise dem Patienten zur Verfügung stellen. Gelingt ihm dies, kann er sich ganz auf den Patienten einstimmen und dieser auf den Arzt. Dann mag es zu plötzlichem gegenseitigem Verstehen führen, das auch in kurzen Begegnungen heilsam sein kann. BALINT nannte diesen Vorgang Flash. Er und seine Mitarbeiter sehen darin eine Möglichkeit, in 5 Minuten pro Patient therapeutisch zu wirken. Auch der Flash kann mit dem vorhandenen Wissen über Lebensgeschichte, Beziehung und Beobachtung kontrolliert werden. Nur dann vermeidet er die Gefahr, autoritär den Patienten zu dominieren. Wegen dieser Gefahr ist auch ein Flash des Patienten besser als ein Flash des Therapeuten. LOCH verlangt eine gründliche, mehrjährige Vorbildung in einer BALINT-Gruppe, bevor man sich an die Flashtechnik heranwagen dürfe. Aber es scheint sich hier eine Möglichkeit zu zeigen, mit minimalem Zeitaufwand therapeutisch zu wirken.

Offen bleibt die Frage, ob man die Technik der 5-Minutenpraxis erarbeiten soll oder ob man nicht besser dafür sorgt, daß mehr Zeit zur Verfügung steht. Mir scheint der 2. Weg richtiger. In der gegenwärtigen Medizin, beim Hausarzt wie in der Klinik, wird enorm viel Zeit verschwendet, weil man psychische Schwierigkeiten mit unangemessenen Mitteln beseitigen möchte, aus Not und Verlegenheit die Grenzen einer maßvollen Medizin überschreitet und damit trotz großen Aufwandes wenig erreicht. Die BALINT-Gruppe ist kein Patentrezept, aber sie lehrt einen neuen Zugang, eine genauere Sicht vor allem der Arzt-Patient-Beziehung, vermeidet Leerlauf und kann dem Arzt helfen, seine Persönlichkeit therapeutisch einzusetzen.

Literatur

1. ARGELANDER, H.: Gruppenprozesse. Rowohlt, Hamburg 1972.

2. BALINT, M.: Der Arzt, sein Patient und die Krankheit. Klett, Stuttgart 1957.

3. BALINT, M. u. E. BALINT: Psychotherapeutische Techniken in der Medizin. Huber, Bern und Klett, Stuttgart 1963.

4. BALINT, M. u. E. P. ORNSTEIN: Fokaltherapie. Suhrkamp, Frankfurt 1973.

5. BALINT, E. u. J. NORELL: Fünf Minuten pro Patient. Suhrkamp, Frankfurt 1975.

6. FREUD, A.: Das Ich und die Abwehrmechanismen. Kindler, München 1968.

7. FRIEDMANN, L.: Virginität in der Ehe. Huber, Bern und Klett, Stuttgart 1963.

8. JORES, A.: Praktische Psychosomatik. Huber, Bern 1976.

9. KNOEPFEL, H.-K.: Die Arzt-Patientenbeziehung. Hexagon Roche **2** (1974).

10. KNOEPFEL, H.-K.: Möglichkeiten und Grenzen hausärztlicher Psychotherapie. In: JORES, A. (Hrsg.): Praktische Psychosomatik. Huber, Bern 1976.

11. LOCH, W.: Anmerkungen zur Einführung und Begründung der Flash-Technik als Sprechstundenpsychotherapie. In: BALINT, E. u. J. NORELL (Hrsg.): 5 Minuten pro Patient. Suhrkamp, Frankfurt 1975.
12. LOCH, W.: Ärztliche Psychotherapie auf analytischer Grundlage. Psyche **29,** 383–397 (1975).
13. MEERWEIN, F.: Das ärztliche Gespräch. 2. Aufl. Huber, Bern 1969.
14. SAPIR, M.: La formation psychologique du médicin. Payot, Paris 1972.
15. WESIACK, W.: Grundzüge der psychosomatischen Medizin. Beck, München 1974.

Weiterführende Literatur

16. BALINT, E. u. Mitarb.: The doctor, the patient and the group. Balint revisited (1993).
17. KERNBERG, O.: Severe personality disorders. Geeignet für Gruppenleiter. Yale University Press, New Haven 1984.
18. KNOEPFEL, H.-K.: Einführung in die Balint-Gruppenarbeit. In: Patientenbezogene Med. 3/1980. Fischer, Stuttgart 1980.
19. LUBAN-PLOZZA, B. u. H. H. DICKHAUT (Hrsg.): Praxis der Balint-Gruppen. 2. überarb. Aufl. Springer, Berlin 1984.
20. ROTH, J. K.: Hilfe für Helfer: Balint-Gruppen. Piper, München 1984.
21. STUCKE, W.: Die Balint-Gruppe. Deutscher Ärzte Verlag, Köln 1982.
22. TRENKEL, A.: Das ärztliche Gespräch bei Balint. In: LUBAN-PLOZZA, B. u. H. H. DICKHAUT (Hrsg.): Praxis der Balint-Gruppen. S. 21–30. 2. überarb. Aufl. Springer, Berlin 1984.

Erschienen in:
internist. prax. **18,** 133–140 (1978)
tägl. prax. **19,** 131–138 (1978)
gynäkol. prax. **2,** 465–472 (1978)

Beziehungsstörungen in der psychosomatischen Medizin

H.-K. KNOEPFEL, Zürich

Der Raum dieser Arbeit gestattet keine ins Detail gehende, umfassende wissenschaftliche Darstellung, sondern erlaubt nur Anregungen zum Erlernen psychosomatischen Denkens. Psychosomatische Medizin operiert im Gegensatz zur rein naturwissenschaftlichen Medizin nicht mit objektiven Befunden und mathematischen Gesetzmäßigkeiten, sondern mit Arbeitshypothesen und Beobachtungen, die durch die Person des Beobachters in hohem Grade mitbestimmt werden. Es wird wesentlicher, sich in diesem dynamischen Felde zu orientieren – psychosomatisch zu denken –, statt möglichst genaue Theorien anzuwenden, die in ihrem wirklichen Wesen eben keine rationalen, zwingenden und ausschließlichen Theorien sind, sondern – wie FREUD schon betonte – Arbeitshypothesen. Ohne Vorstellung, ohne Arbeitshypothese kann man nichts beobachten, kann man Beobachtetes nicht ordnen und nicht zu konkreten, brauchbaren Handlungsanweisungen kommen. Man bleibt im uferlosen Erleben, im Mitfühlen oder in der Empathie stecken, wie Psychotherapieversuche wohlmeinender Laien – dazu gehören auch psychotherapeutisch nicht ausgebildete Ärzte – tagtäglich beweisen. Der Arzt darf im Mitgefühl nicht stecken bleiben, er soll mitfühlen und richtig vorgehen. Es genügt nicht, wenn er mit seinem Patienten weint. Er soll lernen sowohl mitzufühlen, aber auch zu beobachten, das Beobachtete zu ordnen und vernünftig vorzugehen Dabei muß der Psychotherapeut ohne die Stütze gesicherter, objektivierbarer, straffer und immer zutreffender Theorien, wie sie etwa die Physik liefert, auskommen.

Mit andern Worten: Der psychosomatisch tätige Arzt muß lernen zu beobachten, mitzufühlen, seine Befunde aus Beobachtung und Gefühl in Arbeitshypothesen einzuordnen und diese – da es eben Arbeitshypothesen sind – immer wieder überprüfen.

Diese Überprüfung kann nicht von Zeit zu Zeit in Seminaren, auf Tagungen, im Literaturstudium erfolgen; sie muß in jeder Therapiestunde für jeden einzelnen Patienten stets neu geleistet werden.

Psychotherapie, die sich nur auf Mitfühlen abstützen wollte, gerät ins Uferlose. Psychotherapie, die sich als technisch korrekte Anwendung einer rationalen, naturwissenschaftlichen Theorie mißversteht, verfällt in eine Erstarrung und zunehmende Komplizierung ihres theoretischen Überbaues, der immer erweitert werden muß, um bisher nicht erklärbare Einzelbefunde auch noch in die Theorie zu integrieren. Während echte naturwissenschaftliche Theorien konvergent verlaufen, imstande sind, immer mehr Befunde durch wenige, wenn auch meist schwerer durchschaubare Gesetze zu erklären, sind Hypothesen divergent, werden ständig durch neue Zusätze erweitert und kompliziert. Man kann es auch anders sagen: Arbeitshypothesen müssen einen gewissen Grad von Primitivität, von Simplifikation aufweisen, denn sie sollen nur eine grobe Orientierung bieten und verlangen in jedem Einzelfalle eine angemessene Überprüfung. Doch in einem dynamischen, nichtexakten Bereiche kann man nur so arbeiten.

Diese Arbeitsweise, die weder das Einfühlen, noch die naturwissenschaftliche Exaktheit ablehnt, ist dem Arzt aus dem klinischen Bereich bekannt. Klinisch arbeiten heißt aus Erfahrung, stichprobenhaften Fragen und Intuition eine Vermutungsdiagnose – eine Arbeitshypothese – zu stellen und diese dann naturwissenschaftlich zu verifizieren. Der Unerfahrene, der noch nicht klinisch arbeiten kann, muß möglichst alle exakten Untersuchungen vornehmen lassen, der Romantiker wird seiner Erfahrung ohne Verifikation trauen. Der Wechsel von Intuition mit Verifikation gestattet sowohl Exaktheit wie ein zeitsparendes, rationelles Vorgehen. Der Kliniker wird dabei nicht selten von den Romantikern als starr, mechanistisch und theoretisch bezeichnet, von den exakten Wissenschaftlern aber als oberflächlich und unklar. Und doch ist nur die klinische Arbeitsweise, der Versuch, Intuition und exakte Wissenschaft irgendwie zu vereinen, fähig, die große Anzahl der Kranken zu behandeln. Die hochexakte wissenschaftliche Klinik entzieht dem nicht in ihre Arbeitsweise passenden Kranken ihre Hilfe unerbittlich. Der rein intuitive Arzt gibt zwar vielen ein Gefühl der Geborgenheit, stolpert aber immer wieder über exakte Realitäten und versäumt mögliche Heilerfolge.

Für das psychologische Krankheitsverständnis des Hausarztes gilt es nun, aus den differenzierten und nur noch dem Superspezialisten vertrauten Systemen von Arbeitshypothesen – es ist hier vor allem an psychoanalytische und daseinsanalytische zu denken – einige wenige entscheidende Punkte hervorzuheben, ohne die hausärztliches Menschenverständnis auf der Ebene des reinen Mitfühlens fixiert bleiben müßte. Zur Einführung, zum Unterricht muß sogar anfänglich auf später Unentbehrliches verzichtet werden, sollen die ersten Lernschritte nicht zu groß werden und statt Anregung zu weiterem Lernen zur Resignation führen.

2 Konzepte sind m. E. als arbeitshypothetisches Existenzminimum zu betrachten: Psychosomatisches Leiden ist als Abwehr seelischer Not zu verstehen, und diese Abwehr kann durch gekonnten Einsatz der Arzt-Patient-Beziehung oft aufgelöst werden. Das psychosomatische Symptom verschwindet beim günstigen Verlaufe, und statt dessen zeigt sich mitmenschliches Leiden, mit dem sich der Kranke nun auseinandersetzen kann, während er vorher seinem gestörten Körper hilflos ausgeliefert war.

Diese Sachverhalte wurden von FREUD entdeckt, der sie arbeitshypothetisch als Umwandlung seelischer Not in körperliche Funktionsstörung (Konversion) formulierte.

Ihm entspricht die Aussage von BOSS, daß seelische Not in der Sprache des Leibes ausgedrückt werde. MEERWEIN hat sich erfolgreich um die schärfere Formulierung des Abwehrverhaltens bemüht und vor allem gezeigt, daß Zusammenhänge zwischen psychosomatischem Leiden und Abwehrstruktur bestehen, während früher angenommene Relationen zwischen Persönlichkeit oder Konflikt und psychosomatischer Krankheit nicht überzeugten. CONDRAU versucht, die »Sprache des Leibes« schärfer zu fassen, und bemüht sich um den Aussagewert der sich unmittelbar zeigenden Erscheinungen, während STAEHELIN von der Gestimmtheit ausgeht, aber Gefahr läuft, zu Konzeptionen zu gelangen, die immer zutreffen oder nur im Grundsätzlichen gelten.

Die Umwandlung seelischer Not in körperliche Symptome ist nur eine Form der Abwehr. Es besteht eine ganze Reihe rein seelischer Abwehrmechanismen (SIGMUND u. ANNA FREUD), mit deren Hilfe der Mensch unerträgliche Notlagen meistern kann. Abwehr ist also nicht nur krankhaft, sondern ist ein Anpassungsversuch an pathologische Verhältnisse und gestattet ein Überleben, wobei allerdings hohe Preise bezahlt werden müssen. Neurotisch, d. h. krankhaft wird die Abwehr erst, wenn sie automatisch, undifferenziert und nicht mehr der Notlage angepaßt erfolgt, wenn z. B. ein leistungsfähiger Erwachsener immer noch wie ein hilfloses Kind sich bei jeder Gefahr duckt, jeder Auseinandersetzung ausweicht oder selbst etwa die Sexualität immer noch verurteilt, wie ihm das vor vielen Jahren befangene Erzieher vorgelebt haben.

Auflösen der automatischen, unbewußten und unzweckmäßigen Abwehrmechanismen ist zentrale Aufgabe der Psychotherapie wie des psychosomatischen Gespräches. Ohne Auflösung von Abwehrstrukturen – daseinsanalytisch gesprochen, ohne Eröffnen nicht erschlossener Daseinsmöglichkeiten – kommt es zu keiner inneren Befreiung, Entfaltung des Patienten, zu keiner besseren Verarbeitung seelischer Spannungen und somit zu keinen Dauerheilungen. Psychotherapie strebt diese innere Entwicklung an; Symptome als Abwehrhaltungen werden dann unnötig.

Abwehr seelischer Not, sei es durch rein psychische Mechanismen, sei es durch psychosomatische Symptome, bedeutet immer einen gewissen Verlust an realitätsgemäßer Betrachtung von Innen- und Außenwelt. Die frigide Frau erlebt sich nur als sexualgestört und muß die Not ihrer Ehe nicht sehen. Der impotente Mann möchte vielleicht durch Hormongaben potent gemacht werden und wehrt die Einsicht ab, daß seine Männlichkeit meist in viel größerem Maße gestört ist als nur im sexuellen Bezuge.

Aber auch die Beziehung kann das eigentliche Problem darstellen. Bei leichteren Fällen kann Beratung und Anleitung zu gemeinsamen Übungen genügen, wie es die Sexualtherapie versucht.

Je größer die Opfer sind, die an offener Betrachtung der inneren und äußeren Wirklichkeit im Interesse der Abwehr gebracht werden müssen, desto stärker wird das Verhalten des Patienten gestört und seine Lebenschance beeinträchtigt.

Die Verdrängung peinlicher, angsterregender Erlebnisse erledigt das Geschehen und den dazugehörenden Affekt. Außerhalb der Verdrängung bleibt der Mensch aktionsfähig und wenig gestört. So kann die Ehe der frigiden Frau oder des impotenten Mannes in nicht sexuellen Bereichen ordentlich funktionieren, berufliche Leistung ist möglich, auch die erzieherische zu einem guten Teile, und es besteht eine zwar kostspielige, aber brauchbare Anpassung. Das Verdrängte wird nicht selten im Handeln, im sog. Agieren, angetönt oder in Somatisationen dargestellt.

Isolierung des schmerzlichen Affektes ohne Abwehr der dazugehörenden Fakten beeinträchtigt den Menschen schon mehr. Er kann zwar über seine Not reden, rationalisieren, kann sie bagatellisieren, kann psychologisieren, aber alles bleibt unverbindlich, und das Handeln ist schwer gestört und damit wieder die Möglichkeit der Lebensbewältigung. Ewiger Zweifel, Perfektionismus, Hängenbleiben an Kleinigkeiten, Umständlichkeit sind der Preis, der bezahlt werden muß. Meist werden dann auch noch abgewehrte innere Gefühle und Strebungen durch ein entgegengesetztes äußeres Verhalten – eine sog. Reaktionsbildung – getarnt. So zeigt sich etwa statt Aggression übertriebene Sanftmut, statt Faulheit sture Arbeitswut und statt Freude an Verschwendung Geiz. Es sind unzählige solcher Reaktionsbildungen denkbar. Zwangssymptome und magische Rituale sollen Geschehenes ungeschehen machen oder Drohendes abwenden. Die Beziehung zur inneren und äußeren Wirklichkeit ist stärker gestört, aber es können durch Isolierung selbst Affekte abgewehrt werden, denen die Verdrängung nicht mehr gewachsen ist. Im Kriege, im Konzentrationslager läßt sich die Angst kaum mehr verdrängen, aber der Galgenhumor, ein Produkt der Isolierung, des Bagatellisierens, kann unter Umständen durchhalten.

Stark realitätsgestörte oder kleinkindliche Abwehrhaltungen können noch größere Angst abwehren. So etwa die Projektion, die Ängste vor dem eigenen Inneren der Außenwelt zuschiebt, Feinde erfindet, die man dann bekämpfen oder vermeiden kann, während man seiner vermeintlich bösen Innenwelt hilflos ausgeliefert erscheint. Man kann sich mit einem Angreifer identifizieren, sich ihm unterwerfen, seine Ansichten übernehmen und so eine äußere Bedrohung abwenden. Auch kann man eine unannehmbare eigene Strebung ins Gegenteil verwandeln – ich hasse nicht, ich liebe.

Je unreifer, irrealer die Abwehr ist, desto kränker ist der Patient. Werden von inneren oder äußeren Wahrnehmungen Teile abgespalten, werden Erlebnisse undifferenziert als »ganz gut« oder »restlos böse« beurteilt, kommt es zu schwersten Beziehungsstörungen, wie man sie bei Suchtkranken beobachten kann.

Die Abwehrorganisation stammt aus der Kindheit, aus einer Zeit also, in der die Angst vor der Innen- und Außenwelt groß war und die Kräfte des Ichs klein. Der Patient, der seither eine Persönlichkeitsentwicklung durchgemacht hat, kann nun der bewußten Meisterung innerer und äußerer Gefahren bedeutend mehr entgegensetzen, sofern er diese Konfrontation wagt. Der Arzt hat ihm dabei zu helfen. Es ist für das richtige Vorgehen entscheidend, daß solche Abwehrhaltungen vom Arzte erkannt werden. Abwehr löst man auf, indem man sie dem Patienten deutet, ihn erleben läßt, was er tut. Deutungen mobilisieren aber Angst, die vorher abgewehrt wurde. Wird falsch oder zu wenig gedeutet, so wird keine Angst frei, und es besteht keine Möglichkeit, diese zu bewältigen. Deutet man zuviel, zu früh und zu rücksichtslos, wird zuviel Angst frei, und der Patient wird von der Angst überwältigt, statt daß er sie zu meistern lernt. Entweder verschlechtert sich sein Zustand, oder er wird – häufiger – neue Abwehrformen aufbauen, und die Therapie ist wiederum steril.

Die Arzt-Patient-Beziehung bestimmt nun aber in entscheidender Weise die Wirkung jeglicher ärztlichen Intervention, färbt des Arztes Reden wie auch sein Schweigen, seine Aktivität wie seine Zurückhaltung. Diese Beziehung besteht grob vereinfacht aus 2 Teilen:

1. Beziehung aufgrund der gegenseitigen Begegnung, die reale Beziehung. Zeigt sich der Arzt kompetent, vertrauenswürdig und zugewandt, so sollte sich der Patient, der ihn freiwillig wählt, aussprechen können. Er sollte sich verstanden fühlen, sollte mindestens Anteilnahme und Sympathie spüren und müßte nicht befürchten, verurteilt, herabgesetzt oder erniedrigt zu werden.

2. Übertragung. Der Patient überträgt frühkindliche Erfahrungen auf den Arzt und zwar weitgehend unbekümmert um das derzeitige ärztliche Verhalten. So fürchtet er etwa, vom Arzte doch heimlich verurteilt, abgelehnt, bestraft oder ausgenützt zu werden, so wie ihm das früher immer wieder ergangen ist. Gebrannte Kinder fürchten das Feuer. Die reale Beziehung hat der Arzt in der Hand; benimmt er sich taktvoll, zugewandt, verstehend, enthält er sich moralisierender Werturteile oder autoritärer Befehle und Ratschläge, so erlebt ihn der Patient als fördernden, freigebenden, an seiner Entwicklung interessierten Helfer, als guten Arzt. Gerät der Patient dagegen unter den Einfluß von ungünstigen Übertragungen, d. h. von übertragenen frühkindlichen Reminiszenzen, so wird er alles, was der Arzt noch so gut gemeint sagt, umdeuten, als Herabsetzung, Erniedrigung, Verurteilung mißverstehen. In einer solchen Phase wird jede Intervention des Arztes Gefahr laufen, dem Patienten weh zu tun, den Fortgang der Therapie zu stören. Besteht also diese negative, die Therapie störende Übertragung, so muß der Arzt sie erkennen und muß diese Beziehungsstörung zuerst deuten und mit dem Patienten zusammen beheben, bevor es sinnvoll ist, weiter unbewußte Abwehrhaltungen aufzudecken. Ist die Beziehung positiv, förderlich, so ist jeder Hinweis auf das Arzt-Patient-Verhältnis von seiten des Arztes unnütz. Jetzt gilt es, mit dem Patienten bei seinen Problemen zu bleiben, mitzufühlen, darüber nachzudenken und dem Patienten zu helfen, aus seiner dumpfen Not zu einem besseren Selbstverständnis, aus Selbstablehnung zu liebevoll-kritischer Selbstannahme zu kommen.

Widerstands- und Übertragungsdiagnose sind somit zentrale Punkte jeder Psychotherapie und sollten auch vom Hausarzt erlernt werden, wenn er die große Gruppe psychosomatisch und neurotisch leidender Menschen adäquat behandeln will.

Man wirft hier meist ein, der Hausarzt sei damit überfordert. Aber man glaubte auch einmal, das Ekg überfordere den Hausarzt oder das moderne Labor. Das Wirken BALINTS, das besonders in der Schweiz Boden faßte, bewies die Fähigkeit des Hausarztes, die Arzt-Patient-Beziehung genau so präzise zu diagnostizieren wie andere medizinische Sachverhalte. Aber diese Diagnostik muß erlernt werden, wie jede medizinische Diagnostik. Man lernt sie nur am konkreten Gespräch, im Referieren vor einem erfahrenen Lehrer und vor Kollegen, die sich in gleicher Weise bemühen. Es zeigt sich dabei, daß die eigenen emotionalen Erfahrungen des Arztes – seine Einfühlung – immer ein wesentliches Element der Beziehungsdiagnostik darstellen, aber nie schon die Diagnose selbst. BALINT gab denn auch den praktisch bedeutsamen Rat, der Arzt solle seine eigenen Gefühle gegenüber dem Patienten immer ernst nehmen, aber nie unbedacht danach handeln.

Ein letzter Einwand – der überlastete Hausarzt habe keine Zeit für hausärztliche Psychotherapie oder für Gespräche – ist ebenfalls durch die Praxis zu widerlegen. Die Ärzte, die vor allem in BALINT-Gruppen mit der Widerstands- und Beziehungsdiagnostik Ernst machten und diese unter anfänglichen großen Zeitopfern – ein Abend alle 14 Tage während mehrerer Jahre – erlernten, betonen zum überwiegenden Teil, wie ihre Praxis ruhiger wird, wie psychosomatische Notfälle abnehmen und statt in Nachtbesuchen in Sprechstundengesprächen behandelt werden. »Wer nicht zuhören will, muß rennen«, formulierte ein Kollege diese Erfahrung. Wer heute in der Medizin auf die fachgerechte Beziehungsdiagnostik verzichtet, erschwert sich seine Arbeit und vergrößert die Zeitnot, treibe er nun Psychotherapie, ärztliche Gespräche oder vorwiegend naturwissenschaftlich orientierte Medizin.

Erschienen in:
internist. prax. **15,** 151–154 (1975)
tägl. prax. **16,** 151–154 (1975)

Traumatisch ausgelöster, psychogen fixierter Tortikollis

U. KNÖLKER, Lübeck, und
H.-J. FRIESE, Würzburg

Einleitung

Das Symptom des Schiefhalses bedarf sowohl im Kindes- als auch im Erwachsenenalter sorgfältiger diagnostischer und therapeutischer Überlegungen. Die häufigste Form des Schiefhalses bei Kindern ist der kongenitale muskuläre Tortikollis, der auf eine einseitige Verkürzung des M. sternocleido-mastoideus zurückzuführen ist.

Als weitere Ursachen kommen differentialdiagnostisch in Betracht (1, 5):

1. okulärer Schiefhals (kongenitale einseitige Parese des M. obliquus superior);
2. Schiefhals bei Tumoren des ZNS (vornehmlich der hinteren Schädelgrube);
3. traumatisch ausgelöster Tortikollis (Subluxation im Atlas axis-Bereich, Wirbelkörperkompression);
4. als Begleitsymptom bei KLIPPEL-FEIL-Syndrom;
5. bei seltenen neurologischen Erkrankungen (Myositis ossificans progressiva, Dystonia musculorum deformans);
6. iatrogen (z. B. bei *Haldol*, Phenothiazinen) ;
7. bei Hiatushernie (SANDIFER-Syndrom);
8. schließlich der »psychogene« Schiefhals.

Die Existenz eines »psychogenen« Tortikollis wird von einigen Autoren ebenso bezweifelt oder bestritten (2, 3), wie von anderen als sicher postuliert (4, 7, 10). Einigkeit besteht bei den Autoren (2, 4–11) über die Beurteilung der Prognose, die als durchweg zweifelhaft oder ungünstig gilt, und daß der Therapieerfolg bei allen Bemühungen (chirurgische Interventionen, orthopädische Maßnahmen, Krankengymnastik, Pharmakotherapie [vgl. 9, 11], Psychotherapie: Analyse, Hypnose, Suggestivmethoden, Verhaltenstherapie) als dürftig angesehen wird und durch äußerst langwierige Verläufe mit hoher Rezidivneigung gekennzeichnet ist. Diese Erfahrungen beziehen sich vornehmlich auf meist jugendliche und erwachsene Patienten mit Torticollis spasticus, der im Kindesalter jedoch relativ selten ist (1, 5, 8).

Eigene Beobachtung

Eigenanamnese: Pat. MARCUS H., geb. 1. 3. 68. Laut Geburtsakte erster von eineiigen Zwillingen. Normaler Schwangerschafts- und Geburtsverlauf, GG 2950 g, GL 50 cm. Frühkindliche Entwicklung altersgemäß. Seit dem Säuglingsalter motorische Unruhe. Keine ernsten Vorerkrankungen. Kindergartenbesuch ab 3½ J., anfangs starke Trennungsängste. Die Zwillinge, die einander äußerlich sehr ähnlich sind, seien gleich gekleidet und erzogen worden. Nach der Einschulung zunehmende Rivalität, so daß die Brüder schließlich in getrennten Klassen beschult werden mußten. Sosehr sich die Zwillinge äußerlich glichen, so verschieden waren sie in ihrem Wesen: MARCUS (Pat.), ein vorsichtiges, wehleidiges, leicht zu entmutigendes, schüchternes Kind, während STEFAN als selbstbewußt, fröhlich, unbekümmert und robust beschrieben wird. MARCUS mußte oft für Streiche und Unarten einstehen, die STEFAN begangen hatte; er war stets der Unterlegene. Er ist leicht beleidigt und stimmungslabil.

Familienanamnese: Die Mutter ist eine kaufmännische Angestellte, sehr zielstrebig, ehrgeizig, leistungsorientiert. Der Vater ist Ingenieur, beruflich stark beansprucht, zu Hause wenig präsent. Erziehung hauptsächlich in Händen der Mutter, die versucht, ein strenges Konzept durchzusetzen, jedoch häufig auch inkonsequent ist. Ein 14j. Bruder sei guter Schüler auf dem Gymnasium, sehr ruhig, besonnen, strebsam. Der Vater habe vor Jahren wegen eines HWS-Syndroms eine Halsmanschette verordnet bekommen, die er gelegentlich auch bei Halsentzündungen trage. In der Familie seien keine auffälligen Erkrankungen vorgekommen.

Aufnahmeanlaß: 2 Mon. vor stat. Aufnahme habe der Pat. in seiner Pfadfindergruppe eine Tür heftig an den Kopf geschlagen bekommen. Er habe laut geschrien, worauf er von seinen Kameraden ausgiebig ausgelacht worden sei. Da er über starke Kopfschmerzen geklagt habe, suchten die Eltern den Kinderarzt auf. Die Röntgenaufnahme des Schädels ergab keinen pathologischen Befund. Als der Junge am nächsten Tag in der Pfadfindergruppe triumphierend berichtet habe, daß er sogar beim Arzt gewesen sei, hatten ihn Kameraden zum Spott mit Zeitungen auf den Kopf geschlagen. Er habe das als sehr beleidigend empfunden und sich fortan geweigert, wieder dorthin zu gehen. Die Kopfschmerzen seien danach abgeklungen und der Vorfall von der Familie fast vergessen worden.

Nach etwa 14 T. habe sich zunehmend ein Schiefhals gezeigt, der Junge klagte über Kopf- und Halsschmerzen. Er verlangte, geschont zu werden, und ging nicht mehr zur Schule. Ambulante Untersuchungen (Neurologe, Röntgenaufnahme der HWS) ohne krankhaften Befund. Wegen Fortbestand der Symptomatik 3wöch. stat. Behandlung in einer orthopädischen Klinik. Therapie (GLISSON-Schlinge, Krankengymnastik, Diazepam) ohne Erfolg. Der Junge habe sich wegen seines Schiefhalses nicht mehr unter Menschen getraut und sich ganz zurückgezogen. Er gab sogar an, nicht mehr laufen zu können, hielt sich den Kopf trotz Halsmanschette ständig fest und verweigerte jegliche Betätigung.

Untersuchungsbefunde

Aufnahmebefund: 10,7j. asthenischer altersgemäß entwickelter Junge. Organbefund regelrecht. Extreme Schiefhaltung des Kopfes, der fast der linken Schulter aufliegt. Der Kopf wird meist mit schmerzverzerrtem Gesicht mit beiden Händen festgehalten. Wiederholt verlangt der Junge, sich hinlegen zu dürfen, da er den Kopf nicht so lange halten könne.

Neurologischer Befund: Wegen starker Abwehr und mangelnder Mitarbeit Untersuchungsgang erschwert. Außer einer Linkshändigkeit ist kein abweichender Befund zu erheben.

Sonstige Befunde: Blutbild, BSG, Lues- und Toxoplasmose-Serologie, Harnstatus einschl. Stoffwechsel-Schnellteste o. B. EEG: Altersentsprechender Befund. Augenärztliche Untersuchung: o. B. Röntgenbefund: HWS a. p. und seitlich: o. B. Handwurzelknochen: altersgemäß. Schädel a. p. und seitlich: o. B. Spezialaufnahme des Dens axis-Bereiches in 4 Ebenen: Asymmetrisch ausgebildete Kondylen des Os occipitale mit flacher linker Anlage, unterschiedlich ausgebildeten Massae laterales atlantis und einer angedeuteten Linksstellung des Dens axis.

Psychodiagnostik: Auch der Zwillingsbruder wurde einbezogen, was einige psychometrisch und psychodynamisch interessante Vergleiche ermöglichte. Beide Zwillinge haben eine gleich hohe, überdurchschnittliche Intelligenz (IQ nach HAWIK 129). In der Erlebnisverarbeitung divergieren sie jedoch deutlich: Der Pat. neigt stark zu neurotischen Verhaltensweisen (Hamburger Neurotizismus-Extraversionsskala = HANES, ROSENZWEIG-Test, Kinderangsttest = KAT), er empfindet sich als insuffizient, neigt zu ängstlich-depressiven, passiven, ausweichenden Verhaltensweisen, wobei sein Wunsch nach sozialer Anerkennung übermäßig groß ist; er wäre lieber Anführer und stünde im Mittelpunkt. Vorstellungswelt und Lösungsstrategien muten eher kleinkindhaft, dabei wenig phantasievoll an. Seine Psychomotorik ist eckig und disharmonisch. Der gesunde Zwilling dagegen ist aktiv, durchsetzungsfähig, unbekümmert, selbstbewußt und fällt durch harmonische, flüssige Bewegungsabläufe auf.

Verlauf und Therapie

Das Therapiekonzept orientierte sich an der Erkenntnis, daß dem Symptom des Schiefhalses wohl z. T. eine organische Ursache zugrunde lag (traumatisches Ereignis, wahrscheinlich konstitutionell bedingte leichte Asymmetrie der Atlaskondylen mit minimaler Subluxation), daraus aber Schwere und Dauer der Erkrankung nicht zu erklären sind, vielmehr eine Fixierung über neurotische Mechanismen anzunehmen war. Das therapeutische Vorgehen war dementsprechend mehrdimensional angelegt.

Da der Pat. anfangs peinlich darauf bedacht war, mit seinem Symptom ernstgenommen zu werden, und verbalen Erörterungen mißtrauisch Widerstände entgegenbrachte, stand zunächst eine tägliche krankengymnastische Übungsbehandlung im Vordergrund. Erst dann konnte über suggestiv-appellativ durchgeführte Entspannungsübungen das autogene Training innerhalb einer Kindergruppe angeboten werden. Nach Erarbeitung eines Verhaltenskontraktes konnten die Widerstände schrittweise in psychotherapeutischen Einzelsitzungen abgebaut und Problemkreise bewußt gemacht und bearbeitet werden. Die Eltern erhielten zunächst keine Besuchserlaubnis, da der Pat. bei anfänglichen Besuchsstunden im Sinne demonstrativer Mechanismen mit deutlicher Symptomverstärkung reagierte.

Nach 5 Wo. legte MARCUS von sich aus die bis dahin als unerläßliches Hilfsmittel angesehene Halsmanschette ab und registrierte dies als einen selbsterarbeiteten Erfolg. Er begann, in seinen sozialen Beziehungen zu den anderen Kindern erfolgreicher zu werden, nahm einige Spiele und Tätigkeiten auf, die bis dahin von ihm absolut gemieden worden waren (Fußball, Radfahren). Nachdem die psychophysische Belastbarkeit deutlich stärker und der Widerstand gegen eine Symptomveränderung geringer geworden war, konnte auf ein mehr konfrontatives Vorgehen übergegangen werden. MARCUS schaffte es nun, die vorgesehenen Spezialröntgenaufnahmen mit Hilfe des autogenen Trainings durchführen zu lassen, so daß die zunächst für erforderlich gehaltene Narkose nicht mehr notwendig wurde.

Er reagierte schließlich nur noch in Situationen, in denen er mit Frustrationen oder Leistungsanforderungen konfrontiert wurde, mit einer Schiefstellung, konnte diese aber in kurzer Zeit wieder willentlich korrigieren. Eine neue distanzierte Einstellung des Jungen zu dem Symptom war zu registrieren. Bemerkenswert waren die positiven psychischen Veränderungen, die auch bei den später gestatteten Wochenendbeurlaubungen zu den Eltern beobachtet wurden. Nach 15wöch. stat. Behandlung konnte die Entlassung nach Hause mit gerader Kopfhaltung und lediglich noch vorhandener leichter Rotationseinschränkung erfolgen. Über einen Zeitraum von weiteren 12 Mon. konnte bei regelmäßigen ambulanten Kontrollen, die mit Einzelgesprächen und Elternberatungen einhergingen, weiterhin Symptomfreiheit verzeichnet werden. Besonders erfreut waren Eltern und Pat. über den psychischen Therapieerfolg: MARCUS sei wesentlich selbstbewußter, freier, belastbarer und fröhlicher geworden, so daß man die Zwillinge jetzt zeitweise kaum mehr voneinander unterscheiden könne.

Diskussion

Bei dieser Beobachtung stellt sich die Frage, welches der eigentliche Auslöser, das traumatische Ereignis für die Entstehung der hartnäckigen Symptomatik gewesen ist. Zunächst bietet sich das körperliche Trauma, der Schlag der Tür gegen den Kopf, an. Die organischen Befunde erklärten nach übereinstimmender Meinung der Fachkollegen (Neurologen, Orthopäden, Radiologen) jedoch nicht die geschilderte Schwere der Symptomatik, die mehrmonatige Persistenz, die geklagte Schmerzhaftigkeit. Auch ließ sich die zeitliche Verschiebung von 14 Tagen zwischen Unfallereignis und Manifestation des Schiefhalses durch eine minimale Subluxation im Dens axis-Bereich nicht schlüssig einordnen. Aus der Gesamtschau, unter Berücksichtigung der organischen und psychodiagnostischen Befunde und des Therapieverlaufs, dürfte an einer Symptomfixierung über neurotische Mechanismen kaum Zweifel bestehen.

Dennoch scheint es gerechtfertigt, von einem »traumatisch ausgelösten Schiefhals« zu sprechen, wobei man zwischen einem primären (Schlag der Tür) und sekundären (massive Diskriminierung durch die Umwelt) Trauma differenzieren könnte. Die röntgenologisch beschriebenen diskreten organischen Abweichungen im Atlanto-okzipital-Bereich könnten dabei als Locus minoris resistentiae angesehen werden. Die »Symptomwahl« könnte bei dem Patienten durch seine Erfahrungen mit der vom Vater auch bei leichteren Anginen schon verwendeten (orthopädischen!) Halsmanschette mit beeinflußt worden sein.

WENDT (10) fand bei seinen Patienten mit Schiefhals fast ausschließlich affektbesetzte Erlebnisse als Auslöser. Die naheliegende Vermutung, daß meist eine hysterische Grundstruktur zugrunde liegen müsse, wird von einigen Autoren ausdrücklich nicht bestätigt (2, 3), dagegen eher eine ängstlich-depressive Persönlichkeitsstruktur (2, 6, 7), wie sie auch bei unserem Patienten vorlag, beschrieben. MITSCHERLICH (7) berichtet über eine größere Zahl psychoanalytisch behandelter Patienten mit Tortikollis; sie fand sowohl hysterische als auch zwanghafte und depressive neurotische Störungen. Bemerkenswert erscheint bei unserer Beobachtung der relativ rasche und doch anhaltende Therapieerfolg nach etwa 3 Monaten stationärer Behandlung.

Zusammenfassung

Es wird über einen 10jährigen Jungen mit einem traumatisch (somatisch und psychisch) ausgelösten, über neurotische Mechanismen fixierten Schiefhals berichtet. Nach vorhergehenden erfolglosen ambulanten Behandlungsversuchen (orthopädische, medikamentöse Maßnahmen) konnte nach etwa 3monatiger stationärer Behandlung eine anhaltende Symptomfreiheit erzielt werden. Angewendet wurden dabei neben krankengymnastischen Übungen vor allem verhaltens- sowie gesprächspsychotherapeutische und suggestive Verfahren (autogenes Training). Neben der Eliminierung des Symptoms konnten darüber hinaus eine deutliche psychische Stabilisierung des Jungen erreicht und neurotische Verhaltensweisen abgebaut werden.

Literatur

1. BOLTSHAUSER, E.: Differentialdiagnose des Tortikollis im Kindesalter. Schweiz. med. Wschr. **106,** 1261–1264 (1976).

2. CHOPPY-JACOLIN, M., G. FERREY u. C. DEMARIA: A Psychometric Study of 34 Patients afflicted with spasmodic Torticollis. Acta neurol. scand. **55,** 483–492 (1977).

3. COCKBURN, J. J.: Spasmodic Torticollis: A Psychogenic Condition? J. psychosom. Res. **15,** 471–477 (1971).

4. HORTON, P. C. u. I. MILLER: The Etiology of Spasmodic Torticollis (A Case Presentation and Discussion). Dis. nerv. Syst. **33,** 273–275 (1972).

5. KAHN, M. L., R. DAVIDSON u. D. S. DRUMMOND: Acquired Torticollis in Children. Othop. Rev. **20,** 667–674 (1991).

6. MARTIN, P. R.: Spasmodic torticollis: a behavioral perspective. J. Behav. Med. **5,** 249–273 (1982).

7. MITSCHERLICH, M.: Zur Psychoanalyse des Torticollis spasticus. Nervenarzt **42,** 420-426 (1971).

8. PODIVINSKY, Y. F.: Elektromyographische Untersuchungen bei spastischem Schiefhals im Kindesalter. Psychiat. Neurol. med. Psychol., Lpz. **20,** 59–67 (1968).

9. RICHTER, H.-P. u. V. BRAUN (Hrsg.): Schiefhals – Behandlungskonzepte des Torticollis spasticus. Springer, Berlin 1993.

10. WENDT, H.: Therapeutische Hinweise aus der Symptomatik des Torticollis spasticus. Psychiat. Neurol. med. Psychol., Lpz. **20,** 23–27 (1968).

11. WOBER, C., E. AUFF u. L. DEECKE: Therapiemöglichkeiten beim Torticollis spasticus. Wien. klin.Wschr. **103,** 15–20 (1991).

Erschienen in:
internist. prax. **21,** 331–335 (1981)
tägl. prax. **22,** 113–117 (1981)
pädiat. prax. **23,** 395–399 (1980)

Funktionelle Sexualstörungen der Frau

G. KOCKOTT, München, und
F. DITTMAR, Passau

1. Diagnostik und Symptomatologie

Die sexuelle Liberalisierung und die größere Offenheit gegenüber sexuellen Fragen haben dazu geführt, daß mehr Frauen als früher auf eine Behandlung ihrer gestörten sexuellen Erlebnisfähigkeit hoffen. Sie vertrauen sich zwar dem Hausarzt oder Gynäkologen an, erhalten aber auch heute noch nur selten befriedigende Antworten oder weiterführende Ratschläge. Der Trost, ihr sexuelles Empfinden würde sich schon von selbst bessern, ist heute nicht mehr ausreichend.

Jede Patientin sollte vom Arzt ihres Vertrauens eine qualifizierte Sexualberatung erwarten können.

Patientinnen mit funktionellen Sexualstörungen leiden unter ihrer Problematik oft erheblich; häufig sind Partnerschaft und Existenz stark beeinträchtigt oder gar gefährdet. Die damit zusammenhängenden Fragen treffen auf eine für diese Problematik immer noch ungenügend vorbereitete Ärzteschaft. Im Zuge der allgemeinen Liberalisierung wurde zwar in den letzten Jahren an Universitäten und auf Fortbildungskongressen begonnen, sexualmedizinische Fragen aufzugreifen; die Sexualmedizin ist aber weit davon entfernt, ein fester Bestandteil in der Ausbildung des Mediziners zu sein.

Diagnostik

Was ist unter funktionellen Sexualstörungen zu verstehen?

Funktionelle Sexualstörungen werden definiert als Unfähigkeit, aufgrund ungenügender physiologischer oder psychischer Reaktionen auf sexuell übliche Reize zu einem Sexualleben zu gelangen, das für beide Teile einer Partnerschaft befriedigend ist. Die Störungen treten bei Sexualkontakten auf und können sowohl beim Mann als auch bei der Frau, aber auch bei beiden Partnern bestehen.

»Frigidität« – Diagnose oder Konfusion?

Wenn in der Literatur der Prozentsatz von Frauen mit sexuellen Problemen von etwa 15% (12) bis zu etwa 75% (3, 16) variiert, ist dieses Spektrum durch sehr undifferenzierte Diagnosenstellung zu erklären. Die vielfältigen Formen funktioneller Sexualstörungen der Frau kann man nicht, wie lange Zeit geschehen, unter der unspezifischen Sammelbezeichnung »Frigidität« zusammenfassen – ein Begriff, der für die Wissenschaft konfusionsträchtig, für die Frau negativ und für die Diagnose oft falsch war.

Über lange Zeit galt die Meinung, das Kriterium für eine Frigidität sei die Unfähigkeit, einen vaginalen (im Gegensatz zum klitoridalen) Orgasmus zu erreichen (z. B. 1, 2). Inzwischen ist der Streit um die fraglich unterschiedliche »Wertigkeit« dieser zwei Orgasmusformen beigelegt. MASTERS und JOHNSON (17) wiesen nach, daß beim angeblich »unreifen« klitoridalen Orgasmus der Frau die völlig gleichen physiologischen Reaktionen ablaufen, wie beim angeblich »reifen« vaginalen Orgasmus. Außerdem wissen wir (21), daß für die Mehrzahl der Frauen die klitoridale Reizung am erregendsten ist. Andere Autoren interpretierten das Fehlen von Lustgefühlen bei sexueller Stimulierung als Frigidität (3, 15) oder das Fehlen sexuellen Interesses (9). Aber bereits 1961 hielt STOURZH (24) den Ausdruck »Frigidität« für äußerst unglücklich, weil damit die Patientin negativ und neurotisierend bewertet und ihr eine Gefühlskälte unterstellt werde, die oft gar nicht vorhanden sei.

Inzwischen hat sich eine wesentlich differenziertere Betrachtungsweise durchgesetzt, und es sind unterschiedliche Störungsbilder beschrieben worden (11, 18). Diese Unterteilungen sind auch in die internationalen Klassifikationsschemata des DSM III-R und der ICD 10 eingegangen; sie entsprechen sich weitestgehend (Tab. 1 u. 2). Wir orientieren uns an der erstmals von SCHMIDT u. ARENTEWICZ (19) vorgeschlagenen Untergliederung und sprechen von sexuellem Appetenzmangel (Libidostörung), Erregungsstörungen, Dys-(Algo-)pareunie, Vaginismus und vollständigen bzw. koitalen Orgasmusstörungen (Tab. 3).

Kriterium der Diagnose:
Normale, übliche Sexualität

Es gibt wohl kaum eine andere psychische Problematik, bei der die Grenzen zwischen »gesund« und »krank« bzw. »normal« und »abnorm« so fließend sind, wie bei der gestörten Sexualität. Nach übereinstimmender Meinung vieler Sexologen ist die überwiegende Mehrzahl der funktionellen Sexualstörungen der Frau psychisch bedingt.

Wie soll ein Untersucher beurteilen, ob tatsächlich eine Störung vorliegt oder ob es sich »lediglich« um unrealistische Ansichten der Patientin über ihre Sexualität handelt? Ein Gespräch hierüber und evtl. eine Beratung sind immer notwendig, wenn eine Frau zu ihrer Sexualität Fragen hat. Aber ist das Berichtete bereits Ausdruck einer Störung, die einer Behandlung bedarf?

Hierzu läßt sich nur etwas in Kenntnis eines ungestörten, »normalen«, üblichen Sexuallebens aussagen. Wir wollen deshalb einige wichtige Aspekte ungestörter weiblicher Sexualität schildern.

Sexualphysiologie

MASTERS u. JOHNSON (17) haben 1966 Untersuchungen zur physiologischen Reaktion des menschlichen Organismus auf sexuelle Stimulierung durchgeführt. Sie postulierten einen sexuellen Reaktionszyklus mit 4 Phasen, bestehend aus der Erregungs-, der Plateau-, der Orgasmus- und der Rückbildungsphase. Im Prinzip läuft dieser sexuelle Reaktionszyklus beim Mann und bei der Frau in gleicher Form ab; dennoch bestehen geschlechtstypische Unterschiede:

1. Der Ablauf ist bei Männern sehr uniform, bei Frauen viel variabler.

2. Beim Mann besteht nach dem Orgasmuserleben immer eine Refraktärzeit, in der ein erneuter Orgasmus nicht möglich ist; Frauen sind zu mehreren Orgasmen im Rahmen eines Zyklus' fähig.

Bei der Frau über 50 Jahre verändern sich die physiologischen Reaktionen: Die Lubrikation setzt später in der Erregungsphase ein, die Orgasmusphase ist kürzer, ebenso die Rückbildungsphase.

Die beginnende Atrophie der Vaginalwand ist verantwortlich für die verspätete Lubrikation und führt zu einer begrenzten Dehnbarkeit der Vagina.

Koitusposition

Die sexuelle Reaktionsfähigkeit der Frau wird entscheidend beeinflußt durch ihr psychisches Befinden, aber auch durch die rhythmischen Bewegungen beim Koitus, durch rhythmische Reize oder einen ununterbrochenen leichten Druck auf den Klitoriskörper, weniger durch »raffinierte« Positionen (6). In jeder Position kommt es durch die Bewegungen zu einer indirekten Reizung des Klitoriskörpers infolge des fortgeleiteten Drucks oder Zugs an den kleinen Labien, die sich im Präputium über der Klitoris vereinigen. Ungewöhnliche Positionen können natürlich durch ihre Neuheit stimulieren und deshalb schneller den Orgasmus kommen lassen; Frauen erwarten aber keinen »koitalen Hochleistungssport«.

Koitusdauer

Nach GEBHARD (7) benötigt eine normal erlebnisfähige Frau für eine befriedigende Empfindung beim Koitus bei Bewegungen des Penis in der Vagina zwischen 2 und 10 Minuten. Die durchschnittliche Dauer ohne Vorspiel beträgt nach SIMON (23) 12 Minuten. Die Streubreite der Antworten seiner Probanden liegt allerdings bei 1–45 Minuten und mehr. Von den von SCHNABL (21) befragten Probanden nannten etwa 50% eine Koitusdauer von 3–10 Minuten, bei 15% war sie kürzer, bei 35% länger.

An diesen Zahlen zeigt sich, daß es für die Dauer des Geschlechtsverkehrs keine Norm gibt; sie ist durch eine große Variationsbreite gekennzeichnet und abhängig von der jeweiligen physischen und psychischen Situation beider Partner. Die Dauer allein spielt also für das Erleben eine untergeordnete Rolle.

302.71	Störung mit verminderter sexueller Appetenz
302.79	Störung mit sexueller Aversion
302.72	Störung der sexuellen Erregung bei der Frau
302.72	Störung der Erektion beim Mann
302.73	gehemmter Orgasmus bei der Frau
302.74	gehemmter Orgasmus beim Mann
302.75	Ejaculatio praecox
302.76	Dyspareunie (genitale Schmerzen vor, bei oder nach dem Geschlechtsverkehr)
306.51	Vaginismus

Tab. 1
Aufteilung der sexuellen Funktionsstörungen nach DSM-III-R

Tab. 2
Sexuelle Funktionsstörungen, nicht verursacht durch eine organische Störung oder Erkrankung, nach ICD 10

F52.0	Mangel oder Verlust von sexuellem Verlangen
F52.1	sexuelle Aversion und mangelnde sexuelle Befriedigung
.10	sexuelle Aversion
.11	mangelnde sexuelle Befriedigung
F52.2	Versagen genitaler Reaktionen
F52.3	Orgasmusstörung
F52.4	Ejaculatio praecox
F52.5	Vaginismus
F52.6	Dyspareunie
F52.7	gesteigertes sexuelles Verlangen
F52.8	andere
F52.9	nicht näher bezeichnete

Abschnitt	Störungen beim Mann	Störungen bei der Frau
1. Sexuelle Annäherung	*Libidostörungen:* Störungen der sexuellen Appetenz, die bis zu sexueller Aversion gehen können	
2. Sexuelle Stimulation	*Erektionsstörungen:* Erektion im Hinblick auf Dauer oder Stärke nicht ausreichend für befriedigenden Geschlechtsverkehr	*Erregungsstörungen:* Erregung im Hinblick auf Dauer und Stärke nicht ausreichend für befriedigenden Geschlechtsverkehr
3. Einführung des Penis und Koitus		*Vaginismus (Scheidenkrampf):* Einführen des Penis durch krampfartige Verengung des Scheideneingangs gar nicht oder nur unter Schmerzen möglich
	Schmerzhafter Geschlechtsverkehr (Dyspareunie): Brennen, Stechen, Jucken im Genitalbereich: bei Frauen auch wehenähnliche Krämpfe beim Orgasmus	
4. Orgasmusphase	*Vorzeitige Ejakulation:* Samenerguß schon vor dem Einführen des Penis in die Scheide, beim Einführen oder unmittelbar danach (bis 60 Sek.) *Ausbleibende Ejakulation:* Trotz voller Erektion und intensiver Reizung kein Samenerguß *Ejakulation ohne Orgasmus:* Samenerguß ohne Lust- und Orgasmusgefühl	*Orgasmusschwierigkeiten:* Orgasmus nie oder nur selten
5. Nachorgastische Reaktion	*Nachorgastische Verstimmungen:* Gereiztheit, innere Unruhe, Schlafstörungen, Depressionen, Weinanfälle, Mißempfindungen im Genitalbereich usw.	

Tab. 3
Sexuelle Funktionsstörungen in verschiedenen Abschnitten der sexuellen Interaktion (in enger Anlehnung an SCHMIDT u. ARENTEWICZ, 1986)

Koitushäufigkeit

Die Koitushäufigkeit ist außerordentlich variabel. SCHNABL (21) berichtet, daß ⅘ der Befragten (n = etwa 2000; angenähert repräsentative Stichprobe für die Gesamtbevölkerung der damaligen DDR) Frequenzen zwischen 1–10mal pro Monat angeben. Für die Mehrzahl der Frauen ist dabei das Vorspiel wichtig oder sogar notwendig. Mindestens 20% der Frauen empfanden die Zärtlichkeiten des Mannes als ungenügend.

Wir fanden in einer sexuell relativ aufgeschlossenen Probandengruppe vornehmlich aus der Mittelschicht (50 Paare mit einem Durchschnittsalter von rund 29

Jahren) bei unabhängiger Beurteilung beider Partner eine übereinstimmende Frequenz von etwa 10mal monatlich. Dies beweist, wie überzogen sexuelle Leistungsnormen mit Angaben einer Koitusfrequenz von mindestens mehrmals wöchentlich sind.

Masturbation

Das Masturbationsverhalten hat sich bei den Frauen in den letzten Jahrzehnten deutlich verändert. Masturbationserfahrungen hatten

1960 die Hälfte der 21jährigen Studentinnen (22)
1966 die Hälfte aller Frauen (21)
1981 72% der 20–24jährigen Studentinnen (5).

Für junge Frauen ist also die Masturbation in zunehmendem Maße zu einer Selbstverständlichkeit geworden. Allerdings scheint sich dieser Trend zumindest in den letzten 20 Jahren nicht mehr weiter fortzusetzen:

16–17jährige Mädchen waren 1990 in gleichem Ausmaß petting- und koituserfahren wie 1970, hatten aber weniger Masturbationserfahrungen (20).

Einflüsse auf das Koitusverhalten

Großen Einfluß auf das Koitusverhalten hat das Alter: Ein deutliches Nachlassen der Koitushäufigkeit zeigt sich erst nach dem 60. Lebensjahr, vor allem bei Männern. Ferner hat der Bildungsstand Einfluß: In höheren sozialen Schichten kommt es im Durchschnitt später zum ersten Koitus; als Kompensation ist aber die Masturbationsfrequenz erhöht. Dieser Einfluß wird in letzter Zeit mit den sozialen Veränderungen allerdings geringer (z. B. zeitigeres Zusammenziehen von Studentenpaaren). Wesentlich ist die Partnerbeziehung: Stimmen z. B. Wünsche über Koitushäufigkeit überein, kommt es häufiger zur konkordanten Befriedigung. Weiterführendes zu den Bereichen Sexualität in der Schwangerschaft und im Alter findet sich u. a. bei KOCKOTT (14) und EICHER (6).

Libido

Mit Libido, Appetenz oder Trieb ist hier ausschließlich das »... lustvoll erlebte Verlangen nach irgendeiner Form einer sexuellen Handlung, die zum Orgasmus führen kann«, gemeint (13). Die Libidostärke schwankt inter- und intraindividuell, da sie einerseits von äußeren Umweltfaktoren und inneren Stimmungen sehr beeinflußt wird, andererseits im Vergleich zu anderen Personen generell stärker oder schwächer sein kann, ohne daß eine krankhafte Störung vorliegt.

Durch die Untersuchungen von SCHNABL (21) wissen wir, daß bei der Frau die Libidostärke bis etwa zum 35. Lebensjahr ansteigt und im Klimakterium oder später kaum abfällt. Das Nachlassen sexueller Aktivitäten bei der Frau im höheren Lebensalter ist zumindest zum Teil Folge des Nachlassens des sexuellen Interesses beim Mann: 50–60jährige Frauen, verheiratet mit deutlich älteren Männern, gaben signifikant seltener sexuelle Kontakte an als 50–60jährige Frauen, die mit jüngeren oder gleichaltrigen Männern verheiratet waren (4).

Sexuelle Probleme können ihre Ursache in sehr unterschiedlich ausgeprägtem sexuellem Interesse beider Partner haben. Viel häufiger sind jedoch Partnerprobleme die Ursache der sexuellen Problematik.

Definition des Orgasmus

Die Definition des Orgasmus bei der Frau ist schwierig. Anders als beim Mann geht das Orgasmuserleben nicht mit einem sichtbaren Zeichen (Ejakulation) einher; außerdem ist es in der Intensität sehr variabel. Für die tägliche Praxis wird man sich danach richten müssen, was die Frauen subjektiv berichten. Danach wird man zu entscheiden haben, ob dies der Beschreibung eines Zustandes entspricht, den wir als Orgasmus bezeichnen. Die Angaben, die MASTERS u. JOHNSON (17) von 487 Frauen erhalten haben, können dabei helfen. Demnach kann man grob 3 Stadien subjektiven Erlebens unterscheiden:

1. Stadium: Aus starker sexueller Erregung heraus entwickelt sich ein Gefühl des Stehenbleibens, das kurz anhält. Gleichzeitig ist häufig die Sinneswahrnehmung eingeengt.

2. Stadium: Starkes Wärmegefühl im Becken, das sich schließlich über den ganzen Körper ausbreitet.

3. Stadium: Gefühl des Zusammenziehens im Vaginalbereich; Pulsieren und Pochen in der Vagina und im Becken.

Der Orgasmus endet mit einem Gefühl des Nachlassens einer angenehm empfundenen inneren Anspannung mit Übergang in eine angenehme Entspannung. Da die Stadien 1–3 nicht von allen Frauen spürbar erlebt werden, dürfte das Nachlassen der Spannung mit seinem Übergang in ein befriedigtes Entspanntsein der beste Hinweis für ein Orgasmuserleben sein.

Orgasmusverhalten

Frauen erleben aus verschiedenen Gründen oft erst Monate nach dem ersten Sexualakt beim Koitus einen Orgasmus; bei SCHNABL (21) waren es im Durchschnitt 3 Jahre. Heute dürfte die Zahl niedriger liegen. Schwierigkeiten, einen Orgasmus zu erleben, sind zu Beginn von Koituserfahrungen also üblich und bedürfen nicht unbedingt einer Behandlung.

KINSEY (12) stellte fest, daß nur etwa 20% der 15jährigen zum Orgasmus kommen; im Alter von 22 Jahren hätten jedoch 60% der befragten Frauen Orgasmus. Es scheint, als spiele für die Orgasmusfähigkeit ein gewisser Lernprozeß eine Rolle (8), möglicherweise aber auch ein Verlernprozeß von Hemmungen (6). Insgesamt läßt sich keine Norm bestimmen, nach der zu entscheiden wäre, welche Häufigkeit des Orgasmus beim Koitus nun »normal« ist.

Kriterium für eine Behandlung kann nur der Leistungsdruck, nicht die Häufigkeit des Orgasmus sein.

Symptomatologie funktioneller Sexualstörungen

Sexueller Appetenzmangel

Mit sexuellem Appetenzmangel bezeichnen wir den Zustand von Frauen, die bei sexuellen Kontakten gelegentlich einen Orgasmus erleben, aber dennoch insgesamt ein sehr geringes Interesse an der Sexualität haben. Nach eigenen Aussagen könnten sie ohne weiteres auf die Sexualität völlig verzichten.

Trotz positiver Erfahrungen ist das Verhalten dieser Patientinnen häufig von sexuellen Vermeidungstendenzen gekennzeichnet, die sich, je länger der letzte Koitus zurückliegt, immer mehr verstärken. In der Folge kommt es häufig zum Zurückweisen von Zärtlichkeiten, im weiteren Verlauf allmählich zu Ekelgefühlen beim Geschlechtsverkehr und schließlich zum Ekel vor allem Sexuellen. Diese Ekelgefühle dürften sekundär als Folge der primär vorhandenen sexuellen Unlust entstehen. Im Extremfall vermeiden diese Patientinnen jegliche Berührung und Zärtlichkeit und entwickeln Angstgefühle, depressive Verstimmungen und die verschiedensten psychosomatischen Beschwerden.

Kann man auch im Sinne der Verteilungskurve nach GAUSS annehmen, daß es individuelle Unterschiede in der

Stärke der sexuellen Lust gibt (s. oben), dürfte ihre Variabilität doch eher von Training, Erfahrungen im bisherigen Sexualleben und/oder psychosozialen Faktoren als von biophysischen Phänomenen abhängen. Die sexuelle Appetenz dürfte also vom Sozialisationsprozeß entscheidend mitbestimmt werden (siehe »2. Psychische Ursachen«, S. 486).

Erregungsstörungen

Während der sexuellen Stimulierung entwickelt sich bei der Frau nur eine ungenügende genitale Hyperämie, oder sie kommt überhaupt nicht zustande. Dadurch sind die Schwellreaktionen des Genitalbereiches und die Lubrikation der Vagina sehr gering oder bleiben ganz aus, das sexuelle Erleben ist beeinträchtigt: Wird dennoch sexueller Kontakt aufgenommen, so kann er wegen der geringen oder fehlenden Lubrikation schmerzhaft sein.

Es können aber auch die üblichen körperlichen Reaktionen auf sexuelle Stimulierung eintreten, aber die Frau spürt subjektiv keine sexuelle Erregung; dabei werden die körperlichen Reaktionen durchaus registriert. Diese Frauen sagen oft: »Ich spüre, daß mein Körper reagiert, aber ich empfinde nichts dabei.« Isolierte sexuelle Erregungsstörungen sind selten; oft sind sie kombiniert mit Störungen der sexuellen Appetenz und mit Orgasmusstörungen.

Orgasmusstörungen

Ein Synonym für »Orgasmusstörungen« ist der Begriff »Anorgasmie«. In jüngster Zeit werden Patientinnen mit derartigen Problemen in der angelsächsischen Literatur verschiedentlich als »preorgastic« benannt mit der Begründung, die Bezeichnung »anorgastic« habe einen zu deterministischen Charakter.

Vollständige Orgasmusstörung

Als Frauen mit vollständigen Orgasmusstörungen sind Patientinnen zu beschreiben, die im Verlaufe sexueller Aktivitäten bisher niemals, weder koital, noch durch eigene manuelle oder Partnerstimulierung, einen Orgasmus erreichen konnten. Die Intensität der Erregung im Verlauf sexueller Aktivitäten scheint individuell sehr unterschiedlich zu sein: Während manche Frauen kaum physische und/ oder psychische Erregungszeichen zu schildern vermögen, schildern andere den typischen graduellen Anstieg der Erregung am Beginn sexueller Aktivitäten, gefolgt von einer Phase gleichbleibender Erregung (17). Zu irgendeinem Zeitpunkt, häufig dann, wenn die Patientinnen glauben, jetzt müsse der Orgasmus doch kommen, geht die sexuelle Erregung langsam oder abrupt wieder zurück, und es bleibt ein Gefühl des Unbefriedigtseins. Auch bei Frauen mit vollständiger Orgasmusstörung können sich sekundär starke Vermeidungstendenzen gegen Annäherungen des Partners entwickeln, bis hin zu einer völligen »Blockierung« eigener erotischer Gefühle.

Koitale Orgasmusstörung

Im Unterschied zu Frauen mit vollständigen Orgasmusstörungen haben diese Patientinnen mehr oder weniger regelmäßigen Orgasmus bei manueller Stimulierung durch sich selbst oder, seltener, auch durch den Partner oder durch andere sexuelle Techniken, jedoch nicht beim Koitus. Trotz bestehender Orgasmusfähigkeit scheinen diese Frauen unter ihrer Problematik häufig in stärkerem Ausmaße zu leiden, als Frauen mit anderen sexuellen Problemen.

Orgasmus beim Geschlechtsverkehr wird als einzig »wahre« Befriedigung anerkannt und als Ziel unmittelbar definiert. Häufig entwickelt sich daraus ein sehr starkes Leistungsstreben auf einen koitalen Orgasmus hin, ohne daß andere mögliche Formen sexuell befriedigender partnerschaftlicher Interaktionen akzeptiert werden können.

Schwierig einzuordnen sind Frauen, die beim Geschlechtsverkehr keinen Orgasmus haben, aus den verschiedensten Gründen eine Selbststimulierung nie versuchten und möglicherweise deshalb keine Orgasmuserfahrung besitzen. Ihre Symptomatik entspricht damit der von Frauen mit vollständigen Orgasmusstörungen.

Eine Differenzierung dieser beiden Gruppen erscheint uns jedoch aus therapeutischen Gründen wichtig (siehe »3. Behandlungsmethoden unter besonderer Berücksichtigung der Therapie von Orgasmusstörungen«, S. 496). Wie schon erwähnt, ist Selbststimulierung bei Frauen heute zwar weit verbreitet, aber nicht die Regel. Man kann diesen Frauen zu einem Versuch der Selbststimulierung raten und dadurch evtl. einen wichtigen therapeutischen Schritt tun. Allerdings muß dies unbedingt mit viel Geschick und Feingefühl erfolgen. Die Gefahr ist sehr groß, mit unreflektiertem raschem Rat sexuelle Leistungszwänge oder moralische Konflikte aufzubauen, durch die sich diese Frauen noch weiter in ihre Problematik verstricken.

Vaginismus

»Nähert sich der Gynäkologe dem Untersuchungsstuhl mit der Absicht, eine Frau zu untersuchen, ballt diese die Fäuste oder klammert sich mit den Händen an den Stützen fest. Bei der Berührung der Labien oder beim Versuch, den touchierenden Finger einzuführen, hebt die Patientin das Gesäß von der Unterlage, adduziert die Beine und beugt den Kopf im Sinne eines Opisthotonus nach hinten. Die Beckenbodenmuskulatur (...) wird derart verkrampft, daß es unmöglich sein kann, den Finger einzuführen« (6, S. 126).

Beim Vaginismus handelt es sich um eine reflektorische Verkrampfung der Beckenbodenmuskulatur, so daß eine Einführung des Penis unmöglich ist. Solange der Partner Gesicht und Brust der Frau streichelt, kann sie ihre sexuelle Erregung völlig normal entwickeln; will er jedoch das Genitale in das Liebesspiel miteinbeziehen, kommt es meist unvermittelt zum Abwehrreflex, von einem sofortigen Abfallen des Erregungszustandes begleitet. Klitoridale Stimulierungen werden fast ausschließlich oral, evtl. noch manuell akzeptiert. Durch solche Techniken kann auch vielfach ein Orgasmus erreicht werden. Der Vaginismus ist also keine Orgasmusstörung, im Gegenteil: Wir finden bei den meisten Patientinnen eine völlig ungestörte Orgasmusfähigkeit.

Nicht immer ist die Störung so ausgeprägt wie beschrieben. Ist der Gynäkologe einfühlsam und behutsam im Vorgehen, ist manchmal eine ärztliche Untersuchung noch möglich. Alles in allem scheint jedoch für Frauen mit einem Vaginismus das Einführen aller »Fremdkörper« angstbesetzt zu sein und die entsprechende Abwehr auszulösen.

Algopareunie, Dyspareunie

Unter Algopareunie (Dyspareunie) verstehen wir den schmerzhaften Koitus. Von der Symptomatologie her besteht bei dieser Störungsform wohl am ehesten die Wahrscheinlichkeit organischer Ursachen. Nach HERMS (10) wird die Algopareunie eher zu häufig zum psychogenen Problem erklärt. Nach seinen Untersuchungen sind bei mehr als der Hälfte von Algopareunien organische Ursachen maßgebend.

Diagnostisch wichtig ist nach HERMS die Abgrenzung einer mehr äußeren von einer tieferen Algopareunie. Weiteren Aufschluß gewinne man durch folgende Beschreibung der Schmerzen:

1. Sie treten beim Einführen des Penis als »Brennen« auf (Vaginitis?).
2. Sie werden beim Eindringen am Scheideneingang verspürt (pathologischer Prozeß im Introitusbereich?).
3. Sie werden bei der tiefen Immissio des Penis im kleinen Becken als dumpfe Schmerzen oder als Stechen während der Stoßbewegungen empfunden (Adhäsionen?).
4. Sie beginnen gegen Ende des Geschlechtsverkehrs und bleiben längere Zeit bestehen (persistierende Vasokongestion?).

Ferner könnten ungenügende Lubrikation (bedingt durch Östrogenmangel, Atrophie oder Strahleninduration), ein retroflektierter Uterus, Einrisse im uterinen Halteapparat, eine Endometriose und viele andere organische Unregelmäßigkeiten zu Schmerzen und damit letztlich zu intensiven sexuellen Störungen führen. Eine exakte gynäkologische Untersuchung ist deshalb immer angezeigt.

Wird öfters auch zu Unrecht eine psychische Ursache der Algopareunie angenommen, zeigt sich aber, daß sich sekundär zur Organizität auch eine psychische Problematik entwickeln kann. Primär organische Schmerzen beim Koitus können bei der Patientin nämlich eine Erwartungsangst bedingen, die bei sexuellen Interaktionen die sexuelle Erregung und damit eine genügende Lubrikation verhindert, zu einer inneren Abwehrhaltung gegenüber dem Sexualakt und schließlich zu körperlichen Verkrampfungen führt. Der Koitus wird deshalb auch in der Folge als schmerzhaft erlebt.

Schmerzen beim Verkehr sind häufig allein psychisch bedingt. Ist aus irgendeinem Grund die sexuelle Lust gering, und es kommt dennoch zum Sexualakt, so wird er für die Frau wegen der fehlenden oder geringen Lubrikation der Vagina meistens schmerzhaft.

Die sexuellen Funktionsstörungen der Frau treten selten isoliert auf, zumindest sehr viel seltener als beim Mann. Oft ist die Symptomatik einer Störung die Folge einer anderen, z. B. Anorgasmie als Folge von Erregungsstörungen.

Schlußbemerkung

Das Wissen über ungestörte und gestörte Sexualität ermöglicht es dem Untersucher, funktionelle Sexualstörungen der Frau differenzierter diagnostizieren zu können. Die Problematik läßt sich nur im offenen Gespräch zwischen Patientin und Arzt klären. Noch immer aber besteht eine Scheu, über sexuelle Probleme zu sprechen – weniger bei der Patientin, mehr beim Arzt. Zu einem solchen Gespräch muß man sich Zeit nehmen – und sei es, daß man die Frau nochmals einbestellt. Selbst dann wird die Problematik manchmal erst deutlich, wenn der Partner in das diagnostische Gespräch einbezogen wird.

Manche Störungsbilder bleiben auch dann noch unklar, vor allem deshalb, weil sekundäre Folgeerscheinungen bei schon lange bestehenden chronifizierten Störungen die Ausgangsproblematik weitgehend verwischen. Außerdem führen sexuelle Probleme häufig auch zu Störungen in der Partnerschaft. Andererseits wirken sich natürlich auch partnerschaftliche Probleme im sexuellen Bereich aus. Ursache und Wirkung der Gesamtproblematik sind deshalb manchmal nur schwer zu differenzieren.

Das diagnostische Gespräch ist der erste Schritt zur Behandlung sexueller Probleme. Es gilt, mögliche Ursachen für ihre Entstehung und Aufrechterhaltung zu ergründen. Darauf gehen wir auf den folgenden Seiten näher ein. In einem 3. Abschnitt berichten wir dann über Beratungs- und Behandlungsmöglichkeiten.

Literatur

1. ABRAHAM, H.: Contribution to the problem of female sexuality. Int. J. Psycho-Analysis **37,** 351–353 (1956.)
2. BERGLER, E.: The problem of frigidity. Psychiat. Q. **18.** 374–390 (1944).
3. CHAPMAN, J. D.: Frigidity: rapid treatment by reciprocal inhibition. J. Am. osteop. Ass. **67,** 871–878 (1968).
4. CHRISTENSON, C. V. u. J. H. GAGNON: Sexual behavior in a group of older women. J. Geront. **20,** 351–356 (1965).
5. CLEMENT, H.: Sexualität im sozialen Wandel, Enke, Stuttgart 1986.
6. EICHER, W.: Die sexuelle Erlebnisfähigkeit und die Sexualstörungen der Frau, 2. Aufl. Fischer, Stuttgart-New York 1977.
7. GEBHARD, P. H.: Die weibliche Sexualität. In: GEBHARD, P. H., J. RABOCH u. H. GIESE (Hrsg.): Die Sexualität der Frau. Rowohlt, Hamburg 1968.
8. GIESE, H.: Die Sexualität der Frau. In: GEBHARD, P. H., J. RABOCH u. H. GIESE (Hrsg.): Die Sexualität der Frau. Rowohlt, Hamburg 1968.
9. HASTINGS, D. W.: Impotence and frigidity. Little, Brown, Boston 1965.
10. HERMS, V.: Algopareunie – Kohabitationsschmerzen der Frau. In: EICHER, W. u. H.-J. VOGT (Hrsg.): Praktische Sexualmedizin 76. Medical Tribune, Wiesbaden 1976.
11. KAPLAN, H. S.: The new sex therapy. Baillière Tindall, London 1974.
12. KINSEY, A. u. Mitarb.: Sexual behavior in the human female. Saunders, Philadelphia 1953.
13. KOCKOTT, G.: Sexuelle Störungen. Verhaltensanalyse und -modifikation. Urban & Schwarzenberg, München-Wien-Baltimore 1977.
14. KOCKOTT, G.: Weibliche Sexualität. Hippokrates, Stuttgart 1988.
15. LAZARUS, A.: The treatment of chronic frigidity by systematic desensitization. J. nerv. ment. Dis. **136,** 272–278 (1963).
16. MALLESON, J.: Sexual disorders in women. Brit. med. J. **1951/II,** 1480–1483.
17. MASTERS, W. u. V. E. JOHNSON: Human sexual response. Little, Brown, Boston 1966. Die sexuelle Reaktion. Rowohlt, Hamburg 1970.
18. MASTERS, W. u. V. E. JOHNSON: Human sexual inadequacy. Little, Brown, Boston 1970. Anorgasmie und Impotenz. Goverts, Krüger u. Stahlberg, Frankfurt 1973.
19. SCHMIDT, G. u. G. ARENTEWICZ: Sexuell gestörte Beziehungen. Enke, Stuttgart, 1993.
20. SCHMIDT, G., D. KLUSMANN u. U. ZEITSCHEL: Veränderungen der Jugendsexualität zwischen 1970 und 1990. Z. Sexualforsch. **5,** 191–218 (1992).
21. SCHNABL, S.: Intimverhalten, Sexualstörungen, Persönlichkeit. VEB Deutscher Verlag der Wissenschaften, Berlin 1973.
22. SIGUSCH, V. u. G. SCHMIDT: Jugendsexualität. Beiträge zur Sexualforschung 52. Enke, Stuttgart 1973.
23. SIMON, P.: Rapport Simon sur le compartement sexuel des Francais. Charron u. Jullard, Paris 1972.
24. STOURZH, H.: Die Anorgasmie der Frau. Enke, Stuttgart 1961.

2. Psychische Ursachen

Sexualität und Sozialisation

Am Sexualverhalten des Menschen sind »biologische, psychologische und soziologische Faktoren beteiligt, aber sie alle wirken gleichzeitig, und das Endergebnis ist ein einziges zur Einheit verschmolzenes Phänomen, das seiner Natur nach nicht nur biologisch, psychologisch oder soziologisch ist« (10). Sexualität ist also nicht allein unter medizinischen und physiologischen Aspekten zu betrachten, sondern bedarf immer einer Analyse des psychologisch soziologischen Hintergrundes. Die Patientinnen sind sich dessen meist auch klar bewußt – oft im Gegensatz zu Männern mit sexuellen Störungen.

Jeder Mensch hat seine eigene individuelle Lebensgeschichte und somit seine eigene sexuelle Sozialisation. Unter sexueller Sozialisation verstehen wir mit SCHLAEGEL u. Mitarb. (16) die Bildung der Geschlechtsidentität, die Übernahme der Geschlechtsrollen, die Internalisierung sexueller Normen, das Einüben sozialer, emotionaler und sexueller Verhaltensmuster gegenüber beiden Geschlechtern und

Sexualpartnern, die Modellierung sexueller, zärtlicher und sinnlicher Bedürfnisse und Erlebnisweisen sowie den Erwerb zugelassenen Sexualwissens. Gelernt wird dabei im Umgang mit Familie, Kindergarten, Schule, Beruf usw., also im Umgang mit der gesamten Gesellschaft, und zwar von der frühen Kindheit bis ins Erwachsenenalter.

Weiterhin ergibt sich die Notwendigkeit sozialer und psychologischer Betrachtung der Sexualität durch den Aspekt der Interaktion, da sich sexuelles Verhalten im Regelfall zwischen zwei Partnern abspielt.

Welche Konsequenzen sind daraus für die Sexualstörungen zu ziehen? Nach Meinung der meisten Sexualforscher ist die überwiegende Mehrzahl funktioneller Sexualstörungen der Frau psychisch bzw. nicht körperlich bedingt.

Es ergibt sich, daß

1. Sexualstörungen der Frau gestörte Verhaltensmuster sind, die sich im Rahmen eines Lernprozesses vorwiegend aus der Interaktion von Individuum und Umwelt entwickelt haben;

2. funktionelle Sexualstörungen nicht als »lediglich sexuelles« Problem angesehen werden können. Deshalb ist es auch notwendig, über nichtsexuelle Bedingungen nachzudenken, die zu solchen Störungen führen und verantwortlich für ihr Bestehenbleiben sind (»aufrechterhaltende Bedingungen des Symptoms«).

Anmerken wollen wir aber im voraus: Wenn wir im folgenden die psychischen Ursachen der funktionellen Sexualstörungen der Frau diskutieren, so meinen wir dennoch, daß es nur wenige frauenspezifische Ursachen gibt, sondern, daß viele der beschriebenen Ursachen auch für die Entstehung und Aufrechterhaltung der Sexualstörungen des Mannes ihre Geltung haben.

»Ursachen« aus verhaltenstheoretischer Sicht

Tiefenpsychologisch orientierte Therapeuten suchen nach den Ursachen neurotischer Störungen, vor allem in den frühen Phasen der Kindesentwicklung. Verhaltenstheoretisch orientierte Behandler erklären das Symptom als erlernt, und zwar nach Gesetzen und Prinzipien, welche die experimentalpsychologische Forschung der letzten Jahrzehnte nachweisen konnte. Die Lernprozesse beziehen sich dabei nicht nur auf direkt beobachtbares Verhalten (»motorisch-beobachtbare Ebene«), sondern auch auf sog. verdecktes Verhalten, wie Gedankengänge (Kognitionen), Einstellungen, Gefühle oder verinnerlichte Normen (»subjektive Ebene«) und physiologisches Verhalten (»physiologische Ebene«). Jede menschliche Reaktion drückt sich auf diesen 3 Verhaltensebenen aus, so auch neurotische Symptome.

Gelernt wird vornehmlich über 3 Lernmodelle: Lernen durch Imitation, durch klassische und durch operante Konditionierung (6, 13). An den Lernerfahrungen und damit an der Entwicklung neurotischer Symptome sind meist alle 3 Modelle beteiligt; die größte Rolle dürfte jedoch das operante Konditionieren spielen.

Vereinfacht heißt das: Folgt eine positive Konsequenz (»Verstärkung«) auf ein bestimmtes Verhalten, tritt dieses Verhalten künftig wahrscheinlich häufiger auf; folgt eine negative Konsequenz (»Bestrafung«), wird das Auftreten wahrscheinlich geringer. Tritt eine neurotische Symptomatik immer wieder auf, muß der Patient daraus in irgendeiner Form einen Nutzen, d. h. eine positive Konsequenz (»Verstärkung«) ziehen.

Beispiel

Durch Vermeidung eines vermeintlichen oder tatsächlichen schmerzhaften Geschlechtsverkehrs geht die Frau dem Erleben von Schmerzen beim Geschlechtsverkehr aus dem Wege. Erlebt eine Frau mit einem speziellen Partner keinen Orgasmus, so kann diese Störung aufrechterhalten werden, wenn, im Rahmen eines Partnerkonfliktes, dieses Nichterreichen ihr ein Gefühl von Dominanz vermittelt: »Du schaffst mich nicht.«

Ziel der verhaltenstheoretischen Diagnostik (»Verhaltensanalyse«) ist es, diese die Symptomatik aufrechterhaltenden Bedingungen herauszufinden, Ziel der Behandlung, sie mit Hilfe der genannten Lernmodelle so zu verändern, daß die Patientin nicht über das Symptom der Störung, sondern vielmehr durch dessen Verlust Positives erlebt. Dieser »Umlernprozeß« zielt somit auf eine Veränderung der aufrechterhaltenden Bedingungen der Symptomatik und damit auf eine Veränderung des Symptoms selbst.

Für den verhaltenstheoretisch ausgerichteten Therapeuten ist es also nicht so wichtig, ob und in welcher Form die Beziehungen in der frühen Kindheit gestört waren. Bedeutungsvoll hingegen sind Antworten auf folgende Fragen: »Welche Bedingungen führten im Rahmen der sexuellen Sozialisation zur Entstehung dieses Symptoms?« und »Wie kann ich diese jetzt vorhandenen Bedingungen verändern und damit auch die Symptomatik?«

Ursachen funktioneller Sexualstörungen der Frau

Die Kenntnis der häufigsten sozialen und psychischen Bedingungen für das Zustandekommen von funktionellen Sexualstörungen der Frau sind eine gute Grundlage für die Suche nach den Ursachen bei der jeweiligen Patientin; die spezifischen Faktoren der Entstehung und Aufrechterhaltung ergeben sich aber erst aus ihrer eigenen spezifischen Vorgeschichte. Sie sind entsprechend vielfältig. Die verschiedenen psychotherapeutischen Richtungen haben unterschiedliche Entstehungsmodelle entwickelt, aber sie sind alle hypothetisch und von sehr unterschiedlichem therapeutischem Nutzen. Der praktisch Tätige orientiert sich am besten an den klinischen Erfahrungen verschiedener Autoren, wie MASTERS u. JOHNSON (15), KAPLAN (9), ARENTEWICZ u. SCHMIDT (1), HERTOFT (8) oder BRÄUTIGAM u. CLEMENT (2), die auch unseren Erfahrungen entsprechen (11, 12).

Grundsätzlich kann eine befriedigende sexuelle Reaktion nur in einer vom gegenseitigen Verständnis getragenen partnerschaftlichen Atmosphäre ausgelöst werden; sie hängt weiterhin ab von ausreichender sexueller Stimulierung und den physischen und psychischen Möglichkeiten, auf diese Stimulierung reagieren zu können.

Es sind vor allem 3 Kategorien von Bedingungen, die funktionelle weibliche Sexualstörungen entstehen lassen und aufrechterhalten können:

1. Probleme in der Partnerschaft (partnerschaftsbezogene Ursachen);
2. Gründe, die im Lebens- und Einstellungsbereich der Frau selbst liegen (individuumbezogene Ursachen);
3. äußere Gründe (situationsbezogene Ursachen).

Diese Ursachenkomplexe dürfen nicht unabhängig voneinander betrachtet werden; sie treten oft gleichzeitig auf und bedingen sich gegenseitig.

Auf die Diskussion körperlicher Ursachen wollen wir in dieser Arbeit nicht eingehen (s. dazu 7). Wir halten aber einen Hinweis für wichtig: Sind organische Ursachen nachweisbar, so sollte man dennoch den psychischen Aspekt nicht aus den Augen verlieren. Eine vorübergehende organische Erkrankung, z. B. verbunden mit Schmerzen beim Verkehr, kann unter bestimmten Bedingungen (z. B. Verständnislosigkeit des Mannes) in der Folge zu Orgasmusstörungen, Libidoverlust, Ekelgefühlen und Abneigung gegen jede sexuelle Beziehung führen.

Im folgenden werden die häufigsten und offensichtlichsten Ursachen besprochen. Detailliertere Darstellugen finden sich z. B. bei ARENTEWICZ u. SCHMIDT (1).

Partnerschaftsbezogene Ursachen

Probleme in der Partnerschaft

Keine Sexualstörung ohne Kommunikationsprobleme! Diese generelle Aussage trifft beinahe auf alle Paare zu, die eine Sexualberatung aufsuchen. Mangelnde oder falsche Kommunikation über sexuelle Wünsche, Bedürfnisse und Ängste scheinen ein Charakteristikum von Partnerbeziehungen zu sein, in denen mindestens einer der Partner in seinem sexuellen Erleben behindert ist.

Bei Partnerproblemen wird meist auch die Sexualsphäre als ein Teil der partnerschaftlichen Kommunikation in die Störung mit einbezogen oder sogar ausschließlich auf den Sexualbereich verlagert. Prinzipiell könnte also jede länger bestehende Meinungsverschiedenheit zwischen 2 Partnern einen befriedigenden sexuellen Akt verhindern, damit auslösend sein für weitere Streitigkeiten und dadurch die Sexualität immer negativer beeinflussen.

Wenn der Partnerkonflikt »offen« besteht, ist es recht leicht, den Zusammenhang mit gleichzeitig vorhandenen sexuellen Störungen zu sehen. Sehr viel schwieriger ist der Zusammenhang zu erkennen zwischen sexueller Störung und »verdeckter Partnerproblematik«.

ARENTEWICZ u. SCHMIDT (1) verdanken wir die Darstellung der 4 typischen partnerdynamischen Prozesse:

1. Delegation: Der »ungestörte« Mann hat ein Interesse an der Funktionsstörung seiner Frau. Er braucht die Störung beispielsweise, um seine eigenen Probleme zu kaschieren, oder er kann die sexuelle Schwäche seiner Partnerin genießen und sich selbst dadurch überlegen fühlen.

Diese Situation läßt sich oft an der Art ablesen, wie sich dieser Mann beim sexuellen Kontakt verhält: kühl distanzierte Haltung beim Versuch sexuellen Kontaktes, sexuelle Initiative in Momenten, in denen es der Frau nicht möglich ist, darauf einzugehen oder direkter Abbruch sexueller Stimulation, obwohl er sie selbst begonnen hatte usw.

Mit einer solchen »sexuellen Sabotage« (9) wird die Störung der Frau vom Mann aufrechterhalten. Das umgekehrte gilt natürlich gleichermaßen. Dabei ist zu betonen, daß dies in der Regel völlig unbewußt geschieht.

2. Arrangement: Die sexuelle Funktionsstörung kann ein Arrangement zwischen den Partnern sein, das beiden nützt. Das kann aus dem Motiv gemeinsamer Abwehr von Sexualängsten geschehen, etwa dann, wenn der männliche Partner einer Frau mit Vaginismus Erektionsstörungen hat.

3. Wendung gegen den Partner: Die sexuelle Funktionsstörung wird gegen den Partner eingesetzt, um Dominanzkonflikte auszutragen. Wir finden diese Form oft bei Frauen.

Beispiel

Frau S. kommt mit der Diagnose einer Orgasmusstörung in Behandlung. Sie ist 27 J. alt, Gartenarbeiterin und seit 5 J. mit einem jetzt 30j. Hochschulassistenten verheiratet.

Geschlechtsverkehr mit Orgasmus habe sie im Verlauf der Ehe immer seltener erlebt und deshalb die Versuche ihres Partners, sexuelle Kontakte zu haben, immer häufiger abgewehrt.

Zu einem außerehelichen Verkehr hätte sie öfters das Bedürfnis; dies komme jedoch für sie aus moralischen Gründen nicht in Frage.

Eine manuelle klitoridale Stimulierung finde sie unästhetisch; sie möge eigentlich nur, wenn ihr Mann sie am Rücken streichle, und das lasse sie jetzt nur noch als einziges zu.

Die Partnerbeziehung sei »sehr gut«. Sie hätten beide sehr viele und gleiche Hobbys, würden gemeinsam reiten und Tennis spielen. Es ärgere sie »nur etwas«, daß ihr Mann in allen diesen Dingen besser sei als sie, schneller Neues lernen würde und sie eigentlich dauernd hinter seinen Fähigkeiten hinterherhinke, obwohl sie z. B. Kurse an der Volkshochschule belege, auch zusätzliche Reit- und Tennisstunden nehme.

Wie die weitere Exploration zeigt, scheint das ihr eigentliches Problem zu sein. Sie gesteht sich selbst ein, daß sie über die Sexualität ihr Selbstwertgefühl steigere. Die Sexualität sei ihre einzige Möglichkeit, ihrem Mann Paroli zu bieten, ihm sogar überlegen zu sein. Ihr häufigstes Argument bei Streitigkeiten sei gewesen: »Du bist unfähig, mich ausreichend zu stimulieren und machst alles falsch, so daß ich keine Lust bekomme, mit dir zu schlafen!«

4. Ambivalentes Management: Bestehen bei einer Patientin Beziehungskonflikte, so kann die Sexualität zu einem wichtigen Regulativ für die richtige Balance im Nähe-Distanz-Konflikt werden. Über sexuelle Kontakte kann bei zuviel Distanz zum Partner Nähe hergestellt werden. Umgekehrt kann sich durch eine sexuelle Störung bei zuviel Nähe ein größeres Maß an Distanz erreichen lassen.

Natürlich wirkt sich eine sexuelle Problematik auch auf die Partnerschaft aus. Vermeidet z. B. eine Frau Zärtlichkeiten oder wehrt sie sich gegen den Geschlechtsverkehr, ohne ihren Partner zu informieren, warum sie das tut, so wird der Mann mehr oder weniger rasch verunsichert werden, vielleicht sogar verstärkt Sexualität von ihr fordern und schließlich u. U. die ganze Partnerschaft in Frage stellen. Aus Angst, den Mann zu verlieren, willigen deshalb viele Frauen in den Geschlechtsverkehr ein und spielen ihren Partnern über Jahre hinweg Lust, sexuelle Erregung und Orgasmus vor – häufig begleitet von starken Schmerzen beim Geschlechtsverkehr, von Ekelgefühlen und unklaren somatischen Beschwerden aller Art (vor allem im Bereich des kleinen Beckens). Dadurch verstärken sie oft noch ihre sexuellen Schwierigkeiten.

Andere versuchen, den sexuellen Kontakt, der für sie ja mit Ängsten, Enttäuschungen und Schmerzen verbunden ist, zu vermeiden und erzeugen deshalb manchmal bewußt Spannungen in der Partnerschaft.

Sie haben ständig an den äußeren Situationen des Liebesspiels etwas auszusetzen oder verringern gar ihre eigene sexuelle Attraktivität. Sie brechen z. B. Streitigkeiten vom Zaun oder wollen den Geschlechtsverkehr nur abends, fühlen sich dann aber letztlich dazu zu müde.

Manche Frauen können sich zum Geschlechtsverkehr nur dann überwinden, wenn sie angetrunken sind und riskieren dadurch zusätzliche Partnerprobleme. Viele dieser Frauen fühlen sich nicht in der Lage, das Vorspielen des Orgasmus zu beenden und mit Hilfe ihres Arztes in einem Gespräch zu dritt ihre Männer aufzuklären. Ihre Begründung ist meistens, man habe den Mann seit vielen Jahren getäuscht. Er werde eine so lange Täuschung sicher nicht verzeihen. Die Angst, der Partner könnte nicht zufrieden sein und möglicherweise deshalb die Beziehung beenden, scheint Frauen mit funktionellen Sexualstörungen oft mehr zu belasten als das Fehlen eigener sexueller Befriedigung.

Von wenigen Ausnahmen abgesehen, führen funktionelle Sexualstörungen immer zu Konflikten in der Partnerschaft. Je länger die Störung besteht, desto schwerwiegender werden die Partnerprobleme.

Probleme des Partners

Manchmal klagen Frauen bei einer Sexualberatung über eindeutige Symptome einer funktionellen Sexualstörung; bei Exploration ergibt sich jedoch, daß der Geschlechtsverkehr früher, u. U. auch heute noch, mit einem anderen Partner völlig ungestört verlief bzw. verläuft. Der Störung könnte deshalb eine Partnerschaftsproblematik zugrunde liegen; andererseits könnte die Ursache aber auch eine Sexualstörung des Partners sein. Kommt es bei ihm z. B. regelmäßig zum sehr frühzeitigen Samenerguß (Ejaculatio praecox), so ist die Zeit der Stimulierung für die Frau zu kurz, um eine Befriedigung zu erlangen. Solche steten Enttäuschungen können dann auch bei der Frau zu definitiven Störungen führen.

Individuumbezogene Ursachen

Orgasmusorientiertheit

Die Aufklärungskampagnen in den 70er Jahren hatten neben ihren positiven Seiten, wie Wissensvermittlung oder Enttabuisierung, auch sehr negative Konsequenzen. Eine davon war die totale Orgasmusorientiertheit. Nicht sexuelle Zufriedenheit, sondern der Orgasmus wurde als einziges Ziel proklamiert, von dem viele Frauen ihre eigene Wertigkeit abhängig machten. Sie fürchteten und fürchten heute noch, ohne Orgasmus keine »richtige Frau« zu sein, wollen ihn deshalb krampfhaft erzwingen, und eben deshalb bleibt er aus.

Orientierung am Partner

Der Zwang zum Orgasmus war häufig mit dem Zwang verbunden, dem sexuellen Ideal des Partners unbedingt genügen zu wollen. Für diese Frauen ist die Befriedigung des Partners am wichtigsten, ihn wollen sie nicht enttäuschen. Dieses Ziel mag Ausdruck einer Rollenfixierung sein.

Obwohl sich inzwischen viel in der Einstellung zur Sexualität geändert hat, insbesondere bei der jüngeren Generation, wird von vielen Paaren immer noch dem Mann die Aktivität und die Verantwortung für die sexuelle Befriedigung der Frau zugeschoben. Erreicht sie den Orgasmus nicht, obwohl sie dies unbedingt möchte, kann sie ihm nicht das entsprechende Erfolgserlebnis vermitteln. Sie erkennt und lernt dabei allerdings nicht ihre Verantwortung für die eigene Sexualität und eigene Befriedigung. Trotz vielleicht intensiven Bemühens bleibt sie in ihrer Einstellung passiv und abhängig, was sie letztlich wiederum hindert, sexuell befriedigt zu sein.

Leistungsdruck

Aus diesen Gründen oder aus traditionellen Vorstellungen oder einfach deshalb, weil »... der letzte Geschlechtsverkehr schon so lange zurückliegt«, verwehren sich viele Frauen selbst dann nicht, wenn sie eigentlich nicht bereit sind, z. B. Angst haben oder wissen, daß der Koitus schmerzhaft sein wird.

Auf diesem psychischen Hintergrund entwickeln sie aber oft das Gefühl, »Objekt« zu sein und ausgenutzt zu werden, wodurch sie mehr und mehr unfähig werden, sexuelle Erregung zu verspüren. Erneute Schmerzen, erneute Enttäuschungen und immer intensivere Vermeidungsversuche sind die Folge.

Sicherlich fordern viele Männer unter mehr oder minder versteckten Drohungen (z. B. Beendigung der Partnerschaft) den Geschlechtsverkehr, andere bieten ihre ganzen Überredungskünste auf, bis die Frau schließlich nachgibt. Manchmal werden solche »Forderungen« von den Frauen aber auch antizipiert, obwohl sie gar nicht vorhanden sind. Die Frau empfindet dann viele Verhaltensweisen des Mannes als Aufforderung zum Geschlechtsverkehr, gerät also in eine Fehleinschätzung und setzt sich selbst unter Leistungsdruck.

Selbstbeobachtung und Konzentrationsunfähigkeit

Die meisten Frauen mit Erregungs- und Orgasmusstörungen beobachten sich beim Vorspiel oder beim Verkehr und fragen sich ängstlich, ob sie wohl heute einen Orgasmus bekommen werden. Gleichzeitig schildern sie eine »Konzentrationsunfähigkeit«, indem sie angeben, sie könnten sich auf die sexuelle Stimulierung gar nicht konzentrieren. Es würden ihnen dabei laufend unpassende Gedanken durch den Kopf gehen, die mit der sexuellen Situation nichts zu tun hätten. Manche fragen dann tatsächlich auch unvermittelt ihren Partner nach derartigen Dingen, mit dem Erfolg, daß dessen sexuelle Erregung schlagartig zurückgeht.

Diese Frauen registrieren durchaus ihre körperlichen Reaktionen auf die sexuelle Stimulierung, reagieren aber nicht mit dem Gefühl sexueller Erregung: Sie nehmen ihre körperlichen Reaktionen psychisch nicht wahr.

Diese Wahrnehmungsunfähigkeit kann theoretisch die verschiedensten Gründe haben: Zum einen könnte es fehlende Lernerfahrung sein, zum anderen eine Angst, sich den eigenen Gefühlen hinzugeben, sich fallen zu lassen; das wird oft von den Patientinnen direkt bejaht. Es kommen etwa Bemerkungen wie »ich habe Angst, die Kontrolle über mich zu verlieren«, »was wird mein Partner von mir denken, wenn er mein im Orgasmus verzerrtes Gesicht sieht« oder ähnliches.

Ein anderer Grund dieser Diskrepanz zwischen körperlicher Reaktion und psychischem Empfinden könnte auch ein aggressiv motiviertes Abblocken sein durch einen Rollenkonflikt in der Partnerschaft. Die Frau bescheinigt damit ihrem Partner, daß er unfähig ist, sie zum Orgasmus zu bringen; das wäre dann Ausdruck eines Dominanzproblems in der Partnerschaft (siehe oben).

Traumatische Erlebnisse und strenge Sexualmoral

Ausgehend von der klinischen Erfahrung, daß psychisch bedingte funktionelle Sexualstörungen meist phobisches Gepräge haben, könnte angenommen werden, daß der Entstehung dieser Störungen traumatische sexuelle Erlebnisse zugrunde liegen. Bei Männern ist dies auch der Fall; sie erleben ihr sexuelles Versagen beim Koitus häufig äußerst traumatisch. Hierzu gibt es bei den Frauen keine gleichwertige Parallele. Sexuelle Traumata in der Vorgeschichte scheinen durchaus nicht immer zu sexuellen Störungen zu führen. Sie fanden sich in einer eigenen Vergleichsuntersuchung bei Patientinnen mit Sexualstörungen genauso häufig wie bei sexuell ungestörten Frauen.

Masters u. Johnson (15) geben häufig strenge religiöse Erziehung als Ursache sexueller Probleme an. Dadurch würden die sexuellen Ausdrucksmöglichkeiten junger Mädchen unterdrückt, und dies sei der primäre Faktor für die Hemmung sexueller Funktionen im Erwachsenenalter. In diesem Zusammenhang wird von ekklesiogenen Sexualstörungen gesprochen. Nach aller Erfahrung spielen aber heute diese Einflüsse nur noch eine ganz untergeordnete Rolle, zumindest in Deutschland.

Es ist keine Frage, daß die auf Fruchtbarkeit reduzierte Sexualität der kirchlich-repressiven Sexualethik die Erlebnisfähigkeit vieler Frauen sehr stark eingeschränkt hat. Sicher sind auch heute noch diese Normen nicht völlig ungültig und spielen bei Schuldgefühlen und Gewissensnöten eine Rolle. Die junge Generation hat sich jedoch von diesen Einflüssen weitestgehend freigemacht. So berichtet Eicher von einer Studie aus dem Jahre 1971 (5), 65% der befragten Frauen und sogar 78% der Frauen unter 30 Jahren würden den vorehelichen Geschlechtsverkehr ihrer Kinder ohne feste Bindung billigen. Zur sexuellen Aufklärung ihrer Kinder würden sie nur in 10% die Kirche für geeignet halten.

In der letzten Zeit wurde wieder vermehrt diskutiert, wie häufig sexueller Mißbrauch Ursache von sexuellen Funktionsstörungen ist. Es war schon immer klar, daß z. B. eine Vergewaltigung für Jahre einen ganz erheblichen Einfluß auf das sexuelle Erleben der Frau hat, besonders natürlich, wenn diese Vergewaltigung während der frühen sexuellen Lerngeschichte, also etwa um die Pubertät geschah.

In letzter Zeit nehmen Berichte von Therapeuten zu, die über zum Teil jahrelangen inzestuösen Mißbrauch ihrer Patientinnen berichten. Dieses Thema war bis vor kurzem tabuisiert; so wundert es nicht, wenn jetzt, als eine Art Gegenreaktion, eine Tendenz besteht, jede sexuelle Funktionsstörung einer Frau mit möglichen inzestuösen Erlebnissen in der Vergangenheit in Verbindung zu bringen.

Zukünftige Untersuchungen müssen zeigen, wie häufig Inzest ist, wie er von Frauen verarbeitet wurde und wie häufig er zu gestörter Sexualität führt. Sicher aber ist er wegen der bisherigen Tabuisierung als eine wesentliche Ursache unterschätzt worden.

Tradierte Geschlechtsrolle

Wir sehen in letzter Zeit eine deutliche Zunahme von Störungen der sexuellen Appetenz bei gleichzeitigem Rückgang der übrigen Formen sexueller Funktionsstörungen. SCHMIDT spricht vom »Verschwinden« der weiblichen Funktionsstörungen und dem »Aufstieg« der Lustlosigkeit (17). Eine wesentliche Ursache hierfür ist wahrscheinlich der »Geschlechterkampf«, die Auseinandersetzung mit der tradierten weiblichen Geschlechtsrolle.

Wir sind zur Zeit mitten in der Auseinandersetzung um ein neues Verständnis der Frauenrolle. Zu Beginn der Emanzipationsbewegung schlug das Pendel übermäßig aus. Nur die berufstätige Frau galt als »vollwertig«, die Tätigkeit der »Nur-Hausfrau« wurde abqualifiziert, die Rolle als Mutter sehr zwiespältig erlebt. Viele Frauen standen und stehen in dem Konflikt, Mutter oder berufstätige Frau sein zu müssen, da es die gesellschaftlichen Verhältnisse noch immer nur in Ausnahmen erlauben, beides zu vereinen.

Einige Ansichten haben sich bereits wieder geändert; die Hausfrauenrolle wird mehr geachtet, sie gewinnt an Anerkennung, und es erscheinen Bücher etwa mit dem Titel: »Mutter und Emanzipation – kein Widerspruch«.

Es ist nur natürlich, daß sich diese laufenden Auseinandersetzungen auch im Erleben von Sexualität bei der Frau widerspiegeln. MARGRET BRÜCKNER (3) sieht als wesentliche Bedingung für die Entfaltung von Verlangen und sexueller Lust bei Frauen die Annahme des eigenen Geschlechts. Hierbei »stehen Frauen vor der Schwierigkeit, einerseits ihre Zugehörigkeit zum weiblichen Geschlecht schätzen zu sollen, andererseits die kulturell und sozial festgelegten Schranken für Frauen überwinden zu müssen. Voraussetzung dafür scheint uns die Fähigkeit, trennen zu lernen zwischen der Akzeptanz der eigenen Geschlechtszugehörigkeit und gleichzeitiger Nichtakzeptanz der traditionellen Geschlechtsrolle.« M. HAUCH (zit. nach SCHMIDT, 17) hat wohl recht, wenn sie hinzufügt, die sexuelle Lustlosigkeit der Frau sei also oft kein Defizit, sondern nichts anderes als ein einigermaßen gut getarnter Widerstand gegen die männliche Vorstellung von Sexualität, ein Widerstand im Sinne von »so nicht«.

Situationsbezogene Ursachen

Örtliche und zeitliche Bedingungen

Die Fähigkeit, auf sexuelle Stimulierung adäquat zu reagieren, kann u. a. von der Örtlichkeit und der Umgebung abhängen, in der es zu sexuellen Kontakten kommt. Dürfen z. B. jederzeit die Kinder das Schlafzimmer betreten, so kann die Mutter aus diesem Grunde sehr angespannt und ihre sexuelle Erlebnisfähigkeit eingeschränkt sein. Ähnlich ist die Problematik bei Eheleuten, die mit ihren Eltern im gleichen Haus wohnen.

Auch zeitliche Umstände können eine Frau in ihrem Erleben behindern. Sind z. B. beide Partner zu sehr unterschiedlichen Tageszeiten berufstätig mit wenig Freizeit, so ergeben sich nur wenige Gelegenheiten für Intimitäten, und diese sind dann durch die Umstände so »programmiert«, daß Zärtlichkeiten nicht spontan und vom gegenseitigen Verlangen, sondern allein durch die Umstände gesteuert werden.

Bei vielen dieser Patientinnen stellt man während der Exploration fest, daß unter anderen Bedingungen, z. B. im Urlaub, die Sexualität weitaus befriedigender oder sogar völlig ungestört erlebt wird.

Für die Diagnose ergibt sich daraus, daß man die Patientin nach Zeit, Ort und Bedingungen, unter denen sie im allgemeinen Geschlechtsverkehr hat, fragen muß. Es ist dann zu überlegen, ob diese Bedingungen allein die Ursache sein können für die Problematik, oder ob doch zumindest zusätzlich andere Gründe anzunehmen sind.

Unwissenheit und falsche Information

Selbst erfahrene Therapeuten staunen, daß man in unserer scheinbar so aufgeklärten Zeit noch immer viel Unwissenheit und häufig falschen Informationen begegnet.

Die wichtigsten Informationslücken sind:

1. Wissen über die Variabilität des sexuellen Reaktionszyklus fehlt (14), so daß Frauen falsche Vorstellungen über das Orgasmuserleben haben können.

2. Es ist nicht bekannt, wie stark sexuelle Reaktionen durch Alter, Alltagsbeschwerden, Belastungen und ähnliches beeinflußt werden können.

3. Die Erektion des männlichen Gliedes bedeutet noch lange nicht, daß auch die Frau sexuell erregt und zum Geschlechtsverkehr bereit ist.

4. Immer noch glauben einige Frauen, daß nur der Mann beim Liebesspiel der Aktive, die Frau aber die Passive zu sein hat.

5. Fälschlicherweise wird gemeint, daß Lust »spontan« kommen müsse, und man könne einfach nichts tun, wenn keine Lust vorhanden sei.

6. Unwissenheit über die Bedeutung des Vorspiels für die Frau ist bei Männern weit verbreitet. Das führt zur »Untugend«, daß der Mann – falls es überhaupt ein Vorspiel gibt – zielgerichtet die Klitoris ansteuert.

7. Unbekannt ist, daß nur wenige Frauen bei ihren ersten sexuellen Erlebnissen voll befriedigt werden. Viele erleben ihren ersten Orgasmus bei Koitus erst Monate nach dem ersten Sexualakt.

8. Die Bedeutung der Masturbation für das Erreichen eines Orgasmus beim Koitus wird unterschätzt.

9. Ein Irrtum ist der Mythos des gleichzeitigen Orgasmus, mit dem viele Paare das einzig erstrebenswerte Ziel sexueller Aktivitäten und den Begriff der Normalität verbinden. Sie wissen nicht, daß der gleichzeitige koitale Orgasmus eher die Ausnahme als die Regel ist (18).

Diese Zusammenstellung möglicher Informationslücken erhebt keinen Anspruch auf Vollständigkeit.

Jede Behandlung einer Patientin oder eines Paares ist mit einer Aufklärung über sexuelles Grundwissen verbunden.

Angst vor Schwangerschaft

»Die häufigste situationsbedingte Ursache der Anorgasmie ist ... die Angst vor Schwangerschaft« schrieb BRÄUTIGAM 1977 (2). Er zitierte dazu STOURZH (19), die 1961 bei Frauen mit Orgasmusstörungen fand, daß 21% von ihnen ihre Schwierigkeiten mit Angst vor Schwangerschaft begründeten.

Wir bezweifeln, ob Angst vor Schwangerschaft tatsächlich eine so bedeutende Rolle spielte bzw. spielt, und ob durch die freiere Verwendung von Verhütungsmitteln tatsächlich viele Frauen erlebnisfähiger geworden sind. Sicherlich war die Angst vor Schwangerschaft für die sexuelle Erlebnisfähigkeit der Frau ein großes Hindernis. Die Angst vor Schwangerschaft ist ein verständliches und für die Patientin klareres Phänomen als z. B. irgendwelche psychischen Konflikte. Möglicherweise wurde dieser »offensichtliche« Grund nur deshalb so häufig genannt, weil andere Hintergründe nicht erkannt wurden.

Inadäquate und unzureichende Beratung

Unüberlegte oder inkompetente »Sachverständige« können unversehens Symptome hervorrufen oder, häufiger, die Beschwerden verstärken und chronifizieren. So erwähnen z. B. MASTERS u. JOHNSON (15) mehrere Patientinnen, bei denen Hausärzte, Geistliche, Psychologen und Eheberater durch ihre eigene Inkompetenz die Probleme erschwerten.

Es ist nicht selten, daß Störungen der sexuellen Erlebnisfähigkeit nach Geburten oder gynäkologischen Operationen auftreten, die medizinisch nicht zu begründen sind. Diese Frauen bedürfen unbedingt einer psychologisch orientierten Beratung, damit die Ursachen geklärt und bearbeitet werden können. Es besteht sonst die Gefahr, daß sich hieraus schwerwiegende sexuelle Störungen entwickeln könnten (7).

Spezifische Ursachen verschiedener Störungsformen

Wurde im vorigen Kapitel die Frage gestellt, warum bestimmte Frauen eine Störung entwickeln und andere nicht, ist weiter zu fragen: Sind für die unterschiedlichen Störungsformen spezifische Bedingungen verantwortlich, und wenn ja, welche sind es?

Hierzu verglichen wir 3 Störungsformen miteinander und gegen eine Normalpersonengruppe, und zwar Frauen mit völliger und solche mit koitaler Orgasmusstörung sowie Frauen mit Vaginismus. Unsere Ergebnisse lassen sich wie folgt zusammenfassen:

Auf sämtlichen Skalen zeigen Frauen mit völligen Orgasmusstörungen und Frauen mit Vaginismus eine ähnliche Einstufung; fast regelmäßig ist dabei die Ausprägung der letzteren in Richtung Gestörtheit etwas größer. Anders die Frauen mit koitalen Orgasmusstörungen: Sie gleichen insgesamt eher der Gruppe der Normalpersonen. Bei ihnen ist jedoch ebenfalls deutlich, daß sie unter ihrem gestörten sexuellen Erleben intensiv leiden.

Frauen mit völligen Orgasmusstörungen und mit Vaginismus schildern sich eher neurotisch ängstlich und gehemmt. Ihr Anspruch an ihre Sexualität orientiert sich anscheinend an der Norm. Frauen mit koitalen Orgasmusstörungen beschreiben sich insgesamt eher als normal, allerdings erscheint der Anspruch an ihre Sexualität überhöht. Möglicherweise ist dieser Anspruch ein ganz wichtiger Faktor für die Aufrechterhaltung der Störung. Hinweise, daß Frauen mit koitalen Orgasmusstörungen auch in anderen Lebensbereichen »überziehen«, lassen sich auch in der Beurteilung ihrer Partner nachweisen.

Schlußbemerkung

Versucht man eine zusammenfassende Beurteilung von Forschung und Erfahrungen zur Ätiologie weiblicher funktioneller Sexualstörungen, so steht im Vordergrund die Komplexität der die Störung bedingenden Faktoren. Ganz allgemein sind sich die Frauen der psychischen Ursachen ihrer sexuellen Problematik sehr viel bewußter als Männer mit sexuellen Störungen. Diese psychischen Faktoren erscheinen allerdings so vielfältig, daß gefragt werden könnte, ob es sinnvoll ist, allgemein über Genese und Aufrechterhaltung zu berichten.

Wir halten es für sinnvoll. Will man funktionelle Sexualstörungen der Frau erfolgreich behandeln, kann man sich nicht an ein bestimmtes Behandlungsschema, ähnlich einem Kochbuchrezept halten. Die Therapie muß sich an der spezifischen sexuellen Situation der Patientin orientieren. Aussagen über allgemeine Bedingungen sind der Rahmen, in welchem individuelle Voraussetzungen zu analysieren und individuelle Behandlungspläne zu entwickeln sind.

Literatur

1. ARENTEWICZ, G. u. G. SCHMIDT: Sexuell gestörte Beziehungen. Enke, Stuttgart 1993.

2. BRÄUTIGAM, W.: Sexualmedizin im Grundriß. Thieme, Stuttgart 1977. (2. Aufl.: BRÄUTIGAM, W. u. U. CLEMENT, 1989).

3. BRÜCKNER, M.: Zwischen Kühnheit und Selbstbeschränkung. Z. Sexualforsch. **3**, 195–217 (1990).

4. EICHER, W.: Die sexuelle Erlebnisfähigkeit und die Sexualstörungen der Frau, 2. Aufl. Fischer, Stuttgart 1977.

5. EICHER, W.: Ekklesiogene Sexualstörungen der Frau. In: VOGT, H.-J. u. W. EICHER (Hrsg.): Praktische Sexualmedizin 77. Medical Tribune, Wiesbaden 1977.

6. HALDER, P.: Verhaltenstherapie. Kohlhammer, Stuttgart 1973.

7. HERMS, V.: Algopareunie – Kohabitationsschmerzen der Frau. In: EICHER, W. u. H.-J. VOGT (Hrsg.): Praktische Sexualmedizin 76. Medical Tribune, Wiesbaden 1976.

8. HERTOFT, P.: Klinische Sexologie, Deutscher Ärzte-Verlag, Köln 1989.

9. KAPLAN, H. S.: The new sex therapy. Baillière Tindall, London 1974.

10. KINSEY, A. C., W. B. POMEROY u. C. E. MARTIN: Das sexuelle Verhalten des Mannes. Fischer, Frankfurt 1948.

11. KOCKOTT, G.: Sexuelle Störungen: Verhaltensanalyse und -modifikation. Urban & Schwarzenberg, München-Wien-Baltimore 1977.

12. KOCKOTT, G.: Weibliche Sexualität. Hippokrates, Stuttgart 1988.

13. KRAIKER, Ch.: Handbuch der Verhaltenstherapie, 2. Aufl. Kindler, München 1974.

14. MASTERS, W. H. u. V. E. JOHNSON: Die sexuelle Reaktion. Akademische Verlagsgesellschaft, Frankfurt 1967.

15. MASTERS, W. H. u. V. E. JOHNSON: Impotenz und Anorgasmie. Goverts, Krüger u. Stahlberg, Hamburg 1973.

16. SCHLAEGEL, J., K. SCHOOF-TAMS u. L. WALCZAK: Beziehungen zwischen Jungen und Mädchen (Sexuelle Sozialisation in Vorpubertät und früher Adoleszenz). Sexualmedizin **4**, 206–218 (1975).

17. SCHMIDT, G.: Tendenzen und Entwicklungen. In: ARENTEWICZ, G. u. G. SCHMIDT (Hrsg.): Sexuell gestörte Beziehungen. Enke, Stuttgart 1993.

18. SCHNABL, S.: Intimverhalten, Sexualstörungen, Persönlichkeit. VEB Deutscher Verlag der Wissenschaften, Berlin 1973.

19. STOURZH, H.: Zit. n. BRÄUTIGAM.

3. Behandlungsmethoden unter besonderer Berücksichtigung der Therapie von Orgasmusstörungen

Die meisten Störungen der sexuellen Erlebnisfähigkeit der Frau sind psychisch bedingt. Wir nennen sie die funktionellen Sexualstörungen im Gegensatz zu den sexuellen Dysfunktionen, die organisch bedingt sind. Mit dieser Begriffsbestimmung schließen wir uns der von SIGUSCH (17) vorgeschlagenen Nomenklatur an. Die funktionellen Sexualstörungen der

Frau haben wir in die Syndromgruppen *sexueller Appetenzmangel, Erregungsstörungen, Dys-(Algo-)Pareunie* und *Vaginismus* sowie *Orgasmusstörungen* (vollständige und koitale) unterteilt (3). Dort wurde auch kurz auf mögliche körperliche Ursachen eingegangen.

An dieser Stelle soll nochmals zusammengefaßt werden:

1. Erregungs-, Orgasmusstörungen und sexueller Appetenzmangel sind sehr selten primär organisch bedingt. Ausnahmsweise können sie pharmakogen bedingt oder Folge einer körperlichen Erkrankung sein, etwa dann, wenn sie sich basierend auf einer schweren Grundkrankheit mit allgemeiner Schwunglosigkeit und Apathie entwickelt haben.

2. Der Vaginismus ist immer eine reflektorische Verkrampfung der Beckenbodenmuskulatur, also nie primär organisch bedingt.

3. Bei der Algopareunie (Dyspareunie, Schmerzen beim Verkehr) sollte immer zunächst eine organische Ursache ausgeschlossen werden. Anhand der Art der Schmerzsymptomatik ist manchmal die Entscheidung für bzw. gegen eine Psychogenese der Beschwerden möglich (3).

Die psychischen Ursachen gestörter Erlebnisfähigkeit der Frau sind mannigfaltig (4). Sie lassen sich in der Regel 3 Kategorien zuordnen:

1. Probleme in der Partnerschaft (partnerschaftsbezogene Ursachen).
2. Gründe, die im Lebens- und Einstellungsbereich der Frau selbst liegen (individuumsbezogene Ursachen).
3. Äußere Gründe (situationsbezogene Ursachen).

Will man den Patientinnen in diesen Bereichen helfen, wird häufig eine Überweisung zum Psychotherapeuten notwendig sein. Manche Ursachen sexueller Probleme können jedoch auch durch einige aufklärende und beratende Gespräche beseitigt werden. Wer wäre hierfür geeigneter als der Arzt, an den sich die Frau als ersten ratsuchend gewandt hat?

Das diagnostische Gespräch

Der Grundsatz der Medizin, »vor jeder Therapie steht die Diagnose«, gilt auch für die funktionellen Sexualstörungen der Frau. Erst nach genauer Kenntnis der Problematik und damit auch der Diagnose, ist eine Entscheidung darüber möglich, ob Beratung ausreicht oder ob zu einem Psychotherapeuten überwiesen werden muß. Voraussetzung für das weitere Vorgehen ist deshalb, im Gespräch mit der Patientin die wesentlichen sexuellen Probleme und ihre möglichen Ursachen zu erfragen (4). Eine ausführliche Beschreibung eines auf die sexuelle Problematik ausgerichteten verhaltensanalytischen Interviews findet sich bei KOCKOTT, DITTMAR u. FERSTL (10).

Um alle diese notwendigen Informationen erfahren zu können, muß das diagnostische Gespräch in einer dafür geeigneten Atmosphäre stattfinden. Dies ist sicher jedem Kollegen bekannt und soll deshalb nur noch einmal erwähnt werden:

1. Die Patientin kann mit ihrem Arzt ungestört allein sprechen.

2. Die Patientin kann spüren, daß der Arzt sie und ihr Problem ernst nimmt. In den Augen des Wissenden ist das berichtete Problem vielleicht unbedeutend, für die Patientin aber ist es zunächst erheblich.

3. Die Patientin kann sich in ihrer eigenen Sprache frei äußern. Der Arzt sollte dabei in der Ausdrucksweise seiner eigenen sozialen Schicht bleiben, sich aber verständlich ausdrücken. Viele Patientinnen wissen z. B. mit Vaginismus wenig anzufangen, während ihnen Scheidenkrampf wohl vertraut ist.

4. Die Patientin hat sich häufig erst nach langem Zögern entschlossen, den Arzt zu befragen. Vielfach hat sie sich vorher schon genau überlegt, was sie sagen will, kann aber in der Untersuchungssituation ihr Problem dennoch nicht auf Anhieb formulieren. Der Arzt braucht deshalb für dieses Gespräch Zeit. Es kann sich bewähren, die Patientin zu einem gesonderten Termin noch einmal einzubestellen, wenn die Zeit in der üblichen Sprechstunde nicht ausreicht.

Es ist sicher ökonomischer und therapeutisch wesentlich sinnvoller, mit der Patientin einmal 20 Minuten zu sprechen als sie Wochen und Monate für jeweils 5 Minuten in der Praxis zu sehen mit dem Gefühl, therapeutisch nicht wesentlich weitergekommen zu sein. Eine 20minütige Aussprache kann dagegen zur Lösung der Probleme wesentlich beitragen.

5. Der Arzt hat selbst eine offene und im wesentlichen konfliktfreie Haltung gegenüber der Sexualität und kann sich deshalb in diesem Bereich frei äußern.

Wie wichtig es für den Arzt ist, ein umfassendes Bild über die Problematik der Patientin zu erhalten, um dann Behandlungsmaßnahmen einleiten zu können, soll ein Beispiel erläutern:

Frau B. kommt auf Überweisung ihres Gynäkologen wegen Orgasmusstörungen zur Behandlung. Sie ist 33 J. alt, Hausfrau, und seit 10 J. mit ihrem jetzt 36j. Ehemann, einem Fernmeldetechniker, verheiratet. Das Ehepaar hat zwei Kinder im Alter von 8 und 6 J.

Frau B. erzählt, daß es ihr nicht möglich sei, beim Koitus mit ihrem Mann einen Orgasmus zu erreichen. Dieses Problem belaste sie seit langer Zeit, seit Jahren leide sie auch an unklaren Unterleibsbeschwerden, für die ihr Gynäkologe keine organischen Ursachen finden könne, und die er als »Verspannungen« im Unterleib diagnostiziert habe. Diese Beschwerden seien zum Teil so stark, daß sie vor Schmerzen keinerlei sexuelle Erregung verspüre und deshalb dem Geschlechtsverkehr aus dem Wege gehe. Dies wiederum würde zu verschiedenen Streitereien mit ihrem Partner führen.

Auf genaueres Befragen hin gibt Frau B. an, daß sie durch manuelle Stimulierung durch ihren Mann, vor allem aber durch Masturbation, einen Orgasmus erreiche und auch orgasmusfähig wäre, würde sie mit anderen Männern verkehren, wie dies vor und einige Male auch während der Ehe der Fall gewesen sei.

Im Unterschied zu ihrem eigenen Mann »dauert es bei den anderen länger, bis es zum Samenerguß kommt«. Schließlich wird deutlich, daß ihr Mann bereits kurz nach der Einführung des Gliedes ejakuliere, daß sie eigentlich – wie sie sagt – »nicht genügend Zeit« hätte, um zum Orgasmus zu kommen, und daß dies bei ihrem Mann »schon immer so gewesen« sei. Mit anderen Männern habe sie eigentlich stets nur deshalb geschlafen, »um zu sehen, ob ich überhaupt noch wie eine Frau sexuell reagieren kann«.

Die differenziertere Anamnese der Patientin läßt vermuten, daß ihr Mann an einer Ejakulationsstörung (Ejaculatio praecox) leidet und sie deshalb nicht zum Orgasmus gelangen kann. Der Verdacht auf eine sexuelle Problematik des Mannes muß nun im Gespräch mit ihm selbst geklärt werden. Sollte sich dieser Verdacht bestätigen, hat die Behandlung selbstverständlich an diesem Problem anzusetzen. Weiterhin sollte bei diesem Paar die Partnerschaft genauer beobachtet und untersucht werden, da es doch fraglich erscheint, ob die Frau allein der problematischen Sexualität wegen mit anderen Partnern sexuellen Kontakt hat.

Wann Beratung?

Die meisten noch nicht chronifizierten Störungen sind einer Beratung zugänglich. Am ehesten sind es die situationsbezogenen Ursachen, die im Gespräch geklärt werden können (4): ungünstige zeitliche und örtliche Bedingungen, Unwissenheit und falsche Informationen über übliches Sexualverhalten, inadäquate und unzureichende Beratung, vielleicht auch Probleme mit der eigenen Geschlechtsrolle, wenn sie nicht zu tiefgreifend sind.

Manchmal reicht allein die Klärung dieser Ursachen aus, um die Störung zu beheben. Gelingt dies aber nicht, so ist es nötig, mit der Patientin und/oder ihrem Partner zu besprechen, wie die jeweilige Ursache verändert werden kann. Als Folge dieser Veränderung wäre dann auch die Besserung der sexuellen Problematik zu erwarten.

Schwieriger ist zu beurteilen, ob eine sexuelle Störung durch eine Beratung behoben werden kann, wenn ihre Ursache in der Partnerbeziehung begründet ist. Besteht eine Partnerschaft, dann sollte man immer den Partner der Patientin ebenfalls zu einem Gespräch bitten.

Es empfiehlt sich meist, zunächst allein mit der Patientin, dann allein mit dem Partner und schließlich gemeinsam mit beiden zu sprechen. Der Arzt kann durch die anfängliche Trennung des Paares unter Umständen viele Informationen erhalten, die für die Beurteilung der Problematik äußerst wichtig sind, die er aber nicht erhalten würde, wenn er stets mit beiden gemeinsam arbeitet.

So wird z. B. häufig eine außereheliche Beziehung im Dreiergespräch totgeschwiegen aus Angst, die Partnerschaft könnte völlig auseinanderbrechen, wenn der andere davon erfährt. Oft sind allerdings die Partnerprobleme so verdeckt, daß sie erst nach mehreren Gesprächen mit dem Paar und durch längere Beobachtung der beiden deutlicher und damit faßbarer werden. Manchmal sogar stellen sich die Partnerprobleme erst heraus, nachdem lange Zeit schon erfolglos versucht wurde, die sexuelle Problematik zu behandeln.

Will man deshalb die Frage entscheiden, ob eine sexuelle Störung durch Beratung behoben werden kann, wenn ihre Ursache in der Partnerbeziehung begründet ist, so ist es unbedingt erforderlich, sich einen möglichst umfassenden Überblick über die gesamte Problematik zu verschaffen; erst mit diesem Hintergrundwissen sind die Intensität der Partnerbeziehung und die Fähigkeiten der beiden Partner zur Problembewältigung zu beurteilen.

Diese Beurteilung, die eigene verfügbare Zeit und das Zutrauen zu den eigenen Fähigkeiten als Berater sind dann jene Kriterien, die darauf hinweisen, ob man als Arzt die Beratung übernehmen kann oder zum Psychotherapeuten überweisen muß. Im allgemeinen sind Partnerprobleme recht häufig Ausdruck langjähriger Fehlentwicklungen der Persönlichkeit des einen oder des anderen Partners – und die Partnerschaft ist nur die »Spielwiese«, auf der diese Fehlentwicklungen aufscheinen. Eine Beratung wird da nur selten ausreichen.

Bei sexuellen Störungen, deren Ursachen im Lebens- und Einstellungsbereich der Frau liegen, werden beratende Gespräche kaum genügen (4). Die übermäßige Orgasmusorientiertheit und die ausschließliche Orientierung am männlichen Partner mit der Einstellung, dessen Befriedigung sei der wichtigste Aspekt in der Sexualität, beeinträchtigen die sexuelle Erlebnisfähigkeit der Frau so massiv, daß oft nur in einem langwierigen psychodynamischen Prozeß diese Fehleinstellungen geändert werden können. Beratung ist meist nur möglich, wenn diese Fehleinstellungen erst seit kurzer Zeit bestehen.

Wann Psychotherapie?

Welche Kriterien können für den Arzt maßgebend sein, seine Patientin zum Psychotherapeuten zu überweisen? Als Orientierung dienen die folgenden Gesichtspunkte:

1. Die Sexualproblematik besteht seit mehreren Jahren.

2. Die Patientin äußert deutliche Angst vor der sexuellen Beziehung und vermeidet sexuelle Kontakte.
3. In den Gesprächen mit dem Patientenpaar zeigt sich eine erhebliche Partnerproblematik.
4. Die Sexualaufklärung oder einige gemeinsame Aussprachen konnten keine Veränderung der sexuellen Problematik bewirken.

Entschließt sich der Arzt aufgrund eines dieser Kriterien zur Überweisung, wird er bei seiner Patientin öfter auf Abwehr stoßen. Die Erfahrung zeigt, daß von den Patientinnen, die überwiesen werden, sich nur wenige beim Psychotherapeuten einfinden. Die Gründe hierfür sind sicher unterschiedlichster Art: Zum einen wehrt sich die Frau selbst gegen eine mögliche Behandlung beim Psychotherapeuten, weil sie doch »nicht verrückt« sei, zum anderen wieder verbietet der Partner, sich an den Psychotherapeuten zu wenden, weil man mit solchen Problemen doch »selber fertig werden« müsse und solche intimen Dinge »niemanden etwas angehen«.

Bei allen diesen Abwehrhaltungen spielen wieder die unterschiedlichsten Ängste eine Rolle. Untersucht man diese Abwehrhaltungen, so wird deutlich, daß sie manchmal selbst die Ursache für die gesamte Problematik sind.

Wie läßt sich diesen Ängsten begegnen?

Im Grunde eigentlich nur, indem man mit der Patientin über ihre Ängste spricht und durch Informationen darüber, was Psychotherapie heißt und wie das konkrete therapeutische Vorgehen aussieht. Allerdings ist es nicht einfach, »Psychotherapie« zu erklären. Dies liegt einerseits daran, daß psychodynamische Prozesse an sich nur sehr schwer beschreibbar sind, vor allem aber liegt es an der Vielfalt und Unterschiedlichkeit der Psychotherapieformen.

Der Begriff »Psychotherapie« meint deshalb heute mehr die Summe der verschiedenen psychotherapeutischen Ansätze, als daß er eine bestimmte Therapieform bezeichnen würde. Jeder einzelne dieser ernst zu nehmenden Therapieansätze basiert dabei wiederum auf spezifischen theoretischen Annahmen.

Zur Behandlung einer sexuellen Problematik werden am häufigsten die Psychoanalyse, die Ehe- und Familientherapie (Kommunikationstherapie) und die Verhaltenstherapie benutzt, sowie Kombinationen dieser Behandlungsformen.

Die psychoanalytische Therapie beruht dabei auf der Annahme, daß Konflikte, die in der frühen Kindheit entstanden sind, aber nicht gelöst werden konnten und deshalb verdrängt wurden, im Erwachsenenalter als neurotische Symptome, z. B. als sexuelle Probleme wieder auftauchen. Die Psychoanalyse strebt nun eine Nachreifung der Persönlichkeit an, indem diese verdrängten Konflikte und unterdrückten Gefühle aufgedeckt und verarbeitet werden; das neurotische Symptom wird dadurch »sinnlos« und tritt nicht mehr auf.

Der Ehe- und Familientherapeut beobachtet stets die verbale und nonverbale Interaktion (Kommunikation) eines Paares und zieht daraus entsprechende Schlüsse. Er konfrontiert das Paar mit seinen gegenseitig destruktiven Verhaltensweisen und versucht meistens zusätzlich, unbewußte frühkindliche Einflüsse bewußter zu machen, wenn sie ihm grundlegend erscheinen für das gestörte Verhalten zueinander und für die sexuelle Symptomatik. Viele Ehe- und Familientherapeuten versuchen dann, die gestörte verbale und nonverbale Kommunikation mit Methoden zu behandeln, die weitestgehend dem Repertoire der Verhaltenstherapie zuzuordnen sind.

Über grundlegende Aspekte der Verhaltenstherapie haben wir bereits früher berichtet (4). Wir wollen deshalb lediglich darauf hinweisen, daß der Begriff Verhaltenstherapie wiederum eine Reihe bestimmter therapeutischer Methoden beschreibt, die alle auf empirischer Grundlage beruhen und größtenteils der Lernpsychologie entstammen.

Therapeutischer Weg

Dem konkreten therapeutischen Vorgehen bei einer funktionellen Sexualstörung liegt weitestgehend das verhaltenstherapeutische Denkmodell zugrunde. Es beinhaltet auch von der Methodik her fast ausschließlich verhaltenstherapeutische Elemente. Historisch gesehen entwickelte sich die »Sexualtherapie«, wie sie ursprünglich von MASTERS u. JOHNSON (14) publiziert wurde, einzig aus der praktischen Erfahrung der beiden Autoren, also ohne besondere psychologische Fundierung.

Bedingungen und Ziele

Es gibt nicht die »Sexualtherapie«. Wenn wir diesen Begriff verwenden, meinen wir damit keinesfalls, daß die Sexualtherapie eine eigenständige Psychotherapieform ist. Wir verstehen sexualtherapeutisches Vorgehen stets nur als wesentlichen Bestandteil eines umfassenderen, vorwiegend verhaltenstherapeutisch ausgerichteten Behandlungsprogramms bei der Therapie funktioneller Sexualstörungen. Außerdem weisen wir darauf hin, daß die folgende Beschreibung des therapeutischen Vorgehens nicht zur Therapie anleiten, sondern lediglich über Therapie informieren soll.

Entsprechend dem verhaltenstheoretischen Denkmodell baut jede sexuelle Problematik auf einem ganz individuellen Bedingungsgefüge auf und bedarf deshalb auch eines individuellen Therapieansatzes. Dennoch konnten MASTERS u. JOHNSON (14) und später KAPLAN (7, 8) zeigen, daß es möglich ist, für die Behandlung funktioneller Sexualstörungen Rahmenbedingungen anzugeben, an denen sich der Therapeut, aber auch die Patientin orientieren können.

Das Wissen über die Ursachen der Problematik, die Rückmeldungen der Patientin und ihres Partners im Verlauf der Beratung, Einfühlungsvermögen und vor allem die therapeutische Erfahrung im Umgang mit den Behandlungsstrategien sind dann jene Informationen, die es dem Therapeuten ermöglichen, ein individuelles therapeutisches Vorgehen zu gestalten.

Das heute übliche therapeutische Vorgehen berücksichtigt sehr viel stärker als früher die Ebene der inneren Einstellungen und Gedankengänge, also die sogenannten Kognitionen.

Dem therapeutischen Ansatz liegt die Annahme zugrunde, daß im Prinzip jeder Mensch zu positivem sexuellem Erleben fähig ist. Ziel des therapeutischen Vorgehens ist es deshalb, Ängste, Unsicherheitsgefühle, Rollenfixierungen und andere »Blockierungen« abzubauen, die das sexuelle Erleben hemmen und damit Nichtbefriedigung zur Folge haben.

Insofern hilft die Therapie, möglichst optimale Bedingungen für die Erlebnisfähigkeit zu schaffen. Intensiveres und positiveres sexuelles Erleben und Orgasmus sollten sich dann als logische Konsequenz dieser jetzt besseren Bedingungen einstellen. Voraussetzung für eine Therapie ist grundsätzlich die Mitarbeit des Partners in der Behandlung. Auch wenn der Partner das Sexualproblem des anderen nicht verursacht oder aufrechterhalten hat, so ist von therapeutischer Seite aus anzunehmen, daß es ihm durch sein bisheriges sexuelles Verhalten offensichtlich nicht möglich war, die »Blockierungen« der Partnerin zu lösen.

Die therapeutische Intervention bezieht sich aus diesem Grunde auf die sexuelle Interaktion des Paares – und damit auch auf den primär »gesunden« Partner. Somit wird verständlich, daß die Behandlung nur eines Partners unzureichend bleiben muß und der Behandlungserfolg in großem Maße von der Kooperation des »ungestörten« Partners abhängig ist.

Wie schwierig es ist, eine solche Kooperationsebene zu erreichen, mag sich allein schon daraus ergeben, daß viele Frauen oft über Jahre hinweg unter ihrer Erlebnisunfähigkeit leiden und erst zur Behandlung kommen, wenn sie ihre Partnerschaft gefährdet sehen, wenn also die Partnerschaft selbst schon brüchig geworden ist.

Häufiger aber ist der Partner zu keiner Mitarbeit bereit. Mit der Bemerkung, er habe kein sexuelles Problem und könne deshalb auch nicht einsehen, warum er zusammen mit seiner Partnerin in die Behandlung kommen soll, wehrt er sich gegen jeden Versuch eines gemeinsamen Gesprächs.

Für den Therapeuten gilt es nun zu entscheiden, ob er die Möglichkeit sieht, unter den gegebenen Bedingungen der Frau trotzdem zu intensiverer sexueller Erlebnisfähigkeit zu verhelfen. Ein Ansatzpunkt in dieser Richtung könnte z. B. sein, daß die Patientin mit therapeutischer Hilfe sowohl im alltäglichen Verhalten wie im sexuellen Bereich mehr Durchsetzungsfähigkeit und Selbstsicherheit erlernt und auf diesem Weg die Bedingungen ihrer Sexualproblematik verändert.

In den letzten Jahren wurden auch einige zur Paarbehandlung alternative Programme entwickelt, die meistens in Gruppensitzungen durchgeführt wurden (siehe unten). Dennoch kann nach bisherigen Erfahrungen eindeutig gesagt werden, daß allen diesen alternativen Ansätzen stets die Paarbehandlung vorzuziehen ist. Eine sinnvolle Möglichkeit einer Behandlung bieten die Gruppenprogramme aber jenen Patientinnen, die keinen Partner haben.

Therapeutische Schritte

Das konkrete therapeutische Vorgehen ist in der Anfangsphase weitgehend ähnlich, gleichgültig, welcher der beiden Partner die Störung hat und welcher Art die Störung ist.

Gebot: Kein Koitus

Wir wissen, daß der Anspruch an die eigene Leistungsfähigkeit und die damit verbundene Angst, ihm nicht zu genügen, bei Männern die häufigsten Faktoren sind, die eine Sexualstörung verursachen und aufrechterhalten. Sie spielen auch bei Frauen eine Rolle.

Aus diesem Grunde wird in einem ersten Schritt vom Therapeuten das Gebot erteilt, für die nächsten Tage und Wochen keinen Koitus auszuüben. Allein dadurch können viele Spannungsmomente, die das Paar bisher belastet haben, ausgeschaltet werden; die Beziehung des Paares zueinander wird somit wieder intensiver und befriedigender erlebt.

Wie wichtig das Gebot tatsächlich ist, zeigt sich dem Therapeuten vielfach schon in dem Moment, in dem er es ausspricht. Der gestörte Partner fühlt sich meist von einem ungeheuren Druck befreit und wirkt deshalb häufig deutlich erleichtert.

Ziel des nächsten therapeutischen Schrittes ist es, unter dem Schutz dieses Gebotes das sexuelle Verhalten der Partner stufenweise wieder aufzubauen, fast so, als würden sich die beiden erst neu kennenlernen. Der Therapeut gibt dazu dem Paar jeweils präzise Ratschläge und Anweisungen für bestimmte Übungen, die sie zu Hause ausführen sollen.

Ausgehend von der Hypothese, sexuelle Erregung und Angst bzw. Abwehr seien miteinander unvereinbar, werden die Patienten angewiesen, sexuelles Verhalten nur soweit zu praktizieren, als es ihnen angenehm und ohne Angst bzw. Abwehr möglich ist. Wichtig dabei ist, daß der ungestörte Partner gebeten wird, den »gestörten« Partner niemals weiter zu drängen, als dieser von sich aus gehen will.

Dieser stufenweise Aufbau des Sexualverhaltens gliedert sich nun im Prinzip in 2 therapeutische Abschnitte, die lediglich nach ihrem Inhalt, nicht aber nach ihrer jeweiligen zeitlichen Dauer beschrieben werden können, nämlich dem Sensate Focus und den spezifischen Techniken. Der Sensate Focus ist dabei für jede Störungsform ansetzbar; mit »spezifischen Techniken« ist gemeint, daß für jede einzelne Störungsform ein spezifisches therapeutisches Vorgehen vorgeschlagen wird.

Selbstverständlich ist dieses an Übungen orientierte Vorgehen nur ein Teil der Gesamtbehandlung. Immer müssen zusätzliche weitere Problembereiche mit direktem oder indirektem Zusammenhang zur Sexualproblematik erkannt, beratend erklärt und therapeutisch bearbeitet werden. Je nach spezifischer Situation ist dieser Anteil der Gesamtbehandlung unterschiedlich umfangreich.

Sensate Focus

Begriff und Methode des Sensate Focus stammen von MASTERS u. JOHNSON (14). Sensate Focus meint ein gegenseitiges Streicheln und Liebkosen der beiden Partner, wobei anfangs die Genitalien nicht in die Zärtlichkeiten mit einbezogen werden.

Im einzelnen verläuft dieser Therapieschritt wie folgt:

Beide Partner sind in ihrer Wohnung und haben füreinander Zeit. Sie haben sich in einen Raum zurückgezogen, wo sie völlig ungestört sein können und haben sich dort auch eine Atmosphäre geschaffen (z. B. Kerzenlicht), die beide mögen und von der sie wissen, daß sie sich entspannt fühlen können. Sind alle diese Voraussetzungen erfüllt, dann können die beiden Partner beginnen, sich gegenseitig zu streicheln. In der Therapiesitzung war vorher gemeinsam bestimmt worden, welcher der Partner mit den Zärtlichkeiten beginnen und welcher zuerst passiv bleiben soll. Die Genitalbereiche sollen zu diesem Zeitpunkt noch nicht in die Zärtlichkeiten mit einbezogen werden. Außerdem wird ausdrücklich davon abgeraten, eine besondere sexuelle Erregung oder gar einen Orgasmus herbeiführen zu wollen. Der »Empfänger« sollte nur darauf achten, daß der »Spender« keine unangenehmen Reizungen vornimmt. Er zeigt damit dem aktiven Partner, welche Formen des Streichelns er als angenehm empfindet. Für den aktiven Partner ist es wichtig, darauf zu achten, welches Vergnügen es ihm selbst macht, den anderen zu streicheln. Die Angst davor, dem eigenen Leistungsanspruch oder dem vermeintlichen Anspruch des Partners nicht genügen zu können, wird dadurch schrittweise reduziert.

Unter diesen Umständen werden sexuelle Reaktionen wieder angenehmer und lustvoller erlebt. Aufbauend auf dieser positiven Erfahrung, können die beiden Partner jetzt mit ihren Zärtlichkeiten weitergehen und auch den Genitalbereich in die Stimulierung mit einbeziehen.

Als psychologisch ausgesprochen vorteilhaft hat sich bei diesem Therapieschritt im fortgeschrittenen Stadium eine bestimmte Stellung, die sogenannte »nicht auffordernde Position« erwiesen. Bei dieser Stellung sitzt der Mann mit gespreizten Beinen, den Rücken bequem abgestützt; seine Partnerin setzt sich zwischen seine Beine, lehnt sich an seine Brust und legt ihre Beine über die des Mannes. Diese Stellung ermöglicht es dem Mann, im Sinne des Sensate Focus den Körper seiner Partnerin ungehindert zu streicheln. Die körperliche (nonverbale) Kommunikation kann noch dadurch verbessert werden, daß die Frau ihre Hand auf die des Mannes legt und ihm durch vorsichtiges Führen zeigt, wo und wie sie gestreichelt werden möchte.

Viele Frauen berichten, daß ihnen diese Stellung ein Gefühl von Sicherheit vermittle: In dieser Position sei es dem Manne nämlich unmöglich, sein Glied einzuführen, so daß sie sich ausschließlich auf die Zärtlichkeiten konzentrieren könne.

Die Sensate-Focus-Therapie verläuft mit individuell sehr unterschiedlicher Intensität und unterschiedlichem Tempo. In der Regel muß sie in kleinen Schritten und über einen längeren Zeitraum (etwa 2–3 Monate) erfolgen. In den dazwischen liegenden Therapiesitzungen werden mögliche Mißverständnisse und Fehler geklärt und die sich daraus ergebenden Konsequenzen für die kommenden Streichelübungen zu Hause besprochen. Außerdem sind immer zusätzliche Problembereiche zu bearbeiten.

Manchmal kompliziert sich auch die Behandlung, weil im Verlauf des Sensate Focus andere, vorher vielleicht sogar unbewußte Ängste und Probleme auftauchen, die das positive sexuelle Erleben und damit den Fortschritt in der Therapie hindern. KAPLAN (8) hat speziell auf solche Probleme hingewiesen und Möglichkeiten aufgezeigt, wie sie überwunden werden können.

Die Sensate-Focus-Therapie kann ausreichend sein, Erregungsstörungen zu beseitigen.

Spezifische Techniken

Wenn durch dieses erotisch-zärtliche Spiel der sensorischen Fokussierung lustvolles Erleben der sexuellen Erregung (nicht Orgasmus!) bei beiden Partnern möglich ist, kann zum nächsten therapeutischen Schritt übergegangen werden.

Orgasmusstörungen

In einer früheren Arbeit (3) haben wir die Orgasmusstörung der Frau unterteilt in die völlige und die koitale Orgasmusstörung. Wir haben darauf hingewiesen, daß wir nach unseren eigenen Untersuchungen auch aus therapeutischen Gründen eine Unterscheidung dieser beiden Störungsformen für notwendig erachten. Dennoch ist das grundsätzliche therapeutische Vorgehen bei beiden Störungsformen gleich; die Differenzierung bezieht sich mehr auf die zusätzlichen psychotherapeutischen Maßnahmen, die jede Sexualtherapie begleiten müssen.

KAPLAN (8) bezeichnet den jetzt folgenden therapeutischen Schritt als »nicht fordernden Koitus«. Ziel dieses Schrittes ist es, die im Verlauf des Sensate Focus erfahrene lustvolle sexuelle Erregung auch nach Einführen des Penis in die Scheide zu verspüren und noch weiter zu intensivieren.

Von therapeutischer Seite her ist es in dieser Phase äußerst wichtig, darauf hinzuweisen, daß nicht der Orgasmus das erklärte Ziel sein kann, sondern die schrittweise zunehmende Erregung bzw. der weitere Abbau von Blockierungen.

Wichtig ist es auch, daß die Partner weiterhin so zärtlich und liebevoll zueinander sind wie beim Sensate Focus, so daß das künftige Vorgehen stets eingebettet bleibt in die gegenseitigen Liebkosungen. In der Therapiesitzung erhalten die beiden Partner dazu die folgenden Instruktionen.

Wenn beide genügend erregt seien, sollte sich die Frau über den auf dem Rücken liegenden Mann setzen oder knien. Nun soll sie den Penis einführen, kurzzeitig in der Vagina belassen und darauf achten, wie der Penis sich »anfühlt«. Sie solle auch die Beckenbodenmuskeln kontrahieren und wieder auf ihre Gefühle achten. Dann könne sie allmählich beginnen, sich auf dem erigierten Penis ihres Partners langsam auf und nieder zu bewegen und mit verschiedenen Bewegungen und Lageveränderungen spielen und experimentieren. Sie solle dabei den Penis als ihr »Instrument« betrachten, das ihr sexuelle Empfindungen ermöglicht und vorübergehend nicht auf ihren Partner Rücksicht nehmen.

In gewisser Weise solle sie also »egoistisch« sein, um ihre Vaginalempfindungen lustvoll erleben zu können. Der Partner solle sich möglichst wenig bewegen, die Frau vielleicht nur zärtlich streicheln und sie zum einen oder anderen Zeitpunkt etwas ermuntern, wenn er merke, daß sie Unsicherheit oder Ängstlichkeit verspürt.

Ein Orgasmus der Frau ist vornehmlich in dieser frühen Phase der Behandlung noch nicht zu erwarten. Erst mit allmählich zunehmender eigener Sicherheit und der Fähigkeit, ihre eigenen Gefühle im Vordergrund zu sehen und auch zu akzeptieren, wird unter Umständen der Orgasmus eintreten. Wie lange dies dauert, ist vorher nicht abzuschätzen.

Es ist auch nicht das Ziel der Behandlung, unbedingt eine regelmäßige Orgasmusfähigkeit zu erreichen, sondern eine befriedigende sexuelle Erlebnisfähigkeit; wenn es dabei auch zum Erleben eines Orgasmus kommt, dann um so besser.

Die Erfahrung zeigt, daß fast jede Frau, die über Jahre hinweg unter ihrer fehlenden oder eingeschränkten sexuellen Erlebnisfähigkeit gelitten hat, sehr zufrieden ist, wenn sie dieses Ziel ereicht hat. Eine Fixierung seitens des Therapeuten oder der Patientin darauf, den Orgasmus erreichen zu »müssen«, würde die Frau wieder zurückführen in die gleiche Leistungsorientierung, die schon vor der Behandlung bestanden hatte und damit vielleicht wieder zu ähnlichen Problemen.

Zusätzliche Maßnahmen bei völliger Orgasmusstörung

Bei Patientinnen mit dieser Störung bewährt es sich häufig, ihnen zu helfen, als Zwischenziel eine masturbatorische Orgasmusfähigkeit zu erreichen. LoPiccolo u. Lobitz (13) haben dafür ein entsprechendes Übungsprogramm vorgeschlagen.

In den 9 Stufen des Programms lernt die Frau systematisch ihre Berührungsängste gegenüber ihrem eigenen Körper, insbesondere den Genitalien, abzubauen und neue positive Gefühle sowie bestimmte sexuelle Fertigkeiten aufzubauen.

Die ersten beiden Schritte zielen darauf, daß die Patientin lernt, ihr Genitale anzuschauen und anzufassen. Sie gewöhnt sich daran, ihre Geschlechtsorgane unbefangener zu berühren und schafft somit die Voraussetzungen für die Masturbation, über die in dieser Phase aber konkret noch nicht gesprochen wird.

In den nächsten 4 Stufen wird das Gespräch direkt auf die Masturbation bezogen und die Frau angewiesen, mit schrittweise zunehmender Intensität eine ihr adäquat erscheinende Masturbationstechnik zu entwickeln (u. U. auch unter Hinzunahme von Hilfsmitteln und/oder sexuell erregenden Phantasien), bis sie einen Orgasmus erlebt hat.

In den letzten 3 Schritten wird stufenweise der Partner hinzugezogen. Zunächst soll die Patientin in seiner Anwesenheit masturbieren, um die Scheu zu verlieren, sexuelle Erregung in Anwesenheit des Partners zu zeigen; danach soll sie ihn anleiten, wie er sie manuell zum Orgasmus stimulieren kann und schließlich wird die manuelle Stimulation während des Koitus vorgenommen. Es besteht dann die Erwartung, daß die Partnerin fähig ist, diesen über manuelle Stimulation erreichten Orgasmus mit oder ohne zusätzliche manuelle Stimulierung (sog. »Brückenmanöver« [8]) relativ regelmäßig bei partnerschaftlichem Sexualkontakt zu erleben.

An dieser Stelle erscheint uns folgende Anmerkung wichtig: Wir wissen (z. B. 7), daß Selbstbefriedigung und manuelle Stimulierung während des Koitus von Frauen häufig praktiziert werden; sie sind also übliche Formen sexuellen Verhaltens.

Andererseits aber zeigt die therapeutische Erfahrung, daß gerade Frauen mit sexuellen Problemen eine eher ambivalente, häufig auch eine völlig ablehnende Haltung gegenüber derartigen Sexualpraktiken einnehmen. So sehr das Erlernen der Masturbation als Vorstufe zum Erleben des koitalen Orgasmus von therapeutischer Seite her rational zu begründen ist, so wenig ist dies von vielen Patientinnen emotional zu akzeptieren.

Jeder Therapeut muß sich deshalb klar darüber sein, daß er Gefahr läuft, sich über Normen und Einstellungen der Patientin hinwegzusetzen und ihr seine Normen und Einstellungen aufzuzwingen, wenn er vorschnell Masturbation als »Normalverhalten« in die Behandlung einführt. Das muß mit viel Feingefühl geschehen, und es ist nicht bei jeder Patientin möglich.

Zusätzliche Maßnahmen bei koitaler Orgasmusstörung

Die Ursachen dieser Störungen liegen häufig in Persönlichkeitszügen der Frau, also in Haltungen, die sich seit der Kindheit und Jugendzeit entwickelt haben. Allein diese Tatsache mag schon darauf hinweisen, daß »Sexualtherapie« nicht nur aus mechanischen Übungen bestehen kann (siehe oben). Oft, nach unseren Erfahrungen vor allem bei Frauen mit koitaler Orgasmusstörung, sind intensive Änderungen in der Einstellung zur Sexualität, zum Partner und zu sich selbst seitens der Frau nötig. KAPLAN (8) schreibt dazu: »Sie muß ihre eigenen sexuellen Bedürfnisse und ihr Verlangen nach sexueller Lust als gute Sache akzeptieren lernen – und nicht als Mittel, um ihrem Mann zu gefallen. Sie muß die Verantwortung für ihre eigene sexuelle Befriedigung übernehmen, d. h., sie muß sicherstellen, daß sie zureichend stimuliert wird und darf sich nicht gänzlich auf die Sensibilität und das Entgegenkommen ihres Mannes verlassen.« Hinzuzufügen wäre: Und sie muß lernen, Sexualität nicht als eine zu vollbringende Leistung zu betrachten.

Bei Patientinnen mit einer koitalen Orgasmusstörung sehen wir deshalb die Einstellungsänderung zumindest als ebenso wichtig an wie die beschriebenen Übungen; wir meinen, daß sie am besten durch eine Gruppenbehandlung erzielt werden könnte. Wissenschaftlich fundierte Untersuchungen zu dieser Frage wurden bisher aber noch nicht durchgeführt.

Zusätzliche Maßnahmen bei Vaginismus

Wie wir in einer früheren Studie nachweisen konnten (2), geben Frauen mit Vaginismus auf verschiedenen Testskalen wesentlich stärkere Ängste an als Frauen mit anderen sexuellen Problemen. Diese ausgeprägten Angstzustände sind sehr wahrscheinlich der wichtigste Faktor für die Genese und Aufrechterhaltung der Störung.

Von der Art der Angst hängt das therapeutische Vorgehen ab. Manchmal erscheint es angezeigt, erst die sozialen Ängste mit einer Systematischen Desensibilisierung oder anderen spezifischen Verfahren zu behandeln, bevor die sexuelle Problematik angegangen wird. Meistens aber kann mit der Behandlung der sexuellen Problematik begonnen werden; der häufig sehr rasche Behandlungserfolg wirkt dabei so selbstverstärkend auf die Patientin zurück, daß ein zusätzlicher Behandlungsansatz nicht mehr notwendig wird.

Wie die Anamnesen der Patientinnen meist zeigen, besteht ein befriedigender und lustvoller Austausch von Zärtlichkeiten mit ihrem Partner (häufig sogar Orgasmus) – allerdings nur »bis hin zur Gürtellinie«. Dann erst treten Angst und Verkrampfung auf. Insofern erübrigt sich oft, den Sensate Focus in den Behandlungsplan mit einzubauen. Es ist lediglich die Angst vor dem »etwas in die Vagina einführen«, die es zu behandeln gilt.

In der ersten Therapiesitzung werden dazu die Anatomie und Physiologie des Genitalbereiches anhand von Bildmaterial besprochen. Dann wird die Patientin folgendermaßen instruiert:

Wenn sie zu Hause allein und ungestört ist, solle sie sich mit Hilfe eines Spiegels und durch leichtes Betasten mit dem Finger mit ihren Genitalien vertraut machen. Sie könne auch versuchen, die Fingerspitzen in die Vagina einzuführen. Sie solle sich dabei ein wenig selbst beobachten und darauf achten, welche Gefühle und Phantasien in diesem Moment in ihr auftauchen.

Ist es der Patientin gelungen, die Fingerspitze einzuführen, wird man sie in der nächsten Sitzung ermuntern, die Einführung des ganzen Fingers zu versuchen usw. Ist diese Übung kein Problem mehr, kann man ihr Dilatatoren, z. B. Hegarstifte, in ansteigender Folge mit nach Hause geben. Ähnlich wie vorher mit dem Finger soll sie nun die Einführung dieser Stifte vornehmen, nachdem ihr die Handhabung vorher vom weiblichen Klinik- bzw. Praxispersonal gezeigt wurde.

Parallel hierzu oder zeitlich etwas versetzt, kann damit begonnen werden, daß der Partner das Einführen übernimmt, jedoch mit der Weisung, stets jene Größe zu nehmen, die seine Partnerin schon vorher erfolgreich verwendet hatte. Wichtig ist, daß die Frau dabei die Hand des Mannes führt, so daß sie stets die Sicherheit hat, daß nichts geschieht, was sie nicht kontrollieren und steuern kann.

Danach wird versucht, Angstfreiheit beim Koitus anzustreben, indem die Frau wieder, wie bei den Orgasmusstörungen beschrieben, die Führung in den weiteren Therapieschritten übernimmt.

Das beschriebene Vorgehen mutet auf den ersten Blick recht technisch an, ist aber eingebettet in eine umfassende Psychotherapie; es liegt am Therapeuten, durch sein Einfühlungsvermögen und seine therapeutische Erfahrung diesen Übungen den Charakter einer technischen Leistung zu nehmen.

Wie lange die Behandlung dauert, ist von Patientin zu Patientin unterschiedlich. Unserer Erfahrung nach schwankt die Behandlungsdauer zwischen etwa 2–15 Sitzungen in einem Zeitraum von etwa 1 Woche bis zu 3–4 Monaten.

Beispiel

Frau H. ist 33 J. alt und seit 13 J. mit ihrem zwei Jahre älteren Mann verheiratet. Frau H. kommt zur Behandlung, weil sich ihr Mann scheiden lassen wolle. In den 13 J. ihrer Ehe sei Geschlechtsverkehr noch nie möglich gewesen.

Bei allen Versuchen habe sie sich so verkrampft, daß es ihrem Mann unmöglich gewesen sei, sein Glied einzuführen. Er habe jetzt eine Freundin, mit der er – seinen Aussagen nach – befriedigenden Verkehr habe. Sie aber wolle ihren Mann behalten und habe sich deshalb zur Behandlung entschlossen.

Die Patientin konnte mit einem gegenüber der oben beschriebenen Methodik leicht modifizierten Behandlungsvorgehen innerhalb von 9 Sitzungen erfolgreich behandelt werden. Die über viele Jahre hinweg bestehende sexuelle Problematik hatte sekundär auch zu Partnerschaftsproblemen geführt, die in weiteren 8 Sitzungen erfolgreich behandelt werden konnten. In dieser Zeit beendete Herr H. seine außereheliche Beziehung und kehrte zu seiner Frau zurück. Das Ehepaar hat inzwischen 2 Kinder.

Wichtig ist der Hinweis, daß die Besserung der sexuellen Symptomatik oft zu einer Verschlechterung der Partnersituation führen kann: Die gesteigerte Selbstsicherheit der Frau verunsichert den Mann in seiner bisherigen Rolle und kann so die bis dato im Grunde »kranke«, aber nach außen funktionierende Partnerschaft gefährden.

Zusätzliche Maßnahmen bei sexuellem Appetenzmangel

Diese Gruppe von Patientinnen ist am schwierigsten zu behandeln. Ist der sexuelle Appetenzmangel Ausdruck ängstlichen Vermeidens von Sexualität, so kann jenes therapeutische Vorgehen erfolgreich sein, wie wir es bei den Orgasmusstörungen beschrieben haben. Voraussetzung dazu ist allerdings, daß die Behandlung in kleinen Schritten erfolgt.

Beim weitaus größeren Teil dieser Patientinnen bestehen jedoch erhebliche intrapsychische Konflikte, die zunächst nicht offensichtlich sind und von der sexuellen Problematik überdeckt werden. KAPLAN schlägt deshalb vor, das sexualtherapeutische Vorgehen mit psychodynamischer Einsichtsvermittlung zu kombinieren. Hauptziel ist es hierbei, daß die Patientin lernt, das Auftreten sexueller Gefühle nicht zu vermeiden. Für die meisten dieser Frauen bedeutet dies, daß sie sich an negativen Gedanken über den sexuellen Bereich festklammern. Es ist dann wichtig für sie zu erkennen, warum sie das tun, warum sie sich also gegen ihre sexuellen Empfindungen sperren.

KAPLAN benutzt dabei die Übungen der sensorischen Fokussierung, um psychotherapeutisch wichtiges Material zu erhalten. Die Patientin erhält die Aufgabe, sich während der sexuellen Übungen selbst zu beobachten und darauf zu achten, welche Gefühle und Empfindungen im Verlauf der Zärtlichkeiten auftreten. In der Therapiesitzung bespricht sie diese Erfahrungen und versucht zu klären, warum sie auftreten und woher sie kommen. Sie entwickelt dabei diese Einsicht nur soweit, wie sie für die Fortführung der Behandlung nötig ist. Kommt es während der Therapie zum Stillstand – und das ist häufig so –, hält es Frau KAPLAN für sinnvoll, die Patientin mit ihrem Abblocken des sexuellen Bereiches zu konfrontieren: »Es ist ihre Entscheidung, ob sie das weiter tun wollen; die Problematik ist nur mit ihrer Mitarbeit zu lösen.«

Zusätzliche Maßnahmen bei Algopareunie (Dyspareunie)

Schmerzen beim Verkehr sind häufig organisch bedingt und müssen entsprechend gynäkologisch geklärt und behandelt werden. Andererseits kann eine Algopareunie, der primär eine organische Erkrankung zugrunde lag, nach deren Abheilung aus psychologischen Gründen weiter fortbestehen. Die Behandlung hat sich nach der im Vordergrund stehenden Problematik zu richten. Werden die Schmerzen vornehmlich durch Verkrampfungen verursacht, z. B. durch Angst, weil die Frau weiß, daß der Verkehr mit Schmerzen verbunden sein wird, sollte man therapeutisch ähnlich wie bei der Behandlung des Vaginismus vorgehen. Häufig werden zusätzliche psychotherapeutische Maßnahmen, z. B. Systematische Desensiblisierung, notwendig sein.

Steht eine Orgasmusstörung oder ein sexueller Appetenzmangel im Vordergrund, der durch das Ausbleiben der Lubrikation zu Schmerzen führt, muß die entsprechende sexuelle Störung behandelt werden. Eine kombinierte Anwendung der verschiedenen beschriebenen Verfahren ist dann nicht selten.

Therapeutische Weiterentwicklungen

Sowohl unter ökonomischen Aspekten wie auch um die therapeutischen Vorteile einer Gruppe zu nutzen, wurde das von MASTERS u. JOHNSON entwickelte sexualtherapeutische Vorgehen auch in Gruppen von mehreren Paaren angewendet. KAPLAN u. Mitarb. (9), MCGOVERN u. Mitarb. (15), SCHNEIDMAN u. MCGUIRE (16) und GOLDEN u. Mitarb. (6) behandelten in ihrer sexuellen Problematik homogene Gruppen mit gleichem Erfolg wie in der Einzel- oder Paartherapie.

Über eine erfolgreiche Gruppentherapie bei Paaren mit unterschiedlichen sexuellen Störungen berichten LEIBLUM u. Mitarb. (11). Auf das Masturbationsprogramm von LOPICCOLO u. LOBITZ (13) haben wir schon hingewiesen (vgl. Kapitel »Orgasmusstörungen«, S. 504). BARBACH u. FLAHERTY (1) und LEIBLUM u. ERSNER-HERSHFIELD (12) behandelten mit diesem Programm Frauen ohne Partner, die noch nie einen Orgasmus hatten, mit sehr gutem Erfolg.

In diesen Gruppen wurde zusätzlich großer Wert auf den Aufbau eines positiveren Selbstwertgefühls der Patientinnen gelegt. In anderen therapeutischen Ansätzen hat sich gezeigt, daß diese Form der Gruppentherapie auch für Frauen mit völliger Anorgasmie, die in einer festen Partnerschaft leben, eine alternative Möglichkeit zur Paartherapie darstellt (5, 18).

Sexualtherapie in der Kritik

Wir haben mehrfach betont, daß die beschriebenen therapeutischen Vorgehensweisen nur einen Teil der gesamten therapeutischen Aktivitäten darstellen, die nötig sind, um die sexuellen Störungen behandeln zu können. In gleicher Weise meint KAPLAN: »Die meisten Interventionen in der Praxis sind psychotherapeutischer Art und bestehen in aktiver Deutung, Hilfestellung, Klärung und Integration der Erlebnisse in Zusammenarbeit mit dem Paar« (8).

Dennoch wird der Sexualtherapie häufig der Vorwurf gemacht, sie sei zu mechanistisch. Auch wir sind der Meinung, daß diese Gefahr bestehen kann, aber wohl nur dann, wenn dem Therapeuten die psychotherapeutische Grundhaltung fehlt.

Der therapeutische Erfolg der von uns beschriebenen Behandlung ist aber eindeutig. Wer als Therapeut erlebt hat, wie zufrieden und locker viele Partner miteinander umgehen können, wenn das sexuelle Problem gelöst ist, und um wieviel selbstsicherer viele Frauen werden, wenn sie anfangen, ihre Sexualität zu erleben, kann erst ermessen, welchen Stellenwert eine gestörte Sexualität hat.

Wir halten es für eine andere, wenn auch stets bemerkenswerte Sache, daß auf eine Veränderung der Sexualität der Frau der Partner stark verunsichert reagieren kann und dadurch manchmal das »System Partnerschaft« in Frage gestellt wird, das nach außen zwar zu funktionieren scheint, in Wirklichkeit aber gestört ist. Das muß in der Therapie berücksichtigt werden.

Übereinstimmend mit eigenen Erfahrungen (10) werden in der Literatur durchschnittliche Erfolgsraten von ca. 75% beschrieben, wobei die völlige Anorgasmie und der Vaginismus eine bessere, die koitalen Orgasmusstörungen und vor allem der sexuelle Appetenzmangel eine niedrigere Quote erreichen. Die Erfolgsrate lag bei MASTERS u. JOHNSON (14) in einer Nachuntersuchung bis zu 5 Jahren auch bei rund 75%.

Die Ergebnisse sind damit besser als jene, die in früheren Jahren mit den traditionellen Psychotherapieformen zu erzielen waren. Die Nachuntersuchungen bestätigen auch nicht die Meinung einiger psychoanalytisch orientierter Autoren, die bei der beschriebenen Behandlungsform Symptomverschiebungen voraussagten und meinten, ein hypothetisch angenommener Konflikt werde als anderes Symptom wieder auftauchen.

Zitieren wir nochmals KAPLAN: »Das Ergebnis der Therapie hängt von 3 Faktoren ab: von der Art der Störung, von Struktur und Tiefe der intrapsychischen Pathologie beider Partner und von der Qualität der Partnerbeziehung« (8). Obwohl diese Faktoren den Erfolg einschränken, ist die Behandlungsprognose weiblicher funktioneller Sexualstörungen mit der beschriebenen kombinierten Psycho- und Sexualtherapie günstig.

Literatur

1. BARBACH, L. u. M. FLAHERTY: Group treatment of situationally orgasmic women. J. Sex and Marital Therapy **6,** 19–29 (1980).

2. DITTMAR, F. u. D. REVENSTORF: Diagnostic aspects and therapeutic strategies for female sexual dysfunctions. Vortrag auf dem Intern. Kongreß für Verhaltenstherapie und 7. Europ. Kongreß für Verhaltenstherapie, Uppsala/Schweden 26. 8. 1977.

3. DITTMAR, F. u. G. KOCKOTT: Funktionelle Sexualstörungen der Frau. 1. Diagnostik und Symptomatologie. tägl. prax. **20,** 313–320 (1979).

4. DITTMAR, F. u. G. KOCKOTT: Funktionelle Sexualstörungen der Frau. 2. Psychische Ursachen. tägl. prax. **20,** 523–531 (1979).

5. ERSNER-HERSHFIELD, R. u. S. KOPEL: Group treatment of preorgasmic women: Evaluation of partner involvement and spacing sessions. J. consult. Psychol. **4,** 71–77 (1979).

6. GOLDEN, J. u. Mitarb.: Group versus couple treatment of sexual dysfunctions. Arch. Sex. Behavior **7,** 593–662 (1978).

7. KAPLAN, H. S.: The new sex therapy. Brunner & Mazel, New York 1974.

8. KAPLAN, H. S.: The illustrated manual of Sex Therapy. Times Book, New York 1975. Übersetzung von D. LANGER: Sexualtherapie – ein neuer Weg für die Praxis. Enke, Stuttgart 1979.

9. KAPLAN, H. S., R. N. KOHL u. W. B. POMEROY: Group treatment of premature ejaculation. Arch. Sex. Behavior **3,** 443–452 (1974).

10. KOCKOTT, G., F. DITTMAR u. R. FERSTL: Verhaltensanalyse bei funktionellen Sexualstörungen. In: KOCKOTT, G. (Hrsg.): Sexuelle Störungen. Verhaltensanalyse und -modifikation. Urban & Schwarzenberg, München-Wien-Baltimore 1977.

11. LEIBLUM, S. R., R. C. ROSEN u. D. PIERCE: Group treatment format: Mixed sexual dysfunctions. Arch. Sex. Behavior 5, 313–319 (1976).

12. LEIBLUM, S. R. u. R. ERSNER-HERSHFIELD: Sexual enhancement groups for dysfunctional women: An evaluation. J. Sex and Marital Therapy **3,** 139–145 (1977).

13. LoPICCOLO, J. u. W. C. LOBITZ: The role of masturbation in the treatment of orgasmic dysfunction. Arch. Sex. Behavior **2,** 163–171 (1972).

14. MASTERS, W. H. u. V. E. JOHNSON: Human sexual inadequacy. Little, Brown, Comp., Boston 1970. (Deutsche Ausgabe: Impotenz und Anorgasmie. Goverts, Krüger u. Stahlberg, Frankfurt 1973).

15. McGOVERN, K. B., R. S. STEWARD u. J. LoPICCOLO: Secondary orgasmic dysfunction, 1. Analysis and strategies for treatment. Arch. Sex. Behavior **4,** 265–271 (1975).

16. SCHNEIDMAN, B. u. L. McGUIRE: Group therapy for nonorgastic women: Two age levels. Arch. Sex. Behavior **5,** 239–247 (1976).

17. SIGUSCH, U.: Therapie sexueller Störungen. Thieme, Stuttgart 1980.

18. WENDT, H.: Indirekte Sexualtherapie aus der Ferne. Eine Untersuchung zur Auswirkung auf nicht behandelte Partner. Partnerberatung **1,** 21–28 (1979).

Psychoanalytisch orientierte Gruppenarbeit in Klinik und Praxis

Möglichkeiten und Grenzen

P. KUTTER, Stuttgart

Vorbemerkungen

Psychoanalytische Beziehungspsychologie

Die Psychoanalyse ist bekannt als eine Behandlungs-, Forschungsmethode und Persönlichkeitstheorie. Im Grunde stellt sie eine Beziehungspsychologie (13) dar; d. h. eine Lehre der Entwicklung von zwischenmenschlichen Beziehungen, deren Störungen, deren Diagnostik und Therapie. Nur dieser Aspekt soll hier dargestellt werden.

Während seiner gesamten Entwicklung durchläuft der Mensch verschiedene Phasen, von unreifen, undifferenzierten Vorstufen bis zu reifen, differenzierten Stadien.

Entsprechend der psychoanalytischen Strukturtheorie (10) kann man dabei im einzelnen die Schicksale der psychischen Instanzen Ich, Es, Über-Ich und Ich-Ideal betrachten, bestimmte Entwicklungslinien dieser Instanzen (7) aufzeigen und anhand einer Norm die Störungen in dieser Entwicklung abschätzen. Wichtig dabei ist, daß im Laufe der späteren Entwicklung alle vorausgegangenen Entwicklungsstadien in Resten erhalten bleiben. Dies ist besonders dann der Fall, wenn auf einer bestimmten Entwicklungsstufe Störungen aufgetreten sind. Es kommt dann zu einer Entwicklungshemmung oder »Fixierung« an eine bestimmte Entwicklungsphase.

Bei späteren aktuellen Störungen im zwischenmenschlichen Bereich »regrediert« dann der Patient auf diese »Fixierungsstellen«. Damit werden längst überwunden geglaubte Kindheitserfahrungen wiederbelebt und stören die zwischenmenschlichen Beziehungen empfindlich. Dies kann so weit gehen, daß die Bezugspersonen der Gegenwart unbewußt in Positionen »gezwungen« werden, die denen der Vergangenheit genau entsprechen. Man spricht von »Wiederholungszwang« (8). Auf die große praktische Bedeutung dieses Sachverhalts hat für die allgemeine Medizin insbesondere M. BALINT (2, 3) aufmerksam gemacht. Halten wir für unsere Frage hier fest:

Gegenwärtige Beziehungen, wie solche zwischen Patient und Arzt, können leicht durch überkommene Beziehungen unbewußt von beiden Seiten her gestört werden, so daß das rationale Ziel der Beziehung, in unserem Zusammenhang optimale Krankenbehandlung, durch irrationale Faktoren beeinträchtigt wird.

Psychoanalytische Gruppenpsychologie

Was für den einzelnen gilt, trifft auch für die Gruppe zu. Jede Gruppe, das ist als Kleingruppe eine Ansammlung von 3–12 Personen oder als Großgruppe mit mehr als 12 Personen, durchläuft bestimmte Entwicklungsstufen von einer undifferenzierten Vorphase bis zu differenzierten Stadien und kann ihre Aufgabe nur in dem Maße lösen, wie sie auf reifen Entwicklungsstadien funktioniert. Ihre Funktion hängt dabei von klaren Definitionen des Zieles, der Methode, um dieses Ziel zu erreichen, und den Rollen der einzelnen, die diese bei der Verfolgung des Zieles spielen, ab. Sind diese Verhältnisse geklärt, sprechen wir von einer »Arbeitsgruppe«.

Wie beim einzelnen können frühere, nicht überwundene Entwicklungsstörungen einer Gruppe die Beziehung der Mitglieder untereinander beeinträchtigen und damit Funktion und Handlungsfähigkeit der Gruppe nachhaltig hindern. Dies ist besonders dann der Fall, wenn Ziele, Methoden und Rolle der einzelnen nicht klar definiert sind. Die Gruppenmitglieder fühlen sich dann unsicher, ausgeliefert, fürchten um ihre Individualität und entwickeln aus ihnen nicht bewußten Ängsten bestimmte Konstellationen, wie extreme Abhängigkeit vom Leiter, Auflehnung gegen ihn, zeigen Fluchttendenzen oder erhoffen sich von neuen Leitern aus den eigenen Reihen Hilfe in ihren Nöten. BION (4) hat diese Konstellationen im einzelnen beschrieben.

Wir können die bei fehlender Strukturierung auftretenden Entgleisungen von Arbeitsgruppen am besten verstehen, wenn wir uns vorstellen, daß sich die nicht überwundenen alten Beziehungsmuster in die neuen Beziehungen der Gruppenmitglieder untereinander und zu ihrem Leiter »einmischen«. Das durch diese früheren Beziehungsmuster entstandene Geflecht nennt FOULKES (6) treffend »Netzwerk«. Es bildet je nach der Zusammensetzung der Gruppe eine bestimmte »Struktur« (1, 16), wobei wir neurotische, psychotische, narzißtische und andere Strukturen unterscheiden können (17).

Diese Zusammenhänge sind aus absichtlich von Psychoanalytikern zu therapeutischen Zwecken zusammengestellten sog. »Therapiegruppen« am besten bekannt. Sie können sich aber auch in jeder anderen Gruppe einstellen, unabhängig davon, ob die Gruppe sich in einer Hochschule, in einer Firma, in einem Krankenhaus oder in einer ärztlichen Praxis zusammenfindet.

Wir sehen also, daß grundsätzlich jede Gruppe wie ein einzelner gleichsam »erkranken« kann. Es liegt dann an uns, die »Krankheit der Gruppe« zu diagnostizieren und zu therapieren, um ihr dadurch wieder zu optimaler Funktion zu verhelfen.

Allgemeine Gesichtspunkte über Großgruppen, Inter-Gruppen-Beziehungen und Organisationen

Großgruppen sind in organisierter Form aus dem religiösen und militärischen Bereich (9), dem Bildungssektor, aus Industrie und Wirtschaft oder im Gesundheitswesen bekannt, während unorganisierte, unstrukturierte Großgruppen bei Massenveranstaltungen vorkommen.

Grundsätzlich kann jede organisierte Großgruppe »des-organisierte« Formen annehmen. Die Des-Organisation findet bei Großgruppen sogar leichter statt als bei Kleingruppen, bedingt durch die Anonymität der Teilnehmer untereinander und durch deren größere Angst vor Verlust ihrer Individualität. Die Ursachen dafür können schon leichte Unklarheiten über Ziel und Methode, Unsicherheiten in der Leitung oder konflikthafte Spannungen zwischen einzelnen Untergruppen sein. Im letztgenannten Fall, wenn zwischen einzelnen Gruppen Spannungen bestehen, sprechen wir von Inter-Gruppen-Beziehungen und deren Störungen.

Eine ganze Organisation besteht aus einer Vielzahl von Gruppierungen, die insgesamt als ein »offenes System« bezeichnet werden kann (18, 19). Dieses hat eine bestimmte Aufgabe zu erfüllen. Eine Hochschule z. B. immatrikuliert Studenten, vermittelt ihnen Wissen und Fähigkeiten und exmatrikuliert sie als mehr oder weniger gut ausgebildete Fachleute. Ein optimal funktionierendes Krankenhaus nimmt Patienten auf, versorgt diese so gut wie möglich und entläßt sie nach deren Genesung.

In einer derartigen Organisation sind einzelne Menschen tätig, die grundsätzlich ein Konfliktpotential in das System einbringen können, arbeiten Gruppen verschiedener Größe und Struktur, die ebenfalls »erkranken« können, und trotzdem soll das System funktionieren. Es verwundert nicht, daß es störanfällig ist.

Um Störungen zu vermeiden, muß nicht nur die objektiv beobachtbare Organisation gut funktionieren; es müssen vielmehr auch die subjektiven Bedürfnisse der innerhalb des Systems tätigen Menschen einigermaßen befriedigt sein, d. h. vorab deren ökonomische Sicherheit, aber auch ihre bewußten und unbewußten Erwartungen an Selbsterfüllung und Kontaktbedürfnissen.

Gruppenarbeit in der Klinik

Bestandsaufnahme

In Kliniken finden wir Gruppen der verschiedensten Zusammensetzung vor: Ärztegruppen, Schwesterngruppen, Verwaltung, Personal und Patientengruppen. Innerhalb jeder dieser Gruppen, die in sich homogen sind und durch ihre professionelle Funktion definiert werden, kann es zu folgenden Störungen kommen:

1. In der Dimension des einzelnen durch aus früheren Entwicklungsphasen stammende, nicht überwundene innere Konflikte einzelner Mitglieder. Man denke an einen Kollegen, der in der Beziehung zu seinem Chef unbewußt einen Konflikt wiederholt, der eigentlich seinem Vater gilt.

2. In der Dimension der Gruppe etwa durch das Auftreten beruflicher Konkurrenz zwischen den Mitgliedern eines Ärzteteams, unter Pflegern oder Schwestern, innerhalb des Personals bzw. der Verwaltung. Zwischen Patienten sind es besonders leicht Rivalitäten in den Versorgungsansprüchen gegenüber Schwestern und Ärzten, die zu Störungen innerhalb einer Gruppe führen können, gefolgt von vielfältigen Reaktionen, die von Aufsässigkeit über Depression, narzißtischem Rückzug auf sich selbst bis zu Behinderungen der Heilungstendenz führen können.

Zwischen den einzelnen Gruppen können inter-gruppale Konflikte auftreten. Hier sind es besonders häufig Probleme zwischen Ärzten und Pflegepersonal, meist dadurch bedingt, daß die Arbeit der Schwestern und Pfleger zu wenig geschätzt wird. Dies ist um so leichter möglich, als Schwestern und Pfleger unter einem besonderen »Streß« stehen, ständig unmittelbar mit Krankheit und Tod konfrontiert und unersättlichen Bedürfnissen seitens der Patienten ausgesetzt sind, gefolgt von heftigen Gefühlen des Mitleids, der Zuwendung, der Angst, des Widerwillens und Ressentiments; Gefühle, die aber aus Gründen des Berufsethos nicht wahrgenommen werden dürfen, die infolgedessen unter Ausbildung innerseelischer psychoneurotischer Störungen oder inter-personeller Konflikte abgewehrt werden (15). Wie sehr dadurch die Aufgabe der gesamten Organisation gestört werden kann, bedarf keiner weiteren Ausführung.

Möglichkeiten psychoanalytisch orientierter Gruppenarbeit in der Klinik

Hier stelle ich mir als Modelle folgende Möglichkeiten vor:

1. Therapiegruppen: Bis zu 25% der Patienten in internistischen Krankenhäusern leiden an psychoneurotischen bzw. -somatischen Störungen (13). Patienten dieser Art können zusammen in Therapiegruppen einer Aufarbeitung der der Symptomatik zugrundeliegenden psychischen Dynamik zugeführt werden. An dieser Stelle sei daran erinnert, daß die Gruppentherapie 1917 in einer Tuberkulose-Klinik ihren Ausgang nahm (20).

Natürlich neigen kranke Menschen zu »Vereinzelung«; wir sollten diese aber nicht noch dadurch forcieren, daß wir die Kranken allzusehr voneinander isolieren. So muß ein Mehrbettenzimmer gegenüber einem Einzel- oder Doppelzimmer nicht stets nachteilig für den Kranken sein. Der Austausch mit anderen kann von der Krankheit ablenken und gegenseitige Anregung geben. Gesunde, positive Beziehungen zwischen Kranken können gefördert, ungesunde negative können erkannt und durch geeignete Interventionen überwunden werden.

2. Wenn schon nicht Therapie psychoneurotischer oder psychosomatischer Störungen in Gruppen, dann können die Insassen einer Klinik in einer sog. Selbsterfahrungsgruppe ihre soziale Rolle besser erkennen, ihre Selbst- und Fremdwahrnehmung erweitern und dadurch ebenso ihre Persönlichkeit bereichern wie ihre Kooperationsfähigkeit verbessern.

3. Ärzte und Schwestern können in unserem Modell ihre Probleme mit einzelnen Patienten in einer patientenzentrierten Supervisions- oder BALINT-Gruppe aufarbeiten (2, 3). Es wird ihnen dadurch ermöglicht, direkt ihre Patienten besser zu verstehen und indirekt eigene »blinde Flecken« in der Wahrnehmung zwischenmenschlicher Beziehungen auszufüllen.

Voraussetzung dafür ist nur, daß über die Probleme mit einzelnen Patienten möglichst frei gesprochen wird, die Gruppe ebenso frei darüber reflektiert und ein psychoanalytisch vorgebildeter Leiter den Teilnehmern hilft, mittels seiner Interventionen den Problempatienten besser zu verstehen. Dadurch werden keine wissenschaftlichen Kenntnisse erworben, sondern praktische Fertigkeiten, die bei genügend langer Dauer gewisse »innere Umstellungen« der Person ermöglichen, gefolgt von einer verbesserten »professionellen Kompetenz« (2, 3).

4. Das gesamte Klinikpersonal kann mit den Patienten zusammen eine sog. »therapeutische Gemeinschaft« bilden.

Sie ist keinesfalls nur auf psychiatrische Kliniken beschränkt, wo sie erstmals erprobt wurde, sondern kann im Prinzip auch in inneren Kliniken und anderen Fachabteilungen eingerichtet werden. Ihr Ziel ist es, der bei Krankheit ohnehin erhöhten Abhängigkeit entgegenzuwirken und die Selbständigkeit der Insassen einer Station zu fördern.

Gleichsam mit einem Schlag können durch derartige therapeutische Gemeinschaften Konflikte zwischen Ärzten, Schwestern und Patienten erörtert und ausgetragen werden, Probleme gelöst, Entscheidungen getroffen und neue Erfahrungen gesammelt werden.

5. Spezifische Patientengruppen unter Anleitung haben sich, im Gegensatz zu den bisher genannten Möglichkeiten von Gruppenarbeit in der Klinik, in Wirklichkeit längst bewährt. Ich denke an die Terrainkuren bei internistischer Rehabilitation (12), an die Behandlung von Fettsüchtigen in der Gruppe (22) oder an die Bewegungstherapie für Koronarkranke in ambulanten Patientengruppen (11).

6. Patienten können, wenn wir es ihnen ermöglichen, auch ohne Leiter sog. »Selbsthilfegruppen« bilden (19). Nach dem Vorbild des Modells der »anonymen Alkoholiker« können sich auch Kranke mit Adipositas, Diabetes mellitus und essentieller Hypertonie in Selbsthilfegruppen formieren und gegenseitig unterstützen. Derartige Gruppen können während der stationären Behandlung eingerichtet und im Anschluß daran als ambulante Gruppen weitergeführt werden. Ihr Vorteil besteht in der Kostenersparnis, weil ständige ärztliche oder gar psychoanalytisch orientierte Betreuung entfällt.

Grenzen klinischer Arbeit mit Gruppen

Ohne entsprechend psychoanalytisch vorgebildete Kollegen ist die Realisierung der meistgenannten Möglichkeiten psychoanalytisch orientierter Gruppenarbeit in der Klinik freilich schwer durchführbar. Jedoch nimmt die Zahl der Ärzte mit psychotherapeutischer Zusatzausbildung bei wachsenden Weiterbildungsmöglichkeiten ständig zu. Derartig weitergebildete Kollegen können ebenso wie voll ausgebildete Psychoanalytiker die Leitung von Therapie-, Selbsterfahrungs- und Supervisionsgruppen in Kliniken übernehmen. Für die Leitung der übrigen genannten Gruppen können auch hinreichend qualifizierte Mitarbeiter in Frage kommen. Die Selbsthilfegruppen bedürfen definitionsgemäß keines Leiters.

Ich möchte aber vor allzu großem Gruppenenthusiasmus warnen, wie er seit RICHTERS Buch »Die Gruppe, Hoffnung auf einen neuen Weg, sich selbst und andere zu befreien« (21) leicht entsteht. Eine einseitige »Ver-Gruppung« mit »Ent-Individualisierung« der Patienten wäre genauso schädlich wie eine ausschließliche »Ver-einzelung« der Patienten durch Widerstände gegenüber der Arbeit mit Gruppen seitens vieler Ärzte.

Die unter »Psychoanalytische Beziehungspsychologie« (S. 511) genannten nicht bewältigten Beziehungsmuster können leicht zu »Stör-Feldern« in der Gruppenarbeit führen, so daß es zu Verschlimmerungen körperlicher Krankheiten und/oder zum Auftreten psychischer Symptome kommen kann. Diese Gefahr ist um so größer, je unstrukturierter die Gruppe ist.

Daher ist eine gewisse thematische Zentrierung im Sinne einer themen-zentrierten Gruppenarbeit gegenüber einer thematisch nicht begrenzten Gruppenarbeit vorzuziehen.

In der Arbeit mit Gruppen müssen verschiedene Grenzen gezogen werden: Organisationen bedürfen der Kontrolle durch klare Begrenzung ihrer Aufgaben. »Funktions-Diffusion« z. B. zwischen Lehre, Forschung und Krankenbehandlung, stört die optimale Zielsetzung des Systems. Eine Supervisionsgruppe ist auf die patientenzentrierte Arbeit begrenzt und kann keine Therapie ihrer Mitglieder leisten. Allmachtsvorstellungen führen zwangsläufig zu Enttäuschungen bei einem selbst wie bei den einem anvertrauten Patienten. Entsprechende Informationen an das kritische Bewußtsein der Patienten sind daher von vornherein unerläßlich.

Jede Gruppenarbeit stößt an ihre Grenzen, wenn sie den Patienten aufgezwungen wird.

Hier sind auf seiten der Patienten Freiwilligkeit, Interesse und entsprechende Motivation notwendige Voraussetzungen für die Teilnahme. Auf seiten der Ärzte wird man nicht auf tief unbewußte Probleme eingehen, sondern die bewußten oder wenigstens bewußtseinsnahen Konflikte darlegen, wie sie im Zusammenleben auf einer Station unvermeidlich sind.

Bei allzu strenger Loyalität der Gruppe gegenüber kann es übrigens leicht zu Fehlentscheidungen kommen, sei dies in einem Ärzteteam, in der Verwaltung oder bei Patienten. Stets sind alternative Lösungen, die Folgen der Entscheidung, zu bedenken, und bei Bedarf ist der Rat von Experten einzuholen.

Bei aller Wertschätzung der Vorteile der Arbeit mit Gruppen dürfen Freiheit und Würde des einzelnen nicht vergessen werden.

Gruppen in der ambulanten Praxis

Bestandsaufnahme, Möglichkeiten und Grenzen

Beginnen wir mit den sich spontan bildenden Patientengruppen im Wartezimmer des Arztes. Gewöhnlich sitzen die Patienten vereinzelt, beziehungslos, Illustrierte blätternd nebeneinander. Bestünde hier nicht die Chance einer spontanen Gruppenbildung mit der Möglichkeit gegenseitigen Austausches von Informationen, des Abbaus von Ängsten und der gegenseitigen Hilfe zur Selbsthilfe? Könnte hier nicht ein findiger Kollege oder gar eine couragierte Sprechstundenhilfe derartige Gruppenprozesse unter Patienten anstoßen und durch gelegentliche Anregungen unterstützen?

Der Internist mit großem Labor hat Personal. Auch hier wird der Arzt gut tun, auftretende Spannungen in der Personalgruppe durch Diskussion über die Gründe aufzulösen. Zwischen leitendem Arzt und Personal können überdies leicht Eltern-Kind-Konflikte aus früheren Entwicklungsphasen re-aktiviert werden. Sie ohne Hilfe von außen zu erkennen, ist dabei nicht immer leicht.

Lang anhaltende Spannungen mit Nachlassen der Kooperation und der Produktivität des Teams können ihre Ursache auch in fehlerhafter Organisation haben. Aber auch die beste Organisationsform muß die subjektiven Bedürfnisse und Fähigkeiten der einzelnen Mitarbeiter und die ihnen übertragenen objektiven Funktionen so gut wie möglich aufeinander abstimmen.

Was die Gemeinschaftspraxis betrifft, so sollen hier nicht ideologische, sondern ausschließlich wissenschaftliche Argumente angeführt werden. Meist dreht es sich um Gruppenpraxen mit bis zu 12 Teilnehmern gleicher oder verschiedener Fachrichtungen (23). Daß in ihnen leicht Konflikte auftreten, bedarf aus den unter »Psychoanalytische Gruppenpsychologie« (S. 511) genannten Gründen hier keiner Erörterung mehr. Sich zu Gruppenpraxen zusammenschließende Ärzte tun also gut daran, wenn sie sich zuvor im Umgang mit Gruppen schulen.

Natürlich gilt das für die Klinik Gesagte auch für die ambulante Praxis: Therapie, Selbsterfahrungs- und Supervisionsgruppen sind hier prinzipiell genausogut möglich wie dort. Dasselbe trifft für die Möglichkeiten und Grenzen zu.

Zum Schluß sei noch eine Gruppe erwähnt, aus der wir alle selbst stammen, erste Erfahrungen sammelten, und zu der die meisten unserer Patienten gehören: die Familie. In ihr entstehen Konflikte, können aber auch gelöst werden. Der gute alte Hausarzt wußte über ihre Potentiale Bescheid. Er kannte seine »Pappenheimer« und konnte auf diese Weise manche pathologische Entwicklung schon vor ihrer »Organisation« in Form von somatischer Krankheit erkennen und verhüten, indem er z. B. die Trennungsängste einer an ihren Sohn gebundenen Mutter besprach oder die Angst vor Bindung einer sich verheiratenden jungen Frau. Heute ist die familiale Beziehungspsychologie als eigenständiger Zweig der Psychotherapie durch Familienforschung und -therapie wieder aktuell geworden (5).

Zusammenfassung

Zunächst werden zwischenmenschliche Beziehungen und Gruppenprozesse in psychoanalytischer Sicht sowie Großgruppen, Inter-Gruppen-Beziehungen und Organisationen unter sozial-psychologischen Gesichtspunkten besprochen. Auf der Grundlage dieser theoretischen Orientierung folgt dann eine Übersicht über in Klinik und Praxis vorkommende Gruppenbildungen. Deren Störung und Überwindung durch psychoanalytisch orientierte Gruppenarbeit werden aufgezeigt. Dabei kommen nicht nur Therapie-, Selbsterfahrungs- und Supervisionsgruppen zur Sprache; vielmehr werden auch die therapeutische Gemeinschaft, Gruppen für spezifisch Kranke und unkonventionelle Selbsthilfegruppen als mögliche Modelle für Gruppenarbeit in der internistischen Klinik vorgestellt. Die Arbeit schließt mit entsprechenden Hinweisen auf Möglichkeiten und Grenzen der Gruppenarbeit in der ambulanten Praxis, wobei neben spontanen Wartezimmergruppen, der Personalgruppe und der Gruppenpraxis besonders die natürliche Gruppe »Familie« als Chance produktiver Gruppenarbeit hervorgehoben wird.

Literatur

1. ARGELANDER, H.: Gruppenprozesse. Wege und Anwendungen der Psychoanalyse in Behandlung, Lehre und Forschung. ro-ro-ro Studium 5, Reinbek/Hamburg 1972.

2. BALINT, M.: Der Arzt, sein Patient und die Krankheit. Klett, Stuttgart 1957.

3. BALINT, M.: Psychotherapeutische Techniken in der Medizin. Huber-Klett, Bern-Stuttgart 1963.

4. BION, W. R.: Erfahrungen in Gruppen und andere Schriften. Klett, Stuttgart 1971.

5. STIERLIN, H. u. J. DUSS v. WERDT: Familien-Dynamik, 3. Jg. Klett, Stuttgart 1978.

6. FOULKES, S. H.: Gruppenanalytische Psychotherapie. Kindler, München 1974.

7. FREUD, A.: Wege und Irrwege in der Kinderentwicklung. Klett, Stuttgart 1968.

8. FREUD, S.: Jenseits des Lustprinzips (1920). Ges. Werke Bd. 13, Imago, London 1941.

9. FREUD, S.: Massenpsychologie und Ich-Analyse (1921). Ges. Werke Bd. 13, Imago, London 1941.

10. FREUD, S.: Das Ich und das Es (1923). Ges. Werke Bd. 13, Imago, London 1941.

11. HOPF, R., M. KALTENBACH u. P. PETERSEN: Bewegungs-Therapie für Coronarkranke. Urban & Schwarzenberg, München 1977

12. JUNG, K.: Die Gruppe in der Kur. Ärztl. Prax. **23,** 1725–1732 (1971).

13. KERNBERG, O. F.: Objektbeziehungen und Psychoanalyse. Klett-Cotta, Stuttgart 1981.

14. KUTTER, P.: Psychogene Körperstörungen in der Inneren Klinik. In: Krankheit als psychisches Phänomen. Klett, Stuttgart 1964.

15. KUTTER, P.: Patient, Schwester und Arzt. schwestern revue **12,** 9–12 (1974).

16. KUTTER, P.: Elemente der Gruppentherapie. Vandenhoeck & Ruprecht, Göttingen 1976.

17. KUTTER, P.: Psychoanalytische Gruppentherapie. In: Schlüsselbegriffe der Psychoanalyse. Verlag Internationale Psychoanalyse, Stuttgart 1993.

18. MENZIES, E. P.: Die Angstabwehrfunktion sozialer Systeme. In: Entwicklung der Gruppendynamik. Wiss. Buchgesellschaft, Darmstadt 1985.

19. MILLER, E. J. u. A. K. RICE: Systems of Organisation. Tavistock Publ., London 1971.

20. MOELLER, M. L.: Selbsthilfe-Gruppen in der Psycho-Therapie. Praxis Psychother. **20,** 181–193 (1975).

21. PRATT, J. H.: The principles of class treatment and their application to various chronic diseases. Hosp. Soc. Service **6,** 401–403 (1922)

22. RICHTER, H.-E.: Die Gruppe. Hoffnung auf einen neuen Weg, sich selbst und andere zu befreien. Rowohlt, Reinbek/Hamburg 1972.

23. SCHETTLER, S. u. S. HEYDEN: Ernährung und Herzinfarkt. Med. Welt **21,** 1137 (1965).

24. WINDSCHILD, G.: Gruppenpraxen haben Zukunft. Der niedergelassene Arzt **26,** 51–55 (1977).

25. WIRSCHING, M. u. H. STIERLIN: Krankheit und Familie. Klett-Cotta, Stuttgart 1982.

Erschienen in:
internist. prax. **18,** 481–487 (1978)
tägl. prax. **19,** 495–501 (1978)

Psychosomatik des Klimakteriums bei Frau und Mann und therapeutische Ansatzpunkte

G. MAASS, Wiesbaden

Einleitung

In den Wechseljahren von Frau und Mann treten häufig Beschwerden auf, deren Ursachen in der ärztlichen Praxis oft schwer zu erkennen und zu behandeln sind. Der Beginn im 5. Lebensdezennium und die gleichzeitig seltener und unregelmäßiger werdende Regelblutung bei der Frau in dieser Zeit legen die Vermutung nahe, daß es sich um Wechseljahrsbeschwerden handelt. Bei der Frau sind diese Zusammenhänge leichter herzustellen, da die Regelblutungen ein sichtbares Phänomen der endokrinen Gonadenfunktion sind.

Wie häufig sind nun klimakterische Störungen?

Störungen im Klimakterium der Frau

Etwa ⅓ der klimakterischen Frauen haben keine Beschwerden, ⅓ klagt über leichte und ⅓ über starke Beschwerden. Es lag nahe, die Ursache dieser Beschwerden in der hormonalen Umstimmung zu suchen. Aber weder der langsame physiologische Abfall der Östrogene noch der passagere Anstieg der Gonadotropine konnte für die Entstehung der Symptome verantwortlich gemacht werden. Dies erklärt sich einmal aus der Tatsache, daß diese physiologischen Vorgänge bei allen Frauen stattfinden, die Frauen jedoch sehr unterschiedlich darauf reagieren. Zum anderen wären dann bei den zunehmend alternden Frauen mit sinkendem Östrogenspiegel auch zunehmende Beschwerden zu erwarten, was keineswegs zutrifft.

Über welche Beschwerden klagen die klimakterischen Frauen?

In der rechten Spalte von Tab. 1 sind diejenigen klimakterischen Störungen der Frau zusammengestellt, die in der Literatur am häufigsten beschrieben werden. KAISER verglich diese Störungen mit den Symptomen des psychovegetativen Syndroms (linke Spalte) und fand eine weitgehende Übereinstimmung. Es liegt also die Vermutung nahe, daß es kein für das Klimakterium der Frau typisches spezifisches Syndrom gibt, sondern eher unspezifische psychovegetative Störungen, die auch im Klimakterium auftreten können.

Das Bild der klimakterischen Störungen ist bei den Frauen sehr unterschiedlich, Art und Intensität der Symptome wechseln häufig. Sie scheinen keineswegs ausschließlich und gesetzmäßig von endokrinen biochemischen Veränderungen abhängig zu sein, sondern eher von anderen Variablen. So kommen neueste sexualmedizinische Untersuchungen zu dem Ergebnis, daß sich Frauen in ihrem Gefühl der Vollwertigkeit um so mehr beeinträchtigt fühlen, je negativer die Erleb-

Psychovegetatives Syndrom	Klimakterische Störungen
Nervöse Symptome	
Nervosität	Nervosität
Reizbarkeit	Reizbarkeit
Migräne	Kopfschmerzen
Schlechtes Gedächtnis	Vergeßlichkeit
Depressionen	Depressionen
Schlafstörungen	Schlafstörungen
Schwitzen	Nachtschweiß
Allgemeine Symptome	
Ermüdung	Ermüdbarkeit
Obstipation	Obstipation
Gewichtsschwankungen	Gewichtszunahme
Kreislaufsymptome	
Hitzegefühl, Wallungen	Hitzewallungen
Herzklopfen	Herzklopfen
Schwindel	Schwindel
Symptome des Nasen-, Mund- und Rachenraums	Ohrensausen
Akrozyanose	Durchblutungsstörungen
Labiler Blutdruck	Blutdruckkrisen

Tab. 1
Symptomatik der psychovegetativen Dysregulation und des Klimakteriums (nach KAISER)

nisse und Erfahrungen bei Menarche, Periode oder Geburt waren.

Das sexuelle Erleben ist um so häufiger gestört, je unregelmäßiger die Periode war, und die Angst vor einer Persönlichkeitsveränderung durch die Wechseljahre ist um so größer, je geringer die Schulbildung ist. Das sexuelle Bedürfnis und die sexuelle Erlebnisfähigkeit sind um so weniger gestört, je intelligenter und geselliger die Frauen sind (14).

Neuere soziologische Untersuchungen ergaben, daß Frauen ohne Kinder im Hause vor der Menopause doppelt so häufig klimakterische Beschwerden hatten als Frauen mit Kindern im Hause. Die Menopause verlief in den sozial besser gestellten Schichten weniger kritisch als in den unteren sozialen Schichten (CYRAN).

Sind klimakterische Störungen mit Symptomen des psychovegetativen Syndroms nahezu identisch, so ist zu erwarten, daß klimakterische Störungen bei neurotischen Frauen häufiger als bei den weniger neurotischen Frauen sind. Diese Hypothese hätte eine Parallele in den interessanten Untersuchungen von PETERSEN (10), der bei neurotischen Frauen häufiger Nebenwirkungen bei der Anwendung oraler Kontrazeptiva fand.

Störungen im Klimakterium des Mannes

In der Literatur (1, 9, 12, 15) wurden Störungen in den Wechseljahren des Mannes beschrieben (Tab. 2) und der Begriff des »Climacterium virile« geprägt. Im wesentlichen decken sich die angegebenen Beschwerden mit den psychovegetativen Symptomen klimakterischer Frauen. Stärker werden beim Mann aber die nachlassende Leistungs- und Merkfähigkeit (der »Leistungsknick«) und Störungen des sexuellen Verlangens und der Potenz betont. Im Rahmen eines klinisch-psychologischen Forschungsprojektes der Deutschen Klinik für Diagnostik in Wiesbaden hat KIES an etwa 5000 Patienten die Frage untersucht, ob es spezifische Symptome oder Syndrome in den Wechseljahren des Mannes zwischen dem 45.–60. Lebensjahr gibt. Er kam zu der überraschenden Feststellung, daß dies *nicht* der Fall ist. Untersucht wurden die Symptome lt. Tab. 3. Die für das sog. »Climacterium virile« beschriebenen Störungen sind ubiquitäre psychovegetative Symptome, die sich relativ gleichmäßig über das 3.–8. Lebensdezennium verteilen und keine auffälligen Gipfel zeigen.

KIES (5) hat weiter in einer sehr aufwendigen Konfigurationsfrequenzanalyse mit Hilfe der elektronischen Datenverarbeitung herauszufinden versucht, ob es im Klimakterium des Mannes spezifische oder besonders häufige Symptomgruppierungen gibt. Dabei stellten sich lediglich die folgenden Symptomkombinationen etwas häufiger dar als in den anderen Altersgruppen:

1. Schwierigkeiten beim Geschlechtsverkehr + vermehrtes Schwitzen;
2. Schwierigkeiten beim Geschlechtsverkehr + Nervosität;
3. Obstipation + Schlafstörungen.

Faßt man das Ergebnis der Untersuchungen zusammen, so kann man sagen, daß es ein »Climacterium virile« im Sinne eines spezifischen klimakterischen Syndroms des Mannes nicht gibt.

Diese Ergebnisse machen auch verständlich, daß die bisherigen Hypothesen über die endokrinen Ursachen der klimakterischen Störungen des Mannes nicht verifiziert werden konnten.

In Analogie zum langsam sinkenden Östrogenspiegel der klimakterischen Frau kennen wir zwar den mit zunehmendem Alter einsetzenden Abfall der mittleren Gesamttestosteronwerte des klimakterischen Mannes mit einem relativ stärkeren Abfall des freien Testosterons. Dies ist jedoch nur bei einem Teil klimakterischer Männer der Fall. Eine nicht kleine Gruppe hat keinen veränderten Testosteronspiegel. Fällt er aber mit zunehmendem Alter ab, so steigt im allgemeinen – wie bei der alternden Frau der FSH-Spiegel – der ICSH-Spiegel des alternden Mannes an. Aber auch hier konnten bisher keine gesetzmäßigen Zusammenhänge zwischen spezifischen endokrinen Veränderungen und klimakterischen Störungen des Mannes nachgewiesen werden.

Da diese Feststellungen in ähnlicher Weise für die Frau gelten, liegt es nahe, nach anderen möglichen Ursachen klimakterischer Störungen zu forschen.

	%
Subjektive Nervosität	98–100
Nachlassen oder Verlust der Potentia coeundi	90
Depressionen und Konzentrationsschwäche	80–85
Verminderte Libido	75
Müdigkeit, Schlaflosigkeit	65–70
Reizbarkeit, Wallungen, Frösteln	60–70
Schwindelanfälle, Kopfschmerzen, Skotome	50–60
Tachykardie, Palpitationen	50–55
Pruritus	31
Kalte Extremitäten (Schweißausbrüche)	25–30
Psychosen und Persönlichkeitsveränderungen	5–15

Tab. 2
Symptome und deren Häufigkeit beim sog. »Climacterium virile« (nach KIES)

Tab. 3
Auf ihre Stichhaltigkeit geprüfte Symptome des sog. »Climacterium virile« (nach KIES)

1. Allgemeine Symptome

Obstipation
Schwierigkeiten beim Geschlechtsverkehr
Nachlassen der Gedächtnisfähigkeit
Schlafstörungen
Müdigkeit und Abgeschlagenheit

2. Neuro-zirkulatorische Beschwerden

Enge- und Beklemmungsgefühle
Vermehrtes Schwitzen

3. Nervös-psychische Beschwerden

Starke Stimmungsschwankungen
Erhöhte Sensibilität
Nervosität
Gefühl, unglücklich zu sein
Schwere Träume

Die Krise der Wechseljahre

Das Klimakterium (»climax« = Leiter) leitet bei der Frau den Wechsel von der Geschlechtsreife zum Senium ein und umfaßt die gesamte Zeit der Prä- und Postmenopause. Der Höhepunkt des Klimakteriums der Frau ist durch das Ende der Regelblutungen gekennzeichnet. Ein analoges biologisches Phänomen gibt es beim Manne nicht, sondern subjektiv eher eine veränderte Leistungsfähigkeit, was relativ unterschiedlich erlebt wird. Folgt man – wie dies in unserer Leistungsgesellschaft durchaus noch der Fall ist – dem sog. »Reduktionsmodell«, dann sieht man den Menschen im Klimakterium am oberen Ende einer aufsteigenden Linie auf der obersten Sprosse der Leiter, von der er jetzt – körperlich, geistig und seelisch – wieder herabsteigen muß und damit nach der 1. Halbzeit in die 2. der »Involution« gerät. Die psychologische Forschung (7, 13) hat uns jedoch gelehrt, daß die Veränderungen des alternden Menschen komplexerer Natur sind. Kurz: Aus dem »Involutions«- wurde das »Evolutions«-Modell.

Warum beschäftigen wir uns aber immer wieder mit dem Klimakterium des Menschen und seinen Störungen?

Einmal hat dies vielleicht seinen Grund im entsprechenden Alter und Interesse der Untersucher, zum anderen in der ungestillten ewigen Sehnsucht des Menschen nach Unsterblichkeit und Versuchen, das Alter zu überlisten. Wesentlicher scheint jedoch das Wissen der Menschen zu sein, daß die Wechseljahre mit einer existentiellen Krise verbunden sind, in der der alternde Mensch außerordentlichen physischen, beruflich-sozialen und psychischen Belastungen und Bedrohungen ausgesetzt ist.

Die Bedrohung der physischen Existenz im Klimakterium

Die im Klimakterium abnehmende Lebenserwartung spiegelt sich nicht nur in zunehmenden Todesfällen wider, sondern auch in der öffentlichen Aufklärung über Risikofaktoren (z. B. die in diesem Alter erhöhte Gefahr von Herzinfarkt, Diabetes und Krebskrankheiten) und in den ständig weiterentwickelten und empfohlenen Vorsorgeuntersuchungen. Diese informieren den Menschen nicht nur über seine Überlebenschancen, sondern konfrontieren ihn auch immer wieder mit der Gefahr seines Todes. Das Altern ist ein Prospekt des Sterbens, der Angst auslöst, was zu verstärkten Abwehrmechanismen bis zur Verleugnung des Sterbens und eigenen Todes führen kann. Das Sterben ist noch oft mit einem Tabu verbunden, das in Art und Intensität dem Sexualtabu vergangener Jahrhunderte kaum nachsteht. Der Tod findet heute selten im Beisein der Familienangehörigen zu Hause statt, sondern oft in der Einsamkeit eines Klinikzimmers. Der einsame Tod des isolierten Menschen ist für diesen ein Grund, ihn zu fürchten.

Hier ergeben sich für Architekten, Stadtplaner und Soziologen wichtige milieutherapeutische Ansatzpunkte: Es sollte nicht nur an den Bau von Altenwohnheimen gedacht werden, sondern auch an steuerbegünstigte Mietwohnungen mit separater Einliegerwohnung für alte Menschen, die durch Haustelefon mit der Wohnung der Kinder zur Sicherung der Pflege verbunden sind.

In den Wechseljahren setzen körperliche Veränderungen und Störungen ein, die von manchen Menschen als Vorboten des Todes empfunden und zu Angstsignalen werden. Die Sehkraft der Augen läßt nach. Es entwickeln sich Myome und Hämorrhoiden, Krampfadern, Falten und graue Haare, die Zähne werden weniger.

Der Beginn der Wechseljahre ist oft mit einer existentiellen Krise verbunden, die Todesangst weckt. Es ist eine Zeit psychischer Schwerarbeit für den alternden Menschen, in der er sich mit der oft schmerzenden Gewißheit seines nahenden Todes vertraut machen muß. Die Angst kann so groß werden, daß sie verdrängt oder auf andere Weise abgewehrt werden muß. Wir können die Todesangst dann nur in ihren Verkleidungen erkennen: überbetont jugendliche Kleidung, Wünsche nach verjüngenden Operationen, schnelle Sportwagen, Hochleistungssport, Scheidungen und Heirat eines sehr viel jüngeren Partners, forcierte Investitionen in Wachstumsprojekte und forcierte sexuelle Aktivitäten. Im Konflikt zwischen Annahme und Ablehnung des Sterbens können gestaute Affektspannungen auftreten, die sich schließlich in psychosomatischen Störungen äußern.

Die Bedrohung der beruflich-sozialen Existenz

Es sei daran erinnert, wie groß die Not der Menschen oft dann ist, wenn sie sich in ihrem 5. Lebensdezennium um eine Arbeitsstelle bemühen, wenn sie ihren alten Arbeitsplatz verloren haben oder wenn Frauen nach vielen Jahren mütterlicher Aufgaben und hausfraulicher Tätigkeit eine neue berufliche Aufgabe suchen, oft ohne berufliche Vorbildung oder Erfahrung. Die geringe Nachfrage nach Arbeitskräften zwingt sie oft in belastende, überfordernde und unbefriedigende Beschäftigungen auf Arbeitsplätzen, an denen sie in hilfloser Abhängigkeit schwere Kränkungen ihres Selbstwertgefühls hinnehmen müssen, ohne sich wehren oder abreagieren zu können. Die Angst, vor den konkurrierenden Rivalinnen und den eigenen Ansprüchen und Erwartungen nicht bestehen zu können, kann über diese »Kränkungen« krank machen.

Die Belastungen des psychischen Apparates

Um therapeutische Ansatzpunkte bei psychosomatischen Störungen im Klimakterium gewinnen zu können, ist es erforderlich, sich an die Voraussetzungen für die Entstehung psychosomatischer Störungen zu erinnern. Sie sind in Abb. 1 schematisch dargestellt.

Eine Grundbedingung für die Entwicklung psychosomatischer Störungen ist die prämorbide »chronische« Neurose, die ihre Wurzeln in traumatischen Erlebnissen und pathogenen Konflikten in den primären Objektbeziehungen der frühen Kindheit, im allgemeinen also der Eltern, hat. Diese werden im Klimakterium reaktualisiert und sind mit unbewußten Phantasien verbunden. Eine zweite Grundbedingung ist die Stimmung der Hilf- und Hoffnungslosigkeit, in der ein Trauma oder eine narzißtische Kränkung erlebt wird.

ENGEL u. MORGAN (2) wiesen auf die Bedeutung der Stimmung der Hilf- und Hoffnungslosigkeit in Verbindung mit einem Objektverlust für die Auslösung organischer, psychischer und psychosomatischer Krankheiten hin. *Treffen die 3 Grundbedingungen chronische Neurose, Stimmung der Hilf- und Hoffnungslosigkeit und das Trauma des Objektverlustes im Ich des Menschen zusammen, so beobachtet man häufig eine »Resomatisierung der Affekte«* (SCHUR) *und damit Entwicklung psychosomatischer Störungen* (Abb. 1).

In den Wechseljahren treten deswegen besonders oft existentielle Krisen und psychosomatische oder psychoneurotische Symptome auf, weil sie eine Zeit im menschlichen Leben sind, in der der Mensch am stärksten und schmerzlichsten von realen, drohenden, symbolischen oder phantasierten Objektverlusten getroffen wird: Die Eltern sterben, die Kinder verlassen das Haus, die körperliche Unversehrtheit geht verloren, von unerfüllten Wünschen oder unerreichten Idealen muß Abschied genommen werden, es keimt der Gedanke an den Verlust des eigenen Lebens. Um die Belastungen des »psychischen Apparates« (FREUD) im Klimakterium einordnen zu können, ist eine Vorstellung und Darstellung der psychischen Instanzen und Struktur des psychischen Apparates notwendig (Abb. 2).

Eine relativ störungsfreie Bewältigung der Krise der Wechseljahre wird den

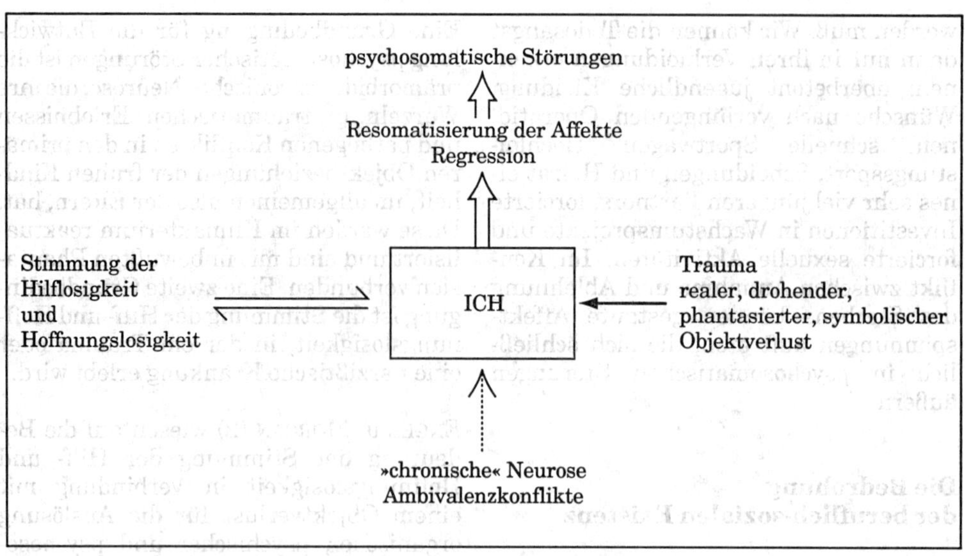

Abb. 1
Entstehungsbedingungen
einer psychosomatischen Störung

Abb. 2
»Psychischer Apparat« (nach FREUD)
des Menschen

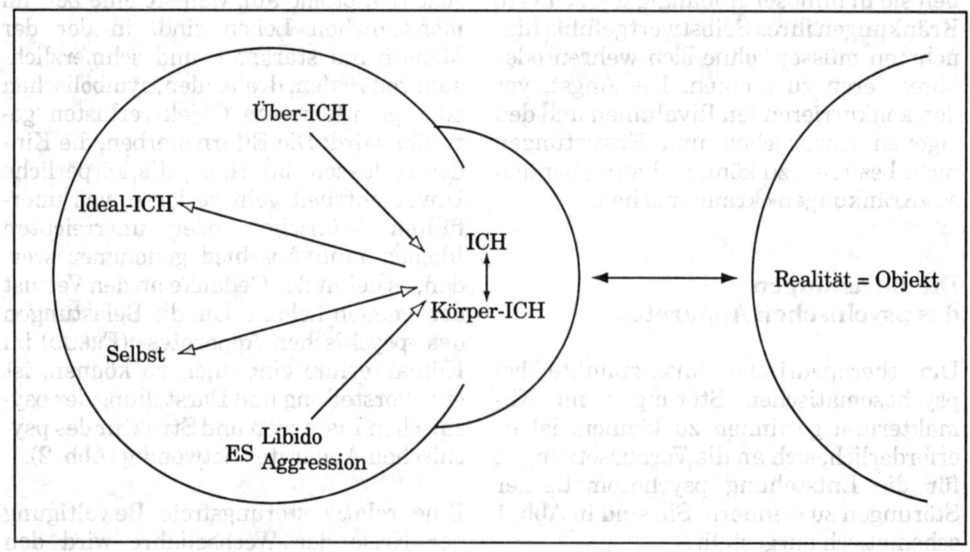

Menschen möglich sein, deren Ich die Triebbedürfnisse des Es – die zärtlichen sexuellen Regungen der Libido und die aggressiven Impulse – in der Realität an Objekten befriedigen kann und dabei den Anforderungen des Gewissens (Über-Ich) und des Ich-Ideals (verinnerlichte Idealbilder) genügt. Das Selbst ist der Spiegel des Selbstbildes des Menschen und ein unbestechliches Bilanzregister der guten und bösen Taten und Regungen des Menschen. Werden libidinöse oder aggressive Impulse wegen heftiger Schuldgefühle vom Ich gegen das Körper-Ich abgewehrt, kommt es zur »Konversion« oder »Somatisierung«, also zur Umwandlung seelischer Affektspannungen in körperliche Störungen. Werden aggressive Regungen, die unbewußt eigentlich einem Menschen gelten, gegen das Selbst abgewehrt, entstehen depressive Symptome, die im Klimakterium häufig sind.

Internalisierung und Trauerarbeit

Auf reale, drohende, symbolische oder phantasierte Objektverluste, die eine narzißtische »Kränkung« im wahrsten Sinne des Wortes bedeuten, reagiert der Mensch im Klimakterium mit Trauerarbeit: Er verinnerlicht das verlorene Objekt. Die Art und Intensität der prämorbiden Neurose bestimmt nun die Art und Intensität der Internalisierung. Wurde der Mensch in einer sehr frühen Phase seiner psychischen Entwicklung, nämlich der oralen, schwer traumatisiert und traten in dieser Zeit starke Fixierungen ein, so kann er die früheste Form der Internalisierung, die Inkorporation erleben, durch die der Mensch das ambivalent erlebte Objekt zu verschlingen und gleichzeitig zu zerstören versucht. Die Abwehr solcher Verschlingungswünsche zeigt sich in schweren Appetitstörungen bis zur Melancholie, der endogenen Depression. Die Suizidgefahr ist dann besonders groß, wenn die aus der Aufhebung der Objektbesetzung freiwerdenden Haßimpulse sich gegen das Selbst richten und den Menschen zu vernichten drohen.

Eine weitergehende Regression auf einen primär-narzißtischen Zustand ersehnter Ruhe und Sicherheit kann die Todessehnsucht verstärken, wenn mit dem eigenen Tod eine libidinöse Wiedervereinigung mit dem verlorenen Objekt phantasiert wird.

Andere, reifere Formen der Trauerarbeit sind die Introjektion und die Identifikation. Wir alle kennen den Wunsch der Menschen, die beim Abschied der Kinder aus dem Elternhaus oder dem Tod der Eltern Bilder der Verlorenen aufstellen, einmal um den Objektverlust symbolisch aufzuheben, zum anderen als Versuch, durch die Verinnerlichung des Bildes die Trennung vom Objekt zu ermöglichen.

Kritisch wird die Trauerarbeit in den Wechseljahren um so mehr, je stärker die Ambivalenzkonflikte in der Beziehung zum verlorenen Objekt waren. Die aus diesen Ambivalenzkonflikten stammenden Haßimpulse und damit auch Schuldgefühle können oft durch den plötzlichen Tod von Angehörigen nicht mehr angemessen verarbeitet werden, so daß sich ein heftiges unbewußtes Strafbedürfnis entwickelt, das den Menschen für den Rest seines Lebens quälen muß.

Zur Diagnose dieser unbewußten Schuldgefühle, die das unbewußte Strafbedürfnis oft nur durch Symptombildungen befriedigen können, hat es sich oft bewährt, dem Patienten die folgende Frage zu stellen: »Wenn Sie mit Ihrer Mutter (bzw. Vater, Bruder, Schwester usw.) noch einmal kurz sprechen könnten, was würden Sie gern fragen oder sagen?« Es ist erstaunlich, wie oft in diesem Augenblick der Patient zu weinen beginnt und von seinen Schuld- und Haßgefühlen sprechen kann, was ihn außerordentlich erleichtert, da er sich unbewußt durch den Untersucher als stellvertretendes Elternteil erkannt, verstanden und entlastet fühlt. Diese Entlastung ist psychodynamisch wichtig, da der Mensch seine Schuldgefühle an toten Menschen kaum wiedergutmachen kann, so daß er aus triebökonomischen Gründen auf die Selbstbestrafung in der Symptombildung oder im Suizid angewiesen ist.

Die Krise des klimakterischen Menschen ist eine narzißtische Krise

In den Wechseljahren hat es sich im wesentlichen entschieden, ob der Mensch dem Entwurf seines Ideal-Ich und idealen Selbst nahe gekommen ist. Einer im Klimakterium immer noch unverheirateten und einsamen Frau wird es durch den Ausfall der Regelblutungen zur schmerzlichen Gewißheit, daß ihre Hoffnung auf Mutterschaft sterben muß und sich ihre weiblichen Sehnsüchte vielleicht nie erfüllen lassen.

Die »narzißtische Wut« (6) über das Nichterreichen seines Ideals wird den Menschen sehr depressiv machen. Er wird reizbar und aggressiv, da er diese Wut durch Externalisierung und Projektion verringern muß. Die verinnerlichte frühkindliche Erfahrung, nur als »schönes und braves Kind« geliebt zu werden, kann im Klimakterium zu phobischen bis panischen Ängsten führen. Ein Mann, der in der Kindheit von den Eltern durch die ständige Erwartung von Höchstleistungen überfordert wurde, kann in einen schweren depressiven Erschöpfungszustand geraten, wenn ihm eine Beförderung verweigert wird, er seinen Arbeitsplatz durch Kündigung oder seinen Betrieb durch Konkurs verliert.

Die Theorie des Narzißmus (die libidinöse Besetzung des Selbst) hat in den letzten Jahren zunehmend an Bedeutung gewonnen, vor allem in der Anwendung therapeutischer Techniken. Art und Ausmaß der Integration libidinöser und aggressiver Triebbesetzungen der Objekt- und Selbstrepräsentanzen haben einen entscheidenden Einfluß darauf, ob ein Mensch später vorwiegend gesund oder krank reagieren wird. Für das Verständnis der pathodynamischen Entwicklung klimakterischer Störungen hat es sich sehr bewährt, herauszufinden, ob die narzißtisch-libidinösen Bedürfnisse in den ersten Lebensjahren in einer konstanten Objektbeziehung befriedigt wurden, also ob die Patienten als kleine Kinder zärtlich geliebt, für ihre Leistungen gelobt und von der Mutter bewundert wurden, ob sich vor allem die Mutter in die libidinösen und aggressiven Bedürfnisse des Kindes einfühlen konnte. Zu den narzißtischen Bedürfnissen des Kleinkindes gehört ferner das Gefühl der Sicherheit in einer konstanten Objektbeziehung als Voraussetzung zur Bildung des »Urvertrauens«.

Diese Erfahrungen sind für das narzißtische Gleichgewicht des Menschen im Klimakterium so wichtig, weil er durch Altern und Alter wieder zunehmend abhängig wird von der Fürsorge anderer Menschen, was alte Muster früher Objekterfahrungen in einem Zustand hilfloser Abhängigkeit wiederbeleben kann. Das über Jahre mühsam aufrechterhaltene Gleichgewicht einer infantilen symbiotischen Partnerbeziehung wird durch die im Klimakterium auftretenden Alternserscheinungen bedroht, da ein Partner den baldigen möglichen Verlust des anderen Partners, von dem er existentiell abhängig ist, in der Phantasie befürchtet und larvierte suizidale Impulse entwickelt, um dem befürchteten Objektverlust des Partners zuvorzukommen.

Die durch den Abschied von den Kindern wieder verstärkten Objektbesetzungen der Ehepartner verursachen oft wiederauflebende Ambivalenzkonflikte und alte Abhängigkeiten mit entsprechenden narzißtischen Protesten gegen den Partner. Oft bedeutet dies für beide Ehepartner eine schwere Belastung.

Eigene Beobachtung

Die Störung des narzißtischen Gleichgewichtes in einer klimakterischen Krise verdeutlicht folgende eigene Beobachtung:

Vor wenigen Tagen erschien eine 49j. Pat. in unserer Klinik und gab an, unter einer »allergischen« Scheidenentzündung zu leiden. Im psychoanalytischen Erstinterview berichtete sie, seit 23 J. mit einem Ingenieur verheiratet zu sein. Sie liebe ihn einerseits herzlich, andererseits sei er Reserveoffizier und dulde keinen Widerspruch. Sie hatte sich zu Beginn der Ehe Kinder sehr gewünscht, die ihr Mann jedoch unter keinen Umständen wollte. Sie versuchte, seinen Wunsch zu respektieren, was ihr sicher sehr schwer fiel. Noch schwieriger wurde ihre psychische Situation, als ihr Mann kurz nach der Heirat eine Hodenentzündung bekam, die 1 J. nach der Hochzeit zum völligen Erlöschen der ehelichen sexuellen Beziehung bis zum heutigen Tage führte. Sie tröstete sich über ihren unerfüllten Kinderwunsch mit einem Kompromiß: Sie wurde Kindergärtnerin und nahm ein Kleinkind in Pflege, das sie schweren Herzens vor 6 J. wieder an die Eltern zurückgeben mußte.

Warum kam es nun vor etwa 2¼ J. bei der damals 46j. Pat. zur Symptombildung? Sie hatte sich kurz vor Beginn der Symptomatik entschlossen, den Frauenarzt aufzusuchen, um das Problem der praktisch nicht vollzogenen Ehe zu besprechen und um Hilfe zu bitten. Der Frauenarzt schlug ein gemeinsames Gespräch mit dem Ehemann vor, dieser lehnte jedoch ab. Hinzu kam, daß ihr Mann zu dieser Zeit anläßlich eines Festes in die Nähe einer unglücklich verheirateten Frau geriet und der Pat. von Nachbarn geraten wurde, auf ihren Mann aufzupassen. Jetzt entwickelten sich bei der Pat. eine schmerzhafte Scheidenentzündung sowie Ängste auf Höhen und im tieferen Wasser, also eine Phobie. Sie erlebte Serienträume mit schmutzigem Wasser, in denen sie ihre Mutter schlug.

Zur Pathodynamik der im Klimakterium aufgetretenen »Allergie« im Genitale wäre die folgende Rekonstruktion denkbar: Sie wiederholt unbewußt an ihrem Ehemann eine unerträglich frustrierende Beziehung zur Mutter und zum Vater. Von ihrer Mutter wurde sie in ihrer Erinnerung – die durch eine ödipale Rivalitätsbeziehung verzerrt sein kann – nie zärtlich geliebt oder gelobt. Sie mußte sich dem mütterlichen Willen ebenso unterwerfen wie dem des autoritären Vaters und des Ehemannes. Wenn sie sich beim schwerhörigen Vater Gehör verschaffen wollte und einen Wunsch äußerte, schaltete er sein Hörgerät ab. Ihr Mann macht es ganz ähnlich: Wird er auf ein für ihn peinliches Thema angesprochen (wobei er sicher durch ihre Vorwurfshaltung gekränkt wird), so bricht er das Gespräch ab, indem er sich umdreht und sagt: »Thema gelaufen!« Das Gespräch ist damit beendet. Gleichartig reagierte er auf den Vorschlag des Frauenarztes.

Durch die verweigerte Befriedigung ihrer libidinösen Bedürfnisse haben sich starke Haßgefühle gegen die Mutter und den Vater und in der Übertragung vor allem gegen den Ehemann entwickelt, an dem sie sich rächen muß für die schweren narzißtischen Kränkungen durch die Eltern und ihn. Sie wurde tatsächlich aus Haßgefühl »allergisch« gegen ihren Ehemann, da sie ihm ihre befriedigende Rolle als Frau und Mutter geopfert hatte und bei Symptombeginn nun auch noch befürchten mußte, daß ihr Opfer durch den Verlust ihres Mannes sinnlos werden könnte. Diese schweren narzißtischen Kränkungen überschwemmten sie mit Haßgefühlen, die zum Pruritus vulvae und zur Phobie führten, da auf dem Hintergrund eines primären Traumas in einer Stimmung der Hilf- und Hoffnungslosigkeit mit drohendem Objektverlust narzißtische Kränkungen reaktualisiert wurden: Sie hat sich jetzt von ihrem Mann wie früher von ihren Eltern psychisch im Stich gelassen gefühlt, was zu einer Regression mit einer Resomatisierung der Affekte in der Symptombildung führte.

Psychotherapeutische Ansatzpunkte in der Behandlung psychosomatischer Störungen im Klimakterium

Will man sich psychotherapeutisch um Patienten mit klimakterischen Störungen bemühen, so setzt es zunächst voraus, daß man das Vorurteil aufgibt, man könne Menschen über 45 Jahren kaum noch psychotherapeutisch behandeln. Immer wieder ist eindrucksvoll, wie sehr Patienten in klimakterischen Krisen unter starkem Leidensdruck stehen und wünschen, in einem psychotherapeutischen Gespräch mit ihren Konflikten, Kränkungen, unerfüllten Hoffnungen und Wünschen sowie ihren Haß- und Schuldgefühlen und Ängsten fertigzuwerden. Sie ringen sehr um ihr seelisches Gleichgewicht, das sie im Klimakterium angesichts der vielen realen und drohenden Objektverluste nötiger denn je suchen und brauchen, da sie sich auf ein mögliches Alleinsein und ihren eigenen Tod einrichten müssen.

Eine psychotherapeutische Zusammenarbeit zwischen Arzt und Patient beginnt mit dem gemeinsamen Versuch um Verständnis und Erhellung der pathogenen unbewußten Phantasien, die mit der klimakterischen Symptomatik verbunden sind, in Verbindung mit infantil-traumatischen Erfahrungen, Erlebnissen und Konflikten an den primären Objekten (zumeist den Eltern) in den ersten 6 Lebensjahren. Dabei wird man sich an dem Widerstand des Patienten, den er dieser Aufdeckung seelischer Wunden entgegenstellt, orientieren müssen. Bei zu großer narzißtischer Kränkbarkeit des Patienten wird man in der Deutung unbewußter Ursachen sehr zurückhaltend sein müssen, um eine schwere depressive Krise mit suizidalen Tendenzen zu vermeiden. Diese Gefahr wird allerdings gering sein, wenn der Arzt eine »Ich-psychologische Grundeinstellung« hat, also die aus der täglichen analytischen Erfahrung gewonnene Überzeugung, daß hinter jeder psychosomatischen (neurotischen) Störung der ständige und oft verzweifelte Versuch eines Menschen steht, die unbewußte und unbewältigte infantil-traumatische Szene immer wieder (»Wiederholungszwang«) auf neue Objekte (also auch auf den Therapeuten) zu übertragen, um das primäre infantile psychische Trauma bewältigen und sich an die Realität anpassen zu können.

Zur Therapie gehört das Verständnis der Krise der Hoffnungen des Menschen und die Kenntnis der Struktur und Funktionen seines psychischen Apparates in der Beziehung zur Realität, den für ihn wichtigen Menschen und Objekten. Das Klimakterium ist für den Menschen die Zeitmarke auf der Leiter (»climax«) seiner Entwicklung, die ihm Gewißheit über die Erfüllung seiner Hoffnungen und Wünsche gibt. Sind seine libidinösen sexuellen Wünsche in Erfüllung gegangen? Kann er seine aggressiven Impulse relativ angstfrei und neutralisiert alloplastisch einsetzen, um sich durchsetzen, verteidigen und die Realität = Umwelt kreativ verändern zu können? Ist er seinen Idealen nahegekommen? Sind seine Schuldgefühle (»Über-Ich«) in der Beziehung zu seinen Eltern und Kindern angemessen verarbeitet? Kann sein »Selbst« mit dem bisher Erreichten zufrieden sein? Wir können einem Menschen mit Störungen im Klimakterium dadurch helfen, daß wir mit ihm seine enttäuschten Wünsche nach Liebe und die damit verbundenen aggressiven unbewußten Regungen herausarbeiten, deren unbewußte Abwehr zu psychosomatischen Symptomen im »Körper-Ich« führt. Die Bewältigung eines psychischen Traumas ist nur über ein assoziatives Abreagieren möglich – also im ärztlichen Gespräch.

Seit Jahren wird eine symptomatische Behandlung der psychovegetativen Beschwerden im Klimakterium mit Hormonpräparaten empfohlen. Häufig haben sich Hormongaben bewährt. Da die Theorie der Substitutionstherapie nicht aufrechterhalten werden kann, ist wegen möglicher schädlicher Nebenwirkungen bei der Verordnung von Hormonen äußerste Zurückhaltung geboten. Da eine Plazebobehandlung nach eigenen, noch unveröffentlichten Untersuchungen zu ähnlichen Resultaten führt, ist bei psychotherapeutisch unzugänglichen Patienten eher ein Tagestranquilizer zu empfehlen.

Zusammenfassung

Man kann sagen, daß es eine klare und typische Ätiologie, Pathogenese und Symptomatologie klimakterischer Störungen nicht gibt, da es sich um variable depressive und phobische sowie psychosomatische Symptombildungen und -gruppierungen handelt. Diese können in einer existentiellen Krise des alternden Menschen in einer Stimmung der Hilf- und Hoffnungslosigkeit durch reale, drohende, symbolische oder phantasierte Objektverluste auf dem Hintergrund narzißtischer Kränkungen in den primären Objektbeziehungen ausgelöst werden. Die therapeutischen Ansatzpunkte ergeben sich aus der Wahrnehmung der spezifischen Ängste, Konflikte und Belastungen des alternden Menschen und der Rekonstruktion pathodynamischer Prozesse in seinem psychischen Apparat, die bei jedem Menschen wieder neu und anders sind.

Literatur

1. BORELLI, S. u. Mitarb.: Fertilitätsstörungen beim Manne. In: SCHUERMANN, H. u. R. DOEPFMER (Hrsg.): Handb. der Haut- und Geschlechtskrankheiten, Bd Vl, Teil 3. Springer, Berlin 1960.

2. ENGEL, G. L.: Psychisches Verhalten in Gesundheit und Krankheit. Huber, Bern-Stuttgart-Wien 1970.

3. FREUD, S.: Gesammelte Werke. Bd. XIII, S. 252. Bd. XVII, 67 ff. Imago Publ. Ltd., London 1940/Fischer, Frankfurt 1963.

4. KAISER, E.: Therapeutische Aspekte des weiblichen Klimakteriums. Med. Welt **25,** (N. F.) 220–222 (1974).

5. KIES, N.: Die klimakterische Symptomatologie aus klinisch-psychologischer Sicht. Med. Welt **25,** (N. F.) 228–230 (1974).

6. KOHUT, H.: Die Zukunft der Psychoanalyse. Suhrkamp, Frankfurt 1975.

7. LEHR, U.: Psychologie des Alterns. Quelle & Meyer, Heidelberg 1972.

8. MAASS, G.: Psychosomatische Aspekte des Klimakteriums. Med. Welt **25,** (N. F.) 225–227 (1974).

9. NIKOLOWSKI, W.: Therapeutische Möglichkeiten im sogenannten Klimakterium virile. Ärztl. Prax. **1969,** 1029, 1045.

10. PETERSEN, P.: Psychiatrische und psychologische Aspekte der Familienplanung bei oraler Kontrazeption. Thieme, Stuttgart 1969.

11. SCHUR, M.: Metapsychologie der Somatisierung. In: BREDE, K. (Hrsg.): Einführung in die Psychosomatische Medizin. Athenäum/Fischer, Frankfurt 1974.

12. STÄHLER, W.: Das männliche Klimakterium. Medizinische **1953,** 1099.

13. THOMAE, H. u. U. LEHR: Altern. Akad. Verlagsgesellschaft, Frankfurt 1972.

14. WENDERLEIN, J. M.: Sexualmedizinische Aspekte der Wechseljahre der Frau. Geburts. Frauenheilk. **35,** 289–294 (1975).

15. WERNER, A. A.: The male climacteric. J. amer. med. Ass. **112,** 1441 (1939).

Weiterführende Literatur

16. KAISER, E. u. Mitarb.: The measurement of the psychotropic effects of an androgen in aging males with psychovegetative symptomatology: a controlled double blind study mesterolone versus placebo. Prog. Neuro-Psychopharmacol. **2,** 505–515 (1978).

17. MAASS, G.: Wechseljahre – eine psychosoziale Krise. Medica **1,** 905–912 (1980).

Erschienen in:
internist. prax. **20,** 317–326 (1980)
tägl. prax. **21,** 319–328 (1980)
gynäkol. prax. **4,** 509–518 (1980)

Psychosen im Klimakterium

S. MENTZOS, Frankfurt am Main

Einleitung

Der heute noch gelegentlich auftauchende Begriff der klimakterischen Psychose kann irreführend sein, sofern dem Adjektivum »klimakterisch« (also die Menopause betreffend) eine ätiologische Bedeutung beigemessen wird, als riefen die mit dem Klimakterium einhergehenden hormonellen Veränderungen die Psychose hervor. Der Terminus wird heute in der Psychiatrie nicht mehr benutzt, denn ein solcher ätiologischer Zusammenhang ist mehr als zweifelhaft, zumindest was die maßgebenden Ursachen betrifft. Dieselben terminologischen Bemerkungen gelten auch für die Bezeichnung Involutionspsychose, ein häufig auch als Synonym für klimakterische Psychose benutzter Terminus. Er wird heute ebenfalls nicht mehr benutzt. Er hatte den Vorteil, daß wir mit seiner Hilfe das – von vielen allerdings bestrittene – Climacterium virile miteinbeziehen konnten. Er trug auch der Tatsache Rechnung, daß die meisten sog. klimakterischen Psychosen oft 3–7 Jahre nach der eigentlichen Menopause klinisch manifest werden. Auch hier gilt dieselbe terminologische Präzisierung: Das Wort Involution (oder das Adjektivum involutiv) meint nicht einen notwendigerweise bestehenden ursächlichen Zusammenhang mit den körperlichen Veränderungen des Rückbildungsalters, sondern einfach, daß es sich um eine Psychose handelt, die im Involutionsalter (40.–60. Lebensjahr) auftritt.

Das deskriptive klinische Bild

Ziemlich übereinstimmend beschreiben viele Autoren 3 Typen der Psychosen im Klimakterium bzw. in der Involution:

1. Die d e p r e s s i v e F o r m weist neben der obligatorischen Depressivität eine besondere und charakteristische zusätzliche Symptomatik auf: ängstliche Agitiertheit, eine Tendenz zum Jammern (die sog. »Jammerdepressionen« der älteren Literatur waren meistens involutive Depressionen), die hypochondrische Beschäftigung mit den eigenen Körperfunktionen, das unaufhörliche, monotone, bedauernde Klagen über das Unglück, über die eigene Wertlosigkeit und Schuldhaftigkeit, schließlich die ungewöhnlich starke Suizidalität und der Nihilismus.

2. Die p a r a n o i d e F o r m mit deutlichem Mißtrauen, Feindseligkeit, Verfolgungs- und Beziehungsideen.

3. Eine g e m i s c h t e F o r m mit Depressivität, ausgeprägter Agitiertheit und gleichzeitig deutlicher paranoider Symptomatik.

Schlafstörungen, Appetit- und Gewichtsabnahme finden sich bei allen 3 Formen. Wichtig für den behandelnden Arzt ist, daß dem eigentlichen Ausbruch der akuten Psychose fast regelmäßig eine etwas längere, Wochen oder Monate dauernde prodromale Periode vorausgeht, bis – meistens auf einen äußeren Anlaß hin – die psychotische Symptomatik in vollem Ausmaß ausbricht. Die Prodrome bestehen in Ängstlichkeit, Schlafstörungen, Gefühlen innerer Spannung, leichter Ermüdbarkeit, Verlust von libidinösen Wünschen und Appetit. Hinzu kommen hypochondrisch gefärbte Befürchtungen über die eigene Gesundheit, über den Stuhlgang und über die oft auftretenden Spannungskopfschmerzen. Die Patientinnen erwecken den Eindruck, daß sie fast noch die Hoffnung haben, sie könnten irgendwie doch physisch krank sein und kommen auch mit der Erwartung einer solchen Diagnose zum Arzt.

Psychosen im Klimakterium bzw. in der Involution sind nicht selten schwere Erkrankungen, die oft zunächst einer klinischen Behandlung bedürfen. Sie neigen zur Chronifizierung und zu Rezidiven.

Ätiologie

Im deutschsprachigen Raum überwog immer schon die Ansicht, daß es keine selbständige, auf das Involutionsalter beschränkte »Involutionspsychose« gebe, sondern lediglich eine erste Manifestation von endogenen (schizophrenen und manisch-depressiven) Psychosen im Klimakterium (8). Dagegen war die Mehrheit der angelsächsischen Psychiater in den 60er Jahren noch der Meinung (1), daß es sich um eine unabhängige psychopathologische Entität handele. Die Situation hat sich heute, nach dem Siegeszug der DSM III R- und ICD 10-Klassifikationen, die jede ätiologische Voramnahme vermeiden, völlig geändert. Die Termini involutive geschweige klimakterische Depression tauchen überhaupt nicht auf.

Diese Kontroverse verliert m. E. ohnehin an Bedeutung, je mehr man die sog. endogenen Psychosen von ihrer Psychodynamik her und unabhängig von der noch offenen Frage der Ätiologie (ob und inwieweit man sie als somatogen und/oder psychogen) begreift und definiert (5). Klinisch betrachtet sind Psychosen vom sog. »endogenen Typus« in ihrer Psychodynamik ähnlich, unabhängig davon, ob sie in der Pubertät, im Erwachsenenalter oder in der Involution auftreten.

Die pathologischen Erlebnisse und Verhaltensweisen, die Symptome, die wir dabei erfassen, stellen Reaktionen des psychophysischen Organismus dar. Sie sind (archaisch primitive) Abwehrvorgänge sowie Reparationsmechanismen als Antwort auf eine zentrale Störung des Selbstsystems (körperlich und/oder psychisch bedingt): Selbstwertgefühl – Erniedrigung, vitale Entleerung oder – noch tiefer – Fragmentierungstendenz,Verwischung der Differenzierung zwischen Selbst und Nichtselbst.

Die hohe Konkordanz bei eineiigen Zwillingen, die Ergebnisse der Adoptivkinder-Untersuchungen sowie die Auslösung der Psychose durch körperliche Vorgänge lassen keinen Zweifel an der Bedeutung des erbbiologischen bzw. somatisch-biologischen Faktors – im Sinne der Disposition – bei der Entstehung sog. endogener Psychosen. Dennoch ist die Gleichgewichtigkeit der psychosozialen Konstellation nachgewiesen (13). Peristatische Faktoren sind nicht nur, wie man früher glaubte, für die Ausgestaltung und die Inhaltgebung im psychotischen Prozeß bedeutsam; man beginnt heute zu glauben, daß die biologische Disposition relativ unspezifisch ist und erst eine entsprechend geartete Umgebung und eine in der frühen Kindheit spezifisch gestörte Entwicklung des Selbst über das spätere Auftreten der Psychosen entscheidet. So betrachtet, gewinnt nun der zeitliche Zusammenhang zwischen Lebenskrisen bzw. mit Lebenskrisen häufig einhergehenden Lebensphasen und dem Ausbruch der Psychose erheblich an Bedeutung. Die für solche Lebenskrisen und -phasen spezifischen Probleme, Aufgaben, Konflikte werden somit zu inneren und äußeren Anlässen, zu ätiologischen Teilkomponenten der Psychose.

Die Anhäufung psychotischer Störungen am Ende der Pubertät, nach Beendigung einer Schwangerschaft und insbesondere im Klimakterium legt zunächst den Verdacht nahe, daß hierbei die hormonelle Veränderung von ätiologischer Bedeutung sein müßte. Dennoch haben schon mehrere Jahrzehnte zurückliegende Arbeiten diese Hypothese nicht bestätigen können. Dem ersten Enthusiasmus in bezug auf positive Resultate mit Östrogenbehandlung bei Involutionsdepressionen in den 20er und 30er Jahren folgte eine Reihe desillusionierender Berichte (9). Die Behandlung mit männlichen oder weiblichen Sexualhormonen wirkte günstig nur auf die Wallungen und nur bei mit ihnen im engen Zusammenhang stehenden Stimmungsstörungen, jedoch nicht auf Psychosen.

An dieser Stelle erscheint ein Vergleich mit den Wochenbettpsychosen nützlich. Die Untersuchungen bei solchen Psychosen ergaben keinen Unterschied des Hormonstatus bei Wöchnerinnen mit Wochenbettpsychosen und solchen ohne Psychosen. Sowohl hier als auch bei den Psychosen in der Spätpubertät und Adoleszenz und insbesondere auch bei den klimakterischen und Involutionspsychosen häuften sich dagegen die Hinweise für die maßgebende Bedeutung der psychologischen bzw. psychosozialen Faktoren.

So fand man, daß das einschneidende Erlebnis der Geburt, das die Identitäts- und die Mutter-Kind-Problematik mobilisiert, zu einer regelrechten Reifungskrise der Gebärenden führt, die mit der Pubertätskrise vergleichbar ist. Die Frau wird – insbesondere bei der ersten Geburt – vor eine große Anpassungsaufgabe gestellt, die bei einer Ich-Struktur-Schwäche und/oder auch bei Fehlen eines günstigen, tragenden und Ich-stützenden Milieus zum Ausbrechen einer Psychose beiträgt.

Der zeitliche Zusammenhang, unabhängig von der Frage, ob hormonelle Veränderungen oder psychosoziale Faktoren maßgebend sind, konnte bei postpartalen Psychosen eindeutig auch statistisch erhärtet werden: Die Wahrscheinlichkeit eines Psychoseausbruchs in den 3 Monaten nach der Geburt ist 3mal so hoch wie in den 3 Monaten nach einem beliebigen anderen Stichtag im Leben einer Frau. Auch die sehr sorgfältige Arbeit von Jansson (2), der alle psychotischen Erkrankungen in der Stadt Göteborg für die Dauer von 5 Jahren erfaßte, hat die Auslösefunktion der Geburt belegt. Daß es sich dabei übrigens nicht etwa um organische Psychosen durch Infektionen, Früh- oder Spätgestosen, schwierige Geburten oder Blutungen handelt, konnte gesichert werden.

Nicht nur das Fehlen eines Unterschieds im Hormonstatus bei Frauen mit einer Wochenbettpsychose im Vergleich zu gesunden Wöchnerinnen, sondern auch andere Befunde sprechen für die Bedeutung psychosozialer Faktoren. So kann z. B. auch nach der Adoption eines Säuglings die Adoptivmutter an einer melancholischen Psychose erkranken (10).

Kehren wir zu den Psychosen im Klimakterium zurück. Auch wenn eine Häufung von Melancholien im Klimakterium nicht erwiesen ist (14), so gibt es Hinweise dafür, daß die psychologische Krise des Klimakteriums u. U. Anlaß und Auslöser von Psychosen und nicht nur von reaktiven oder neurotischen Störungen werden kann – wenn auch letztere sicher häufiger als die Psychosen sind.

Die Lebensphase des Klimakteriums führt keineswegs zwangsläufig zu einer Krise, geschweige denn zu einer psychischen Erkrankung. Für viele Frauen stehen im Gegenteil die positiven Aspekte dieser Lebensphase im Vordergrund.

Bei anderen kommt es aber doch zu einer vorwiegend narzißtischen Krise. Ein bis dahin mühsam oder relativ gut ausbalanciertes Gleichgewicht, eine relativ gut funktionierende narzißtische Homöostase, wird durch eine Reihe von mit dem Klimakterium und der beginnenden Involution einhergehenden psychosozialen Veränderungen beeinträchtigt. Der Verlust der Fähigkeit, Kinder zur Welt zu bringen, hat heute allerdings seine Bedeutung weitgehend verloren.

Nach Neugarten u. Mitarb. (7) bedauerte unter 100 Amerikanerinnen keine einzige, aus dem gebärfähigen Alter heraus zu sein; im Gegenteil, sie waren sogar glücklich darüber, jetzt »frei« sein zu können. Die meisten Frauen wissen heute – und bekennen sich auch dazu –, daß es nach der Menopause noch eine auf Befriedigung drängende Sexualität gibt, die bis ins hohe Alter währen kann (6). Das Klimakterium wird also als die endgültige Befreiung von den Pflichten der generativen Funktion betrachtet.

Die psychologische Bedeutung des Klimakteriums als des ersten eindeutigen Anzeichens des Alterungsprozesses ist trotzdem – zusammen mit anderen Verlusten und Einbußen, tatsächlich oder nur vermeintlich vorhandener Minderung der Attraktivität, Ankündigung der ersten Todesängste, bevorstehender oder stattfindender Trennung von den inzwischen erwachsenen Kindern usw. – weiterhin von großer Bedeutung. Viel Trauerarbeit und Neuanpassungen sind zu leisten. Zwar kann gerade die erfolgreiche Bewältigung der dabei erforderlichen Trennungen zur Voraussetzung für neue Bindungen, für neue Ziele und Sinngebungen werden (5). Dennoch gelingt eine solche positive Bewältigung oft nicht. Auch eine beginnende Abnahme der Vitalität sowie die Anhäufung von altersbedingten Erkrankungen, Beschwerden und Leistungseinbußen tragen u. U. zur Erschütterung des narzißtischen Gleichgewichts bei. Die in früheren Lebensphasen übliche und mögliche »Selbsttröstung« unter Hinweis auf noch zu erreichende Ziele, Gratifikationen und Wunscherfüllungen wird immer schwieriger. Die notwendige Desillusionierung und ihre Verarbeitung sind eine weitere zu erledigende Aufgabe.

Wie auch bei anderen, an Lebensphasen gebundene Krisen (Adoleszenzkrise, Geburtskrise etc.) kann aber auch die schon manifeste klimakterische und Involutionskrise unter günstigen inneren und äußeren Bedingungen ins Positive gewendet werden und Anlaß zu einer Reifung und Vertiefung zum eigenen Selbst und zu der Umwelt werden. Dagegen führt diese Herausforderung bei anderen Frauen zu einer regelrechten narzißtischen Krise und dadurch u. U. zu reaktiven, neurotischen und schließlich auch psychotischen Störungen. Ob letztere ausbrechen, hängt ab von inneren und äußeren Faktoren, ähnlich wie bei allen Psychosen: Kohäsion des Selbst, gute Objektkonstanz, stabile Selbst- und Objektrepräsentanzen, Vorliegen von »guten«, Sicherheit, Hoffnung und positive Bestätigung bietenden, internalisierten Objekten sind einige der wichtigsten inneren Voraussetzungen, um eine psychotische Entgleisung auch bei extrem ungünstigen äußeren Bedingungen zu vermeiden.

Therapie

Wir wissen, daß einfache, vasomotorische, klimakterische Beschwerden durch hormonelle Behandlung, d. h. Verabreichung von Östrogenen günstig beeinflußt werden können. LAURITZEN (3) fand in zahlreichen Arbeiten, daß in etwa 50% solche positiven Effekte zu erzielen sind. Wir wissen des weiteren, daß sogar die leichten, reaktiven Verstimmungen, die das vegetative klimakterische Syndrom begleiten, ebenfalls in dieser Weise (hormonelle Substitutionstherapie) unter Umständen günstig beeinflußt werden. Interessant in dieser Hinsicht ist der Befund (3), daß unter Östrogenen eine Hemmung der Monoaminooxydase analog derjenigen bei einigen Psychopharmaka sowie eine Vermehrung von Tryptophan und anderer Neurotransmitter-Vorstufen im Blut festgestellt werden konnte.

Schließlich zeigt die alltägliche klinische Erfahrung, daß bei Frauen mit einer relativ stabilen Ich-Struktur sowohl die vegetativen als auch die reaktiv-depressiven Komponenten des klimakterischen Syndroms mit geringer Dosis eines Tranquilizers gemildert oder sogar beseitigt werden können.

Dies gilt nicht für die Psychosen im Klimakterium. Hormonelle Behandlung ist nicht nur wirkungslos, sondern auch wegen der unvorhersehbaren Wirkungen eher gegenindiziert. Tranquilizer können das schwere Bild kaum beeinflussen. Hier ist eine – oft auch stationäre – psychiatrische Behandlung am Platze, die sich allerdings nicht nur auf die Verabreichung von Psychopharmaka (Neuroleptika und/oder Antidepressiva, je nach den vorherrschenden Leitsymptomen) beschränkt, sondern gleichzeitig von einer psychotherapeutischen Begleitung ergänzt werden sollte.

Es ist ein tief verwurzeltes Vorurteil in der Psychiatrie, daß je schwerer die psychische Störung desto weniger hilfreich die Psychotherapie sei. Dies ist mit Sicherheit falsch. Schon bei jeder Psychose kann der behandelnde Psychiater durch eine empathische, einfühlsame Begleitung des Patienten (und nicht so sehr durch Beschwichtigung, oberflächliche Beruhigung oder Bagatellisierung der Ängste, der Hoffnungslosigkeit oder der depressiven und sonstigen Wahnideen) einen günstigen Einfluß auf den Verlauf der Erkrankung gewinnen – vielleicht sogar eine Verkürzung derselben und auf jeden Fall eine baldige Erniedrigung der erforderlichen psychopharmakologischen Dosis erzielen.

Dies alles gilt um so mehr für die Psychosen im Klimakterium, bei denen die zu der psychotischen Entgleisung beitragenden inneren und äußeren Konflikte und Belastungen mehr als sonst auf der Hand liegen. Das einfühlsame aber gleichzeitig auch offene und mutige Eingehen auf die Ängste und den seelischen Schmerz der Patientin belastet und verwirrt sie nicht zusätzlich (wie oft befürchtet wird), sondern ermöglicht ihr den langsamen Beginn einer Auseinandersetzung.

Ich kann mich z. B. sehr lebhaft an eine hochgradig psychotische 50jährige Frau mit einer extrem agitierten Form einer Psychose im Klimakterium erinnern, die auf dem Höhepunkt ihrer Erkrankung »verwirrt« wirkte, so daß man sogar kurzfristig an eine organische (also körperlich begründbare) Psychose dachte. In der Überzeugung, daß es sich nur um eine Pseudoverwirrtheit auf dem Höhepunkt einer depressiven Involutionspsychose handelt, wagte ich sie, die unansprechbar erschien, ganz einfach zu fragen, warum sie denn so unglücklich und verzweifelt sei. Die Patientin wurde daraufhin kohärent, fing an zu weinen, und anschließend war ein relativ »normales« Gespräch über ihre Ängste und Kümmernisse möglich.

So paradox es auch erscheinen mag, ist es m. E. berechtigt zu behaupten, daß gerade schwere psychotische Störungen im Klimakterium nicht nur mit Psychopharmaka (die selbstverständlich zunächst unbedingt erforderlich sind), sondern auch psychotherapeutisch behandelt werden müssen, und zwar bei einigen Beobachtungen sogar nicht nur im Sinne der schon erwähnten empathischen Begleitung und der gelegentlichen offenen Besprechung der Ängste der Patientinnen:

Im Laufe der letzten 8–9 Jahre konnte ich, zusammen mit meinen Mitarbeitern, viele Erfahrungen bei langfristigen psychotherapeutischen Behandlungen von Schizophrenen und Manisch-Depressiven machen, die ihren vorläufigen Niederschlag in 3 Büchern gefunden haben (6–8).

Ich könnte sogar etwas provokativ die Vermutung äußern, daß es leichte reaktive Verstimmungen beim klimakterischen Syndrom gibt, bei denen hormonelle Substitution und/oder Verabreichung von Tranquilizern ohne zusätzliche psychotherapeutische Bemühungen ausreichen, während dagegen neurotische Depressionen sowie Psychosen im Klimakterium sowohl psychopharmakologisch (Neuroleptika und/oder Antidepressiva) als auch psychotherapeutisch behandelt werden müssen.

Hierbei erscheinen 2 Aufgaben besonders wichtig:

1. Während des oft längeren Prodromalstadiums, also innerhalb der Zeit, in der sehr wahrscheinlich auch der Psychiater nicht das Ausbrechen einer Psychose voraussehen kann, bietet das einfache, aber einfühlsame ärztliche Gespräch mit der Frau, die ja zunächst den Arzt wegen des klimakterischen Syndroms aufsuchte, eine u. U. entscheidende »prophylaktische« Hilfe. Wir nehmen doch an, daß die Psychose nicht einfach die mechanische Folge eines pathologischen somatischen Vorgangs ist, sondern die (inadäquate) Reaktion eines disponierten Ichs auf spezifische und psychosoziale Belastungen im Klimakterium. Es ist freilich sehr schwierig, empirisch nachzuweisen, daß das ärztliche Gespräch irgendeine prophylaktische Wirkung haben kann, dennoch sprechen einzelne eindrucksvolle Beobachtungen dafür.

Auf jeden Fall erscheint mir wahrscheinlich, daß man durch solche entlastende ärztliche Gespräche eher der von der Psychose bedrohten Frau als jener mit einer neurotischen Depression helfen kann, da diese Störung auf komplizierten, nicht so sehr durch das Klimakterium aktualisierten, sondern längere Zeit bestehenden Mechanismen beruht und nur aus einer fachpsychotherapeutischen Behandlung profitieren kann. Übrigens werden die behandelnden Ärzte um so mehr in der Lage sein, Hilfe zu leisten, je mehr sie sich von allen negativen Stereotypen in bezug auf das Klimakterium befreien können, d. h., je mehr sie in der Lage sind, auch die positiven Seiten dieser neuen Lebensphase und die in der Bewältigung der Herausforderung enthaltenen Chancen wahrzunehmen. Behandelt also der Arzt das Klimakterium nicht nur mit Hormonpräparaten (und gelegentlich auch mit geringen Dosen von Tranquilizern), sondern mit kurzen Gesprächen, in denen er die oft auftretende klimakterische psychosoziale Krise mitberücksichtigt, so betreibt er eine gewisse Prophylaxe möglicher Psychosen (für disponierte Frauen).

2. Die womöglich trotzdem deutlich werdende psychotische Symptomatik ist rechtzeitig zu erkennen, und die Patienten sind zum Psychiater zu überweisen, nicht zuletzt auch wegen der gerade bei solchen Psychosen erhöhten Suizidgefahr.

Literatur

1. FORD, H.: Involutional Psychotic Reaction. In: FREEDMAN, A. M. u. H. I. KAPLAN (Hrsg.): Compreh. Textbook of Psychiatry, S. 697–703. Williams and Wilkins, Baltimore 1967.

2. JANSSON, B.: Psychic insufficiences associated with child baring. Acta psychiat. scand. Suppl. 172. Muskaard, Copenhagen 1964.

3. LAURITZEN, Ch.: Bericht aus einer Fortbildungsveranstaltung des Berufsverbandes der Frauenärzte München. Sexualmedizin **8,** 293–294 (1979).

4. MENTZOS, S.: Pathogenetische und nosologische Aspekte der Wochenbettpsychosen. In: Psychiatrie und Neurologie der Schwangerschaft. Forum der Psychiatrie **23,** 110–119 (1968).

5. MENTZOS, S.: Neurotische Konfliktverarbeitung. Kindler-Fischer, Zürich, Ffm 1982, 1985.

6. MENTZOS, S.: Psychodynamische Modelle in der Psychiatrie. Vandenhoeck und Ruprecht, Göttingen 1991.

7. MENTZOS, S. (Hrsg.): Psychose und Konflikt. Vandenhoeck und Ruprecht, Göttingen 1992.

8. MENTZOS, S.: Depression und Manie. Psychodynamik und Therapie affektiver Störungen. Vandenhoeck und Ruprecht, Göttingen in Druck 1994.

9. MICHAELIS, R.: Psychiatrische Probleme der Lebensmitte. In: Psychologie des 20. Jh., Bd. X, S. 321–327. Kindler, Zürich 1980.

10. NEUGARTEN, B. L. u. W. DATAN: The Middle Years. In: ARIETI, S. (Hrsg.): American Textbook of Psychiatry I. The Foundations of Psychiatry. Basic Books, New York 1974. Zit. nach Michaelis.

11. PETERS, U. H.: Wörterbuch der Psychiatrie und Medizin. Psychologie. Urban & Schwarzenberg, München 1977.

12. ROSENTHAL, S.: Involutional depression in American handbook of Psychiatry, Bd. 3, S. 700. Basic Books, New York 1974.

13. TIENARI, P.: Interaction between Vulnerability and Family Environment. The Finnish Adoptive Family Study of Schizophrenia. Acta psychiat. scand. **84,** 460–465 (1991).

14. TÖLLE, R.: Ursachen der Melancholien und Manien. In: Psychologie des 20. Jh., Band X, S. 484–499, Kindler, Zürich 1980.

Erschienen in:
internist. prax. **27,** 737–742 (1987)
tägl. prax. **28,** 737–742 (1987)
gynäkol. prax. **10,** 731–736 (1986)

Krebserkrankungen als Krise für Patient und Familie

P. MÖHRING, Wettenberg

Einleitung

Krebserkrankungen bedeuten für ihre Träger und für die Angehörigen in der Regel eine schwere Krise, auch wenn dies auf den ersten Blick verborgen bleiben mag. Psychotherapeutische Hilfe wird bislang nur von wenigen Krebskranken in Anspruch genommen. Dabei kann die Verarbeitung dieser Erkrankungen durch die Kranken und Angehörigen mittels Psychotherapie und Beratung verbessert werden. Da Krebserkrankungen sehr unterschiedlich behandelt werden und verlaufen, ist auch die Variation der möglichen Folgen sehr groß: zwischen Aussicht auf Heilung und Erwartung des Todes.

In einer exemplarischen Krankengeschichte werden einige mit ungünstigem Krankheitsverlauf verbundenen Probleme dargestellt.

Exemplarische Krankengeschichte

Die 40jährige Patientin ist das 3. Mal im Krankenhaus. 2 Jahre zuvor hatte man ihr wegen einer malignen Geschwulst am Collum uteri den Uterus entfernt. Vor 1 Jahr wegen eines Rezidivs erneut operiert, hat sie jetzt schon wieder Beschwerden. Ganz beschwerdefrei war sie seit jener 1. Operation eigentlich nie gewesen. Jetzt ist sie in großer Sorge, besonders wegen ihres erst 5 Jahre alten Sohnes. Sie befürchtet, die Erkrankung werde fortschreiten, ohne daß man sie aufhalten könne. Nach der 2. Operation hatten sie die Ärzte beruhigt, man wolle nur noch sicherheitshalber bestrahlen, und dann werde schon alles gut werden. Und jetzt liegt sie schon wieder im Krankenhaus. Sie fühlt, daß etwas nicht stimmt. Schmerzen im Beckenbereich, besonders, wenn sie sich heftig bewegt, und zuweilen Schwierigkeiten beim Wasserlassen sagen ihr, daß sie nicht gesund ist.

Der Hausarzt hat sie beruhigt: Die Bestrahlungen können zu Veränderungen und Schmerzen im Unterleib führen; das braucht noch kein Grund zur Sorge zu sein. Jetzt hofft sie, daß die Klinikärzte die Annahme des Hausarztes bestätigen. Nach einigen Tagen sagen ihr diese, daß es sich wahrscheinlich um ein erneutes Auftauchen des Tumors handelt. Sie schlagen wieder Bestrahlung als Behandlung vor; man könne nicht operieren.

Zur Verwunderung aller reagiert Frau B. mit Zorn. Sie, die sonst Duldsame und Sanfte, beschimpft plötzlich Ärzte und Schwestern, man habe sie seit Jahren falsch behandelt; bereits bei der 1. Operation sei ein Fehler gemacht worden.

Weil sie auch in den nächsten Tagen psychisch stark erregt bleibt, wird vom Stationsarzt ein psychosomatischer Konsiliarius gerufen. Er erhält die Information: infauste Prognose, das ganze Becken sei mit Tumormassen angefüllt. Bei der Untersuchung zeigt die Patientin zunächst nicht ihre Wut und ihre Todesangst. Sie empfindet den Besuch des Konsiliararztes als disziplinarische Maßnahme, nimmt aber schließlich dessen Angebot, bei der Bewältigung der schweren Erkrankung behilflich zu sein, nach einigen Besuchen an. Nach der Bestrahlungsserie wird die Patientin entlassen, der nächste Konsiliarbesuch erfolgt zu Hause.

Der 5jährige Sohn ist sehr unruhig, in der letzten Zeit besonders wild, wie seine Mutter meint. Die 12jährige Tochter wirkt bedrückt. Sie hat in der Schule nachgelassen. Der Ehemann verbringt alle freie Zeit zu Hause, er geht nicht mehr abends aus.

Nach seiner Reaktion auf die Erkrankung der Ehefrau befragt, meint er: »Man rückt eben näher zusammen in so einer Situation.«

Diese ehrlich gemeinte Aussage stimmt aber nur teilweise mit seinem Verhalten überein: Er verbringt zwar mehr Zeit zu Hause, mit seiner Frau spricht er aber weniger. Er versucht, sie zu ermutigen, ihr Hoffnung zu machen, daß sie bald wieder gesund sei, resigniert aber, wenn sie ihm nicht glaubt, und zieht sich dann zurück, indem er Reparaturarbeiten am Haus vornimmt. Tatsächlich bewegt er sich mehr um das Haus herum als im Haus. Er hat Angst, seiner Frau die »volle Wahrheit« zu sagen. Eine kurze Abwesenheit der Frau benutzt er, um den Arzt darauf einzuschwören, die Frau keinesfalls über die Ernsthaftigkeit ihres Zustandes zu informieren. Natürlich weiß er, daß sie bald sterben wird, aber er möchte ihr dieses Wissen möglichst lange ersparen.

Die Frau wiederum spricht mit dem Arzt darüber, daß sie niemanden hat, mit dem sie ihre Befürchtungen besprechen kann. Sie weiß, daß sie wahrscheinlich bald an der Krebserkrankung sterben wird. Das Schlimmste für sie ist, daß sie ihren Sohn alleine zurücklassen muß. Sie fragt sich, warum es gerade sie erwischen mußte, findet das ungerecht und empörend. Sie hatte es in ihrem Leben schwer gehabt, früh die Mutter verloren, sich mit ihrem Mann eine Existenz aufgebaut. Nach dem Hausbau hatte sie gedacht, jetzt werde für sie eine ruhigere und schöne Lebenszeit anbrechen. Und nun das! Sie merkt, wie schwer es ihrem Mann fällt, sie aufzumuntern; aber sie kann doch nicht nur ihm zuliebe so tun, als ginge es ihr gut, wenn sie sich so elend fühlt.

Es gelingt in einem weiteren Gespräch, das Ehepaar dazu zu ermutigen, miteinander über das zu sprechen, was ohnehin beide wissen. Zunächst haben beide große Angst davor. Dieses Gespräch bedeutet eine ungeheure Kraftanstrengung, wirkt aber erleichternd und entkrampfend. Kurz darauf muß die Patientin wegen akuter Anurie wieder ins Krankenhaus; sie stirbt dort.

Maligne Erkrankungen aus psychosomatischer Sicht

Maligne Erkrankungen werden leicht generell mit Siechtum und Tod assoziiert. Und in der Tat enden sie ohne Behandlung in der Regel tödlich. Aber für die einzelnen Formen maligner Erkrankungen werden die Prognosen sehr unterschiedlich gestellt. Die Behandlungsergebnisse schwanken zwischen fast sicherer Heilungschance und fast aussichtsloser Behandlungsbemühung. Insgesamt überleben etwa 40% aller Tumorkranken länger als 5 Jahre (28). Angesichts der verbesserten radio- und chemotherapeutischen Möglichkeiten, die auch den Patienten, die nicht als geheilt gelten können, längere Überlebenschancen ermöglichen, verliert diese Grenze als signifikantes Datum für eine wahrscheinliche Heilung allerdings zunehmend an Bedeutung.

Die Spuren psychosomatischer Überlegungen zu Genese und Verlauf maligner Erkrankungen lassen sich bis ins Altertum zurückverfolgen. In der jüngsten Geschichte erlebte in den 60er und 70er Jahren die Psychoonkologie in den Vereinigten Staaten eine erste Blüte. Im Zuge der Bemühungen, psychische und soziale Bedingungen für die Entstehung und den Verlauf von körperlichen Erkrankungen zu erforschen, wurden auch Persönlichkeitsmerkmale gesucht, die als Risikofaktoren für die Entstehung von Krebserkrankungen wirksam sein sollten. Sozialmedizinische und psychoanalytische Ansätze führten zu Aussagen, die heute allerdings nicht als gesichert gelten, daß es typische antezedente Persönlichkeitsmerkmale von Krebskranken gäbe, wie emotionale Gehemmtheit, latente Depressivität und Hoffnungslosigkeit sowie unbewußter Selbsthaß, und daß emotionale Störungen im Elternhaus und lange währende Depressivität dem Ausbruch von Krebserkrankungen vorausgingen. Auch Verlusterlebnisse und Mangel an Lebenssinn schienen ein Erkrankungsrisiko zu erhöhen (3–8). Der mengenstatistische Nachweis solcher Hypothesen ist enorm aufwendig und schwierig, und die vorliegenden Daten galten in späteren Jahren nicht mehr als ausreichend. Vermutlich waren vor allem die großen methodischen und theoretischen Probleme die Ursache dafür, weshalb diese Ansätze, die potentiell von größter Bedeutung sein könnten, heutzutage kaum weiterverfolgt werden. Allerdings kann man psychische Einflüsse auf die Krebsentstehung auch nicht ausschließen, so daß zu hoffen ist, daß zukünftige Forschung hier Klarheit bringt.

Zum Krankheitsverlauf

Wäre der Einfluß psychischer Faktoren auf den Verlauf von Tumorerkrankungen zweifelsfrei erwiesen, könnte die Bedeutung solcher Faktoren gar nicht hoch genug eingeschätzt werden. Man spricht heute von einem möglichen Einfluß solcher Faktoren. Da die methodischen Probleme und der Aufwand für den mengenstatistischen Nachweis solcher Faktoren nicht so groß sind, wird in deren Nachweis Forschungskapazität investiert. Die vorliegenden Ergebnisse sind bedeutsam und ermutigend genug, um sie auch im Zusammenhang der onkologisch-psychosomatischen Rehabilitation zu würdigen. Nach retrospektiven Untersuchungen, die bereits in den 50er Jahren veröffentlicht wurden, folgten Verlaufsstudien, die z. B. ergaben, daß eine längere Überlebenszeit mit der Bewältigung krankheitsbedingter Probleme und mit guter sozialer Anpassung positiv korrelierte (15), oder die von ROGENTINE (27), der die Anpassung an eine Melanomerkrankung als einen Prädiktor für den Verlauf ergab, oder von GREER u. Mitarb. (17), die nachwiesen, daß sich Aktivität und Kampfgeist als günstige, Fatalismus und Depressivität als ungünstige Prädiktoren für den Verlauf von Brustkrebs zeigten. Auch in neueren Studien gibt es Hinweise auf bedeutsame psychosoziale Faktoren, wenngleich dies nicht als gesichert gilt.

Psychoimmunologische Untersuchungen lassen heute das Immunsystem als zentralen Mediator einer Vielzahl von Erkrankungen erscheinen. Seine psychische Beeinflußbarkeit, sogar Konditionierbarkeit ist inzwischen erwiesen. Beeinflussen psychische Belastungen immunologische Funktionen und nehmen diese Einfluß auf die Bildung von Neoplasien, so liegt hierin einer der Wege von der Psyche zum Neoplasma, und eine Chance liegt in seiner Umkehrung, in der Stärkung der Immunkompetenz (16, 22).

Krankheitsverarbeitung

Die individuelle Varianz der Möglichkeiten, sich auf eine maligne Erkrankung einzustellen, auf sie zu reagieren, ist sehr groß. Die Krankheitsverarbeitungsforschung ist heutzutage zu dem Hauptfeld der Psychosomatik geworden, und es wird versucht, geeignete von ungeeigneten Verarbeitungsformen zu unterscheiden. Aktivität, Realismus, Problemanalyse, Zupacken, Optimismus werden im allgemeinen als günstig, ihr Gegenteil als ungünstig für die Krankheitsverarbeitung eingeschätzt (2). Auch ohne den Blick auf die Beziehung von Verarbeitung und Verlauf ist evident, daß Tumorerkrankungen, ähnlich wie andere schwere Erkrankungen, zu schwerwiegenden psychosozialen Belastungen führen. Angst und Todesangst spielen immer eine große Rolle im Zusammenhang mit diesen, von den Patienten grundsätzlich als lebensbedrohlich angesehenen Erkrankungen. Der Psychoonkologe MEERWEIN (25) hat ein Vernichtungsgefühl beschrieben, das mit der Diagnose einhergehe und das erst mit der Zeit modifiziert werde. Emotionale Probleme, partnerschaftliche Probleme, berufliche Einschränkungen sind nur ein Teil der Umstände, die ein Krebskranker zu bewältigen hat und die die verbleibende Lebensqualität beeinträchtigen können. Alle bekannten Verarbeitungsmuster können Probleme beinhalten und unangemessen werden. Aktivität und Verleugnung mögen im rezidivfreien Zustand hilfreich sein, jedoch im Falle eines Fortschreitens der Erkrankung zu großen Verwirrungen führen. Kampfgeist kann Verkennung der eigenen Situation und der Motivationen der Behandler mit sich bringen, Optimismus zur Blindheit führen. So ist es auch konsequent, daß versucht wird, auf die Verarbeitungsmöglichkeiten, die Patienten finden, Einfluß zu nehmen.

Von Psychotherapie verspricht man sich angesichts der dargestellten Probleme günstigen Einfluß auf die Anpassung des Kranken an seine Krebserkrankung. Sie stellt einen der Faktoren dar, die auf den Verarbeitungsprozeß einwirken. Verschiedene Methoden standen in den letzten Jahren im Vordergrund: Meditation, Ruhe, Visualisierungen, Hypnotherapie, aber auch an suggestiven psychotherapeutischen Techniken weniger orientierte Modelle (19, 20). Die vom Ehepaar SIMONTON (30) entwickelten und empirisch überprüften Visualisierungsmethoden finden heute große Verbreitung und wurden in mehrere Verfahren abgewandelt. Eine Studie von SPIEGEL u. Mitarb. (31) über Auswirkungen von Gruppentherapie auf das Überleben von Brustkrebspatientinnen, rief Aufsehen hervor. Auch die psychotherapeutischen Ansätze in den Veröffentlichungen von z. B. BAHNSON (5) und besonders LE SHAN (23, 24) erweisen sich als besonders wertvoll, weil diese weniger Techniken zur besseren Lebens- und Krankheitsbewältigung hervorheben, sondern auf den Menschen in all seinem Fühlen, Denken und Handeln eingehen und solche Konzepte für Psychotherapie von Krebspatienten entwickelt haben. Diese Konzepte, die ihren Ausgang von psychoanalytischen und humanistischen Ansätzen nahmen, greifen so wichtige Themen auf wie die des Lebenssinns, der Zukunftsperspektive und der Hoffnung.

Ein weiterer Faktor der psychotherapeutische Hilfen für Krebskranke liegt in dem Wechselverhältnis von Krankheitsverarbeitung und Lebensqualität in der Onkologie (14). Wer nur auf Überlebenszeiten blickt, wird leicht blind für die enormen körperlichen und psychischen Belastungen, denen die Patienten infolge ihrer malignen Krankheiten, verbunden mit Angst vor Schmerzen, Siechtum und Tod und auch infolge der eingreifenden, belastenden, teilweise trotz insgesamt förderlicher Wirkung vorübergehend schädigenden und ängstigenden Behandlungen ausgesetzt sind. Neben umfassender Aufklärung über Krankheit, Behandlung und deren Folgen sind hier häufig unterstützende psychotherapeutische Maßnahmen vonnöten, die helfen, die langen Krankheits- und Behandlungszeiten zu überstehen. Geht man von einem allgemeinen Schema der Krankheitsbewältigung aus, das Krankheitsereignis, Adaptationsprozesse und Bewältigungsergebnisse unterscheidet, wird klar, daß die Möglichkeit zur Einflußnahme bei den Anpassungsprozessen liegt. Die sozialmedizinische Belastungs- und Unterstützungsforschung (11, 13) legt nahe, nicht nur die jeweils individuellen Bedingungen, also persönliche, familiäre und soziale Ressourcen zu erfassen, sondern auch in diesen Bereichen Möglichkeiten zur Einflußnahme zu schaffen; denn alle wichtigen Studien der Belastungs- und Unterstützungsforschung besagen, daß sich Unterstützung positiv, Belastung negativ auf die Krankheitsverarbeitung – und vielleicht auch auf den Krankheitsverlauf – auswirken. Man ist heute der Auffassung, daß solche wie hier geschilderten psychosozialen Zusammenhänge keineswegs nur für Malignome gelten. Beziehungen zwischen Krankheitsverarbeitung und Krankheitsverlauf werden beispielsweise auch für Herz-Kreislauferkrankungen genau untersucht, und die

Sozialmedizin liefert eine große Zahl für körperliche Erkrankungen wichtige psychosoziale Daten (29).

In diesem Zusammenhang soll auf die Bedeutung der Familien und Partnerschaften von Krebskranken eingegangen werden. Diese können sowohl als Ressource als auch als Quelle von Belastung wirken, und Familien, die im Bedarfsfall eine Art Pufferfunktion für den belasteten einzelnen ausüben, sind gegebenenfalls überfordert, und ihre Anpassungsvorgänge werden dysfunktional. Umgekehrt können durch geeignete Interventionen die Hilfspotentiale von Familien besser genutzt und Störungen, z. B. Kommunikationsstörungen, verhindert oder beseitigt werden.

Dies bedeutet, daß einzel-, paar-, familien-, gruppen- und sozialtherapeutische Interventionsmöglichkeiten für den Bedarfsfall bereitgestellt werden müssen, um die individuellen und familiären Bewältigungsmöglichkeiten zu optimieren und um inneren und äußeren Ressourcen wie Belastungsquellen angemessen begegnen zu können. Nicht nur für den Erkrankten, auch für seine Angehörigen ist eine maligne Erkrankung ein einschneidendes Ereignis, das psychische Beeinträchtigungen bis hin zur psychischen Dekompensation zur Folge haben kann. Bei der Untersuchung von Paaren, bei denen ein Partner an Genitalkrebs erkrankt war, finden sich beispielsweise häufig Anzeichen von Störungen der sozialen und sexuellen Beziehung (26), und auch nach Brustkrebs sind Paarbeziehungsstörungen häufig.

Die familiäre Situation von Krebskranken soll nun genauer betrachtet werden.

Die Familiensituation

Die Nachricht von der Erkrankung schlägt ein wie eine Bombe. Ob die/der Kranke sofort informiert wird, später oder gar nicht, was immer auch passiert, es legt sich ein Schatten über die Familie. Ein Mitglied ist (zumindest potentiell) lebensbedrohlich erkrankt, und das wirkt sich immer aus, auch wenn versucht wird zu bagatellisieren. Wird nicht offen über die Bedrohung gesprochen, zeigen sich symptomhafte Reaktionen anstelle realitätsgerechter Verarbeitung. Die Kinder können auffällig werden, ihre Schulleistungen verschlechtern sich, oder sie entwickeln Angst auf dem Schulweg, in der Nacht, vor toten Tieren. Depressive Reaktionen sind bei den Ehepartnern häufig: Rückzug von sozialen Kontakten, nachlassende Arbeitsleistung oder auch vermehrter Alkoholkonsum, Rückzug von der Ehepartnerin, häufiger Gaststättenbesuch usw. Auch die Patientin kann schwer – depressiv oder auch aggressiv – reagieren, was die Familienmitglieder häufig nicht nachfühlen können.

All dies sind Anzeichen von gestörter Kommunikation in Familien, wie sie im Zusammenhang mit malignen Erkrankungen auftreten können. Wird die Bedrohung verleugnet, kann man sich nicht mehr mit ihr auseinandersetzen, was für gesundheitliche Gefahren gleichermaßen wie für politische oder ökologische Zusammenhänge gilt.

Als Ursache für solche Kommunikationsstörungen muß man Angst annehmen. Der Tod macht Angst, einschneidende Veränderungen machen Angst, und Angst macht kurzsichtig und läßt den kurzfristigen »Erfolg« des Aufschubs einer schwer erträglichen Wahrheit wichtiger erscheinen als den Versuch einer angemessenen Lösung.

Ein weiterer Grund für die häufig irrationalen Bewältigungsversuche von Familien, in denen Krebs auftritt, hängt mit der Todesgefahr zusammen. Eine Information zu geben, die mit dem Tod zusammenhängt, wird häufig damit gleichgesetzt, ein Todesurteil zu sprechen, also damit selbst zu töten. Die Geschichte ist reich an Beispielen für Überbringer einer schlechten Nachricht, die dafür getötet wurden, als trügen sie Schuld daran. So wird es unmöglich, dem Kranken reinen Wein einzuschenken.

Häufig verstärken sich die Kommunikationsstörungen gegenseitig. Emotionaler Rückzug beispielsweise macht es zunehmend schwerer, sich über die krankheitsbedingte Bedrohung auszusprechen; jeder Partner muß jetzt Wege finden, sich zu entlasten, wodurch auch gemeinsame Familienaufgaben immer schlechter gelöst werden können. Die Kinder geraten zunehmend in Isolation und weichen in psychische oder soziale Auffälligkeiten aus, was die Eltern wiederum dazu zwingt zu reagieren, aber nicht auf der Ebene der Krankheitsbewältigung als Aufgabe für die Familie, sondern auf ein Symptom, beispielsweise auf schlechte Schulleistungen, was zusätzliche Belastungen schafft. Das Ergebnis solcher Entwicklungen ist dann eine völlig überlastete Familie, ständig vom Zusammenbruch bedroht. Es verwundert nicht, daß die behandelnden Ärzte die Patienten und ihre Angehörigen nicht noch weiter belasten wollen, etwa durch eine wahrhaftige und realistische Aufklärung.

Ich hoffe, deutlich gemacht zu haben, daß dies die einzige Möglichkeit ist, den Familien aus ihrer verfahrenen Situation herauszuhelfen. Erst dann kann sich die Familie um die neue Situation herum ordnen, was in der Regel zu einer Reduktion der Belastungen führt, da diese zu einem nicht unerheblichen Teil durch Kommunikationsstörungen hervorgerufen sind.

Unsere Beobachtung zeigt: Die Angst, sich dem Unvermeidlichen zu stellen, verhinderte über lange Zeit ein Gespräch der Eheleute, obwohl sie die gleichen Sorgen hatten und beide schwer unter der Erkrankung der Frau litten. Häufig verhindern solche Kommunikationsstörungen, daß Schwerkranke die ihnen verbleibende Zeit nutzen können. Auch wenn der Patient geheilt wird, ist es für ihn und die Familie wichtig, über die Erkrankung zu sprechen; denn der Partner und die Familie als wichtigste Bezugspersonen können am ehesten emotionale und soziale Unterstützung geben, um die Erkrankung zu überwinden. Nicht zuletzt ist eine lebensbedrohliche Erkrankung ein Ereignis, das Partner in besonderer Weise aneinander binden kann. Das gemeinsame Erleben einer Lebensbedrohung verbindet, vertieft die Beziehung und läßt das Leben wertvoller erscheinen. Nicht allen gelingt es jedoch, einer Krebserkrankung als Lebenskrise eine Weiterentwicklung der Beziehung abzuringen.

Jede Tumorerkrankung ist anders

Ich möchte nun auf einige Unterschiede eingehen, die sich durch die Art der Tumorerkrankung ergeben. Das Empfinden einer Lebensbedrohung korreliert nicht unbedingt mit der tatsächlichen Bedrohung des Lebens. Patienten mit einer sehr guten Prognose können jahrelang einer Panik nahe sein und Todesangst haben, und nicht wenige moribunde Patienten halten bis kurz vor dem Tod eine optimistische Haltung aufrecht, die freilich nicht selten wie ein Schauspiel auf einer morschen Bühne wirkt. Unterschiede ergeben sich auch in Abhängigkeit von der Art der Behandlung. Was nach der Behandlung als Verlust oder Einschränkung verbleibt, etwa als Folgen einer operativen Behandlung, muß im Prozeß der Krankheitsverarbeitung zunächst als verloren gegeben werden, bevor die verbliebenen Ressourcen ausgeschöpft und neue hinzugewonnen werden können. Nach außen sichtbare Verstümmelungen werden zumeist als besonders einschränkend erlebt.

Im Fall von Genitaltumoren sind Störungen der körperlichen und sexuellen Identität, und in diesem Zusammenhang auch der sexuellen Funktionen und des sexuellen Erlebens bei beiden Geschlechtern die Folge, wie einige Untersuchungen ergeben haben (1). So werden auch Störungen der Paarbeziehung plausibel, die zu erhöhten Scheidungsraten führen (ERKRAT u. RANDORF, 1977). Solche Krisen wirken für die Paarbeziehung wie Scheidewege: Sie können Paare enger zusammenrücken lassen, aber auch zu tiefgreifenden Störungen führen, bzw. latente Störungen zum Ausbruch kommen lassen (12).

Auch die Folgen von urologischen Tumoren und Darm-Karzinomen sind für die Patienten schwer in ihr Selbstbild und Körperbild integrierbar. Katheter, künstliche Ausgänge, der Verlust der Kontrolle über die Ausscheidungsfunktionen rührt an tief verwurzelte Scham, wodurch das Erlernen des Umgangs mit der neuen körperlichen Situation häufig sehr erschwert wird. Hier können sich Rehabilitationsmaßnahmen sehr hilfreich auswirken, wo die Patienten zusammen mit »Leidensgenossen« ihre Scheu, Scham und Trauer überwinden lernen und so zu einer Integration des Umgangs mit der Behinderung in den Alltag finden. Auch ist daran zu denken, daß persistierende Angst oder Probleme der Krankheitsverarbeitung selbst zum Ausgangspunkt von psychischen Störungen, etwa neurotischen Symptomen, werden können.

Der Körper hat teil an der menschlichen Identität. Wir sind ein Körper und haben gleichzeitig einen. Diese Definition gerät ins Wanken, wenn wir erfahren müssen, daß der Körper uns hat, daß sich in ihm von uns unbemerkt auch gefährliche Dinge abspielen können, daß wir ihm nicht trauen können, weil er uns im Stich läßt. Das ist ja bei einer malignen Erkrankung in hohem Maße der Fall. Der erkrankte Körperteil bleibt auch psychisch die »Achillesferse« des ehemaligen Kranken, Ort einer Niederlage, einer fortbestehenden Bedrohung, und ist so als Quelle von Lust und Befriedigung nur noch sehr begrenzt erlebbar. Daß für eine ehemals krebskranke Frau sowie auch für ihren Partner der Körper Ort der Bedrohung ist, zeigt die ängstlich-übertriebene Wachsamkeit, mit der diese den eigenen Körper beobachten. Auch der Partner zeigte sich in unseren Untersuchungen (10, 26) in seiner Haltung zum Körper irritiert, auch wenn die Erkrankung schon viele Jahre zurücklag.

Konsequenzen für den Arzt

Zunächst soll auf einige typische Interaktionsstörungen von Ärzten und Patienten eingegangen werden, die zu Problemen bei der Krankheitsverarbeitung führen: Noch immer werden »chronische Entzündungen« bestrahlt, wird »wildes Fleisch« ausgeschnitten, in der Annahme, die Patienten und Angehörigen könnten nicht anders mit malignen Erkrankungen umgehen als sie zu verleugnen.

Das Wissen des Patienten über seine Erkrankung hängt untrennbar mit der Information durch den Arzt zusammen. Wenngleich manche Patienten hartnäckig die Diagnose nicht anerkennen, gilt doch für die Mehrzahl, daß sie eine Ahnung davon haben, was mit ihnen los ist, wenn sie in einer onkologischen Abteilung behandelt werden. Scheuen Ärzte sich davor, mit ihren Patienten vorbehaltlos über deren Zustand zu sprechen, liegt das meist an der Angst, mit ihrer Mitteilung Schaden anzurichten. Natürlich müssen sie sich bereit zeigen, dem Patienten und den Angehörigen beim Umgang mit der Krebserkrankung zu helfen, und das heißt, mehr als nur die Diagnose mitzuteilen, um die Angst des Patienten zur Verbesserung seiner Behandlungsmotivation zu benutzen, wie es häufig geschieht. In den Angehörigen der Patienten kann der Arzt Helfer finden, die, wie es schließlich in der Familie ihre Aufgabe ist, dem Patienten helfen, seine Krankheit und sein Schicksal zu ertragen.

Die Onkologie stellt den Arzt vor besonders schwere Probleme, weil er dort oft schmerzlich mit den Grenzen seiner Möglichkeiten konfrontiert wird, durch besonders belastende Behandlungsmethoden den Patienten Leiden zufügt und durch die unaufhörliche Konfrontation mit dem möglichen Tod seiner Patienten an den Gedanken der eigenen Endlichkeit herangeführt wird. Verdrängen die Ärzte die Tatsache der Endlichkeit des Lebens, fällt es ihnen schwer, für ihre Patienten angesichts des Todes noch hilfreich zu sein. Oft erschöpfen sie sich und ihre Patienten statt dessen in Behandlungsversuchen, die nur noch das Gewissen des Arztes beruhigen. Es soll nichts versäumt werden.

Die Einschränkung, mit den ärztlichen Mitteln nur noch lindern und nicht heilen zu können, bedeutet eine Verunsicherung, und die Möglichkeit des Todes ruft auch bei den nicht selbst Betroffenen, auch den Ärzten, Angst hervor, die allerdings häufig verdrängt wird. Die psychischen Belastungen für Ärzte und Pflegepersonal sind in onkologischen Behandlungseinrichtungen besonders hoch. Die Tragik vieler Patienten geht vielen noch in der Freizeit nach, verfolgt sie in den Träumen. Da geschieht es leicht, daß man als Arzt entweder resigniert oder alle therapeutischen Möglichkeiten bis zum letzten ausspielt, auch wenn deren Wirksamkeit sehr in Frage steht.

Hilfreich sein können Ärzte auch, indem sie der Familie helfen, mit der malignen Erkrankung umzugehen, die Bereitschaft zur Offenheit fördern und dabei auch depressive und verzweifelte Gefühle ertragen helfen, bis sich eine Lösung anbahnt. Diese kann darin bestehen, daß neue Zuversicht gewonnen wird, aber auch im Abfinden mit dem Unvermeidlichen und darin, daß ein Todkranker die ihm verbleibende Zeit mit dem verbringt, was ihm am nächsten liegt. Der Arzt kann vermeiden helfen, daß eine krebskranke Mutter von der Familie überfordert oder gemieden wird, daß man so tut, als sei ein Kranker bereits tot, daß falsche Zuversicht gespielt wird und die Betroffenen sich allein gelassen fühlen. Leiden lindern kann ein Arzt immer, auch wenn er nicht heilen kann.

Auch diejenigen, die bereit sind, sich der psychosozialen Probleme ihrer Patienten anzunehmen, werden sich zuweilen überlastet fühlen. Hilfen bei der psychotherapeutischen Beratung und Behandlung in der ärztlichen Praxis bieten vor allem BALINT-Gruppen, in denen Ärzte erfahrungsnah lernen, Arzt-Patient-Interaktionen zu verstehen und zu geeigneten Interventionen zu finden.

Zusammenfassung

Die Einführung familiendynamischen und psychosomatischen Denkens in die Praxis des Umganges mit onkologischen Patienten ist auch für die Handhabung der Probleme von Krankheitsverlauf und Krankheitsbewältigung hilfreich. Die Bereitschaft dazu, sich den Belastungen offen zu stellen, ist unterschiedlich ausgeprägt, was für die Patienten, ihre Familien, aber auch für die behandelnden Ärzte gilt. Vielfach zeigen sich Lösungswege erst nach einer wahrhaften Aufklärung.

Literatur

1. ABITOL, M. M. u. J. DAVENPORT: Sexual dysfunction after therapy of cervical carcinoma. Am. J. Obstet. Gynec. **119,** 181 (1974).

2. ANDERSON, B. L.: Psychologische Aspekte der Bewältigung einer Krebserkrankung. In: KOCH, U. u. F. POTRECK-ROSE (Hrsg.): Krebsrehabilitation und Psychoonkologie. Springer, Berlin-Heidelberg-New York 1990.

3. BAHNSON, C. B.: Psychophysiological Complementarity in Malignancies: Past Work and Future Vistas. Ann. N. Y. Acad. Sci. **164,** 319–334 (1969).

4. BAHNSON, M. B. u. C. B. BAHNSON: Ego Defenses in Cancer Patients. Ann. N.Y. Acad. Sci. **164,** 546–559 (1969).

5. BAHNSON, C. B.: Das Krebsproblem in psychosomatischer Dimension. In: UEXKÜLL, T. v. (Hrsg.): Lehrbuch der Psychosomatischen Medizin 3. Aufl. Urban & Schwarzenberg, München 1986.

6. BALTRUSCH, H. J. F. u. A. AUSTARHEIM: Psyche – Nervensystem – Neoplastischer Prozeß: Ein altes Problem mit neuer Aktualität. Z. Psychosomat. Med. **9,** 229–245 (1963).

7. BALTRUSCH, H. J. F.: Psyche – Nervensystem – Neoplastischer Prozeß II. Z. Psycho-somat. Med. **10,** 1–10 (1964).

8. BALTRUSCH, H. J. F.: Psyche – Nervensystem – Neoplastischer Prozeß III. Z. Psycho-somat. Med. **10,** 157–590 (1964).

9. BECK, A. u. F. NICOROVICZ: Das Sexualleben nach Radikaloperationen des Zervixkarzinoms. Onkologie **3,** 26–30 (1980).

10. BRÄHLER, E. u. P. MÖHRING: Krankheitsverarbeitung und Paarbeziehung bei Genitalkrebspatientinnen jenseits der 5-Jahres-Heilung. In: MÖHRING, P. (Hrsg.): Mit Krebs leben. Maligne Erkrankungen aus therapeutischer und persönlicher Perspektive. Springer, Berlin-Heidelberg-New York 1988.

11. BROWN, G. u. T. HARRIS: Social origins of depression. A study of psychiatric disorders. Tavistock Publ., London 1978.

12. BUDDEBERG, C.: Ehen krebskranker Frauen. Urban & Schwarzenberg, München 1985.

13. CASSEL, J.: Psychosocial processes and streß: a theoretical formulation. Int. J. Health Serv. **4,** 471–482 (1974).

14. DAM, F. S. A. M. v. u. N. K. AARONSON: Lebensqualität und Krebsbehandlung. In: KOCH, U. u. F. POTRECK-ROSE (Hrsg.): Krebsrehabilitation und Psychoonkologie. Springer, Berlin-Heidelberg-New York 1990.

15. DEROGATIS, L. R., M. D. ABELOFF u. N. MELISARATOS: Psychological Coping Mechanisms and Survival Time in Metastatic Breast Cancer. J. Am. med. Ass. **242,** 1504–1508 (1979).

16. FAWZY, F. I. u. Mitarb.: A structured psychiatric intervention for cancer patients II. Changes over timers in immunologic measures. Archs gen. Psychiat. **47,** 729–735 (1990).

17. GREER, S., T. MORRIS u. K. W. PETTINGALE: Psychological Response to Breast Cancer: Effect of Outcome. Lancet **1979/II,** 785–787.

18. GOVE, W.: Sex, marital status and mortality. Am. J. Soc. **78,** 812–835 (1973).

19. HARRER, M. u. C. CENTURIONI: »Sonnen durchfluten meine Blutbahnen«. Entspannung und imaginative Verfahren. Beiträge zur Psychoonkologie **1,** 65–82 (1991).

20. HARTMANN, M. S.: Müssen Krebspatienten visualisieren? Beiträge zur Psychoonkologie **1,** 83–90 (1991).

21. KENNEDY, B. J. u. Mitarb.: Psychological response of patients cured of advanced cancer. Cancer **38,** 2184–2191 (1976).

22. KIPPAUF, H. u. J. BIRKMANN: Psychoneuroimmunologie und ihre Bedeutung für die Krebsforschung. Jahrbuch der Psychoonkologie. Springer, Wien-New York 1993.

23. LE SHAN, L.: Psychotherapie gegen den Krebs. Klett-Cotta, Stuttgart 1982.

24. LE SHAN, L.: Diagnose Krebs. Wendepunkt und Neubeginn. Klett-Cotta, Stuttgart 1993.

25. MEERWEIN, F.: Einführung in die Psychoonkologie. Huber, Bern 1985.

26. MÖHRING, P. u. E. BRÄHLER: Paarbeziehung und Krankheitsverarbeitung bei Hodenkarzinompatienten jenseits der Fünfjahresheilung. Jahrb. Med. Psych. **3.** Springer, Berlin 1989.

27. ROGENTINE, G. N. u. Mitarb.: Prospective Factors in the Prognosis of Malignant Melanoma: A Prospektive Study. Psychosomatic Medicine **41,** 647–655 (1979).

28. SCHMALE, A. H. u. Mitarb.: Well-Being of Cancer Survivors. Psychosomatic Medicine **45,** 163–169 (1983).

29. SHEKELLE, R. B. u. Mitarb.: Hostility, Risk of Coronary Heart Disease, and Mortality. Psychosomatic Medicine **45,** 109–114 (1983).

30. SIMONTON, O. C. u. J. C. SIMONTON: Wieder gesund werden. Rowohlt, Reinbek 1982.

31. SPIEGEL, D. u. Mitarb.: Effect of psychosocial treatment on survival of patients with metastatic breast cancer. Lancet **34,** 888–891 (1989).

32. ZIEGELER, G.: Individuelle und familiäre Bewältigungsstrategien am Beispiel von Herzinfarkt und Diabetes. In: ANGERMEYER, M. u. H. FREYBERGER (Hrsg.): Chronisch kranke Erwachsene in der Familie. Enke, Stuttgart 1982.

Schulphobie mit ihren organischen Begleitsymptomen

Rezidivierende Durchfälle als Symptom einer Schulphobie im Gefolge familiendynamischer Prozesse

A. NERAAL, Marburg

Allgemeines

Die Schulphobie geht häufig mit körperlichen Begleitsymptomen einher, so daß in erster Instanz der Hausarzt, insbesondere der Kinderarzt, zu Rate gezogen wird. Daher wird nachstehend an Hand einer kurzen Literaturübersicht und einer eigenen Beobachtung an die Schulphobie erinnert und auf ihre Zusammenhänge mit familiendynamischen Vorgängen aufmerksam gemacht, damit eine Behandlung in Form von Familienberatungen frühzeitig einsetzen kann.

Die frühesten Studien über die Schulphobie sind in amerikanischen und englischen Literaturen zu finden. Als Pioniere gelten JOHNSON u. Mitarb. (3), die bei 8 Schulphobikern erkannten, daß diese keine Angst vor der Schule, sondern Angst vor der Trennung vom Elternhaus, im allgemeinen von der Mutter, hatten.

Im deutschsprachigen Raum hat WEBER (12) erstmalig Schulphobie und Schulschwänzen bei der Schulverweigerung voneinander abgegrenzt. Die treffendste Beschreibung der üblichen Befunde und Charakteristika bei Schulphobikern findet sich in einer Übersicht von LEVENTHAL u. SILLS (4):

1. Betroffen sind besonders die Altersgruppen zwischen 10. und 12. Lebensjahr.

2. Die Schulphobie ist bei Mädchen und Jungen gleich häufig.

3. Schulphobiker sind in der Regel überdurchschnittlich intelligent, sie haben zumindest befriedigende Schulleistungen.

4. Ein hoher akademischer Status der Eltern ist besonders wichtig.

5. Charaktereigenschaften wie Willensstärke, Durchsetzungsvermögen, Manipulationstendenzen und Aggressionslosigkeit sind üblich.

6. Weiterhin werden eine dominierende, überbehütende Mutter und eine symbiotische Mutter-Kind-Beziehung beschrieben.

7. Als häufigster Auslöser einer Schulphobie gelten Schulwechsel oder Krankheit.

8. Es besteht eine massive Angst vor dem Verlassen des Elternhauses zu dem Gang in die Schule, häufig von somatischen Symptomen begleitet.

9. Ein breites Spektrum pathologischer Persönlichkeitsstrukturen ist zu finden von insgesamt nicht besonders auffälligen Kindern bis zu Jugendlichen mit »Borderline«-Strukturen.

Die Familiensituation der Schulphobiker ist nach TALBOT (11) von übergroßer gegenseitiger Abhängigkeit geprägt. In ihrem Patientenkollektiv lebten 14 von 24 Familien mit den Großeltern, und zwar überwiegend denjenigen der mütterlichen Seite zusammen. Nicht nur die Bindung zwischen Mutter und Kind, sondern auch zwischen Eltern und Großeltern war sehr eng. HASLUND (2) faßt die symbiotische Mutter-Kind-Beziehung als neurotische Befriedigungsform der Mutter als Antwort auf andere Frustrationen auf. Kennzeichnend für die Rolle des Vaters ist nach ihrer Beobachtung seine Unsicherheit in der eigentlichen Vaterrolle.

Die Eltern lassen sich im Familienleben oft von einem Verwandten dominieren, der sich in die Erziehung des Kindes einmischt.

Nach ANNA FREUD (1) liegt der Schulphobie eine ungelöste ödipale Problematik zugrunde. Enge gegengeschlechtliche Bindungen ödipaler Natur konnten auch von PRICHARD u. WARD (5) in Familien mit sowohl männlichen als auch weiblichen Schulphobikern nachgewiesen werden. TAKAGI (10) weist auf die häufige Abwesenheit des Vaters und die Mangelhaftigkeit der Vaterrolle bei seinen Beobachtungen hin. Sowohl Mutter als auch Kind würden in ihrem Wunsch, vom Vater abhängig zu sein, frustriert.

In der Literatur wird auf typische Persönlichkeitsmerkmale von Schulphobikern und einzelner Familienmitglieder hingewiesen und auf spezifische Beziehungskonstellationen aufmerksam gemacht. Nachstehend wird auf Grund einer eigenen Beobachtung das Problem unter familiendynamischen Gesichtspunkten geschildert und die beobachtete Störung als Ausdruck einer Familienproblematik aufgefaßt, die über das Kind auf dem Wege der Rollenzuteilung ausgetragen wird (7).

Eigene Beobachtung

Der knapp 9j. Junge wurde wegen allmorgendlich auftretender, seit Wochen bestehender »kneifender« Bauchschmerzen diffuser Ausbreitung der behandelnden Kinderärztin vorgestellt. Nach Angaben der Eltern soll er regelmäßig als erster in der Familie aufwachen und seine Eltern wecken. Beim Anziehen trödele er herum und klage über Übelkeit und Bauchweh. Am Frühstückstisch bekomme er keinen Bissen hinunter.

Kurz bevor er das Haus verlassen müsse, um noch rechtzeitig die Schule zu erreichen, bekomme er heftige Durchfälle, die ihn förmlich auf der Toilette festhielten. Der Pat. lasse sich noch immer von seiner Mutter nach dem Toilettenbesuch abputzen, manchmal übernehme auch der Vater die Funktion des Saubermachens. Somit befinden sich Mutter und Sohn regelmäßig vor Schulbeginn in höchster Aufregung auf der Toilette. Gelegentlich müsse das Kind sogar erbrechen. Der Mutter gingen dabei manchmal die Nerven durch, so daß sie ihren Sohn anschreie und verprügele, um sich anschließend wieder bei ihm zu entschuldigen. Zu guter Letzt laufe sie mit ihm an der Hand in die Schule, wo sie ihn der Obhut der Lehrerin übergebe.

Die quälende Prozedur wiederhole sich jeden Morgen, nur an den Wochenenden und während der Ferien bliebe der Pat. beschwerdefrei. Die gleichen Symptome treten auf, wenn er an einer Geburtstagsfeier teilnehmen möchte. Er gebe an, daß er Angst habe, bei den Gastgebern nicht die Toilette finden zu können. Mit dieser eingehend erhobenen Anamnese wurde der Pat. zu uns zur Familienberatung überwiesen.

Die Familie J. besteht aus dem 33j. Vater, einem freiberuflich tätigen Zentralheizungsbauer, seiner gleichaltrigen Frau, einer ehemaligen kaufmännischen Angestellten, und ihrem einzigen Sohn M. Nach der Eheschließung vor 10 J. lebte die Familie mit dem Großvater mütterlicherseits in einem gemeinsamen Haushalt. Herr J. befand sich teilweise noch in einer weiterführenden Berufsausbildung, die ein Zusammensein mit der Familie nur am Wochenende erlaubte. Der Großvater dagegen war als Frührentner ständig zugegen und übernahm in der Großfamilie automatisch die Vaterrolle. Frau J. hat eine sehr enge Bindung an ihren Vater. Sie ist auch als Einzelkind in übergroßer familiärer Geborgenheit – nahezu ohne Kontakte zur Außenwelt – aufgewachsen. Die eigene Berufsausbildung ist ihr wegen ihrer sozialen Kontaktschwierigkeiten schwergefallen. Nach dem Tod der Mutter hatte sie ihre Berufstätigkeit aufgegeben und ihren damals kranken Vater versorgt. Ihr Mann sei dann später zu ihnen ins mütterliche Elternhaus gezogen.

Über die Herkunftsfamilie des Vaters wissen wir, daß Herr J. in einem größeren Geschwisterverband aufgewachsen ist, früh zur Selbständigkeit erzogen wurde, sich jedoch von seinen Eltern hinsichtlich ihres Interesses für schulische Leistungen vernachlässigt gefühlt hat. Diese Lücke in der Ausbildung hat er später nachgeholt; seit 2 J. leitet er eine eigene, gutgehende Zentralheizungsbaufirma.

Vor etwa 1 J. wurde auf seinen Wunsch der Großvater aus dem gemeinsamen Haushalt ausgeschlossen und in die untere Etage in unmittelbare Nähe der Büroräume ausquartiert. Er gibt an, daß er seine Frau gezwungen habe, sich für ihn oder für ihren Vater zu entscheiden. In der Großfamilie seien die Rivalitäten zwischen den beiden Männern niemals besprochen, geschweige denn offen ausgetragen worden. Frau J. habe sich jedoch ständig in Konflikten befunden und das Gefühl gehabt, ausgleichen zu müssen. Nach dem Umzug habe sich der Großvater gekränkt zurückgezogen, und es bestünden nur noch flüchtige Kontakte zu ihm.

Die Trennung vom Großvater hat in der Familie erhebliche Veränderungen bewirkt. M. sucht nur noch selten den Opa auf, der früher stundenlang mit ihm gespielt und ihm viel Wissenswertes vermittelt hat. M. sitzt jetzt häufig oben bei der Mutter und gibt an, daß er mit seinen »Kindern« spielt, gemeint sind seine 14 Stofftiere. Außerhalb der Schule trifft er sich mehr oder weniger zufällig mit einem behinderten Jungen aus dem Dorf, sonst hat er keine Freunde. Der Vater versuchte, M. in einem Sportverein und zu einem Schwimmkurs anzumelden. Sein Sohn fühlte sich jedoch nirgends wohl und zog sich von diesen sportlichen Aktivitäten zurück.

Seine Schulleistungen sind gut, er möchte später einmal Arzt werden. Seine Mutter ist ständig um ihn. Zu ihrem Mann wünscht sie sich eine engere Beziehung mit mehr Nähe und Geborgenheit, leidet unter seiner, durch sein enormes berufliches Engagement bedingten, ständigen Abwesenheit und haßt die ewigen Telefonanrufe, durch die auch sie in den Betrieb miteingespannt wird.

Familiendynamik und Krankheitsauslösung

Für die familiendynamischen Beobachtungen unter der Perspektive von Rolle und Auftrag wird besonders das psychoanalytische Rollenmodell von RICHTER (7) herangezogen. Besonders wesentlich ist bei unserer Beobachtung die symbiotische Mutter-Sohn-Beziehung, die nach der gewaltsamen Loslösung des Großvaters aus dem gemeinsamen Haushalt noch enger geworden ist. Der Vater ist in seinem Beruf zuverlässig, zu Hause schiebt er jedoch die ganze Verantwortung an seine Frau ab. Seine Frau muß daher mit letzter Kraft alle psychisch belastenden Situationen für die Familie meistern und kann ihre eigenen Wünsche nach Trost, Wärme und Abhängigkeit nicht beim Partner befriedigen. Seit der Trennung der Haushalte ist ihr auch die Möglichkeit der Befriedigung infantiler Abhängigkeitswünsche bei ihrem eigenen Vater genommen, und sie klammert sich noch stärker an ihren Sohn, der für sie die Funktion eines Partnersubstituts erfüllt.

Es ist nicht erstaunlich, daß die Symptome einer Schulphobie wenige Monate nach der Ausstoßung des Großvaters aus dem gemeinsamen Haushalt auftreten, da diese Veränderung der Familienstruktur eine noch engere Mutter-Sohn-Bindung bewirkt. Frau J. ist bemüht, alle Bedürfnisse ihres Sohnes zu befriedigen und ist zu einer konsequenten Handlungsweise mit festen Grenzen unfähig. Sie ermuntert ihr Kind zu Omnipotenzphantasien weit über das altersadäquate Ausmaß hinaus, was sich zum Beispiel darin äußert, daß M. schon in diesem Alter weiß, daß er einmal Arzt werden wird. Die hohen Leistungserwartungen teilen eigentlich beide Eltern, und M. versucht, sich diesen durch gute Schulleistungen anzupassen. Außer als Partner-Substitut wird M. unbewußt von den Eltern dazu benutzt, unerfüllte Aspekte des eigenen idealen Selbst darzustellen. M. soll für seine aufstiegsorientierten Eltern ihre teilweise verfehlten Ziele realisieren. Eine ausführliche Beschreibung derartiger Delegationsprozesse findet sich bei STIERLIN in »Delegation und Familie« (8).

M. kann also seine eigenen Möglichkeiten nicht auf realistische Weise erproben und wird in seiner Individuations- und Autonomieentwicklung gehemmt. Somit bringt auch er sich in zunehmende Abhängigkeit von der Mutter, um in seinem Narzißmus Befriedigung zu erhalten. Der allmorgendliche Schulbesuch führt zu Trennungsängsten zwischen Mutter und Sohn, die sich in körperlichen Symptomen äußern, welche wiederum weitere Abhängigkeiten schaffen – ein Circulus vitiosus ohne Ende.

Therapeutisches Ziel

Frau J. kann ihren Sohn aus der symbiotischen Umklammerung nur freigeben nach vollzogener Stabilisierung der Beziehung der Eltern zueinander mit Befriedigung regenerativer Wünsche beim Partner, was wiederum nur unter der Voraussetzung einer auch innerlich gelungenen Ablösung der Mutter vom Großvater möglich sein wird. Erst dann kann M. die notwendigen Schritte zur Individuation und Autonomie tun, und die Symptome der Schulphobie werden für seine Lebensbewältigung nicht mehr erforderlich sein.

Bisheriger Verlauf

Die wenigen bisherigen Familienberatungen haben zu einer besseren Reintegration des Vaters in die Familie geführt. Herr J. fährt jetzt seinen Sohn mit dem Auto in die Schule. Mit dem Erscheinen des Vaters, der bereits frühmorgens im Büro hat tätig sein müssen, fallen Angst und Symptomatik von M. ab, wie er sich selbst ausdrückt.

Zusammenfassung

In einem kurzen Literaturüberblick werden die typischen Persönlichkeitsmerkmale von Schulphobikern und deren Eltern dargestellt und typische Beziehungskonstellationen in den betroffenen Familien geschildert. An Hand einer eigenen Beobachtung wird die Schulphobie unter familiendynamischen Aspekten betrachtet, als Symptom eines Familienkonfliktes verstanden und auf ihre Behandlungsmöglichkeit in Form der Familienberatung bzw. -therapie hingewiesen.

Literatur

1. FREUD, A.: Wege und Irrwege in der Kinderentwicklung. Klett, Stuttgart 1968.
2. HASLUND, L.: Om skolefobi. Nord Psykologi **13,** 7–14 (1961).
3. JOHNSON, A. M. u. Mitarb.: School phobia. Amer. J. Orthopsychiat. **11,** 702–711 (1941).
4. LEVENTHAL, T. u. M. SILLS: Selfimage in school phobia. Amer. J. Orthopsychiat. **34,** 685–695 (1964).
5. PRICHARD, C. u. R. J. WARD: The family dynamics of school phobics. Brit. J. Sozial Work **4,** 61–94 (1974).
6. RICHTER, H. E.: Eltern, Kind und Neurose. Klett, Stuttgart 1963.
7. RICHTER, H. E.: Patient Familie. Rowohlt, Reinbek 1970.
8. STIERLIN, H.: Delegation und Familie. Suhrkamp, Frankfurt 1978.
9. SYDOW, G. v.: Skolsjuka-social medicinsk studie. Svensk. Läk. Tidn. **67,** 65–73 (1970).
10. TAKAGI, R.: The family structure of school phobics. Acta paedopsychiat. **39,** 131–146 (1972).
11. TALBOT, M.: Panic in school phobia. Amer. J. Orthopsychiat. **27,** 286–295 (1957).
12. WEBER, D.: Zur Differentialdiagnose und Polygenese der Schulphohie. Praxis Kinderpsychol. **5,** 167–171 (1967).

Erschienen in:
tägl. prax. **23,** 121–124 (1982)

Familientherapeutische Krisenintervention im Alltag

A. Neraal, Marburg

Die moderne Medizin erfordert von jedem Arzt, das Krankheitsverständnis nicht auf die apparative Diagnostik und medikamentöse Therapie zu begrenzen, sondern den Blickwinkel auf psychodynamische Zusammenhänge zu erweitern und sich Zugang zu einem komplexeren Krankheitsbegriff zu verschaffen; denn schon bei der Klärung der vielfältigen funktionellen Organstörungen läßt uns ein rein technisches Krankheitskonzept im Stich.

In der psychosomatischen Medizin konnten viele Forschungsprojekte den Einfluß psychischer Faktoren auf körperliche Krankheiten mehr oder weniger belegen. Von diesem Grundwissen ausgehend, können wir Krankheit z. B. als sinnvolle Maßnahme eines Menschen betrachten, einen psychischen Konflikt zu bewältigen, wenn ihm keine anderen Lösungsstrategien zur Verfügung stehen (1, 4). Auf ein Familiensystem übertragen würde das bedeuten, daß in der Familie existierende unerträgliche Spannungen eine Abfuhr erfahren können, indem ein Familienmitglied erkrankt. Der Indexpatient dient somit als Blitzableiter für überhöhte intrafamiliäre Erregungspotentiale mit der Folge seiner Erkrankung.

Man kann auch vom sinnvollen Einsatz der Krankheit zur Bewältigung eines der Familie unlösbar erscheinenden Konfliktes sprechen, wobei sich die gesunden Familienmitglieder auf Kosten eines kranken Mitgliedes stabilisieren und somit das psychische Gleichgewicht in der Familie aufrechterhalten werden kann. Dahinter steckt die Vorstellung, daß Familien die Tendenz haben, ein bestimmtes Maß an Gleichgewicht und Stabilität zu entwickeln und aufgrund immanenter Mechanismen allen Veränderungen, die an diesem Gleichgewicht rütteln, Widerstand zu leisten und eher eines ihrer Mitglieder erkranken zu lassen, als das Gleichgewicht aufs Spiel zu setzen (3).

Bei der Auswahl des Indexpatienten scheint das Prinzip des »schwächsten Gliedes« angewendet zu werden, d. h., sehr oft bietet sich das Kind als Indexpatient an, aber auch jedes Kettenglied kann, sobald es der Zerreißprobe nicht mehr standhält, als potentieller Patient in Frage kommen. Auf diese Weise kann auch eine Symptomverschiebung von einem Familienmitglied auf das andere erfolgen; man wechselt sich im Kranksein ab.

Ein Beispiel aus dem Klinikalltag zeigt einen Krankheitsverlauf, der sich als Reaktion auf intrafamiliäre Spannungen verstehen läßt und in einer familientherapeutischen Krisenintervention aufgelöst werden konnte.

42j. Griechin, die im Feb. 1982 in die Medizinische Klinik aufgenommen wird, da sie seit 2 Monaten an linksseitigen Rückenschmerzen thorakolumbal, diffusem Druckgefühl und Stichen in der Herzregion sowie konstanten Schmerzen im linken Oberschenkel mit umschriebenem Taubheitsgefühl leidet. Eine linksseitige Beinvenenthrombose kann aufgrund phlebographischer Untersuchungen ausgeschlossen werden. Am Herzen sowie am Rückgrat ebenfalls keine krankhaften Veränderungen. Sämtliche weiteren eingehenden Untersuchungen fallen normal aus. Da die Beschwerden trotz Ausschluß organpathologischer Befunde unverändert persistieren, wird ein psychosomatisches Konsil angefordert.

Frau I. ist von zierlicher Gestalt, sie blickt mich erschrocken aus ihren großen, dunklen, tiefliegenden Augen an, sie sieht blaß und verhärmt aus, spricht gebrochen deutsch, obgleich sie seit 20 Jahren in der Bundesrepublik lebt. Sie beklagt sich über ihren jämmerlichen körperlichen Zustand mit Schmerzen in fast sämtlichen Körperregionen und über die bisher ausgebliebene ärztliche Hilfe. Sie beteuert immer wieder, daß sie in diesem miserablen Gesundheitszustand unmöglich ihre Arbeit in einer Kabelfabrik wiederaufnehmen könne.

Im Gespräch über ihre Arbeitssituation kristallisiert sich folgender Konflikt heraus: Vor kurzem wurde eine junge Türkin in ihr Arbeitsteam aufgenommen, der von den Arbeitskolleginnen einschließlich dem Schichtführer die defektesten Kabel zum Reparieren zugeschoben wurden, was sie in ihrer realen Leistungskapazität – zumal da es sich um Akkordarbeit handelt – stark einschränkte. Frau I. nahm sich der Türkin an, die den Schikanen der Arbeitskolleginnen wehrlos ausgeliefert war, und setzte sich energisch für deren gerechtere Behandlung ein – mit dem Erfolg, daß von diesem Zeitpunkt an auch sie von den Arbeitskolleginnen gemieden wurde und sich seitdem abgelehnt und in eine Außenseiterposition abgeschoben fühlt. Zu guter Letzt versuchte der Ehemann der Patientin – ebenfalls griechischer Herkunft –, der in derselben Firma als ungelernter Arbeiter tätig ist, für seine Frau einen Arbeitsplatzwechsel über den Betriebsrat durchzusetzen, was ihm nicht gelang. Frau I., ehemals geschätzt wegen ihrer stets hilfsbereiten Haltung, ist nun durch ihr Engagement für eine türkische Arbeitskollegin selbst in den Ausstoßungsprozeß geraten.

Die Patientin macht diesen Konflikt am Arbeitsplatz für ihr körperliches Leiden verantwortlich. Mit Änderung der Arbeitslage würden sich ihre Beschwerden bessern. Diese Meinung vertreten beide Eheleute. Ich stimme insofern zu, daß der Arbeitskonflikt bei der Auslösung der Symptome den Ausschlag gegeben hat, meine aber, daß tieferliegende Ursachen noch im Verborgenen schlummern und erst von uns gemeinsam aufgedeckt werden müssen, wobei mir ein Gespräch mit der ganzen Familie geeignet erscheint. Aus diesem Grunde vereinbare ich ein Zweitgespräch mit der Patientin und ihrem Ehemann, an dem sich nach einigem Zaudern auch der 15jährige Sohn, das einzige Kind in der Familie, beteiligt.

Herr I. ist Anfang der 60er Jahre in die Bundesrepublik gekommen, um Medizin zu studieren. Er entstammt einer ärmlichen, griechischen Bauernfamilie, die hohe Erwartungen an ihn hatte, ihm jedoch kein Studium zu finanzieren vermochte. Herr I. fühlte sich von der Doppelbelastung, seinen Lebensunterhalt in einer Großstadt zu verdienen und den Anforderungen des Studiums einschließlich der Sprachschwierigkeiten gerecht zu werden, überfordert; er scheiterte dann an den vorklinischen Prüfungen. Noch heute lebt er hier als Gastarbeiter.

Die von ihm nicht erfüllten Erwartungen seiner Familie hat er an seinen Sohn delegiert, der Klassenbester ist und später einmal Arzt werden möchte, wie Herr I. mir mitteilt (6). Vater und Sohn treffen z. Zt. sämtliche Entscheidungen in der Familie; Herr I. wird sicher so lange in der Bundesrepublik bleiben, bis sein Sohn das Abitur besitzt; ihm sollen keine Sprachschwierigkeiten durch vorzeitige Rückkehr der Familie nach Griechenland oder Umsiedlung in ein anderes europäisches Land entstehen.

Das Familiengespräch wird von Vater und Sohn geführt. Frau I. beantwortet an sie gerichtete Fragen wortkarg mit ja und nein, macht aber durch plötzlich auftretende Herzstiche auf sich aufmerksam.

In ihrem Elternhaus gab es eine ältere, geistig behinderte Schwester, die die Aufmerksamkeit und Zuwendung aller Familienmitglieder in Anspruch nahm. Sie habe nur für die Schwester da sein müssen, habe nichts für sich selbst fordern dürfen. Frau I. beklagt sich noch heute darüber, als Kind zu kurz gekommen, nur ausgenutzt worden zu sein. Deshalb habe sie in die von den Eltern für sie arrangierte Heirat eingewilligt, in der Erwartung, endlich mehr Freiraum für sich gewinnen und mehr Aufmerksamkeit auf sich ziehen zu können. Sie habe sich bisher in Deutschland und in ihrer Familie wohl gefühlt. Noch weit bis ins Schulalter ihres Sohnes hinein sei sie zu Hause geblieben und habe als gelernte Schneiderin Nähaufträge von Nachbarn und Bekannten angenommen, bis ihr alles über den Kopf gewachsen sei. Da sie niemanden enttäuschen, keine Absagen erteilen, sich des Ansturms von Aufträgen nicht erwehren konnte, habe sie kurzerhand die Heimnäherei aufgegeben und die Tätigkeit in einer Kabelfabrik angenommen, wo sie bisher zu ihrer eigenen und zu anderer Zufriedenheit gearbeitet habe. Die ganze Familie ist sich einig, daß die Ursache des Krankseins in der ungerechten Behandlung am Arbeitsplatz zu suchen sei.

Mir fällt dagegen während unseres ersten Familiengespräches die mangelnde Kommunikation der Ehepartner auf; zwischen ihnen findet kein Dialog, kein emotionaler Austausch, nicht einmal ein Wortwechsel statt. Herr I. zieht lieber seinen Sohn zu Rate, der ohnehin die väterlichen Ansichten zu teilen scheint, nicht einmal die alltäglichen Entscheidungen werden mit der Patientin getroffen. Seitdem sich der Sohn aus ihrer mütterlichen Umsorgung gelöst hat und sie nicht mehr braucht, fühlt sich Frau I. in der eigenen Familie überflüssig und nicht geachtet, als jemand, auf den man keine Rücksicht zu nehmen braucht, der sich unterzuordnen und die anfallenden Hausarbeiten zu erledigen hat; sie fühlt sich ausgenutzt, abgewertet – ja ausgestoßen. Ihr Ehemann meint, daß sie sich früher gut angepaßt habe, doch während ihres Aufenthaltes in der Bundesrepublik sei sie durch ungünstigen Einfluß deutscher Frauenvorbilder verdorben worden.

Hier lassen sich Parallelen zwischen der Rolle der Patientin in der Familie und am Arbeitsplatz erkennen. Zu Hause wie auch in der Fabrik fühlt sie sich nicht mehr gebraucht und geachtet, sondern ausgestoßen und ausgebeutet wie damals in ihrer Kindheit, als ihre behinderte Schwester alle Aufmerksamkeit auf sich zog. Der Konflikt am Arbeitsplatz spiegelt den familiären Konflikt wider und dieser wiederum ist eine Wiederholung der Kindheitserlebnisse, entstanden aus dem neurotischen Wiederholungsbedürfnis der Patientin, die frühkindliche Rolle eines sich minderwertig und ausgenutzt fühlenden Menschen immer neu zu inszenieren (2). In der Fabrik setzt sich die Patientin für eine von den Arbeitskollegen schikanierte türkische Gastarbeiterin ein, mit der sie sich identifiziert, was zur Folge hat, daß sie deren Rolle teilen und dabei selbst Schaden nehmen muß. Sogar auf der Station der Medizinischen Klinik erlebt sie sich als die gemiedene ausländische Patientin, die zu Unrecht ärztliche Hilfe begehrt, da ihrem Leiden keine organischen Ursachen zugrunde liegen.

Es besteht bei unserer Patientin eine larvierte Depression, die sich körperlich niederschlägt, deren Keim bereits in der Kindheit gelegt wurde, sich aber erst vor dem Hintergrund des augenblicklichen Beziehungsmusters in der Familie manifestierte.

Was also ist in der Familie passiert? Wann und wodurch sind welche Strukturveränderungen eingetreten, die zur Erkrankung geführt haben?

In der jungen Familie verhalf das von den Eltern sehr geliebte Einzelkind beiden zur Befriedigung eigener neurotischer Bedürfnisse (5). Frau I. konnte ihre Wünsche nach Zuwendung aktiv durch intensives, mütterliches Umsorgen ihres Kindes kompensieren; sie konnte mit ihrem Kind Gefühle von Nähe und Geborgenheit erleben, die in der Partnerbeziehung nicht möglich waren. Der Vater konnte an seinen Sohn seine eigenen, unerfüllt gebliebenen Berufswünsche delegieren. Aufgrund dieser neurotischen Verflechtungen fungierte der Sohn als Bindeglied zwischen den Eltern. Die Kommunikationen liefen zunehmend über ihn.

Im Zuge der pubertären Ablösungsbestrebungen des Sohnes – und zwar vorerst aus der mütterlichen Umklammerung unter stärkerer Identifikation mit dem Vater – veränderte sich die Familien-

struktur insofern, als sich die eng gebundene Familie vorübergehend spaltete: Vater-Sohn-Dyade auf der einen und die Mutter auf der anderen Seite (7). Diese Familienkonstellation stellte sich z. Zt. unseres Gespräches dar. Frau I. erlebt diese familiäre Umstrukturierung als Ausstoßungsprozeß unter Reaktivierung bedrohlicher Kindheitserlebnisse und kann in Ermangelung psychischer Bewältigungsmechanismen nur Körpersymptome entwickeln. Dem Arzt wird also dieser Beziehungskonflikt als Organerkrankung angeboten.

Bereits im 2. Familiengespräch kann der Konflikt dieser vereinsamten mütterlichen Position besprochen werden, woraufhin sich der Sohn vom Vater zu entfernen traut, die Rolle des Co-Therapeuten übernimmt und seine Eltern darauf aufmerksam macht, daß sie zu selten miteinander sprächen, sondern die Kommunikation zwischen ihnen – wenn überhaupt – über ihn abliefe; außerdem wisse er noch gar nicht, ob er wirklich Arzt werden wolle. Er müsse sich schließlich nach seinen eigenen Begabungen und Wünschen richten.

Somit vollzieht der Sohn einen weiteren Lösungsschritt – und zwar vom Vater, indem er sich von seiner Erwartungsträgerfunktion zu entbinden versucht. Diese so offen geäußerten Autonomiewünsche überraschen die Eltern und machen sie betroffen und nachdenklich.

Nach nur 3 Gesprächen glaubt die Familie, mit ihren Problemen selbst fertig werden zu können, sie wollen mich lediglich im Bedarfsfall wieder in Anspruch nehmen. Nach telefonischer Rücksprache mit der behandelnden und gleichzeitig einweisenden Ärztin 1 Jahr später läßt sich erfahren, daß Frau I. beschwerdefrei und arbeitsfähig geworden ist.

Somit läßt sich schließen, daß die Gespräche dem Sohn die Ablösung von beiden Eltern ermöglichten und diese dadurch in die Lage kamen, das Gespräch miteinander wiederaufzunehmen oder gänzlich zu verstummen. Die erstere der Reaktionsmöglichkeiten ist vermutlich eingetreten.

An diesem Beispiel werde deutlich, daß Krankheit Ausdruck von intrapsychischem Elend, z. B. einer Depression, sein kann, das – wie hier – durch Entgleisung des intrafamiliären Gleichgewichtes ausgelöst wird; der Patient stellt normalerweise nur ein Glied eines Familien- bzw. eines menschlichen Bezugssystems dar, in das er auf vielfältige Weise verstrickt ist. Somit kann er mit seinen Symptomen einen intrafamiliären Konflikt ausdrücken, den er nicht bewußt wahrzunehmen vermag, sondern gleichzeitig in seinem Körpersymptom abwehren muß.

Frau I. richtet mit ihrem Beschwerdebild einen Appell an uns, den es zu verstehen gilt. Sie weist auf ihre intrapsychische und damit in Zusammenhang stehende intrafamiliäre Notlage hin, die darin besteht, daß sie nach gelungener Ablösung des Sohnes in die Kommunikationslosigkeit abzugleiten befürchtet.

Es befindet sich hier eine normalerweise funktionstüchtige Familie in einer Krise. In ihr bestehen psychoneurotische Beziehungsstrukturen mit scharfen Selbst-Objektabgrenzungen im Gegensatz zu den schwer gestörten, sog. »psychosomatischen Familien«, in denen narzißtische Beziehungsstrukturen mit Fusionen auf affektivem und kognitivem Gebiet ohne scharfe Objektabgrenzungen vorherrschen. Im geschilderten Beispiel ist auch keine schwerwiegende psychosomatische Krankheit entstanden, sondern lediglich eine funktionelle Symptomatik als leichteste Form des somatischen Niederschlags psychischer Korrelate. Die Klärung der psychodynamischen Zusammenhänge läßt die Familie ihre schwierige Lebensphase bewältigen und ermöglicht wieder ein intrafamiliäres Gleichgewicht, in dem Krankheitssymptome abklingen können.

Das Beispiel möge auch zeigen, mit welchem relativ geringen Zeitaufwand Familiengespräche diagnostisch und therapeutisch im Konsiliardienst eingesetzt werden können. Es mag ferner psychosomatisch interessierte Ärzte selbst zur Krisenintervention der beschriebenen Art ermutigen. Die hierfür erforderliche Erweiterung der Kompetenz läßt sich in BALINT-Gruppen erwerben.

Literatur

1. BECK, D.: Krankheit als Selbstheilung. Insel Verlag, Frankfurt/M. 1981.

2. FREUD, S.: Erinnern, Wiederholen, Durcharbeiten. In: Schriften zur Behandlungstechnik. Fischer, Stuttgart 1975.

3. JACKSON, D. D.: The question of family homeostasis. Psychiat. Q. Suppl. **31,** 79–90 (1957).

4. OVERBECK, G. u. A. OVERBECK: Seelischer Konflikt – körperliches Leiden. Rowohlt, Reinbek 1978.

5. RICHTER, H. E.: Eltern, Kind und Neurose. Klett, Stuttgart 1963.

6. STIERLIN, H.: Delegation und Familie. Suhrkamp, Frankfurt 1978.

7. WIRSCHING, M.: Krankheit und Familie. Eine empirische Untersuchung der psychologischen und sozialen Dimensionen chronischer körperlicher Krankheiten im Jugendalter. Habilitationsschrift, Heidelberg 1978.

Erschienen in:
internist. prax. **26,** 543–547 (1986)
tägl. prax. **28,** 133–137 (1987)

Psychosomatischer Konsiliardienst und Psychotherapie

Beispiel eines jugendlichen Magersuchtpatienten

A. NERAAL, Marburg

Allgemeines

Durch den psychosomatischen Konsiliardienst einer Medizinischen Klinik wird die Möglichkeit zu frühzeitigem psychotherapeutischem Eingreifen geboten, das bei überwiegend psychogen bedingten Krankheiten richtungsweisend für den weiteren Verlauf sein kann und eine Chronifizierung vermeiden hilft. Das folgende Beispiel betrifft einen männlichen Jugendlichen, der ½ Jahr nach Krankheitsbeginn zur Klärung der Verdachtsdiagnose einer »Anorexia nervosa« in die Medizinische Klinik eingewiesen wurde, nachdem sich die Eltern gegen jede Kontaktaufnahme mit einer kinder- und jugendpsychiatrischen, psychotherapeutischen bzw. psychosomatischen Einrichtung gesträubt hatten. Der aufgrund großer Widerstände seitens der Eltern auf 3 Einzelgespräche und eine Familiensitzung begrenzte Kontakt hat jedoch Selbstheilungskräfte in der Familie mobilisieren und Bearbeitungsprozesse in Gang setzen können, die die körperlichen Symptome verschwinden ließen, wie in einem späteren Telefongespräch mit der Mutter zu erfahren war.

Krankheitsverlauf

16j. Junge A. A., der wegen seit ½ J. bestehender, fortschreitender Abmagerung im Juni 84 vom Hausarzt zur stat. Klärung eingewiesen wurde. Bei der Aufnahme in der Med. Klinik Größe 170 , Gew. 40 kg.

Auf der Suche nach auslösenden Krankheitsfaktoren meint A., daß er sich vor Beginn der Symptomatik in eine Klassenkameradin verliebt habe, die ihn habe abblitzen lassen. Nach dieser Enttäuschung sei ihm besonders sein vorstehender Bauch aufgefallen; durch Abmagern wollte er ihn verschwinden lassen, um nicht seinem Vater ähnlich zu werden. Ihn hatte er nämlich als abstoßend dick, autoritär und brutal erlebt. A. ist ein großgewachsener, feingliedriger, dunkelhaariger, sensibler Junge mit weichen Gesichtszügen, traurigem Blick und hoher Intelligenz; er zeigt eine für sein Alter erstaunliche Introspektionsfähigkeit und Offenheit und ist offensichtlich interessiert an der Kontaktaufnahme zu mir als Konsiliarius der psychosomat. Abteilung.

A. appelliert an mich als verständige, gute Mutter und läßt mich sich für ihn und seine Belange engagieren.

Unter vorgehaltener Hand und unter dem Siegel der Verschwiegenheit berichtet er über die schlimmen aggressiven Seiten seines Vaters, der die Mutter, ihn und die Geschwister verprügelt, die sich aber allem Anschein nach gegen den Vater verbündet haben und gemeinsam eine beträchtliche Stärke repräsentieren. A. hat noch eine 1 J. ältere Schwester, ebenfalls Gymnasiastin mit guten Schulleistungen wie er, und einen knapp 3 J. jüngeren Bruder, der Fußball spielt und sich zum richtigen Raufbold entwickelt.

Die Ehe der Eltern muß in ihrem Verlauf einen immer ausgeprägteren sadomasochistischen Charakter angenommen haben mit eklatanter Zuspitzung der gespannten Ehebeziehung um Weihnachten 1983 herum, als der Vater die Mutter mit einem Messer bedrohte. Damals trat A. als Lebensretter der Mutter auf und »sprang dem Vater regelrecht an die Gurgel«, wie er sich selbst ausdrückt.

Nach diesem das Leben der Mutter bedrohenden, aggressiven Durchbruch des Vaters brach die Familie vorübergehend auseinander: Die Mutter verließ mit ihren Kindern das selbst erbaute Eigenheim und zog zu ihrer Schwester. Der Vater wurde sich selbst überlassen. Er hat nach den Moralbegriffen der Familie und der Umwelt die Schuld an der familiären Misere zu tragen; mutmaßlich hatte er auch mit seiner Schwägerin, der Frau des Bruders der Mutter, ein außereheliches Verhältnis, das nach Meinung unseres Patienten noch heute heimlich aufrechterhalten wird. Es sei nicht zu leugnen, daß sein jüngster Vetter seinem Vater so verblüffend ähnlich sehe, jedenfalls wird auf diese Ähnlichkeit und daraus zu ziehende Schlußfolgerungen von A. hingewiesen. Es mag deshalb überraschen, daß A. seinen größten Gewichtsverlust in der Zeit nach der Trennung vom Vater angibt.

Seine Mutter schildert er als sanftmütige, sich für ihre Mitmenschen aufopfernde Frau, die sich jetzt ein Zubrot durch Pflege einer jungen, querschnittsgelähmten, vom Ehemann im Stich gelassenen Nachbarin verdient. Die Mutter würde gern bei der Mission als feste Pflegekraft eingestellt werden, aber irgendwie ist es ihr aus ihm unbekannten Gründen verwehrt geblieben. Trotz aller Fürsorge und Verantwortlichkeit für die Mutter erlebt er sie in ihren geistigen Fähigkeiten beschränkt, ja regelrecht ein »bißchen primitiv«. Sie möchte unseren Patienten gern mit guten Speisen verwöhnen. Doch wenn sie nach seinen Wünschen frage, antworte er ihr abweisend, daß er sich »kalte Küche« bestelle. Damit meine er, bildhaft gesprochen, eine durch Öffnen von Türen und Fenstern ausgekühlte nicht im Betrieb befindliche Küche, d. h., von ihr wünsche er sich nichts.

Während dieses Gesprächsabschnittes wird eine versteckte, emotional abgewehrte Aggressivität der Mutter gegenüber spürbar. Die Eßstörung in der Auseinandersetzung mit der Mutter hat eine lange Vorgeschichte und reicht bis zur Geburt zurück, wie ich später von der Mutter im Familiengespräch erfahren konnte.

A. kam schon 11 Monate nach Geburt der älteren Schwester zur Welt. Seine Mutter fühlte sich dieser Belastung nicht gewachsen und zog mit der ganzen Familie bei den Schwiegereltern aus und bei ihren Eltern ein, um die Hilfe der eigenen Mutter in Anspruch nehmen zu können. Mit A. gab es von Anfang an Schwierigkeiten; er konnte nicht gestillt werden, er erbrach die Nahrung und wollte nicht gedeihen. Mit 6 Monaten hatte er das Geburtsgewicht von 3 kg noch immer nicht überschritten. Ohne Hilfe der Großmutter hätte Frau A. ihren Sohn nicht am Leben erhalten können. Die beiden Frauen verabreichten ihm bis zu 10 Mahlzeiten täglich, schließlich gelang ihnen, eine Gewichtszunahme zu erreichen. In stat. Behandlung hatten sie ihn nicht geben wollen.

Die Eßstörung hat bis zum heutigen Tag in der Beziehung zur Mutter eine große Rolle gespielt. A. ißt kein Fleisch, lebt fast ausschließlich von Quark, Grießbrei und Joghurt, nur hier in der Klinik ißt er außer Fleisch bereits alles. Die Eltern sind erstaunt, daß er mit gutem Appetit Wurstbrote in sich hineinstopft. Trotz seiner eigenen Unlust am Essen interessiert sich A. fürs Backen und Kochen, sammelt Rezepte und probiert sie aus, bekocht also die ganze Familie, aber nimmt selbst nichts von den phantasievoll zusammengestellten Menüs zu sich. Weiterhin macht er lange Spaziergänge mit dem Hund von 5–10 km täglich, seine Kontakte zu Freunden halten sich sehr in Grenzen. A. hält sich überwiegend zu Hause auf.

Die Familie hat sich nach der bedrohlichen Ehekrise unter der Bedingung, daß sich der Vater in psychiatrische Behandlung begebe, auf einen Neubeginn miteinander eingelassen. Das ist in der Form geschehen, daß der Vater täglich Psychopharmaka einnimmt, die nicht nur seine Aggressionen dämpfen, sondern ihn total außer Gefecht setzen. Er ist teilweise wegen allgemeiner Abgeschlagenheit und Müdigkeit nicht in der Lage, seiner Arbeit als Blechschlosser nachzugehen; er liegt allabendlich, manchmal tagelang auf dem Sofa und schnarcht.

Zu Zeiten der Arbeitsunfähigkeit des Vaters hält es A. in der Schule vor Bauchschmerzen kaum aus. Kann er sicher sein, daß der Vater die Tabletten einnimmt und die Mutter in Ruhe läßt? Trotz seines enormen Lerneifers habe er sich in letzter Zeit nicht mehr auf den Unterricht konzentrieren können und sich von den Lehrern nach Hause schicken lassen; erst dann hätten sich die Bauchschmerzen allmählich zurückgebildet. Zwar habe er sich von der Mutter warme Umschläge um den Leib machen lassen, doch ihr gutes Essen habe er weiterhin abgelehnt. Er fühlt sich verantwortlich für die Mutter, aber Übertragung von Verantwortung bedeutet nicht nur Aufwertung und Anerkennung, sondern auch bittere Last.

A. macht sich Gedanken darüber, ob sein Vater eigentlich die richtige Behandlung erhalte. Er fragt, ob nicht nur das Symptom der Aggressivität weggewischt würde, aber auf wirkliche Änderung der gespannten Atmosphäre in der Familie nicht zu hoffen sei. Wenn es sich bei ihm auch um eine Magersucht handele, wie bei einer Cousine 2. Grades – in einem medizinischen Hausbuch habe er sich bereits damit auseinandergesetzt –, möchte er jedenfalls nicht mit Tabletten vollgestopft werden. Er würde gern sein Abitur machen, um später Pharmazie zu studieren. Das sei sein Traumziel.

Familiengespräch

Nach 2 Einzelgesprächen willigt A. in ein Gespräch mit der ganzen Familie ein unter der Voraussetzung, daß ich nichts von den mir anvertrauten Familiengeheimnissen preisgäbe und ihn nicht in der Familie an den Pranger stelle. Mit Hilfe des Stationsarztes gelingt es, behutsam ein Familiengespräch einzufädeln, zu dem außer dem Patienten beide Elternteile und der 14j. Bruder erscheinen, während das älteste Kind, die 17j. Schwester, unter dem von der Mutter vorgetragenen Vorwand einer allzu großen schulischen Belastung wegbleibt.

Schon allein die Sitzordnung während unseres Familiengespräches ist Ausdruck einer Spaltung in der Familie. Auf der einen Seite sitzt Frau A., umgeben von ihren beiden Söhnen, auf der anderen Seite, getrennt von der übrigen Familie durch Therapeutin und Co-Therapeuten, der Vater.

Frau A. wendet sich im Gespräch von mir ab, um ihren Unmut zu demonstrieren. Sie ist enttäuscht, daß sich keine organische Krankheitsursache finden ließ. Eine psychische Genese kann sie nicht annehmen, da sie sich damit in ihrer Mutterrolle in Frage gestellt fühlen muß und glaubt, dies nicht aushalten zu können. Ich spreche sie auf ihre ablehnende Haltung mir gegenüber an und versuche, mich mit ihr in ihrer Rolle als Mutter zu identifizieren und mich für ihre eigene Lebensgeschichte zu interessieren, ein Angebot, auf das sie nur zögernd und bruchstückhaft eingehen kann. Sie zeigt sich emotional stark bewegt, als wir im Gespräch ihre enge Bindung an die eigene Mutter streifen, die ihr bei der Aufzucht der Kinder geholfen habe und die ihr jetzt nach ihrem plötzlichen Tod vor 1 Jahr sehr fehle. Sie möchte diesem wunden Punkt schnell ausweichen und bringt das Gespräch unmittelbar auf ihren Sohn A. zurück, um den sie sich so sorgen müsse, den sie z. Zt. in seinem abgemagerten Zustand nicht allein lassen könne. Als ich ihr daraufhin wegen ihrer mütterlichen Fürsorge und Aufopferung Anerkennendes sage, atmet sie erleichtert auf; als ich aber im Folgesatz auf A.s Ablösungsschwierigkeiten aufgrund ihrer überprotektiven Haltung hinweise, erlebt sie meinen Einwand als Vorwurf und kann ihn vorerst nicht annehmen. A. muß ihr in meiner Gegenwart bestätigen, daß er ihre mütterliche Fürsorge braucht, um sie in der Rolle der »guten Mutter« zu stabilisieren.

Mir wird dabei klar, daß A. ihr die Nähe gewährt, die sie bei ihrem Mann vermißt. Zu A. besteht eine innige Vertrautheit; die beiden erscheinen mir emotional ineinander verstrickt, sie antwortet für A., kennt seine Gefühle besser als er selbst und kann sogar seine Gedanken lesen. Sie weiß, was für ihren Sohn gut ist. Sie gibt in der Familie den Ton an und trifft die wichtigen Entscheidungen.

Frau A. ist kräftig gebaut, vollbusig und leicht übergewichtig; auch ich kann mich des Gefühls des Erdrücktwerdens kaum erwehren. Mit viel Geduld gelingt es mir im Verlauf von 1½ Stunden, eine gewisse Gesprächsbereitschaft zu erwirken. Sie scheint zunehmend zu spüren, daß ich ihr wohlgesonnen bin und ihr bei der Bewältigung ihrer familiären, sprich ehelichen Probleme, meine Kompetenz zur Verfügung stellen möchte.

Als Frau A., unterstützt von den Söhnen, ihren Mann für die Misere in der Familie verantwortlich machen will und dieser wie ein geprügelter Hund dasitzt und sämtliche Angriffe schweigend über sich ergehen läßt, versuche ich, über den Hausbau mit ihm in Kontakt zu kommen, den er allein im Verlauf von 2 Jahren bewältigt hat. Meine Bewunderung und Bestätigung lassen ihn zunehmend offener werden. Er stellt sich mir als tatkräftiger, fleißiger Blechschlosser dar, der sich für den Unterhalt der Familie in sehr verantwortungsvoller Weise eingesetzt und sich auch heute ohne Zögern von beruflichen Belangen für unser Familiengespräch freigemacht hat, weil ihm das Wohlergehen seines ältesten Sohnes wichtig erscheint. Mein Ziel in diesem ersten Familiengespräch liegt darin, die Kommunikation der Eltern wiederherzustellen, die mir nahezu erloschen erscheint, und an ihre gemeinsame Verantwortlichkeit für A. zu appellieren, der durch ihre dauerhaften Zwistigkeiten total in Anspruch genommen wird, indem er seine Mutter vor den lebensbedrohlichen Aggressionsdurchbrüchen des Vaters schützen muß. Denn nur durch Stabilisierung der ehelichen Koalition wird sich A. aus seiner symbiotischen Verflechtung mit der Mutter lösen und über die Identifikation mit dem Vater heranreifen können. Nur so wird A. auf sein Symptom der Abmagerung zur Verhinderung der psychosexuellen Reifeentwicklung verzichten können.

Ansatzweise versuche ich, die Eltern auf Zusammenhänge dieser Art aufmerksam zu machen. Nur A. scheint sie zu begreifen, der mir ab und zu aufmunternd zunickt, in der Familiensituation aber seinen Wunsch nach psychotherapeutischer Hilfe für sich und seine Familie nicht äußern kann, wie es ihm im Einzelgespräch möglich ist, sondern seine gewohnte Rolle als Fürsprecher der Mutter wieder einnehmen und ihre Meinung, Wünsche und Vorstellungen bestätigen muß. Frau A. wehrt sich intensiv gegen eine stationäre als auch ambulante Psychotherapie; sie lehnt weitere Einzel- und auch Familiengespräche ab, darin unterstützt sie ihr Mann. In diesem einen Punkt sind sich beide Ehepartner einig, vor der Außenwelt eine »normale«, problemlose Familie darstellen zu wollen, sich nach Möglichkeit nicht in die Karten gucken zu lassen.

Frau A. weist am Schluß noch auf die göttlichen Kräfte hin, die ihr zugänglich seien und ihr bisher bei der Bewältigung ihrer Konflikte geholfen hätten. Wir gehen mit der Vereinbarung auseinander, daß ich der Familie im Bedarfsfall mit weiteren ambulanten Gesprächsangeboten zur Verfügung stehe.

Familiendynamische Zusammenhänge

Als Auslösung der anorektischen Entwicklung wird von A. selbst die Abweisung seiner ersten Annäherungsversuche ans weibliche Geschlecht angegeben, auf die er mit Abmagern reagiert. Zum gleichen Zeitpunkt verläßt die Mutter mit ihren Kindern den Ehemann wegen unüberbrückbar erscheinender ehelicher Schwierigkeiten, was für A. einen noch intimeren Kontakt mit der Mutter zur Folge hat.

A. stößt somit auf Schwierigkeiten seiner psychosexuellen Reifeentwicklung. Sein erster Annäherungsversuch ans andere Geschlecht mißlingt, und in seiner Enttäuschung gerät er aufgrund einer eigenen regressiven Reaktion sowie zusätzlicher innerfamiliärer Probleme in noch größere Abhängigkeit von der Mutter. Im Kampf gegen die jetzt äußerst schuldhaft erlebten sexuellen Regungen setzt er das Hungern ein, um die psychosexuelle Heranreifung zu verhindern, um durch Abmagerung sogar die körperliche Reifeentwicklung zum Erliegen zu bringen. Er löst seinen Konflikt in der Form, daß er aufs Mannwerden verzichtet und der Mutter in der Rolle des sie stützenden Sohnes, eines guten Objektes, erhalten bleibt.

Bei meinem Versuch, die Zusammenhänge der intra- und interpersonalen Verstrickungen und Fehlentwicklungen aufzuzeichnen, komme ich nicht umhin, auf die Besonderheiten der emotionalen Beziehungen zwischen den Eltern einzugehen, die in überwiegend sado-masochistischen Machtkämpfen bestehen. A.s Ablehnung gegenüber der Übernahme der Erwachsenenrolle liegt bei ihm in einer vorgebahnten Fehlidentifikation begründet. Der Vater, in der eigenen maskulinen Position schwach und verunsichert, kommt als gutes Identifikationsmodell von vornherein kaum in Frage; er wird dadurch noch weniger brauchbar, daß die Mutter ihn ständig abwertet und ihn als abschreckendes Beispiel hinstellt.

Die von der Ehe enttäuschte Frau neigt dazu, den Sohn stellvertretend für den Ehemann zur Befriedigung eigener Bedürfnisse zu benutzen. A. ist schon früh in die Rolle des Partnersubstituts gelangt. Das heißt aber nicht, daß der Vater die entscheidende Schlüsselfigur in diesem komplizierten Entwicklungsprozeß darstellt, die zum überraschenden Ausbruch der Anorexia nervosa geführt hat. Bei A. ist es offenbar durch die Mutter schon in sehr frühen Entwicklungsschritten zu erschwerter Individuation gekommen. Sie erscheint mir als eine im Grunde genommen selbstunsichere Frau, die auf völlige Loyalität ihrer Kinder und auf Bestätigung durch die nächste Umgebung angewiesen ist. Mit einer solchen Mutter kann sich ein Kind nicht auseinandersetzen, weil es ihren totalen Liebesverlust befürchten muß. Der Sohn ist also als idealisiertes Objekt symbiotisch mit der Mutter verbunden, eine zugelassene Aggressivität würde Trennungsbestrebungen aus der mütterlichen Umklammerung gleichkommen und für die Mutter einen schweren Verlust bedeuten.

A. zeigt eine große Verachtung für jede Form der aggressiven Auseinandersetzung. Diese Sichtweise hat er von der Mutter übernommen, die ihn in ihren Fängen hält, was unter dem Deckmantel einer sich masochistisch aufopfernden Mutter selbst unserem Patienten verborgen bleibt. Er fühlt sich ihr zugetan und verschiebt seine für ihn nicht mehr erlebbaren Haßgefühle gegenüber der Mutter, die seine Autonomie bedroht, ihm keinen Freiraum für eine eigene Individuationsentwicklung läßt, auf den Vater.

Bei A. findet sich eine teilweise gehemmte, nur unvollständige Auflösung der Mutter-Kind-Symbiose. Indem Frau A. männliche Wesen fast ausschließlich verächtlich darstellt – vermutlich aus eigenen Sexualängsten heraus –, macht sie es ihrem Sohn unmöglich, den Vater als Vorbild zu akzeptieren und bewirkt eine weitere mütterliche Fixierung, die bis zur Identifikation mit der Mutter gehen kann.

Die massiven Identitätskonflikte des magersüchtigen Jungen, von denen besonders die Auseinandersetzung mit der eigenen Sexualität betroffen ist, ergeben sich also aus den Schwierigkeiten der gesamten innerfamiliären Beziehungen und nicht aus dem schädlichen Verhalten eines Elternteiles. A.s Symptom ist als Appell an die Außenwelt zu verstehen, sozusagen ein Hilfeschrei aus einem prekären innerfamiliären Konflikt heraus, der ihm keine psychosexuellen Entwicklungsmöglichkeiten läßt.

Wichtig war, daß A.s Appell vom Stationsarzt aufgegriffen und weitergeleitet, von mir verstanden und – soweit möglich – näher besprochen wurde, so daß überhaupt irgendeine Bewegung in dem fatalen innerfamiliären Beziehungsgeflecht in Gang kommen konnte. Für mich selbst überraschend war dann der weitere Krankheitsverlauf, über den ich ein Jahr später Informationen einholte.

Frau A., von meinem Anruf freudig überrascht, erzählte mir nahezu triumphierend, daß sich A. ohne weitere therapeutische Hilfe außerordentlich gut erholt habe. Im Winter 1984 habe man den Hausarzt noch einmal wegen einer unerklärlichen Heiserkeit aufsuchen müssen, der ihrem Sohn durch Verordnung von Langlaufskitouren schnell zur Genesung verholfen habe. Meine Telefonnummer klebe noch am Telefonkatalog; sie habe mich eigentlich wiederholt anrufen wollen, um mir A.s Heilungsprozeß mitzuteilen, sich aber vor einer Ablehnung gefürchtet, da sie nicht auf meine Behandlungsvorschläge eingegangen sei. Außerdem habe sie meine Bemerkung, daß sie ihren Sohn in seinem Freiheitsbestreben einenge, sehr verletzt. Sie und ihre Familie schienen froh zu sein, die Probleme mit eigenen Kräften gemeistert zu haben. Ich konnte ihre Freude teilen, war erleichtert, daß eine Krankheitsfixation verhindert worden war, wenngleich die Gefahr eines Rezidivs weiterhin besteht.

Der Verlauf macht deutlich, daß ein psychosomatisches Krankheitsverständnis unsere ärztlichen Maßnahmen sinnvoll beeinflussen helfen kann. Durch eine frühe, wenn auch begrenzte psychotherapeutische Intervention läßt sich eine Chronifizierung verhindern, ja sogar, wie bei diesem Patienten, über eine Symptomverschiebung ein Symptomverlust erreichen.

Zusammenfassung

Es wird die Lebensgeschichte eines magersüchtigen 16jährigen Patienten aufgrund dreier Einzelgespräche sowie einer Familiensitzung berichtet. Selbst in dieser kurzen Zeit gelang es, die biographische Anamnese des Patienten zu erfassen, die krankheitsauslösende Ursache zu erkennen und den der Erkrankung zugrundeliegenden psychischen Konflikt zu identifizieren. Die pathologischen familiendynamischen Zusammenhänge werden dargelegt.

Da von der Familie weitere psychosomatisch-therapeutische Angebote abgelehnt wurden, konnte eine andere Hilfe für die Konfliktlösung nicht geleistet werden; der Krankheitsverlauf zeigte aber, daß auch ohne zusätzliche Intervention über eine Symptomverschiebung ein Symptomverlust eingetreten ist.

Die Beobachtung soll erläutern, daß ein psychosomatisches Krankheitsverständnis ärztliche Maßnahmen sinnvoll beeinflussen hilft und durch eine frühe, wenn auch begrenzte psychotherapeutische Intervention eine Chronifizierung vielleicht verhindert werden kann.

Literatur

1. FALSTEIN, E. I., S. C. FEINSTEIN u. I. JUDAS: Anorexia nervosa in the male child. Am. J. Orthopsychiat. **26**, 751–752 (1956).

2. KÜNZLER, E.: Pubertätskonflikte eines männlichen Patienten mit einer Anorexia nervosa. In: MEYER, J.-E. u. H. FELDMANN (Hrsg.): S. 161–166. Thieme, Stuttgart 1965.

3. MESTER, H.: Die Anorexia nervosa im männlichen Geschlecht. In: HIPPIUS, H., W. JANZARIK u. C. MÜLLER (Hrsg.): Die Anorexia nervosa. Monographien aus dem Gesamtgebiete der Psychiatrie. Springer, Berlin-Heidelberg-New York 1981.

Erschienen in:
internist. prax. **28,** 335–340 (1988)
tägl. prax. **29,** 535–540 (1988)

Sexualstörungen und psychosomatische Krankheiten als larvierte Beziehungsprobleme

P. NIJS, Leuven

1. Sexualstörungen und psychosomatische Krankheiten

Weibliche Sexualstörungen

Unter weiblichen Sexualstörungen verstehen wir im weitesten Sinne Koitusstörungen, bei denen eine Frau nicht mehr fähig ist, mit dem Partner ihrer Wahl (und unter normalen Bedingungen) einen Koitus zu begehren, zu beginnen, lustvoll zu erleben, zu vollenden und befriedigt daran zurückzudenken.

Diese Definition zeigt, daß sexuelle Potenz ein relativer Begriff ist: Kein gesunder Mensch, weder Mann noch Frau, ist immer und in allen Situationen sexuell potent. Eine sexuelle Dysfunktion kann ein gesundes Zeichen dafür sein, daß das Partnerverhältnis gestört ist.

Bei der Frau handelt es sich vorwiegend um:

1. Libidostörungen (Impotentia concupescentiae), wenn eine Verringerung (ein Ausfall) oder eine Vermehrung der sexuellen Begierde (Libido) vorliegt: Hypolibidemia, Alibidemia, Hyperlibidemia.

2. Dyspareunie (introitaler oder tiefer Schmerz beim Verkehr oder beim Versuch dazu) oder Vaginismus (Spasmus der zirkulären vaginalen Muskeln und/oder Zusammenziehung der Beinadduktoren beim Koitus[versuch]): Impotentia coeundi.

3. Anorgasmie: Unfähigkeit zu lustvollem Erleben des Koitus (der meistens zu einer Last wird), oder wenn die Befriedigung und/oder die Zufriedenheit nach dem Koitus fehlen: Impotentia satisfactionis.

4. Unfähigkeit, den Partner zu befriedigen: Impotentia satisfaciendi.

Eine Sexualstörung kann primär vorliegen, d. h. seit Beginn des aktiven Sexuallebens, oder sekundär, d. h. entstanden nach einer Zeit befriedigenden Sexualverkehrs. Eine Sexualstörung kann allgemein, d. h. mit allen Partnern, oder relativ, d. h. nur mit einem bestimmten Partner auftreten.

Die sexuelle Reaktion des Menschen ist ein deutliches Zeichen für die psychosomatischen Interaktionen des mitmenschlichen Umgangs.

Ein befriedigendes Sexualleben ist von vielen Voraussetzungen abhängig, u. a. von den körperlichen Faktoren wie Veranlagung und Körperbau (z. B. TURNER-Syndrom) oder von einer guten bzw. schlechten körperlichen Verfassung (z. B. postpartale Erschöpfung).

Auch sozialpsychologische Faktoren spielen eine nicht unwesentliche Rolle (Anerkennung als Frau; Partnerkonflikte). Das sexuelle Verhalten ist schließlich eine von vielen Verhaltensweisen und muß wie alle anderen erlernt werden (mangelnde Sexualaufklärung und Sexualerziehung der Frau).

Durch die hormonelle Reifung während der Pubertät findet auch, parallel zur Entwicklung der primären und sekundären Geschlechtsmerkmale, die »Erotisierung« des Organismus statt; die Frau (oder der Mann) wird in Wechselwirkung mit der Umwelt für die sexuelle Aktivität empfänglich. Von dem Augenblick an, in dem der Organismus erotisch stimuliert werden kann, ist das sexuelle Verhalten weniger abhängig von hormonellen Faktoren als von der Erfahrung und dem Erleben, der sexuellen Sozialisation. Das erklärt auch, weshalb das Sexualleben der Frau nach der Menopause nicht plötzlich aufhört.

Hormonelle Faktoren spielen jedoch im Gefühlsleben und im sexuellen Verhalten der Frau immer eine Rolle.

Normalerweise bereitet die Menstruation den meisten Frauen (etwa 70%) wenig Beschwerden. Die prämenstruellen Verstimmungen müssen hauptsächlich als von körperlichen Faktoren beeinflußte emotionelle Schwierigkeiten angesehen werden (Selbstmordversuche, kriminelles Verhalten, Ausbrechen einer Psychose, Verkehrsunfälle und schlechtere schulische Leistungen kommen häufiger vor). Auch die Übersensibilität, die jede Frau in mehr oder weniger deutlicher Form nach der Entbindung kennt, entsteht vorwiegend durch abrupte hormonale Umstellung nach der Entbindung.

Für die sexuelle Aktivität sind diskret zyklische Hormonschwankungen mitverantwortlich. So läßt sich während der 1. Zyklushälfte, parallel zur Östrogenproduktion, eine aktive extraverte (hetero)-sexuelle Tendenz beobachten. In der 2. Zyklushälfte (Progesteronphase) ist die psychosexuelle Energie eher passiv und richtet sich in einer rezeptiven Tendenz nach innen (BENEDEK u. RUBINSTEIN, MOOS u. a.).

Nach FLECK ist bei der Frau der psychosexuelle Erregungsablauf anfälliger für Störungen als beim Mann. Frauen sind offenbar bei der Sexualität emotional stärker beteiligt, während viele Männer gefühlsmäßig detachierter sind und ausschließlich auf das eigene Lustleben konzentriert, damit auch vom Partner unabhängiger. Der Mann kann Sexualität ohne Liebe, die Frau Liebe ohne Sexualität erleben. In der Sexualsprechstunde sollte der Arzt aber mit der Einstellung tätig sein: Die Ausnahme bestätigt diese Regel.

Sozialpsychologische Faktoren bei Sexualstörungen sind also die zwischenmenschlichen Beziehungen, die in ihrer Bedeutung für die Frau bzw. für das Paar, hic et nunc, die sexuelle Lustentfaltung stören. Diese störende Bedeutung kann reaktiv auf die aktuelle (Partner)Situation sein; z. B. die koitale Anorgasmie anläßlich des programmierten Geschlechtsverkehrs im Hinblick auf den postkoitalen Test bei der Infertilitätsdiagnostik; vorübergehendes sexuelles Desinteresse während der (gesunden) Trauerreaktion bei Tod (Totgeburt) eines Kindes. Die störende Bedeutung eines Ereignisses kann aber auch von alten, entwicklungsbedingten Ängsten, Hemmungen, Ärger und Konflikten mitbedingt sein. Hier handelt es sich dann um neurotische Faktoren im engeren Sinne (neurotische Surdeterminierung).

SIGUSCH faßt die Grundzüge der seelischen Genese funktioneller Sexualstörungen folgenderweise zusammen:

»Aus psychoanalytischer Sicht liegen dem Symptom ›funktionelle Sexualstörung‹ unbewußte Konflikte zugrunde. Für das Ich des sexuell gestörten Patienten sind psychosoziale Risiken, denen bei uns alle Menschen ausgesetzt sind, zu Gefahren geworden. Auf diese Gefahren, die dem Ich aus der sexuellen Betätigung direkt oder durch den Sexualpartner drohen, reagieren die Patienten mit Angst und Hemmung der Sexualfunktion.«

Nach BECKER können 4 Risikobereiche herausgestellt werden:

1. die Unterschiedlichkeit der Geschlechter einschließlich der Geschlechterrivalität,

2. das Ausleben immer auch aggressiverer Wünsche im sexuellen Akt,

3. die orgastische Regression, der Kontrollverlust in der »Ekstase« und der partielle Ich-Verlust in der orgastischen Verschmelzung mit dem Partner und

4. die generativen Funktionen der Frau.

Diese Risiken werden dann zu Gefahren, und ein sexuelles Symptom tritt in Erscheinung, wenn bestimmte Konflikte in der Kindheit nicht gelöst, sondern verdrängt worden sind. Wieder nach BECKER bestehen diese Gefahren bzw. Konflikte, wenn

1. die ödipalen Konflikte nicht hinreichend aufgelöst sind, so daß die Sexualität unbewußt weiterhin den elterlichen Objekten verhaftet und damit inzestuös bleibt (verboten und schuldbeladen),

2. die Objektbeziehungen sich nicht über das Stadium der Ambivalenz hinaus entwickelt haben, so daß das Liebesobjekt zugleich geliebt und gehaßt wird,

3. die Ich-Entwicklung nicht zu der subjektiven Sicherheit geführt hat, die die regressiven Prozesse des Orgasmus erst ertragbar macht oder

4. das Ich-Ideal sexueller Freiheit mit dem überwiegend sexualitätsverneinenden Über-Ich der Kindheit im Widerstreit liegt.

Die Analyse des Sexualverhaltens – und die angemessene Therapie – fordern also vom Arzt in der Allgemeinsprechstunde Kenntnisse der Anatomie und Physiologie der sexuellen Reaktion (somatische Fundierung) und Kenntnisse der psychosexuellen Entwicklung, einschließlich der Prägung von (sozial)psychologischen Einflüssen der Umwelt, vor allem der im Kindesalter.

Wie war der sexuelle Sozialisationsprozeß dieser Frau in der heutigen Gesellschaft? Wie sieht das (sexuelle) Rollenverständnis dieser Frau in ihrem Partnerverhältnis, in ihrer (Berufs)Umwelt konkret aus? Kann diese Frau sich in ihrer Partnerbeziehung angstfrei und ohne Ärger als gleichwertige Partnerin entfalten? Die sexuelle Lustentfaltung fordert ja auch einen emotionell sicheren Rahmen.

Psychosomatische Krankheiten

Einführung

Menschen mit psychosomatischen Störungen haben eine gestörte Beziehung zu ihrem Körper. Sie sind (teilweise) nicht mehr in der Lage, den Körper als Lust- und Beziehungsleib zu genießen.

Eine solche Störung beeinträchtigt also fundamentell die psychosomatische Patientin in ihrer Vitalität und Lebensqualität. Vergessen wir nie: Am Ursprung jedes Menschen liegt eine Beziehung, eine sexuelle Lust-Beziehung. (Der Mensch ist leibgewordene Lust, leibgewordene Beziehung, geboren aus einer Frau.) Als Beziehungswesen hat jeder Mensch aber die Lust- und Beziehungsfähigkeit zu lernen und zu entfalten. Dieses Lernen ist nicht ein einmaliger Prozeß während einer kritischen Phase (in der Kinderzeit), sondern ein lebenslanges Üben. Ohne regelmäßige Erfahrung kommt es zur Hypotrophie bzw. Atrophie der Lust- und Umgangsfähigkeit.

Psychosomatische Krankheiten bei der Frau zeigen also immer eine mehr oder weniger tiefgehende Störung dieser Entwicklung zur Lust- und Beziehungsfähigkeit, die sich immer in psychosozialen und/oder körperlichen Möglichkeiten und Einschränkungen, Chancen und Risiken vollzieht. Nachstehend erörtern wir die Problematik psychosomatischer Krankheiten am Beispiel der chronischen Unterleibsschmerzen der Frau.

Unterleibsschmerzen

Reagiert z. B. nach Ansicht des Arztes eine Patientin somatisch, erfährt sie entweder auf somatischer Ebene den Rückschlag des Stresses, der psychischen Spannungen, unter denen sie lebt, und ihr Körper »kassiert« dann, was sich z. B. in Rückenverspannungen oder Dysfunktionen des Kolons äußern kann. Oder die Patientin versucht ein psychisches Problem durch körperliches Schmerzgefühl zu lösen.

Das psychische Problem wird zu einem körperlichen Krankheitszeichen, das eine Bedeutung erhält (die Körpersprache). Der Schmerz hat dann einen bestimmten Grund, der allerdings nicht (mehr) wörtlich ausgedrückt wird. So z. B. die Patientin, die ihrem Mann bewußt seinen Fehltritt verzeiht, aber später über Dyspareunie klagt: Schmerz als Ausdruck, weil unter diesen Umständen der Koitus mit dem Mann nicht mehr gewünscht wird und damit auch nicht mehr ertragen werden muß. Dies ist eine elegante Lösung, die der Patientin erlaubt, somatische Beschwerden zu äußern, wobei das Problem mit seinen Konflikten unberührt bleibt.

Mit dem h y s t e r i s c h k o n v e r s i v e n S y m p t o m bezeichnet man den nachweisbaren Zusammenhang zwischen einem (körperlichen) Symptom und einem ursprünglich emotionellen (sexuellen) traumatischen Erlebnis. Dieser emotionelle Konflikt wird sozusagen in ein körperliches Symptom (Schmerz) übertragen (konvertiert), welches diesen Konflikt (»Körpersprache«) ausdrückt.

Hysterisch konversive Symptome findet man hauptsächlich bei hysterischen Frauen mit einem typischen Verhalten, das u n e c h t (theatralisch, verführerisch, manipulierend), e g o z e n t r i s c h (besondere Aufmerksamkeit als Vorzugspatientin), i n f a n t i l (jugendliches Äußeres mit kindlich-unschuldigem Blick, verführerisch) und n a i v - a b h ä n g i g vom Arzt (voller Bewunderung) ist. Emotionell labil, leicht zu beeindrucken, spielen diese Frauen häufig die Rolle einer Leidenden (Masochismus) in einer Lebensgeschichte von unglücklicher Ehe (Frigidität) und unglücklicher Jugend (von den Eltern verstoßen).

Bei c h r o n i s c h e n S c h m e r z e n (d. h. mehr als 6 Monate) verliert die Frau die psychische Distanz dem schmerzhaften Körperteil gegenüber: »Sie wird von den Schmerzen überspült, und diese beherrschen alles.« So schrumpft ihre Welt langsam auf die eigenen Körperempfindungen ein. Das Interesse für Familie und Freunde, Arbeit und Freizeit nimmt ab. Im Mittelpunkt stehen die Schmerzen oder was damit zusammenhängt (Arztbesuch, Untersuchungen, Medikamente, Operationen usw.). Die Schmerzen bilden ihre Existenz, und diese ist zu einem Schmerzempfinden eingeschrumpft.

Die Interessenwelt der Patientin beschränkt sich auf den eigenen Körper, dessen Empfindungen nicht mehr selbstverständlich sind. Man kann mit Recht von einem »abnormalen Schmerzverhalten« (PILOWSKI) sprechen. Dieses gleichgültige Verhalten gegenüber der Umwelt und das Interesse für den eigenen Körper werden häufig von vegetativen Erscheinungen begleitet, wie z. B. Appetitlosigkeit, Schlaflosigkeit, gestörte Arbeits- und Lebensfreude, Herabsetzung der Libido, Gereiztheit, was typisch ist für ein lustloses, depressives Verhalten.

Die Einstellung der Frau zu den Schmerzen ist anders als die zu rein somatischen Schmerzen (z. B. einer Brandwunde), bei denen sie versucht, eine normale Haltung anzunehmen, obwohl diese (äußerlich) wahrgenommenen Schmerzen, die sie zu überwinden bemüht ist, »reell sind«. Auch das Verhalten der Umgebung, vor allem das des Partners und/oder der Eltern (Schwiegermutter!), zeigt Zeichen der Irritation, oft unausgesprochen oder gelassen, oder seitens des (schuldigen) Ehemannes der Überbesorgtheit.

Zur adäquaten Schmerzuntersuchung muß der Arzt auch fähig sein, die (schmerzhaften) Interaktionen der Patientin mit den sogenannten »significant others« zu beobachten.

Der Arzt gewinnt von seiner Patientin den Eindruck, als spiele sie ihm die Schmerzen vor. So bekommt er das Gefühl, von einer Frau manipuliert zu werden, die das Bedürfnis hat, Schmerzen zu erleiden. Sie behauptet z. B., einen Abscheu vor Pillen zu haben, bringt ihn aber stets wieder dazu, noch stärkere Analgetika zu verschreiben. Zwar äußert sie den Wunsch, schnell wieder arbeiten zu wollen, doch sie erreicht es dann doch, sich arbeitsunfähig schreiben zu lassen. Oder sie verwirrt den Arzt, indem sie erst positiv auf seine Behandlung reagiert, ihn dann aber mit den erneut aufgetauchten Schmerzen enttäuscht.

Erfährt so der Arzt, wie machtlos er ihr gegenüber ist, kann er feststellen, welche Macht diese Patientin mit ihren Schmerzen auf ihre Umgebung ausübt. Sie zwingt diese auf ihre Krankheit und ihre Schmerzen, von der niemand sie befreien kann, Rücksicht zu nehmen.

Während es dieser Frau im täglichen Leben kaum gelingt, ihre eigenen Wünsche und Erwartungen zu verwirklichen, scheint ihr dies nun auf schmerzhafte Weise zu gelingen, was wiederum beim Arzt aggressive Gefühle weckt.

Der Arzt kann auch irritiert werden, weil das Schmerzverhalten für ihn ein unwahres Alibi zu sein scheint, mit dem die Frau sich vor einer Arbeit (die sie nicht mehr schafft) oder einem sexuellen Verhältnis, das ihr zu problematisch geworden ist, drückt. Dieser psychische Vorteil kann für die Frau ebenso wichtig sein wie der materielle Vorteil bei einer Rentenneurose. Auch durch das passive, abhängige und hilflose Verhalten der Patientin kann der Arzt irritiert werden. So wie sie aufgrund ihrer Schmerzen von ihrer Umgebung mehr Aufmerksamkeit und Pflege erhält, fordert sie diese auch von ihm.

Unterleibsschmerzen und larvierte Depression

Bei einer larvierten Depression stehen die körperlichen Symptome im Vordergrund, die psychischen bleiben verdeckt. Die psychische Symptomatologie scheint unter den funktionellen körperlichen Beschwerden, in casu den Schmerzen, verborgen zu sein. Diese Patientin sucht eher den praktischen Arzt oder den Gynäkologen als den Psychiater auf. Das kann irreführen, da die depressiven Symptome sozusagen durch die Schmerzbeschwerden »aufgehoben« werden. Klagt die Patientin über mangelnde Lebensfreude, Appetitlosigkeit, Schlafstörungen, Herabsetzung der Libido oder mangelnde Initiative, so wird sie dies ausschließlich den Schmerzen zuschreiben, obwohl eine sorgfältige Anamnese oft auf die Symptome einer leichten Depression vor dem ersten Auftreten der Schmerzen hinweist.

Chronische Unterleibsschmerzen als larvierte Beziehungsstörung

Aus klinischen Erfahrungen in der gynäkologisch-psychosomatischen Sprechstunde kann ein gewisses »Robotphoto« der Frau mit Unterleibsschmerzen skizziert werden.

Die durchschnittliche Patientin mit chronischen gynäkologisch-funktionellen Schmerzen hat einen niedrigen Bildungsgrad, stammt aus einfachen Verhältnissen, hat ein eintöniges Leben und/oder übt einen eintönigen Beruf unter belastenden Voraussetzungen aus. Sie schreibt den Anfang ihrer Beschwerden (meist ungenau angegeben) einem objektiv kleinen Trauma – allerdings unter ungünstigen Umständen, einer Frustration oder Streßsituation – zu.

Andererseits waren diese Umstände für sie günstig, um das Statut einer Kranken anzunehmen (finanzielle Vorteile, Besorgtheit seitens des Mannes oder der Familie). Die körperlichen Symptome stehen bei ihr im Vordergrund; Frustration und Depression, Ärger und Angst werden verdrängt. Häufig entstammt sie einer Familie, in der die Mutter oder Schwestern ein »Schmerz-Modell« standen, und wo sie mehr unangenehme Arbeit als befriedigende Zuwendung gekannt hat: viel Last, wenig Lust. Die Beziehungen im Leben dieser Frau werden durch Frustration gekennzeichnet (REIMANN): die Frau als Sündenbock (nach dem Leitmotiv: Weiberleben ist Leidenleben – in unserer Untersuchungsgruppe: [Sexueller]-Mißbrauch und Inzest: 34%).

In ihrem Frausein, als Ehefrau, Mutter und/oder Berufstätige empfindet diese Frau sich auf schmerzhafte Weise frustriert. Ärger, Frustration, Enttäuschung oder Depression werden in der Sprechstunde sofort abgestritten und verleugnet (MOLINSKI). Außerdem frustriert die Frau durch ihr Verhalten die anderen: den Mann, die Familie, die Umgebung und sogar den Arzt.

Die Frau mit Unterleibsschmerzen ist »eine ungenießbare Frau« (geworden); sie leidet an der Lust und bildet also den Gegenpol zu der Frau, die mit Lebenslust das Leben genießen kann. Es handelt sich um gekränkte Weiblichkeit (RICHTER), um krankgemachte Weiblichkeit: eine chronische Fehlhaltung auf dem Weg zur Entwicklung der Lust- und Beziehungsfähigkeit in einem egalitären Partnerverhältnis. Oft lebt die Frau mit chronischen Unterleibsschmerzen nicht nur in einer maskierten Depression, sondern auch in einer maskierten oder larvierten Beziehungsstörung. Diese larvierte Beziehungsstörung bezieht sich jedoch nicht auf unbewußte Phantasien und Konflikte, vielmehr handelt es sich bei dieser larvierten Beziehungsstörung um manifestes, wenn auch geheimes Verhalten.

Mit dem Schmerzverhalten »sabotiert« die Frau die Partnerinteraktionen so, daß die (sexuelle) Lustentfaltung nicht zugänglich wird. Mit dieser zugrundeliegenden Dynamik ist die Frau auf schmerzhafte Weise sexuell unansprechbar (geworden): Sie ist in einem (unbewußten) Konflikt befangen, sich sexuelle Lust mit dem Mann zu erlauben. Nach KAPLAN scheint es bei dieser Störung keinen spezifischen Konflikt (ödipal, präödipal, Feindseligkeit gegen Männer usw.) zu geben. Eine Abwehr solcher Konflikte blockiert nämlich die sexuelle Reaktionsfähigkeit und die Beziehungsfähigkeit der Frau auf spezifische Weise. Unbewußt erlaubt sie sich nicht mehr, sexuell zu genießen. Die Beziehungsstörung von Frauen mit chronischen Unterleibsschmerzen hängt mit Frustration und Ärger zusammen.

Dies zeigt z. B. eine Patientin, deren Schmerzen Monate nach dem Umzug (wegen Promovierung des Ehemannes) in eine andere Gegend auftraten, wo sie nicht gerne wohnte und außerdem eine von ihr geschätzte Berufstätigkeit aufgegeben hatte (Verlustproblematik mit Rivalität dem Mann gegenüber).

Während diese Frau nie in ihrem Leben gelernt hat, ihre eigenen Wünsche und Erwartungen zu verwirklichen, scheint es ihr nun als machtlosem Opfer auf schmerzhafte Weise zu gelingen, daß ihr Mann erfährt, wie machtlos er ihr gegenüber geworden ist. Mit der ständig wechselnden Macht ihrer Schmerzbeschwerden fixiert die Frau das Partnerverhältnis auf ihr frustriertes Schicksal. Solche »geheime« Interaktionen, die den Partnern und zunächst auch dem Arzt verborgen sind, bilden die larvierte Beziehungsstörung der Frau mit Unterleibsschmerzen.

Ähnlich wie MOLINSKI, der für die larvierte Sexualstörung die f o k u s s i e r e n d e D e s k r i p t i o n als geeignetes Vorgehen beschrieben hat, um die larvierte Sexualstörung zutage zu fördern, soll der Arzt sein therapeutisches Bemühen danach ausrichten, die wechselseitigen (Partner)Interaktionen zu untersuchen, die zu den manifesten Unterleibsschmerzen geführt haben. Formale Psychotherapie mit Herausarbeitung der tief unbewußten Konflikte, Ängste und Ärger aus der Kinderzeit ist für die Frau mit Unterleibsschmerzen meistens nicht notwendig und auch nicht möglich.

Literatur beim Verfasser

Erschienen in:
tägl. prax. **29,** 129–134 (1988)
gynäkol. prax. **11,** 715–720 (1987)

2. Therapeutische Hinweise für eine biopsychosozial orientierte Sprechstunde

Grundsätzliche Überlegungen

Ohne seine typischen ärztlichen Aufgaben aufzugeben, soll der Arzt seine Sprechstunde um den psychosozialen Bereich erweitern. MOLINSKI betont, daß eine solche psychosomatische Medizin sich von formaler Psychotherapie unterscheidet, indem der praktizierende Arzt eine Sprechstunde führt, welche gleichzeitig biologisch, psychologisch und sozial orientiert ist.

Aufgrund seiner Ausbildung stellt sich der Arzt in der Sexualsprechstunde noch zu häufig fast automatisch auf organisch-technische Aspekte ein. Sexualprobleme sind aber nicht nur organisch-technisch, sondern auch psychosozial und psychodynamisch gelagert. Sexualmedizin in der Praxis verlangt vom Arzt daher mehr als nur die Lösung somatisch-technischer Probleme. Im psychischen Erleben der Patienten ist es unvorstellbar, daß der Arzt »die Antwort auf die Frage nicht weiß«. Das ist eine Hürde, die es zu überwinden gilt.

»Doctors are not experts on sex« (MARY CALDERONE). Die wissenschaftliche Ausbildung des Arztes auf dem Gebiet der gesamten Sexualproblematik ist häufig noch etwas lückenhaft. Daher sieht er die Sexualität allzusehr durch die Brille seiner eigenen Erfahrungen.

Sexualverhalten ist kommunikatives Verhalten. Gestörtes Sexualverhalten bedeutet denn auch gestörte Kommunikation. Sexuelle Probleme sind also Beziehungsprobleme, die bei somatischer Behandlung (mit einem individualistischen Modell) nur zum Teil einbezogen werden können (die medizinisch-somatische Myopie). Die sexuelle Beziehung ist (immer) auch komplex: Sie ist ebenso imaginär wie real.

»Solange wir Symptome von Sexualstörungen als Merkmale und Eigentümlichkeiten von Personen ansehen, waren wir blind für die Tatsache, daß sie auch einen kommunikativen Aspekt haben« (DMOCH). »Achtet der Arzt bei der Erhebung der Anamnese darauf, Symptome auch auf ihren Verhaltensanteil, ihren Beziehungsaspekt und ihren Kommunikationsgehalt zu untersuchen, so ist diese Wahrnehmungseinstellung bereits ein therapeutisches Verhalten.« Sexualprobleme sind biologisch, psychosozial und auch imaginär-dynamisch gegliedert. Als Kommunikationsprobleme können sie nicht in einem individualistischen Modell verstanden werden. Sie spielen eine Rolle in der Beziehung zwischen den beiden Partnern, aber auch in der Beziehung zum Arzt, und jede dieser Personen, die in der triangulären Situation zusammenwirken, hat ihre eigene Dynamik. Ein Grundsatz der Gesprächstherapie formuliert: »Man wird in der Psyche der Patienten nicht klüger, als man auf dem eigenen psychischen Gebiet ist« (WEIJEL).

Die eigenen (un)bewußten Widerstände kann der Arzt z. B. innerhalb dieser therapeutischen Beziehung (Arzt-Patient) mitteilen, wenn auch nicht unbedingt in explizit verbaler Weise. In jeder gesprächstherapeutischen Situation gilt auch die Grundregel, daß der Arzt lernen soll, eigene Gefühle (und Widerstände) wahrzunehmen und unter Kontrolle zu halten. In Seminaren oder in BALINT-Gruppen kann dies am besten gelernt und erarbeitet werden. »Es geht um die Entwicklung der Fähigkeit zur Eigen- und Fremdwahrnehmung im emotionalen Bereich« (MOLINSKI).

Vom aktiven Eingreifen zum rezeptiven Abwarten

So lernt der Arzt in vivo das Verständnis für emotionale und interaktionale Aspekte dessen, was zwischen Arzt und Patient bzw. Paar vor sich geht. MOLINSKI unterstreicht auch, wie schwierig es für den Arzt sein kann, eine Ausgewogenheit zwischen Aktivität und Passivität zu erwerben. Der Arzt neigt häufig zu einer zu aktiven Haltung. In der Sexualsprechstunde soll er aber oft eine abwartende Haltung einnehmen, um die schrittweise Lösung der Probleme zu ermöglichen: Er weiß selber nicht die Lösung für den Patienten, für das Paar, sondern überläßt es den Patienten, die Lösung zu finden. FREUD hat diese therapeutische Grundeinstellung als G e l a s s e n h e i t definiert. Auch soll der Arzt ein Gleichgewicht zwischen Nähe und Distanz wahren. Maximal heranzutreten an den Patienten, dabei aber die Distanz zu erhalten, das ist die paradoxe Aufgabe des Arztes in der sexualmedizinischen Gesprächstherapie.

Von seiner chirurgischen Einstellung her neigt der Gynäkologe – in der modernen technisch-mächtigen Medizin – nicht selten zu einer eher aktiven, eingreifenden Haltung, obwohl Obstetricus bedeutet: derjenige, der steht, der abwartet... Das Berufsbild vieler Ärzte impliziert noch immer ein »alles Wissen, alles Können, alles Heilen«. ANGERMANN (1) sprach angesichts solcher Omnipotenz von einer »Dauererektion« und legte dar, daß die Konfrontation mit einem »Potenzschwächling«, der sich nicht heilen läßt, den Arzt mit den eigenen beruflichen Versagensängsten konfrontiert: Er muß sich mit seiner Angst vor dem Versagen seiner ärztlichen Fähigkeiten auseinandersetzen. Aus Versagensangst kann der Arzt dann (aktiv) z. B. immer neue Tabletten verordnen.

Wichtigkeit der somatischen Untersuchung

Die Notwendigkeit einer sorgfältigen medizinisch-somatischen Untersuchung wurde wiederholt von MASTERS u. JOHNSON (11) gefordert; das setzt ipso facto eine medizinische Ausbildung voraus. Ihrer Ansicht nach steht oder fällt die Diagnose mit der klinischen Untersuchung, weshalb einer der beiden Ko-Therapeuten ein Mediziner sein muß. Sexuelles Verhalten läßt sich aber nicht nur anhand noch so präziser Messungen der physiologischen Reflexe bewerten. Man darf das Risiko, daß sexuelles Verhalten nur auf physiologische Reflexe zurückgeführt wird, nicht aus den Augen verlieren. Den Schmerz eines betrübten Menschen bewertet man ja schließlich auch nicht allein anhand der präzisen Messung seiner Tränensekretion. Wir alle wissen aber, daß sich vor allem Nichtmediziner auf die Sexualtherapien gestürzt haben. Durch seine sexfeindliche Vergangenheit gänzlich unvorbereitet, muß sich der heutige Arzt mit allerhand neuen Sextherapien auseinandersetzen, die seit MASTERS u. JOHNSON (11) den Markt überflutet haben.

Wie häufig die Conditio sine qua non umgangen wird, zeigen Erfahrungen aus unserer Sexualsprechstunde in Leuven. Es bestätigt sich immer wieder, daß es tatsächlich für sexualmedizinische Patienten schwierig ist, vom konsultierten Arzt sorgfältig körperlich untersucht zu werden. Gerade Hausärzte überweisen leider allzuoft ohne vorherige körperliche Untersuchung, *und das ist ein medizinischer Kunstfehler!*

Außerdem dürfen wir die psychologische Bedeutung einer sorgfältigen somatischen Untersuchung nicht aus dem Auge verlieren: Sie bestätigt der Patientin, daß ihre Beschwerden ernstgenommen werden und festigt damit auch das Vertrauensverhältnis zwischen Arzt und Patientin. Zudem erspart ein solches Vorgehen – gleich zu Beginn der Konsultation – der Patientin auch, daß sie einer endlosen Folge somatisch-technischer Untersuchungen ausgesetzt wird. Das Risiko, sie auf somatische Beschwerden zu fixieren, wiegt dagegen gering.

Auch wenn ein körperliches Leiden festgestellt wird, bleibt eine gute psychologische Einstellung notwendig. Ein organisches Leiden hat immer eine Bedeutung. Die Patientin ist nämlich in ihren »Organen« getroffen: das Instrumentarium des Sexuallebens funktioniert nicht mehr. Die Sexualpsychologie lehrt uns, wie ichnahe die sexuellen Organe in unserem Körperempfinden sind (z. B. ein Mann mit Hypospadie, eine Frau mit einem Scheidenseptum oder Scheidenatresie).

Es ist bekannt, daß das sexuelle Versagen bei organischen Krankheiten, wie z. B. bei Diabetes, als Folge von psychosozialem oder sexuellem Streß auftritt, unabhängig von der Dauer der Erkrankung. Wenn die Krankheit festgestellt wird, die Patientin also erfährt, woran sie leidet, muß sie auch lernen, ihre Krankheit zu akzeptieren und zu verarbeiten. Für den Arzt bedeutet dies, daß er die Patientin nicht nur behandeln, sondern auch bei dem Verarbeitungsprozeß begleiten muß. *Dabei spielt es keine so große Rolle, was der Arzt sagt, sondern wie er es sagt.* Durch seine Haltung überzeugt er die Patientin, ob er ihre Beschwerden ernst nimmt.

Der Arzt sollte in der Sexualsprechstunde die Tragweite einer klaren und deutlichen Information über das sexuelle Funktionieren nicht überschätzen und auch nicht unterschätzen. *Auch soll er die körperliche Untersuchung nicht schweigend vornehmen.* In seiner Ausbildung hat er ja zunächst gelernt, sich der Patientin gegenüber schweigsam zu verhalten und nur zu sprechen, wenn er einen pathologischen Befund festgestellt hat. Hier aber geht es darum, unbegründeten Minderwertigkeitsgefühlen sofort vorzubeugen, und dies gelingt am überzeugendsten, wenn der Arzt während der körperlichen Untersuchung erhobene normale Befunde begleitend kommentiert. Damit informiert er die Patientin nicht nur, sondern nimmt ihr gleichzeitig die unausgesprochene Ungewißheit oder Angst, z. B. zu kleine oder mißratene Organe zu haben. Außerdem wird der Arzt, der sich direkt und einfach über die Sexualorgane äußert, der Patientin, die ihre sexuellen Schwierigkeiten nur schwer oder andeutungsweise zu formulieren vermag, eine Brücke bauen. Unter solchen Aspekten ist die sorgfältige, von mündlichen Kommentaren begleitete körperliche Erstuntersuchung psychotherapeutisch wertvoll.

Gesprächseinstellung des Arztes

Eine gute Anamneseerhebung ist in vielen medizinischen Fächern die halbe, bei psychisch bedingten Störungen die ganze Diagnose. Das gilt auch für die meisten sexuellen Störungen. Es geht nicht darum, möglichst viele Tatsachen zu ermitteln, und sicher nicht solche, die weit zurückliegen. »Für den Einstieg in die Therapie taugt die Datenflut nicht, denn sie lenkt vom Wesentlichen ab« (DMOCH), der auch darauf hinweist, daß Fragen dazu dienen, das Gespräch in Fluß zu halten.

Die unbegrenzte Möglichkeit der Selbstoffenbarung des Patienten im sexuellen und psychischen Bereich ist an eine professionelle Zurückhaltung des Arztes geknüpft. BRÄUTIGAM entdeckte den »asymmetrischen Charakter« einer solchen Beziehung: »Der Arzt, Therapeut oder Berater kann seine eigenen sexuellen Wünsche und Befriedigungen nicht im Rahmen dieser Beziehung haben, will er hier den helfenden und therapeutischen Charakter nicht zerstören.«

Gleichzeitig muß der Arzt aber auch berücksichtigen: »Nach Sexualität sollte nicht in einer falschen Sachlichkeit gefragt werden, denn der emotionale und persönliche Aspekt ist mit dem Sexuellen eng verbunden.« Das ist keine Aufforderung zur Vertraulichkeit, denn nach Sexualität sollte auch nicht in falscher Zärtlichkeit gefragt werden. Zärtlichkeit und Sachverständigkeit schließen sich gegenseitig aus.

Der Arzt wird eine bestimmte Gesprächstherapie mit großer Flexibilität und Elastizität handhaben. Die strikten Regeln der Gesprächstherapie stammen aus dem Gebiet der formalen Psychotherapie und sind deshalb in einer sexualmedizinischen Sprechstunde nicht direkt brauchbar. Es kommt nicht so sehr auf die freie Assoziation als auf den freien Dialog an.

Vergangenheitsbewältigung ist nicht gefragt

Der Mittelpunkt des Gesprächs liegt eher im zwischenmenschlichen Charakter des Symptoms als Beziehungsstörung — auf dem sozialen und zwischenmenschlichen Umfeld im Hier und Jetzt. Den psychosozialen Faktoren wird hier also mehr Aufmerksamkeit geschenkt als psychogenetischen Untersuchungen einer fernen Vergangenheit in der Kindheit. Ebenso haben psychosoziale Faktoren den somatischen gegenüber Vorrang. Das bedeutet aber nicht, daß psychogenetische oder somatische Aspekte vergessen werden dürfen. Der Arzt wird also nicht nur hellhörig für die Fragen (oder Beschwerden), mit welchen die Patientin kommt, sondern er wird sich auch fragen, warum kommt die Patientin, das Paar, ausgerechnet j e t z t?

Ziel der therapeutischen Intervention ist es, die Psychodynamik der gestörten Interaktion und nicht etwa deren psychogenetische Wurzeln zu ergründen. RECHENBERGER (15) sagt ferner, »daß unsere Interventionen Teil einer pragmatischen Gesamtstrategie sind und schließlich die andersartigen Zielsetzungen, nämlich Installierung oder Wiederherstellung befriedigender Sexualbetätigung, eine Modifikation und eine Beschränkung erzwingen«.

Bei den meisten psychisch gesunden Paaren mit sexuellen Problemen soll das ärztliche Gespräch rational verlaufen und im wesentlichen an der Bewußtseinslage des Paares orientiert bleiben. MOLINSKI betont aber, daß der Arzt nicht selten auch mehr oder weniger unbewußte Haltungen seiner Patienten aufgreifen muß, wenn eine gewisse Psychopathologie vorhanden ist. Es sei hier nur an konflikthafte Haltungen zu Kontrazeption, Schwangerschaft, Sexualität, Lust und Partnerschaft erinnert. Dann spielen nicht nur reale, sondern auch irrationale Ängste und Befürchtungen eine Rolle. Dies bedeutet aber auch, daß der Arzt in der sexualmedizinischen Sprechstunde lernen muß, mit dieser Unvernunft sachgemäß umzugehen – im Sinne eines aufdeckend-beratenden Gesprächs.

Das rational geführte Gespräch mit den Patienten muß formal abgeschlossen werden; am günstigsten ist es, wenn der Arzt

Bilanz zieht. So ist z. B. das Maximum an Intimität nicht für jedes Paar das Optimum an Intimität. Dies erfordert vom Arzt die angemessene Resignation (HANS GIESE). Ziel einer solchen Sexualmedizin in der Praxis ist es, die (Lust)-Wahrnehmungsfähigkeit wiederherzustellen und Beziehungen transparent zu machen. Mit EICHER sind wir einverstanden, wenn er einschränkend bemerkt: »... übende Verfahren sind nach unserer Erfahrung jedoch nur sinnvoll und erfolgversprechend, wenn es gleichzeitig zu einer Konfliktaufhellung und Bearbeitung gekommen ist (konfliktzentrierte Gesprächspsychotherapie)«. An erster Stelle führt der Arzt in der Sexualsprechstunde vom Symptom ausgehende konfliktzentrierte Gespräche. MOLINSKIS Modifikation der Sexualtherapie nach MASTERS u. JOHNSON (11) mit der sogenannten fokussierenden Deskription hat sich als erfolgreich und in der Ein-Mann-Praxis des niedergelassenen Arztes brauchbar erwiesen.

In keiner anderen medizinischen Disziplin dürfte die Tendenz, sich vorwiegend autodidaktisch in Theorie und Praxis Fachwissen anzueignen, so verbreitet sein, wie in der Psychotherapie, warnt ANGERMANN zu Recht. So erfreulich das zunehmende psychotherapeutische Engagement vieler Ärzte auch ist, so bedenklich ist das »wilde Psychotherapieren« ohne entsprechende Ausbildung und praktische Erfahrung.

Die Voraussetzung für die psychotherapeutische Arbeit basiert auf Selbsterfahrung, theoretisch-technischer Ausbildung und Kontrolle durch die Supervision eines erfahrenen Therapeuten.

Auch MOLINSKI neigt zu der Meinung, der Allgemeinarzt und der Gynäkologe können vielen funktionellen Sexualstörungen gerecht werden, ohne wesentlich ihre übliche Praxisarbeit zu verlassen. Andererseits sind jedoch neurosen-psychologische Kenntnisse, die erst erworben werden müssen, notwendig.

Der Arzt in der Sexualmedizin bedarf auch einer Basiskenntnis der Familienkunde

Der Arzt wird sich nicht kurzsichtig beschränken auf das Gebiet der Sexualfunktion strictu sensu. Er muß auf der Höhe des biosozialen Systems sein, worin diese Sexualfunktion eine Schlüsselposition einnimmt. Das System Familie als spezifische Gruppe zweier Generationen entspringt der Sexualität, die mehr als nur Fortpflanzungssexualität ist.

Durch diese sexuelle Dimension ist das familiäre System auf kein anderes System zurückzuführen. Der »Family Doctor« kann sich auf dem Gebiet der Sexualität keine blinden Flecke mehr leisten. Trotz Liberalisierung der Sexualität und kontrazeptiver Revolution bleibt die Institution Familie ein »Schlüsselsystem« im erotischen und sexuellen Leben. Die Bereitschaft des Arztes, sich sexualmedizinischen Fragen in der Praxis zuzuwenden und die Rolle des »Family Doctor« zu übernehmen, ist notwendig, aber sie kann an seinen eigenen Hemmungen scheitern.

Theoretisches Wissen ist hier notwendig und nützlich; unentbehrlich sind aber auch gewisse Beziehungsfähigkeiten. Selbstwahrnehmung und Selbsterfahrung des eigenen Körpers – womit er in der Sexualmedizin tätig ist als geschlechtliches Wesen – sind eine Hauptaufgabe. Die Komplexität und das Wechselspiel von Sexual- und Familienproblematik schließen also den »Elektrotherapeuten« aus: den Pseudofachmann, der sich an ein therapeutisches Schema hält, von dem er nichts begriffen hat. Als Elektriker wird er beim Einbauen der Steckkontakte einen Kurzschluß vermeiden können, vom erotischen »Schwach- oder Starkstrom« versteht er nichts.

Meint ein Arzt, in der Sexualmedizin sei jedes sexuelle Partnerproblem auf die objektiven Grenzen der Anatomie und Physiologie der sexuellen Reaktionen zu reduzieren und in diesem Sinne zu behandeln, so geht er ein großes Risiko ein. Manchmal scheinen »Schnellkurstherapeuten« zu vergessen, daß die Erfinder einer nur scheinbar einfachen Therapie selber immer erst eine gründliche Ausbildung und Praxis in einer klassischen grundtherapeutischen Richtung durchlaufen haben. Der Arzt in der Sexualmedizin praktiziert keine formale Familientherapie, sondern ist in seiner täglichen Praxis eher familientherapeutisch inspiriert.

In der Sexualtherapie und als »Family Doctor« wird der Arzt nur dann therapeutisch wirksam sein können, wenn er eine solide Basis in der traditionellen Psychotherapie hat.

Der Arzt wird hieraus eine persönliche Synthese destillieren, wobei er als Kriterium die praktische Brauchbarkeit in der Sexualmedizin heranzieht.

Die fokussierende Sexualtherapie nach MOLINSKI

In der Sprechstunde braucht der Hausarzt oder Gynäkologe einfache und schnelle Hilfsmittel, auch für sexuelle Probleme. Dafür gibt es die klassische Psychoanalyse (über mehrere Jahre) und die Therapie nach MASTERS u. JOHNSON (11), eine sehr intensive, fast obsessionell-rigide Zwei-Wochen-Team-Therapie. Eine Modifikation davon ist die fokussierende Sexualtherapie von MOLINSKI, die vor allem »schnell wirksame« Hilfsmittel anbieten will.

Im Prinzip hält sich MOLINSKI weitgehend an das Programm von MASTERS u. JOHNSON, aber flexibel bezüglich:

1. der »Intensität« (einmal täglich, einmal wöchentlich, einmal 14täglich), also mit einer Therapiedauer von 2 Wochen bis 3 Monaten;

2. der »sozialen Isolierung«: völlig, partiell, keine;

3. der Durchführung in der Ein-Mann-Praxis, also ohne weiblichen Ko-Therapeuten, entweder in der Klinikambulanz oder beim niedergelassenen Facharzt.

Der Arzt muß das Paar suggestiv »zum Erfolg« mitreißen. Er muß – ruhig und vital – ein das Paar warm stimmende und die Sexualität bejahende Atmosphäre ausstrahlen, mit gleichzeitig sachlicher Distanz, die den Erfolg fördert. Der Arzt suggeriert niemals Erfolg zum Schutz vor Erfolgszwang. Er suggeriert Lust. Die Lustgefühle sollen wachsen dürfen; er geht also mit der Lustphysiologie suggestiv um. Hier ist der Arzt wesentlich weniger autoritär als MASTERS u. JOHNSON es sind, auch weniger rigide. Seine Einstellung ist vielmehr bejahend suggestiv, was einen ungewöhnlichen persönlichen Einsatz erfordert.

Ähnlich wie MASTERS u. JOHNSON verlangt MOLINSKI von den Patienten eine ausführliche Beschreibung des Übens vom Vortag. Im Gegensatz zu deren Methode steht dabei aber die ausführliche Beschreibung des psychologischen Aspekts während des Übens im Vordergrund des therapeutischen Verfahrens. Zunächst handelt es sich dabei nicht um Tiefenpsychologie. Es werden keine Deutungen und Erklärungen zum Unbewußten, sondern lediglich eine genaue Beschreibung des Erlebens und Verhaltens während des Übens herausgearbeitet.

Die larvierte Sexualstörung

Diese Beschreibung der Interaktionen, des Verhaltens und der Erlebensweisen führt zu einem Phänomen, das zwischen dem manifesten Symptom (z. B. Anorgasmie, Vaginismus, Ejaculatio praecox) und den unbewußten Motiven, Ängsten und Konflikten liegt. MOLINSKI nennt diese geheimen Verhaltensweisen die larvierte Sexualstörung, ein Ausdruck, der sich nicht etwa auf unbewußte Phantasien oder Konflikte bezieht. Bei der larvierten Sexualstörung handelt es sich um manifestes Verhalten, wenn auch geheimes.

Die Konflikte, die zu diesem geheimen manifesten Verhalten führen, sind wieder etwas anderes.

Ihre Beschreibung führt zu einer Diagnose in dem Sinne, daß herausgearbeitet wird, welche wechselseitigen Verhaltensweisen und Interaktionen zu der Symptomatik führen. Nicht herausgearbeitet werden die – tief – unbewußten Ängste und Konflikte. Für das Üben ergeben sich auch neue Aspekte. Solche Interaktionen, die dem Paar und zunächst auch dem Therapeuten verborgen sind, gehören dem eben erwähnten Zwischenbereich an, der zum therapeutischen Feld wurde. MOLINSKI nennt die geheimen Interaktionen die larvierte Sexualstörung, und das Vorgehen, das sie zutage fördert, die »fokussierende Deskription«. Diese fokussierende Beschreibung des Verhaltens schließt konkret auch die imaginären Aspekte des Verhaltens ein.

Es stellen sich also die Fragen: Wie und was macht er oder sie? Was machen die beiden, daß die Lust sich nicht autonom (weiter) entfaltet? Die detaillierte Beschreibung, konkret mit beiden Partnern zusammen besprochen, zeigt gerade diese Störung. Wir unterscheiden bei den sexuellen Funktionsstörungen die Ätiologie, das sind die – tief – unbewußten (infantil-inzestuösen) Ängste, Phantasien und Konflikte, die larvierte Sexualstörung und die funktionelle Sexualstörung.

Die larvierte Sexualstörung ist ein manifestes Verhalten, das zwischen den unbewußten Ängsten und Phantasien und der funktionellen Sexualstörung liegt. Aus unbewußten Motiven verhalten die Patienten sich so, daß die Entfaltung der Lustphysiologie wechselseitig gestört wird (»Lustsabotierung«). In der Serie der Kurzgespräche von nur etwa 20 Minuten – der Arzt hört zu, erklärt, bejaht (»stimmt es?«) – verhält er sich bei dieser detaillierten Beschreibung durchaus suggestiv. So unterstützt er die Einstellung der Partner, damit sie lernen, die autonome Lustentfaltung wahrzunehmen. Im Üben lernen sie, Lust wahrzunehmen, nicht so sehr die Leistung.

Ein Beispiel: Statt sich mit geschlossenen Augen auf das taktile Lust-Fühlen beim Streicheln zu konzentrieren, kontrolliert eine Frau heimlich ihren Mann, der wie ein Experte perfekt streicheln muß, und die Frau assoziiert bei diesem Üben im Bett: »Er macht es ja doch pünktlich, dieses Streicheln meiner Körpergebiete. Ähnlich wie er im Haus den Staub von den Möbeln auch pünktlich wegwischt.« Dann fühlt sie aber nichts mehr!

Der Therapeut zentriert aber immer wieder die Partner auf das taktile Gebiet der Lustwahrnehmung. Während dieses therapeutischen Verfahrens lernen die Partner wahrzunehmen, wie die Lust (physiologisch) sich im Leib autonom entfaltet. Die fokussierende Beschreibung zeigt, wie und was getan wird (= Verhalten) und wie und was erlebt wird (= Erlebnis).

Prognose und Indikation der fokussierenden Sexualtherapie

1977 behandelten wir in unserer rheinisch-flämischen Arbeitsgruppe 38 Paare bzw. 56 Personen mit sexuellen Funktionsstörungen. In knapp 60% konnten die Symptome beseitigt und bei weiteren 20% bemerkenswert gebessert werden.

Die fokussierende Sexualtherapie ist bei allen Paaren mit funktionellen Sexualstörungen angezeigt, die nicht zu krank sind und die einander hinreichend lieben (HÖFFKEN).

Was aber heißt »nicht zu krank« und »hinreichende Liebe«? Zunächst ist eine neurotische Symptomatik bei einem oder beiden Partnern nicht prognostisch ungünstig zu bewerten. Aber bei Patienten mit stark narzißtischen Neurosen kann nur schwer vorausgesagt werden, ob die Entfaltung der Lust das labile psychische Gleichgewicht eher bedrohen oder eher festigen wird. Bei psychosomatischen Krankheiten sollte der Arzt in allen Zweifelsfällen zurückhaltend sein, auch wenn der Patient sich um eine solche Behandlung bemüht (z. B. Colitis ulcerosa, Herzinfarkt). Bei einer Frau mit Unterleibsschmerzen und Dyspareunie steht die Behandlung der Unterleibsschmerzen – mit Begleitung der Frau – an 1. Stelle.

Die prognostisch ungünstigste Gruppe, die den größten Teil unserer Mißerfolge ausmacht, sind Paare, bei denen nicht einer der Partner zu krank ist, sondern das Paar; eine »gemeinsame Krankheit des Paares« – die Kollusion im Sinne von J. WILLI. Wesentlich besser sind die therapeutischen Möglichkeiten, wenn es bei den Partnern zu keinem Zusammenspiel der neurotischen Strukturanteile gekommen ist, sondern das Verbindende der Beziehung in den gesunden Persönlichkeitsbereichen liegt.

Behandlung gynäkologisch-psychosomatischer Krankheiten

Auffangen und Begleiten der Frau mit Unterleibsschmerzen

Bei einer Frau mit Unterleibsschmerzen sind selbstverständlich eine genaue Untersuchung des körperlichen Zustandes, eine gründliche biographische Anamnese und Kenntnis der psychosozialen Situation notwendig, damit festgestellt werden kann, um welche Form des psychischen Leidens es sich handelt. Diese innere Belastung hängt mit den (unbewußten) Konflikten, mit der eigenen Triebhaftigkeit (Sexualität und Aggression) und Selbstbehauptung (Verlust, Verlassenheit, Frustration in Liebe und Selbstentfaltung) zusammen. Man darf nie vergessen: *Gynäkologische Schmerzen sind auf psychischer Ebene Schmerzen, die der sexuellen Sphäre einzuordnen sind.*

Bei gynäkologischen Schmerzen, die nicht deutlich zu erklären sind, muß ipso facto nach einer eventuellen sexuellen Dysfunktion gefragt werden. Hängen die (Rücken-) Schmerzen mit einem unbefriedigenden Koitus (interruptus) zusammen? Es ist ein Kunstfehler, nicht nach Antikonzeptionsproblemen zu fragen. Besteht Schwangerschaftsangst? Wurde auf andere kontrazeptive Methoden übergegangen – und aufgrund welcher Probleme?

Gibt es Partnerprobleme, die die Frau aus Scham vor dem vertrauten praktischen Arzt oder Gynäkologen verbergen will? Welche Rolle spielt die Sexualität im Leben einer Frau mit Unterleibsschmerzen? Kann Sexualität als Lust begehrt werden oder ist sie eine peinvolle Last, die man ertragen muß?

Das Wort Pein – auf französisch »peine« – stammt aus dem lateinischen Poena = Strafe. Mit dem Begriff der Pein scheinen Strafe und Schuld verwachsen zu sein: »Malum quod est poena, malum quod est culpa.« Welche psychosozialen Faktoren haben eine Überbelastung der Frau zur Folge, deren Tragfähigkeit hierdurch maximal beansprucht wird?

Es gibt familiäre Faktoren, durch die die verheiratete Frau von der Familie immer mehr beansprucht wird, ohne daß der Mann sie genügend unterstützt. Frauen mit Unterleibsschmerzen müssen sich häufig wie Zwangsarbeiter für andere abmühen, ohne daß ihre Frustrationen von diesen erkannt werden.

Es gibt die besondere Problematik der unverheirateten Frau, evtl. mit einer glänzenden Karriere, einsam inmitten einer Unzahl scheinbar gut funktionierender Kontakte. Die Emanzipation brachte neue Möglichkeiten, doch nicht ohne neue Belastungen. Vor allem zwischen 30 und 35 Jahren kann eine Frau einem psycho-vegetativen Überbelastungssyndrom erliegen.

Psychosomatische Unterleibsschmerzen weisen auf emotionelle Probleme und Konflikte hin. Wird über Schmerzen geklagt, so äußert sich damit das Bedürfnis zu klagen oder anzuklagen (BUYSE).

Sorgfältige somatische Untersuchung

Die erforderlichen Untersuchungen müssen zunächst eine somatische Erkrankung ausschließen. Psychosexuelle Schwierigkeiten können ein somatisches Leiden begleiten oder dieses verstärken, keinesfalls immunisieren sie gegen organische Erkrankungen. *Eine sorgfältige somatische Untersuchung ist außerdem von großer psychotherapeutischer Bedeutung; dies kann nicht genug betont werden.* Eine gründliche körperliche Untersuchung vertieft das Vertrauensverhältnis der Frau, die fühlt, daß sie ernstgenommen wird.

Mit Hilfe eines mit der Patientin systematisch angelegten Untersuchungsplans soll eine somatische Erkrankung am besten so schnell wie möglich ausgeschlossen und eine Fixierung in somatischer Richtung verhindert werden. Manche Patientinnen, von ihren – sich schuldig fühlenden – Männern unterstützt, drängen auf zusätzliche somatische Untersuchungen oder Eingriffe, und es kann Schwierigkeiten geben, diese abzulehnen.

Gespräch und unterstützende Beziehung

Im vertrauensvollen Gespräch muß der Patientin zuerst das Untersuchungsergebnis mitgeteilt werden. Gute und verständliche Information ist zur Beruhigung der Patientin von großer Wichtigkeit. Schmerzen ohne organischen Befund bedeuten weder Simulation noch Einbildung. Dies muß der Frau ebenso wie dem Mann und der Umgebung mit Nachdruck deutlich gemacht werden. Einfache und klare Information mit Hilfe eines Schemas oder einer Zeichnung kann der Frau deutlich machen, wie Spannungen und Streß unbewußt über das neurovegetative Nervensystem einen körperlichen (schmerzhaften) Einfluß haben können und die Lust sabotieren.

Physische und psychische Ruhe

Hier ist ein sedatives Mittel (Tranquilizer) häufig von Nutzen. Bei Depressionen ist eine leichte bis mittelmäßige antidepressive Kur unbedingt notwendig. Der chronische Mißbrauch von Tranquilizern, Schlafmitteln oder sogar Neuroleptika kann vermieden werden, wenn die larvierte Depression zeitig erkannt wird. Ebenso muß nach einem Mißbrauch von Analgetika geforscht und eventuell mit Einverständnis der Frau aktiv und progressiv abgebaut werden (während autogenes Training aufgebaut wird).

Gesprächsbegleitung

Vor allem die Maßnahmen, die die Belastung verringern, müssen besprochen werden.

In einer Reihe von kurzen Gesprächen nach vorheriger Vereinbarung, damit die Patientin nicht je nach Laune kommt oder nicht kommt, nimmt die Begleitung eine konkrete Form an. Ein regelmäßiges Gespräch bestätigt ihr, daß der Arzt sich für sie interessiert (Zuwendung für die frustrierte Frau). So hat sie nicht das Gefühl, nur mit Medikamenten abgeschoben zu werden. Will ein Arzt eine Frau mit Unterleibsschmerzen begleiten, muß er auch die richtige Einstellung haben. Ohne es zu wissen, ist der erfolgreiche, tüchtige Arzt oft zögernd oder sogar abwehrend und irritiert der stets wieder klagenden – oder anklagenden – Patientin gegenüber. Angor uteri der Frau gibt Angor cordis des Gynäkologen.

Diesen Unlustprophetinnen wird nur zu leicht mit einer Pille der Mund gestopft. Eine Frau, die nörgelt, wird stets damit aufhören, sobald sie die Möglichkeit bekommt, sich auszusprechen. Für ein solches kurzes Gespräch braucht der vielbeschäftigte Arzt nicht so viel mehr Zeit, aber er muß während dieser Gespräche das Tempo herabsetzen. Bei einer bündigen Erklärung über psychogene Faktoren reagieren Frauen mit Unterleibsschmerzen wie »langsame Schildkröten, die verneinend den Kopf schütteln«.

Bespricht der Arzt die psychosozialen Faktoren, die die Überbelastung verursachen, so muß dies schrittweise geschehen. Während der Beratung sollen möglichst nur wenige Probleme besprochen werden. So kann die Frau eher die eigenen Schwierigkeiten und Konflikte erkennen, um dann dazu auch Stellung nehmen zu können.

Diese regelmäßige, vorher vereinbarte Beratung gibt der depressiven oder subdepressiven Frau mit Unterleibsschmerzen eine Zeitperspektive. Die Aussicht darauf ist unentbehrlich für eine Änderung, vor allem wenn sie zu stagnieren scheint. So kann eine Frau zu einem neuen Lebensstil geführt und begleitet werden. Die Teilnahme an Selbsthilfegruppen mit emanzipatorischer Tendenz öffnet mancher Frau die Augen für noch ungenützte Fähigkeiten.

Es kann zusammen überlegt werden, wie die Überbelastung abgebaut werden kann, oder es kann der Frau geholfen werden, um diese Belastung auf eine andere, bessere Weise zu ertragen. Es müssen sowohl für Freizeit als auch Arbeit konkret neue Formen angestrebt werden. Geduldig muß sie bei ihren zögernden Schritten, neue Kontakte zu knüpfen, unterstützt werden: Teilnahme an Freiwilligenarbeit, Vereinsleben oder Berufsarbeit. Wesentlich ist, daß die sich mit verdrängtem Ärger und Frustrationen für andere abrackernde Frau lernt, das Leben (für sich selbst) zu genießen und ihren eigenen Wünschen mehr Platz einzuräumen. Eine Frau mit Unterleibsschmerzen ist eine kranke Frau, d. h., sie ist als Frau gekränkt: gekränkte Weiblichkeit, krank gemachte Weiblichkeit (RICHTER).

KAPLAN hat diese sexuelle Problematik eindrücklich beschrieben. »Viele Frauen mit sexuellen Hemmungen sind übermäßig besorgt, ihren Partner zufriedenzustellen und stellen ihre eigene Befriedigung zurück aus ängstlichem Bemühen, zu gefallen und zu Diensten zu sein. Letzteres ist ein im wesentlichen masochistisches Muster der Beziehung zum anderen Geschlecht. Es ist aus tiefer Angst geboren. Ein masochistischer Mensch hat gewöhnlich tiefverwurzelte Gefühle der Insuffizienz und der Selbstentwertung... Jenseits dieses kulturellen Masochismus jedoch sind sexuell unansprechbare Frauen oft seelisch masochistisch strukturiert und müssen immer geben – sie sind unfähig, zu fordern oder zu nehmen. Diese Unfähigkeit entspringt destruktiven und verzerrt wahrgenommenen Kindheitserlebnissen und deren neurotischer Verarbeitung.«

Das Verhältnis zum Mann muß überprüft werden. Er ist zu einem gemeinsamen Gespräch einzuladen. Der Mann, oft vom Beruf oder gesellschaftlichen Pflichten überfordert, entweicht seiner (an)klagenden Frau. In einem gemeinsamen Gespräch können beide Partner überlegen, wie sie ein neues Leben miteinander führen können. So kann mit ihnen nach »Rezepten« gesucht werden, die das Verhältnis verbessern können: ein gemeinsames Hobby, zusammen ausgehen, zusammen einen Auftrag übernehmen, regelmäßig miteinander sprechen, einander erneut (sexuell) wiederfinden, eine Mahlzeit genießen (lernen), zusammen spielen ... Sport oder Jogging und Tanz. Da Patientinnen mit schwierigen Unterleibsschmerzen die Lebensfreude und Arbeitslust des Arztes erheblich beeinträchtigen können, wird die Zusammenarbeit mit einem psychosomatisch orientierten Psychiater (BALINT-Gruppe mit konkreter Fallbesprechung [9]) empfohlen.

Aufnahme in die Klinik

Stellt ein Arzt fest, daß trotz regelmäßiger Gesprächsbegleitung die Schmerzproblematik unverändert bleibt (mit dem Risiko einer Verstrickung des Arzt-Patient-

Verhältnisses schwer zu behandeln), dann muß an eine stationäre Aufnahme als schnellste und billigste Behandlung gedacht werden: am besten in eine gynäkologische Klinik, in der ein Psychiater tätig ist. Eine intensive Behandlung (etwa 4 Wochen), zu der auch der Partner hinzugezogen wird, kann den blockierten Zustand wieder in Bewegung bringen (MOLINSKI). Hier kann auch fast immer eine antidepressive Kur durchgeführt werden.

Eigene Beobachtung

Eine 30jährige Hausfrau, seit 12 Jahren mit einem jetzt 33jährigen Arbeiter verheiratet und Mutter von 2 Töchtern, 3 und 7 Jahre alt, kommt wegen chronischer Unterleibsschmerzen und Dyspareunie in die psychosomatische Sprechstunde. Sie wurde von ihrem Frauenarzt überwiesen, weil dieser keine weiteren somatischen Untersuchungen oder Behandlungen für notwendig erachtete, in der Überzeugung, daß ihre Beschwerden psychosomatisch bedingt seien.

Während des Erstgesprächs macht die Frau sowohl einen lebendig-bewegten als auch einen abgematteten Eindruck. Ihr Mann begleitet sie, nimmt interessiert am Gespräch teil und fordert deutlich und entschlossen eine gute Behandlung für seine leidende Frau.

Beschwerden und Krankengeschichte

Die Frau leidet seit 5 Monaten, seit einer Hysterectomia semiradicalis totalis wegen Menometrorrhagien, unter Dyspareunie, Anorgasmie und Libidoverminderung. Vor dem ersten postoperativen Sexualverkehr nach dieser Operation waren beide Partner sehr gespannt: »Wie wird es jetzt sein mit dem Sexualverkehr nach einer solchen Operation?« Dieser erste Koitus wurde eine Enttäuschung: nur Schmerzen und kein Orgasmus mehr für die Frau ... Seitdem gab es bei jedem Koitus(versuch) Erwartungs- und Versagungsangst. Die Frau reagierte enttäuscht und deprimiert. Sie fühlte sich auch immer müde, obwohl sie 11 Stunden pro Tag schlief; sie war auch sehr gereizt, vor allem den Kindern gegenüber, und ertrug es auch nicht mehr, daß ihr Mann bis spät abends Überstunden machte. Sie fühlte sich allein gelassen, sozusagen von ihm verlassen.

Therapeutisches Vorgehen

Im Erstgespräch werden beide Partner informiert, daß nach einer Unterbrechung des normalen Sexuallebens, z. B. wegen einer Operation, ein Paar immer eine Lernzeit von etwa 2 Monaten braucht, während der die Partner nicht erfolgsorientiert sein dürfen. Körperliche Genesung und Erholung sind Voraussetzung für ein befriedigendes Sexualleben. Regelmäßige Ruhe und gute Ernährung sind daher unbedingt notwendig. Diese Information beruhigt das Paar, und beide Partner scheinen auch sehr motiviert, diesmal nicht erfolgsorientiert, den Sexualverkehr während der nächsten 2 Monate wieder zu lernen.

2 Monate später erklärt die Frau in der Sprechstunde, wie sie beide jeden Abend fleißig versucht und geübt und »jede Aufgabe immer fleißig« erledigt hätten. Meistens war der Verkehr schmerzhaft, so daß sie kaum noch Hoffnung auf Besserung habe.

Die Patientin macht einen ängstlich gespannten und müden Eindruck; sie hat auch während dieser 2 Monate noch abgenommen: »Ich bin kaputt, jetzt geht auch noch meine Ehe kaputt ... nach 12 glücklichen Ehejahren.« Daraufhin wird den Partnern eine 3wöchige stationäre Aufnahme der Frau in der psychosomatischen Abteilung mit Intensivbehandlung vorgeschlagen. Das Paar akzeptiert sofort. Während der stationären Behandlung werden eine antidepressive Therapie i.v. durchgeführt (KIELHOLZ-Schema: *Ludiomil* und *Anafranil)* und in täglichen konfliktzentrierten Kurzgesprächen die störenden Leitthemen ihres Lebens erörtert. 4–5mal pro Woche wird auch autogenes Training geübt. Die konfliktzentrierten Gespräche haben folgende Hauptthemen:

1. *Verlustprobleme mit Frustration und Ärger:* Die beiden Töchter sind nach 7 Schwangerschaftsmonaten prämatur geboren, obwohl die Patientin seit dem 3. Schwangerschaftsmonat die auferlegte Bettruhe gewissenhaft eingehalten hat. Weil die Kinder nach der Geburt in einem neonatalen High-Care Unit aufgenommen wurden, war sie nach der Entbindung »mit leeren Händen« nach Hause gekommen. Nach jeder Entbindung (mit Dammschnitt) kommt es zu vorübergehenden Unterleibsschmerzen und Dyspareunie. Damit sie die Kinder optimal versorgen kann, gibt sie ihre Berufsarbeit, die ihr viel Befriedigung gab, auf. 5 Monate nach der 2. Geburt akzeptiert die Patientin, 24 Jahre alt, die vom Gynäkologen wegen Risikoschwangerschaft vorgeschlagene Sterilisation, obwohl sie sich immer 4–5 Kinder gewünscht hat.

Als vorletztes Kind einer Bauerngroßfamilie hat die Patientin sich schon immer als Mädchen vernachlässigt gefühlt: Sie hatte oft die Phantasie, ihr Vater sei nicht ihr richtiger Vater gewesen. Seit 4 Jahren, seit einem Konflikt beim Hausbau, spricht auch ihre Mutter nicht mehr mit ihr. Nach einer Episode von Menometrorrhagien wird bei der nunmehr 30jährigen Patientin eine Hysterectomia semiradicalis durchgeführt.

2. *Pausenlose und grenzenlose Aufopferung für die beiden lästigen Kinder:* »Die Kinder kommen immer an erster Stelle; ich habe sie in die Welt gesetzt. Meinen Kindern muß ich alles geben ... nicht meinem Mann; den habe ich nicht geboren ...«

Während der stationären Aufnahme wird in Einzelgesprächen mit der Frau und in gemeinsamen Gesprächen mit den beiden Partnern vereinbart:

a) eine Einschränkung der Überstunden des Mannes;

b) eine gemeinsame Erziehung der Kinder, wobei die Kinder nicht einfach alles bekommen, was sie wünschen, und – vor allem – die Frau die Auflage bekommt, jeden Tag 2 Stunden für sich selbst zu verwenden.

In der Sexualberatung werden dem Paar Streichelübungen (Sensualitätstraining I nach MASTERS u. JOHNSON) zunächst unter Koitusverbot vorgeschlagen. Nach einem gelungenen und beiderseits befriedigenden Probewochenende zu Hause verläßt die Patientin die Klinik. Sie kommt alle 2 Wochen wieder in die Ambulanz, wobei sie vor allem ermutigt wird, sich in ihrer neuen Rolle zurechtzufinden. Auf sexuellem Gebiet hat sie wieder eine gute vaginale Lubrifikation; sie ist stark libidinös (Koitusverbot wird in der 2. Woche verlassen) und orgastisch, ohne Schmerzen beim Verkehr. Ihr Mann ist erstaunt ... Beide Partner bestätigen, daß sie wieder glücklich sind. Die Antidepressiva werden noch 3 Monate lang eingenommen und dann langsam abgebaut.

Die Patientin kommt dann noch während 5 Monaten einmal pro Monat in die Sprechstunde; Hauptthema und Ziel der Gespräche ist weiterhin die Neugestaltung ihres Lebens.

Literatur

1. ANGERMANN, I.: Sexualtherapeutische Plazebos. In: VOGT, H.-J., V. HERMS u. W. EICHER (Hrsg.): Praktische Sexualmedizin. S. 245–250. Medical Tribune, Wiesbaden 1980.

2. BANCROFT: Grundlagen und Probleme menschlicher Sexualität. Enke, Stuttgart 1985.

3. BARBACH, L.: For Yourself. Die Erfüllung weiblicher Sexualität. Ullstein, 1977.

4. BRÄUTTIGAM, W.: Sexualmedizin im Grundriß. Thieme, Stuttgart 1977.

5. BUDDEBERG, C.: Sexualberatung – eine Erfüllung für Ärzte, Psychotherapeuten und Familienberater. Enke, Stuttgart 1983.

6. DMOCH, W.: Sexualanamnese als Einstieg in die Sexualtherapie. In: VOGT, H.-J., V. HERMS u. W. EICHER (Hrsg.): Praktische Sexualmedizin. S. 231–235. Medical Tribune, Wiesbaden 1980.

7. HEIMANN, J., J. LO PICOLLO u. L. LO PICOLLO: Gelöst im Orgasmus. HUM, PS, Frankfurt 1978.

8. HERTZ, D. G. u. H. MOLINSKI: Psychosomatik der Frau. Springer, Berlin-Heidelberg-New York 1980.

9. HÖFFKEN, K.-D. u. Mitarb.: Modifizierte Paartherapie. Sexualmedizin **11,** 501–504 (1982).

10. KINZ, J. u. Mitarb.: Die Bedeutung von Inzesterlebnissen für die Entstehung psychiatrischer und psychosomatischer Erkrankungen. Nervenarzt **62,** 565–569 (1991).

11. MASTERS, W. H. u. V. JOHNSON: Impotenz und Anorgasmie. Fischer, Frankfurt 1973.

12. MOLINSKI, H.: Die fokussierende Deskription. Sexualmedizin **5,** 712–716 (1976).

13. MOLINSKI, H.: Unterleibsschmerzen ohne Organbefund und eine Bemerkung zum pseudoinfektiösen Syndrom der Scheide. Gynäkologe **15,** 207–215 (1982).

14. NIJS, P.: Die Unterbauchschmerzen der Frau. Therapieformen und Therapieversager. Psychosomat. Med. **20,** 108–113 (1992).

15. RECHENBERGER, H.-G.: Kurztherapie bei sexueller Dysfunktionen. In: VOGT, H.-J., V. HERMS u. W. EICHER (Hrsg.): Praktische Sexualmedizin. S. 261–263. Medical Tribune, Wiesbaden 1980.

16. REIMANN, L.: Pelvic Pain. Die Frau als Sündenbock. Sexualmedizin **10,** 464–466 (1981).

17. RENAER, M. (Hrsg.): Chronic Pelvic Pain in Women. Springer, Berlin-Heidelberg-New York 1981.

18. RICHTER, D.: Diagnostik und Psychodynamik beim Pelipathie-Syndrom, Vortrag 1. Seminar Psychosomatik in Gynäkologie und Geburtshilfe. Frauenklinik, Düsseldorf 1979.

19. RICHTER, D.: Psychosomatische Differentialdiagnose des Pelipathiesyndroms und der Adnexitis. In: OETER, K. u. M. WILKEN (Hrsg.): Frau und Medizin. (Interdisciplina). S. 83–105. Hippokrates, Stuttgart 1979.

20. SIGUSCH, V.: Therapie sexueller Störungen. Thieme, Stuttgart 1980.

21. SINGER-KAPLAN, H.: Sexualtherapie – ein neuer Weg für die Praxis. Enke, Stuttgart 1973.

Erschienen in:
internist. prax. **29,** 127–137 (1989)
tägl. prax. **29,** 329–339 (1988)
gynäkol. prax. **12,** 125–135 (1988)

Die Gesprächs-psychotherapie und ihre Bedeutung für die ärztliche Praxis

W. M. PFEIFFER, Erlangen, und
TH. RIPKE, Heidelberg

Unter den psychotherapeutischen Richtungen, die sich in neuerer Zeit entwickelt haben, ist die Gesprächspsychotherapie (auch »klientenzentrierte« oder »personorientierte« Psychotherapie) am meisten verbreitet. Ihre theoretische und methodische Entwicklung ist eng mit CARL R. ROGERS verbunden, der 1987 im Alter von 85 Jahren starb.

Seine Studien hatten ihn über Naturwissenschaften und Theologie zur Psychologie geführt, wo er einerseits in der therapeutischen Praxis stand, zum anderen aber als Hochschullehrer der experimentellen Forschung verbunden war (vgl. das autobiographische Kapitel in ROGERS 1973). Damit deuten sich schon in Werdegang und Persönlichkeit des Begründers Spannungen an, die bis zum heutigen Tage für die Gesprächspsychotherapie kennzeichnend sind: Auf der einen Seite steht das partnerschaftliche Engagement des Therapeuten (ROGERS spricht gerne von einer »Therapie von Person zu Person«), auf der anderen die Distanz wissenschaftlicher Objektivierung. So waren ROGERS u. Mitarb. die ersten, die vollständige therapeutische Gespräche auf Tonband aufnahmen und analysierten.

Die Gesprächspsychotherapie wurzelt zum einen in der Psychoanalyse und entwickelte sich in ständiger Auseinandersetzung mit ihr. In diesem Zusammenhang war der Einfluß OTTO RANKS von besonderer Bedeutung, also eines Mitarbeiters FREUDS, der sich in Widerspruch zur damals herrschenden Meinung der Psychoanalyse gestellt hatte und ein wichtiger Anreger neuerer psychotherapeutischer Entwicklungen wurde. Somit lassen sich einige Grundpositionen der Gesprächspsychotherapie am besten im Vergleich mit psychoanalytischen Auffassungen verdeutlichen. Hierbei ergeben sich Gegensätze, aber auch wichtige Übereinstimmungen:

Die Psychoanalyse nach FREUD richtet den Blick des Patienten auf seine Vergangenheit und sucht daraus die Genese der gegenwärtigen Störungen einsichtig zu machen, weil sie hierin die entscheidende Voraussetzung therapeutischer Veränderung sieht. Dagegen sind nach RANKS (und auch nach ROGERS') Auffassung die Probleme des Patienten mit seinen Behinderungen und Lösungsmöglichkeiten im Augenblick der Therapie zugegen und grundsätzlich verfügbar. Die objektiven Ereignisse der Vergangenheit sind ohnehin unzugänglich und von geringem therapeutischem Belang; statt dessen geht es um die subjektive Wahrheit des Patienten, also um sein Erleben. Daher kann die Bearbeitung der Konflikte zwar in Rückschau auf vergangene Ereignisse erfolgen; therapeutische Intensität wird aber am ehesten dann erreicht, wenn die Konflikte im Hier und Jetzt aktualisiert werden, sei es, daß der Patient sie in seiner Vorstellung neu durchlebt, oder daß sein Problem in der Beziehung zum Therapeuten gegenwärtig wird.

Im Mittelpunkt psychoanalytischer Methodik steht die Bearbeitung der »Übertragung«; die Beziehung zwischen Patient und Therapeut gilt als entscheidend für die Therapie, doch wird sie als eine Wiederholung früherer libidinöser Bindung angesehen. Danach würden die positiven und negativen Emotionen, die der Patient dem Therapeuten entgegenbringt, in Wahrheit nicht ihm gelten, sondern etwa einer Elterngestalt. Für die Gesprächspsychotherapie ist dagegen die reale Beziehung zwischen Klient und Therapeut »Kernstück« der Therapie, wobei sich ROGERS im Einklang mit MARTIN BUBER weiß. Gewiß gehen frühere emotionale Erfahrungen in die therapeutische Beziehung ein; soweit sich daraus Einengungen und Verzerrungen im Erleben des Patienten ergeben, bietet die therapeutische Situation Gelegenheit für korrigierende Erfahrungen. Auf dieser Grundlage wird eine partnerschaftliche Beziehung »Person zu Person« angestrebt.

Der Gesprächspsychotherapie liegt ein durchaus optimistisches Bild des Menschen zugrunde. Erscheint der Mensch bei FREUD als Spielball von Trieben und äußeren Zwängen, so geht die Gesprächspsychotherapie von der Annahme aus, daß der Mensch zutiefst von dem Bedürfnis geleitet wird, seine individuellen Möglichkeiten zu realisieren und das auf eine sozial verbindende Weise zu tun (16).

ROGERS sieht in der »aktualisierenden Tendenz« die tiefste motivierende Kraft und bezieht sich damit auf die Forderung KIERKEGAARDS, »das Selbst zu sein, das man in Wahrheit ist« (15). Psychische Fehlentwicklungen und Störungen ergeben sich vor allem dann, wenn der Mensch von seiner persönlichen Entwicklungstendenz abweicht und sich nach fremder Wertung ausrichtet. Demgemäß vermeidet der Therapeut, das Verhalten des Patienten zu bewerten und ihm Ratschläge oder Weisungen zu erteilen. Wohl aber gilt für ihn das Gebot, seine Überlegungen und sein Handeln dem Patienten transparent zu machen.

Zum anderen wurzelt die Gesprächspsychotherapie in der Philosophie des Pragmatismus und in der daraus gewachsenen amerikanischen Psychologie, die vor allem an persönlicher Erfahrung und an Handlung orientiert ist. Dies bedeutet zwar Nähe zur Verhaltenstherapie, zu deren positivistischer Orientierung sie aber in entschiedenen Widerspruch trat. Wie gegensätzlich die Auffassungen waren, davon geben die Diskussionen zwischen ROGERS und SKINNER Aufschluß (18).

Für SKINNER ist das subjektive Erleben des Patienten belanglos; die Frage nach Freiheit und Selbstbestimmung erscheinen ihm als Illusion. Statt dessen setzt er auf objektivierende Beobachtung sowie auf Kontrolle und Formung des Verhaltens (»shaping of behavior«), wobei die Technik des »operanten Konditionierens« zentrale Bedeutung erhält. Für die Gesprächspsychotherapie sind dagegen das Erleben und die Selbstmitteilungen des Patienten entscheidend. Es geht vor allem darum, daß dieser die Erfahrung der Freiheit und Eigenverantwortlichkeit macht und auf dieser Grundlage zur Selbstfindung und damit zur selbstverantwortlichen Wahl von Werten, Zielen und konkreten Handlungen gelangt.

Allerdings haben sich mit der »kognitiven Wende« der Verhaltenstherapie die einst konträren Positionen einander angenähert. Viele Verhaltenstherapeuten bekennen sich heute zu den durch ROGERS vertretenen Werten und führen ihre Gespräche gemäß den Prinzipien der Gesprächspsychotherapie. Umgekehrt setzen Gesprächspsychotherapeuten Übungen und »Aufträge« ein, die der verhaltenstherapeutischen Tradition entstammen, sofern diese mit den Forderungen ROGERS' vereinbar sind.

Die vorstehend skizzierten theoretischen Perspektiven haben tiefgreifenden Einfluß auf die therapeutische Methodik der Gesprächspsychotherapie. ROGERS (1977) hat sie durch 3 Grundhaltungen charakterisiert, die der Therapeut in der Beziehung zum Patienten verwirklichen soll:

1. Reale Präsenz, Authentizität und Kongruenz

Der Therapeut soll sich nicht in einer professionellen Haltung verbergen, auch soll er nicht eine »weiße Wand« sein, auf die der Patient seine Phantasien projiziert. Statt dessen soll er als die Person, die er ist (mit seinen Besonderheiten und Schwächen), in Erscheinung treten – ein Verhalten, das »Übertragung« einschränkt und statt dessen eine Realbeziehung fördert. Jedes aufgesetzte Verhalten, wie es sich z. B. als Folge eines »Trainings« ergeben kann, steht hierzu im Widerspruch. Auch rückt ROGERS ab von einer Verhaltensform, die früher als typisch für die Gesprächspsychotherapie galt, nämlich daß sich der Therapeut gleichsam zum »anderen Ich« des Patienten verflüchtigt. Dem »realen Gegenwärtigsein« entspricht, daß sich die Gesprächspartner gegenüber sitzen, aber nicht durch die Barriere eines Tisches getrennt.

Das Streben nach »Kongruenz« verlangt vom Therapeuten, daß er fortwährend seines eigenen Erlebens gewahr ist und daß er – wenn es angemessen ist – dem Patienten davon mitteilt. Denn das Erleben des Patienten und das des Therapeuten bilden ein Ganzes, und der Patient hat ein Anrecht auf den Teil der Interaktion, der im Therapeuten abläuft. Damit verharrt der Patient nicht in der Einsamkeit seiner Monologe, tritt vielmehr in einen Dialog mit dem realen Partner ein.

2. Bedingungsfreies Akzeptieren, sorgende Zuwendung (»caring«)

Zu einer partnerschaftlichen Beziehung gehört unerläßlich das emotionale Engagiertsein. Die Qualität des »Sorgens« (»caring«) erhält besonderes Gewicht im Umgang mit dem schwerkranken Menschen. Doch darf die Zuwendung nichts Besitzergreifendes an sich haben. Vielmehr soll sie den Patienten in seinen individuellen Eigentümlichkeiten und Entscheidungen bejahen, wie und wo er sich gerade befindet. Wohl am meisten hat sich die akzeptierende Haltung in der Bereitschaft zu bewähren, mit dem Patienten in die Tiefe seiner Ängste und seiner Verstimmungen hineinzugehen und mit ihm auch in Gefühlen auszuharren, die er als unvereinbar mit seinem Selbstbild aus seiner Wahrnehmung ausgeschlossen hatte.

Die genannten Grundeinstellungen – Authentizität und Akzeptieren – schaffen das Klima, in dem sich die Behandlung vollzieht. Die fortwährende Aktivität des Therapeuten ergibt sich aber aus dem 3. Aspekt, den ROGERS bezeichnet als

3. Empathie, einfühlendes Verstehen

Der Therapeut versucht, den Patienten in seinem Erleben zu begleiten, in seine phänomenale Welt einzutreten und sie wahrzunehmen, als ob es die eigene wäre. Freilich darf es dabei nicht zu einer »Identifikation« kommen; vielmehr sollte die letzte Distanz des »als ob« gewahrt bleiben. Von Mitteilung zu Mitteilung trachtet der Therapeut, den Gefühlsgehalt und die persönliche Bedeutung der Patientenäußerungen zu erfassen und aus diesem einfühlenden Verstehen heraus ihm zu antworten. Das ist vielfach als eine Technik mißdeutet worden, die etwa in einem möglichst vollständigen Widerspiegeln der Emotionen bestehe – ein Irrtum, dem ROGERS mit Entschiedenheit entgegengetreten ist. Nach seiner Auffassung liegt die Aufgabe des Therapeuten vielmehr darin, den Patienten im Fluß seines Erlebens zu begleiten und gerade über diejenigen Gefühle zu sprechen, die am Rande der Gewahrwerdung auftauchen. Dies stellt für den Patienten eine ermutigende Stützung dar, die ihm hilft, immer weitere psychische Bereiche zu erschließen.

ROGERS hat die genannten 3 Dimensionen als die »notwendigen und ausreichenden Bedingungen« erfolgreicher Psychotherapie bezeichnet. Als unscheidbare Ganzheit bilden sie die Basis für das Verhalten des Therapeuten in der Behandlungssituation. Der Einwand, dies bedeute ein stereotypes Therapeutenverhalten, das der Vielfalt der Patienten und ihrer Störungen nicht gerecht werden könne, ist unbegründet. Wie FINKE (2) aufzeigt, ergibt sich schon aus den 3 Grundhaltungen – bei gebotener Einstellung auf die Person des Patienten und auf die jeweilige therapeutische Situation – eine hochgradige Individualisierung der therapeutischen Interaktion. Wohl aber stellte es sich als notwendig heraus, zu einer Gruppierung der Störungsbilder und zu entsprechender Indikationsstellung für differenzierte Interventionen zu gelangen.

Einen wichtigen Schritt in diese Richtung stellt das Buch des Psychiaters HANS SWILDENS (20) dar. Darin wird dargelegt, daß bei ernstlichen psychischen Erkrankungen eine Stagnation des Erlebens und Entwicklungsprozesses vorliegt, zu deren Behebung ein unspezifisches »wachstumsförderndes Klima« nicht ausreicht, sondern zielgerichtete Aktivitäten des Therapeuten erforderlich sind. Gestützt auf die klassische psychiatrische Diagnostik und auf eine Gliederung des therapeutischen Prozesses in Phasen zeigt SWILDENS anhand zahlreicher Gesprächsbeispiele Formen therapeutischer Intervention auf, wie sie für bestimmte psychische Krankheitsbilder und Therapiestadien angezeigt sind. Die Jahrestagungen der Ärztlichen Gesellschaft für Gesprächspsychotherapie (ÄGG) sind gerade auch einem solchen differentiellen Vorgehen bei psychischen und psychosomatischen Erkrankungen gewidmet (3). Weitere Formen gezielter Interventionen ergeben sich aus der Notwendigkeit, dem Patienten behilflich zu sein, mit tieferen Schichten seines Erlebens in Berührung zu kommen, sog. »erlebensaktivierende Methoden«.

Hier ist einmal die Arbeit mit Träumen zu nennen. Im Unterschied zu psychoanalytischen Auffassungen wird der Traum aber nicht als eine verschlüsselte Botschaft betrachtet, die es zu deuten gilt. Vielmehr sei der Traum selbst die Botschaft, deren bildhafte Verdichtung der Patient mit Unterstützung des Therapeuten zur Entfaltung bringt.

Große Verbreitung fand die von GENDLIN (4) initiierte Methode des »Focusing«. In einem Zustand der Entspannung wird ein Traumbild, eine Erinnerung oder eine plötzlich aufgetretene Körperempfindung in das Zentrum der Aufmerksamkeit gerückt. Betrachtend folgt der Patient den sich hieraus entwickelnden Bildern und Einfällen. Das Focusing verweist auf Methoden der Arbeit mit dem Körper, die in den letzten Jahren in der Gesprächspsychotherapie zunehmende Aufmerksamkeit finden und gerade auch für den Arzt von Interesse sind. Somatische Beschwerden (Schmerzen, Funktionsstörungen) kann man nämlich als eine Entfremdung körperlicher Vorgänge verstehen, zu deren Behandlung die Frage nach dem Sinn und die Integration in die Ganzheit des Organismus gehören (1). Dabei können Entspannungsübungen vom Typ des autogenen Trainings, die Hinwendung auf die Atmung, besonders auch konzentrative Bewegungsübungen in die gesprächspsychotherapeutische Arbeit integriert werden (11).

Eine von ROGERS selbst vorgenommene Erweiterung der Gesprächspsychotherapie stellte die Arbeit mit Gruppen dar. Gewiß können die »Encountergruppen« als charakteristisch für Gesprächspsychotherapie gelten, also Gruppen, in denen es infolge geringer inhaltlicher und formaler Strukturierung zu besonders tiefgehender Interaktion kommt. Bei stärker gestörten Teilnehmern, also bei eigentlichen Patienten, empfiehlt sich freilich (als schonenderes Vorgehen) eine klare formale Struktur mit thematischer Zentrierung. Ein solches Verfahren hat sich gerade auch in der ärztlichen Praxis bewährt, etwa zur Begleitung chronischer Patienten, die einer besonderen Regie hinsichtlich ihrer Lebensgestaltung bedürfen, wie das bei Diabetes oder Hochdruck der Fall ist (9).

Als »personorientierten Ansatz« griffen ROGERS Initiativen weit über den psychotherapeutischen Sektor hinaus. Sie beeinflußten insbesondere die Bereiche der Pädagogik und Erwachsenenbildung, der Betriebsorganisation und nicht zuletzt die ärztliche Praxis (10).

So wie die Gesprächspsychotherapie in der »aktualisierenden Tendenz« des Menschen die Grundlage für eine heilende Entwicklung sieht, kann sich die praktische Medizin in entsprechender Weise auf die »Selbstheilungskräfte des Organismus« stützen (12). Ähnlich wie bei der psychotherapeutischen Selbstexploration kommt es beim Umgang mit körperlichen Störungen darauf an, daß der Patient lernt, auf die Strebungen und Reaktionen seines Organismus zu hören und ihnen verbalen Ausdruck zu geben. Dabei ist sich der Arzt bewußt, daß auf die organismischen Strebungen nur begrenzt Verlaß ist. Oft müssen die Selbstheilungskräfte erst wachgerufen werden, oder es bedarf der korrigierenden Vernunft, etwa gegenüber selbstdestruktiven Tendenzen. Beispiele bieten hierfür in der somatischen Medizin Patienten mit malignen Tumoren oder Autoaggressionskrankheiten, in der Psychotherapie Patienten mit Anorexia nervosa oder Drogenabhängigkeit.

Weitere Parallelen zwischen ärztlicher Praxis und Psychotherapie ergeben sich hinsichtlich der von ROGERS beschriebenen therapeutischen Grundhaltungen. Dabei sind freilich auch hier Besonderheiten und Einschränkungen zu beobachten.

Die Forderung der Authentizität bedeutet, daß der Arzt weder zum bloßen Agenten des Patienten werden darf noch zum bloßen Funktionär seiner Institution. Er hat die Situation anzunehmen, in die er gemeinsam mit dem Patienten gestellt ist, so daß er sowohl als Experte wie auch als Person verfügbar ist und damit zum Dialogpartner für den Patienten wird. Einschränkungen ergeben sich insbesondere im Hinblick auf die Transparenz der ärztlichen Überlegungen und Handlungen. Gemäß der Grundhaltung des »caring«, der sorgenden Zuwendung, ist es geboten, den Patienten nicht unnötig zu ängstigen und ihm die Hoffnung nicht zu zerstören, also auch seine Verleugnungstendenzen zu akzeptieren; andererseits verpflichtet die ärztliche Sorge und besonders auch die Achtung der Selbstbestimmung des Patienten zur Aufklärung. Es handelt sich hier um ein Spannungsfeld zwischen gegensätzlichen Polen, woraus der Dialog seine Dynamik bezieht.

Die Empathie verlangt, das Kranksein und die ärztlichen Maßnahmen mit den Augen des Patienten zu betrachten und auch in abstrus erscheinenden Vorstellungen nach der persönlichen Bedeutung zu suchen. Ganz eigene Züge nimmt die Einfühlung an, wenn der Arzt danach trachtet, veränderte Körperempfindungen und Bewegungsabläufe in versuchsweise körperlicher Identifikation nachzuvollziehen (12). Das gelingt wesentlich leichter, wenn der Arzt selbst schon als Patient einschlägige Erfahrungen gesammelt hat; andererseits wird gerade hier deutlich, wie begrenzt die Möglichkeiten sind, sich pathologisch verändertem Erleben verstehend anzunähern. Hier ist es wiederum das »caring«, das gegenüber dem ernstlich Kranken unter den therapeutischen Grundeinstellungen den ersten Platz erhält, also das Sorgetragen, die Bereitschaft zur Hilfeleistung, auch dann, wenn das Verstehen versagt.

Die an der Person des Patienten orientierte ärztliche Praxis kommt zwar in allen Bereichen der Interaktion zur Geltung, z. B. bei der Anamnese (5), besonders auch bei der körperlichen Untersuchung und bei therapeutischen Maßnahmen. Sie soll hier aber am Beispiel des in jeder Praxis zentralen Sprechstundengesprächs dargestellt werden.

Auf der Grundlage des vorstehenden Modells haben gesprächspsychotherapeutisch orientierte Ärzte Vorschläge zur Gestaltung der Sprechstundengespräche entwickelt (5, 14, 19). Sie sind nunmehr in der Praxis erprobt und mit Hilfe von Tonband- und Videoanalysen so weit verbessert, daß sie in Aus- und Weiterbildung Anwendung finden (13).

Zunächst einige Bemerkungen zu 2 großen Problemen der ärztlichen Sprechstunde, die oft ein vertiefendes Gespräch zwischen Patient und Arzt behindern:

1. Im Regelfall haben wir zu wenig Zeit für den einzelnen Patienten und fürchten deshalb eine allzu weitgehende Vertiefung der Problematik des Patienten, weil dann das anschwellende Wartezimmer und die Terminverzögerungen immer bedrohlicher werden. Daher neigen wir dazu, die Probleme des Patienten nur verkürzt wahrzunehmen, möglichst rasch einen Schlußstrich unter seine Äußerungen zu setzen und zum praktischen Procedere überzugehen. Solch einem kurzschlüssigen Verhalten kann dadurch vorgebeugt werden, daß von vornherein eine bestimmte Zeit für diesen Kontakt festgelegt wird. Diese Zeitvorgabe sollte möglichst auch dem Patienten bekannt und bewußt sein (z. B. über ein Merkblatt), damit über die Begrenzung Einverständnis hergestellt werden kann. Nur wenn der Arzt diese Begrenzung ohne Schuldgefühle voraussetzen kann, ist er in der Lage, sich intensiv auf den Patienten einzulassen, ohne die Sorge, durch Vertiefungsangebote die Gesprächszeit unübersehbar auszudehnen.

2. Der Patient kommt nicht zum Psychotherapeuten, sondern zum Internisten oder Praktiker. Es entsteht somit die Gefahr einer »Geschäftsführung ohne Auftrag«, wenn der Arzt psychotherapeutisch vertiefend auf einen Patienten eingeht, der dies gar nicht will, sondern vielleicht eine organmedizinische Klärung seines Symptoms oder nur eine Arbeitsunfähigkeitsbescheinigung wünscht. Daraus kann sich ein mühsames Gespräch entwickeln, das von dem latenten Konflikt zwischen einem Arzt, der sich um die gesamte Person des Patienten bemüht, und einem Patienten, der sich gegen eine psychotherapeutische Vertiefung zur Wehr setzt, beherrscht ist. Der Ausweg aus diesem Dilemma ist, möglichst frühzeitig nach dem Eingangsmonolog eines Patienten zu klären, was dessen Bedürfnis und Auftrag an den Arzt für dieses Gespräch ist. Dann kann zwar immer noch die Unterschiedlichkeit von z. B. organmedizinisch interessiertem Patienten und psychosomatisch orientiertem Arzt entstehen, aber jetzt als offenes Gespräch zwischen 2 Menschen verschiedener Sichtweisen mit der Möglichkeit von bewußter und akzeptierter Unterschiedlichkeit und ungewissem Ausgang über den »richtigen« Weg für beide.

Ist sich der Arzt dieser 2 Hauptfallen für ein intensives Gespräch zwischen Patient und Arzt bewußt, wird er sie, wie beschrieben, vermeiden können und sich um die eigentliche Entfaltung eines patientenzentrierten Gesprächs bemühen.

Er läßt den Patienten so weit sein aktuelles Problem entfalten, bis der Arzt darauf eingehen kann. Im Falle einer Laborbefundbesprechung wird dieser Patienten-Eingangsmonolog vielleicht nur einen Satz enthalten: »Wie sind meine Laborwerte?« Dagegen kann in einer psychischen Krise, etwa nach Tod des Lebenspartners, der Monolog des Patienten über den ganzen Kontakt hinweg andauern (und vielleicht auch nachfolgende Gespräche beherrschen), ohne daß der Arzt mehr tun sollte, als behutsam und mitfühlend zuzuhören.

Eine große Zahl von Gesprächen wird aber so verlaufen, daß der Patient von sich aus einige Symptome beschreibt und seine Wünsche an den Arzt dabei durchblicken läßt oder auch direkt nennt. Dieser Eingangsmonolog dauert – sofern der Arzt ihn nicht stört – erfahrungsgemäß kaum länger als 1½ Minuten, bevor der Patient eine Pause macht und mit aufforderndem Blickkontakt oder direkter Frage die Stellungnahme des Arztes erwartet.

Daß zunächst der Patient seinen Eingangsmonolog hält, und nicht der Arzt, ist notwendig, weil im Regelfall der Patient mit seinem Thema den Arzt aufsucht, und zunächst dieses Thema auf den Tisch muß, bevor beide verhandeln können. Dieses Privileg der ersten Rede wirkt aber auch beziehungsdynamisch günstig im Sinne gleichberechtigter Koexistenz, weil es die Asymmetrie zwischen dem kranken und laienhaften Hilfsbedürftigen und dem gesunden wissenden Helfer abschwächt.

Nach diesem Eingangsmonolog, den der Arzt auf keinen Fall unterbrechen sollte, will er vermeiden, daß der Patient sich gestört fühlt, sollte der Arzt entscheiden, ob er als unabhängiger Experte antwortet, oder ob er durch gesprächstherapeutische Hilfen dem Patienten ermöglicht, sein Konzept zu erweitern und differenzierter zu entwickeln. Ersteres ist z. B. für das oben genannte Laborbesprechungsbeispiel adäquat, letzteres für den Patienten in der seelischen Krise, oder auch bei einem Patienten, der um seine Worte ringt, offensichtlich unter Druck steht, ohne seiner Schwierigkeit aber Ausdruck geben zu können. Dann wird der Arzt die weitere Entfaltung des Patientenkonzepts unterstützen. Dazu sind eine Reihe von Methoden geeignet, die hier nur stichwortartig genannt werden können, in Ausbildungsgängen jedoch systematisch zu vermitteln sind (13):

Bestätigen,
Wiederholen,
Rückmelden des Verständnisses in eigenen Worten (Paraphrasieren),
vorsichtiges Übersetzen der Körpersprache,
Hervorheben von mitschwingenden Nuancen,
Untermauern mit medizinischem Wissen,
zusammenfassendes Strukturieren,
weiterhelfendes Fragen.

Hier soll nur auf das Thema des Fragens näher eingegangen werden, da grundsätzlich 2 Frageformen zu unterscheiden sind: Spontan neigen wir als Ärzte dazu, den Patienten diagnostisch und differentialdiagnostisch motiviert zu befragen, z. B.:

»Haben Sie zusätzlich (zu dem Symptom) auch an Gewicht abgenommen?« oder

»Tritt der Brustkorbschmerz bei körperlicher Belastung oder in Ruhe auf?«

Solche Fragen gehören **nicht** zur Entfaltung des Patientenkonzeptes, sondern zur Einordnung dieses Konzeptes entsprechend den Arztvorstellungen, also zur Überprüfung des Arztkonzeptes. Sie sollten so lange zurückgestellt werden, wie der Arzt noch die freie Entwicklung des Patientenkonzeptes fördern möchte. Gemeint sind mit weiterhelfenden Fragen hier solche, die dem Patienten ermöglichen, seine Geschichte konkreter und differenzierter mitzuteilen, z. B.:

»Können Sie den Schmerz genauer beschreiben?« oder

»Haben Sie eigentlich eine Erklärung für Ihre Beschwerden?«

Im Freiraum der gesprächstherapeutischen Grundhaltungen, also in einem von akzeptierender Einfühlung getragenen Klima, gelingt es so dem Patienten bereits im anamnestischen Gespräch, Wege zur Gesundung selbständig zu entwickeln (5). Dazu gehört, daß ihm sein Anliegen an den Arzt klarer bewußt wird, daß er sein Kranksein besser versteht und er zu eigenen Entschlüssen findet. Erst allmählich wird der Arzt seine Antworten als Experte und als andere Person danebenstellen, im Zweifelsfall erst dann, wenn er vom Patienten dazu aufgefordert wird. Um den Patienten aber nicht mit seiner sprachlichen und fachlichen Überlegenheit mundtot zu machen, also um die Symmetrie der Partnerschaft einigermaßen zu bewahren, wird er sich bei der Mitteilung seines Konzeptes vorsichtig verhalten, wobei folgende Mittel von Nutzen sind (ausführlich in 13):

kurze Sätze wählen,
in der Sprache des Patienten sprechen,
sorgfältig zwischen Meinung und Wissen auch sprachlich unterscheiden,
subjektive Vorschläge im Konjunktiv formulieren,
sich von verbalen oder averbalen Ablehnungssignalen unterbrechen lassen und auf d i e s e verständnisvoll eingehen,
sich auf den Patienten rückbeziehen, z. B.: »Und was meinen Sie dazu?«

Bei aller Vorsicht beim Einbringen seines Konzeptes wird der Arzt sich aber dennoch um so intensiver für sein Konzept einsetzen, je ernster die Fragestellung und je wichtiger sein Hilfsangebot ist. Er wird aber auch dann nicht versäumen, dem Patienten Raum zu autonomen Entgegnungen zu lassen.

Bei dieser ersten und wichtigsten Gesprächsphase kommt es also darauf an, zwischen den Konzepten von Arzt und Patient eine »Koexistenz« herzustellen: einerseits das Patientenkonzept in seiner Entfaltung zu fördern, zumindest aber zu respektieren, auch wenn es dem des Arztes widerspricht; zum anderen das Arztkonzept vorsichtig, aber deutlich genug danebenzustellen, wie es der Sorge um das Wohl des Patienten und der Verpflichtung gegenüber der Gesellschaft entspricht.

Gewiß wird es dabei selten die hier wegen der Klarheit so dargestellte Reihenfolge von reiner Entfaltung des Patientenkonzeptes und danach erst reiner Entfaltung des Arztkonzeptes geben. Oft wird sich beides vermischen. Aber auch dann wiederholt sich in den kleineren Gesprächsabschnitten, was wir hier im großen schildern, immer wieder: erst das Patientenkonzept, dann das Arztkonzept, dann die Koorientierung zum Konsens.

Die gesprächstherapeutische Grundeinstellung des nicht wertenden und verstehenden Akzeptierens hilft, das Patientenkonzept und den Patienten immer wieder als anderen zu respektieren; die gesprächstherapeutische Grundeinstellung der Authentizität ermöglicht, sich selbst mit dem eigenen Konzept daneben (nicht dagegen) zu stellen.

So wird die Herstellung von Koexistenz zur Hauptaufgabe einer patientenzentrierten Medizin, die den Dialog von verschiedenen aber gleichwertigen Partnern fördert (Abb. 1).

Der zweite in Abb. 1 im unteren Teil dargestellte Schritt zum Konsens aus gegenseitiger Koorientierung gestaltet sich erfahrungsgemäß viel einfacher, ist nur der erste Schritt gelungen. Die erlebte Unterschiedlichkeit von Patient und Arzt bei Notwendigkeit einer gemeinsamen Strategie für die Zukunft des Patienten drängt beide Personen dazu, Vermittlungsvorschläge als Konsensangebote zu machen. Über Vorschlag und Stellungnahme, Gegenvorschlag und darauf folgende Stellungnahme usw. wird der Konsens erreicht. Der Arzt hat zunächst die Aufgabe, Vermittlungsangebote des Patienten zu hören und aufzugreifen, die zu unserer Überraschung viel häufiger erfolgen, als wir vorher angenommen hatten. Erst in zweiter Linie hat der Arzt die Aufgabe, selber Konsensangebote zu machen, die unverzichtbare Teile des eigenen Konzeptes (z. B. Antibiotika) mit möglichen Teilen des Patientenkonzeptes (z. B. Phytotherapeutika) verbinden. Bei seinen Vermittlungsangeboten sollte der Arzt weniger auf seine Durchsetzung achten als auf Ablehnungssignale des Patienten, um wiederum auf diese einzugehen. Diese Ablehnungssignale sind oftmals nur versteckt als mimische oder gestische Andeutung zu sehen, weil viele Patienten nicht erwarten, in ihrer Ablehnung vom Arzt ernstgenommen zu werden. Um so wichtiger, sie zu sehen und zu besprechen, z. B. »Irgendwas scheint Ihnen bei meinem Vorschlag nicht recht zu sein!«

Wenn Konsens hergestellt ist, in unserem Beispiel z. B. dadurch, daß ein Symptom technisch geklärt (Patientenkonzept)

Abb. 1
Modell eines patientenorientierten Gesprächsverlaufes zwischen Patient (P) und Arzt (A): P und A haben in der Ausgangssituation verschiedene Konzepte, wobei das P-Konzept als »laienhaftes« weniger Gewicht (kleiner) hat als das A-Konzept (größer).
Gesprächsphase 1 dient der Herstellung von Koexistenz:
In Phase 1a wird das P-Konzept entfaltet (größer), das A-Konzept zurückgestellt (kleiner).
In Phase 1b wird das A-Konzept entwickelt (größer), wobei das P-Konzept wieder an Gewicht verliert (kleiner).
Idealresultat wäre die Koexistenz zweier verschiedener, gleichwertiger Konzepte.
In der 2. Phase, der Koorientierung, wird Konsens hergestellt, in den beide Konzepte zu Teilen eingehen (nach PFEIFFER [7] und RIPKE [14])

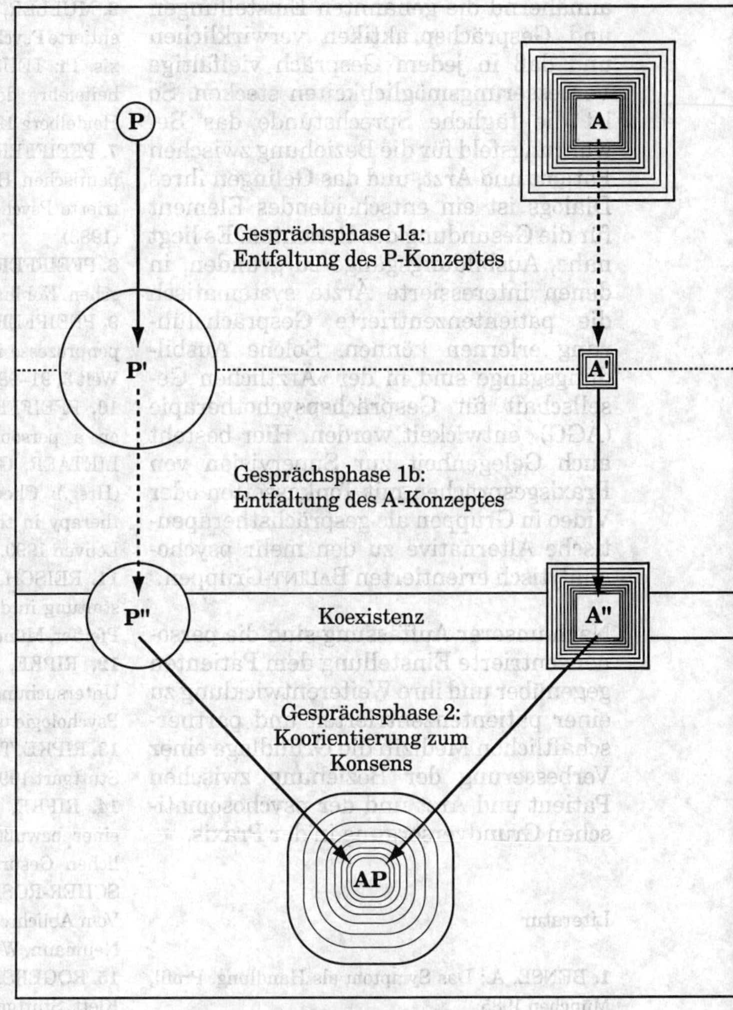

und in seinen Lebenszusammenhängen betrachtet wird (Arztkonzept), spüren beide Partner im Gespräch eine deutliche Entspannung und Erleichterung und bestätigen den Konsens in einer mehrfachen gegenseitigen Rückversicherung (»In Ordnung so?« – »Ja, völlig! Für Sie auch? ...«). Trotzdem sollte dem Arzt bewußt sein, daß sich so mancher Konsens als Scheinkonsens herausstellt, weil die Patientenmeinungen nicht genügend berücksichtigt wurden, oft aber auch, weil die Beschlüsse im Gespräch die realen Möglichkeiten des Patienten überfordern.

Um Beziehungsstörungen zu vermeiden, sind im Zweifelsfall aktive Rückfragen des Arztes, ob *wirklich* auch für den Patienten Konsens besteht, sehr zu empfehlen.

Vielleicht erhebt sich der Einwand, für den guten Arzt sei dies alles banal und selbstverständlich. Das mag so scheinen. Die Erfahrungen in Ausbildungsgängen, in vielen Tonband- und Videoanalysen, sowie in der eigenen Praxis zeigen aber, daß auch jahrelang in Gesprächsführung ausgebildete und geübte Ärzte immer nur annähernd die genannten Einstellungen und Gesprächspraktiken verwirklichen und daß in jedem Gespräch vielfältige Verbesserungsmöglichkeiten stecken. So ist die tägliche Sprechstunde das Bewährungsfeld für die Beziehung zwischen Patient und Arzt, und das Gelingen ihres Dialogs ist ein entscheidendes Element für die Gesundung des Patienten. Es liegt nahe, Ausbildungsgänge zu gründen, in denen interessierte Ärzte systematisch die patientenzentrierte Gesprächsführung erlernen können. Solche Ausbildungsgänge sind in der »Ärztlichen Gesellschaft für Gesprächspsychotherapie (ÄGG)« entwickelt worden. Hier besteht auch Gelegenheit zur Supervision von Praxisgesprächen mit Tonkassetten oder Video in Gruppen als gesprächstherapeutische Alternative zu den mehr psychoanalytisch orientierten BALINT-Gruppen.

Nach unserer Auffassung sind die personenzentrierte Einstellung dem Patienten gegenüber und ihre Weiterentwicklung zu einer patientenzentrierten und partnerschaftlichen Medizin die Grundlage einer Verbesserung der Beziehung zwischen Patient und Arzt und der psychosomatischen Grundversorgung in der Praxis.

Literatur

1. BENSE, A.: Das Symptom als Handlung. Profil, München 1985.

2. FINKE, J.: Empathie und Interaktion. Methodik und Praxis der Gesprächspsychotherapie. Thieme, Stuttgart 1994.

3. FINKE, J. u. L. TEUSCH (Hrsg.): Gesprächspsychotherapie bei Neurosen und psychosomatischen Erkrankungen. Asanger, Heidelberg 1991.

4. GENDLIN, G.: Focusing. Technik der Selbsthilfe bei der Lösung persönlicher Probleme. Müller, Salzburg 1981.

5. MÜLLER, A.: Gesprächspsychotherapeutische Ansätze in einer kardiologischen Praxis: das anamnestische Gespräch. In: FINKE, J. u. L. TEUSCH (Hrsg.): siehe Lit. 3.

6. MÜLLER, A.: Gesprächspsychotherapeutisch orientierte Psychosomatik in einer kardiologischen Praxis. In: TEUSCH, L. u. J. FINKE (Hrsg.): Krankheitslehre der Gesprächspsychotherapie. Asanger, Heidelberg 1993.

7. PFEIFFER, W. M.: Konsens als Grundlage therapeutischen Handelns. Zeitschrift für personenzentrierte Psychologie und Psychotherapie **2,** 321–333 (1983).

8. PFEIFFER, W. M.: Psychologie des kranken Menschen. Kohlhammer, Stuttgart 1986.

9. PFEIFFER, W. M. u. B. EBERT-HAMPEL: Gruppenprozesse in der inneren Medizin. Internistische Welt **3,** 91–98 (1982).

10. PFEIFFER, W. M. u. Th. RIPKE: Reflections on a person-centered approach to medicine. In: LIETAER, G., J. ROMBAUTS u. R. van BALEN (Hrsg.): Client-centered and experiential Psychotherapy in the Nineties. Leuven University Press, Leuven 1990.

11. REISCH, E.: Verletzbare Nähe. Beziehungsgestaltung in der klientenzentrierten Psychosomatik. Pfeiffer, München 1994.

12. RIPKE, Th.: Patientenorientierte körperliche Untersuchung. Zeitschrift für personenzentrierte Psychologie und Psychotherapie **6,** 185–192 (1987).

13. RIPKE, Th.: Patient und Arzt im Dialog. Thieme, Stuttgart 1994.

14. RIPKE, Th.: Das Koexistenz-Modell, Versuch einer bewußten und kontrollierten partnerschaftlichen Gesprächsführung. In: BAHRS, O., W. FISCHER-ROSENTHAL u. J. SZECSENYI (Hrsg.): Vom Ablichten zum Im-Bilde-Sein. Königshausen & Neumann, Würzburg 1994.

15. ROGERS, C. R.: Entwicklung der Persönlichkeit. Klett, Stuttgart 1973.

16. ROGERS, C. R.: Eine Theorie der Psychotherapie, der Persönlichkeit und der zwischenmenschlichen Beziehungen. GWG-Verlag, Köln 1987.

17. ROGERS, C. R.: Therapeut und Klient. Fischer, Stuttgart 1983.

18. ROGERS, C. R.: Dialogues. In: KIRSCHENBAUM, H. u. V. LAND-HENDERSON (Hrsg.): Mifflin, Boston 1989.

19. SPEIERER, G. W.: Das patientenorientierte Gespräch. Baustein einer personenzentrierten Medizin. Causa, München 1988.

20. SWILDENS, H.: Prozeßorientierte Gesprächspsychotherapie. GWG-Verlag, Köln 1991.

Psychotherapie im ärztlichen Alltag

H.-G. RECHENBERGER, Düsseldorf †

Was hier in der Darstellung angestrebt wird, ist eine sog. kleine Psychotherapie für den praktisch tätigen, niedergelassenen Arzt jedes Fachgebietes, vornehmlich für den Allgemeinarzt und den Internisten.

Das Rüstzeug zur Psychotherapieausübung soll freilich auf dem Boden einer analytischen Einstellung mitgeteilt werden.

Hier beginnen bereits die Schwierigkeiten der Beschreibung psychotherapeutischer Möglichkeiten. Derjenige Arzt irrt, der glaubt, es handele sich nur um Methodenvermittlung. Hand in Hand mit der Methodenvermittlung muß der Arzt lernen, sich selbst, seine Verhaltens- und Reaktionsweisen, aber auch seine Einstellungen und Haltungen dem Leben im allgemeinen und den Problemen und Krankheiten seiner Patienten im besonderen gegenüber zu beachten und sich selbst als Arznei zu verstehen.

Die Mitteilung von Beispielen und Möglichkeiten des psychotherapeutischen Handelns vermag vielleicht am ehesten Einblick und Durchschaubarkeit der Betätigung im Arzt-Patienten-Feld zu gewähren und gleichzeitig ein Grundwissen zu vermitteln, das durch Kurse und Fallseminare nach dem BALINT-Beispiel zu konkretisieren ist. Dabei wollen wir uns hier bewußt auf Beispiele des ärztlichen Alltags beschränken und auch die Grenzen unserer psychotherapeutischen Möglichkeiten aufzeigen und respektieren.

1. Beispiele und Möglichkeiten

Seit der Heimholung der Psychotherapie in die Medizin erwachsen uns Ärzten Aufgaben, für die uns Vorbildung und Ausbildung fehlen. Ziel einer allgemeinen Weiterbildung aller Ärzte ist es daher u. a. auch, eine Einführung in die Psychotherapie des ärztlichen Alltags zu geben, die praxisnah unter Berücksichtigung der meist fehlenden Ausbildung vor allem die täglichen Belange der niedergelassenen Ärzte berücksichtigen. Dabei soll in den Streit der Schulen, die es auch innerhalb der Psychotherapie gibt, nicht stellungnehmend eingegriffen werden. Ferner soll die Frage, ob Psychoanalyse die einzig legale Form von Psychotherapieausübung ist oder nicht, offen bleiben.

Eigene Beobachtungen

Beobachtung 1

E. M., 53j. Pat., hat erhebliche, anfallsweise auftretende Herzsensationen, die sich klinisch nicht einordnen lassen. Die »Herzanfälle« treten oft abends oder nachts auf, sind nicht begrenzt auf den retrosternalen Raum und gehen mit Angst mehr allgemeiner, unbestimmter Art einher. Außerdem besteht gelegentlich während der Anfälle Bewegungsdrang, was einer Angina pectoris ebenso widerspricht wie der Wunsch im Anfall, mit jemandem zu sprechen. Sobald der herbeigerufene Arzt das Zimmer betritt, ist der »Herzanfall« schlagartig vorbei. Eine diffuse, jedoch wesentlich schwächere Angst bleibt noch über Stunden bestehen.

Alle klinische Diagnostik ist völlig o. B. Der Versuch, ein Ekg im Anfall zu schreiben, mißlingt, da beim Transport des Kranken zum Arzt der Anfall endet.

Die Mitteilung der negativen Befunde und die Versicherung, sein Herz sei gesund, nützen dem Pat. nichts. Er wechselt daraufhin lediglich den Arzt. Beim neuen Therapeuten stellen sich nach einiger Zeit Anzeichen leichter Gereiztheit auf beiden Seiten ein, wenn der Pat. erneut hört, daß kein objektivierbarer Befund zu erheben ist, und der Arzt die Fruchtlosigkeit aller seiner Beschwichtigungsversuche erkennen muß. Der Pat. besteht darauf, er habe seine Anfälle, und der Arzt verteidigt seine negativen Befunde. So geht die Odyssee des Pat. weiter.

Eines Tages ergänzt ein Kollege den somatischen Befund um den psychischen:

E. M. ist leitender kaufmännischer Angestellter mit Unternehmeraufgaben. Eine Ehe ist gescheitert, die Beziehungen zur 2. Frau sind ebenfalls nicht sehr tragend. Der Pat. ist zielbewußt, energisch, öfters von Terminen gehetzt, aber gleichzeitig im zwischenmenschlichen Bereich bei aller Kühle um Partnerschaft bemüht. Sein Denken und Handeln sind leistungsbezogen, seine Bindungen sind egozentrisch. Er ist in jeder Partnerschaft stets nur der Nehmende, weshalb die Beziehungen auch nicht von Dauer sind.

Im Interaktionsfeld des Erstinterviews fällt auf, daß der Pat. von sich aus die Situation gestalten will, d. h., er schreibt dem Untersucher quasi objektivierende Fragen vor. Ein echtes Gespräch mit einer entsprechend gelockerten Atmosphäre kommt gar nicht auf. Immer wieder präsentiert der Pat. sein Symptom, weist auf die mitgebrachten zahlreichen, ausschließlich negativen Befunde hin. Allmählich erlahmt auch das mitmenschliche Interesse des Untersuchers, seine Schweigepausen werden länger. Der Pat. beginnt, an den Fähigkeiten des neuen Untersuchers zu zweifeln. Die Fronten haben sich verhärtet. Dabei ist die Diagnose »Herzneurose« aufgrund der negativen objektiven Befunde, der psychologischen Untersuchung und der Gestaltung der Eingangssituation zwischen Arzt und Pat. längst gesichert.

Weil jedoch beide, Arzt und Pat., auf verschiedenen Ebenen miteinander kommunizieren, verstehen sie einander nicht. Eine Hilfe ist in diesem Stadium (noch) nicht möglich. Der Pat. benutzt die objektivierende Sprache nur, weil er weiß, daß der Arzt solche oder ähnliche Umschreibungen seines Beschwerdebildes von ihm erwartet. Der Arzt aber versteht die gesprochenen Worte wörtlich, so, als handele es sich um die Wiedergabe der ihm vertrauten objektiven (negativen) Befunde.

In dieser Situation, in der die Diagnose »Herzneurose« sehr wahrscheinlich geworden ist, sollten wir uns an einige Grundtatsachen erinnern, die für die Mehrzahl aller Herzneurotiker gelten:

Meistens sind es Männer zwischen 20 und 50 Jahren, die, psychologisch betrachtet, noch in einer Symbiose mit der Mutter oder einer Muttererersatzfigur leben. Wer einmal diese allzu enge psychische Verflechtung von Mutter und Sohn in einer ungestalteten Situation miterleben konnte, ist davon tief beeindruckt und wird diese Symbiose von da an berücksichtigen. Sie geht so weit, daß wechselweise zwischen Mutter und Sohn die von einem begonnenen Sätze im Interview durch den anderen vollendet werden. Mimik und Gestik sind nahezu ausschließlich aufeinander bezogen: Sie bilden eine Einheit. Ist der Mann, der oft lebenslang die Rolle des Sohnes durchhält, allein, so »sucht« er nach der Mutter und versucht, sich an den Partner (= die Muttterersatzfigur) anzuklammern. Dieses Anklammen spürt der andere. Wenn der andere, der z. B. der Ehegatte oder der Arzt sein kann, nicht eine korrespondierende Charakterstruktur aufweist, so ist die Anklammerung sehr schwer zu ertragen. Dennoch stellt im 1. Stadium der Behandlung der Herzneurose die Berücksichtigung dieser Anklammerungstendenzen eine echte Chance dar, um dem Patienten zu helfen. Mehrere Kollegen haben mir berichtet, und ich habe es selbst erlebt, daß Herzneurotiker sich stundenlang im Wartezimmer des Arztes aufhalten, alle nach ihm gekommenen Patienten vor ihm das Ordinationszimmer betreten lassen und den Arzt häufig aus objektiv nichtigem Anlaß aufsuchen. Ein Patient schlief zeitweise im Vorraum der Krankenhausambulanz, nur um stets »seinen« Arzt erreichen zu können.

Zwar soll der Arzt dem Patienten nicht nachgeben, er soll aber diese Tendenzen durchschauen, verstehen und in seinen Behandlungsplan einbauen, indem er z. B. den Patienten zu festen, erst allmählich größer werdenden Zeiträumen einbestellt. Nach einigen, wie absichtslos geführten Gesprächen, die sich keineswegs nur auf die Symptomatik und auf die negativen objektiven Befunde beschränken sollen, kann der Arzt als Basistherapie dem Patienten das autogene Training vorschlagen. (Hypnose ist beim Herzneurotiker kontraindiziert; sie würde die Bindung an den Arzt verstärken!)

Mit dem autogenen Training können eine gewisse Sedierung und Affekt-Resonanzdämpfung erzielt werden. Außerdem lernt der Patient, sich und seinen Körper besser kennen; die hypochondrische und manchmal iatrogen verstärkte Fixierung auf sein Symptom lockert sich.

Im 3. Behandlungsschritt kann man mit Belastungsversuchen beginnen, die der Patient dann oft sozusagen als »Belohnung« dem Arzt gegenüber leistet, weil dieser anfangs die Anklammerungsversuche ausgehalten und der Patient inzwischen Vertrauen in seine körperlichen Funktionen gewonnen hat.

Mehr wird therapeutisch ohne spezielle analytische Fachkenntnisse nicht zu erreichen sein. Ohne Überweisungsmöglichkeit in eine regelrechte Analyse wird es der Arzt »ertragen« müssen, daß der Patient über Jahre hinaus nicht vollständig geheilt, sondern nur symptomgebessert bleiben und ihn von Zeit zu Zeit aufsuchen wird. Die dann zu führenden Gespräche sollten der Erhellung der allgemeinen Lebensumstände des Patienten dienen, unter Verzicht auf ärztliche Ratschläge. Der Patient sollte ermuntert werden, sich selbst Lösungsmöglichkeiten für seine Probleme einfallen zu lassen und sie mit dem Arzt durchphantasieren.

Diese Behandlung mit begrenztem Ziel erfordert nicht mehr Zeit als bei der bisherigen konventionellen Methode, wo der Patient in immer kürzeren Zeitabständen den Arzt aufsuchte, die Befunde stets negativ waren und versucht wurde, den Patienten zu beruhigen. Dem Patienten werden bei dem hier vorgeschlagenen Vorgehen ein Wechsel von Arzt zu Arzt und mancher stationärer Krankenhausaufenthalt erspart bleiben.

Beobachtung 2

Von der Medizin. Univ.-Klinik wird die 26j. Pat. I. R. zur konsil. Untersuchung überwiesen. Sie leidet an hartnäckiger Obstipation. Alle Untersuchungen und eine Beobachtung während eines stat. Aufenthaltes erbrachten keine von der Norm abweichenden Befunde. Auf meine Bitte hin erzählt sie ihre Lebensgeschichte:

Sie wuchs auf dem Dorf in einem behüteten Milieu auf. Mit den Eltern und den beiden jüngeren Geschwistern vertrug sie sich gut. Vater und Mutter werden als freundlich geschildert, die ihr stets halfen, auftretende kleine Probleme zu lösen. Nach der Volksschule kaufm. Lehre. Jeden Morgen fuhr sie vom dörflichen Elternhaus in die Stadt und abends zurück. Sie lernte in dieser Zeit einen jungen Mann kennen, der bei der Bundeswehr diente und ihr vom Leben in der Großstadt vorschwärmte. Nicht eingeführt in sexuelle Fragen, kam es mit ihm zum 1. Geschlechtsverkehr, den sie nur unter Schuldgefühlen durchlitt. Sie ist kirchlich sehr gebunden.

Nach der Lehre zog sie in die Großstadt in ein eigenes Zimmer, und wurde Angestellte im Hauptpostamt. Seit dem Wohnungswechsel trat das Symptom »Obstipation« auf. Sie ist hier in Düsseldorf sehr oft mit dem Freund zusammen und hat mit ihm auch geschlechtliche Kontakte, die sie mit merkwürdiger Gleichgültigkeit schildert. Obschon die Bekanntschaft bereits 7 J. dauert, denkt sie nicht an eine Heirat, weil sie ihn sexuell nicht zufriedenstellen kann.

Diese Form der jugendlichen, weiblichen sexuellen bzw. psychogenen Obstipation treffen wir sehr häufig an. Stets betrifft sie »behütete« unverheiratete junge Mädchen, die meistens (aber nicht immer!) schon sexuellen Kontakt hatten, diesen aber aufgrund ihrer bisherigen Lebenseinstellung nicht adäquat erleben können.

Wir erinnern uns, daß wir die gleiche Form der psychogenen Obstipation in der Trias der Pubertätsmagersucht wiederfinden (Amenorrhö, Abmagerung, Obstipation). Hier wie dort ist dem jungen Mädchen der Zugang zur Rolle als Frau, vor allem aber der Zugang zu einer altersentsprechenden Sexualität verwehrt.

Die Therapie sollte von vornherein zweigleisig sein: Beim autogenen Training sollte insbesondere die Wärmeübung und die Sonnengeflechtsübung intendiert werden. Gleichzeitig sind Gespräche (keine Vorträge!) über die Sexualität und deren Einbau in die jeweilige Lebensform zu führen. Dabei hat der Arzt gerade bei dieser Obstipation darauf zu achten, daß er in den Interaktionen zwischen Patientin und Arzt in der Rolle des »Ratgebers« verbleibt und nicht unbemerkt die Rolle des väterlichen Freundes oder des »guten Vaters« übernimmt. Sachliche Distanz, klärende Gespräche und im autogenen Training ein scheinbar »objektives« Verfahren helfen, die meist von der Patientin unbewußt angebotene Rolle des phantasierten »guten« Sexualobjektes zu umgehen. Völlig anders als etwa beim Herzneurotiker muß der Arzt sich außerhalb aller zwischenmenschlichen Beziehungen des Patienten halten und darf der (sexuellen) Verführung, auch wenn sie sich nur in der Phantasie hält, nicht erliegen. Am besten schützen davor freilich eine eigene Analyse und eigene, tragende, befriedigende sexuelle Bindungen.

Ist die psychogene Obstipation allerdings Bestandteil einer Magersucht, so kann unsere Aufgabe nur darin bestehen, diese zu erkennen und die Patientin anschließend einer umfassenden Therapie zu überweisen. Diese wird vor allem bei kritischem Untergewicht zunächst meistens unter klinischen Bedingungen notwendig sein, um danach über oft mehrere Jahre fortgesetzt zu werden. Dennoch bleibt die Prognose nicht selten zweifelhaft.

Beobachtung 3

K. H. ist ein kleiner, aus Polen stammender Jude, der mich wegen seiner Ejaculatio praecox aufsucht. Die Untersuchung in der Andrologie der Universitäts-Hautklinik hatte keinen von der Norm abweichenden Befund erbracht.

3 Ehen des Pat. waren gescheitert, seine Bemühungen um eine Mutter für seine 3 Kinder aus verschiedenen Ehen und um eine Sexualpartnerin scheiterten an seinem Symptom. Er war verzweifelt.

Für sein Syndrom ist lebensgeschichtlich bedeutsam, daß er seine Jugend in einem KZ verbrachte und dort auch seine Pubertät durchlief. Die Mutter wurde erschlagen, als er ein Kleinkind war, der Vater im KZ vergast. Bei Kriegsende war er 19 J. alt. Wo hätte der Junge je Gelegenheit haben können, ein der Realität entsprechendes Bild von der Frau nicht nur als mögliches Sexualobjekt, sondern auch als mitmenschlichen Partner zu erwerben und zu introjizieren? Wenn er überleben wollte, und er hat überlebt, so war er gezwungen, sich auf sich ganz allein zu beziehen, im anderen, auch im Lagerkameraden nur den möglichen Verräter, den Konkurrenten im tägl. Überlebenskampf zu sehen. Frauen bekam er über weite Strecken seines Lebens überhaupt nicht zu Gesicht. Und das in Lebensphasen, in denen der Erwerb eines »inneren Bildes« von der

Weiblichkeit für jeden von uns so bedeutsam ist.

Um etwas von der Tragik dieses Lebens zu verstehen, müssen wir »anderen« uns als Ärzte vergegenwärtigen, welche Rolle die Pubertät nicht nur für die Ablösung vom Elternhaus, sondern auch für das Erkennen der Partnerrolle im Geschlechtsleben spielt. Das alles war ihm verwehrt. (Ich bedauere es sehr, wenn diese Darstellung dem einen oder anderen Kollegen zu pathetisch, nicht objektiv genug klingen mag. Zugang zu diesem Stück nicht gelebten Lebens finden wir jedoch m. E. ausschließlich über den Versuch der Einfühlung, nicht über den bloßen Denkakt der Registrierung.) Dieser zum Mann erwachsene Junge wird (durch die Schuld der Umwelt, nicht durch seine eigene!) immer auf sich bezogen bleiben müssen. Eine kausale Therapie wird nicht möglich sein.

Dennoch können wir helfen. Nach dem Aufbau einer zwischenmenschlichen Beziehung, in der durchaus die Begrenztheit aller ärztlichen Bemühungen anklingen soll, versuchte ich eine Behandlung mit Hypnose. Suggestionen der Ruhe und der Gleichgültigkeit auch gegenüber dem sexuellen Erleben scheinen mir am ehesten geeignet, sein Warten auf das Symptom im Geschlechtsakt zu durchbrechen. Er berichtet nach 12 Sitzungen und 5 vorausgegangenen Gesprächen, daß jetzt manchmal der Vollzug des Geschlechtsverkehrs gelingt. Ich bin dabei bemüht, das Gespräch nicht um sexuelle Dinge kreisen zu lassen, sondern wende mich ihm allgemein und ohne spezielle Richtung zu.

Bei der Behandlung der psychischen Impotenz ist von Anfang an darauf zu achten, daß das Symptom, so beeindruckend es sein mag, nicht zu viel Bedeutung in den Gesprächen gewinnt und nicht therapeutisch-technisch am Symptom manipuliert wird (z. B. durch Hinweise nach VAN DE VELDE). Vielmehr ist die Sexualität im allgemeinen und eingebettet in den jeweiligen Lebensentwurf im besonderen zu besprechen. Dabei sind suggestiv wirkende Gelassenheit (und »gute« eigene Sexualbeziehungen) die beste Voraussetzung für den Erfolg jeglicher Therapie an und in der Sexualität.

Um den Patienten von Selbstvorwürfen zu entlasten, schlage ich ihm vor, vorläufig für 3–6 Monate jeden Versuch sexuellen Verkehrs zu unterlassen, um nicht ein neues Versagen zu erleben. Dabei vertraue ich auf den Selbstregulierungsmechanismus aller physiologischen Funktionen und hoffe, der Patient möge nach einiger Zeit mein Verbot übertreten. Dann bin aber ich mit meinem Verbot sein »Gegner« geworden und nicht mehr sein Symptom.

Sehr häufig sind die Patienten unter diesem therapeutischen Arrangement dann potent. Gleichzeitig versuche ich deutlich zu machen, wie unsinnig eine isolierte Betrachtung der Sexualität zwangsläufig sein muß. Oft lasse ich beide Partner von ihren Schwierigkeiten miteinander, nicht nur von den sexuellen, erzählen. Dabei spiele ich keineswegs den Schiedsrichter, sondern begnüge mich mit der Rolle des Zuhörers. In der versachlichenden Atmosphäre in Gegenwart des Arztes werden manchem Patienten eigene Fehlhaltungen deutlicher als zu Hause, wo er oft dem Wiederholungszwang stereotyper Verhaltensweisen unterliegt.

Schwieriger als die Impotenzbehandlung gestaltet sich die Behandlung der Frigidität. Beide Fehlformen des Sexuallebens sind keine Neurosen im eigentlichen Sinne, sondern häufig Reifungs- und Entwicklungsstörungen. Ob und wie weit bei der Frigidität eine Nachreifung erzielt werden kann, entzieht sich oft gesicherter Beobachtung, zumal da denjenigen Frauen, die nie einen Orgasmus erlebten, ein Parameter für ihre Behinderung fehlt. Meines Erachtens sollten frigide Frauen, die selbst den Wunsch nach Behandlung äußern, zum Fachpsychotherapeuten zu einer Langstreckenanalyse überwiesen werden. Besteht diese Möglichkeit nicht, so sollten Gespräche beider Ehepartner mit dem Arzt gemeinsam die »Vordergründigkeit« mancher Sexualität und die »Hintergründigkeit« jeglicher Partnerbeziehung aufdecken helfen. Auch hier ist ein von vornherein begrenztes Ziel in der Therapie allen 3 Bezugspersonen (Ehepaar und Arzt) meist hilfreicher als ein Versuch der Heilung des Symptoms, der doch fast nie mit unseren begrenzten Mitteln gelingt.

Den 3 bislang geschilderten Patienten ist gemeinsam, daß ihnen mit den Methoden der somatischen Medizin nur ungenügend geholfen wird, mittels der Psychotherapie aber eine kausale Therapie versucht und oft auch erfolgreich beendet werden kann.

Wie aber kommt der praktische Arzt oder der Internist ohne spezielle analytische Kenntnisse zu einer Diagnose im psychischen Bereich und zu einer entsprechenden Therapie?

Wenn wir am Anfang eines jeden Verdachtes auf die psychische Ursache oder Mitbedingung einer Krankheit uns (vor uns selbst, aber nicht vor den Patienten!) 3 Fragen vorlegen und von deren Beantwortung unseren psychotherapeutischen Einstieg abhängig machen, so werden wir allmählich lernen, das Therapierbare vom Unbehandelbaren bzw. vom Bereich des Psychoanalytikers zu unterscheiden.

Folgende Fragen zu stellen, hat sich uns in jahrelangen Fallseminaren nach dem BALINT-Muster gelohnt:

1. Was »beabsichtigt« der Patient? Die Frage kann auch modifiziert werden in: Was »macht« der Patient mit dem Arzt? Sie muß dann ergänzt werden durch: Was »macht« (in Reaktion auf das Verhalten des Patienten) der Arzt mit dem Patienten?

2. Auf welchem Gebiet zeigen sich bei dem Patienten Behinderungen? (Und, korrespondierend dazu, wie frei von Behinderungen ist der zukünftige Therapeut auf dem gleichen Gebiet?)

3. Wie war die auslösende Situation für das Symptom, d. h., wie waren die inneren Umstände kurz vor und bei Symptomauslösung?

Schauen wir uns daraufhin die 3 Patienten noch einmal an:

Beobachtung 1: »Herzneurose«

Frage 1: Der Pat. klammert sich hartnäckig an den Arzt, die Mitteilung objektiv negativer Befunde verstärkt die Anklammerung bzw. verursacht Arztwechsel, wo das »Spiel« erneut beginnt. Der Arzt ist versucht, mit Ärger sich dieser Anklammerung zu erwehren – er spürt den lästigen Druck der Klammer.

Frage 2: Die Behinderung beim Patienten liegt in der Unfähigkeit, sich allein gelassen zu fühlen (und emotionale Entscheidungen ohne Partner zu treffen).

Frage 3: Ausgelöst wurde das Symptom erstmals in einer Nacht, als der Patient mit seinen Gefühlen »allein« war und diese nicht rational beherrschen konnte.

Beobachtung 2: Die (weibliche, jugendliche) Obstipation

Frage 1: In der Symbolsprache »spricht« die Patientin: Ich will »etwas« behalten. Hilf mir, daß ich es behalten kann.

Frage 2: Die Behinderung zeigt sich auf sexuellem Gebiet: Sie erlebt »nichts« beim Geschlechtsverkehr und beabsichtigt trotz einer langdauernden Beziehung auch nicht, in absehbarer Zeit zu heiraten.

Frage 3: Die auslösende Situation ist in der noch unvollständigen Ablösung aus dem Elternhaus zu sehen, die nur äußerlich geglückt ist. Innerlich aber sagt die Patientin: Ich will als Kind bei den Eltern bleiben, sie waren so gut; so gut werde ich es nie wieder haben.

Beobachtung 3: Ejaculatio praecox

Frage 1: Ich will mich ja hingeben, der Partnerin, dem Therapeuten – wenn ich nur wüßte, wie ich es machen soll.

Frage 2: Die Behinderung liegt auf dem Gebiet der Hingabefähigkeit im weiteren, auf dem sexuellen Gebiet im engeren Sinn.

Frage 3: Eine unvollkommene Pubertät hat im Patienten gar kein Bild von der Partnerin entstehen lassen, er ist ganz auf sich selbst zurückgeworfen und angewiesen.

Sicherlich sind diese Fragen ebenso wie deren Antworten höchst unvollständig, Fragmente einer menschlichen Verstehensmöglichkeit, für die unsere Sprache nur Umschreibungen liefern kann. So lange wir jedoch um des therapeutischen Bemühens (und um der erforderlichen analytischen Abstinenz) willen Beziehungsstörungen in Worte übersetzen müssen und dafür kein besseres Repertoire zur Verfügung haben, halten wir uns in unseren BALINT-Kursen zur Erlernung psychotherapeutischer Möglichkeiten an diese 3 Fragen.

Erschienen in:
internist. prax. **13,** 81–86 (1973)
tägl. prax. **14,** 57–62 (1973)

2. Beispiele und Möglichkeiten

Als ich in einem bestimmten Abschnitt meines Berufslebens am linken Niederrhein tätig war, sah ich eine große Anzahl von Kranken mit Asthma bronchiale. Das Niederungsklima, das Moor- und Broichgelände mit der relativ hohen Luftfeuchtigkeit werden für diese Krankheitshäufung verantwortlich gemacht. Im nahegelegenen Asthma-Krankenhaus wurden Allergietestungen von der Schlafmatratze über alle Gräsersorten bis hin zum Schweiß des Ehepartners durchgeführt. Trotz Nebennierenrindenpräparaten, Sauerstoffbombe und Batterien von Atem-Spraygeräten starben manche Patienten im Status asthmaticus.

Daß mit den Asthma-auslösenden Faktoren ein besonderer Reaktionstyp korrespondieren könnte, daran dachten die meisten Kollegen leider nicht. Wir sind deshalb in der Therapie versuchsweise einmal eine Zeitlang einen anderen Weg gegangen: Statt das Asthma zu bekämpfen, indem wir desensibilisierten oder auswichen (»Fahren Sie im Frühjahr nach Helgoland!«), haben wir uns den Asthma-Persönlichkeiten im Krankheitsintervall zugewandt. Ausgehend von der als gesichert anzusehenden Kurzformel, daß »der Asthmaanfall der Notschrei nach der Mutter« ist, haben wir mehrere Asthmakranke zu einer Gruppe zusammengefaßt. Als »Aufhänger« für diese Gruppe diente uns das Erlernen des autogenen Trainings. Wir wiesen darauf hin, wie wichtig jegliche Entspannung und Entkrampfung für den Asthmatiker ist und daß, ähnlich wie beim Emphysematiker, das Ausatmen wichtiger ist als das Einatmen. Das alles könne jeder gut und leicht im autogenen Training mit Hilfe der Gruppe erlernen.

Wenn unsere 8–15 Asthmakranken beiderlei Geschlechts dann 20 Minuten im autogenen Training beisammen gesessen hatten, fingen sie anschließend ohne jeden Hinweis von allein an, von ihren Problemen zu sprechen. Schnell merkten wir, daß – wie übrigens immer in jeder Gruppentherapie – das kathartische Aussprechen ein erster Schritt zur Problembewältigung ist und daß unsere, vielleicht sogar wohlbegründeten Ratschläge von recht geringem Wert für die Patienten sind. Jeder Anfänger in der Psychotherapie muß erst lernen, sich zurückzunehmen, sich in Frage zu stellen und die Patienten selbst sich Einsichten und Problemlösungsmöglichkeiten erarbeiten zu lassen.

Unsere Asthmakranken bildeten erfolgreiche Gruppen. Wir waren damals noch darauf bedacht, unsere therapeutischen Ergebnisse durch Vitalkapazitätsmessungen u. a. zu objektivieren. Später haben wir uns damit begnügt, Zahl und

Häufigkeit der Asthmaanfälle unter dieser Gruppentherapie zu vergleichen mit Zahl und Häufigkeit der Anfälle ohne Therapie. Als wir die durch diese Art von Gruppentherapie von unseren Patienten(!) erlernte Technik besser beherrschten, haben wir später gelegentlich sogar im Status asthmaticus, wenn wir die Patienten kannten, uns auf diese Art der Atemtherapie mit nachfolgender Aussprache beschränkt.

Einen Nachteil freilich hatte diese Form der kleinen Psychotherapie: Wir wurden diese Patienten nicht wieder los! (= Symptombesserung durch Übertragungsheilung im analytischen Sinn.) Wer aber einmal 5–10% seiner Patienten als Asthmakranke erlebt hat und dabei allmählich daran gewöhnt wird, die verschiedenen und oft hoch dosierten Nebennierenhormone zu verschreiben (und dadurch z. B. auch ewig im Kampf mit den Prüfungsausschüssen der Kassenärztlichen Vereinigung zu liegen), der wird für dies begrenzte Therapieergebnis bereits dankbar sein. Sicherlich müßte i. e. S. jeder Asthmakranke wegen seiner »Fähigkeit«, mit Asthma zu reagieren, analysiert werden, wenn eine Serie von Voraussetzungen erfüllt wäre (z. B. kurze Dauer des Symptoms, jugendliches Alter, hohe Intelligenz, großer Leidensdruck, nicht zu starke Triebabwehr, Introspektions- und Reflexionsvermögen, Ichstärke usw.). Die große Zahl von Asthmakranken, ihre Häufung in bestimmten Gegenden und die geringe Zahl von freien Plätzen bei Psychoanalytikern freilich zwingen uns, nach anderen Methoden zu suchen.

In der Persönlichkeitsstruktur sind die Stotterer den Asthmakranken verwandt. Diese sind meist jünger als jene, und ihre gehemmte Aggressivität ist deutlicher sichtbar. Unter unseren Stotterern befanden sich viele Jugendliche und Kinder. In kleinen Gruppen von 3–5 Patienten faßten wir sie einmal in der Woche für 1½ Stunden zusammen und formten, kneteten und malten mit ihnen. Nebenher lief das Erlernen des autogenen Trainings. Während des Knetens und Malens ergaben sich Gespräche »von selbst«. Autoritätsbezogene Pubertätskonflikte waren meist der Inhalt solcher Gespräche. Unsere Intentionen dabei waren nicht auf Ratschläge hin ausgerichtet, sondern darauf, ihre Probleme von möglichst vielen Seiten her zu beleuchten (und die Aggressivität »ins Spiel« zu bringen). Wir wollten den Jugendlichen nicht die »besseren« Eltern in der Therapie sein, sondern vielmehr ihr »Ich« stärken zur Annahme von (aggressiven) Triebregungen.

Wir sahen bei den Stotterern des öfteren erhebliche Symptombesserungen, falls diese Gestaltungstherapie 1–2 Jahre fortgesetzt wurde.

Eine der ersten körperlichen Erkrankungen, für die eine Psychogenese durchgängig nachgewiesen wurde, ist das Ulcus duodeni. Inzwischen sind zahlreiche Persönlichkeitsprofile für Ulkusträger erstellt worden. Gemeinsam ist ihnen allen die Aussage, daß es sich bei Magenkranken im weitesten Sinne meist um introvertierte, leicht zwangsstrukturierte Menschen mit deutlich gehemmter Durchsetzungsfähigkeit und mit Schwierigkeiten im Erleben des aggressiven Antriebsbereichs handelt.

Jeder Internist und Allgemeinarzt kann im Wartezimmer auch unter den neuen Patienten die Magenkranken meist mühelos aufgrund eines bestimmten Verhaltens und eines eng umschriebenen Ausdruckgebarens herausfinden. Im ärztlichen Gespräch sind sie meist leise, oft vorwurfsvoll und an ihre Körpersymptomatik fixiert. In den Interaktionen überwiegt ein von Mißtrauen geprägtes Verhalten. Sie scheinen ständig zu sagen: »Alle Therapie hat letztlich doch keinen Sinn.« Und damit haben sie schließlich auch recht. Viele von ihnen landen auf dem Operationstisch, werden reseziert und behalten ihre Beschwerden doch. Daß manche katamnestische Untersuchung das Gegenteil (nämlich Beschwerdefreiheit) zu beweisen scheint, liegt zuweilen daran, daß die enttäuschten Patienten den Arzt wechseln und sich damit der Nachbeobachtung entziehen. Dabei ist es in den meisten Fällen – anders als z. B. bei den Asthmapatienten – relativ einfach, mit Magenpatienten in ein Gespräch zu kommen, das hinführt zu ihren Problemen. Oft handelt es sich um Berufsprobleme. I. H. SCHULTZ pflegte zu sagen: »Aus jeder Berufungsliste bekommen ein Professor den Lehrstuhl und die 2 anderen ein Ulkus«. Damit ist die Situation treffend charakterisiert, in der sich die meisten Magenpatienten befinden. Uneingestandener Ärger über angeblich bevorzugte Konkurrenten, die Unfähigkeit, ihre Wut und Enttäuschung zum Erleben zuzulassen, kennzeichnen die meisten Ulkuskranken.

Behutsame, gelegentlich auch kathartische Gespräche mit diesen Patienten, ohne jeden Zeitdruck außerhalb der Sprechstunde geführt, zeigen jenen, daß der Arzt Verständnis für ihre Schwierigkeiten aufbringt. Verständnis führt sicherlich noch nicht zur Heilung, ist andererseits aber der erste Schritt zur Herstellung einer Vertrauensbasis, die für die Langzeitbehandlung der Ulkuspatienten erforderlich ist.

Entgegen mancher Lehrbuchmeinung bin ich nicht der Auffassung, daß es ratsam sei, die Magenkranken aus ihrem (Berufs-) Milieu herauszunehmen und in ein Schonklima (des Krankenhauses z. B.) zur Ausheilung zu versetzen. Was soll sich dort ändern? Spätestens 6 Monate nach der Rückkehr ins Berufsleben tritt meist ein Rezidiv auf. Mit dem Vehikel des Medikaments zum Aufbau einer guten Arzt-Patienten-Beziehung bemühe ich mich, in wiederholte Gespräche mit den Patienten zu kommen. Vorsichtig versuche ich dabei, mich an die Probleme heranzutasten, hüte mich jedoch vor Lösungsvorschlägen. Wir schauen uns im Gespräch meist gemeinsam an, wie andere Menschen (die meist als »robuster« geschildert werden) diese Probleme lösen. Hat der Patient dann einen verständnisvollen Arzt sozusagen »im Rücken«, so gelingt es ihm manchmal, sich am Arbeitsplatz besser durchzusetzen.

Gelegentlich muß aber auch ein anderer therapeutischer Weg beschritten werden: Gemeinsam mit der ganzen Familie des Patienten muß überlegt werden, wie unsinnig diese ganze, nahezu ausschließlich leistungsbezogene Gesellschaft funktioniert. Unser ärztliches Ziel in diesen therapeutischen Gesprächen soll dabei sein, den Leistungsdruck, den die Umwelt auf den Patienten unbewußt ausübt, zu mildern.

Unter den psychotherapeutischen Methoden sind für die Ulkuspatienten alle jene Verfahren abzulehnen, die seine Passivität verstärken, also z. B. die Hypnose. Indiziert ist m. E. vor allem das katathyme Bilderleben, das auf einer teils archaischen, teils phantasierten Ebene kathartische Erlebnisse inauguriert. Aber auch bei Anwendung dieses Verfahrens, das ich allen um die kleine Psychotherapie Bemühten sehr empfehle, ist letztlich die ärztliche Haltung (= Übertragungs- bzw. Gegenübertragungsebene) entscheidend.

Leider läßt sich diese bestimmte Einstellung und vor allem deren Handhabung meist nur durch eine lange Lehranalyse des Arztes erreichen.

Steht bei den Magenerkrankungen der Patient noch im Mittelpunkt unserer therapeutischen Bemühungen, so führen uns die Bettnässer vom Symptomträger weg hin zu einer Situationstherapie. Freilich sind auch wir der Meinung, daß zunächst beim Bettnässer jede organische Ursache ausgeschlossen werden muß. Wir fanden jedoch während 20jähriger Beobachtung in einer Stadtpraxis höchstens bei 10% der Patienten ein organisches Substrat, das sich für das Symptom »Bettnässen« anschuldigen ließ.

Bei allen anderen Patienten lagen psychische Ursachen vor. Auf der Suche danach läßt sich häufig eine Standardsituation für das Auftreten des Symptoms ermitteln: Die Kinder, denn um solche handelt es sich bei den Bettnässern meist, fangen wieder an einzunässen, wenn sich in ihrer Stellung innerhalb der Familie etwas Wesentliches ändert, z. B. wenn noch ein Geschwisterchen geboren wird, oder wenn die Mutter plötzlich wieder eine Berufsarbeit aufnimmt, oder wenn ein anderes Familienmitglied plötzlich (durch Krankheit o. ä.) die Aufmerksamkeit der Umgebung auf sich zieht. Auf diesen tatsächlichen oder vermeintlichen »Liebesverlust« reagieren manche Kinder, indem sie in das Säuglingsstadium regredieren und wieder einnässen. Dieser Appell des Kindes an die Umgebung, ihm (wieder) mehr Aufmerksamkeit zu schenken, wird meist sehr gut verstanden: Die Mütter reagieren außerordentlich beunruhigt auf das Bettnässen. Mit auf das Symptom verschobenen Schuldgefühlen erscheinen die Mütter beim Arzt, sich beklagend, daß dieses lästige und in unserer Kultur insbesondere unter den sozial aufsteigenden Schichten verpönte Symptom ausgerechnet ihrem Kind widerfahren ist. Meist sind diesem Arztbesuch aber zahlreiche Erziehungsmaßnahmen vorausgegangen, die das Symptom fast immer verstärken. Die Kinder werden wegen des Bettnässens gerügt, verachtet und oft auch bestraft.

In der Behandlung des Bettnässens haben wir uns ausschließlich um die Mütter gekümmert. In ersten Gesprächen mit ihnen versuchten wir, das Symptom zu bagatellisieren und suggestiv die Heilungsaussichten zu vergrößern; 1–2 Unterredungen von je 20 Minuten Dauer waren dazu meist ausreichend. Anschließend ließen wir uns von den Müttern über die Kinder, deren Eigenheiten, Fähigkeiten und Neigungen ungezielt berichten. Wir hofften in diesen Gesprächen bei den Müttern ein reflektierendes Verständnis für ihre Kinder zu erzielen. In der Folge versuchten wir, das Kind als Reaktionsbildner (= Präsentiersymptom) in bestimmten Familienkonflikten hinzustellen, indem wir beispielsweise mitteilten, daß manche Kinder die Fähigkeit haben, eine allgemeine Familien»nervosität« körperlich auszudrücken. Gleichzeitig boten wir den Müttern der Bettnässerkinder an, bei uns das autogene Training zu erlernen, um selbst ruhiger zu werden. Meist hatten unter dieser Therapie die Kinder das Bettnässen schon aufgegeben, noch ehe wir mit unseren therapeutischen Bemühungen bei den Müttern »zu Ende« waren. Jedenfalls haben wir in 20 Jahren keinen einzigen therapieresistenten Fall erlebt. In 2–3 Monaten waren alle Kinder trocken.

Wir sind nicht davon überzeugt, daß die komplizierten Zusammenhänge zwischen Bettnässen, Regressionsneigung des Kindes und Aufmerksamkeitsentzug seitens der Familie, meistens der Mutter, allen uns aufsuchenden Müttern deutlich wurden. Das ist aber m. E. auch nicht erforderlich. Der sachlich gerechtfertigte, suggestiv wirkende therapeutische Optimismus des Arztes, die Schuld und Druckentlastung der Mütter (Mutter: »Unser Doktor wird das schon machen!«) und vor allem eine veränderte Zuwendung zum Kinde seitens der Mutter schaffen oft eine Atmosphäre, in der das Symptom Bettnässen als Appell an die Umwelt nicht mehr erforderlich ist.

Die Beschäftigung mit psychotherapeutischen Möglichkeiten erfordert ein Umdenken beim Arzt. Ausgerichtet auf eine sehr exakte Naturwissenschaft sind wir durch Tradition und Erziehung gewohnt, zu objektivieren und den Kranken als Fall zu sehen. Mit dieser Einstellung sind die unleugbaren Erfolge der Medizin im 19. und 20. Jahrhundert erzielt worden. Dennoch wurde Krankheit als Phänomen nicht ausgerottet. Es scheint so, als würden durch die Erfolge einer naturwissenschaftlichen Medizin nunmehr die Phänomene einer personal verstandenen Krankheit um so deutlicher. Da aber eine Person auch nicht hypothetisch als einzelner gedacht werden kann, sondern immer bezogen auf andere, auf Situationen, und der Mensch gleichzeitig reagiert als Gewordener (d. h. unter dem Einfluß einer persönlichen Psychogenese) und bezogen auf eine Zukunft (d. h. es fließen in sein Handeln und Lassen, in sein Gesundsein und seine Krankheit auch finale Tendenzen ein), mußten auch die Psychologen umlernen, wenn sie sich als Hilfstherapeuten der Medizin verstanden wissen wollten. Im Feld der Auseinandersetzung mit der Umwelt ist der Kranke dann manchmal nur ein Symptomträger. Ein so verstandenes, gelegentlich krankmachendes Interaktionsfeld wird stets durch das Dazwischentreten des Arztes verändert. Folgerichtig verstehen sich daher manche Ärzte auch selbst als Arznei.

Eine psychoanalytische Betrachtungsweise hat nun aber dieses um den Arzt erweiterte Interaktionsfeld noch sehr viel besser zu interpretieren gelernt. Von der Annahme ausgehend, daß der psychisch gestörte Mensch, insbesondere der Neurotiker, was immer wir auch darunter verstehen wollen, unter dem Wiederholungszwang erworbener Verhaltensweisen steht, können wir insbesondere die noch ungestaltete erste Arzt-Patienten-Beziehung durchleuchten. Wenn wir mit freibleibender Aufmerksamkeit uns ohne Zeitdruck dem Patienten zuwenden und nach einiger Zeit des Zuhörens dann das in uns aufkeimende Gefühl reflektieren, wird gelegentlich die Antwort deutlich auf die Frage: Was bedeutet diese Krankheit für das Erleben dieses Patienten? Von hier aus ist der Zugang möglich zum Unbewußten unserer Problempatienten, die sowohl im psychischen als auch im somatischen Bereich gestört, d. h. also krank sein können.

Erschienen in:
internist. prax. **13,** 273–276 (1973)
tägl. prax. **14,** 249–252 (1973)

3. Beispiele und Möglichkeiten

Probleme besonderer Art bringen für den Internisten und Praktiker häufig Patienten mit sich, die an arterieller essentieller Hypertonie leiden. Im Vordergrund steht auch hier die Sicherung der Diagnose, d. h., es wird vor allem nach renalen, endokrinen und kardiovaskulären Ursachen gesucht. Beunruhigt von dem hohen Blutdruck, verschreibt der Arzt immer neue Präparate und muß doch erleben, daß diese nur für Stunden den Blutdruck senken.

Die somatische Medizin hat nach gestellter Diagnose nicht selten resigniert und betrachtet den weiteren Verlauf der Krankheit mitunter schicksalhaft. Dennoch haben die psychosomatischen Forschungen der letzten 15 Jahre Möglichkeiten eröffnet, bei einem Teil der Kranken mit essentieller arterieller Hypertonie die Prognose erheblich zu bessern. Sind auch noch nicht alle Faktoren erfaßt, die hinführen können zum starren, nicht renal, kardiovaskulär oder endokrin bedingten Hochdruck, so wissen wir heute doch schon einiges.

Verkürzt kann man sich die Entstehung der essentiellen arteriellen Hypertonie folgendermaßen denken: Menschliche Tätigkeit ist das Ergebnis bewußter Denkakte oder unbewußter Vorstellungen. Auf dem Weg vom Denkakt oder der Vorstellung bis zur Umsetzung in Muskeltätigkeit werden verschiedene Zwischenstufen durchlaufen. Eine davon, schon sehr bewußtseinsfern und ausführungsnah, ist die Innervation der Muskeln und der Blutgefäße. Wahrscheinlich ist dieses Stadium das letzte vor der Ausführung einer Tätigkeit (= Bereitstellung nach v. UEXKÜLL). Der Mensch hat spannungsmäßig Muskeln, Gelenke und Blutgefäße zur Ausführung bereitgestellt, aber der Handlungsvollzug unterbleibt aus in der Charakterstruktur des Patienten befindlichen Gründen.

Diese Gründe können verschieden sein, z. B. hohe Wertnormen hindern ihn, im gewöhnlichen und erweiterten Sinn tätig zu werden, oder die Realitätskontrolle setzt verspätet ein, die ihm den Handlungsvollzug nicht ratsam erscheinen läßt, oder der Triebimpuls erreicht keine ausreichende Stärke, um zur Abfuhr zu gelangen, oder die Umwelt hindert ihn emotional an der Ausführung der Impulse. Immer aber stockt der Handlungsvollzug und zwar nicht schon im Ansatz, im Gedankenablauf etwa, sondern erst in der Ausführung, in der Muskelbetätigung.

In Analysen läßt sich oft eine gebremste hohe Tätigkeitsbereitschaft, eine Aggressivität im weitesten Sinne, bei den meisten Patienten mit essentieller arterieller Hypertonie nachweisen.

Für die Therapie bedeutet es, daß jede Ermunterung aktiver Muskelbetätigung hilfreich sein kann – im Gegensatz etwa zu Anweisungen, sich zu schonen. Mit der körperlichen Betätigung sollen Gespräche, möglichst Gruppengespräche über den Umgang mit der Aggression einhergehen.

Es hat sich gezeigt, daß die Spannungsabfuhr vor allem in Problemen des sozialen Bezugsfeldes behindert ist. Wir hier in der Klinik haben auch anderweitig kontrollierte Erfolge in der Behandlung von Hochdruckkranken gesehen, wenn die Patienten in der Gruppentherapie befähigt wurden, verbal mit ihren Aggressionen umzugehen.

Die Beschäftigung mit Krankheiten, die durch einen gestörten Umgang mit der menschlichen Aggressivität hervorgerufen oder mitbedingt werden, legt Überlegungen zu den Unfällerpersönlichkeiten nahe. Wie die schönen Untersuchungen von F. DUNBAR zeigten, ist entgegen der landläufigen Meinung nicht jeder Unfall zufallsbedingt. Es gibt immer wieder Menschen – Patienten –, die Unfälle auf sich zu ziehen scheinen. Sie haben »zwei linke Hände« oder eben »ständiges Pech«. Charakterologische Untersuchungen haben ergeben, daß diese Persönlichkeitstypen ähnliche Tendenzen aufweisen wie Menschen mit Artefakten (RECHENBERGER, I. u. H.-G. RECHENBERGER: Psychodynamische Prozesse und Interaktionen bei Artefaktpatienten. Z. Psychotherap. med. Psychol. **21,** 159; 1971).

Zwar sind die Tendenzen nicht, wie oft vermutet, einfach zweckgerichtet, z. B. auf eine Rente oder auch nur auf Schonung und Beachtung, sondern oft liegen Selbstbestrafungsabsichten für verbotenen gehaltene Wünsche zugrunde (= Über-Ich-Konflikte). Oft aber, und das scheint uns das Wesentliche für die Behandlung der Unfallkrankheit zu sein, findet eine Subjekt-Objektumkehr statt, wie wir sie beim Psychotiker (Paranoia) kennen. Das Objekt der eigenen Aggressivität wird bei diesen Kranken infolge komplizierter intrapsychischer Vorgänge der eigene Körper. So »arrangieren« sich diese Patienten dann oftmals die Umstände, die hinführen zu einem Unfall. Wird das nicht durchschaut und therapeutisch etwa nur ein Arbeitsplatzwechsel angestrebt, so sinkt die Unfallhäufigkeit bei diesen Patienten keineswegs. Daß Gesundheit und Krankheit, Glück und Unglück nicht nur Zufall sind, erkannte schon Napoleon, als er forderte: Meine Generäle müssen Fortune haben!

Mit »Unfällern« sind Gespräche im psychologischen Sinn zu führen und zwar nicht über den Unfall, denn der Patient muß diesen aus innerem Zwang dem Zufall zuschreiben, sondern über seine äußeren Lebensumstände. Dabei ist auf die emotionale Mitbeteiligung in den Schilderungen zu achten, etwa was er vor dem Unfall erlebt hat, wie seine Stimmung war, welche Affekte auch nur leicht und kaum merkbar in ihm anklangen. Danach sollten wir ihm helfen, in Zukunft besser als zuvor seine Emotionen zum Erleben (nicht zum Ausleben!) zuzulassen und damit kontrollierbar zu machen.

Diese Patienten müssen angeregt werden, auf ihre Gefühlswelt zu achten und diese dem Arzt in Gesprächssituationen mitzuteilen. Die Rolle des Arztes ist die des geduldigen Zuhörers, der immer wieder nach der Intensität der die Handlung begleitenden Gefühle fragt. Wenn dem Patienten allmählich seine Einstellungen bewußt werden, soll in einem zweiten Schritt nach dem Objekt der Gefühle geforscht werden. »Durch wen und auf wen wurden sie denn so wütend?«, beispielsweise.

Leider lassen sich die Ergebnisse dieser Therapie nicht so einfach verifizieren wie beim Hochdruckkranken, bei dem wir den Blutdruckabfall als Indikator der Besserung haben.

War im 19. Jahrhundert im Bereich der psychologischen Medizin die Hysterie mit dramatischen Bildern die Domäne der Behandlung (FREUDs erster Fall war bekanntlich eine Patientin mit hysterischer Beinlähmung), so ist die Ausprägung der Hysterie heute viel diskreter, aber auch viel direkter. Noch immer gilt die Hysterie als die klassische Form der Sexualneurose, wenn auch das medizinische Erscheinungsbild wenig mit dem gemein hat, was die Umgangssprache mit Hysterie bezeichnet. Unter der diskreteren Form der Hysterie verstehen wir viele Ausdrucksformen modischen Gebarens und tendenziösen, vor allem sexuell-promiskuösen Verhaltens. Was manchem als sexuelles Befreiungssymptom imponiert, ist unter psychopathologischer Betrachtungsweise nichts anderes als eine Sexualneurose, die sich emanzipiert gebärdet!

Die praktisch tätigen Ärzte aber interessiert vor allem eine larvierte Form der Hysterie: die Hyperventilationstetanie. Es scheint mir sehr wichtig zu sein, daß wir die hinter jeder Hyperventilationstetanie liegende Hysterie erkennen: Es gibt keinen Patienten, der ähnlich »heftig« auf seinen Arzt überträgt wie der scheinbar mit Tetanie Behaftete. Er zwingt und manipuliert den Arzt unentwegt, z. B. ihm Kalziumspritzen zu geben, ihn aufzusuchen, ihm Zeit und Überlegungen zu widmen, doch noch einmal den Kalziumspiegel zu untersuchen usw.

Wenn der Arzt seiner Diagnose »Hyperventilationstetanie« sicher ist, so darf er freilich den Patienten niemals auf deren Psychogenese hinweisen (das würde dessen Abwehr verstärken), sondern muß sich mit der Mitteilung des negativen somatischen Befundes begnügen. Von da ab aber sollte er sehr genau seine eigenen emotionalen Reaktionen auf die therapeutischen Wünsche, meist sogar Forderungen des Patienten kontrollieren. Unbemerkt entspinnt sich leider meist ein von beiden Seiten heftig geführter Kampf: vordergründig um die einzuschlagende Therapie, hintergründig um das emotionale Engagement. In der Regel endet der Kampf unentschieden, der Arzt gibt auf und überweist den Patienten zur weiteren Untersuchung an einen Kollegen oder in eine Klinik.

Hingegen sind m. E. Führung und später Heilung der Hyperventilationskranken nicht so schwierig. Durchschaut der Arzt die Situation, vor allem aber das enorme, sexuell getönte Angebot und verhält er sich passiv, ohne abweisend zu sein, so läuft zunächst einmal das Angebot des Patienten »ins Leere«. Es empfiehlt sich, nicht unmittelbar nach einem Anfall, sondern erst im Intervall Gespräche über Sexualität zu führen. Die Patienten »vertragen« und verstehen dabei eine sehr offene Sprache. Hysteriepatienten lernen im allgemeinen gut und schnell; sie sind oft intelligent. Erkennen sie einmal ihr gestörtes Beziehungsgefüge und durchschauen Personen besser als zuvor, so können sie auch umlernen. Das ist zwar keine Psychotherapie, aber eine Behandlungsmöglichkeit der Hyperventilationstetanie.

Die Crux jeder psychotherapeutischen Behandlung ist – das wird uns bei der Hyperventilationstetanie besonders deutlich –, daß wir ziemlich genau wissen, was »eigentlich« zu geschehen hätte, nämlich eine große orthodoxe Analysebehandlung. Aber die äußeren Umstände zwingen uns, mit bescheideneren Maßnahmen und Zielen zufrieden zu sein.

Für diese Patienten heißt das, genügend psychische Gesundheit und Reflexionsvermögen beim Arzt vorausgesetzt, daß wir uns als Manipulationsobjekt des Patienten verstehen lernen, ohne darum auf alle Forderungen einzugehen, und vor allem unter Beibehaltung unserer Fähigkeit, reflektierend die geheimen Wünsche des Patienten zu durchschauen. Ob wir ihm anschließend helfen sollen, sich eine hysterisch getönte Partnerbeziehung zu einem anderen Menschen aufzubauen, muß jeder Arzt mit sich selbst ausmachen. Zur Zeit erschöpft sich seine Tätigkeit meist in der empörten Zurückweisung des Angebots, womit er sich m. E. selbst demaskiert und den Patienten nur zu einem neuen Versuch bei einem anderen Kollegen, oftmals im Notfalldienst, anregt.

Betont werden muß jedoch, daß alle psychischen Vorgänge, die sich bei diesen Patienten abspielen, im Unbewußten ablaufen. Bis hin zur Hyperventilatonstetanie laufen zwei Verdrängungsvorgänge ab. In der ersten Stufe wird die Sexualität ins Unbewußte abgedrängt, in der zweiten Stufe wird auch noch der Affektanteil ins Somatische »umgebogen«.

Jede Beschäftigung mit psychologischen Fragen in der Praxis erfordert zunächst ein Umdenken beim Arzt. Natürlich ist vor jeder Behandlung eine Diagnose erforderlich, zumal für viele psychosomatischen Krankheiten heute bereits brauchbare Modellvorstellungen existieren (s. z. B. ALEXANDER: Psychosomatische Medizin und V. UEXKÜLL: Psychosomatische Medizin).

Für die Therapie sind jedoch neben der Orientierung an der Diagnose andere Überlegungen notwendig, die sich zunächst am Verhalten, am Ausdrucksgebaren und am Interaktionsstil im Feld der Arzt-Patienten-Beziehung orientieren. Hilfreich können dabei folgende Gedanken sein:

1. Wie begegnet mir der Patient?

Ist er
a) oral-fordernd, wünschend,
b) anal-abwehrend, aggressiv,
c) genital-werbend, auf Eindruck bedacht?

Habe ich so grob orientierend die Richtung weiterer Überlegungen festgelegt, so sollte ich mir Gedanken machen über die Fragen:

2. Wodurch kam es, daß dieser orale, anale, genitale Trieb sich so aufstaute und im Patienten zur Dauerhaltung wurde?

Diese Überlegung weist auf die Wichtigkeit der biographischen Anamnese hin. Hierbei ist vor allem auf Dauerbeeinflussung zu achten, die oft durch besondere Haltungen der Umgebung zustandekommen, ohne daß sie vom Patienten registriert wurden. Eine eingehende Schilderung des Hintergrundes, vor dem der Patient aufwuchs, ergibt zuweilen Hinweise auf solche Dauerbeeinflussungen, die, fokussiert betrachtet, minimal erscheinen mögen, aber eben durch ihr ständiges Vorhandensein den heranwachsenden Patienten formten und ihm eine besondere Haltung und Einstellung allen Problemen und Konflikten gegenüber gaben.

3. In welcher Konfliktsituation geschah die Auslösung der Krankheit oder des Symptoms?

Es ist Arbeitshypothese der psychologischen Medizin, daß Konflikte, Probleme und Kränkungen krank machen können. Wir müssen uns jedoch in jedem speziellen Fall überlegen, wieso stellt diese oder jene Konfliktsituation gerade für diesen Patienten eine Versagungs- oder Versuchungssituation dar? Welche Abwehrmechanismen für welche Triebe hielten in der Konfliktsituation nicht mehr dicht, so daß sich anschließend im Symptom ein Stück Trieb, aber in veränderter Form, durchsetzen konnte?

(s. a. H. G. RECHENBERGER: Die Fähigkeit zur Herausarbeitung einer auslösenden Situation als Test zur Indikation einer psychotherapeutischen Behandlung. Praxis der Psychotherapie **17,** 13–19).

Erschienen in:
internist. prax. **13,** 465–468 (1973)
tägl. prax. **14,** 431–434 (1973)

4. Beispiele und Möglichkeiten

Bei der Beschäftigung mit psychologischen Fragen im ärztlichen Alltag fällt uns bald folgende Einteilung auf:

a) Neurosen

Manche Patienten weisen so tiefreichende Störungen in ihrem Erlebnisbereich auf, daß wir zur Annahme einer Neurose berechtigt sind. Dabei kann es sich um Verstimmungszustände, traurige Grundstimmung, Antriebslosigkeit oder -armut, Lustlosigkeit, Initiativemangel, Weinen ohne oder aus geringem Anlaß, Schwunglosigkeit, rasche Ermüdbarkeit handeln, die uns die Annahme einer Depression nahelegen.

Bekanntlich wird heute immer mehr die frühere Einteilung in endogene, neurotische und einfache reaktive Depression verlassen. Eine so klare Trennung ist leider unmöglich. Freilich: Finden wir einen phasenhaften Verlauf der Depression, abendliche Aufhellung morgendlicher Traurigkeit und in der Aszendenz erbliche Belastung mit Suiziden, dann ist auch heute noch eine endogene Depression wahrscheinlich, die jedoch nicht mehr als 5–10% aller Depressionen umfaßt.

Aber selbst dann ist neben der erforderlichen Pharmakotherapie begleitende Psychotherapie angezeigt. Die medikamentöse Einstellung sollte entweder im Krankenhaus oder beim Fachpsychiater erfolgen. Die begleitende Psychotherapie können und sollen sehr wohl der Allgemeinarzt und der Internist durchführen. In diesen Fällen ist keine spezielle Methode der Psychotherapie indiziert. Wöchentlich stattfindende mitmenschliche, anteilnehmende und sinnerhellende Gespräche von ca. 20 Minuten Dauer sind den meisten Patienten eine erhebliche Hilfe.

Die neurotische Depression allerdings gehört ebenso wie die anderen Neurosen in die Hand des Psychotherapeuten mit qualifizierter Weiterbildung.

Patienten mit Zwangsgedanken, Zwangshandlungen, Stereotypien ohne organische Ursachen, merkwürdigen Ritualen und bizarren oder grotesken Handlungen legen den Verdacht auf eine Zwangsneurose nahe. Erfahrungsgemäß macht der Anfänger in der Differentialdiagnostik jedoch häufig folgenden Gedankenfehler: Da bei jeder Neurose die Impulse zwingenden Charakter haben und durch den Willen kaum oder nur oberflächlich unterdrückt werden können, meint der noch nicht sehr Erfahrene oft, es handele sich auch um Zwangsneurosen. Das stimmt jedoch nicht! Erst dort, wo nicht nur der Impuls zwingend ist, sondern sinnlose Wiederholungen in Form von Wasch-, Kontroll-, Zählzwängen o. ä. vorliegen, kann eine Zwangsneurose angenommen werden. Die Prognose ist nach jahrelangem Verlauf schlecht.

Diese Neuroseformen zählen zu den Abwehrneurosen: Etwas Bedrohliches wird abgewehrt. Das Gewissen hat einen übermächtigen Einfluß auf den Patienten. Die Behandlung sollte ebenfalls dem Fachpsychotherapeuten vorbehalten bleiben. Findet sich jedoch kein freier Behandlungsplatz, so bleibt uns lediglich ein Versuch mit dem autogenen Training. Durch die erreichbare Affekt-Resonanzdämpfung lernen die Patienten, mit ihrem Zwang zu leben, ohne davon allzutief verunsichert zu werden.

Ähnliches gilt für die Phobien (Agoraphobie, Höhenphobie, Klaustrophobie u. ä.), die hinsichtlich ihrer Genese den Zwangskrankheiten verwandt sind. Doch erinnern wir uns: Furcht und Angst können notwendige Regulative (»Signale«) im Leben eines jeden sein. Erst wenn sie in sinnloser Stärke (z. B. Panik) oder am nicht einfühlbaren Ort auftreten, können wir von einer Phobie sprechen.

Neben den (neurotischen) Depressionen, den Phobien und den Zwangskrankheiten zählen noch Grenzfälle (Borderline-Cases) besonderer Art zu den Neurosen. Meist handelt es sich um Krankheitsbilder, die einer Schizophrenie ähneln, ohne daß ein Realitätsverlust nachgewiesen werden kann. Uns fallen die Patienten durch Entschlußlosigkeit, Inkonsequenz in den Handlungen, Uneinfühlbarkeit ihrer Gedankengänge (ohne Ideenflucht) auf. Sie sind schwer zu diagnostizieren und noch schwerer zu behandeln. Im Gespräch hat der Untersucher häufig den Eindruck, als wollte der Patient sagen: »Ich weiß nicht, was soll das bedeuten.«

b) Psychosomatische Krankheiten

Ähnliche Überlegungen müssen uns bei den psychosomatischen Krankheiten i. e. S. bewegen, von denen wir in früheren Kapiteln einige erwähnten. Eine Colitis ulcerosa oder ein Asthma bronchiale hat evtl. nur Chancen auf Ausheilung, wenn gleichzeitig zur körperlichen Therapie eine fachgerechte Psychotherapie stattfindet. In letzter Zeit sind ermutigende Erfolge der Behandlung in der Klinik berichtet worden. Allerdings ist manchmal mit einer langen Behandlungsdauer zu rechnen.

Wann wir eine psychosomatische Krankheit annehmen, hängt leider immer noch vom Standpunkt des Arztes ab. Erst bei wenigen Krankheiten (z. B. Colitis ulcerosa, Neurodermatitis, Asthma bronchiale) herrscht Übereinstimmung hinsichtlich der Bedeutung der Psychogenese und der Notwendigkeit einer psychotherapeutischen Behandlung. Andere Krankheiten (Ulcus duodeni et ventriculi, Ekzeme, Pelveopathien u. a.) werden nur von einem Teil der Ärzte als psychogen mitbedingt angesehen.

c) Psychische Störungen bei somatischen Krankheiten

Können wir Neurose und psychosomatische Krankheiten i. e. S. ausschließen, so finden wir nahezu bei allen Krankheiten eine psychische Veränderung unserer Patienten. Bei der Frage nach der Notwendigkeit einer Psychotherapie dieser Kranken urteilten v. WEIZSÄCKER und seine Schule noch, indem sie sich fragten: »Wer hat angefangen, Soma oder Psyche?« Die Antwort ist nicht leicht und m. E. ebenfalls wiederum vom Standpunkt des Untersuchers abhängig. Manche Verlobungsangina wird erst demjenigen sichtbar, der sich für psychologische Zusammenhänge interessiert. So geht es auch mit vielen anderen Erkrankungen. Wir müssen lernen, die Mitbeteiligung der Psyche bei nahezu allen Erkrankungen zu sehen, in das Krankheitsbild einzuordnen und bei der Behandlung zu berücksichtigen.

In früheren Jahrzehnten wurde angenommen, daß mitmenschliches Verstehen des Arztes gepaart mit praktischer Lebenserfahrung ausreiche, um auch aus psychologischer Sicht dem Kranken zu helfen. Seit FREUD aber kennen wir die Gesetzmäßigkeiten der Abläufe im Bereiche der Psyche. Leider fehlt den meisten von uns noch immer die notwendige Ausbildung. Die neue Approbationsordnung schaffte mit dem Einbau der Psychologie in den Studienplan eine Änderung. Es ist daher zu begrüßen, daß sich vielerorts Ärzte zusammenfinden (BALINT-Kurse), um eine Weiterbildung nachzuholen bzw. sich fortzubilden.

d) Problempatienten

Die Domäne unserer Alltagssprechstunde sind jedoch Erkrankungen, die im klinischen Alltag gar nicht oder selten vorkommen und deren Behandlung uns auch nicht gelehrt worden ist. Die Bezeichnung für diese Krankheitsgruppe schwankt. Viele Ärzte geben sich mit den Begriffen vegetative Dystonie, vegetatives Syndrom, neurozirkulatorische Dystonie, aber auch Bagatellfälle und Problempatienten zufrieden.

Die Angaben über ihre Häufigkeit in der Praxis des Internisten und Allgemeinarztes schwanken zwischen 30–60%. Ihnen gemeinsam ist eine Diskrepanz zwischen Befindlichkeit des Patienten und negativem oder minimalem Befund.

Wir nehmen heute an, daß die Beschwerden Vorstufen von Erkrankungen sind, die, ungenügend behandelt, nach Jahren durchaus zu organischen oder psychischen Leiden i. e. S. hinführen können. BALINT hat m. W. als erster erkannt, daß sich diese Patienten im Stadium der »unorganisierten« Krankheit befinden. So unorganisiert, wie seitens des Patienten in diesem Stadium die Krankheit noch ist, so suchend und unsystematisch sind seitens des Arztes dann oft die Therapievorschläge. Weil der Arzt nicht erkennt, daß hier eine Krankheit vorliegt, der wir keinen Namen geben können, da sie sich klinischen Einordnungen noch entzieht, probiert er deren Behandlung mit Mitteln, meist mit Tabletten, die ihr strenges Indikationsgebiet anderweitig haben. Zu dieser Zeit des Krankseins oder der Befindlichkeitsstörung aber können diese Mittel gar nicht helfen, so notwendig sie bei organisierten Krankheiten sonst sein mögen! Auf dieser Grenzscheide zwischen Gesundheit und Krankheit, Krankheit sowohl als Somatose, Neurose oder Psychose verstanden, sind andere Kategorien der Behandlung angezeigt als Tabletten oder Spritzen, aber auch andere als eine Psychoanalyse. Hier haben der niedergelassene Internist und Allgemeinarzt ihre große Chance zu helfen.

Was aber ist zu tun, und wie könnte diese Hilfe aussehen? Zunächst einmal ist diese Krankheit ohne Namen zu erkennen. Der Arzt hat seinen berechtigten Ärger oder Unwillen über negative Befunde trotz der Klagen des Patienten zu registrieren und sich mit seiner anfänglichen Hilflosigkeit auseinanderzusetzen. Nebenbei bemerkt, erstaunt mich immer wieder die Unlogik mancher Kollegen, die ihren Patienten umständlich erklären, daß alle Befunde negativ seien, um dann fortzufahren: »Deshalb nehmen Sie von jetzt an 3mal tägl. dieses oder jenes Mittel!«

Ich meine, wir sollten dem Patienten die negativen Befunde mitteilen und ergänzen, daß auch wir zunächst nicht weiter wüßten. Wir sollten fortfahren, daß wir vielleicht gemeinsam mit ihm herausfinden könnten, wieso er trotz negativer Befunde seine uns glaubwürdigen Beschwerden habe. Dieses Sich-mit-dem-Patienten-Verbünden und Auf-eine-Stufe-Stellen sind ein guter Anfang für eine wirksame Hilfe.

Die Wirksamkeit eines psychotherapeutischen Gespräches beruht nicht darauf, daß eine besondere Fragetechnik angewendet wird – im Gegenteil: Fragen bringen Antworten, aber sonst nichts –, sondern darauf, daß eine Atmosphäre sich entfalten kann, in der es dem Patienten möglich ist, sein »eigentliches« Anliegen möglichst unverstellt zum Ausdruck zu bringen.

Diesem Ziel liegt folgende Überlegung zugrunde: Der psychisch kranke Mensch hat aufgrund von Behinderungen oder Hemmungen besondere Verhaltensweisen und Reaktionen erworben, die er infolge des Wiederholungszwanges immer wieder anwendet. Es tauchen aber nicht nur, sozusagen reaktiv, immer wieder diese stereotypen Verhaltensweisen auf, z. B. aggressiv oder depressiv oder überschießend zu reagieren, sondern jeder psychisch Kranke arrangiert sich wiederholt Situationen, die ihm scheinbar die Notwendigkeit seiner psychischen Auffälligkeiten beweisen. Solche, seiner Charakterstruktur, aber auch seiner Neurose oder psychischen Erkrankungen eigentümlichen und für den jeweils einzelnen Kranken spezifischen Situationen werden um so schneller und eher manifest, je weniger der Arzt, und sei es auch nur infolge seiner eigenen individuellen Eigenart, die Begegnung mit dem Patienten von sich aus strukturiert.

FREUD hat sehr treffend formuliert, daß der Psychotherapeut ein Hohlspiegel sein solle, der dem Patienten sein Verhalten deutend zurückspiegelt. Vorher aber müssen wir die Situation durchschauen. Soweit wir nicht selbst eine ausreichend lange Lehranalyse durchlaufen haben, müssen wir zumindest unsere persönliche Eigenart zur Beurteilung der Arzt-Patienten-Situation in Rechnung stellen! Das wird uns um so eher möglich sein, je ausgeglichener und ohne Zeitdruck wir uns der anstehenden Situation widmen können.

Behandlungsvorschläge

Ich empfehle allen, die sich auch um die psychologische Seite des Krankseins kümmern wollen, folgendes Vorgehen:

In der Sprechstunde wird denjenigen Patienten angeboten, zu einer besonderen Stunde außerhalb der Sprechstundenzeiten zu kommen, die uns besonders häufig aus geringfügigem Anlaß aufsuchen oder in ihrer Verhaltensweise Auffälligkeiten zeigen oder bei denen die Diskrepanz zwischen Befund und Befindlichkeit besonders groß ist.

In dieser letzten Gruppe werden sich diejenigen Patienten wiederfinden, die nach der Neurosennomenklatur diskrete hysteriforme Symptome bieten. Oben ist unter den Neurosen die Hysterie deshalb nicht erwähnt worden, weil die große Hysterie heute selten geworden ist. Die hysterischen Bilder sind unauffälliger geworden, tarnen sich besser, werden daher auch leichter übersehen!

Für diese Patienten soll sich der Arzt 2 oder 3 Stunden pro Woche reservieren. Nehmen die Patienten das Angebot an, so sollte er auf die Attribute der ärztlichen Rollenfunktion verzichten. Ohne weißen Kittel und ohne die Barriere des Schreibtisches sitzen Arzt und Patient mehr nebeneinander als gegenüber. Beim Eintreten soll dem Patienten sofort mitgeteilt werden, wieviel Zeit man hat. Meistens genügen 20 oder 30 Minuten, falls der Arzt sich passiv verhalten kann, um diese oben angedeutete Situation zu ermöglichen. Es ist immer und ohne Ausnahme zweckmäßig, auf Ratschläge zu verzichten, und seien sie noch so naheliegend. Manche Patienten sollen dann ein 2. und ein 3. Mal einbestellt werden, öfter jedoch nicht.

Während dieser Begegnung hören wir zwar dem Patienten zu, versuchen aber gleichzeitig zu ergründen, was der Patient uns zwischen den Worten mitteilen will. Dazu achten wir auch auf seine Stimmung und besonders auf die Gefühlsäußerungen, die manchmal auftreten. Oft ist am Ende einer solchen Begegnung der Hinweis wichtig, daß nur mit Hilfe des Patienten selbst die Ursache der Beschwerden gefunden werden könne und daß wir auch keine Zauberformel bereit halten, die sein Leiden sofort beendet.

Nach diesen ein- bis dreimaligen Begegnungen werden wir überlegen, ob wir den Patienten verstehen oder nicht und ob es uns ratsam erscheint, in größeren Abständen weiterhin solche ungezielten Gespräche zu führen (z. B. beim Herzneurotiker). Wichtig ist, und das gestehen sich viele Ärzte nicht ein, ob man auf die Wellenlänge seines Patienten anspricht oder nicht. Der Arzt muß die Freiheit haben, einen Patienten auch deshalb weiter zu überweisen oder sich auf die symptomatische, medikamentöse Behandlung zurückzuziehen, wenn er die hinter den Worten liegende Mitteilung nicht versteht oder der Patient dem Arzt unsympathisch ist.

In zahlreichen Fällen werden wir feststellen, daß unsere Zeit oder unser Interesse nicht ausreicht, um mit diesem aufdeckenden Verfahren fortzufahren. Dann ist zu fragen, ob vielleicht mit den sog. pragmatischen Methoden der kleinen Psychotherapie wenigstens eine Linderung zu erzielen sein wird. Alle diese lehr- und lernbaren Methoden haben ihre Indikation, die jedoch nicht so sehr vom Krankheitsbild ausgeht, wie wir es in der somatischen Medizin gewohnt sind, sondern mehr vom angestrebten Ziel.

Spezielle Methoden

1. Soll eine Affekt-Resonanzdämpfung erreicht werden, also z. B. bei allen überschießenden Reaktionen, so empfiehlt sich das autogene Training. Die meisten Patienten erlernen es in 6–12 Wochen. Der Arbeitsaufwand für den Arzt ist gering.

2. Wenn eine hysterische Störung im Vordergrund steht und behoben werden soll, also, bei allen konversionshysterischen Symptomen, wie z. B. Tics, psychogenen Lähmungen oder Gesichtsfeldeinschränkungen im übertragenen Sinn, kann ein Versuch mit Hypnose gewagt werden. Freilich muß der Arzt wissen, daß er Heilungen mit Abhängigkeit erkauft und die Wirkung der Hypnose oft nachzulassen beginnt, sobald der Patient als scheinbar geheilt aus der Behandlung entlassen wird.

Allerdings haben auch manche Patienten in der durch die Hypnose erzielten beschwerdefreien Zeit inzwischen ihr »Gesundsein« oder ihr Normalverhalten so sehr geübt, daß sie auf die Rückkehr ihres Symptoms verzichten können. Mit gutem Erfolg habe ich die Hypnose früher z. B. zur Raucherentwöhnung angewendet.

3. Wenn eine Entkrampfung im Vordergrund steht, z. B. bei Asthmakranken und Emphysematikern, kann Psychogymnastik ratsam und hilfreich sein. Ungezielte Gespräche sollten sich an die jeweiligen Übungen anschließen. Wir haben damit erstaunliche Besserungen gesehen.

4. Das Psychodrama kann eingesetzt werden, wenn die Beschwerden als von außen indiziert erlebt werden. »Meine Kollegen, Frau, Kinder usw. sind schuld an meinem Komplex.« Mit dem Rollenwechsel und der Rollenübernahme im Psychodrama lockert sich oftmals manche einseitige Betrachtungsweise.

5. Sollen tiefliegende, meist erst durch die Psychogenese verständliche Symptome behandelt werden, so erscheint das katathyme Bilderleben (Symboldrama von LEUNER) erwägenswert. Hier sollte jedoch nach unseren Erfahrungen eine biographische Anamnese den Anfang machen. Durch 12–18 Sitzungen mit dem Symboldrama ließ sich z. B. manche Frigidität bessern.

Sicherlich kann man diesen Katalog der psychotherapeutischen Methoden noch vervollständigen. Wer jedoch tiefer in die Psyche seiner Patienten eindringt, wird d a n n verzichten wollen auf diese therapeutischen Möglichkeiten. Er wird sich wieder mehr dem Gespräch nach tiefenpsychologischen Gesichtspunkten zuwenden. Diese Technik kann jedoch nur in BALINT-Kursen erlernt werden. Die Teilnahme an den psychologischen Fallseminaren kann jedem interessierten Arzt, gleich welcher Fachrichtung, nicht dringend genug nahegelegt werden. Jeder Kollege wird diese Kurse nach mehrjähriger (!) Teilnahme um eine Verstehensdimension bereichert verlassen.

Zum Schluß sei aber noch einmal an die G r e n z e n der Psychotherapie im ärztlichen Alltag erinnert. Jeder Arzt, der mit psychologischen Mitteln in psychische Vorgänge eingreift und damit mehr tut, als sich um ein Verstehen zu bemühen, nimmt eine Operation vor, die weitreichende Folgen haben kann und meist auch hat. Für diese psychische Operation sollte er ausreichend weitergebildet sein. Durch Literaturstudium allein ist das nicht zu bewältigen. Aus gutem Grund wird noch immer für die psychoanalytische Vollausbildung die Lehranalyse als eine der wesentlichen Voraussetzungen gefordert. Aber auch zur Ausübung der sog. kleinen Psychotherapie und zur Erlangung der Zusatzbezeichnung »Psychotherapie« ist die Kenntnis der Eigenstruktur des Arztes Voraussetzung.

Die Teilnahme an Selbsterfahrungsgruppen ist in den meisten Fällen eine gute Hilfe, um etwas über die Eigenstruktur zu erfahren. Von verschiedenen Weiterbildungsveranstaltungen ausgehend, so

z. B. Lindau, Freudenstadt und Lübeck, haben sich unter der Leitung erfahrener Analytiker Selbsterfahrungsgruppen gebildet, die meist fraktioniert tagen. Die Anschriften dieser Selbsterfahrungsgruppen sind z. B. über die Allgemeine ärztliche Gesellschaft für Psychotherapie zu erfahren.

Einzelgängertum ist in der Medizin nur selten mit der Pflicht zur Weiterbildung zu vereinbaren, für den psychotherapeutisch tätigen Arzt aber ist Einzelgängertum geradezu gefährlich. Gefährlich für den Arzt, weil seine blinden Flecken im Gesichtsfeld sich auszuweiten drohen, und gefährlich für den Patienten, weil der Arzt ohne die korrigierende Erfahrung der Kollegen leicht in Versuchung gerät, dem Patienten statt Psychotherapie eine Heilslehre anzubieten. Die Heimholung der Psychotherapie in die Medizin (HOFF) wurde u. a. deshalb so erschwert, weil im Ghetto, das sich als Elfenbeinturm verstanden wissen wollte, Ideologien aufkamen, die aus der psychotherapeutischen Betätigung eine Weltanschauung machen wollten.

Erschienen in:
internist. prax. **13,** 657–661 (1973)
tägl. prax. **14,** 615–619 (1973)

Familie und psychosomatische Krankheit

Theoretische und klinische Perspektiven

L. REITER, Wien

Von der Familientherapie zur systemischen Therapie

Die Familientherapie entwickelte sich in der Mitte unseres Jahrhunderts aus verschiedenen psychotherapeutischen Traditionen und an verschiedenen Orten, vorwiegend in den USA. Sie hat in ihrer Geschichte eine Reihe tiefgreifender Wandlungen erfahren. Die Veränderungen betrafen sowohl das Verständnis der Zusammenhänge zwischen Partnerschaft und Familie einerseits und die Gruppe der psychosomatischen Erkrankungen andererseits, als auch die Auffassungen über die Therapeut-Patient-Beziehung und die Rolle der Angehörigen in der Therapie. Während die Pioniere der Familientherapie der Ansicht waren, daß psychische und psychosomatische Erkrankungen überwiegend durch den sozialen Kontext (vor allem die Familie) hervorgerufen werden, setzt sich heute zunehmend die Auffassung durch, daß die Rolle des Patienten bei der Entstehung und beim Verlauf dieser Störungen damals unterschätzt wurde.

Im Verlauf des letzten Jahrzehnts fand in der Familientherapie eine intensive Diskussion der theoretischen und ethischen Grundlagen dieser Therapierichtung statt. Eines der Ergebnisse dieser Auseinandersetzungen liegt im Wechsel der Bezeichnung der Therapie (REITER u. Mitarb., 1988). Die meisten Therapeuten ziehen es heute vor, nicht mehr von Familientherapie, sondern von s y s t e m i s c h e r T h e r a p i e zu sprechen. Die Bezeichnung »Familientherapie« wird jedoch vielfach aus p r a g m a t i s c h e n Gründen beibehalten, da sie in der Öffentlichkeit und auch in Fachkreisen gut eingeführt ist. (Bei der Anerkennung der psychotherapeutischen Schulen ist der Gesetzgeber in Österreich einen »Mittelweg« gegangen, indem er die Bezeichnung »systemische Familientherapie« gewählt hat.) Der Begriff »systemisch« verweist auf die Bedeutung der Systemtheorie, die als allgemeiner theoretischer Rahmen für diese Strömung angesehen werden kann.

Im folgenden wird zunächst beschrieben, wie die Auffassungen der Pioniergeneration der Familientherapeuten über den Zusammenhang zwischen psychosomatischen Krankheiten und Familie durch intensive klinische Forschungen in eine schwere Krise geraten sind. Danach wird skizziert, welche Wege heute gegangen werden, um zu einer theoretisch anspruchsvollen und praktizierbaren klinischen Theorie zu kommen, die diese Zusammenhänge thematisiert. Im Anschluß daran wird ein Beispiel dargestellt, das im Lichte einer vom Autor entwickelten Heuristik diskutiert wird.

Das Schicksal der familientherapeutischen Spezifitätstheorie

Viele Gründer der Familientherapie glaubten aufgrund ihrer klinischen Erfahrung, sie hätten charakteristische Zusammenhänge zwischen Familienstrukturen und -prozessen einerseits und psychischen Störungen und Krankheiten andererseits gefunden. Dies schlug sich in einer Terminologie nieder, in der die individuelle Diagnose des Patienten, in der Familientherapie in der Regel als »Symptomträger« oder »Indexpatient« bezeichnet, auf die ganze Familie übertragen wurde, z. B. die »schizophrene Familie«, die »manisch-depressive Familie«, die »Alkoholiker-Familie« usw. Damit sollte gesagt werden, daß bestimmte spezifische Familienmerkmale nur bei Familien mit solchen Patienten vorkommen. Diese Annahmen wurden später in der Spezifitätstheorie (CIERPKA, 1989) zusammengefaßt, weil es sich um eine spezifische Beziehung zwischen der Ebene der Symptome des Patienten (individuelle Ebene) und eines Systems (familiäre Ebene) handelt.

Der bekannteste auf diese Weise beschriebene Familientyp ist die »psychosomatische Familie« nach MINUCHIN u. Mitarb. (6). Die Autoren meinten, daß eine Konstellation von 5 familiären Merkmalen typisch (»spezifisch«) für Familien mit einem psychosomatisch erkrankten Kind sei. Im einzelnen handelt es sich um folgende Charakteristika:

1. Verstrickung der emotionalen Beziehungen der Familienmitglieder.
2. Überprojektives Verhalten der Eltern gegenüber dem erkrankten Kind.
3. Starre familiäre Strukturen.
4. Ungünstiges Konfliktlösungsverhalten und/oder Konfliktvermeidung vor allem der Eltern.
5. Triangulierung, d. h. die (meist verdeckte) Einbeziehung des kranken Kindes in die Konflikte der Eltern.

Familien, deren Mitglieder hohe emotionale Nähe, jedoch wenig individuelle Autonomie aufweisen, wenig flexibel auf neue Herausforderungen reagieren und die offene Konfliktaustragung vermeiden, werden beschrieben. MINUCHIN u. Mitarb. (6) nahmen an, daß diese familiären Muster in enger Wechselwirkung zu Ausbruch und Verlauf einer kindlichen Psychosomatose stehen.

Bevor auf diesen Typus von Familie aus der Sicht der klinischen Forschung eingegangen wird, soll anhand einer anderen Beschreibung der »psychosomatischen Familie« gezeigt werden, wie sehr die jeweilige klinische Theorie die Konzeption beeinflußt. Der Psychoanalytiker WILSON (16) untersuchte ebenfalls Familien mit einem psychosomatisch erkrankten Kind und beschrieb folgende Merkmalkonstellation als typisch:

1. Perfektionismus und Konformismus der Eltern.
2. Kontrolle von Emotionen, mitbedingt durch strenge Moralvorstellungen.
3. Dominante Mütter, Väter vom Typ des »Workaholic«.
4. Infantilisierung der Kinder (»Marionetten«).
5. Spezifische Organwahl beim kindlichen Patienten, beeinflußt durch verdrängte präödipale oder ödipale Konflikte und Phantasien auf seiten der Eltern, wobei krankheitsspezifische Themen beobachtet werden können (Colitis ulcerosa – anale Themen; Anorexie – Angst vor Übergewicht).
6. Exhibitionistisches Verhalten der Eltern im Bereich der Sexualität und der körperlichen Reinlichkeit bei gleichzeitiger expliziter Verleugnung der Bedeutung dieser Bereiche.
7. Unbewußte Auswahl eines Kindes als »Symptomträger«.

Anhand des Vergleiches der beiden Beschreibungen (Tab. 1) läßt sich zeigen, wie sehr die Schultradition die Merkmalauswahl beeinflußt. Während WILSON

Aspekte der psychoanalytischen Theorienbildung integriert hat, sind MINUCHIN u. Mitarb. einem strukturellen Ansatz verpflichtet. Die in Tab. 1 vorgenommene Gegenüberstellung läßt Unterschiede und Ähnlichkeiten erkennen. Aus den unterschiedlichen Beschreibungen folgen in der Praxis unterschiedliche therapeutische Strategien. Während bei WILSON Aspekte des elterlichen Unbewußten und der familiären Triebdynamik bearbeitet werden, setzen sich Therapeuten, die strukturell in Anlehnung an MINUCHIN arbeiten, in der Regel mit den direkt beobachtbaren Gegebenheiten des Familiensystems auseinander.

Zwei Jahrzehnte intensiver klinischer Forschung und die Anwendung verfeinerter Untersuchungsmethoden haben zur Erkenntnis geführt, daß die Spezifitätstheorie als widerlegt anzusehen ist (1, 10, 11). Bei keinem einzigen Störungsbild konnten derartige spezifische Zusammenhänge nachgewiesen werden. So wurden in Familien mit einer als »psychosomatisch« diagnostizierten Struktur Patienten mit unterschiedlichen Krankheiten gefunden (WOOD u. Mitarb. 1989).

Die zahlreichen Forschungen zur Spezifitätstheorie haben aber noch einen weiteren zentralen Gesichtspunkt, nämlich den des zeitlichen Ablaufes der Entstehung der Symptome und der familiären Strukturen in die Diskussion gebracht. In der ursprünglichen Fassung des Konzepts der psychosomatischen Familie war unklar, inwieweit die Strukturen kausal für psychosomatische Symptome verantwortlich sind. In der familientherapeutischen Praxis wurde nach dem strukturellen Modell oft versucht, die familiären Muster zu korrigieren, um so die kindlichen Beschwerden zu verbessern.

WOOD u. Mitarb. (18) haben nun vorgeschlagen, eine zeitliche Ordnung in das Auftreten der Strukturen und Symptome zu bringen. Der hypothetische Ablauf könnte, wie in Abb. 1 dargestellt, aussehen.

nach MINUCHIN u. Mitarb. (1978)	**nach WILSON (1989)**
»enmeshment«	»perfectionism« and »conformism«
»overprotection«	»repression of emotions«
»rigidity«	»infantilizing decision making«
»poor conflict resolution and/or conflict avoidance«	»organ-systemic choice«
»triangulation«	»exhibitionistic parental sexual and toilet behavior«
	»unconcious selection of the child«

Tab. 1
Gegenüberstellung der Merkmale der »psychosomatischen Familie« nach MINUCHIN u. Mitarb. (1978) und WILSON (1989). Die in der Arbeit der Autoren gewählte Reihenfolge wurde beibehalten

Dieser Ablauf bei der Symptomentstehung wird durch die Ergebnisse einer Reihe von Studien gestützt, die zeigen, daß auffällige Prozesse und Strukturen in Familien *nicht* die Ursache, sondern vielfach erst *Folge* einer einmal eingetretenen Erkrankung sind. Im Falle der psychosomatischen Erkrankung eines Kindes wären also die Merkmale »überprotektives Verhalten der Eltern«, »emotionale Verstrickung« und »mangelnde Flexibilität« nicht die (Mit)Ursache der Erkrankung, sondern würden viel eher

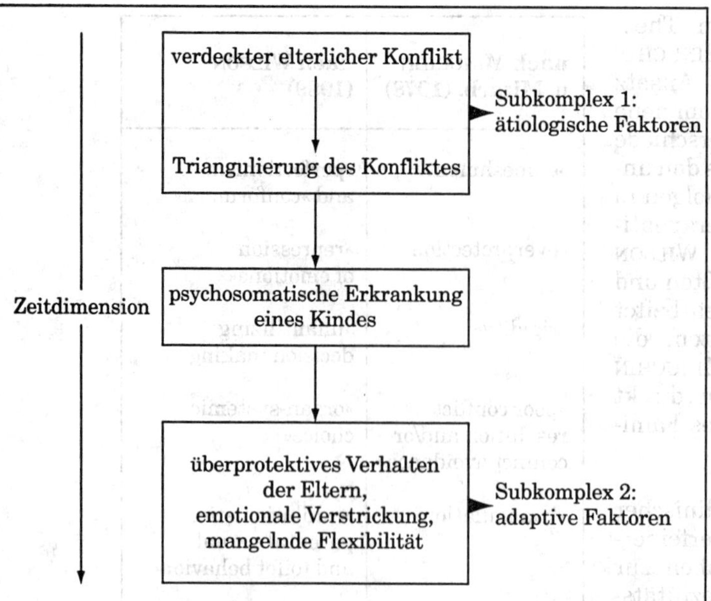

Abb. 1
Vermutlicher zeitlicher Ablauf der Entstehung psychosomatischer Erkrankungen bei Kindern nach WOOD u. Mitarb. (18)

ein adaptives Phänomen darstellen. Es handelt sich nach WOOD u. Mitarb. (18) um 2 Subkomplexe von familiären Merkmalen, die zeitlich versetzt auftreten und in völlig verschiedener kausaler Relation zur Erkrankung stehen. Es ist also recht wahrscheinlich, daß in der Vergangenheit viele Familien mit psychosomatisch erkrankten Kindern von Familientherapeuten unnötig pathologisiert wurden und man versuchte, familiäre Strukturen und Verhaltensmuster zu beeinflussen, die primär mit dem Auftreten der Krankheit überhaupt nichts zu tun hätten.

Auf der Suche nach neuen Modellvorstellungen

Nach den genannten Schwierigkeiten, in die das Konzept der »psychosomatischen Familie« geraten ist, erscheint die Suche nach neuen konzeptuellen Wegen verständlich, um eine klinisch nützliche Theorie der Beziehung zwischen Familie und psychosomatischer Krankheit zu erstellen. Eine der führenden Forscherinnen auf diesem Gebiet, BEATRICE L. WOOD von der Universität Rochester, New York, hat kürzlich ein in mehrfacher Hinsicht bemerkenswertes Modell vorgestellt.

Um dieses Modell einzuordnen, ist es nötig, eine neue Entwicklung in der Psychosomatik wenigstens zu skizzieren. Es handelt sich um die aus der Verhaltenstherapie hervorgegangene Verhaltensmedizin. Gegenüber den traditionellen psychoanalytischen und familientherapeutisch systemischen Modellen weisen verhaltensmedizinische Konzepte eine besondere Nähe zu physiologischen Vorgängen bei den jeweiligen Erkrankungen auf. Im Zentrum der Theorienbildung der Verhaltensmedizin stehen psychophysiologische Modelle, die den theoretisch schwierigen Übergang zwischen den psychologischen Vorgängen und der Pathophysiologie erfassen. Damit sind die Theorien dieser Richtung substratnäher als die bisher dominierenden psychodynamischen und familiendynamischen Modelle. Ein weiterer Vorteil ist die bessere Operationalisierung der als wesentlich erachteten Einflußgrößen und last but not least gut prüfbare therapeutische Verfahren. Ich halte es jedoch für wenig ergiebig, die verschiedenen Ansätze gegeneinander auszuspielen, sondern bin von der Möglichkeit ihrer Integration in umfassende theoretische Konzeptionen überzeugt.

Einen solchen Brückenschlag hat WOOD (17) kürzlich in der renommierten amerikanischen Zeitschrift »Family Process« vorgelegt. Sie betont dabei, daß es sich um eine Verbindung zwischen der familiendynamischen Ebene und der individuumzentrierten Perspektive handelt, so daß Zusammenhänge zwischen den physiologischen, psychologischen und sozialen Prozessen aufgezeigt werden können. WOOD nimmt in ihrem integrativen Modell an, daß von der »psychosomatischen Familie« nach MINUCHIN u. Mitarb. nur das Konzept der Triangulierung unverändert beibehalten werden sollte. Die anderen Merkmale werden, weil durch Forschung nicht gedeckt, entweder durch verwandte Konzepte ersetzt oder gänzlich neu konzipiert. Daraus ergibt sich ein Modell, das 2 Ebenen unterscheidet und Zusammenhänge zwischen Konstrukten thematisiert (Abb. 2).

Der Vorteil des Modells von WOOD (17) gegenüber jenem von MINUCHIN u. Mitarb. (6) ist der bessere Nachweis der Bedeutung der einzelnen Konstrukte und die leichtere empirische Prüfbarkeit. WOOD distanziert sich von der Idee, es handele sich hier um die psychosomatische Familie, sondern sieht ihr Modell als Rahmenkonzept, in dem sich Untergruppen (»Subtypen«) bilden lassen. Zukünftige Forschungen werden zeigen, inwieweit sich diese neue Typologie bewährt. Jedenfalls vermag das Modell von WOOD weit präzisere Forschungen anzuregen, als dies die klassische »psychosomatische Familie« konnte. Im einzelnen ist zu klären, in welcher zeitlichen Reihenfolge die Faktoren wirksam werden. Es besteht die berechtigte Hoffnung, daß auch weit präzisere und sparsamere Interventionen als bisher auf der Basis der neuen Modelle möglich sein werden.

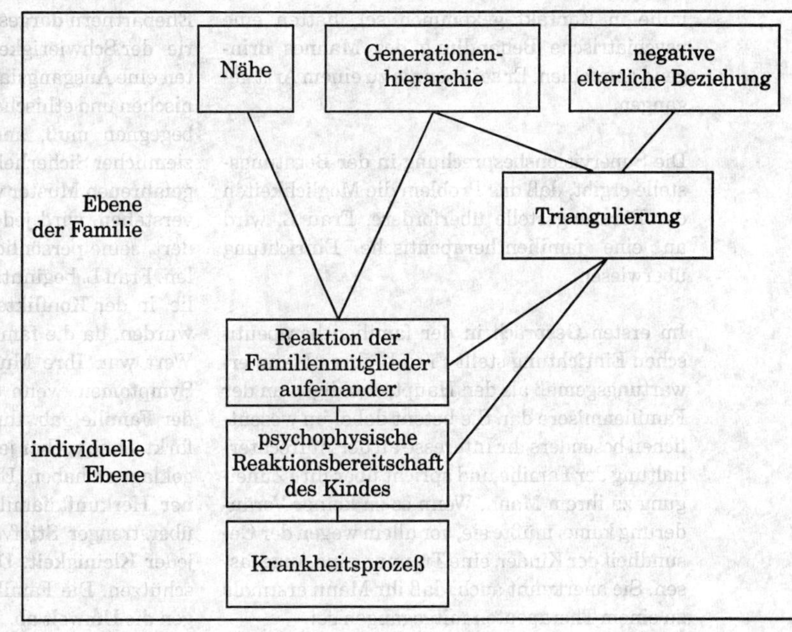

Abb. 2
Verhaltensmedizinisches Modell psychosomatischer Erkrankungen von Kindern nach WOOD (17)

Beispiel

Frau L. (36 J.) kommt auf Anraten des Arztes einer Kinderklinik, in der ihr jüngstes Kind (7 J.) wegen Asthma bronchiale stationär behandelt wird, in eine Ehe- und Familienberatungsstelle. Bei dem Erstgespräch mit einem Berater berichtet sie, daß auch die Ärzte jener internen Abteilung, auf der sie selbst kürzlich wegen Herzbeschwerden behandelt worden sei, ihr zu diesem Schritt geraten hätten. Sie stellt in dem Gespräch dar, wie sehr sie und ihre Kinder (die beiden anderen sind 12 und 10 J. alt) unter der unfreundlichen und zeitweise sehr aggressiven Art ihres Mannes litten. Er spreche nie ein freundliches Wort, nörgle wegen jeder Kleinigkeit und verängstige die Kinder.

In den letzten Jahren sei es immer schlimmer geworden; die Kinder hätten zum Teil schon deutliche Verhaltensstörungen und seien oft krank. Sie selbst leide an Herzbeschwerden, die sich bei den Untersuchungen als psychisch bedingt herausgestellt hätten. Die sexuelle Beziehung zu ihrem Mann sei schlecht. Es komme nur selten zum Verkehr, der dann für sie stets unbefriedigend verlaufe. Ihr Mann kenne keine Zärtlichkeiten und sei in der Sexualität hilflos und ungeschickt. Alle Ärzte, mit denen sie in letzter Zeit wegen der zahlreichen Erkrankungen in der Familie in Kontakt gekommen sei, hätten eine psychiatrische Behandlung des Mannes dringend empfohlen. Er sei aber nie zu einem Arzt gegangen.

Die Supervisionsbesprechung in der Beratungsstelle ergibt, daß das Problem die Möglichkeiten der Beratungsstelle überfordere. Frau L. wird an eine familientherapeutische Einrichtung überwiesen.

Im ersten Gespräch in der familientherapeutischen Einrichtung stellt Frau L. ihren Mann erwartungsgemäß als den Hauptschuldigen an der Familienmisere dar. Sie betont dabei im wesentlichen besonders ihr Interesse an der Aufrechterhaltung der Familie und spricht über ihre Zuneigung zu ihrem Mann. Wenn es zu keiner Veränderung käme, müßte sie, vor allem wegen der Gesundheit der Kinder, eine Trennung ins Auge fassen. Sie anerkennt auch, daß ihr Mann erstmals zu einem Therapeuten mitgegangen sei.

Herr L., ein 36jähriger Werkmeister, sieht sich zunächst in der Rolle des Beschuldigten und versucht, sich zu verteidigen. Die familiären Schwierigkeiten seien in erster Linie auf die äußerst beengten Wohnverhältnisse der Familie, die schlechte Schallisolierung der Wohnung und die ständigen Krankheiten der Frau und der Kinder zurückzuführen. Er habe sicher Fehler in der Erziehung gemacht, sei aber jetzt schon viel freundlicher zu den Kindern, vor allem aber nicht nachtragend. Zum Psychiater sei er nicht gegangen, da er nicht geisteskrank sei. Er sei aber zu gemeinsamen Gesprächen mit seiner Frau in einer Familientherapie bereit.

Die beiden Ehepartner verhalten sich im Erstgespräch sehr unterschiedlich. Frau L. ist klein, lebendig, spricht sehr rasch und schaut dabei ihren Mann in ängstlicher Erwartung an. Herr L. ist groß, kräftig, seine Mimik ist eher starr. Er wirkt abweisend und sieht seine Frau nie an. Im Verlauf des Gespräches verändert er jedoch seine Haltung und seinen Ausdruck. Er wirkt zunehmend offener. Am Schluß der Stunde nehmen beide Ehepartner das Angebot zu einer Reihe von gemeinsamen Sitzungen an. Der Therapeut entschließt sich, zunächst mit dem Paar zu arbeiten.

Deutliche Unterschiede in der von den beiden Ehepartnern dargestellten »Verursachungstheorie« der Schwierigkeiten stellt für den Therapeuten eine Ausgangslage dar, der er mit einer technischen und ethischen Haltung der »Neutralität« begegnen muß, andernfalls die Therapie mit ziemlicher Sicherheit scheitern wird. Um die eingefahrenen Muster von Beschuldigung besser zu verstehen, wird jeder der Ehepartner aufgefordert, seine persönliche Vorgeschichte darzustellen. Frau L. beginnt. Sie stammt aus einer Familie, in der Konflikte niemals offen ausgetragen wurden, da die familiäre Harmonie der oberste Wert war. Ihre Mutter litt an herzphobischen Symptomen, wenn es dennoch Aufregungen in der Familie gab. Ihr Vater erlag einem Herzinfarkt, ohne vorher jemals über Herzbeschwerden geklagt zu haben. Ein gänzlich anderes Bild seiner Herkunftsfamilie beschreibt Herr L. Sein überstrenger Stiefvater verprügelte ihn wegen jeder Kleinigkeit. Die Mutter konnte ihn nicht schützen. Die Familie schloß sich feindselig gegen die Umwelt ab.

Aufgrund ihrer unterschiedlichen Herkunftsfamilien litten die beiden Ehepartner unter sehr verschiedenen Problemen, die sie durch eine komplementäre Partnerwahl zu bewältigen versuchen. Diese Wahl hatte beide jedoch in ein Konfliktmuster geführt, das neue Schwierigkeiten mit sich brachte.

In der gemeinsamen Therapie des Paares, insgesamt 10 Sitzungen, entwickelte Herr L. ungeachtet seines schroffen Verhaltens zu Beginn der Therapie ein ausgeprägtes Maß an Einsicht, die auch seinen eigenen Beitrag zu den familiären Schwierigkeiten einbezog. Besonders die Besprechung der Probleme in seiner Herkunftsfamilie führten bei ihm zu starken emotionalen Reaktionen, deren Wirkung durch das Verständnis seiner Frau vertieft wurde. Schon nach wenigen Sitzungen sprachen beide Ehepartner von einer »neuen Atmosphäre« in der Familie, die vor allem dadurch bedingt war, daß Herr L. sein zurückgezogenes und verschlossenes Verhalten weitgehend aufgab. In der 10. Sitzung wünschte das Paar von sich aus eine Beendigung der Therapie. Sie wollten jetzt sehen, wie sie allein weiterkommen könnten.

Der Therapieverlauf zeigt, daß die Einbeziehung von Angehörigen in die Behandlung psychischer und psychosomatischer Erkrankungen ein wesentliches Mittel sein kann, festgefahrene Muster aufzulösen. Familiendynamisch lag eine Situation vor, in der die Eltern ihren persönlichen Konflikt über Jahre hinweg wegen der gemeinsamen Sorge um die Erkrankung der Kinder zurückstellen mußten. Der ganzen Familie wurde aber dadurch eine schwere Bürde aufgelastet, die schließlich den Familienzusammenhalt zu sprengen drohte. Das Grundthema der Familie war eine ständige Konfliktentlastung durch Erkrankungen, die ihrerseits aber wieder zu neuen Belastungen führten. Aus dem Circulus vitiosus dieser Dynamik konnte sich die Familie erst befreien, indem sie den Rat Dritter annahm und sich um Hilfe an entsprechende Einrichtungen wandte. Ein wesentliches Element der Veränderung war die Aufgeschlossenheit, die der Therapeut der schwierigen Biographie und der Persönlichkeit von Herrn L. entgegenbrachte. Dies ermöglichte ihm ein Heraustreten aus einer starren und für ihn selbst unerträglichen Rolle.

Die »klinische Konstellation« als praxisbezogene Heuristik

Da es gegenwärtig keine ausgearbeiteten und durch Forschung bestätigten Theorien über den Zusammenhang zwischen Familie und Partnerschaft einerseits und den verschiedenen psychosomatischen Erkrankungen andererseits gibt, geht es in der Praxis in erster Linie darum, das vorhandene Wissen in praxisbezogene Heuristiken einzubinden. Da Praktiker nicht warten können, bis alle Fragen wissenschaftlich geklärt sind, empfiehlt es sich, jene Wissensbestandteile und therapeutischen Techniken zu nutzen, die sich bisher einigermaßen bewährt haben. So ist man in der systemischen Therapie von der früher üblichen Pathologisierung der Familie (als Mitverursacher der Erkrankung eines Familienmitgliedes) weitgehend abgekommen und betrachtet die Familienmitglieder in erster Linie als Ressource für die Heilung oder Besserung des Zustandsbildes des Patienten (KARPEL, 1986). Es hat sich herausgestellt, daß ein solcher Zugang Widerstände vermeidet und die Motivation aller Beteiligten am besten fördert.

Da in der Therapie psychosomatischer Erkrankungen sowohl biologische als auch psychologische und soziale Faktoren interagieren, schlage ich vor, das in der Wissenschaft und in der Alltagssprache geläufige Konzept der »Konstellation« als klinische Heuristik auch hier zu verwenden (7–12). Unter einer Heuristik soll eine allgemeine Strategie verstanden werden, die den Praktiker dabei unterstützt, die Komplexität des Patienten angemessen zu erfassen. Die Heuristik der »klinischen Konstellation« liefert weder Theorien noch Techniken, sondern ermutigt den Praktiker, zunächst nach allen Bedingungsfaktoren zu suchen, die den Prozeß in einem spezifischen Fall mitbeeinflussen könnten.

Hierzu zählen neben dem biologischen Krankheitsablauf vor allem Persönlichkeitsfaktoren des Patienten (z. B. intrapsychische Konflikte), als auch Probleme in den sozialen Beziehungen (z. B. Konflikte im Elternsystem eines kindlichen Patienten). Fragen individueller und sozialer Ressourcen sind ebenso zu beachten wie Fragen der Diagnostik und Indikation zur Einzel- oder Familientherapie. Schließlich sollte überlegt werden, in welcher »therapeutischen Konstellation« Helfer und Patient zusammenarbeiten können. In der Regel ist die Kooperation verschiedener Helfer bzw. therapeutischer Einrichtungen erforderlich.

Das Beispiel im Lichte der »klinischen Konstellation«

Die Entstehungskonstellation

Die Entstehung der aktuellen Konfliktsituation der Familie L. nimmt ihren Ausgang bei den durch die jeweiligen Herkunftsfamilien der beiden Eltern mitbedingten Probleme und Erwartungen. Beide Eltern hatten gehofft, durch eine »komplementäre Partnerwahl« ihre individuellen Schwierigkeiten mildern oder beseitigen zu können. Dieses »kollusive Arrangement« (im Sinne von WILLI, 1975) brach jedoch unter dem Druck der Lebensumstände zusammen und führte schließlich zu Symptomen bei den Familienmitgliedern. Das elterliche Problemlösungsverhalten und die familiären Ressourcen erwiesen sich als unzureichend. Die Rekonstruktion der Biographien der Familienmitglieder und die gemeinsame familiäre Geschichte sind für Therapeuten unterschiedlicher Schulrichtungen von unterschiedlichem Interesse. Die Auswahl der als wichtig erachteten Information ist von der jeweiligen klinischen Theorie gesteuert. Für die Familienpsychosomatik sind besonders Fragen der Interaktionsdynamik in der Familie und der Zusammenbruch der familiären Streßbewältigungsmechanismen von Interesse. Dies bedeutet nicht, daß die individuellen Faktoren (z. B. innerseelische Dynamik der Familienmitglieder, pathophysiologische Prozesse der Entstehung der psychosomatischen Störungen) außer acht gelassen werden dürfen. Sie sollten jedoch im Sinne der gezeigten Modelle in einen Gesamtrahmen integriert werden. Die Idee der »Konstellation« soll den Behandlern nahelegen, das wechselseitige komplexe Bedingungsgefüge bei der Auswahl der Konzepte zu beachten.

Die aktuelle Problemkonstellation

Die gegenwärtige Situation der Familie ist gekennzeichnet durch Schuldzuweisungen, die auf den Theorien der Familienmitglieder über das Zustandekommen der Symptome und Probleme beruhen. Dafür ist der früher gebräuchliche Begriff der »Laienätiologie« in den letzten Jahren durch den Begriff der »subjektiven Krankheitstheorie« (FLICK, 1991) ersetzt worden. Für die Behandler ist es wichtig, bei der Erstellung eines umfassenden Bildes, das über die medizinische und psychologische Diagnostik hinausgeht, diese »Kausalattributionen« zu erfassen und miteinander in Beziehung zu bringen. Charakteristisch für die Familie L. war es, daß sich der Vater in der Position des »Verursachers« (aus der Sicht seiner Frau und vermutlich auch der Kinder) befand, während er selbst externen Belastungsfaktoren die wesentliche Schuld zuschrieb. Die Therapeuten sollten diesen subjektiven Theorien besondere Bedeutung zumessen, ohne sie jedoch in ihre eigenen professionellen Konzepte zu übernehmen. Für die Therapie ist es wichtig, dort zu beginnen, »wo die Familie steht« (C. WHITAKER). Um sich in der Therapie nicht nur auf Störungen, sondern vor allem auch auf die Stärken und Ressourcen der Familien konzentrieren zu können, ist es im Stadium der Diagnostik wichtig, sich darüber ein zutreffendes Bild zu machen. (Den Hinweis auf die Notwendigkeit der besonderen Heraushebung der aktuellen Situation gegenüber der Entstehungskonstellation verdanke ich THOMAS KELLER, Langenfeld.)

Die Behandlungskonstellation

Für die Therapie der Familie L. war die Zusammenarbeit mehrerer Institutionen nötig (Kliniken, ambulante Therapieeinrichtungen). Für die Behandler, aber auch für die Familienmitglieder ergibt sich ein gewisses Ausmaß an Komplexität, das durch die verschiedenen professionellen Behandlungssysteme gegeben ist. Die Ziele der Behandler, aber auch der Familie, dürfen nicht in Konflikt geraten, da sonst der Behandlungserfolg in Frage gestellt wird. Das Thema »Kooperation« bildet in den letzten Jahren einen neuen und interessanten Forschungsschwerpunkt, da das quantitative Wachstum medizinischer und psychosozialer Versorgungseinrichtungen sehr häufig dazu geführt hat, daß ein Problem in mehreren Institutionen gleichzeitig Gegenstand therapeutischer Interventionen ist. Im amerikanischen Schrifttum hat sich der Begriff »Multiproblemfamilien« eingebürgert. Eine andere Bezeichnung, die weniger die Pathologie der Familie in den Mittelpunkt stellt, sondern auf die Schwierigkeiten kooperativer Betreuung abstellt, ist die Bezeichnung »institutionell verflochtene Fälle« (STEINER u. Mitarb., 1988).

Was ist »Familienmedizin«?

Im Unterschied zu den USA, wo sich die »Familienmedizin« (»Family Medicine«) als eigenständiges wissenschaftliches und therapeutisches Arbeitsgebiet etabliert hat, konnte diese Richtung im deutschsprachigen Raum nicht jene Bedeutung erlangen, die aus systemischer Sicht wünschenswert wäre. Im folgenden sollen einige grundlegende Prinzipien dieser Richtung dargestellt werden, wie sie von DOHERTY u. BAIRD (2) formuliert wurden:

1. Die Familie ist der primäre Kontext der Interventionen, sowohl für Prävention als auch für Behandlung und Rehabilitation;
2. Probleme des individuellen Patienten sind auch immer Probleme seiner Familie;
3. die Familie ist der größte Unterstützungsfaktor bei der Behandlung des Patienten;
4. auf die Familie bezogene medizinische Interventionen sind wirksamer als solche, die nur auf das Individuum bezogen sind;
5. um familienorientierte Medizin betreiben zu können, bedarf es einer Ausbildung.

Die international führende Zeitschrift auf dem Gebiet der Familienmedizin ist das in den USA erscheinende Journal »Family Systems Medicine«. In dieser Zeitschrift werden nicht nur theoretische und allgemeine klinische Fragestellungen erläutert, sondern auch in zunehmendem Maße empirische Studien über den Zusammenhang zwischen Partnerschaft und Familie einerseits und psychosomatischen und somatischen Erkrankungen andererseits veröffentlicht.

Es ist leicht zu erkennen, daß eine psychosomatische Medizin, die systemische Gesichtspunkte – also die Einbeziehung der sozialen Umwelt des Patienten – ernstnimmt, innerhalb einer Familienmedizin leichter zu verwirklichen ist, als in einer vorwiegend auf individuelle Faktoren konzentrierten (Bio-)Medizin. In den letzten Jahrzehnten sind zahlreiche Fortschritte in Richtung auf ein biopsycho-soziales Krankheitsverständnis (im Sinne von ENGEL, 1977) gemacht worden. Verbesserte Modellvorstellungen über den Zusammenhang zwischen Familie und Partnerschaft einerseits und psychosomatischen Erkrankungen andererseits werden in Zukunft weiter dazu beitragen, die soziale Dimension der Erkrankungen mehr als bisher zu berücksichtigen und in die Therapie zu integrieren.

Literatur

1. CIERPKA, M.: Das Problem der Spezifität in der Familientherapie. System Familie **2,** 197–216 (1989).
2. DOHERTY, W. J. u. M. A. BAIRD: Family Therapy and Family Medicine. The Guilford Press, New York 1983.
3. ENGEL, G. L.: The need for a new medical model: A challenge for biomedicine. Science **196,** 129–136 (1977).
4. FLICK, U. (Hrsg.): Alltagswissen über Gesundheit und Krankheit. Asanger, Heidelberg 1991.
5. KARPEL, M. A.: Family Resources: The Hidden Partner in Family Therapy. The Guilford Press, New York 1986.
6. MINUCHIN, S., B. L. ROSMAN u. L. BAKER: Psychosomatic Families: Anorexia Nervosa in Context. Harvard University Press, Cambridge 1978.
7. REITER, L.: Die depressive Konstellation. Eine integrative therapeutische Metapher. System Familie **3,** 130–147 (1990).

8. REITER, L.: Clinical constellation: A concept for therapeutic practice. In: TSCHACHER, W., G. SCHIEPEK u. E. J. BRUNNER (Hrsg.): Self-Organization and Clinical Psychology: Empirical Approaches to Synergetics in Psychology. S. 323–337. Springer, Berlin-Heidelberg 1992.
9. REITER, L.: Die depressive Konstellation. Ein systemisch-integratives Konzept. In: HELL, D. (Hrsg.): Ethologie der Depression. S. 99–124. Fischer, Stuttgart-Jena 1993.
10. REITER, L.: Depression und Familie. Eine klinische Sicht. Psychosozial **17,** (1994): (inVorbereitung).
11. REITER, L.: Die Rolle von Partnerschaft und Familie bei der Chronifizierung depressiver Störungen. In: LENZ, G. u. P. FISCHER (Hrsg.): Therapiestrategien bei therapieresistenten Depressionen. Enke, Stuttgart 1994: (inVorbereitung).
12. REITER, L.: Klinische Konstellationen. In: KELLER, Th. u. N. GREWE (Hrsg.): Systemische Materialien zur Psychiatrie (in Vorbereitung).
13. REITER, L., E. J. BRUNNER u. S. REITER-THEIL (Hrsg.): Von der Familientherapie zur systemischen Perspektive. Springer, Berlin-Heidelberg 1988.
14. STEINER, E. u. Mitarb.: Familientherapie als Etikett. Eine therapeutische Strategie bei institutionell verflochtenen Fällen? In: REITER, L., E. J. BRUNNER u. S. REITER-THEIL (Hrsg.): Von der Familientherapie zur systemischen Perspektive. S. 137–157. Springer, Berlin-Heidelberg 1988.
15. WILLI, J.: Die Zweierbeziehung. Rowohlt, Reinbek 1975.
16. WILSON, C. P.: Family Psychopathology. In: WILSON, C. P. u. L. MINTZ (Hrsg.): Psychosomatic Symptoms: Psychodynamic Treatment of the Underlying Personality Disorder. S. 63–82. Jason Aronson, Northvale N.J. 1989).
17. WOOD, B. L.: Beyond the »psychosomatic family«: A biobehavioral family model of pedriatic illness. Family Process **32,** 261–278 (1993).
18. WOOD, B. L. u. Mitarb.: The »psychosomatic family«: An empirical and theoretical analysis. Family Process, **28,** 399–417 (1989).

Über die Zuständigkeit des Psychotherapeuten

F. RIEMANN, Unterföhring †

Kann es Aufgabe des Psychotherapeuten sein, dem Patienten über die Befreiung von Krankheitssymptomen hinaus zu einer neuen Orientierung oder Sinngebung seines Lebens zu verhelfen? Da es »den« Psychotherapeuten nicht gibt, kann ich dazu nur als Psychotherapeut, der aus der psychoanalytisch fundierten Richtung dieses Fachgebietes kommt, meine eigene Meinung sagen.

Selten sind in der Geschichte Macht und Ohnmacht so hart aufeinandergeprallt wie im Bewußtsein unserer Gegenwart; noch nie hat der Mensch die Mittel gehabt, sich selbst und seinen Lebensraum zu zerstören. Das machte die Fragen nach Sinn und Bestimmung des Menschen, die Suche nach einer Rettung immer drängender – auf allen Gebieten, auch auf dem der Psychotherapie. Ich meine daher, daß die Frage nach der Zuständigkeit des Psychotherapeuten ein Zeitsymptom ist, der wir uns nicht verschließen sollten, macht sie es doch notwendig, unsere therapeutischen Ziele zu überprüfen.

Patienten stellen heute Sinnfragen, die mit der erfolgreichen Beseitigung von Symptomen nicht beantwortet werden. Von einzelnen lassen sich keine Antworten auf diese Fragen erwarten – hilfreiche Lösungen sind nur durch Zusammenarbeit und Erfahrungsaustausch aller Wissensgebiete denkbar. Ein jeder muß auf seinem Gebiet seine eigene Verantwortlichkeit neu überdenken, so daß sich eine Teamarbeit ergibt, die uns auf ein gemeinsames Ziel ausrichtet, nämlich auf die Förderung des Humanen, soweit dies in unseren Kräften steht.

Dazu und zu Veränderungen in der heutigen Zeit möchte ich einige Gedanken und Hinweise aus 40jähriger psychotherapeutischer Tätigkeit beisteuern.

Als ich mich der Psychotherapie zuwendete, erlebte ich noch das Pioniergefühl, das die Psychotherapeuten damals erfüllte; wir sahen ein weites Feld vor uns liegen, das es zu erobern bzw. zu bebauen galt. Die Möglichkeiten und Grenzen unserer jungen Wissenschaft waren noch ungewiß; wir waren optimistisch, bislang unlösbar scheinende Probleme, die uns seelisch erkrankte Patienten aufgaben, lösen zu können.

Wir lernten, neurotische Erkrankungen und ihre Zusammenhänge mit frühkindlichen Entwicklungsstörungen und verdrängten Triebimpulsen immer tiefer zu verstehen und fühlten uns immer zuständig, wenn wir auf derartige Krankheitsursachen stießen. Es gab für diese Krankheiten keine anderen Behandlungsformen und so wurde die analytisch orientierte Psychotherapie dann zur Methode der Wahl, wenn somatotherapeutische, pädagogische und theologische Hilfen nicht ausreichten oder versagten.

Es war damals unser therapeutisches Ziel, den Patienten zu der ihnen möglichen Leistungs- und Liebesfähigkeit zu verhelfen. Die Therapie sollte sich nicht in der Beseitigung von Symptomen erschöpfen, sondern wir strebten durch das Aufarbeiten frühkindlicher Schädigungen eine Nachreifung der Persönlichkeit unserer Patienten an. Diese umfaßte auch seine Lebensorientierung, selbst dann, wenn die Frage danach weder von uns noch vom Patienten ausdrücklich gestellt wurde. Wir waren in der glücklichen Lage, ihm für diesen Nachreifungsprozeß viel Zeit zu geben und den Patienten während der Analyse korrigierende Neuerfahrungen mit sich selbst und der Welt zu ermöglichen, die für die Gestaltung ihres weiteren Lebens genutzt werden konnten.

Wir vertraten zugleich eine Wissenschaft, die zwar noch um ihre Anerkennungen zwischen den Fachdisziplinen kämpfte, die aber offen zu den Humanwissenschaften und nicht Selbstzweck war, eine Wissenschaft, in der sich Rationales und Transrationales lebendig vereinten.

Der Siegeszug von Naturwissenschaften und Technik freilich beeinflußte auch die Psychotherapie. Der Mensch war beeindruckt von den scheinbar unbegrenzten Fortschritten und glaubte, daß alles, auch im Bereich des Lebendigen und des menschlichen Lebens, machbar sei. Das führte auch auf unserem Arbeitsgebiet zu einer Überbewertung alles Technischen und Rationalen. Sinn- und Wertfragen verblaßten, sie wurden verdrängt oder als unwissenschaftlich angesehen.

Um den geltenden rationalen Forderungen und Maßstäben zu entsprechen, wuchs in der Psychotherapie der Anspruch auf Wissenschaftlichkeit. In der Medizin schienen Apparaturen wichtiger zu sein, als auf die Lebensumstände des Patienten einzugehen; in der Psychotherapie hingegen bemühte man sich immer einseitiger um das Herausarbeiten von Techniken. Dadurch, daß Regeln festlegten, was, wann und wieviel der Therapeut sagen dürfte, wurde die Aufmerksamkeit der Lernenden immer mehr auf technische Probleme gelenkt und damit abgelenkt von der Einmaligkeit der Beziehung zwischen Patient und Therapeut. Da aber im Bereich des Lebendigen jede rationale Technik und Methode ihre Möglichkeiten des Lehrbaren und Lernbaren überschätzt, wurden die Ausbildungszeiten immer länger, gemäß der Illusion, daß größere Quantität zu größerer Qualität führen werde.

Durch die Verlegung des Akzentes auf die Technik und der dadurch möglichen Wertung »richtig« bzw. »falsch« entstanden neue therapeutische Richtungen, von denen jede glaubte, die »richtige Methode« für sich beanspruchen zu können. In dem nachfolgenden Erfolgswettlauf verschiedener Behandlungsmethoden hatten jene die besten Chancen, die sich auf das Machbare beschränkten. Die Statistik, der große Götze unserer Zeit, kam hinzu; sie lieferte den zahlenmäßigen Beweis von Erfolgen, die im Bereich des »Machbaren« am besten zu messen sind. Die Psychotherapie drohte zu einer Wissenschaft zu werden, die aus Patienten manipulierbare Objekte machte – Objekte, an denen, wie an einer funktionsuntüchtigen Maschine, durch einige Verbesserungen Funktionstüchtigkeit erzielt wurde. Weil man damit raschere Erfolge buchen konnte, bekam die kürzere Dauer einer Therapie den größeren Wert vor der Nachreifung des Patienten.

Sogar die Kassenzulassung der Psychotherapie, die eine soziale Großtat war, zeigt hierin einen Januskopf: Vom Standpunkt der Krankenkassen aus gesehen, ist es verständlich, daß die Therapie zeitlich begrenzt sein muß und der funktionale Leistungsaspekt unvermeidlich zum Maßstab wird. Das heißt aber auch, daß auf e i n e große Chance der Psychotherapie verzichtet wird, nämlich dem Patienten eine Entwicklungschance zu geben, die ihn aus der unbewältigten Vergangenheit herausführt und in ihm Kräfte zur Gestaltung seines Lebens freilegt.

In dem Maße, in dem sich die Psychotherapie bemühte, herrschende Wissenschaftsbräuche zu übernehmen, um akademisch »hoffähig« zu werden, ist sie in vieler Hinsicht verarmt. So hat sie ihre fruchtbare Zwischenstellung zwischen rationalem Denken und intuitiver Schau zuungunsten der letzteren mehr und mehr verloren. Das symbolische Denken ist dem rein begrifflichen Denken gewichen. Unsere Fachsprache ist häufig in einen als wissenschaftlich geltenden Verfall geraten, in einen Fachjargon, den nur noch Eingeweihte zu verstehen vermögen.

Manche psychotherapeutische Verfahren verzichten ganz auf die Einbeziehung des Unbewußten und der Träume; Traumdeutung gilt ihnen als unwissenschaftlich. Schließlich gehört noch zur Überbewertung der Technik und des Rationalen die Vorstellung, man könne die Persönlichkeit des Therapeuten als Faktor der Behandlung vernachlässigen. Hier schwebt – noch oder wieder – das naturwissenschaftliche Ideal des »objektiven Forschers« vor, der, hat er nur die richtige Technik, als Persönlichkeit austauschbar ist.

Aber allmählich machen sich Zweifel bemerkbar: Technokratie und wissenschaftliche Hybris haben uns an zu viele Abgründe geführt. In ihre Fähigkeit, humane Fragen zu lösen, verlieren wir zunehmend Vertrauen. Moderne Wissenschaft ist zu sehr zum Selbstzweck geworden und verliert dadurch an Verantwortungsgefühl. Statt Natur und Leben zur Entfaltung zu verhelfen, wurde sie zum Machtinstrument *über* die Natur und das Leben und führte zu einem Menschenbild, das sich, um ein Wort Jean Gebsers zu verwenden, durch »anthropologische Armseligkeit« auszeichnet. Die isolierte Betrachtung und Erforschung des Menschen, seiner Bedürfnisse und Interessen *ohne* Einbeziehung der Umwelt führte zur Selbstherrlichkeit, deren Folgen wir als Bumerang täglich zu spüren bekommen.

Wie aber nach einem seelischen Gesetz alles Verdrängte wiederkehrt, so ist auch die verdrängte Sinnfrage wiedergekommen und zu einem Gegenwartsproblem geworden, auf das die Wissenschaft keine Antwort weiß.

Wir Psychotherapeuten gerieten dadurch in eine schwierige Situation: Waren früher die Folgen verdrängter oder tabuierter Triebe zu heilen, leiden heute immer mehr Patienten an der fehlenden Sinngebung ihres Lebens, an einer allgemeinen Sinnlosigkeit, die zum Ausweichen in Süchte, Weltflucht, Ideologien und Heilslehren bis hin zur Selbstzerstörung führen kann. Durch den Ausfall kollektiver Geborgenheiten, durch ungelöste soziale Probleme wie Arbeitslosigkeit, durch auf uns einstürmende Ideologien, die Sinnentleerung vieler Berufe, durch die Manipulation mittels der Massenmedien, durch die ganze Bedrohtheit unserer Existenz auf Grund unserer Ausbeutung der Natur und durch die Gefahr eines Atomkrieges sind wir auf eine Weise gefährdet, daß wir anfällig für nihilistische Gedanken werden. In diese Umwelt entlassen wir unsere Patienten nach der Therapie; zu ihrer Bewältigung reicht aber die *Verarbeitung von Triebkonflikten* allein nicht mehr aus.

Wir fangen wieder an zu erkennen, daß der Mensch kein nur mit rationalen Methoden faßbares Wesen ist. Die Folgen unseres Tuns haben uns gezeigt, daß wir niemals nur Wollende oder Handelnde sind, die draußen etwas bewirken, sondern, in der Rückwirkung unseres Tuns auf uns selber, auch Betroffene und Erleidende. Es fasziniert, daß dies eine exakte Wissenschaft, die Physik, klar erkannt hat: In der Atomphysik schlug man vor, den Ausdruck »Beobachter« durch »Teilnehmer« zu ersetzen, da ja der Beobachter immer in die beobachtete Welt einbezogen ist und die Eigenschaften des beobachteten Objekts beeinflußt. Die alte Trennung von Ich und Welt, von voneinander unabhängigen Subjekten und Objekten läßt sich nicht mehr aufrechterhalten. »Wir können nie über die Natur sprechen, ohne gleichzeitig über uns selbst zu sprechen« (HEISENBERG). Gilt dies schon für die Physik, wie erst im seelischen Bereich und bei zwischenmenschlichen Beziehungen! Wir wissen viel zu wenig über das, was wir durch unsere Theorien und Techniken im Patienten bewirken; wie oft mögen wir mehr über uns als über ihn aussagen, wenn wir ihn scheinbar objektiv analysieren.

Hier scheint nun ein Umschwung einzutreten, ein neues Lebensgefühl zu entstehen, das alles Lebendige in ein unteilbares Universum einordnet, in dem alles aufeinander bezogen und voneinander abhängig ist. Als Zeichen eines solchen Umschwungs in der Psychotherapie sehe ich die explosionsartige Entwicklung bestimmter neuer therapeutischer Verfahren an; ihr gemeinsames Merkmal ist eine neue Erlebnisorientierung und Sinnenhaftigkeit; beides will eine größere Fülle und Intensität seelischer Kräfte und eine intensivere Vielfalt zwischenmenschlicher Beziehungen vermitteln. Diese neuen Verfahren zeigen, was zu lange vernachlässigt wurde; sie versuchen, den Bedürfnissen der Nachkriegsgeneration gerecht zu werden.

Unsere Therapie war zu lange und zu einseitig auf das Individuum ausgerichtet, oft auch auf eine soziale Mittel- und Oberschicht. Diese Therapie war zu stark abhängig von der Sprache als alleinigem Medium zur Verarbeitung der Konflikte. Wir arbeiteten mit unseren Patienten zu oft in einer die Umwelt ausschließenden sterilen Lebensatmosphäre, oder wir waren in unserer Methode orthodox erstarrt. Und schließlich: Wir hielten zu lange an der Vorstellung fest, daß wir uns als Helfende nicht in den therapeutischen Prozeß einbeziehen lassen dürften.

Zwar erfüllten sich die Hoffnungen, die große Psychotherapie verkürzen oder gar ersetzen zu können, nicht; geduldige Gründlichkeit und mühsame Kleinarbeit lassen sich nicht einfach überspringen. Wenn wir uns aber nicht in wissenschaftlichem Hochmut über Gründe und Ziele dieser Versuche hinwegsetzen, könnten wir aus ihnen lernen; wir könnten das neu aufkommende Lebensgefühl verstehen, das rationales durch »organisches« Denken ergänzen will, das den einzelnen in ganzheitliche Erlebniszusammenhänge einordnet, in ein organisches »Aufeinander-angewiesen-Sein«.

Es scheint 2 Möglichkeiten zu geben, diese Herausforderung anzunehmen:

Wir besinnen uns auf das zeitlos Gültige und Gesicherte unserer Erfahrungen und Methoden, vertreten eine erprobte Tradition konsequent und begrenzen unsere Zuständigkeit auf Kranke, deren Heilung Regression und Nachreifung voraussetzt. Diese Möglichkeit hat als Chance die Entwicklung eines Spezialistentums, in dem Können und Wissen durch Vertiefung und Verfeinerung weiter entwickelt wird. Allerdings muß man sich der Gefahr bewußt bleiben, daß man zum einsamen Gralshüter wird, der nicht mehr wahrnimmt, was sich außerhalb des Grals ereignet.

Die 2. lebendigere Möglichkeit wäre, für die Zeitprobleme, an denen unsere Patienten leiden, offen zu sein. Dafür müßte immer wieder das therapeutische Instrumentarium überprüft werden: Worauf darf man nicht verzichten, was sollte abgewandelt, was neu hinzugenommen werden?

Gehen wir davon aus, daß einem Patienten entscheidend durch die besondere menschliche Erfahrung und das Selbstverständnis in einer großen Psychotherapie geholfen wird, kann die Lehranalyse eines künftigen Psychotherapeuten nicht entbehrt werden. Die Lehranalyse bietet die größte Chance, sich helfend in einen therapeutischen Prozeß einzulassen, Übertragungs- und Gegenübertragungsvorgänge zu verstehen, mit ihnen umgehen zu können und den therapeutischen Ablauf nicht durch Eigenkonflikte zu gefährden.

Auch künftig kann auf Zeit nicht verzichtet werden; Entwicklungen lassen sich nicht forcieren oder termingerecht einhalten. Unter Zeitdruck – wir sind ihm im Alltagsleben ohnehin ausgesetzt – kann sich Wesentliches nicht entfalten.

Darüber hinaus sollten wir uns wieder mehr auf die ursprünglichen Quellen der Psychotherapie besinnen, nämlich auf den Traum und auf die Symbolsprache des Unbewußten. Die Sinnhaftigkeit der Welt und des Lebens erschließt sich im Symbol, das gleichzeitig mehrere Dimensionen der Seele umfaßt. Der Traum ist nicht nur die via regia zum Unbewußten, sondern auch ein unersetzliches Korrektiv zu unseren bewußten Verhaltensweisen, eine Form der Selbstbegegnung und damit ein möglicher Weg zur Selbstheilung. Wir dürfen uns freilich nicht auf simplifizierende Deutungen festlegen, sondern müssen für die in den Träumen hörbare »innere Stimme« offen sein, die oft weiser ist als unsere Intelligenz.

Was können wir darüber hinaus tun, wenn wir unsere Zuständigkeit für die Fragen nach Lebensorientierung unserer Patienten bejahen?

Die Ökologie hat uns nachdrücklich gezeigt, daß die Selbstherrlichkeit des Individuums und die Verleugnung seiner Abhängigkeit unsere Überlebenschancen bedrohen. Trotzdem neigen manche Therapeuten dazu, sich in einen Elfenbeinturm zurückzuziehen, in dem Umweltprobleme keinen Raum haben; soziale, ideologische oder politische Fragen der Patienten »gehören nicht in die Analyse«. Man fragt sich, ob eine solche Einstellung nicht mehr der Seelenhygiene des Therapeuten als dem Wohl der Patienten dient. Forderte man früher vom Therapeuten Triebfreundlichkeit, damit der Patient es lernen konnte, seine tabuierten Triebe anzunehmen, so muß der Psychotherapeut heute für gesellschaftskritische, soziale und humane Fragen offener sein. Schließlich entläßt er seine Patienten in eine Gegenwart, in der solche Fragen immer vordringlicher gestellt werden.

Zum Abschluß einige Gedanken darüber, wie wir Psychotherapeuten mithelfen könnten, Sinnfragen in die Therapie einzubeziehen. Ich stelle mir dabei vor, daß der Schwerpunkt dieser Bemühungen im Therapeuten selbst liegen muß und nicht in zusätzlichen Angeboten an die Patienten.

Setzen wir beim Therapeuten gutes handwerkliches Können, also den notwendigen Anteil an Technik und Wissen voraus, so müssen wir bedenken, daß er durch sein Wesen und Verhalten viel mehr bewirkt, als ihm bewußt wird.

Meiner Meinung nach bekommt die Persönlichkeit des Therapeuten wieder die Bedeutung, die wir glaubten, vernachlässigen zu dürfen und die wir in ihrer Auswirkung auf die Patienten fast nur im Hinblick auf die Technik beachteten.

Es ist wichtig, daß wir uns keine Personahaltung im Sinne von JUNG zulegen, in die wir uns durch die analytische Situation leicht vom Patienten schieben lassen bzw. uns selbst schieben. Je mehr wir auf eine solche »persona« verzichten, desto größer wird unsere Chance, die feinen zwischenmenschlichen Beziehungen zwischen den Patienten und uns zu erfassen. Das entgeht uns, wenn wir in unsere Berufsrolle schlüpfen; die Patienten spüren das sehr genau. Selbstvergessenheit und Liebesfähigkeit müssen wir entwickeln; erlebt sie der Patient an uns, kann er Vertrauen und Aufrichtigkeit sich selbst und uns gegenüber wagen, beides wesentliche Quellen aller heilenden Kräfte.

Wir müssen uns klar darüber sein, daß unsere Theorien und Diagnosen immer nur einen orientierenden Stellenwert haben können. Je mehr wir im Patienten nur den Neurotiker und Symptomträger sehen, desto weniger sind wir für sein einmaliges und individuelles Schicksal offen.

Im verstehenden und einfühlenden Miterleben eines solchen Schicksals können wir von Beobachtern und Technikern zu »Teilnehmern« im oben erwähnten Sinne werden. Wir werden zum Partner, der dem Patienten nicht feste Eigenstruktur und starre Technik entgegenhält, aus denen heraus er sich passager identifiziert und dann wieder zurücknimmt, zum Partner also, der immer ein anderer wird, je nachdem, wem er im therapeutischen Kraftfeld begegnet. »Jeder Mensch in allen Menschen, alle Menschen in jedem Menschen« sagt LAING in seinen »Knoten«. Solche Durchlässigkeit und Selbstvergessenheit erhöhen unsere Chance, das rechte Wort zur rechten Zeit zu finden; eine noch so perfekte Technik distanziert uns nicht nur vom Patienten, sondern auch vom eigenen Ergriffenwerden.

Ferner sollten wir, meine ich, unsere Allmachtsvorstellungen zugunsten der Teamarbeit aufgeben. Das Bewußtsein unserer Grenzen und der unserer Methoden sollte uns davor bewahren, alles im Alleingang erreichen zu wollen, aus was für Motiven auch immer. Wir sollten neuen therapeutischen Verfahren gegenüber offen bleiben und diese Bemühungen, bei aller notwendigen Vorsicht und Kritik, nicht ungeprüft ablehnen. So sehr wir darauf achten müssen, daß Quantität nicht Qualität, Dilettantismus nicht bewährtes Können verdrängt, so sehr müssen wir auch bedacht sein, lebendig und flexibel für fällige Entwicklungen zu bleiben. Die Geschichte der Psychotherapie hat des öfteren gezeigt, daß immer wieder unerwartete Wege zum Ziel führen.

Ich hoffe, daß wir ein erneuertes Pioniergefühl entwickeln können, wenn wir uns bemühen, unseren Patienten gegenüber Vertreter von Humanität und Liebe zum Leben zu sein und nicht, wie früher, als Vertreter *der* »Realität« auftreten. Einem solchen Ziel kämen wir näher, wenn es uns gelänge, dem Patienten durch die Therapie zu größerer Liebesfähigkeit, intensiverer Lebensfreude und vermehrter Erlebnisfähigkeit zu verhelfen, wenn wir irgendeine Form zweckfreien schöpferischen Tuns erweckten, wenn wir ihn fähiger machten, Leid anzunehmen und vielleicht zur Aussöhnung mit seinem Schicksal zu finden.

Der Fortschritt ist auf seine Grenzen gestoßen, weil er sich aus ganzheitlichen Sinnzusammenhängen gelöst hat. Das zwingt uns umzudenken und unsere Abhängigkeiten anzunehmen. Ein neues Lebensgefühl fordert die Verantwortlichkeit aller für alle; diese Realität müssen wir heute vertreten, auch als Psychotherapeuten. Was von diesen Zielen zu verwirklichen ist, kann man nicht voraussagen. Aber ich bin davon überzeugt, daß wir etwas *bewirken*, wenn wir uns solche Ziele setzen und die Zuständigkeit dafür annehmen.

Erschienen in:
internist. prax. **18,** 663–668 (1978)
tägl. prax. **20,** 127–132 (1979)

Diagnostische Probleme in der psychosomatischen Medizin

U. RÜGER, Göttingen

Voraussetzung für jede erfolgreiche Behandlung ist die richtige Diagnose. Das gilt auch für die Therapie psychosomatischer Erkrankungen. Deshalb werden im folgenden diagnostische Probleme in der psychosomatischen Medizin dargestellt.

Die verschiedenen diagnostischen Ebenen in der psychosomatischen Medizin

Diagnostische Schwierigkeiten entstehen insbesondere dann, wenn verschiedene diagnostische Ebenen miteinander vermengt und ihre jeweiligen Grenzen nicht beachtet werden. Das gilt besonders auch für Neurosen und psychosomatische Erkrankungen (12). Hier können 4 Ebenen voneinander unterschieden werden, auch wenn sicherlich andere Einteilungen möglich sind.

Die biographische Ebene

Hier wird die Lebensgeschichte des Patienten auf konflikthafte Hintergründe hin untersucht und überprüft, wieweit ein psychodynamischer Konflikt zu Beginn einer psychosomatischen Erkrankung im Sinne einer symptomauslösenden Situation wirksam werden kann. Eine breite Darstellung des entsprechenden diagnostischen Vorgehens findet sich bei DÜHRSSEN (5, 6).

Die interaktionelle Ebene

Hier werden aus dem Verhalten des Patienten in einer relativ wenig strukturierten (Gesprächs-)Situation Schlüsse auf seine Persönlichkeitsstruktur und mögliche pathogene seelische Konflikte gezogen. Die von ARGELANDER (1) entwickelte Erstinterviewtechnik beschreibt die diagnostischen Erkenntnismöglichkeiten auf dieser Ebene.

Die psychopathologische Ebene

Nach allgemeiner Erfahrung (3, 14) liegen bei den meisten Patienten mit psychosomatischen Beschwerden gleichzeitig auch psychische Symptome, wie zum Beispiel Angst, Unruhezustände und depressive Verstimmungen vor. Nur hinreichende psychopathologische Kenntnisse und Erfahrungen können deshalb eine sichere differentialdiagnostische Abgrenzung gegenüber anderen Erkrankungen mit ähnlicher Symptomatologie gewährleisten und eine Fehldiagnose verhindern (7).

Die psychosomatische und somatopsychische Ebene

Hier muß überprüft werden, ob und wie weit zwischen seelischen Konflikten und der vorliegenden Symptomatologie ein ursächlicher Zusammenhang besteht. Eine solche kausale Verknüpfung muß nicht nur schlüssig sein, sondern auch richtig, um für den Patienten gegebenenfalls verhängnisvolle diagnostische Irrtümer oder eine falsche Behandlungsplanung zu vermeiden.

Die z. T. schon auf FREUD (10) neben anderen, insbesondere aber auch SCHULTZ-HENCKE (15), zurückgehenden Regeln, nach denen diese diagnostische Überprüfung zu erfolgen hat, sind inzwischen allgemein anerkannt (4). Trotzdem gibt es einige typische Gefahrenquellen für eine falsche Diagnose. Diese sollen in der vorliegenden Arbeit nun ausführlicher dargestellt werden.

Der Autor stützt sich dabei auf von verschiedenen Kollegen zugewiesene Patienten, bei denen fälschlicherweise die jeweils vorliegende Symptomatik als psychogen angesehen wurde. Die Tatsache der falschen Diagnose war schon zuvor von diesen Kollegen festgestellt worden.

Der Autor hat im nachhinein versucht, im Gespräch mit dem betreffenden Patienten oder nach Krankenblattunterlagen die Ursachen dieser Irrtümer zu finden und im Hinblick auf mögliche und verallgemeinerungsfähige Regelhaftigkeiten zu untersuchen.

Fehldiagnosen in der psychosomatischen Medizin

Die Beschäftigung mit diagnostischen Schwierigkeiten, insbesondere einzelnen Fehldiagnosen in einem von den übrigen medizinischen Disziplinen häufig noch kritisch-mißtrauisch betrachteten Fachgebiet ruft immer die Gefahr von Mißverständnissen hervor. Der betreffende Autor setzt sich dem Vorwurf der »Nestbeschmutzung« aus den eigenen Reihen aus und wird gegebenenfalls als Kronzeuge gegen sein eigenes Fach angeführt. Solche Mißverständnisse sind je nach Voreinstellung sicher nicht bei jedem Leser zu verhindern. Nach Auffassung des Autors ermöglicht aber nur eine freimütige Erörterung differentialdiagnostischer Schwierigkeiten ein selbstkritisches und verantwortungsbewußtes ärztliches Handeln. Darüber hinaus läßt sich oft erst an diagnostischen Problem- und Grenzfällen Exemplarisches und damit Allgemeingültiges erkennen – zumal für ein Fach wie die Psychosomatik, die ja selbst in einem Grenzgebiet angesiedelt ist.

Im übrigen scheinen Fehldiagnosen – soweit das überhaupt einschätzbar ist – in der psychosomatischen Medizin insgesamt nicht häufiger vorzukommen als in anderen Fachdisziplinen. So finden sich zum Beispiel ausgesprochene Fehlüberweisungen an das Institut für Psychogene Erkrankungen der AOK Berlin in mehreren Jahresstatistiken gleichbleibend bei etwa 2% (BAUMEYER [2], DÜHRSSEN u. a. noch unveröffentlicht). Darüber hinaus werden auch in psychosomatischen Institutionen aufgrund der ärztlichen Erfahrung der dort Tätigen gar nicht so selten falsche oder unvollständige Diagnosen aus dem Bereich der Organmedizin richtiggestellt (11). Daß bei psychosomatischen Erkrankungen umgekehrt, wenn inzwischen auch zunehmend seltener, bei manchen Patienten oft erst nach vielen Jahren eine mögliche Psychogenese in Erwägung gezogen wird, wird dagegen meist nicht als Fehldiagnose des behandelnden Organmediziners gewertet.

Etwas vereinfacht scheint es folgende Formen diagnostischer Fehleinschätzungen zu geben (Tab. 1).

Die klassische Fehldiagnose

Bei der klassischen Fehldiagnose handelt es sich um eine falsche Zuordnung mehrerer Symptome zu einem Krankheitsbild oder um eine falsche Gewichtung oder Außerachtlassung einzelner Symptome mit der Folge einer falschen Gesamtdiagnose.

Bei einem 40jährigen Patienten mit einem zunächst nicht diagnostizierten Glioblastom lag eine solche klassische Fehldiagnose vor: ½ Jahr lang wurden fokale Anfälle fehlinterpretiert und bei der zweifelsohne neurotischen Persönlichkeit als psychogen angesehen. Der Patient wurde daraufhin in eine psychosomatische Klinik eingewiesen, für die aufgrund der vorliegenden Untersuchungsbefunde der vorher behandelnden neurologischen Klinik eine organische Ursache ausgeschlossen war. ½ Jahr nach Entlassung aus der Klinik trat erstmals ein Grand mal-Anfall auf, der zur Wiederaufnahme in die neurologische Klinik führte. Dort wurde aufgrund der neurologischen Untersuchung und jetzt zusätzlicher röntgenologischer und computertomographischer Befunde der Verdacht auf einen Tumor im Parieto-Paramedian-Bereich gestellt. Operativ fand sich dann ein rechtsseitiges Glioblastom, das nur teilweise entfernt werden konnte. Der Patient starb ½ Jahr später. Die zunächst falsche diagnostische Beurteilung dürfte bei diesem Patienten keinen großen Einfluß auf den insgesamt ungünstigen Verlauf gehabt haben.

Von einem tragischen Verlauf einer Fehldiagnose berichtet FINK (9). Hier wurde bei einer Patientin mit akutem Gewichtsverlust beim vom Essen unabhängigen Erbrechen allein aufgrund einer schwierigen psychosozialen Situation von seiten der hinzugezogenen Psychiater von der Möglichkeit einer Anorexia nervosa gesprochen. Wegen dieser Verdachtsdiagnose wurde dann zunächst viel gewichtigeren psychopathologischen Auffälligkeiten, wie einem deutlichen Psychosyndrom mit Verlangsamung und leichter Eintrübung, zu geringe Bedeutung beigemessen. Erst eine zunehmende Hirndrucksymptomatik führte dann doch nach 2 Wochen zu einer Computertomographie, wo ein faustgroßer bifrontaler Tumor festgestellt wurde. Noch vor einer Operationsmöglichkeit verstarb die Patientin, wie sich dann später herausstellte an einer Ventrikelperforation mit akutem Pyozephalus. Ausgangspunkt war ein schon länger bestehender rechtsfrontaler Hirnabszeß.

An diesem unglücklichen Verlauf wird unter anderem folgendes deutlich: Sobald bei dieser Patientin die Verdachtsdiagnose einer seelischen Verursachung ihrer Körperbeschwerden ausgesprochen wurde, schien es zu einer affektiven Wahrnehmungseinschränkung der für die somatische Befunderhebung und Klärung zuständigen Ärzte mit der Folge einer Fehlgewichtung wichtiger gegen eine Psychogenese sprechender Befunde gekommen zu sein. An sich notwendige Untersuchungen wurden zunächst unterlassen.

1. Klassische Fehldiagnose
2. Psychogene Erstmanifestierung einer körperlichen Erkrankung
3. Koinzidenz zweier ätiologisch unabhängiger Krankheitsbilder
4. Persönlichkeitsspezifische Verarbeitung einer primär somatischen Erkrankung

Tab. 1
Formen diagnostischer Fehleinschätzungen in der psychosomatischen Medizin

Die psychogene Erstmanifestierung einer körperlichen Erkrankung

Auf eine mögliche psychogene Erstmanifestierung einer primär körperlichen Erkrankung mit daraus folgenden diagnostischen Fehlermöglichkeiten soll das folgende Beispiel hinweisen:

Während längerer ambulanter Psychotherapie einer 27jährigen Patientin kamen schließlich auch die bis dahin abgewehrten starken Geltungs- und Konkurrenzkonflikte mit der Mutter zur Sprache. Von dem Zeitpunkt an kam es immer dann, wenn die Patientin mit ihrer Mutter zusammentraf, zu starkem Harndrang. Diesen deutete die behandelnde Psychotherapeutin, von der Evidenz der Konfliktsituation und der gleichzeitigen Symptomatik überzeugt, als psychogen. Eine gynäkologische Routineuntersuchung ergab ein großes Uterusmyom. Nach der Operation bildeten sich die Blasenbeschwerden zurück.

Bei dieser Patientin trat offensichtlich zunächst nur dann der Harndrang auf, wenn zu dem tumorbedingten Druck auf die Blase eine zusätzliche situative Anspannung eines aktuellen seelischen Konfliktes hinzukam. Die behandelnde Psychotherapeutin hatte einen spezifischen psychodynamischen Konflikt richtig als notwendige Ursache für den Harndrang ausgemacht. Sie war aber hier dem bei allen von uns vorhandenen Bedürfnis nach monokausalen Erklärungsmöglichkeiten zum Opfer gefallen und hatte außer acht gelassen, daß weitere ätiologische Momente für die Symptomatik verantwortlich sein könnten.

Schon FREUD hatte 1926 auf diagnostische Schwierigkeiten hingewiesen, die bei (während einer analytischen Behandlung) neu entstehenden körperlichen Symptomen auftreten können. »Im Verlauf der analytischen Behandlung können – am ehesten körperliche – Symptome erscheinen, bei denen man zweifelhaft wird, ob man sie in den Zusammenhang der Neurosen aufnehmen oder auf eine davon unabhängige als Störung auftretende organische Erkrankung beziehen soll.« FREUD empfahl, einen »der Analyse fernstehenden Arzt« zur körperlichen Klärung beizuziehen.

Die Koinzidenz zweier ätiologisch unabhängiger Krankheitsbilder

Das gleichzeitige, aber jeweils unabhängige Zusammentreffen zweier Krankheiten kann zur Quelle diagnostischer Irrtümer werden. Hier spielt das verbreitete Bedürfnis nach monokausalen Erklärungsmöglichkeiten für vorgefundene Phänomene sicherlich eine Rolle. Dabei wird zu rasch übersehen, daß schon aus Gründen der Wahrscheinlichkeit häufige Krankheiten – Neurosen und Persönlichkeitsstörungen treten eben relativ häufig auf – auch oft gleichzeitig und unabhängig voneinander zusammentreffen müssen.

Ein schon klassisches Beispiel für eine Koinzidenz im Bereich psychosomatischer Erkrankungen ist das Zusammentreffen einer Anorexia nervosa mit zugehöriger Symptomatik und Konfliktpathologie auf der einen und einer gleichzeitigen schweren körperlichen Erkrankung mit Entwicklung einer Kachexie auf der anderen Seite. Auf mehrere solcher Beobachtungen haben HOLLATZ u. ZIOLKO (13) in einer Sammelkasuistik hingewiesen.

STUDT u. NEUHAUS-THEIL (persönliche Mitteilung) haben von einer 28jährigen Patientin berichtet, bei der ein für eine Anorexie nicht untypischer seelischer Konflikt vorlag. Die Patientin, die mit dieser Verdachtsdiagnose zu der internistisch vorgebildeten Psychosomatikerin kam, machte aber bei dieser sofort den Eindruck eines körperlich schwer kranken Menschen und wurde zur internistischen Poliklinik überwiesen, wo ein Kardiakarzinom festgestellt wurde.

Die persönlichkeitsspezifische (ggf. neurotische) Verarbeitung einer primär somatischen Erkrankung

Bei den Kurzbeispielen handelt es sich um eine zufällige Koinzidenz von neurotischen Persönlichkeitselementen und von Symptomen einer körperlichen Erkrankung, die vom Arzt irrtümlich miteinander verknüpft werden. Die diagnostischen Schwierigkeiten können sich dann noch steigern, wenn es zu einem persönlichkeitsspezifischen, d. h. gegebenenfalls neurotischen Umgang mit der körperlichen Erkrankung kommt – eine Situation, die gar nicht so selten ist.

So lernte der Autor eine 30jährige Patientin kennen, bei der eine Myasthenia gravis erst über viele Umwege in einem schon lebensbedrohlichen Zustand diagnostiziert wurde. Zunächst waren die zunehmende Schwäche und die rasche Ermüdbarkeit als Zeichen einer neurotischen Depression angesehen worden. Die Lebensgeschichte der jungen Frau, der frühe Tod ihrer Mutter und eine aktuell vorausgegangene Trennungsproblematik sowie mehrere weitere Veränderungen in den Lebensumständen ließen die Diagnose »neurotische Depression« durchaus als schlüssig erscheinen. Im weiteren Verlauf klagte die Patientin über zunehmend rasche Ermüdbarkeit, Leistungsunfähigkeit, allgemeines Schwächegefühl und zunehmend depressive Stimmungslage. Dabei hatte sie selber über Monate die Tendenz, sich »zusammenzunehmen« und sich »nichts anmerken zu lassen«. Dadurch wurde aber ihr Gefühl, zu versagen und den selbstgesetzten Anforderungen nicht mehr gerecht zu werden, um so stärker.

Während einer ½ jährigen Psychotherapie bei einer Psychologin verschlimmerten sich die Symptome, was die Patientin aber eher mit verstärkten Schuldgefühlen beantwortete. Erst sehr spät, in einem bedrohlichen Zustand mit schon schweren Schluck- und Sprachstörungen und beginnenden Sehstörungen, kam sie über einen Internisten zu einer neurologischen Untersuchung, wo sich dann rasch die Diagnose »Myasthenia gravis« bestätigen ließ. Eine sofortige Thymektomie brachte eine deutliche Remission des zuletzt lebensbedrohlichen Zustands.

Hier hatte die Patientin mit ihrer persönlichkeitsspezifischen Tendenz, »sich zusammenzunehmen«, »möglichst keine Schwächen zu zeigen«, »anderen nicht zur Last zu fallen« usw. und der schuldgefühlshaften depressiven Verarbeitung ihrer Körperschwäche die richtige Diagnose lange mitverhindert.

Ursachen diagnostischer Fehleinschätzungen in der psychosomatischen Medizin (Tab. 2)

1. Mitunter mangelnde organ-medizinische Erfahrung und mangelnde Erfahrung in deskriptiver Psychopathologie auf seiten des Psychotherapeuten.

2. Umgekehrt die Versuchung des Organikers zu einer Verlegenheitsdiagnose oder einer Diagnose »per exclusionem«, »funktionell« oder »psychogen«, wenn mangels anderer sicherer Befunde ein Verdacht oder eine Vermutung an die Stelle einer gesicherten Diagnose treten muß.

Die sehr korrekte Feststellung eines Kollegen: »Neurotische Persönlichkeit ja, aber kein Zusammenhang mit den ungeklärten Beschwerden im rechten Unterbauch«, sei hier als vorbildliche Ausnahme genannt.

3. Das monokausale Erklärungsbedürfnis (»entweder psychisch oder organisch«), von dem wir uns alle nicht ganz freimachen können. Diese Einstellung berücksichtigt die gerade bei psychosomatischen Patienten nach Feiereis (8) meist bestehende »Interferenz von konflikthafter Dynamik, psychosomatischer Funktionsstörungen und ... organischer Erkrankungen« zu wenig. Diese Einstellung weist aber auch auf immer noch bestehende dualistische Leib-Seele-Vorstellungen hin, die nach wie vor die abendländische Medizin prägen.

1. **Mangelnde organ-medizinische Erfahrung**
2. **Mangelnde Erfahrung in deskriptiver Psychopathologie**
3. **Diagnosestellung »per exclusionem«**
4. **Monokausales diagnostisches Denken (»entweder psychisch oder organisch«)**
5. **Störung des affektiven Klimas zwischen Arzt und Patient**

Tab. 2
Ursachen diagnostischer Fehleinschätzungen in der psychosomatischen Medizin

4. Eine gewisse affektive Wahrnehmungseinschränkung für die Möglichkeit einer körperlichen Verursachung vorliegender Beschwerden, sobald auch nur beim betreffenden Patienten von der Möglichkeit einer seelischen Verursachung seiner Symptome gesprochen worden ist.

DÜHRSSEN (persönliche Mitteilung) empfiehlt darum ihren Patienten, bei gegebenenfalls notwendigen körperlichen Kontrolluntersuchungen immer die Tatsache zu verheimlichen, daß sie in Psychotherapie sind; sonst, meint sie, würden allzu rasch ungeklärte Beschwerden als funktionell oder psychogen verursacht angesehen werden. Dies gilt insbesondere für den »schwierigen« Patienten. Hier besteht oft die Gefahr, daß mit der Einstufung »neurotisch« von seiten des Organmediziners notwendige, wenn auch schwierige organ-diagnostische Maßnahmen nicht weiter erwogen werden.

Der folgende Patient ist ein typisches Beispiel:

Der ausgebildete Fernsehtechniker und Student der Elektrotechnik war 29jährig wegen Kopfschmerzen, Schwindelzuständen, Arbeits- und Konzentrationsstörungen in psychotherapeutische Behandlung gekommen. Der Patient war damals nach mehreren organischen Untersuchungen als körperlich gesund bezeichnet worden.

Nach 3jähriger gruppenpsychotherapeutischer Behandlung war er zwar deutlich reifer geworden und konnte das Konflikthafte seines vormaligen, von einer neurotischen Ehrgeizhaltung geprägten Lebensstils durchaus sehen. Die Symptome waren aber nur kurz verschwunden und dann eher deutlich stärker geworden. Der behandelnde Psychotherapeut wies den Patienten noch einmal zur Untersuchung in eine neurologische Klinik ein, wo aber keine Ursache für die Beschwerden gefunden werden konnte und der Verdacht auf eine Psychogenese noch einmal geäußert wurde. Ein Aufenthalt in einer psychotherapeutischen Kurklinik schloß sich an. Von da an festigte sich für die niedergelassenen Ärzte, die der Patient nun wegen seiner Beschwerden während der folgenden 3 Jahre aufsuchte, die Überzeugung, es mit einem neurotisch schwer gestörten und zudem »somatisch fixierten« Patienten zu tun zu haben.

Erst mit einer akuten Zuspitzung der Beschwerden mit beginnenden Hirndrucksymptomen (Schwindel, Erbrechen, beginnende Sehstörungen) kam es zu einer nochmaligen eingehenden Untersuchung, wo dann ein Hydrocephalus internus, bedingt durch ein Angioblastom im Bereich des 4. Ventrikels, festgestellt wurde. Nach neurochirurgischer Operation (Teilresektion des Tumors und Schaffung einer Liquorabflußmöglichkeit) reduzierten sich die vorangegangenen Beschwerden deutlich.

Ein ¼ Jahr nach Operation stellte sich im Gespräch mit dem Autor dann noch folgende psychodynamisch wichtige Besonderheit heraus, die sicher den Verlauf mit beeinflußte: Der Patient hatte sich in den letzten 3 Jahren vor der Operation unter den zunehmenden Krankschreibungen insofern ein Stück entschuldigt und entlastet gefühlt, als er jetzt – »in diesem Zustand«, wie er meinte – seine ehrgeizigen Berufsziele nicht mehr fortsetzen mußte. In dieser Entlastung lag ohne Zweifel ein deutlicher sekundärer (neurotischer) Krankheitsgewinn, der sich den behandelnden niedergelassenen Kollegen offensichtlich atmosphärisch vermittelte und dazu führte, das gesamte Beschwerdebild als psychogen einzuordnen (»die haben mich wie einen Rentenjäger behandelt!«).

Damit steht der Patient für eine große Gruppe weiterer Patienten, die als »schwierige« Patienten das affektive Klima zwischen Arzt und Patient belasten, mit der Folge einer bisweilen dauerhaften Störung der Arzt-Patient-Beziehung. Im konkreten Fall fühlte sich der Patient zunehmend abgelehnt, er sei sich »wie eine lästige Lokusfliege vorgekommen«. Seinerseits reagierte er mit der für ihn typischen aggressiv-vorwurfsvollen Haltung. Das wiederum verfestigte offensichtlich die Überzeugung der behandelnden Ärzte, es mit einem schwierigen neurotischen Menschen zu tun zu haben. Dieser Teufelskreis wurde erst durch die akute Verschlimmerung der Symptomatik und den dadurch bedingten Arztwechsel durchbrochen.

Eine sehr schwierige Diagnose, die häufig wiederholten negativen Untersuchungsbefunde durch herangezogene Spezialisten und schließlich das gestörte affektive Klima in der Arzt-Patient-Beziehung scheinen bei diesem Patienten gemeinsam dafür verantwortlich zu sein, daß erst sehr spät die richtige Diagnose und Behandlungsindikation gestellt werden konnte.

Abschließend sei noch auf etwas hingewiesen, was der Arzt gar nicht so selten bei Patienten erlebt, die irgendwie spüren, schwer organisch krank zu sein, das Wissen über diese Erkrankung aber nicht zulassen können. Hier kommt es zu einer »Verdrängung des körperlichen Bedrohtseins« (4). Die betreffenden Patienten nehmen dann allzu bereitwillig seelische Faktoren als Ursachen ihrer körperlichen Beschwerden an und können den untersuchenden Arzt durchaus dazu bringen, ebenfalls einer Psychogenese zuzustimmen.

Schlußbemerkungen

Nach der systematischen Darstellung über Formen und Ursachen diagnostischer Schwierigkeiten in der psychosomatischen Medizin bleibt ein grundsätzliches Problem, dessen sich der ärztliche Psychotherapeut bewußt sein muß:

Als Psychotherapeut richtet er seine Aufmerksamkeit auf langfristige Entwicklungen und ist darauf eingestellt, sich dafür Zeit lassen und abwarten zu können. Eine eher zupackend aktive Grundhaltung gepaart mit dem Bedürfnis zu raschem Handeln dürfte für den Psychotherapeuten in der Regel eher hinderlich sein. Gerade den irrationalen Phantasien seines Patienten ist er zugewandt, verläßt zeitweilig mit ihm den Bereich der Logik der Erwachsenen und folgt ihm ins Reich infantiler irrationaler Phantasien. Selbst wenn er immer auch Vertreter des Realitätsprinzips und damit reifer erwachsener Strukturen zu sein hat, bleibt doch seine Aufmerksamkeit gerade auch auf das Irrationale in seinen Patienten ausgerichtet und das Gespür dafür eine Voraussetzung für sein Tun.

Als Arzt dagegen muß er auch zu raschen, rationalen Entscheidungen fähig sein. Das setzt eine andere innere Einstellung voraus mit einer eher handlungsbereiten, aktiv-zupackenden Haltung. Im Vordergrund des ärztlichen Interesses wird darum zunächst einmal zum Beispiel nicht die symbolische Bedeutung eines Symptoms oder das schicksalsmäßig Sinnhafte eines Krankheitsausbruchs stehen – auch wenn das später für ein ganzheitliches Verständnis des Patienten notwendig sein wird. Hier tritt dann wieder an die Stelle einer aktiven entscheidungsbereiten Grundhaltung die mehr reflektierende, sinnsuchende.

Beide Haltungen erlauben einen unterschiedlichen Zugang zum Patienten, wobei jeweils ein anderer Ausschnitt seiner körperlich-seelischen Gesamtwirklichkeit erfaßt wird. Ärztliche Kunst liegt auch darin, diese beiden an sich antinomischen Fähigkeiten in sich zu vereinen und zum richtigen Zeitpunkt dem Patienten mit der richtigen Haltung zur Verfügung zu stehen.

Zusammenfassung

Von kasuistischen Beispielen ausgehend, wird ein systematischer Überblick über die Formen von Fehldiagnosen in der psychosomatischen Medizin gegeben und deren Ursachen nachgegangen.

Literatur

1. ARGELANDER, H.: Das Erstinterview in der Psychotherapie. Wissenschaftliche Buchgesellschaft, Darmstadt1970.

2. BAUMEYER, F.: Erfahrungen über die Behandlung psychogener Erkrankungen in Berlin. Z. psycho-somat. Med. **8,** 167–183 (1962).

3. BRÄUTIGAM, W. u. P. CHRISTIAN: Psychosomatische Medizin. Thieme, Stuttgart 1973.

4. DATTENBERG, T., E. ZANDER u. W. ZANDER: Über 2 Kriterien zur Erleichterung der Differential-Diagnostik zwischen primär psychogener bzw. primär organischer Körpersymptomatik. Z. psycho- somat. Med. **22,** 240–249 (1976).

5. DÜHRSSEN, A.: Analytische Psychotherapie in Theorie, Praxis und Ergebnissen. Vandenhoeck & Ruprecht, Göttingen 1972.

6. DÜHRSSEN, A.: Die biographische Anamnese unter tiefenpsychologischem Aspekt. Vandenhoeck & Ruprecht, Göttingen 1981.

7. EISENMANN, M.: Mangelnde psychopathologische Kenntnisse als Gefahrenquelle für die Psychotherapie. Vortrag auf der 17. Tagung des Deutschen Kollegiums für Psychosomatische Medizin, Lübeck 30. Sept.–2. Okt. 1982.

8. FEIEREIS, H.: Ursachengerechte Psychotherapie von psychosomatischen und psychoneurotischen Störungen im ärztlichen Alltag aus der Sicht des Internisten. Kassenarzt **21,** 1026–1049 (1981).

9. FINK, A.: Schwierigkeiten bei der Diagnostik zerebraler raumfordernder Prozesse, dargestellt an 27 Krankheitsfällen. Inaugural-Dissertation, Berlin 1980.

10. FREUD, S.: Die Frage der Laienanalyse. Ges. W. Bd. XIV, S. 207–296. Fischer, Frankfurt 1948.

11. HAHN, P.: Allgemeine klinische und psychosomatische Medizin. Heidelberger Jahrbücher XXIV, S. 125–145. Springer, Berlin-Heidelberg-New York 1980.

12. HELMCHEN, H. u. U. RÜGER: Neurosen und psychosomatische Erkrankungen als klassifikatorisches und diagnostisches Problem. Z. psycho-somat. Med. **26,** 205–216 (1980).

13. HOLLATZ, F. u. H. U. ZIOLKO: Zur Differentialdiagnose der Anorexia nervosa. Münch. med. Wschr. **118,** 263–267 (1976).

14. RUDOLF, G.: Entstehungsbedingungen neurotischer Symptomatik: Der Einfluß der sozialen Verhältnisse. Z. psycho-somat. Med. **19,** 128–144 (1973).

15. SCHULTZ-HENCKE, H.: Lehrbuch der analytischen Psychotherapie. Thieme, Stuttgart 1951.

Erschienen in:
internist. prax. **24,** 723–730 (1984)
tägl. prax. **25,** 733–740 (1984)

Sexueller Mißbrauch bei Patientinnen mit Eßstörungen

Ergebnisse und Probleme einer Studie

B. SCHEFERLING, Lübeck

Einleitung

Über das Vorkommen von sexuellen Mißbrauchserfahrungen bei Patientinnen mit einer Eßstörung gemäß DSM III-R und dessen Rolle bei der Genese dieser Erkrankungen wird derzeit viel diskutiert.

So wird in der Fachliteratur zu den Themenbereichen »sexueller Mißbrauch« und »Eßstörungen« häufig ein pathogenetisch bedeutsamer Zusammenhang postuliert (5, 9, 11, 14, 15, 18, 21). Die Symptome einer Eßstörung werden hier u. a. als Antwort auf den sexuellen Mißbrauch im Sinne eines Copingversuches verstanden. HALL u. Mitarb. (4) ermittelten in ihrer Befragung von eßgestörten Patientinnen ebenfalls bedeutsame Zusammenhänge zwischen der Erfahrung von sexuellem Mißbrauch und der Entstehung einer Eßstörung. So gaben anorektische Frauen an, daß sie sich für die mißbrauchende Person unattraktiv machen wollten, indem sie durch Abmagerung bis auf das Skelett alle weiblichen Attribute zu beseitigen versuchten. Die Deformation des Körpers zum Zwecke der Attraktivitätsminderung hebt auch KARREN-DERBER (7) als eine Reaktionsform auf sexuelle Gewalterfahrungen hervor. SALLER u. SALLER (16) sehen in dem selbstzerstörerischen Eßverhalten den Versuch der Betroffenen, die bedrohlichen, aggressiven Impulse zu bewältigen. OPPENHEIMER u. Mitarb. (12, zit. nach 11) verstehen die Eßstörung als eine Bewältigungsreaktion auf den Stressor »sexuelle Mißhandlung«.

Betont wird weiterhin die auffällige Übereinstimmung zwischen den Langzeitfolgen der sexuellen Mißbrauchserfahrungen in der Kindheit, wie mangelndes Selbstwertgefühl, Manipulation des eigenen Körpers, Störungen in der Sexualität und Weiblichkeitsfindung sowie in den entsprechenden, typischen Konfliktbereichen von Frauen mit einer bulimischen oder anorektischen Eßstörung (4).

PALMER u. Mitarb. (13) heben ebenfalls das niedrige Selbstwertgefühl sowie die sexuellen Konflikte als Folgen des sexuellen Mißbrauchs hervor und betonen ihre Funktion als »setting conditions« bei der Entstehung einer Eßstörung. Die Untersuchung ergab, daß 31% der befragten Patientinnen (24 Pat. mit Anorexie und 25 Pat. mit Bulimie) sexuellen Mißbrauch im Kindesalter erlebt hatten. Auch OPPENHEIMER u. Mitarb. (12) kamen in ihrer Studie, in der sie 78 Patientinnen mit einer Eßstörung nach sexuellen Mißbrauchserfahrungen befragt hatten, zu dem Ergebnis von 30% an betroffenen Frauen (zu gleichen Teilen anorektische und bulimische Patientinnen).

Die bemerkenswerte Übereinstimmung der Folgen von sexuellem Mißbrauch (hier speziell die Ablehnung von Weiblichkeit und Sexualität) mit den Konfliktbereichen bei anorektischen Frauen führen bei OPPENHEIMER u. Mitarb. zu der Vermutung eines ätiologischen Zusammenhanges. WALLER (20) zog in seiner Untersuchung von 67 Patientinnen mit Anorexie und Bulimie einen ähnlichen Schluß: Er betont die Erfahrung von sexuellem Mißbrauch als einen dispositionellen Faktor in Zusammenhang mit anderen Faktoren bei der Entwicklung einer Eßstörung.

DEMITRACK u. Mitarb. (2) stellen in ihren Untersuchungen eine signifikant höhere Rate an sexuellen Mißbrauchserfahrungen bei Patientinnen mit einer Eßstörung fest als bei der Kontrollgruppe, bestehend aus »normalen« Frauen. Sie bezeichnen die Erfahrung eines sexuellen Mißbrauchs als einen Risikofaktor für die Entwicklung einer Eßstörung. GOLDNER u. Mitarb. (3) kommen in ihrer Untersuchung zu den gleichen Ergebnissen.

HALL u. Mitarb. (4) befragten Frauen mit Eßstörungen gemäß den Kriterien des DSM III-R für Anorexie und Bulimie nach sexuellen Mißbrauchserfahrungen und verglichen sie mit einer Kontrollgruppe, bestehend aus Patientinnen mit unterschiedlichen Diagnosen (Adipositas, Depressionen u. a.). Sie ermittelten einen signifikanten Unterschied zwischen beiden Gruppen; so berichteten 50% der eßgestörten Patientinnen (8 Frauen mit Anorexie, 28 mit Bulimie) von sexuellen Mißbrauchserfahrungen, hingegen 28% der Patientinnen aus der Vergleichsgruppe.

SLOAN u. LEICHNER (17, S. 659) stellen anhand von Falldokumentationen einen ätiologischen Zusammenhang her und sprechen von der Erfahrung sexuellen Mißbrauchs als einem »significant part in the etiologie of eating disorders«. KÖPP (8) befragte Patientinnen, die in 4 Diagnosegruppen (Adipositas, Bulimie, Anorexie und Sonstige ohne Eßstörungen) unterteilt waren, zu ihren sexuellen Mißbrauchserfahrungen. Dabei stellte er überraschend eine signifikante Häufung sexuellen Mißbrauchs bei Adipösen (36%) im Vergleich zur Kontrollgruppe (10%) fest, hingegen nicht bei Patientinnen mit Bulimie und Anorexie. KÖPP sprach sich deutlich gegen die Annahme eines direkten bzw. spezifischen Zusammenhanges zwischen sexuellem Mißbrauch und Eßstörungen aus.

Die Frage nach sexuellem Mißbrauch in der Anamnese unserer Patienten und Patientinnen und dessen Bedeutung für die Entstehung von Eßstörungen tauchte auch in unserer Klinik immer wieder auf.

Da weit überwiegend Frauen eine Eßstörung aufweisen und in dieser Studie befragt wurden, wird der Einfachheit halber in der Beschreibung dieser Untersuchung ausschließlich von Patientinnen gesprochen.

In der Pilotstudie ging es zunächst darum, die Häufigkeit von sexuellen Mißbrauchserfahrungen bei den Patientinnen zu ermitteln, die aufgrund einer Eßstörung zur stationären Behandlung in unsere Klinik kamen. Darüber hinaus wollten wir erfahren, welche Rolle die Betroffenen selbst der Mißbrauchserfahrung bei der Entstehung ihrer Eßstörung beimessen. Ein weiterer Schwerpunkt der Studie lag darin herauszufinden, welchen beeinträchtigenden Einfluß die Betroffenen ihren sexuellen Mißbrauchserfahrungen auf verschiedene Bereiche ihres Lebens und Erlebens einräumen, wie z. B. auf ihr Selbstwertgefühl, ihre Sexualität, Partnerschaft. Im Hintergrund der Studie stand weiterhin die Frage, welchen Stellenwert dem sexuellen Mißbrauch in der Therapie und dem Behandlungskonzept von Eßgestörten auf Grund der erzielten Ergebnisse eingeräumt werden sollte.

Methode

Alle 33 angesprochenen Patientinnen wiesen eine Eßstörung gemäß den Kriterien des DSM III-R auf. 30 von ihnen erklärten sich bereit, an der Studie teilzunehmen. 16 Frauen hatten eine Bulimie, 14 Kranke eine Anorexie, darunter ein Mann. Das Alter der Befragten reicht von 17–37 Jahren; das Durchschnittsalter liegt bei 24,6 Jahren. Der Erhebungszeitraum umfaßte 7 Monate.

Bevor die Patientinnen nach ihrer Bereitschaft zur Teilnahme an der vorliegenden Studie befragt wurden, fand eine Absprache mit der zuständigen Therapeutin bzw. dem jeweiligen Therapeuten statt. Geklärt wurde, ob sich Inhalt und Zeitpunkt der Befragung mit dem Therapieverlauf vereinbaren lassen. Wir berücksichtigten hierbei unterschiedliche Gesichtspunkte, z. B. die psychische Belastbarkeit, Dauer des Aufenthaltes, Adaptationsmöglichkeit der Mißbrauchsthematik ins bestehende therapeutische Setting. In einem kurzen Vorgespräch wurden die Patientinnen über den Sinn und den Ablauf der Befragung aufgeklärt, sowie über unsere Schweigepflicht und die Wahrung ihrer Anonymität unterrichtet.

In Form eines halbstrukturierten Interviews befragten wir die Patientinnen zum Themenbereich des sexuellen Mißbrauchs. Wir vermieden ein stereotypes Abfragen zugunsten einer offenen Befragungssituation, in der es Raum und Zeit gab für die Grenzen und Bedürfnisse der Patientinnen, und hielten die Ergebnisse auf einem Auswertungsfragebogen fest. Einige der Gespräche zeichneten wir mit einem Tonbandgerät auf. Das Interview fand in nur einer Sitzung statt; die Patientinnen konnten sich jedoch jederzeit an die Interviewerin oder die zuständige therapeutische Bezugsperson wenden, wenn sie die Notwendigkeit bzw. den Wunsch verspürten, weiter über das Thema zu sprechen.

Unter sexuellem Mißbrauch verstehen wir in Anlehnung an MOGGI (11) die Beteiligung von Kindern und Jugendlichen (bis zum vollendeten 14. Lebensjahr) an sexuellen Aktivitäten mit und ohne Körperkontakt, »...denen sie nicht verantwortlich zustimmen können, weil sie noch nicht in der Lage sind, sie in ihrer Tragweite zu erfassen. Dabei mißbraucht der unbekannte, bekannte oder verwandte, in der Regel männliche Erwachsene oder Jugendliche das vorhandene Macht- und Kompetenzgefälle zum Schaden des Kindes« (11). Diese Definition impliziert Handlungen wie Entblößen der Genitalien, Berühren der primären und sekundären Geschlechtsmerkmale sowie vaginale, orale und anale Penetration, weiterhin den Mißbrauch von Kindern zur Herstellung von pornographischem Material und die Anleitung zur Prostitution. Die Altersdifferenz zwischen Opfer und Täter ist in dieser Studie auf mindestens 5 Jahre festgelegt.

Ergebnisse

Von 30 befragten Patientinnen berichteten 9 Frauen (7 mit Bulimie, 2 mit Anorexie) von sexuellen Mißbrauchserfahrungen entsprechend unseren aufgestellten Kriterien; das sind 30% der befragten Personen. Das Resultat entspricht den Ergebnissen aus vergleichbaren Studien (OPPENHEIMER u. Mitarb.: 29,5%; PALMER u. Mitarb.: 31%; HALL u. Mitarb.: 50%). Weitere 7 Patientinnen (23%) gaben an, daß sie das Gefühl hätten, sexuell mißbraucht worden zu sein, jedoch ohne konkrete Erinnerung daran. 14 Patientinnen (47%) hatten keine Erinnerung an sexuellen Mißbrauch und hatten auch nicht das Gefühl, sexuell mißbraucht worden zu sein.

Unter den 9 Patientinnen, die sich an sexuellen Mißbrauch erinnerten, befanden sich 8 Frauen, bei denen der Mißbrauch körperlichen Kontakt einschloß.

7 betroffene Patientinnen sahen Zusammenhänge zwischen der sexuellen Mißbrauchserfahrung und der Entwicklung ihrer Eßstörung. 2 Betroffene berichteten, daß sie mit ihrer Eßstörung unmittelbar auf den sexuellen Mißbrauch reagiert hätten. (Eine auffällige Kausalattribution stellten OPPENHEIMER u. Mitarb. bereits 1985 fest bei der Befragung von 78 Patientinnen zum gleichen Thema.)

Auf die Frage, worauf sich die Erfahrung des sexuellen Mißbrauchs besonders beeinträchtigend ausgewirkt habe, gaben 8 von 9 Patientinnen die Sexualität an, 7 Betroffene äußerten besondere Beeinträchtigungen in ihrem Selbstwertgefühl und in ihren Beziehungen zu anderen Menschen. Weiteres s. Tab. 1.

Eine Patientin gab an, von ihren Adoptiveltern sexuell mißbraucht worden zu sein. 7 Frauen kannten die mißbrauchende Person, die entweder mit der Familie befreundet oder aus anderen Bezügen bekannt war. Lediglich bei 3 Betroffenen war der Täter unbekannt.

	Pat. n
Selbsterleben/Selbstvertrauen	5
Selbstwertgefühl	7
Beziehung zu anderen Menschen	7
Partnerschaft	6
Sexualität	8
Stimmung	6
Schule/Beruf	2
Gesundheit	2
Eßverhalten	3
Anderes	7

Tab. 1
Worauf hat sich die Erfahrung des sexuellen Mißbrauchs besonders beeinträchtigend ausgewirkt? (Antworten von 9 Patientinnen/ Mehrfachnennung möglich)

Nachfolgend sollen einige Schwierigkeiten beschrieben werden, die sich im Verlauf der Studie ergeben haben. Sie sind insofern wichtig, als sie sich einschränkend auf die Aussagekraft der erzielten Resultate auswirken.

Die Interviewerin beobachtete unterschiedliche Reaktionen der Befragten auf die Konfrontation mit dem Thema des sexuellen Mißbrauchs. Häufig hatte sie dabei den Eindruck, daß die Befragten versuchten, sich durch bestimmte Verhaltensweisen vor unangenehmen Gefühlen abzugrenzen bzw. zu schützen, die sich aus der Situation und aus dem Befragungsthema ergaben. Zum Beispiel wurde auf die Frage nach der Bereitschaft zur Teilnahme an der Studie, aber auch in der Interviewsituation selbst, von einigen Patientinnen ein ausgeprägt angepaßtes, entgegenkommendes Verhalten gezeigt, in dem die Kooperationsbereitschaft ausdrücklich betont, zugleich jedoch hervorgehoben wurde, selbst keinerlei Mißbrauchserfahrungen zu haben. Erst im Verlaufe des Gespräches korrigierten einige der Betreffenden ihre Aussage. Sie gaben an, daß anfängliche Scham-, Schuld- und Mißtrauensgefühle sie daran gehindert hätten, von ihren Mißbrauchserfahrungen zu berichten. Das pseudokooperative Verhalten wurde dabei als kontraphobische Reaktion interpretiert.

Die Diskrepanz zwischen verbaler Aussage und der sich nonverbal vermittelnden Botschaft war ein weiteres Phänomen, das die Interviewerin in den Gesprächen teilweise wahrnahm. So stand beispielsweise ein hohes Maß an ängstlicher Spannung in Form von körperlicher Unruhe und Nervosität bei einigen der Befragten ihrer Aussage entgegen, keinen sexuellen Mißbrauch erlitten zu haben. Die Interviewerin erlebte sich in solchen Situationen leicht als grenzüberschreitend und bedrohlich. Das deutliche Signal der Patientinnen, nicht tiefer in die Thematik einsteigen zu wollen (aus welchen Gründen auch immer), wurde als ein sinnvoller Schutz verstanden und akzeptiert, d. h., die Interviewerin drang nicht weiter mit gezielten Fragen in sie ein.

Ein weiteres Phänomen, das die Interviewerin bei den Patientinnen teilweise beobachten konnte, war das Abspalten von Gefühlen, auch jener, die als normale Reaktion auf ein tabuisiertes und die Intimsphäre berührendes Thema zu erwarten sind. Den Befragten gelang es nicht, sich auf das Thema und die Situation einzulassen, wobei über das Motiv der Dissoziation nur spekuliert werden kann. Das Abspalten von Gefühlsbereichen ist ein Abwehr- und Bewältigungsmechanismus, der in der Fachliteratur als typisch für Frauen beschrieben wird, die Opfer sexuellen Mißbrauchs wurden (9, 18, 21).

Eine weitere Schwierigkeit in der Ermittlung von unangenehmen und angstbesetzten Ereignissen ergibt sich aus der Neigung der Betroffenen, diese aus ihrem Bewußtsein zu verdrängen. So kam es in dieser Studie vor, daß vergessene Vorfälle erst im Laufe des Gespräches erinnert werden konnten und die anfängliche Aussage, keine Mißbrauchserfahrungen erlitten zu haben, korrigiert wurde. Vorfälle von schwer traumatisierender Qualität wurden in unserem Befragungssetting nicht – für die Betroffenen unerwartet – erinnert, was aus nachfolgend ausgeführten Gründen verständlich wird.

Die beschriebenen Beobachtungen geben Anlaß zu der Vermutung, daß sich hinter den berichteten Fällen von sexuellem Mißbrauch eine nicht unerhebliche Dunkelziffer von nicht erfaßten Vorfällen verbirgt.

Diskussion

Trotz der beschriebenen Schwierigkeiten unterstreichen die Ergebnisse dieser Studie die Annahme verschiedener Autoren, die die Erfahrung von sexuellem Mißbrauch im Kindesalter und ihren Folgen als einen dispositionellen Faktor für die Entstehung von Eßstörungen ansehen. So gaben auch unsere Patientinnen als Folge von sexuellen Mißbrauchserfahrungen besondere Beeinträchtigungen im sexuellen Bereich, ihrem Selbstwertgefühl und ihren Beziehungen zu anderen Menschen an. Diese »setting conditions« haben nicht zwangsläufig eine Eßstörung zur Folge; jedoch betrachteten zwei der betroffenen Frauen ihre Eßstörung als direkte Folge des erlittenen sexuellen Mißbrauchs. Dies deutet darauf hin, daß Ereignisse dieser Art in der ätiologischen Betrachtung der Eßstörung immer als ein Faktor unter mehreren in Betracht gezogen werden sollten.

Welche Konsequenzen können aus den Ergebnissen für die therapeutische Behandlung von Eßgestörten gezogen werden?

In erster Linie sind bei allen therapeutisch tätigen Personen Bewußtsein und Kenntnisse über dieses schwerwiegende Thema erforderlich, sowie deren Bereitschaft, sich damit auseinanderzusetzen.

Sloan u. Leichner (17) weisen auf die Tendenz zur Verleugnung und Abwehr der Erfahrungen sexuellen Mißbrauchs bei den Betroffenen hin, wie wir es auch bei einigen unserer Patientinnen vermuten. Somit besteht die Gefahr, daß dieses Problem in den Therapiegesprächen gar nicht berührt wird. Deshalb ist ein Signal von therapeutischer Seite erforderlich, das den Betroffenen Mut macht, auch dieses tabuisierte Thema einzubeziehen (vgl. Rott [15] und Köpp [8]).

Auch bei der Betrachtung »ungünstiger« Therapieverläufe sollte die sexuelle Mißbrauchserfahrung (bei 30 % der Eßgestörten) in die Überlegungen einbezogen werden. Die sog. »Therapieresistenz«, d. h. das Fortbestehen der Symptomatik, könnte verständlicher werden, wenn ein traumatisches Mißbrauchserlebnis von der therapeutischen Bezugsperson unerkannt geblieben ist und die Betroffenen mit ihren Konflikten weiterhin allein bleiben. Die Gefahr der »Resistenz« ist insbesondere dann sehr groß, wenn junge Betroffene aus der Klinik in die nach wie vor bestehende und unerkannt gebliebene Mißbrauchssituation entlassen werden. Unter diesen Umständen bleibt den jungen Magersüchtigen bzw. Eß-Brech-Süchtigen kaum eine andere Wahl, als weiterhin über ihr Eßverhalten zu kompensieren, zu manipulieren und zu kontrollieren (vgl. Karren-Derber [7]).

Ein häufiges Phänomen in der Behandlung von Eßsüchtigen ist der Rückfall in das alte Eßverhalten nach bereits erreichter Symptomfreiheit; er erklärt sich durch das Auftauchen von unerträglichen

Gefühlen und bislang abgewehrten Erinnerungen an Traumata, die mit Hilfe der alten Symptomatik erneut abgewehrt werden. In 30% der Behandlungen von Eßgestörten ist es wahrscheinlich, daß das Erlebnis des sexuellen Mißbrauchs auftaucht, wie die Ergebnisse unserer Studie zeigen. Der Rückgriff auf die Symptome mit ihrer »anästhesierenden Qualität« (ROOT [15]) wird in diesem Kontext verstehbar, denn er schützt die Betroffenen vor einer möglichen Affektüberflutung und Dekompensation. Nicht unerwähnt bleiben dürfen die methodischen und ethischen Grenzen dieser Studie. Die ermittelten Zahlen geben nur bedingt Auskunft über die traumatisierende Qualität des einzelnen Mißbrauchs, die jeweils von objektiven und subjektbezogenen Faktoren abhängig ist, u. a. von der Schwere und dem Ausmaß des Mißbrauchs, von Alter und Entwicklungsstand des Kindes, von dessen Bezügen innerhalb seiner Familie und dessen subjektiven Erlebnis- und Verarbeitungsmöglichkeiten (nach THYEN [19]). Die An- bzw. Abwesenheit einer Vertrauensperson auch außerhalb der Familie kann den Verarbeitungsprozeß des Kindes entscheidend beeinflussen.

Weitestgehend unerfaßt blieben nicht nur jene Patientinnen, die keine Angaben zu erlittenen sexuellen Mißbrauchserfahrungen machen konnten oder wollten, sondern auch alle Töchter oder Söhne, die einer subtilen Form des sexuellen Mißbrauchs in der Familie ausgesetzt waren, die HIRSCH (6) als »latenten Inzest« bezeichnet. HIRSCH subsumiert unter diesem Begriff Formen sexuellen Mißbrauchs, wie z. B. das Reinigen und Betrachten des kindlichen Körpers in sexueller Absicht oder sexualisierte Bemerkungen, die sich an das Kind richten. »Latenter Inzest« kann sich nach HIRSCH (6) auch in Form von extremer Eifersucht des gegengeschlechtlichen Elternteils auf Partnerschaften des Kindes äußern. Mag sein, daß auch Patientinnen dieser Studie, die das quälende und belastende Gefühl in sich trugen, sexuell mißbraucht worden zu sein, ohne eine konkrete Erinnerung daran zu haben, zu den Opfern des latenten Inzests zählen.

Während des Interviews entstand der Eindruck, daß sich die Herangehensweise auf manche der Befragten nachteilig ausgewirkt hat, was dem eigentlichen Interesse der Studie entgegensteht.

Die direkte Konfrontation mit der Thematik löste verschiedentlich Ängste aus, auf die die Patientinnen zum Teil mit einer Abwehrverfestigung reagierten. Die in verschiedenen Studien beschriebene Erfahrung, daß sich die betroffenen Frauen erleichtert fühlten, endlich von den belastenden Erlebnissen des sexuellen Mißbrauchs erzählen zu können, konnte in diesem Setting leider nicht bestätigt werden. Auf die speziellen Schwierigkeiten in der Befragung zu diesem Thema machten HALL u. Mitarb. bereits 1989 (4) aufmerksam. Sie sprechen von der Scham der Betroffenen, das Erlebnis überhaupt preiszugeben, als einem häufigen Problem; sie erwähnen weiterhin die verständliche Angst der Patientinnen davor, an derart schmerzvolle Erlebnisse erinnert zu werden.

HALL u. Mitarb. (4) und SLOAN u. LEICHNER (17) betonen die Notwendigkeit einer vertrauensvollen Beziehung als Basis für die Bearbeitung oder Preisgabe von Mißbrauchserfahrungen. Die Untersuchungen von SLOAN u. LEICHNER ergaben, daß keine der sexuell mißbrauchten Patientinnen im Erstkontakt von ihren Erfahrungen berichtet hatte, sondern alle mehrere Monate Zeit brauchten für die Vertrauensbildung. In der hier vorgestellten Studie hatten die Patientinnen kaum Gelegenheit und Zeit, ausreichend Vertrauen zur Interviewerin zu gewinnen. Es bleibt auch zu fragen, ob die generell recht kurze Verweildauer der Patientinnen an unserer Klinik nicht als zusätzliches Hemmnis in unserer Studie wirkte, denn zur Bearbeitung eines Traumas, das WIRTZ (21) als Seelenmord bezeichnet, bedarf es einer tragfähigen und vertrauensvollen Beziehung im Sinne eines längerfristig zur Verfügung stehenden, verläßlichen Schonraumes.

Die Ermittlung von statistischen Zahlen zu diesem Thema kann leicht eine fragwürdige Qualität bekommen. Das Risiko der Überforderung und erneuten Traumatisierung der Betroffenen durch die Konfrontation mit dem Erlebten zum Zwecke der Forschung ist gründlich abzuwägen gegen den therapeutischen Wert und Aspekt von moralischer Verantwortlichkeit. Hier erscheint es zum Schutze von Betroffenen angemessener, eine subjektbezogene, qualitative Forschung in einer fortlaufenden Therapie einzusetzen (vgl. KÖPP [8]).

Zusammenfassung

An der Klinik für Psychosomatik und Psychotherapie der Universität zu Lübeck wurden 30 Patienten und Patientinnen mit einer Eßstörung gemäß den Kriterien des DSM III-R nach sexuellen Mißbrauchserfahrungen in ihrer Kindheit befragt. 30% gaben an, Opfer sexuellen Mißbrauchs geworden zu sein. Die Vermutung einer hohen Dunkelziffer wird aus verschiedenen Beobachtungen abgeleitet. Vorgestellt werden die aus den Untersuchungsergebnissen folgenden Konsequenzen für die Behandlung von Eßgestörten. Methodische Schwierigkeiten, die sich bei der Durchführung der Studie ergaben, werden beschrieben und die Frage nach der ethischen Verantwortbarkeit einer statistischen Erhebung gestellt. Vorgeschlagen wurde eine therapiebegleitende, qualitative Untersuchung.

Literatur

1. BACKE, L. u. Mitarb.: Sexueller Mißbrauch von Kindern in Familien. Deutscher Ärzte Verlag, Köln 1986.

2. DEMITRACK, M. u. Mitarb.: Relation of clinical variables to dissociative phenomena in eating disorders. Am. J. Psychiat. **147,** 1184–1188 (1990).

3. GOLDNER, E., L. COCKHILL u. R. BAKAN: Dissociative experience and eating disorders: a psychometric investigation«. Program and Abstracs, Fourth International Conference on Eating Disorders, New York, April 1990.

4. HALL, R. u. Mitarb.: Sexual abuse in patients with anorexia nervosa and bulimia. Psychosomatics **30,** 73–79 (1989).

5. HILDEBRAND, E.: Therapie erwachsener Frauen, die in ihrer Kindheit inzestuösen Vergehen ausgesetzt waren. In: BACKE, L. u. Mitarb.: Sexueller Mißbrauch von Kindern in Familien. S. 52–68. Deutscher Ärzte Verlag, Köln 1986.

6. HIRSCH, M.: Inzest zwischen Phantasie und Realität. Zeitschrift für Sexualforschung **1,** 206–221 (1988).

7. KARREN-DERBER, U.: Sexueller Mißbrauch von Kindern und Jugendlichen und Suchtmittelmißbrauch. Praxis der Klinischen Verhaltensmedizin und Rehabilitation **7,** 174–178 (1989).

8. KÖPP, W.: Zur Häufigkeit sexuellen Mißbrauchs bei eßgestörten Frauen. Z. Psychother. med. Psychol. **44,** 159–162 (1994).

9. LISON, K. u. C. POSTON: Weiterleben nach dem Inzest. Fischer, Frankfurt 1991.

10. MADER, P. u. B. NESS (Hrsg.): Bewältigung gestörten Eßverhaltens. Neuland, Hamburg 1987.

11. MOGGl, F.: Sexuelle Kindesmißhandlung: Definition, Prävalenz und Folgen. Zeitschrift für Klinische Psychologie. Psychopathologie und Psychotherapie **39,** 323–418 (1991).

12. OPPENHEIMER, R. u. Mitarb.: Adverse sexual experience in childhood and clinical eating disorders: a preliminary description. J. psychiat. Res. **19,** 357–361 (1985).

13. PALMER, R. u. Mitarb.: Childhood sexual experiences with adults reported by women with eating disorders: an extended series. Br. J. Psychiat. **156,** 699–703 (1990).

14. RITZENTHALER-SCHÜTZE, C.: Die Entwicklung von Eßstörungen bei Frauen – eine Strategie gegen Gewalt und Unterdrückung. In: MADER, P. u. B. NESS (Hrsg.): Bewältigung gestörten Eßverhaltens. S. 61–65. Neuland, Hamburg 1987.

15. ROOT, M.: Treatment failures: the role of sexual victimization in woman's addictive behavior. Am. J. Orthopsychiat. **59,** 542–549 (1989).

16. SALLER, H. u. R. SALLER: Sexueller Mißbrauch von Kindern. Diagnostische und therapeutische Aspekte. pädiat. prax. **33,** 573–580 (1986).

17. SLOAN, G. u. P. LEICHNER.: Is there a relationship between sexual abuse or incest and eating disorders? Can. J. Psychiat. **31,** 656–660 (1986).
18. STEINHAGE, R.: Sexueller Mißbrauch an Mädchen. Rowohlt, Reinbek 1989.
19. THYEN, M.: Kindesmißhandlung und Mißbrauch als Ausdruck der Gewalt in der Familie; unveröffentlichter Vortrag, Symposium: Kindesmißhandlung und sexueller Mißbrauch. Medizinische Universität zu Lübeck 1992.
20. WALLER, G.: Sexual abuse as a factor in eating disorders. Br. J. Psychiat. **159,** 664–671 (1991).
21. WIRTZ, U.: Seelenmord. 2. Aufl. Kreuz, Zürich 1990.

Zur Technik des ärztlichen Gesprächs

W. F. SEEMANN, Marburg

Einleitung

Auch im Zeitalter der Computer ist das ärztliche Gespräch als diagnostisches und als therapeutisches Instrument von erstrangiger Bedeutung. Seine Methodik ist früher nie speziell untersucht oder gelehrt worden. Das ärztliche Gespräch wird vielmehr noch heute in der Regel wie eine Selbstverständlichkeit angesehen. Erst in jüngster Zeit finden sich einzelne Beiträge, die bestimmte Gesprächsformen und das technische Vorgehen zum Thema haben (ARGELANDER, BALINT). In praxi ist das Gespräch zwar von der Wesensart des Arztes (Ärztin) abhängig und verläuft auch nicht streng nach einer bestimmten Form, aber prinzipiell ist es wichtig zu wissen, welche Gesprächsform wir gerade benutzen und in welcher Phase (an welchem Punkt) des Gesprächs wir uns etwa befinden.

Allgemeine Voraussetzungen

Das ärztliche Gespräch unterscheidet sich von der klassischen Anamnese, weil es vorrangig an Daten der Lebenssituation und Biographie, wie auch am persönlichen Verstehen des Patienten interessiert ist. Es ist daher überall dort unumgänglich, wo psychosomatische Zusammenhänge oder eine Psychogenese zu klären oder zu behandeln sind.

Das ärztliche Gespräch bedarf zunächst allgemeiner Voraussetzungen:

Raum

Das Sprechzimmer sollte eine freundliche Atmosphäre haben, die Sitzgelegenheit für den Patienten und evtl. Begleitpersonen sollte behaglich sein, so daß sie entspannt und bequem sitzen können. Manche Ordinationsräume entsprechen heute diesen Voraussetzungen, viele dürften zu sehr den Charakter eines klinischen Untersuchungszimmers haben. In einer Praxis wird man leichter Abhilfe schaffen können als in den räumlichen Verhältnissen einer klinischen Abteilung.

Nicht gleichgültig ist die Sitzanordnung: Ein Schreibtisch zwischen Arzt und Patient ist eine Barriere, die blockiert; aber das Fehlen eines Möbels, z. B. eines kleinen Ablagetisches, gibt einem sensiblen Patienten leicht das Gefühl einer Distanzunterschreitung; ein Kompromiß ist eine Sitzanordnung, bei der Arzt und Patient sich am Schreibtisch schräg gegenübersitzen.

Besonders wichtig ist auch der schalldichte Abschluß des Sprechzimmers. Geräusche aus dem Vorzimmer oder vom Flur her können von vornherein verhindern, daß das nötige Gefühl der Vertraulichkeit und Diskretion sich entwickeln kann. Ebenso kann jedes weiterführende Gespräch durch Störungen seitens der Sprechstundenhilfe, Krankenschwester und vor allem durch Telefonate erschwert oder unmöglich werden. Läßt sich die Beantwortung eines telefonischen Anrufs tatsächlich nicht vermeiden, ist es von Vorteil, wenn man den Patienten vorher auf die Möglichkeit eines Anrufs hingewiesen hatte.

Zeit

Am Zeitaufwand pflegt in der Regel die Absicht, ein ärztliches Gespräch führen zu wollen, zu scheitern. Je nach Patient und technischem Vorgehen ist mindestens ½ Stunde nötig, besser aber 45–50 Minuten, die man für ein Gespräch benötigt. Man sollte diese Zeit nicht zu sehr überziehen, sondern einen neuen Termin ausmachen, der je nach Gesprächssituation bald oder in einiger Zeit sein kann. Dadurch vermeidet man das Phänomen der psychischen Entleerung, das eine so starke Nachreaktion haben kann, daß der Patient die weiteren Gesprächstermine nicht einhält und absagt.

Wichtig ist auch die Pünktlichkeit; denn sie vermittelt das Gefühl der Verläßlichkeit, aber hebt auch dadurch hervor, daß eine bestimmte Zeit dem Patienten zur Verfügung steht. Dies verstärkt sich noch, wenn in einem mehrmaligen ärztlichen Gespräch auch jeweils die gleiche Uhrzeit oder sogar der gleiche Wochentag eingehalten wird.

Verhalten

Unter den allgemeinen Voraussetzungen spielt das Verhalten des Arztes eine entscheidende Rolle. Die zeitlichen und räumlichen Faktoren gehören in gewisser Weise ja auch schon dazu.

Kein Arztkittel:

Es ist inzwischen wohl weithin selbstverständlich geworden, das Gespräch nicht im weißen Arztkittel zu führen, sondern in der üblichen Straßenkleidung. Es besteht kein Anlaß, den Kittel wie sonst als Schutzmantel zu tragen; auch wollen wir bewußt die Distanzierungs- und Überlegenheitswirkung, die der Kittel begünstigt, in der Gesprächssituation vermeiden.

Mitschreiben; Notizen:

Gerade der im ärztlichen Gespräch Ungeübte wird bei einer klinischen Anamnese die Daten durch Mitschreiben möglichst exakt festhalten wollen. Tatsächlich hemmt dies aber das Gespräch aus 2 Gründen wesentlich:

1. In der Regel ist zunächst das Vertrauen seitens des Patienten in die Sicherung der absoluten Vertraulichkeit noch nicht so stabil, daß ihn das Mitschreiben nicht doch scheu macht.

2. Jedes Mitschreiben oder Notieren ist ein – wenn auch kurzes – Unterbrechen des Gesprächskontaktes. Es gibt wohl Kunstgriffe, dies zu überspielen, aber keine echte Hilfe, es zu vermeiden. Weder gelingt es dem Arzt, in »gleichschwebender Aufmerksamkeit« dem Patienten zugewandt zu bleiben, noch dem Patienten, g a n z bei der Sache zu sein. Man sollte sich statt dessen die Gesprächstermine so einteilen, daß n a c h dem Gespräch 5–10 Minuten Zeit für Stichworte und einige Notizen bleiben, wobei man nicht so perfektionistisch sein sollte, ja kein Datum zu vergessen.

Die Gesprächstherapie nach ROGERS hat gezeigt, daß die Gesprächsaufnahme mittels Tonband nicht nur in Amerika, sondern auch bei uns relativ wenig den Gesprächsablauf zu stören scheint.

Das ideale Verhalten eines Arztes wäre ein Miteinander von höchster Subjektivität u n d Objektivität, wie es V. WEIZSÄCKER (»Gestaltkreis«) beschrieben hat. So ist eine Gesprächsbewegung zu begünstigen, die von einer neutralen Offenheit zu weitestmöglichem Verstehen reichen sollte, um gegen Ende behutsam wieder eine Distanzierung anzustreben. Es ist dann nach dem Gespräch Zeit für den Arzt, die Daten festzuhalten und sich über Verlauf, Stimmung und eigene Gefühle kurze Notizen zu machen .

Die 3 Gesprächsformen

Wir unterscheiden die Exploration, die biographische Anamnese, das Interview. In der Praxis verläuft ein Gespräch nicht streng in der einen oder in der anderen Form, sondern hat vielmehr Anteile von jeder der 3 Formen. Aber gerade, um jederzeit zu wissen, in welcher Art von Gesprächssituation wir uns befinden und wohin das Gespräch sich zu entwickeln im Begriff ist, sowie wegen einer evtl. Steuerungsnotwendigkeit , ist es wichtig, die Gesprächsformen zu kennen und auseinanderzuhalten.

Die Exploration ist eigentlich kein Gespräch, sondern eine Befragung. Ärztlich-diagnostisch dient sie der Abgrenzung der Symptomatik. Auf den Patienten kann sie beruhigend wirken, weil sie ihm wegen der Fragen nach Symptomen, Beruf, Eltern und anderen Daten erlaubt, sich hinter diesen Objektivierungen zurückzuziehen, anstatt sich zu entfalten; ist der Patient aber gesprächsbereit, so wirkt die Befragung leicht wie ein störender Umweg. (Nur am Rande kann hier darauf hingewiesen werden, daß die Exploration auch vom unsicheren oder unerfahrenen Arzt als rettender Ausweg aufgegriffen wird, weil er sich der Gesprächssituation thematisch oder persönlich nicht mehr gewachsen fühlt.)

Wegen der Notwendigkeit der Differentialdiagnostik, zur Abgrenzung von Psychosen, aber auch zur Objektivierung für den Antrag zur Kostenübernahme durch die Krankenkasse wird man die Exploration nicht vermeiden können; in der Regel sollte man sie aber nicht in der Eröffnungsphase des ärztlichen Gesprächs anwenden, sondern gegen Ende – soweit es dann noch erforderlich ist.

Das Interview ist dagegen eine extrem offene Gesprächsform: Statt Fragen und Antworten erfolgt eine Selbstdarstellung des Patienten, bei der der Arzt möglichst gar nicht mit Fragen eingreift, sondern sich in »gleichschwebender Aufmerksamkeit« die Ausführungen des Patienten anhört und dessen Verhalten beobachtet. F. DEUTSCH nannte diese Gesprächsart »assoziative Anamnese«. Wir erkennen, daß es sich um eine der Psychoanalyse entsprechende Arzt-Patientenbeziehung handelt, und so bezeichnet BRÄUTIGAM sie auch als psychotherapeutische Behandlung im kleinen; eine Probebehandlung, die aber nur bei Patienten anwendbar sei, die für diese besondere Form des psychologischen Gesprächs schon motiviert sind. ARGELANDER hat diese Interviewform des ärztlichen Gesprächs beispielhaft beschrieben.

Die biographische Anamnese ist die Technik des ärztlichen Gesprächs, mit der es der Internist und praktizierende Arzt vorwiegend zu tun hat. Hierbei wird dem Patienten Gelegenheit gegeben, außer von seinen Beschwerden und Vorkrankheiten ebenso über die Situation und persönliche Vorgeschichte zu berichten, wobei der Arzt möglichst wenig gezielte Fragen stellt, sondern höchstens zum Erzählen lebensgeschichtlicher Zusammenhänge mit Auftreten und Verlauf der Symptomatik ermutigt. Ziel dieser Gesprächsform ist es also nicht, objektive Daten zu erfragen, sondern herauszuhören, was der Patient, wie und in welchem Zusammenhang erzählt oder verschweigt, um damit zu den objektiven Daten (die meistens schon irgendwoher bekannt sind) die subjektive Meinung und das Verhalten des Patienten zu seinem Kranksein zu erfahren.

Methodische Leitlinie ist die Entwicklung des Gesprächs von der Symptomatik zur Person des Kranken in der Reihenfolge: Symptomatik – Lebenssituation – Lebensgeschichte – Person (Subjekt).

1. Symptomatik: Auch sie wird möglichst offen besprochen, etwa mit der Eröffnungsfrage: »Nun, was führt Sie zu mir?« (KEMPER) oder – zusammen mit einer auffordernden Handbewegung – mit einem schlichten »Bitte« (LANGEN). Ist die Symptomatik bereits aus früheren Konsultationen bekannt, so erfolgt sofort der nächste Schritt.

2. Möglichst genaue Kenntnis der Situation, in der sich die Symptomatik zuerst oder zuletzt bemerkbar machte. Dies geschieht, indem man sich im einzelnen erzählen läßt, wann und wo das war. Da bei dieser Schilderung gerade ein Detail richtungsweisend sein kann, sollte sich der Arzt nicht scheuen, zusätzlich zu fragen, um sich die Situation vergegenwärtigen zu können. Ist andererseits der Patient erst einmal mit seiner Darstellung in Gang gekommen, sollten wir im Augenblick Fragen lieber zurückstellen und lediglich Auslassungen oder Widersprüchlichkeiten bei uns selbst registrieren. Jedes Verstehen einer Situation geschieht unter Beteiligung unseres eigenen Unbewußten, wenn wir uns in die geschilderte Situation hineinversetzen. Um so wichtiger ist es, daß der Arzt »Anteil nimmt«, ohne zu werten, also offen bleibt für die Situation, wie sie vom Patienten dargestellt wird.

3. Erst nachdem die Lebenssituation, in der der Patient erkrankte, anschaulich geworden ist, sollte als nächster Schritt die Zentrierung auf die Vorgeschichte erfolgen, die hier also eine Schilderung der früheren Lebensumstände vor dem Zeitpunkt des Krankheitsbeginns ist. Ihre innere Spannung, ihre Dynamik wird in der Regel am deutlichsten, wenn es dazu kommt, daß der Patient spontan von seiner Familie und/oder von seiner Arbeit erzählt.

4. So entwickelt sich innerhalb einer Gesprächsstunde aus unserem Patienten eine Person (ein Subjekt), die wir mit anderen Augen sehen als zu Anfang und deren körperliche oder seelische Krankheitssymptomatik uns dann oft als eine Art Stellvertretung für eine aus Unvermögen oder Hemmung nicht gelebte Seite dieses Menschen erscheint.

Spezielle Hinweise

1. Gehemmte Patienten sollten wir mit einfachen Äußerungen ermutigen. Je nach Gesprächssituation können wir direkt ermuntern, z. B. mit dem Satz: »Darüber würde ich gern mehr hören« oder mehr allgemein im Sinne einer indirekten Frage: »Irgend etwas macht es Ihnen schwer, mit mir über dies Thema zu sprechen« oder indem wir aktiver eine Deutung anbieten: »Vielleicht haben Sie Angst, mit mir über ... zu sprechen« oder etwa »Vielleicht fällt es Ihnen schwer, nach 8 Jahren noch einmal mit mir über die Zeit zu sprechen, als Ihr Mann Sie verlassen hat.«

2. Schweigen: Falls ein Gespräch dennoch nicht in Gang kommt oder ein Thema auch trotz Ermutigung noch blockiert ist, sollten wir von uns aus ablenken, indem wir ein anderes Thema anschneiden, etwa: »Vielleicht erzählen Sie mir noch etwas ausführlicher von Ihren Geschwistern.« Das Schweigen kann also Zeichen einer noch nicht ausreichenden Tragfähigkeit für ein angst- oder schuldbesetztes Thema sein. Andererseits wäre es grundfalsch, alle solche Gesprächsgebiete zu meiden, um damit einem Schweigen auszuweichen. Das Schweigen selbst ist – worauf schon KEMPER hinwies – immer ein Zeichen für eine unter besonderer Spannung (Dynamik) stehende Thematik. Wir sollten es in der für uns adäquaten Aufmerksamkeitshaltung aushalten und werden dann auch den geeigneten Zeitpunkt finden, wo wir etwa sagen können: »Es scheint Sie etwas besonders zu beschäftigen« oder direkter: »Vielleicht wäre es doch gut, Sie würden mir sagen, was Sie jetzt am Weitersprechen gehindert hat.«

3. Bei angstbesetzten Aussagen sollte unser Kommentar weder ein direktes Ja oder Nein als Reaktion sein, sondern eine neue Frage. Sagt der Patient etwa: »Ich glaube, ich werde verrückt« oder »Ich merke, daß ich doch einen Tumor habe und voller Krebs bin«, so sollten wir nicht antworten: »Oh, nein, Sie werden ganz sicher nicht verrückt« oder »Ich verspreche Ihnen, daß Sie keine Krebserkrankung haben«, sondern etwa fragen: »Warum nehmen Sie an, daß Sie verrückt werden?« oder »Woran merken Sie, daß Sie voller Krebs sind?« Auf keinen Fall dürfen hier seitens des Arztes Allgemeinplätze angeboten werden – »alles wird schon gut gehen« –, weil der Patient sich zu Recht mit seinen Problemen nicht angenommen fühlt.

Die sexuelle Thematik sollte nicht zu früh und nicht zu direkt »abgefragt« werden, obwohl oder gerade, weil sich immer wieder zeigt, daß diese Sphäre für die Krankheitssymptomatik eine der wichtigsten Anlässe ist. Statt der direkten Frage: »Haben Sie onaniert?« ist es sicher richtiger, in verdeckter Form das gleiche zu fragen, indem wir z. B. formulieren: »In welchem Alter sind Sie denn mit der Onanie bekannt geworden?«

Überhaupt ist es besser, in der Regel die offene Frageform zu gebrauchen, da sie dem Gespräch Impulse gibt, anstatt nach Alternativ- oder Sachfragen mit »ja« oder »nein« den Fluß des Gespräches zu unterbrechen, z. B. statt der Frage: »Hatten Sie viel Streit mit Ihrer Mutter?« die »offene« Frageform: »Erzählen Sie mir doch bitte mehr von Ihrer Mutter.«

4. Fragen des Patienten gehören in erster Linie zu seiner Selbstdarstellung, also sind sie zur Beurteilung seines Verhaltens wichtig. Wie auch LANGEN feststellt, sind Sachfragen relativ selten; scheinbare Sachfragen, z. B. nach der Diagnose, sind in Wirklichkeit Fragen nach der Prognose.

Aber außer diesen beiden Gesichtspunkten, Fragen des Patienten als Verhaltensmodi oder kategorial zu sehen, müssen wir auch mit unserem 3. Ohr hören (TH. REIK) und uns klar zu werden versuchen, warum eine Frage gerade an dieser Stelle des Gesprächs gestellt wird. Die Frage etwa nach der Wirksamkeit der Hypnose im Zusammenhang mit der Schilderung des Beschwerdebildes wird einen Psychotherapeuten wegen der darin zum Ausdruck kommenden Passivitätshaltung nicht gerade ermuntern, ein Arbeitsbündnis für eine aufdeckende Therapie anzustreben.

Aus den skizzierten Gründen ist es in der Regel wichtig, Fragen des Patienten nicht zu beantworten, sondern mit einer Gegenfrage, möglichst in der »offenen« Form, anzufangen und damit die auf eine Sachfrage verengte Gesprächssituation wieder zu erweitern, etwa auf die Frage: »Herr Doktor, meinen Sie nicht auch, daß ich voller Krebs bin?« die offene Frage: »Erzählen Sie bitte, aus welchen Symptomen Sie schließen, voller Krebs zu sein.«

Einzelheiten aus der Vorgeschichte sind manchmal wichtig; das Kleben an Einzelheiten ist aber entweder eine Abwehrhaltung des Patienten – etwa aus Angst, Scham oder Hemmung, die eigentlichen konfliktbesetzten Themen zu verschweigen. Es kann aber auch Ausdruck einer hypochondrischen Selbstbeobachtung sein, von der er sich nicht zu lösen vermag. Entsprechend dieser verschiedenen Motivierung muß auch unsere eigene Haltung unterschiedlich sein. Wir sollten im 1. Fall den Gesprächsverlauf durch »offene Fragen« lenken, im 2. Fall können wir durch einen Hinweis ein Thema zurückstellen oder – falls das Gespräch mehr Interviewcharakter hat – uns die Frage erlauben, was den Patienten wohl veranlaßt, jetzt so ausführlich darüber zu sprechen.

5. Averbale Mitteilungen von zentraler Bedeutung sind Schweigen, Erröten, Tränen. Das Verhalten des Arztes in solchen Augenblicken muß daher so verständig wie möglich, aber auch ganz ruhig und geduldig sein. Ob man selbst etwas sagt, etwa »weinen Sie sich nur aus«, muß der Augenblick ergeben. In der Regel gilt aber wie für das Schweigen des Patienten, daß der Arzt schweigt, um dem emotionalen Durchbruch des Weinens oder dem Betroffensein im Schweigen Zeit zu geben.

Nach 1–2 Minuten kann man in einer solchen Situation das ärztliche Gespräch mit einer Frage wieder in Gang bringen, etwa: »Vielleicht sagen Sie mir doch etwas von dem, was Sie eben so stark beschäftigt hat (oder noch beschäftigt).« Nicht selten folgen nun Angaben, die dem Patienten bisher nie über die Lippen gegangen waren. Ein Gespräch sollte nie abrupt beendet werden. Am besten hat man irgendwo in der eigenen Blickrichtung eine Uhr stehen, so daß man rechtzeitig vor Ablauf der vereinbarten Zeit – in der Regel 45–50 Minuten – biographische Daten durch offene oder direkte Fragen ergänzen, aber auch einige Minuten vor Schluß auf die auslaufende Zeit hinweisen kann.

6. Die Entlassung des Patienten sollte in dieser Technik des Gesprächs nie ohne eine gewisse Ermutigung erfolgen. Man kann ihn loben, daß er so bereit war zu berichten; man kann seine Fähigkeit hervorheben, ein Gespür für die eigenen Probleme zu haben; man kann unter Umständen sogar schon eine Art Übersicht oder Zusammenfassung geben, wenn der Patient genügend tragfähig erscheint. Häufig wird man sich aber beschränken, indem man nochmals einige wesentliche Punkte aufgreift und den Patienten verabschiedet mit dem Vorschlag, diese Punkte später nochmals aufzugreifen.

Ob man ihm außerdem ein Medikament aufschreibt, hängt von der Art der Beschwerden, aber auch vom Patienten ab. Grundsätzlich sind sich wohl die meisten Psychotherapeuten heute einig, daß die Technik des ärztlichen Gesprächs durchaus die Möglichkeit einer gleichzeitigen Medikation zuläßt.

Literatur

1. ARGELANDER, H.: Das Erstinterview in der Psychotherapie. Wiss. Buchgesellschaft, Darmstadt 1970.

2. BALINT, M.: Der Arzt, sein Patient und die Krankheit. Klett, Stuttgart 1957.

3. BRÄUTIGAM, W.: Reaktionen, Neurosen, Psychopathien. Thieme, Stuttgart 1968.

4. KEMPER, W.: In: Handbuch der Neurosenlehre und Psychotherapie, 1. Bd. Urban & Schwarzenberg, München-Berlin 1959.

5. LANGEN, D.: Psychotherapie. Thieme, Stuttgart 1969.

6. REIK, Th.: Listening with the third ear. Grove Press, New York 1948.

7. WEIZSÄCKER, V. v.: Der Gestaltkreis. Thieme, Stuttgart 1947.

Erschienen in:
internist. prax. **16**, 553–558 (1976)
tägl. prax. **17**, 507–512 (1976)

Das präsuizidale Syndrom nach RINGEL

Diagnose, Differentialdiagnose und Therapie

G. SONNECK, Wien

Allgemeines

1949 wurden in Wien 745 Personen nach Suizidversuchen untersucht; Ziel war es, ihre psychische Verfassung vor dem Ereignis zu klären. Dabei wurden bei fast allen Untersuchten Merkmale gefunden, die von RINGEL als präsuizidales Syndrom erkannt und 1953 (10) beschrieben wurden. Schon damals zeigte sich, daß bei verschiedenen psychischen Erkrankungen, die zum Selbstmord führen können, nur quantitative, nicht jedoch qualitative Unterschiede bestehen.

Das präsuizidale Syndrom (Tab. 1) ist charakterisiert durch:

1. zunehmende Einengung,
2. gehemmte Aggression und
3. Selbstmordphantasien.

Diese 3 Kennzeichen beeinflussen sich gegenseitig im Sinne einer Verstärkung und führen, sofern nicht interveniert wird, zur Selbstmordhandlung.

Einengung

Es entwickelt sich eine *situative* Einengung, also eine Einengung der persönlichen Möglichkeiten, die als Folge von Schicksalsschlägen oder eigenem Verhalten eintritt. Gravierender ist jedoch das Einengungsgefühl, das gleichsam am Übergang zur Einengung der Dynamik steht. Die *dynamische* Einengung bezieht sich auf die Apperzeption und Assoziation sowie Affekte und Verhalten. Die *affektive* Einengung bewirkt meistens ein ängstlich-depressives Verhalten, aber auch eine »auffällige Ruhe« ist kennzeichnend. Ferner beobachtet man Einengungen der Wertwelt und Einengungen und Entwertungen zwischenmenschlicher Beziehungen, was bis zum Verlust der Umweltbeziehung gehen kann.

Gehemmte Aggression

Entsprechend den verschiedenen Aggressionstheorien sind die Beurteilungen unterschiedlich (15). Einigkeit besteht derzeit jedoch darüber, daß die direkte Aggressionsentladung gehemmt ist. Ob diese Hemmung auf eine spezifische Persönlichkeitsstruktur, auf spezielle psychische Erkrankungen oder auf fehlende zwischenmenschliche Beziehungen zurückgeht, ist therapeutisch außerordentlich wichtig.

Selbstmordphantasien

Werden solche Phantasien gewollt, sind sie ein Alarmsignal. Drängen sie sich jedoch passiv auf und konkretisiert sich die Art der Suizidhandlung, besteht höchste Gefahr. Die Kombination von Suizidgedanken mit affektiver Einengung (fehlende affektive Resonanz, mangelndes affektives Ansprechen) weist deutlich auf Suizidalität hin (16).

Nachstehend soll keinesfalls der Eindruck erweckt werden, daß jeder Suizid an sich krankhaft ist. Auf das Problem »psychische Krankheit«

Einengung

1. Situative Einengung
2. Dynamische Einengung mit einseitiger Ausrichtung der Apperzeption, Assoziation, Affekte, Verhaltensmuster und mit Reduktion der Abwehrmechanismen
3. Einengung der zwischenmenschlichen Beziehungen
4. Einengung der Wertwelt

Gehemmte und gegen die eigene Person gerichtete Aggression

Selbstmordphantasien

Tab. 1
Das präsuizidale Syndrom

wird hier nicht näher eingegangen, es sei jedoch z. B. auf KEUPP »Der Krankheitsmythos in der Psychopathologie« (6) verwiesen. Auch ist nicht jeder Suizidant krank (18). Für die Einschätzung der Suizidalität ist es jedoch sehr hilfreich, die Risikogruppe psychisch Kranker genauer zu kennen (17).

Das präsuizidale Syndrom hat mehrere Beziehungen zur psychiatrischen Nosologie:

1. Dauer seiner Entwicklung.
2. Verschiedene Formen.
3. Mögliches rezidivierendes präsuizidales Syndrom.
4. Verteilung auf verschiedene nosologische Kategorien.

Entwicklungsdauer des präsuizidalen Syndroms

PÖLDINGER (9) beschreibt 3 Phasen der suizidalen Entwicklung (Abb. 1):

Im 1. Stadium wird der Suizid als Möglichkeit, wirkliche oder scheinbare Probleme durch Selbstmord zu lösen, erwogen. Suggestive Einflüsse, aber auch eine soziale Isolierung sind dabei bedeutsam. Das 2. Stadium ist durch Ambivalenz, Unschlüssigkeit und inneren Kampf zwischen konstruktiven und destruktiven Tendenzen gekennzeichnet. In diesem Stadium erfährt man häufig Selbstmordankündigungen, die bei 70–80% vor Selbstmordhandlungen gefunden werden können. Im 3. Stadium entwickelt sich der Entschluß. Man beobachtet indirekte Hinweise (Vorbereitungen, konkrete Vorstellungen über das Vorgehen) oder eine plötzliche »Ruhe vor dem Sturm« mit scheinbarer Abgeklärtheit. Diese 3 Stadien können unterschiedlich verlaufen; bei den sog. Kurzschlußhandlungen werden sie außerordentlich rasch durchlaufen. Hierher gehören die infantilen, unreifen, explosiblen und psychopathischen Persönlichkeiten, Borderline-Persönlichkeitsstörungen sowie Schwachsinnige und Gehirngeschädigte. Kurzschlußhandlungen finden sich auch im Rausch und bei schizophrenen Psychosen.

Einen langen Verlauf, besonders eine lange Dauer des 2. Stadiums ist bei Neurosen einschl. neurotischen Depressionen zu finden. Bei dieser Patientengruppe erlebt man häufig Rezidive (40%).

Bei endogenen Depressionen nimmt der Suizidimpuls gleichmäßig zu; alle 3 Phasen werden langsam durchschritten. Als charakteristisch gilt bei diesen Patienten die besonders intensive Suizidalität zu Beginn und am Ende der depressiven Phase.

Verschiedene Formen des präsuizidalen Syndroms

Bei reaktiven Depressionen finden sich präsuizidale Syndrome mit besonders betonter situativer Einengung, aber auch einer Einengung der Dynamik im Sinne des Kurzschlusses. Die Selbstmordhandlung geschieht rasch, häufig vor anderen Personen; Versuche werden nur selten wiederholt.

Eine starke Betonung der Einengung der persönlichen Möglichkeiten findet sich beim alten Menschen. Etwa ⅓ aller Selbstmörder ist über 60 Jahre alt, während ihr Anteil an der Gesamtbevölkerung nur etwa ¼ beträgt. Selbstmord*versuche* sind in dieser Altersklasse wesentlich seltener als bei Jüngeren, Selbstmorde werden häufiger.

Die dynamische Einengung alter Menschen zeigt sich in Verbitterung und häufig in Resignation. Intensive Selbstmordphantasien und Todeswünsche werden beschrieben. Die sog. Spätdepression (7) ist in dieser Gruppe am häufigsten vertreten; PÖLDINGER (9) hat auf die Korrelation von Alter, Depression und Suizidhandlung hingewiesen. Bei diesen Patienten sind auch Dynamik, Wertwelt und zwischenmenschliche Beziehungen im Sinne von Einengung betroffen.

Selbstmordhandlungen bei Dementen beobachtet man nur selten, etwa bei 2 von 100 Selbstmorden.

Auffallende dynamische Einengungen sind bei Patienten mit Neurosen, der zweiten großen Gruppe, zu finden (¼ der Selbstmorde bzw. ⅓ der Selbstmordversuche). Besonders zu erwähnen ist die sog. »Neurose der Lebensgestaltung«, die durch den Verlust expansiver Kräfte, Stagnation und Regression gekennzeichnet ist (RINGEL [10]).

Die endogene (endomorphe) Depression ist das klassische Paradigma für das präsuizidale Syndrom. Der Anteil endogen Depressiver an den Selbstmordhandlungen, insbesondere an den Selbstmorden ist hoch.

Abb. 1
Stadien der suizidalen Entwicklung (9)

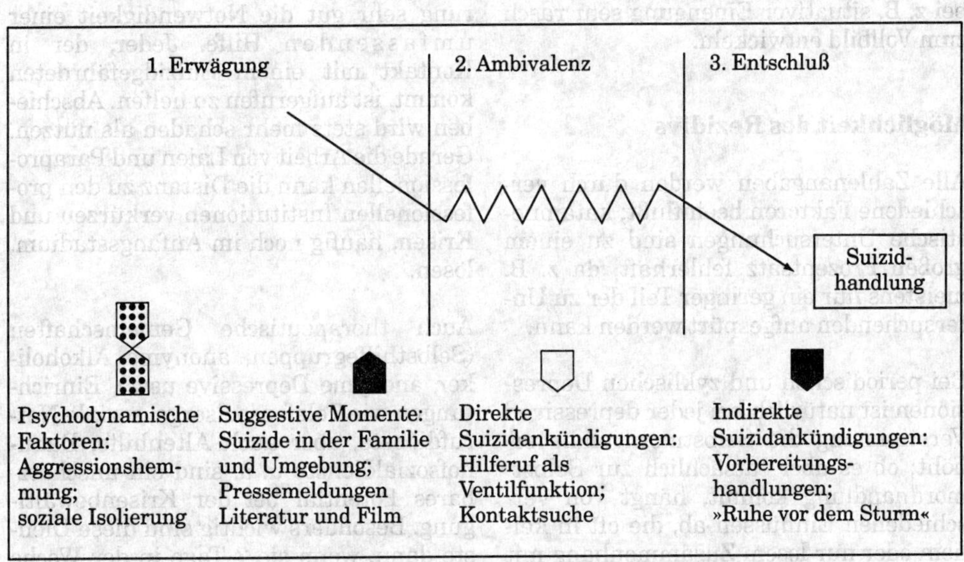

Bei Schizophrenen sind verschiedene Formen zu unterscheiden:

1. Blitzartig ablaufende Kurzschlußhandlung;
2. Selbstmordhandlungen, besonders am Beginn schizophrener Erkrankungen (3);
3. »typischer schizophrener Selbstmord« (4);
4. sog. »motivloser« Selbstmord bei prozeßhaften Verläufen.

Je nachdem, um welche Gruppe es sich handelt, ist das präsuizidale Syndrom unterschiedlich. Bei den sog. »typischen schizophrenen Selbstmorden« spielen Selbstmordphantasien eine sehr große Rolle (13). Am Beginn einer schizophrenen Erkrankung sind vor allem Einengung, Gefühle völliger Vereinsamung, Weltentfremdung und Unverstandenheit ausgeprägt.

Eine latente Einengung von Wertwelt bzw. Wertungen, die mit denen der Allgemeinheit nur wenig oder nicht übereinstimmen, sowie eine latente Einengung zwischenmenschlicher Beziehungen findet sich beim soziopathischen Syndrom; durch hinzutretende oft nur kleine Anlässe kann sich das präsuizidale Syndrom bei z. B. situativer Einengung sehr rasch zum Vollbild entwickeln.

Möglichkeit des Rezidivs

Alle Zahlenangaben werden durch verschiedene Faktoren beeinflußt; katamnestische Untersuchungen sind zu einem großen Prozentsatz fehlerhaft, da z. B. meistens nur ein geringer Teil der zu Untersuchenden aufgespürt werden kann.

Bei periodischen und zyklischen Depressionen ist natürlich bei jeder depressiven Verstimmung die Selbstmordgefahr erhöht; ob es aber tatsächlich zur Selbstmordhandlung kommt, hängt von verschiedenen Einflüssen ab, die oft in keinem oder nur losem Zusammenhang mit der nosologischen Zuordnung stehen (1). Direkt nach einem Suizidversuch ist das präsuizidale Syndrom bei 80% wesentlich schwächer, häufig ist es sogar ganz verschwunden. Bei etwa 10% besteht weiterhin hohe Suizidgefahr.

Nosologische Kategorien

Über die Häufigkeit bestimmter psychischer Erkrankungen bei Selbstmorden und Selbstmordversuchen findet man sehr unterschiedliche Angaben in der Literatur. Tab. 2 zeigt eine differenzierte diagnostische Analyse von Suizidhandlungen (11).

Therapie des präsuizidalen Syndroms

Dem nach LITMAN (8) benannten Gesetz entsprechend, ist die Kompetenz des Psychiaters um so geringer, je höher die Suizidgefährdung eines Menschen ist. Diese Formulierung ist sicher etwas überspitzt, denn bei schwerster Ausprägung eines präsuizidalen Syndroms, z. B. bei Psychosen, bedürfen diese Patienten psychiatrischer, häufig sogar stationärer Therapie. Trotzdem zeigt diese Formulierung sehr gut die Notwendigkeit einer umfassenden Hilfe. Jeder, der in Kontakt mit einem Suizidgefährdeten kommt, ist aufgerufen zu helfen. Abschieben wird stets mehr schaden als nützen. Gerade die Arbeit von Laien und Paraprofessionellen kann die Distanz zu den professionellen Institutionen verkürzen und Krisen, häufig noch im Anfangsstadium, lösen.

Auch therapeutische Gemeinschaften (Selbsthilfegruppen, anonyme Alkoholiker, anonyme Depressive usw.), Einrichtungen wie Telefonseelsorge, soziale Notrufdienste, aber auch Altenhilfe, Bahnhofsozialdienste u. ä. sind ein unschätzbares Potential bei der Krisenbewältigung. Besonders wichtig sind diese Dienste dann, wenn sie 7 Tage in der Woche und 24 Stunden am Tag verfügbar sein können. Erfahrungen aus den Vereinigten Staaten zeigten, daß professionelle Suizidverhütung in eigenen Zentren nicht ausreicht. Erst die weitergespannte Krisenintervention ermöglicht eine Suizidprophylaxe.

Krisenintervention

Zunächst muß der Schweregrad der Krise abgeschätzt werden. Das aktuelle Problem, die beteiligten Personen und die wichtigsten Hilfsmöglichkeiten müssen eruiert, frühere oder bestehende Krankheiten sowie spezifische Gefährdungen in Erfahrung gebracht werden. Das Ziel der Intervention muß kurzfristig realisierbar sein; dabei wird eine Persönlichkeitsänderung primär nicht angestrebt. Eine Rückführung in den Status quo ante sollte vermieden, ein stabilerer Zustand durch Hilfe zur Selbsthilfe erreicht werden. Es ist nötig, von emotionalem Druck, Depression, Schuldgefühl, Angst, Aggressivität und Feindseligkeit durch Zulassen dieser Gefühle sowie durch distanzierende Reflexion des auslösenden Konfliktes und seiner Konsequenzen zu entlasten. Dies läßt sich durch mentale Bewältigung, Exploration anderer bzw. früherer Konfliktlösungsstrategien und unterstützende therapeutische Methoden erreichen. Eine möglichst rasche Reintegration in die Umwelt und eine vorbereitende Planung für evtl. neue Krisenereignisse schließen Kriseninterventionen ab und verhindern Chronifizierungen (19).

Antisuizidale Therapie

Die von RINGEL (12) entwickelte Therapieform rollt das präsuizidale Syndrom in umgekehrter Richtung auf: Wesentlich ist eine tragfähige zwischenmenschliche Beziehung, durch die der Ring der Einengung gelockert, der Patient zu kleinen, ihn nicht überfordernden Erfolgserlebnissen ermutigt und die Phantasie in positiver Richtung angeregt wird.

	Suizid %	Suizidversuch %
Endogene Depression	28	15
Schizophrenie	6	4
Organische Demenz	2	3
Neurose	26	30
Neurotische Reaktion	2	30
Pathologische Altersreaktion	26	5
Psychopathie	10	11
Debilität	–	2

Tab. 2
Analyse der Ursachen von Suizidhandlungen (11)

Bei hoher Suizidgefahr ist jedoch häufig auch eine medikamentöse Therapie nötig; im akuten Stadium bevorzugt man dämpfende Medikamente. Stark aktivierende Antidepressiva, insbesondere zentrale Stimulanzien und Halluzinogene können die Suizidalität erhöhen. Zahlreiche Untersuchungen bestätigen, daß Lithium auch suizidprophylaktisch wirkt (14); für das akute Stadium hat es freilich keine Bedeutung.

Um gezielt zu helfen, muß man die Vorstellung revidieren, daß Suizidankündigungen und -versuche Entwicklungsstadien einer einheitlichen pathologischen Entwicklung zum Suizid hin sind. Zwar sind Überschneidungen möglich, doch spricht vieles dafür, daß diese 3 Phänomene weitgehend eigenständig und von einander unabhängig sind.

Was kann jeweils getan werden, um ein bestimmtes Suizidereignis zu verhindern, was ist zu tun, wenn das Ereignis eingetreten ist und was muß anschließend unternommen werden? Diese Aufgaben werden im Konzept von Prävention, Intervention und Postvention zusammengefaßt (5).

Prävention

Bei etwa ⅔ der Patienten geht dem Suizid kein Suizidversuch (Parasuizid) voraus; die Ankündigung scheint bei diesen Personen ein häufigerer Vorläufer als der Versuch zu sein. Auch unterscheiden sich Personengruppen, die einen Suizid begehen, von denen, die einen Parasuizid unternehmen. Erstere sind meistens Alkohol-, Drogen- und Medikamentenabhängige, Depressive, besonders rezidivierend Depressive, Alte und Vereinsamte. Eine gute Betreuung von Alkoholikern, psychiatrischen Patienten und alten Menschen hat einen bedeutenden prophylaktischen Effekt.

Suizidversuche werden in erster Linie von jüngeren und jungen Menschen unternommen. In der Suizidversuchsprophylaxe wird man ihnen andere Möglichkeiten, Konflikte zu lösen, anbieten und vermitteln müssen.

Intervention

Die Intervention bei Suizidankündigungen ist eine wichtige präventive Maßnahme. In erster Linie geht es dabei um die Einschätzung der Suizidalität, nicht um eine zwangsweise Einweisung in eine psychiatrische Klinik. Man sollte keine Anstrengung scheuen, diejenigen Stellen, die erfahrungsgemäß mit Risikogruppen zu tun haben, in der Beurteilung der Suizidalität und den direkten und indirekten Hilfsmöglichkeiten zu schulen.

Die Intervention nach dem Suizidversuch besteht neben somatischer Hilfe aus der psychiatrischen Untersuchung, um Krankheiten ausfindig zu machen bzw. pathologische Einflüsse der Umwelt aufzudecken. Neuere Untersuchungen aus England (2) lassen die psychiatrische Untersuchung jedoch meistens entbehrlich erscheinen, zumal da sie häufig keinerlei Konsequenz hat. Das Hauptgewicht wird auf die Krisenintervention durch das Personal, das direkten Kontakt mit den Patienten hat, gelegt. Darüber hinaus ist die Analyse der sozialen Situation äußerst wichtig, spielt sie doch gerade bei einem so multifaktoriellen Phänomen, wie es ein Parasuizid ist, eine erhebliche Rolle.

Postvention

Da Hinterbliebene nach einem Suizid möglicherweise ein erhöhtes Suizidrisiko, sicher aber ein hohes Krisenrisiko haben, ist es sinnvoll, den Angehörigen von Selbstmördern zu helfen. Will man nach einem Suizidversuch weitere vermeiden, so ist es äußerst schwierig, die Risikopopulation ausfindig zu machen. Die Einbeziehung der Umwelt des Patienten bietet dann am ehesten die Möglichkeit, pathologische Verhaltensweisen aufzudecken und zu ändern. In der Verhütung des Suizids wird man wiederum die Alten und psychisch Kranken als besonders gefährdet ansehen müssen. Geholfen werden sollte kontinuierlich über eine gewisse Zeitspanne hinweg. Viele Untersuchungen sprechen nämlich dafür, daß Suizide Suizidversuchen zwar relativ selten (etwa 5%), aber eher kurzfristig folgen.

Die Postvention nach Suizidankündigung entspricht weitgehend der Hilfe nach einem Suizidversuch. Es darf nicht übersehen werden, daß gerade Depressive, besonders wiederum rezidivierend Depressive häufig und immer wieder unter drängenden Suizidgedanken zu leiden haben und diese auch äußern.

Eigene Betroffenheit

Die Beschäftigung mit Menschen in Krisen und mit Suizidgefährdeten bringt uns selbst auch immer wieder mit unserer eigenen Krisenanfälligkeit, unserer eigenen Suizidalität und mit unserer Einstellung zum eigenen Sterben und zum Tod in Kontakt. Je besser ich meine eigene Stellungnahme zu Suizid, Tod und Sterben kenne, um so freier werde ich sein, den schwierigen Weg mit dem Menschen in der Krise gemeinsam zu gehen. Je früher ich selbst in der Krisenintervention meine Hilfsbedürftigkeit wahrnehme, mich der Hilfe anderer versichere und diese gegebenenfalls in Anspruch nehme, um so besser werde ich mich an den Bedürfnissen der Menschen orientieren können, deren innere Not und Bedrängnis sie am Leben verzweifeln läßt. Je besser ich meinen eigenen Sinn des Lebens erarbeitet habe, desto eher werde ich den bedrängten Menschen auf der Suche nach seinem Sinn begleiten können – und nur das ist Hilfe, die tatsächlich wirkt.

Literatur

1. BERNER, P. u. G. SONNECK: Psychotische Suizidhandlungen. Münch. med. Wschr. **117,** 193–196 (1975).

2. BLAKE, D. R. u. J. R. A. MITCHELL: Self poisoning: management of patients in Nottingham 1976. Brit. med. J. **1978/I,** 1032–1035.

3. GRUHLE, H. W.: Selbstmord. Thieme, Leipzig 1940.

4. JANTZ, H.: Schizophrenie und Selbstmord. Nervenarzt **22,** 126–133 (1951).

5. KATSCHNIG, H.: Prevention, Intervention and Subsequent Action (Postvention) in Suicidal Behaviour: Suicide and Attempted Suicide in Young People. WHO, Copenhagen 1976.

6. KEUPP, H.: Der Krankheitsmythos in der Psychopathologie. Urban & Schwarzenberg, München-Berlin-Wien 1972.

7. KIELHOLZ, P.: Depressive Zustände. Huber, Bern-Stuttgart-Wien 1972.

8. LITMAN, R. E.: Suicide Prevention Center Patients. A Follow up Study Bull. Suicidology **6,** 12–17 (1970).

9. PÖLDINGER, W.: Suizidalität, Depression und Angst. In: KIELHOLZ, P. (Hrsg.): Depressive Zustände. Huber, Bern-Stuttgart-Wien 1972.

10. RINGEL, E.: Der Selbstmord. Abschluß einer krankhaften psychischen Entwicklung, eine Untersuchung an 745 geretteten Selbstmördern. Maudrich, Wien 1953.

11. RINGEL, E.: Neue Untersuchungen zum Selbstmordproblem. Hollinek, Wien 1961.

12. RINGEL, E.: Selbstmordverhütung. Huber, Bern-Stuttgart-Wien 1969.

13. RINGEL, E. u. G. SONNECK: Zur Problematik des schizophrenen Selbstmordes, diskutiert an einem besonderen Fall. Psychiat. clin. **7,** 101–119 (1974).

14. SCHOU, H.: Heutiger Stand der Lithium-Rezidivprophylaxe bei endogenen affektiven Erkrankungen. Nervenarzt **45,** 397–418 (1974).

15. SONNECK, G.: Das präsuizidale Syndrom nach Ringel aus individualpsychologischer Sicht. Z. Individualpsych. **1,** 19–35 (1975).

16. SONNECK, G.: Die Abschätzung der Suizidalität. Nervenarzt **51,** 147–151 (1980).

17. SONNECK, G.: Krisenintervention und Suizidverhütung. Facultas, Wien 1992.

18. SONNECK, G. u. E. RINGEL: Suicide Prevention and the Community. A State Institut for Suicide Prevention and Crisis Intervention, Ment. Hlth. Soc. **4,** 80–84 (1977).

19. SONNECK, G. u. E. RINGEL: Technik der Krisenintervention. Psychiat. clin. **10,** 85–95 (1977).

Herrn Prof. Dr. ERWIN RINGEL (1921–1994) gewidmet.

Erschienen in:
internist. prax. **20,** 675–682 (1980)
tägl. prax. **21,** 707–714 (1980)

Die Kommunikation Hautkranker

Über die spezifische Auswirkung der Entstellung auf die Kommunikation

A. T. TEICHMANN, Aschaffenburg, und K. BOSSE, Göttingen

Jeder praktisch tätige Arzt wird nicht nur innerhalb seines Berufes erfahren haben, wie schwierig und problematisch der Umgang mit Behinderten und chronisch Kranken sein kann. Im spezifischen Setting, der besonderen Kommunikationssituation, in der Arzt und Patient gewöhnlich zusammentreffen, finden wir diese Problematik relativ einförmig abgebildet. Dies mag in erster Linie an der hohen Determinierung der sozialen Rollen von Arzt und Patient liegen, welche die Interaktion auf einen relativ kleinen Spielraum individuellen Verhaltens beschränkt. Das Risiko des Mißlingens einer Kommunikation steigt mit zunehmender Ungewißheit über die Verhaltensnormen und -möglichkeiten des jeweiligen Gegenübers.

Sind im Falle einer Begegnung zwischen Arzt und Patient die ausgesprochenen Erwartungen und immer wiederkehrenden Antwortmuster im Sinne eines Interaktionsrituals (GOFFMAN, 1971) weitgehend definiert, so trifft der chronisch Kranke oder Behinderte in der freien Wildbahn sozialer Wirklichkeit auf eine Unzahl verschiedener Rollen und Verhaltensmöglichkeiten, die in besonderem Maße dem Entstellten die Orientierung erschweren. Eine notwendige und immer wieder zu beobachtende Folge ist die Einengung sozialen Kontaktes auf eine kleine Gruppe bekannter und vertrauter Personen (BOSSE u. TEICHMANN, 1972 a).

Wenn wir von Behinderung und chronischer Krankheit sprechen, dann meinen wir nicht nur diejenigen Erkrankungen und Leiden, wie Lähmung von Gliedmaßen, Amputationen, chronische rheumatische Erkrankungen oder Herzkrankheiten, die mit einer deutlich eingeschränkten somatischen Funktion einhergehen, sondern auch eine große Gruppe von Krankheiten, die nicht mit einer Leistungsminderung oder einem vergleichbaren Funktionsverlust somatischer Art verbunden sind.

Wir meinen diejenigen Hautkrankheiten, die chronisch oder chronisch rezidivierend mehr oder weniger deutlich sichtbare Veränderungen der äußeren Erscheinung eines Menschen verursachen. Der somatische Krankheitswert ist in der Regel vergleichsweise gering. Wenn wir trotzdem von Behinderung sprechen, so deswegen, weil bei diesen zum großen Teil »ästhetischen« Erkrankungen die psychische und soziale Dimension eine immense Bedeutung gewinnt, die bei der Beurteilung des Krankheitswertes nicht vernachlässigt werden darf (BOSSE u. TEICHMANN, 1973 a).

Eine Erweiterung des Krankheitsbegriffes um die psychosozialen Anteile körperlicher Veränderungen schließt neben dem Psychischen auch ein »soziales« Kranksein in den Aufgabenbereich ärztlichen Handelns ein. Auch wenn die Berücksichtigung aller 3 Dimensionen in der Diskussion der Pathogenese vieler Krankheiten einen festen Platz eingenommen hat, finden wir relativ geringe Angaben, die uns Auskunft über psychische und soziale Folgen somatischer Erkrankungen gestatten.

Auch Arbeiten über psychische Teilursachen bestimmter dermatologischer Erkrankungen sind relativ zahlreich, vergleichen wir sie mit Veröffentlichungen, die sich mit den Auswirkungen der äußeren Entstellung auf Psyche und soziale Integration des Patienten beschäftigen (BOSSE u. TEICHMANN, 1972 b). Sie aber gerade sind es, die für jeden Aufmerksamen offensichtlich zum täglichen Brot dermatologischer Praxis gehören.

Bei einer weitaus größeren Anzahl der Patienten ist auch der psychologisch und psychoanalytisch nicht geschulte praktische Arzt in der Lage, Zusammenhänge zu sehen und eine geeignete Behandlung einzuleiten bzw. eine spezifische Therapie der nicht somatischen Faktoren des Krankheitskomplexes zu vermitteln. Demgegenüber ist die Diagnostik der meisten psychogenen Erkrankungen an das Beherrschen der psychoanalytischen Technik geknüpft, mit deren Hilfe jener unbewußte Konflikt, der zum somatischen Symptom geführt hat, entdeckt und behandelt werden kann.

Bei dem Versuch, die dermatologischen Erkrankungen mit somatischen, psychischen und sozialen Komponenten zu klassifizieren, können wir folgendes Schema gebrauchen. Nach dem unterschiedlichen Gewicht, das im Einzelfalle somatische und psychosoziale Faktoren relativ zueinander haben können, unterscheiden wir 3 große Gruppen psychosomatischer Krankheiten in der Dermatologie:

1. Erkrankungen mit psychogenem Moment (z. B. atopische Dermatitis).

2. Primär somatische und somatogene Erkrankungen, in deren Verlauf sich sekundär krankheitswertige psychische Veränderungen herausbilden können (z. B. Psoriasis).

3. Weitgehend unabhängig voneinander entstandene somatische und psychische Veränderungen, die sekundär miteinander in Beziehung treten, z. B. geringgradiger Haarausfall, der für eine bereits vorher bestandene Kontaktschwäche verantwortlich gemacht wird oder sie für den Patienten manifest werden läßt.

Wie fast jeder Versuch, natürlich vorkommende Phänomene in Gestalt eines Schemas zu fassen, ist auch diese Klassifikation in aller Regel ungültig, wenn man sie als eine Aufzählung alternativer Möglichkeiten versteht. Vielmehr ist in der Praxis meist mit Misch- und Übergangsformen zu rechnen, deren Einstufung in ausschließlich die eine oder andere Gruppe nicht mehr nach objektivierbaren Kriterien zu vollziehen ist.

Fast alle psychischen Symptome, die mit einer Veränderung der äußeren Erscheinung einhergehen oder deren Folge sind, finden ihren Niederschlag im kommunikativen Verhalten des Betroffenen. Ein wesentlicher Grund hierfür mag darin liegen, daß eine Veränderung des Äußeren selbst als kommunikatives Signal zu verstehen ist, das sowohl vom Betroffenen als auch vom potentiellen Kommunikationspartner als eine unter anderen nicht verbalen Informationen perzipiert wird. Die eminente Bedeutung aber von Hauterkrankungen innerhalb der individualpsychologischen wie sozialen Sphäre ist nur mit Hilfe der entwicklungspsychologischen Faktoren verständlich, welche die spezifische Repräsentanz der Haut für Fragen des Selbstwertes und des Kontaktes mit anderen erhellen.

Für eine normale Entwicklung und Ausbildung von Fähigkeiten ist eine differenzierte Reizzufuhr in den ersten frühen Lebensabschnitten eine notwendige Bedingung. Neben optischen und akustischen Reizen spielt für den Kontakt zwischen Mutter und Kind die Wahrnehmung über die Haut als Sinnesorgan eine entscheidende Rolle. Die Empfindung von Wärme und Kälte, harter und weicher Konsistenz, von Form und Bewegung ist in hohem Maße an die Sensibilität der Haut gebunden. Gegenstand der Wahrnehmung ist dabei nicht nur der Körper der Mutter, mit der der Säugling während der ersten Monate seines Lebens in einer symbiotischen Einheit lebt, sondern auch die Oberfläche, Beschaffenheit, Form und Funktion des eigenen Körpers.

Diese Auffassung vom relativ großen Stellenwert der Haut als eines Organs zur Wahrnehmung von Selbst und Umwelt entspricht der von SPITZ (1972) vertretenen Theorie, daß die Haut zusammen mit der Tiefensensibilität als Sinnesorgan bereits vor der diakritischen Organisation der anderen peripheren Wahrnehmungsorgane für den Säugling äußerst wichtig ist. Dementsprechend gehört die Haut nicht nur zu den zentralen Kommunikationsorganen der frühen sozialen Beziehungen, sondern ist in hohem Maße auch an der Formung eines Selbstbildes beteiligt, das in den ersten Lebensabschnitten primär ein Bild vom eigenen Körper ist.

Es ist nicht verwunderlich, daß ein Organ, das in den entscheidenden Entwicklungsphasen eine so überragende Stellung in der Aufnahme und der Unterhaltung der ersten sozialen Beziehungen eingenommen hat, diese Bedeutung, wenn auch in modifizierter Form, im späteren Leben beibehält. Ebenso wie in der Säuglingszeit Störungen des Zuwendungsgefüges zwischen Mutter und Kind ihren Ausdruck auch an der Haut in Gestalt der atopischen Dermatitis im Säuglingsalter finden können (SPITZ, 1972), ist es sicher nicht verfehlt anzunehmen, daß auch beim Erwachsenen spezifische Konfliktsituationen unter besonderen Umständen eine ähnliche Symptomatik hervorrufen.

Umgekehrt wird deutlich, daß eine somatische Störung der Haut schwere psychische und in deren Gefolge auch soziale Alterationen verursachen kann. Andererseits ist zu verstehen, daß ein eingeschränktes Selbstwerterleben auch anderer Genese und Störungen der sozialen Integration leicht mit Veränderungen der Haut in ursächlichen Zusammenhang gebracht werden.

Beim Erkennen und bei der Beurteilung derjenigen Kommunikationsstörungen, die uns in der Dermatologie regelmäßig begegnen, erweist sich eine kurze Analyse der k o m m u n i k a t i v e n G r u n d s i t u a t i o n als hilfreich (TEICHMANN u. BOSSE, 1974). Wie jeder aus eigener Erfahrung weiß, findet bei der direkten Begegnung von Menschen ein verbaler und ein averbaler Informationsaustausch statt. Der averbale Teil der Kommunikation setzt sich wiederum aus d y n a m i s c h e n Komponenten, wie Mimik, Gestik, Bewegung und Haltung, und einem mehr oder weniger s t a t i s c h e n Anteil, etwa Kleidung, Körperbau, gewissen Konstanten der Physiognomie, die durch die aktuelle Mimik modifiziert werden können, und schließlich Farbe und Beschaffenheit der Körperoberfläche, insbesondere der Haut und Haare, zusammen. Naturgemäß interessieren wir uns für den Einfluß der reinen Hautmorphe, als ob sie in der Betrachtung isolierbar wäre.

Im Stadium der Kontaktaufnahme, des Beginns der Kommunikation, spielt zumeist das Visuelle die dominierende Rolle. Infolgedessen haben hier die statisch-morphologischen Faktoren ein besonderes Gewicht. Konstruieren wir einmal eine solche Kommunikationssituation zwischen 2 Individuen, die zum ersten Mal einander begegnen, und machen uns anhand dieses Modells die wichtigsten Begriffe klar, die in unserem Sinne für die

Beschreibung des Vorganges notwendig sind. Nehmen wir an, 2 Individuen, die nicht miteinander bekannt sind, also keine Vorinformationen über den anderen besitzen, begegnen sich auf der Straße. Jedes dieser Individuen hat ein bestimmtes Bild von sich selbst, von seinen Fähigkeiten, seinem Charakter, seiner sozialen Stellung, seinem Aussehen und schließlich von seiner Wirkung auf andere.

Dieses Selbstbild, auch Autostereotyp in der sozialpsychologischen Literatur genannt (HOFSTÄTTER, 1966), determiniert in hohem Maße die Einstellung zur Umwelt.

Auf der Grundlage dieser Hypothese von der eigenen Beschaffenheit betrachtet nun jedes der beiden Individuen unter der Voraussetzung, daß jeweils der andere von seiner Erscheinung her einen gewissen Signalwert besitzt, den Entgegenkommenden. Es finden eine Einschätzung und Einstufung des Gegenübers nach Maßgabe all jener nicht verbalen primär visuellen Faktoren statt, die wir aufgeführt haben. Eine solche Vorstellung oder Hypothese, was für einer dieser andere, der da entgegenkommt, sein könnte, bezeichnen wir als Fremdbild oder Heterostereotyp. Aus Autostereotyp und Heterostereotyp resultiert eine Vorstellung davon, wie jeder wohl über den jeweils anderen denken mag, wie also das jeweilige Fremdbild beschaffen sein mag. Diese Hypothese bezeichnen wir als vorgestellten Heterostereotyp.

Das System miteinander verbundener und gegenseitig abhängiger Selbst- und Fremdbilder, das wir Kommunikationsgefüge nennen, ist insbesondere von LAING (1960, 1966) detailliert untersucht und aufgeschlüsselt worden. Nachdem im präverbalen Stadium ein solches Kommunikationsgefüge entstanden ist, wird die Frage entschieden, ob eine weitere, verbale Kommunikation notwendig oder wünschenswert sei. In dieser nächsten Phase werden die primären Eindrücke überprüft und gegebenenfalls korrigiert. Inwieweit die durch den ersten Eindruck entstandenen Vorstellungen korrigierbar sind, kann im Einzelfalle sehr unterschiedlich sein.

Wichtig für die Frage, welche Bedeutung äußerlichen Entstellungen innerhalb des Kommunikationsgefüges zukommt, ist das Zusammenspiel von Selbstbild, Fremdbild und vorgestelltem Fremdbild. Gehen wir davon aus, daß z. B. durch eine Akne oder eine Psoriasis das Selbstwertgefühl des Patienten beeinträchtigt ist. Ein solcher Patient wird unserer Beobachtung nach weitgehend unabhängig von der primären Sichtbarkeit seiner Entstellung meist annehmen, daß der Kommunikationspartner ihn selbst ebenso negativ beurteilt, wie er es aufgrund seines eingeschränkten Selbstwerterlebens tut. Es resultieren im Verhalten Zeichen der Unsicherheit und Unterlegenheit, die vom Gegenüber in der Tat als solche perzipiert werden und somit im weiteren Verlaufe der Kommunikation zu einer Bestätigung des vom Patienten vorgestellten Heterostereotyps führen. Dabei ist unserer Beobachtung nach von untergeordneter Bedeutung, ob es eine primär sichtbar entstellte Person oder ein dekuvrierbarer Patient ist (GOFFMANN, 1963), dessen Entstellung erst mit zunehmendem Grad der Intimität sichtbar werden könnte.

Diese auf einer Projektion des Selbstbildes auf das erwartete Urteil des anderen beruhende Induktion des gefürchteten Verhaltens stellt die eine wesentliche Komponente der durch eine Entstellung hervorgerufenen Störung der Kommunikation dar. Sie führt eben auf dem Wege der Bestätigung einer vom veränderten Körperbild bestimmten Selbsteinschätzung aufgrund von Verhaltensinduktion zu einem Circulus vitiosus, der mit der Zeit immer weiter gefestigt wird.

Die 2. Komponente, die zu einer Beeinträchtigung der Kommunikation Hautkranker führen kann, ist die vom Verhalten des Hautkranken weitgehend unabhängige Minderbewertung durch den Kommunikationspartner, die allein auf den verminderten ästhetischen Wert der beschädigten Haut zurückzuführen ist. Besonders ein ausgeprägtes Bestreben, der Überlegene zu sein, ruft auf seiten des gesunden Kommunikationspartners die Bereitschaft hervor, ein entstelltes Äußeres als Zeichen der Inferiorität des Hautkranken zu bewerten.

In welchem Ausmaß die beiden geschilderten Mechanismen wirksam werden, ist natürlich wesentlich von der Kommunikationssituation, dem Setting und dem Charakter der Kommunikation abhängig. So werden sie im Falle einer erotisch-sexuellen Kontaktaufnahme besonders gravierend sein, während sie bei günstigen Vorinformationen über den Betroffenen, intensivem sozialem Kontakt zwischen den Kommunikationspartnern, hohem Grad der Intimität – in Situationen also, in denen dem Hautkranken vielfach Möglichkeiten der Kompensation gegeben sind – entsprechend an Gewicht verlieren können. Jedoch können auch hier im Einzelfalle andere Faktoren hinzutreten, die trotz primär günstiger Umstände eine normale soziale Beziehung erschweren.

Wenn wir versucht haben, Probleme des sozialen Kontaktes von Hautkranken unter besonderer Berücksichtigung ihres kommunikativen Verhaltens darzustellen, so kam es uns in erster Linie darauf an, diejenigen Aspekte zu erörtern, die einer Beobachtung am ehesten zugänglich sind. Entsprechend dem unterschiedlichen Grad primärer und sekundärer psychischer Veränderungen muß eine Therapie die tiefenpsychologischen Aspekte in unterschiedlichem Ausmaß einschließen. Bei vielen Patienten reicht sicherlich das Erlernen optimaler Kommunikationsstrategien aus, die Fähigkeit zum sozialen Kontakt wesentlich zu verbessern. Hier wäre ein breites Anwendungsgebiet nicht analytischer therapeutischer Gruppen in einer Hautklinik zu finden.

In besonderen Fällen jedoch ist es allein mit diesem Verhaltenslernen nicht getan. Insbesondere dort, wo die Kommunikationsstörung, die im Zusammenhang mit einer Erkrankung der Haut aufgrund primärer psychoneurotischer Fehlentwicklungen aufgetreten ist, muß ein kausaler Weg der Therapie beschritten werden.

Zusammenfassung

Es wird die spezifische Auswirkung der Entstellung durch chronische Hauterkrankungen auf die kommunikative Fähigkeit und Bereitschaft der Betroffenen analysiert.

Für den Hautkranken und seine Umwelt sind die Einengung seiner sozialen Kontakte und die gestörte soziale Integration wichtig. Diese resultieren sowohl aus einem charakteristischen »Selbstbild« (Autostereotyp) des äußerlich Entstellten und daraus folgend einem vorbelasteten »vorgestellten Fremdbild« (vorgestellter Heterostereotyp), als auch häufig aus einem beeinträchtigten »Fremdbild« (Heterostereotyp) des potentiellen Gesprächspartners.

Neben der somatischen Störung der Haut als Ursache von psychischen und sozialen Alterationen beobachten wir, daß von Patienten mit primärer Einschränkung des Selbstwerterlebens sekundär häufig minimale Veränderungen der Haut ursächlich mit der sozialen Dysintegration in Zusammenhang gebracht werden.

Abschließend werden therapeutische Überlegungen angestellt.

Literatur

1. BOSSE, K. u. A. T. TEICHMANN: Der Krankheitswert der Psoriasis – Beobachtungen zu Persönlichkeit und Umweltbeziehungen des Kranken. Hautarzt **23,** 122–125 (1972).

2. BOSSE, K. u. A. T. TEICHMANN: Über den Krankheitsbegriff in der Dermatologie und den Krankheitswert der Entstellung. Kosmetologie **2,** 39–44 (1973).

3. BOSSE, K. u. A. T. TEICHMANN: Der entstellte Mensch. Dtsch. Krankenpflg. Z. **10,** 528–532 (1972).

4. BOSSE, K. u. A. T. TEICHMANN: Der Krankheitswert der Entstellung im Spiegel ärztlicher Kosmetik und Ästhetik. Kosmetologie **1,** 8–14 (1974).

5. GOFFMAN, E.: Stigma. Prentice Hall Inc., Englewood Clifts, N. J. 1963.

6. GOFFMAN, E.: Interaktionsrituale – Über Verhalten in direkter Kommunikation. Suhrkamp, Frankfurt 1971.

7. HOFSTÄTTER, P.: Einführung in die Sozialpsychologie. Kröner, Stuttgart 1966.

8. LAING, R. D.: The Devided Self. Tavistock Publ., London 1960.

9. LAING, R. D.: Interpersonal Perception. Tavistock Publ., London 1966.

10. SPITZ, R.: Vom Säugling zum Kleinkind. Klett, Stuttgart 1972.

11. TEICHMANN, A. T. u. K. BOSSE: Hautkrankheiten und Kommunikation. Hautarzt **25,** 427–429 (1974).

Erschienen in:
internist. prax. **15,** 145–149 (1975)
tägl. prax. **16,** 145–149 (1975)

Theoretische Grundlagen zur Entstehung der Neurose nach FREUD und JUNG

H.-J. THILO, Lübeck

Der Ausdruck »Neurose« ist alt. Er wurde vermutlich von dem schottischen Arzt GULLEN 1777 in einer medizinischen Abhandlung (first lines of the practice of physics) eingeführt. In dieser Abhandlung wird im 2. Teil von neurosis or nervous diseases gesprochen und nicht mehr über »Irrsinn«, sondern z. B. auch über Herzklopfen, Kolik, Hypochondrie und Hysterie. Später versucht man, alle diese Auffälligkeiten zu lokalisieren und einen genauen organischen Sitz herauszuarbeiten. Es entstehen jetzt die Ausdrücke »Verdauungsneurose«, »Herzneurose«, »Magenneurose« oder man schließt in einem solchen Fall immer auf irgendeine Form der Hysterie oder der Hypochondrie. Zugleich spricht man von funktionellen Affektionen, die jedoch »ohne Entzündung oder strukturelle Läsion« (1) ablaufen.

Die Definitionen gehen von dem Konflikt zwischen dem Ich und den durch das Ich verdrängten Triebregungen aus. Körperliche Beschwerden, als Äußerung oder Ausdruck psychischer Spannungen und Disharmonien in der Persönlichkeit sichtbar, werden demzufolge als »Neurosen« bezeichnet (9).

IRLE gibt als Kennzeichnung der Neurose in unserer Zeit im Gegensatz zu der des 18. und 19. Jahrhunderts eine speziellere Fixierung und Einengung des Begriffes an. »Neurose meint seither eine psychisch bedingte Gesundheitsstörung, deren Symptome unmittelbare Folge und Ausdruck eines krankmachenden seelischen Konfliktes sind, der unbewußt bleibt. Zur engeren psychoanalytischen Begriffsbestimmung gehört, daß der Konflikt in der frühen Kindheitsentwicklung seine Wurzeln hat und daß die jeweilige Symptomatik aus einem Spannungsfeld zwischen Triebwünschen auf der einen Seite und einer ihre Verwirklichung verhindernden Abwehr auf der anderen Seite rührt« (2).

Mehr und mehr jedoch wird fraglich, ob überhaupt in der Therapie allgemeiner psychopathologischer Störungen von einer strengen Grenze zwischen Psychosen und Neurosen gesprochen werden kann. Zwar meint auch IRLE, sie ziehen zu können; er spricht davon, daß Psychose die Kennzeichnung von Seelenkrankheit oder Geisteskrankheit sei und in dieser Weise eine »Reihe verschiedenartiger psychischer Krankheitsbilder gebraucht« wird. Dabei geht es ihm um die Entstehung des »psychischen Andersseins« durch die bekannten organischen Hirnkrankheiten wie etwa die progressive Paralyse, das Alkoholdelir oder dessen hirnorganische Grundlage. Weiterhin rechnet er dazu die endogenen Psychosen, alle Formen der Schizophrenie oder der Zyklothymie. Aber schon hier wird für den Praktiker die Frage drängend, wo und wie sich die Übergänge bemerkbar machen. Besser scheint es schon zu sein, mit KUIPER eine Unterscheidung dort zu sehen, wo man die Überlegungen anstellt, ob man es mit einem Defekt oder mit den Folgen eines Konfliktes zu tun hat. Er weist darauf hin, daß sich neurotische Konflikte manchmal auf dem Boden eines Defektes abspielen und daß es gerade solche Defekte sein können, die verhindern, daß der Konflikt, der im allgemeinen durchaus lösbar zu sein scheint, eine gesunde Lösung findet.

Wir werden uns also nicht auf ein starres Schema einlassen können, sondern werden festzustellen haben, daß der Übergang zwischen Psychosen und Neurosen fließend, überlappend, larviert sein kann, daß sich aber auch scheinbare psychotische Krankheitsbilder im Laufe einer genaueren Untersuchung in der psychoanalytischen Praxis als Neurosen oder als sog. »Border-Line-Fälle« herausstellen und umgekehrt. Die Frage ist daher zu stellen, ob für die psychotherapeutische Praxis die Diagnose zu Beginn einer Behandlung überhaupt möglich ist. Der Krankheitsverlauf, die Fixierung des Symptoms und nicht zuletzt die Realitätseinsicht des Kranken können als Charakteristika zur Diagnose herangezogen werden.

In der Praxis des Alltags wird das vielleicht so aussehen: »Herr Doktor, ich habe furchtbare Angst, daß mich jemand überfällt. Dabei habe ich auf meinem Nachttisch das Telefon stehen, meine Haustür ist durch Sicherheitsschlösser geschützt, die Polizei wohnt mir schräg gegenüber, ich weiß also, daß meine Angst unbegründet ist. Ich möchte auch keine Angst mehr haben, aber sie schüttelt mich entgegen alledem, was ich mir selbst immer wieder vorhalte.« In einem solchen Falle sprechen wir von einer Realitätseinsicht und werden mit einiger Sicherheit von einer neurotischen Fehlhaltung auszugehen haben.

Anders aber bei folgendem Krankheitsbild: »Herr Doktor, meine Frau tut mir jeden Tag Gift in den Kaffee. Ich schmecke dies ganz deutlich. Der Kaffee ist auch ganz bitter. Ich habe auch schon einmal eine Probe des Kaffees zur Untersuchung eingereicht. Der Nahrungsmittelchemiker sagte mir, die eingereichte Probe sei völlig frei von Giften. Aber ich habe diesen Mann schon einmal gesehen, wie er mit meiner Frau gesprochen hat. Die beiden stecken bestimmt unter einer Decke.« Bei solchen und ähnlichen Fällen, die jenseits aller Realitätseinsicht liegen, wird man von einer psychotischen Erkrankung reden müssen.

KUIPER sagt das so: »Während Neurose und Psychopathie Formen einer erschwerten Adaption aufgrund von Entwicklungsstörungen, Triebkonflikten und bei der Psychopathie auch von Defekten darstellen, können wir die Psychosen als Formen von Desadaption bezeichnen. ... Die Funktion der Realitätsprüfung versagt, die Unterscheidung der realen Welt von der inneren Welt, wie sie aufgrund eigener Wünsche und Ängste entworfen wird, gelingt nicht mehr, d. h., Phantasie und Realität werden nur noch ungenügend unterschieden, der Patient halluziniert; Wahnvorstellungen treten an die Stelle der Umweltwahrnehmungen« (9).

Außerhalb der psychoanalytischen Psychotherapie gibt es eine Reihe von psychotherapeutischen Techniken, die auf die Diagnose bei einer neurotischen Störung überhaupt verzichten möchten. Dazu gehört die klient-bezogene Gesprächstherapie von ROGERS. Da für ihn die Therapie grundsätzlich im Erfahren der Unangemessenheit alter Formen des Wahrnehmens, im Erfahren von neuen und genaueren und angemesseneren Wahrnehmungen und im Erkennen von bedeutsamen Beziehungen zwischen verschiedenen Wahrnehmungen besteht, hielt er früher eine Diagnose am Beginn einer Behandlung für geradezu unangebracht. Intellektuelles Erkennen – so ROGERS – kann das Verhalten des Patienten nicht verändern, sondern dies kann nur durch eine Veränderung in der Wahrnehmung vom Therapeuten erfahren werden. Deshalb konnte er sagen: »Innerhalb dieser allgemeinen Tendenz hat die klient-bezogene Therapie den Standpunkt vertreten, daß eine psychologische Diagnose, wie sie allgemein verstanden wird, für die Psychotherapie überflüssig ist und für den therapeutischen Prozeß eher schädlich sein kann« (12). (In seinen späteren Veröffentlichungen distanzierte sich ROGERS von der Strenge dieser Formulierung.)

Psychoanalytiker und auf analytischer Basis arbeitende Psychotherapeuten werden sich einer solchen Auffassung nicht nur nicht anschließen können, sondern werden sie im Hinblick auf die Konsequenzen für bedenklich halten müssen. Allerdings bleibt festzustellen, daß im

Gegensatz zu einer rein somatischen Erkrankung in der Tat sich die notwendige Diagnose, zu Beginn einer Behandlung gestellt, unter Umständen im Verlauf der Therapie ändern kann, oder durch die Supervision des Therapeuten immer wieder in Frage gestellt wird, weil larvierte Krankheitsbilder oder manifest werdende traumatische Kindheitserlebnisse innerhalb der Therapie zu neuen Erkenntnissen führen.

Daher sei schon hier angeführt, daß verantwortungsbewußte psychotherapeutische Arbeit nur in der Supervision durch eine Gruppe, sei es in der einer BALINT-Gruppe, sei es in der einer Fallbesprechungsgruppe anderer Art, oder durch Einzelkontrolle geschehen darf. Dies gilt sowohl für den ärztlichen als auch für den nichtärztlichen Psychotherapeuten.

Die Frage nach der Unterscheidung zwischen Neurose und Psychose hat FREUD zwischen 1895 und 1900 bewegt. Zunächst sieht es so aus, als ob er eine relativ sichere Unterscheidung zwischen beiden getroffen habe. Aber FREUDS Hauptanliegen ist es niemals gewesen, Neurose und Psychose gegeneinander abzugrenzen, »sondern den psychogenen Mechanismus bei einer ganzen Reihe von Affektionen herauszustellen« (10). Man darf nicht vergessen, daß FREUD bis 1891 in der herkömmlichen Weise neurologisch gearbeitet und u. a. seine Promotion über halbseitige Zerebrallähmungen bei Kindern und über Aphasien geschrieben hat.

Das Jahr 1895 bringt die Wende. In diesem Jahr erscheinen die »Studien über Hysterie« und die ersten Arbeiten über die Traumdeutung, denen in den folgenden Jahren die Ausarbeitung der Methode der freien Assoziation folgt und damit der Entwurf einer analytischen Psychologie. Aber erst 1896 finden wir das Wort Psychoanalyse bei FREUD. Bei einer Hysterika, die er zusammen mit seinem Kollegen BREUER in Wien behandelt, wird ihm Entscheidendes für seine spätere Neurosentheorie klar. Nachdem auch FREUD zunächst in herkömmlicher Weise mit Hypnose gearbeitet hatte, entwickelt er nun die Technik der freien Assoziation, d. h., er fordert den Patienten nachdrücklich auf, seine spontanen Einfälle zu schildern, und zwar ohne Rücksicht darauf, ob sie im Zusammenhang mit dem gerade behandelten Gesprächsthema stehen, ob sie dem Patienten anstößig erscheinen oder ob sie sich gegen den behandelnden Arzt richten.

Wir werden in einer späteren Untersuchung über das Problem des Unbewußten in der psychoanalytischen Theorie FREUDS hierauf näher einzugehen haben. Hier sei nur festgestellt, daß zunehmend sich bei ihm die Überzeugung festigte, daß alle neurotischen Fehlhaltungen des Erwachsenenalters ihren Ansatz in der frühen Kindheit haben. In der Furcht des Kindes, die Liebe und Anerkennung seiner Eltern und Freunde zu verlieren, in seinem Streben, sich Lust auf allen Gebieten seiner Existenz zu verschaffen, die von der Umwelt – die FREUD später mit »Über-Ich« bezeichnen wird – verhindert und damit in den Bereich des Unbewußten abgedrängt wird, sieht er die eigentliche Entstehung der neurotischen Fehlhaltung.

Die in der Fachliteratur bekannt gewordenen Fälle der ANNA O. und der Patientin IRMA sowie andere ähnliche Fälle zeigen für unser Thema folgendes:

Da gibt es die Unfähigkeit einer Patientin, Wasser zu sich zu nehmen, weil schwere Schluckbeschwerden sie daran hindern. Im hypnotisierten Zustand berichtet die Patientin plötzlich, daß ihre Erzieherin einen ekligen, fetten Mops gehabt habe, der aus dem Glas der Erzieherin Wasser getrunken habe. Sie sei unerwartet dazugekommen und habe sich über dieses Bild furchtbar geekelt. Als sie aus der Hypnose erwacht, verlangt sie nach einem Glas Wasser und trinkt es in langen Zügen aus.

In einem anderen Fall handelt es sich um eine Lähmungserscheinung des rechten Oberarmes. Der Patientin »fällt ein«, daß sie einmal nachts in der Küche ein verdächtiges Geräusch gehört habe. Da sie schon immer die Angst hatte, daß der Vater die Mutter mit einer anderen Frau betrüge, steht sie leise auf und schleicht sich in die Küche. Als sie den Vater in einer verfänglichen Situation mit einer fremden Frau sieht, ergreift sie blind vor Wut ein Küchenmesser und will auf den Vater einstechen. In diesem Augenblick tritt die Lähmung des Armes ein, und das Küchenmesser entfällt ihr kraftlos. Von diesem Augenblick an ist aber auch eine Muskellähmung zu beobachten, die erst dann verschwindet, als es in der psychoanalytischen Behandlung gelingt, die Schuldkomplexe des Mädchens gegenüber dem Vater aufzulösen.

Im Jahre 1905 legt FREUD die erste Ausgabe der »Drei Abhandlungen zur Sexualtheorie« vor und beschreibt dort zum ersten Mal die Form einer oralen Sexualität, die er zunächst beim Erwachsenen aufzeigt, aber beim Kind wiederzufinden meint. Noch spricht er nicht von einer oralen Stufe und erkennt auch noch nicht die Weiterentwicklung der anal-sadistischen Stufe, der ödipalen Stufe und der phallischen Stufe als Entwicklungsnotwendigkeit innerhalb etwa der ersten 4 Lebensjahre. Um genau zu sein, müssen wir sagen, daß wir zwar FREUD als den Vater frühkindlicher Entwicklungsstufen anzusehen haben, daß aber 1924 ABRAHAM in seinem Buch »Versuch einer Entwicklungsgeschichte der Libido aufgrund der Psychoanalyse seelischer Störungen« Differenzierungen innerhalb der einzelnen Stufen und die Zusammenhänge bereits näher untersucht hat. Halten wir also fest:

1. Für FREUD ist Ausgangspunkt aller neurotischer Fehlhaltungen des Menschen seine gestörte frühkindliche Entwicklung. (Diese These wird heute nicht mehr vertreten.)

2. Die Störung bezieht sich primär auf die Furcht des Kindes, Liebe und Anerkennung seiner Umgebung zu verlieren.

3. Die frühkindliche Entwicklung verläuft in sich gegenseitig ablösenden, aber teilweise auch überlappenden Phasen folgender Signifikanz (ein zeitliches Nacheinander ist heute nicht mehr mit Bestimmtheit nachweisbar):

a) orale Phase,
b) ödipale Phase,
c) anale Phase,
d) phallische Phase.

4. Die freie Assoziation führt zu Bewußtmachung und Übertragung. Beide Prozesse zusammen erst bewirken »Heilung« in dem Sinne, daß entweder eine Lebensfähigkeit, Liebesfähigkeit und Kontaktfähigkeit wieder hergestellt wird bzw. das Symptom verschwindet, oder aber das Leben als »Aussöhnung« mit dem Symptom gelebt werden kann. (Die Begriffe Übertragung und Gegenübertragung werden in den nachfolgenden Artikeln noch näher besprochen.)

a) Orale Phase

Das Kleinstkind entdeckt seine Umwelt nicht über die Augen oder die Ohren, sondern über den Mund. Alle ihm vorgehaltenen Gegenstände werden mit dem Mund in Berührung gebracht. Dabei entsteht durch die Einwirkung auf die Schleimhäute ein Lust- oder Unlustgefühl, je nach Geschmack des mit dem Mund in Verbindung gebrachten Gegenstandes.

KLEIN hat darauf hingewiesen, daß dieser Vorgang parallel zur ersten Nahrungsaufnahme des Säuglings an der Mutterbrust gesehen werden muß. Daher schließt die Oralität auch eine bestimmte kindliche Aggressivität mit ein. Sich aneignen, auffressen, sich einverleiben sind ebenso unbewußte Triebregungen des Kindes als auch des Erwachsenen. Welche Mutter hätte nicht ihr Kind »zum Fressen gern«? Entscheidend ist aber nun, daß diese orale Triebsehnsucht nicht nur die Kindheit des Menschen, sondern unser gesamtes Menschsein formt. In dem Umfange, in dem die Oralität des Kleinkindes befriedigt oder eingeengt wird, in dem Umfange, in dem das

Kind mit seiner Oralität Lust- und Unlustempfindungen aufnimmt, wird sich die Oralität des Erwachsenen entwickeln. Wir werden für die orale Phase den Begriff des »Habenwollens« einführen.

Jene charakteristischen Züge, die der erwachsene Mensch auf dem Gebiet des »Habenwollens« in sich trägt, werden also mit jener frühkindlichen Phase der Oralität in Verbindung gebracht werden müssen. Jedes Auto haben müssen, jede Frau oder jeden Mann, jeden Titel und jeden Erfolg, das alles sind Ausdrucksformen unbefriedigter Oralität, die darum nicht zur Reifung gelangt ist, weil im Zusammenspiel zwischen Oralität und den übrigen Entwicklungsstufen eben das Reifungsziel von FREUD nicht erreicht ist: Der Ausgleich zwischen Lustempfinden und Realität. Dieser Satz ist wichtig für das Therapieziel bei FREUD und unterscheidet sich vom Therapieziel bei JUNG nicht unwesentlich.

Reifung ist bei FREUD also jene Möglichkeit, die Balance zu finden, die der Mensch erhält, wenn er seine Lustbedürfnisse und seine oralen Wünsche weder unterdrückt, noch sie ohne Berücksichtigung der Realität durchzusetzen versucht. Der Don Juan, der Playboy oder der Typ des in seiner Gesamtheit unzufriedenen Menschen wird also als Grundstörung eine gestörte Oralität aufweisen. Es sei nachdrücklich angemerkt, daß zu diesem einen Symptom selbstverständlich noch viele andere Symptome hinzugehören können. So kann z. B. orale Störung u. U. auch durch Verzärtelung oder Verwöhnung geschehen, da die Oralität – wie die übrigen frühkindlichen Entwicklungsphasen – nur im engen Zusammenhang miteinander betrachtet werden können.

b) Ödipale Phase

Es ist interessant festzustellen, wie sowohl durch die analytischen Theorien von FREUD als auch von JUNG der Wahrheitsgehalt antiker Sagen zum Vorschein gekommen ist. ÖDIPUS erschlägt bekanntlich unwissend seinen Vater, geht hinaus in die Welt, kehrt heim und koitiert unwissend mit seiner Mutter. Die Rivalität zum Vater und die Liebe zur Mutter werden im ödipalen Konflikt sichtbar. Fälschlich hat man angenommen, daß FREUD dies nur für das Verhältnis des Knaben zum Vater aufgezeigt habe. Der spätere FREUD spricht aber auch von einer »ELEKTRA-Phase«, mit der er das Verhältnis zwischen Mutter und Tochter bezeichnet.

Ausschlaggebend ist der Tatbestand, daß der Junge schon in frühester Kindheit den Vater als Rivalen betrachtet. Er ist es, der ihm die Mutter in vielfältiger Weise streitig macht, z. B. auch dadurch, daß er bei der Entfernung aus dem elterlichen Schlafzimmer unbewußt wahrnimmt, in welchen besonderen Beziehungen Vater und Mutter zueinander stehen. Man hatte damals die Entdeckung der frühkindlichen Sexualität FREUD besonders vorgeworfen. Inzwischen wird sie von keiner Seite mehr ernstlich bezweifelt. Die deutlich sexuellen Wünsche des Kleinkindes, zwischen den Eltern zu schlafen, der Wunsch des etwa 4jährigen, später die Mutter zu heiraten und die Unzahl frühkindlicher Erinnerungen aus dem elterlichen Schlafzimmer machen es deutlich.

Die ödipale Phase ist eine notwendige Phase der Auseinandersetzung. Der Knabe wird nur in der Auseinandersetzung mit dem Vater zum Mann, so wie das Mädchen nur in der Auseinandersetzung mit der Mutter zur Frau wird. Wird die ödipale Auseinandersetzung unmöglich gemacht oder aber – was z. Zt. die größere Gefahr zu sein scheint – unterbleibt sie wegen der passiven Einstellung der Väter zu ihren Söhnen, wird die Persönlichkeitsentwicklung des jungen Mannes entscheidend behindert. In die ödipale Phase gehört also alles, was wir als Trotzreaktion bezeichnen und die vernünftige Führung des Kindes innerhalb der ersten

Trotzperiode zwischen dem 2. und 4. Lebensjahr erschwert. Zeichen der ödipalen Phase sind aggressive Wünsche, der Vater möchte doch sterben oder weggehen und nie wiederkommen, oder die totale Ablehnung des Vaters, wenn er nach der Arbeit nach Hause kommt. Für den Erwachsenen ist als ödipale Schädigung jene Konfliktsituation zu nennen, die im absoluten Herrschenwollen oder im sklavischen Unterwerfen und kritikloser Anpassung sich ebenso kennzeichnet, wie in der Revolution gegenüber jeder Autorität um jeden Preis. Beides, bedenkenlose Anpassung und illusionistisches, revolutionäres Gehabe, können Folgen einer verfehlten ödipalen Entwicklung sein.

Es sei hier angefügt, daß bei FREUD der Begriff der Anpassung nicht gleichgesetzt werden kann mit jener gesellschaftspolitisch so bedenklichen Anpassung an bestehende Machtverhältnisse um jeden Preis. Der Begriff der Einpassung in die Realität wäre für unseren heutigen Sprachgebrauch angemessener (13).

c) Anale Phase

Die Ausscheidung von Kot und Harn bedeuten für das Kleinkind Geschenke an seine Umgebung, ihre Verweigerung ist als Aggressions- bzw. als Unlustakt gegenüber der Umwelt anzusehen, soweit nicht organische Störungen diagnostiziert worden sind. Die Erziehung der Eltern, die jede Hergabe des Stuhles mit Lob und Freude quittiert, unterstützt diesen Vorgang ebenso, wie die weniger zustimmende Äußerung über das Einnässen des Kindes, vor allem im Kleinkindalter den gegenteiligen Effekt hat. Forcierte Reinlichkeitserziehung, also Abbruch der analen Stufe, ist ein häufig erlebter Erziehungsfehler der Eltern und wirkt sich im späteren Verlauf meist noch sichtbarer aus, als die Unterbrechung oder Verhinderung der übrigen frühkindlichen Entwicklungsphasen.

Es sei ausdrücklich angemerkt, daß elterliche Autorität alle Entwicklungsstufen abkürzen, ja sogar unterdrücken kann. Jede nicht durchgestandene Entwicklungsphase kann sich aber im späteren Leben in irgendeiner Form manifestieren. Jugendliche oder erwachsene Patienten mit Enuresis oder Enkopresis werden von mir in jedem Fall aufgefordert, bei ihren Eltern zu erforschen, mit welchem Alter sie sauber geworden seien. In der überwiegenden Mehrzahl bekomme ich dann die »stolze« Antwort, daß sie bereits mit 2 Jahren völlig sauber gewesen seien. Es ist einzusehen, daß eine so frühzeitig abgebrochene Störung einer Entwicklungsstufe im späteren Leben sich Platz schaffen muß. Allerdings geschieht das Nachholen unterbrochener Entwicklungsstufen im späteren Leben nicht immer so einleuchtend und so durchsichtig wie bei der Enuresis bzw. bei der Enkopresis.

Hatten wir die orale Phase mit dem Begriff des »Habenwollens« charakterisiert, so können wir die anale Phase mit dem Begriff des »Gebenwollens« kennzeichnen. Menschen also, die unter allen Umständen geben und verschenken wollen, jene overprotecting mother, die Gluckenmutter unserer Tage, oder die Braut, die sich den Partner deshalb auswählt, weil sie ihn »glücklich machen« will oder »zu sich heraufziehen« möchte, wird eine solche Störung in ihrer analen Struktur besonders deutlich machen. Anale Strukturen treffen wir häufig auch in Pflegeberufen an. Wer die Motivationen einer Berufswahl in allen Berufen analytisch untersucht, wird unschwer feststellen können, welcher orale, anale oder andere Phasenanteil ihn in seiner Berufswahl mitbestimmt hat.

Analität und Verzichtsdenken sind darum so bedenklich, weil sie zu einem hintergründigen Sadismus und um der gehemmten Aggressivität willen häufig zu depressiven Zuständen führen können. Die Mutter, der Ehepartner, der Mitarbeiter, dem »alles recht ist« und der darum so absolut selbstlos zu sein scheint, ist im Grunde ein tiefverängstigter Mensch, der um die Erhaltung der Liebe seiner Umwelt ständig aufs tiefste besorgt ist. Er wagt daher auch keine Aggressivität zu äußern und larviert seine Aggressivität durch eine depressive Grundstimmung.

d) Phallische Phase

»Die phallische Stufe entspricht dem Kulminationspunkt und dem Untergang des Ödipuskomplexes; hier ist der Kastrationskomplex vorherrschend« (16). In dieser Phase dominiert die Auseinandersetzung mit der Rolle des eigenen Geschlechtes, allerdings so, daß sie im wesentlichen dadurch gekennzeichnet wird, daß auch das Mädchen seine »Minderwertigkeit« fühlt und seine Rolle der des Knaben anzupassen versucht. FREUD spricht vom Penisneid des Mädchens, dem die Kastrationsangst des Jungen gegenübersteht. Der Begriff der phallischen Stufe ist von FREUD zuletzt entwickelt worden. Erst 1923 erscheint seine Schrift »Die infantile Genitalorganisation«. Dort beschreibt er seine Ansichten über den Primat des Phallus. Zwar ist er bereits in den »Drei Abhandlungen zur Sexualtheorie« von 1905 zu finden, aber als eigene phallische Stufe wird er erst später eingeführt. Wir wissen aus dem Verhalten des Jungen, daß seine Hand bei jeder Bedrohung durch eine bevorstehende Strafe, bei Unlust oder bei Angstgefühlen sich in die Nähe des Genitale begibt, um es zu schützen. Wir erkennen häufig beim Mädchen den Versuch, in der gleichen Weise zu urinieren wie ein Junge, Andeutungen, es möchte doch bei ihm dasselbe noch wachsen, was der Bruder schon habe, oder ähnliches.

In der phallischen Phase wird es notwendigste Erziehungsmaßnahme sein, die Rollenfindung so zu unterstreichen, daß Gleichwertigkeit und Eigenwertigkeit des jeweiligen Geschlechtes unterstützt werden. FREUD hat nun allerdings behauptet, das kleine Mädchen habe keine Kenntnis der Vagina, während der Junge von vornherein bewußt seinen Penis zur Kenntnis nähme. Er meint daher, daß sich auch die Sehnsucht des Mädchens allein auf das Genitale des Jungen in Form des Penis zentriere. Diese Auffassung ist als überholt zu betrachten.

Das Problem der phallischen Phase ist in der Geschichte der Psychoanalyse häufig diskutiert worden. In unseren Tagen wird sie vor allem von der Soziologie her erneut in Frage gestellt. Es ist in der Tat zu fragen, ob mit einer Wandlung der Geschlechterrolle der Frau in der Gesellschaft nicht eines Tages der Wunsch, ein Junge zu sein, mehr und mehr abnehmen wird. Allerdings lassen die Emanzipationsversuche unserer Tage auch den Schluß zu, die Emanzipation der Frau nur zu häufig darin zu sehen, daß sie beruflich und in der gesellschaftlichen Position das gleiche sein und erreichen will wie der Mann. Eine solche Emanzipation allerdings würde der Theorie von FREUD vom Penisneid des Mädchens nur recht geben. Nicht verarbeitete oder unterdrückte phallische Phasen der frühkindlichen Entwicklung können bei der Frau zu dem führen, was man häufig in einer sehr negativ und vorurteilsgeladenen Atmosphäre mit dem Begriff »Mannweib« bezeichnet. Aber auch jene Haustyrannin, die in Ehe und Beruf ihre Männlichkeit überbetont, demonstriert die unverarbeitete phallische Phase. Betontes Angeben mit Sexualkraft, Brutalität und Hervorkehren der männlichen Kraft – Verhalten im Straßenverkehr (!) – können unschwer als fehlverarbeitete phallische Phasenabläufe erkannt werden.

Schließlich ist noch anzumerken, daß bei FREUD Phallus nicht gleichzusetzen ist mit Penis. Phallus ist für FREUD viel mehr symbolischer Ausdruck der geschlechtlichen Realität und ihrer Verwirklichung. In der phallischen Phase entscheidet sich, ob ich zu meiner Sexualität ja oder nein sagen gelernt habe.

Es wird schließlich noch daran zu erinnern sein, daß der Begriff des Phallus in der Antike als das Geschlechtliche überhaupt verstanden wurde. Bildliche Darstellung des männlichen Organs ist in der Malerei und Skulptur zugleich Objekt der Verehrung, das eine zentrale Rolle in den Mysterien spielt. Der erigierte Phallus steht symbolisch für unumschränkte Macht, für magische, oft transzendentale Männlichkeit, für Lichtprinzip und ewigquellende Einheit des Wesens. So wie wir den übrigen Phasen einen bestimmten Begriff zugeordnet haben, werden wir für die unverarbeitete phallische Phase vielleicht den Begriff der Rollenunsicherheit einführen müssen, diesen jedoch nicht soziologisch, sondern psychologisch interpretieren und ihn im wesentlichen auf die Geschlechterrolle in allen Bereichen des menschlichen Seins sehen.

Neurosenbildung nach FREUD wird also zunächst beherrscht von eben jenen Störungen, die sich in dem Ablauf der 4 Phasen ergeben. Es wäre jedoch unrichtig, hier die einzige Wurzel der Neurosentheorie von FREUD zu sehen. Im Verhältnis zwischen Ich, Über-Ich und Es, im Durcharbeiten der sog. Übertragung und Gegenübertragung und vor allem in der Trieblehre von FREUD werden wir weitere Wurzeln für seine Theorie der Neurosenbildung kennenlernen.

Die Theorie der Neurosenbildung bei JUNG

Im Gegensatz zu naturwissenschaftlich-mechanistischer Konzeption von FREUD, die vor allem die Krankheit an sich im Auge hat, geht es JUNG um Deutung menschlichen Verhaltens und Daseins überhaupt. Hauptaugenmerk ist daher weniger der kranke Mensch und dessen Heilung, als eine »in die Tiefe der Person überhaupt zielende Selbsterkenntnis im Werte des: Werde der Du bist« (14). Der Schwerpunkt des neurotischen Prozesses liegt bei JUNG also nicht in den frühesten Kindheitserinnerungen, sondern in der finalen Zweckgebundenheit. Er erkennt in der Neurose einen auf Reifung direkt abzielenden Sinn.

Sinn aller Therapie ist daher bei JUNG nicht primär die Heilung, sondern die Individuation. »Individuation bedeutet: Zum Einzelwesen werden, und insofern wir unter Individualität unsere innerste, letzte und unvergleichbare Einzigartigkeit verstehen, zum eigenen Selbst werden. Man könnte Individuation darum auch als ›Verselbstung‹ oder als ›Selbstverwirklichung‹ übersetzen« (3). Oder noch deutlicher: »Niemals also kann man sie (gemeint sind psychologische Probleme) auf ›die anderen‹, sei es auf den Körper und seine Sexualchemie oder auf Kindheitserlebnisse, d. h. niemals auf Gegenständliches abschieben, weder um sie dort zu fixieren, noch um sie von dort aus zu verallgemeinern oder gar zu ›erklären‹« (4).

Daher sieht JUNG auch die Heilung der Neurose im Sinne der Befreiung vom Symptom des Neurotikers nicht als primäres Ziel seiner Psychotherapie an. Heilung bedeutet für ihn immer Veränderung; diese aber ist nicht jedem Patienten möglich, ja nicht einmal in jedem Fall zuträglich. »Insofern nun ›Heilung‹ bedeutet, daß ein Kranker in einen Gesunden verwandelt wird, so bedeutet Heilung Veränderung. Wo dies möglich ist, d. h., wo damit kein zu großes Opfer an Persönlichkeit verlangt wird, soll man auch den Kranken therapeutisch verändern. Wo aber ein Patient einsieht, daß Heilung durch Veränderung ein zu großes Opfer an Persönlichkeit bedeuten würde, kann und soll der Arzt auf Veränderung bzw. Heilenwollen verzichten. Entweder muß er die Behandlung ablehnen oder sich zum dialektischen Verfahren bequemen. Dieser letztere Fall tritt häufiger ein als man meinen sollte.

In allen diesen Fällen muß der Arzt den individuellen Heilungsweg offenlassen, und dann wird die Heilung keine Veränderung der Persönlichkeit herbeiführen, sondern es wird ein Prozeß sein, den man als Individuation bezeichnet, d. h., der Patient wird zu dem, was er eigentlich ist. Er wird sogar, schlimmstenfalls, seine Neurose mit in Kauf nehmen, weil er den Sinn seiner Krankheit verstanden hat« (5).

Neurose – und das bleibt festzuhalten – kann also als Teil der Selbstwerdung notwendig sein. Ziel der Therapie ist nicht unbedingt die Aufhebung der Neurose, sondern die Individuation, also die Selbstwerdung des Menschen, auch unter Umständen unter Beibehaltung der neurotischen Symptomatik.

Wenn von diesem Ansatzpunkt aus eine Technik der Neurosentherapie bei JUNG beschrieben werden sollte, so ist das nicht im Sinne FREUDS möglich. Vielmehr handelt es sich bei FREUD und JUNG im Ansatz um verschiedene Menschenbilder. Sieht FREUD den Menschen primär individualistisch, ohne ihn utopisch zu verklären, so ist er bei JUNG viel stärker »einer ganzen Gruppe, in der einer den anderen zum völligen Bilde ergänzt«, eingegliedert. Aus diesem Sinne ist bei JUNG die Stellung des Ich zu einem persönlichen Unbewußten außerordentlich schwer zu definieren, da bei ihm zwischen einem persönlichen Unbewußten und dem kollektiven Unbewußten streng unterschieden wird: »Wir haben im Unbewußten gewissermaßen eine Schicht zu unterscheiden, die man als persönliches Unbewußtes bezeichnen darf. Die in dieser Schicht enthaltenen Materialien sind nur insofern persönlicher Natur, als sie einesteils als Erwerbungen der individuellen Existenz, anderenteils als psychologische Faktoren, die ebensogut bewußt sein könnten, charakterisiert sind« (6).

Wichtiger aber ist für uns an dieser Stelle der Begriff des kollektiven Unbewußten. »Wir müssen wohl annehmen, daß das Unbewußte nicht nur Persönliches, sondern auch Unpersönliches, Kollektives in Form vererbter Kategorien oder Archetypen enthält. Ich habe daher die Hypothese aufgestellt, daß das Unbewußte in seinen tieferen Schichten gewissermaßen relativ belebte, kollektive Inhalte besäße. Ich spreche darum von einem kollektiven Unbewußten« (3). Dieses kollektive Unbewußte definiert er wie folgt: »Das kollektive Unbewußte ist die gewaltige geistige Erbmasse der Menschheitsentwicklung, wiedergeboren in jeder individuellen Struktur« (4).

Den Beweis für seine These vom kollektiven Unbewußten findet JUNG vor allem in der Tatsache, daß Märchen Besitztum aller Kulturen und aller Zeiten sind. Märchen stellen dabei zeitlose, überkulturelle, übernationale und transzendentale Realitäten im symbolischen Gewand dar. Sie können also innerhalb des psychotherapeutischen Prozesses durch rechte Deutung zur Selbstwerdung des Menschen, also zu seiner Individuation beitragen.

Hänsel und Gretel müssen aus dem Haus der Eltern heraus, sie müssen in den dunklen Wald des Lebens gehen. Sie müssen in ihrem Leben der Hexe begegnen (»Mutter als Schicksal«), die den Hänsel einsperrt und an der Dicke seines herausgestreckten Fingers (Penissymbol) den Augenblick des »Schlachtens« erkennen kann. Die gemeinsame Ablehnung der Mutter als Hexe führt dazu, daß Gretel die »Hexe« ins Feuer stößt, damit zugleich den Bruder befreit und diese beiden dann den Weg ins Leben fortsetzen können. Ähnliches läßt sich am Märchen vom Froschkönig, am Dornröschen, am Schneewittchen und bei den übrigen Märchen aufzeigen.

Märchen zeigen nach JUNG eben jene aus dem kollektiven Unbewußten herkommenden Barrieren auf, die sich der Individuation entgegenstellen. So wird in der Traumdeutung nicht der Traum auf die individuelle Situation des Patienten allein bezogen, sondern Traumdeutung geschieht amplifikatorisch, d. h. angereichert durch eben jene Märchen und Traumsymbolik der Menschheit. Daher bildet die Traumdeutung im Sinne von JUNG einen weit größeren Bestandteil der therapeutischen Bemühungen als bei FREUD, zumal da sie dort nach anderen Kategorien geschieht.

Die 2. Möglichkeit, von einer Technik psychoanalytischer Therapie im Sinne von Jung zu sprechen, enthält der Begriff des Schattens: »Wie kann ich wesenhaft sein, ohne einen Schatten zu werfen? Auch das Dunkle gehört zu meiner Ganzheit, und indem ich mir meines Schattens bewußt werde, erlange ich auch die Erinnerung wieder, daß ich ein Mensch bin, wie alle anderen. Daraus erklärt sich die ungemeine Bedeutung der wahrhaften und nicht verklausulierten Beichte, eine Wahrheit, die wohl allen Initiations- und Mysterienkulten des Altertums bekannt war, wie der antike Mysterienspruch beweist: Laß' los von Dir, was Du hast, dann wirst Du empfangen« (4).

Die Erkennung und Anerkennung des Schattens ist also bei JUNG die erste Etappe zur Erfahrung unserer »anderen« Seite. Sie versinnbildlicht den »dunklen Bruder in uns«, der zwar unsichtbar, aber unzertrennlich zu uns, zu unserer Ganzheit gehört. Auch bei der therapeutischen Lehre vom Schatten und seiner Bedeutung können wir uns an Märchen erinnern, in denen der Wunsch des Menschen, seinen Schatten weggenommen zu bekommen, eine große Rolle spielt. Es ist allerdings dann meist der Teufel in irgendeiner Form, der sich bereit erklärt, dem Menschen seinen Schatten abzunehmen. Schon kurze Zeit danach aber sehnt sich der Mensch nach seinem Schatten zurück, weil er ohne ihn unsicher, d. h. lebensunfähig wird.

Ein Teil JUNGscher Therapiemethodik wird also sich darum bemühen, den Schatten des betreffenden Patienten erkennbar zu machen. Das alles ist Teil des Therapiezieles: Individuation. »Der Zweck der Individuation ist nun kein anderer, als das Selbst aus den falschen Höhlen der Persona einerseits und der Suggestivgewalt unbewußter Bilder andererseits zu befreien« (7). Dabei darf das Wort Persona nicht gleichgesetzt werden mit Persönlichkeit oder personenhaftem Selbst. Im Gegenteil ist »Persona« ursprünglich jene Maske, die der griechische Schauspieler trug und durch die er hindurchsprach. Persona bezeichnet also nur die Rolle, in der der Spieler auftritt. Durch die Analyse der Persona wird die Maske aufgelöst; es wird entdeckt, was individuell zu sein schien, im Grunde aber kollektiv ist. Zur »Persona« würden also auch alle Arten des beruflichen Gebarens zählen, die z. B. der Arzt, der Pfarrer, der Schalterbeamte oder ähnliche, den Menschen prägende Tätigkeiten haben. Persona ist also eigentlich nicht mehr als die Tatsache, daß »Amt und Würden« nur Schein sind, die jedoch zur Individuation des Menschen im ausgesprochenen Gegensatz stehen können.

Was aber reguliert bzw. determiniert nach JUNG nun unser unbewußtes Handeln? Bei FREUD waren es – wir erinnern uns – die frühesten Kindheitserlebnisse, die so nur diesem einen Kind dieser Eltern im positiven oder negativen Sinne zur Prägung dienen. JUNG nennt als wesentlichen Inhalt des von ihm angenommenen kollektiven Unbewußten den Archetypus. »Wie wir den Begriff eines unser bewußtes Handeln regulierenden oder determinierenden Instinktes aufstellen müssen, so müssen wir auch für die Gleichmäßigkeit und Regelmäßigkeit der Anschauung einen zum Instinkt korrelativen Begriff, einer die Art der Auffassung determinierenden Größe haben. Diese Größe bezeichne ich eben als Archetypus oder Urbild. Man könnte das Urbild passend als Anschauung des Instinktes von sich selbst oder als Selbstabbildung des Instinktes bezeichnen« (8).

Die Archetypen stellen also Urbilder menschlichen Handelns, Strebens und Wollens dar. Zu ihnen gehören z. B. der große Weise, der Vater, die Mutter, der Hirt, der Riese, der Räuber, der fliegende Mensch, der Zwerg, der Vergewaltiger und viele andere mehr. Es ist bezeichnend, daß eben diese Archetypen sowohl in unseren Träumen auftauchen, als auch bewußt oder unbewußt Leitlinien unseres Handelns sind. Sie bilden zu einem beträchtlichen Teil unsere Maske (Persona), hinter der wir unser Selbst nicht finden können. Zu diesen kollektiven Urbildern gehört beim Mann die Anima als kollektives Bild der Frau, das jedoch in jedem Mann eine besondere individuelle Ausprägung erfährt, die wiederum auf seinen Erfahrungen und Erlebnissen beruht.

Auch die Anima ist also ein Archetypus, den der Mann in sich trägt, sowie auf der anderen Seite der Animus dasselbe im psychischen Leben der Frau darstellt. Allerdings differenziert JUNG hier zwischen der Gefühlswelt und der Welt des Unbewußten zwischen Mann und Frau.

»Wenn ich es nun mit einem Wort bezeichnen soll, was den Unterschied zwischen Mann und Frau in dieser Beziehung ausmacht, was also den Animus gegenüber der Anima charakterisiert, so kann ich nur sagen: Wie die Anima Launen, so bringt der Animus Meinungen hervor, und wie die Launen des Mannes aus dunklen Hintergründen hervortreten, so beruhen die Meinungen der Frau auf ebenso unbewußten, apriorischen Voraussetzungen. Die Animusmeinungen der Frauen haben sehr häufig den Charakter von soliden Überzeugungen, die nicht leicht zu erschüttern, oder von Prinzipien, die anscheinend unantastbar gültig sind. Wenn wir diese Meinungen analysieren, so stoßen wir zunächst auf unbewußte Voraussetzungen, deren Existenz man aber zu erschließen hat, d. h., die Meinungen sind anscheinend so gedacht, als ob solche Voraussetzungen existierten. In Wirklichkeit sind aber die Meinungen gar nicht gedacht, sondern sind schon fix und fertig vorhanden, und zwar dermaßen tatsächlich und unmittelbar überzeugend, daß die Frau auch nicht an die Möglichkeit eines Zweifels denkt« (3).

»Beim Mann hingegen bedeutet die Anerkennung der Anima die Tatsache, daß kein Mann so ganz nur männlich ist, daß er nichts Weibliches in sich besäße.« Nun gilt es aber für den Mann bis zur Stunde als besonders männlich, weibliche Züge möglichst zu verdrängen, so wie es der Frau wenigstens bisher für unbekömmlich galt, ein »Mannweib« zu sein. Aber eben jene Verdrängung weiblicher Züge und Neigungen führt zu einer Anhäufung dieser Ansprüche im Unbewußten. Das gilt für Mann und Frau. Therapieziel ist also, die Individuation dadurch zu erreichen, daß der Mann sich in seinem Ich ebenso von der Persona zu unterscheiden versteht, wie von seiner Anima.

Es ist unschwer zu erkennen, daß die verschiedenen Therapieziele bei FREUD und JUNG verschiedene Menschenbilder, aber auch verschiedene weltanschauliche Hintergründe voraussetzen. Gegenüber FREUDs kritischer Einstellung zu jeder Form der Religion, die er als zwangsneurotische Wunschbilder einer stets verdrängten Vatersehnsucht auffaßt, ist für JUNG das Verhältnis zu allen Religionen positiv, weil er in ihren Lehrgehalten jene Figuren wiedererkennt, die ihm und seinen Patienten in den Träumen und Phantasien immer aufs neue begegnen.

In der unterschiedlichen Beurteilung der Religion sieht JUNG sehr bewußt seinen Unterschied zu FREUD und ADLER, denen er den Vorwurf nicht ersparen zu können glaubt, »daß sie den Menschen zuviel aus der pathologischen Ecke und aus seinen Defekten heraus erklären«. Er nennt daher FREUDs Psychologie die Psychologie eines neurotischen Zustandes von bestimmter Prägung, die daher nur innerhalb dieses entsprechenden Zustandes als gültige Wahrheit anerkannt werden könne. Innerhalb dieser Grenzen hält er die Theorien von FREUD für wahr und gültig, fügt aber gleich hinzu »auch da, wo er eine Unwahrheit sagt«. Nur warf er ihm eben vor, daß seine Psychologie, ohne daß er es selbst gemerkt hätte, auf eine nichtkritisierte unbewußte Weltanschauung gegründet sei, welche ihrerseits dazu führte, den Horizont des Erlebens und Schauens beträchtlich zu verengen. Wichtig ist, daß die Stellung von FREUD zur Religion nicht zuletzt aus seiner Biographie heraus zwiespältig gewesen ist.

In der augenblicklichen psychotherapeutischen Situation werden wir festzustellen haben, daß es sich an keiner Stelle mehr darum handeln kann, eine irgendwie geartete »reine Lehre« zu vertreten. Die psychotherapeutischen Schulen haben von ihren Techniken und auch von ihren medizinischen, psychologischen, aber auch weltanschaulichen Hintergründen gegenseitig gelernt. Es gilt wohl heute, den »reinen« FREUDianer ebenso zu überwinden, wie den »reinen« JUNGianer. Damit ist nicht einer bedenklichen Verwischung der grundsätzlichen Unterschiede der analytischen Methoden das Wort geredet. Notwendige Grenzziehungen wird es innerhalb der psychotherapeutischen Techniken geben müssen. Sie werden aber anders verlaufen als bisher.

MITSCHERLICH, den man als einen der konsequentesten Anhänger FREUDscher Psychoanalyse in Deutschland anführen kann, schreibt über die Psychoanalyse in unserer Zeit: »In der Psychoanalyse laufen 3 Anstrengungen parallel, die uns zu einem erweiterten Selbstverständnis helfen wollen.

Wir verstehen unter Psychoanalyse:

1. eine systematische Methode der Introspektion, d. h. der Wahrnehmung der inneren Realität;

2. eine Methode der Herstellung einer besonderen Kommunikationsform, nämlich der therapeutischen Situation zwischen Behandler und Behandeltem; und schließlich

3. den Versuch, durch Rekonstruktion und mit Hilfe der Übertragung kindlicher Ängste, Konflikte, Erwartungshaltungen, die amnestischen Lücken – Lücken des Vergessens – auszufüllen, d. h., unzugänglich gewordene Erinnerungen an die eigene Lebensgeschichte wieder erfahrbar zu machen. Das ist sozusagen die analystische Hauptsache: Der Kampf um die Erinnerung« (11).

Literatur

1. BARRAS: Traité sur le gastralgies et les enteralgies. Paris 1829.
2. IRLE, G.: Depressionen. Kreuz, Stuttgart 1974.
3. JUNG, C. G: Die Beziehungen zwischen dem Ich und dem Unbewußten. Walter, Olten 1972.
4. JUNG, C. G.: Seelenprobleme der Gegenwart. Walter, Olten 1973.
5. JUNG, C. G.: Probleme der Psychotherapie. Walter, Olten 1972.
6. JUNG, C. G.: Psychologische Typen. Zürich 1949.
7. JUNG, C. G.: Die Beziehungen zwischen dem Ich und dem Unbewußten. Darmstadt 1928.
8. JUNG, C. G.: Über psychische Energetik. Walter, Olten 1972.
9. KUIPER, P. C.: Die seelischen Krankheiten des Menschen. Huber-Klett, Stuttgart 1969.
10. LAPLANCHE-PONTALIS, I.: Das Vokabular der Psychoanalyse. Suhrkamp, Frankfurt 1975.
11. MITSCHERLICH, A.: Der Kampf um die Erinnerung. Piper, München 1975.
12. ROGERS, C. R.: Die klientbezogene Gesprächstherapie. Kindler, München 1973.
13. WYSS, D.: Marx und Freud. Vandenhoeck & Ruprecht, Göttingen 1969.
14. WYSS, D.: Die tiefenpsychologischen Schulen. Vandenhoeck & Ruprecht, Göttingen 1972.

Weiterführende Literatur

15. HEIGL, E. u. F. HEIGL: Lehrbuch der Psychotherapie. Fischer, Stuttgart 1993.
16. WESIACK, W.: Psychosomatische Medizin in der ärztlichen Praxis. Urban & Schwarzenberg, München 1984.

Allgemeine Literatur zur Neurosenlehre

I. Zur Therapie der Neurosen:

FRANKL, V. E.: Theorie und Therapie der Neurosen. Reinhardt, München 1970.

FRANKL, V. E: Ärztliche Seelsorge. Kindler, München 1975.

FREUD, S.: Studienausgabe, Bd. I. Vorlesungen zur Einführung in die Psychoanalyse.

FREUD, S.: Studienausgabe, Bd. VI. Hysterie und Angst.

FREUD, S.: Studienausgabe, Bd. VII. Zwang, Paranoia und Perversion.

FREUD, S.: Studienausgabe, Bd. IX. Frage der Gesellschaft – Ursprünge der Religion.

JUNG, C. G.: Studienausgabe: Probleme der Psychotherapie. Walter, Olten 1972.

JUNG, C. G.: Zur Psychogenese der Geisteskrankheiten.

II. Zur psychotherapeutischen Methode:

BATTEGAY, R.: Psychoanalytische Neurosenlehre. Huber, Bern 1971.

CONDRAU, G.: Einführung in die Psychotherapie. Bd. 2115. Kindler, München 1974.

IRLE, G.: Depressionen. Kreuz, Stuttgart 1974.

KUIPER, P. C.: Die seelischen Krankheiten des Menschen – psychoanalytische Neurosenlehre. Klett, Stuttgart 1969.

LAPLANCHE, I. u. I. B. PONTALIS: Das Vokabular der Psychoanalyse. Suhrkamp, Frankfurt 1975.

MITSCHERLICH, A.: Der Kampf um die Erinnerung. Piper, München 1975.

PREUSS, H.: Illusion und Wirklichkeit – an den Grenzen von Religion und Psychoanalyse. Klett, Stuttgart 1971.

RICHTER, H.-E.: Patient Familie. Rowohlt, Reinbek 1970.

RIEMANN, F.: Grundformen der Angst. Reinhardt, München 1972.

ROTHSCHUH, K. E.: Was ist Krankheit? Erscheinung, Erklärung, Sinngebung. Wissenschaftliche Buchgesellschaft, Darmstadt 1975.

Erschienen in:
internist. prax. **16,** 805–816 (1976)
tägl. prax. **17,** 733–744 (1976)

Das Unbewußte und seine Phänomene

H.-J. THILO, Lübeck

Die Psychotherapie und ihr Vokabular sind so stark Opfer popularwissenschaftlicher Vereinfachung und Verzerrung geworden, daß es ohne trockene Begriffsdefinitionen nicht abgehen kann. Die Sache, um die es hier geht, steht in der Gefahr, mit dem zwielichtigen Begriff des »Unterbewußtseins« bezeichnet zu werden.

In der Tat hat FREUD zunächst zwischen den Ausdrücken »Das Unbewußte« und »Das Unterbewußte« wenig differenziert. Aber 1926 geht ihm die Unschärfe dieses letzten Begriffes auf. »Wenn jemand vom Unterbewußtsein spricht, weiß ich nicht, meint er es topisch, etwas, was in der Seele unterhalb des Bewußtseins liegt, oder qualitativ, ein anderes Bewußtsein, ein unterirdisches gleichsam« (1).

Im gängigen Sprachgebrauch unserer Tage bezeichnen wir mit »Unterbewußtsein« gelegentlich jene reaktiven Vorgänge, die sich abspielen, wenn z. B. unsere Gliedmaßen beim Sturz sich als schützende oder den Fall hemmende Schutzvorrichtungen erweisen. In der Psychotherapie aber liegt der Begriff des Unterbewußten eng bei dem, was FREUD das »Vorbewußte« nennt. Diesen Begriff verwendet er von Anfang an sehr bewußt, und zwar sowohl adjektivisch als auch subjektivisch. Das »System Vorbewußt« wird demzufolge gleichsam metapsychologisch gesehen. Es wird von dem »System Unbewußt« durch eine Zensur getrennt, die es den unbewußten Inhalten und Vorgängen nicht erlaubt, ohne vorherige Umwandlungen ins Vorbewußte zu gelangen. Bewußtsein und Vorbewußtsein gehören also zusammen.

Aktuell wird für FREUD das Ganze erst bei der Traumdeutung, wo er in dem Beziehungssystem Wahrnehmung – Bewußtsein beide Begriffe eindeutig voneinander abgrenzt. Auch die Realitätsprüfung und das Realitätsprinzip menschlichen Handelns rechnet er nun zu den Vorstellungsinhalten des Vorbewußten: »Auch das bewußte Gedächtnis scheint ganz am Vorbewußten zu hängen, es ist scharf von den Erinnerungsspuren zu scheiden, in denen sich die Erlebnisse des Unbewußten fixieren, und entspringt wahrscheinlich einer besonderen Niederschrift, wie wir sie für das Verhältnis der bewußten zur unbewußten Vorstellung annehmen wollen, aber bereits verworfen haben« (2).

Um was es uns aber hier geht, ist der grundlegende Begriff »unbewußt«, der uns erst die Neurosenlehre und die Methodik der analytischen Therapie der Neurosen in der Psychoanalyse erschließt. »Unbewußt ist nicht mehr ein Name für das dauernd Latente, das Unbewußte ist ein besonderes seelisches Reich mit eigenen Wunschregungen, eigener Ausdrucksweise und ihm eigentümlichen, seelischen Mechanismen, die sonst nicht in Kraft sind« (3).

Im Gegensatz zum Bewußtsein umfaßt das Vorbewußte seelische Inhalte, die uns momentan nicht bewußt sind, aber durch die Erinnerung durchaus bewußt gemacht werden können. Das Unbewußte jedoch kann nur durch bestimmte analytische Methoden wieder bewußtseinsfähig gemacht werden.

Zum Nachweis des Unbewußten

Es sind im wesentlichen 3 Wege, auf denen FREUD und seine Nachfolger bis in unsere Tage hinein den Nachweis des Unbewußten aufzuzeigen versuchen:

1. Die wissenschaftliche Traumdeutung.
2. Die sog. FREUDschen Fehlleistungen (Versprechen, Verschreiben, Verlesen u. a.).
3. Die Technik der freien Assoziation als Hilfe zum Bewußtmachen des Unbewußten.

Mit BATTEGAY sind wir der Meinung, daß wir das Unbewußte nicht direkt nachweisen, sondern nur aufgrund von Erfahrungen beim Studium der Neurosen, sowie aufgrund von Vermutungen bei der Analyse menschlicher Verhaltensweisen, die rational als nicht verständlich erscheinen, ahnen und zugleich feststellen können. Da jedoch ohne Kenntnis unbewußt motivierender Vorgänge ein Zugang zum Verständnis der Neurosen nicht gefunden werden kann, wird sich jeder, der sich mit der Therapie von Neurosen abgeben will, dem Verständnis des Unbewußten zuwenden müssen.

Bei den FREUDschen Fehlleistungen werden Handlungen ausgeführt, Worte eingesprochen oder geschrieben, die der bewußten Absicht oft nicht nur nicht entsprechen, sondern ihr sogar zuwiderlaufen. Daraus ergibt sich, daß ihnen eine störende Intention zugrunde liegen muß, die mit dem Willen nicht regulierbar ist. Gewohnt, in den alten Kategorien Denken – Wollen – Fühlen zu handeln und zu argumentieren, ist uns auch heute das Eingeständnis und die Einbeziehung der Kategorie des Unbewußten in das menschliche Handeln nicht leicht. Das gilt für die Feststellung der Eltern, die behaupten, ihr Kind könne in der Schule weit mehr leisten, »wenn es nur wolle«, bis zu der von M. BALINT festgestellten Tatsache, daß der Arzt nur zu häufig der Meinung ist, der Patient könne allein in dem Maße, in dem Umfange und in der Weise gesund werden, die der Arzt von ihm verlangt (4).

Nach FREUD – und hier stimmen ihm alle Begründer psychotherapeutischer Lehrmeinungen zu – beginnen psychische Vorgänge im Unbewußten, entwickeln sich dann bis zum Bewußtwerden und treten nach Schwinden der Aktualität wieder ins Dunkel des Unbewußten zurück, aus dem sie allerdings durch die analytischen Techniken der verschiedensten Art mehr oder weniger leicht ins Bewußtsein gehoben werden können (5).

Von den vielen Beispielen, die FREUD hierfür liefert, sei aus dem Gebiet des Versprechens nur jene nette Passage angeführt, bei der ein Betriebsangehöriger bei der Geburtstagsrede auf den Chef zum Schluß sagen kann: »Ich fordere Sie auf, auf das Wohl unseres Chefs aufzustoßen.« Dieser Chef liegt dem Redner offensichtlich so im Magen, daß er sich mit dieser unbewußten Fehlleistung Luft schaffen muß. Auch die Absicht eines Herrn, der eine junge Dame auf der Straße anspricht und zu ihr sagt: »Wenn Sie gestatten, mein Fräulein, möchte ich Sie gern be*gleid*igen« und damit die Worte begleiten und beleidigen zu einer Wortschöpfung zusammenzieht, spricht für sich. Nett auch jener Passus in der Einführungsrede eines Professors, der in der Anwesenheit seines in Pension gehenden Vorgängers ausführt: »Ich bin nicht *geneigt,* die Verdienste meines Vorgängers zu würdigen«, obwohl er sagen will, daß er nicht »geeignet« hierfür sei (6).

Wie aber kommen solche unbewußten Reaktionen zustande? Entstehungszeit und Entstehungsursache sind in der überwiegenden Mehrzahl aller Fälle die frühe Kindheit. Triebwünsche der verschiedensten Art werden durch die Umwelt verdrängt oder das Kind erfährt, daß Äußerungen oder Handlungen, die seinen Triebwünschen entsprechen würden, ihm den Liebesverlust seiner Umgebung eintragen. Da aber die Angst vor Liebesverlust eine der entscheidenden menschlichen Angstvorstellungen überhaupt ist, wird sich sehr bald eine innere Zensur entwickeln, die nur das durch Worte und Handlungen nach außen gelangen läßt, was nicht in der Gefahr steht, Liebesentzug oder Abweisung als Konsequenz zu haben. Die eigentlichen Wünsche aber werden in jene Zone des Unbewußten verdrängt, die ein Teil dessen ist, was FREUD mit »Das Es« bezeichnet hat.

Solange das Baby seine Körperöffnungen im Gesicht entdeckt und untersucht, werden die Eltern, glücklich über den geistigen Fortschritt ihres Kindes, lächelnd dabeistehen. Rutscht aber die kleine Hand über den Nabel nach unten, kann es sehr häufig sein, daß dem Kind mit einem warnenden Ausruf, ja vielleicht in extremen Fällen sogar mit einem kleinen Klaps, bedeutet wird, daß die Hand hier nichts zu suchen habe. Nun sind es aber gerade jene Körperstellen unterhalb des Nabels, die – auch das hat FREUD zur großen Entrüstung seiner Zeitgenossen schlüssig nachgewiesen – einem besonderen Lustreiz auch beim Kleinkind unterliegen. Sehr schnell wird das Kind nun das entdecken, was wir heute die erogenen Zonen nennen, aber Lustregungen aller Art in diesen Zonen unterdrücken.

Ein Ähnliches geschieht mit der Abgabe von Kot und Harn in der analen Phase, die wir im vorigen Artikel als »Geschenke« nachzuweisen uns bemühten. Eben jene unterdrückten Regungen sind es aber, die damit in den Bereich des Unbewußten abgedrängt werden. Versuchen wir, uns dies an einer Zeichnung klarzumachen: Abb. 1.

An einem Beispiel sei die Skizze (Abb. 1) verdeutlicht:

Herr X., 63j. Lehrer, zum Schluß Schulleiter einer koedukativen Grundschule, wird mit allen Ehren verabschiedet. Nichts hat er sich in allen seinen Dienstjahren zuschulden kommen lassen, und die Kleinstadt ist von der Integrität dieses Herrn absolut überzeugt. Wenige Tage nach seiner Pensionierung schaut Herr X. von einer Parkbank aus spielenden kleinen Schulmädchen zu. Nach wenigen Minuten erhebt er sich, führt unter einem Vorwand eines dieser Mädchen in ein nahestehendes Gebüsch und vergeht sich an ihm. Im Untersuchungsgefängnis, in das er törichterweise voreilig eingeliefert wurde, begeht er Suizid.

Was ist passiert? Nach unserer Skizze hat der Ich-Kern des Herrn X. zunächst völlig normale lustbetonte Gefühle gelegentlich auch dann verspürt, wenn er während seiner vieljährigen

Abb. 1
Strukturmodell nach FREUD

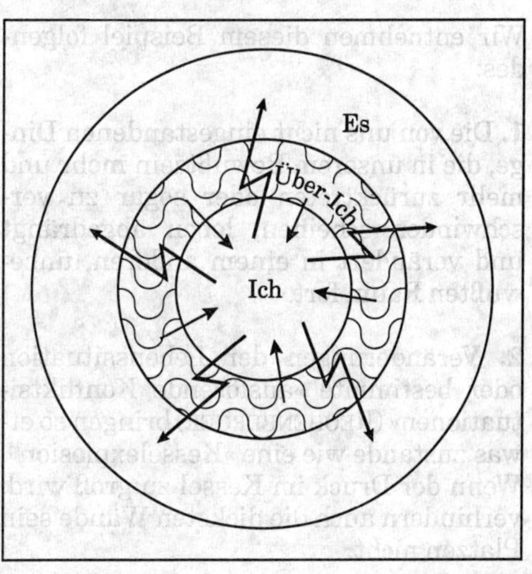

Lehrertätigkeit einem besonders attraktiven Mädchen begegnet ist. Sein Beruf und die Grundsätze seiner Erziehung sowie seine Kindheitserinnerungen – alles Über-Ich-Strukturen – verbieten ihm jedoch, sich diesen Gefühlen hinzugeben, sie in irgendeiner Form durchzuarbeiten, ja sogar auch, sie sich selbst nur einzugestehen. Immer dann, wenn er sich mit solchen Gedanken beschäftigt, scheint er eine Weisung zu verspüren, die ihm sagt: »Ein Schulleiter hat solche Gedanken nicht« oder »sowas denkt man überhaupt nicht« oder: »Du bist ein Schwein«. So wandern seine Gefühle in den Raum des »Es« ab. Er aber meint, seine Gefühle waren mit zunehmendem Alter immer mehr in den Hintergrund getreten, ja – zu seiner Freude – sogar verschwunden. Gelegentlich träumt er allerdings »merkwürdige Dinge«, über die er aber ebensowenig nachdenkt und noch weniger darüber spricht als über seine Gefühle.

Als ihm nun das Rollenverhalten des Schulleiters und Erziehers abgenommen ist, wird der Weg für die starken sexuellen Gefühle, die inzwischen pervertiert sind, frei. Andere Erlebnisse kommen hinzu, so daß es zu dem kommt, was wir in der allgemeinen Meinung eine »Kurzschlußhandlung« nennen. Als Herr X. von der Polizei verhaftet wird, sagt er pausenlos vor sich hin: »Ich habe es nicht getan, ich habe es nicht getan«, eine Äußerung, die ihm im Protokoll des verhaftenden Polizeiwachtmeisters in besonderer Weise belastend ausgelegt wird. Scheint er doch zu alledem noch ein hartnäckiger Lügner zu sein.

Wir entnehmen diesem Beispiel folgendes:

1. Die von uns nicht eingestandenen Dinge, die in unserem Bewußtsein mehr und mehr zurücktreten oder sogar zu verschwinden scheinen, leben abgedrängt und verändert in einem anderen, unbewußten Raum fort.

2. Veränderungen der Lebenssituation oder bestimmte »auslösende Konfliktsituationen« (RECHENBERGER) bringen so etwas zustande wie eine »Kesselexplosion«. Wenn der Druck im Kessel zu groß wird, verhindern auch die dicksten Wände sein Platzen nicht.

3. Nach manifest gewordenem Konflikt ist das Bewußtsein für die begangene Konflikthandlung entweder gebrochen oder schon wieder verdrängt. So wie das Kind die von ihm vom Tisch gestoßene Tasse mit einer Fußbewegung unter den Schrank fegt, damit die Mutter die Scherben nicht sieht, oder wie das Kind nach einer »Ungezogenheit« die Hände vor das Gesicht hält und dabei meint, es sei nun selbst unsichtbar, so reagiert der dem Konflikt erlegene Erwachsene infantil, wenn er Bestrafung zu fürchten hat für eine Tat, die seinem Ich (besser würden wir sagen: seinem Selbst) nicht entspricht.

In den meisten Fällen steht der auslösende Konflikt in keinem Verhältnis zu der begangenen Tat. Erschwerend für uns wiegt nämlich die Tatsache, daß wir bei einem Konfliktausbruch immer nur die äußerste Spitze eines Eisberges zu sehen bekommen, nicht aber das, was gleichsam unter der seelischen Wasseroberfläche verborgen zu jenem Konflikt geführt hat. Dies möge aus einer Zeichnung deutlich werden: Abb. 2.

Bei Abb. 2 wird gebeten, sich die stille Oberfläche eines Waldsees vorzustellen. Der Spaziergänger erfreut sich an der Ruhe und Stille, die von diesem See ausgeht. Er kann aber nicht wissen, daß wenige Minuten vorher ein Kind einen Stein in diesen See geworfen hat. Für einen Augenblick kräuselte sich das Wasser, nun ist alles wieder still, und der Eindruck der Ungebrochenheit besteht zu Recht. Der Stein aber liegt auf dem Grund des Sees. Wiederholt sich dieser Vorgang mehrere Male, so wird eines Tages der Fall eintreten, daß der zuletzt geworfene Stein zu einem kleinen Teil die Wasserfläche durchbricht. Dieser Teil der Steinmenge im Wasser ist dann vom Beschauer allein zu erkennen.

Dies ist ein Beispiel für die unzähligen positiven und negativen Erlebnisse psychischer Art, die vom Beginn der Geburt an – ob bereits vor der Geburt, ist noch nicht schlüssig erwiesen – als psychische Verletzungen in den Menschen einfallen. Erst wenn gleichsam die Psyche von negativen Eindrücken überflutet ist, wird es zum sicht-

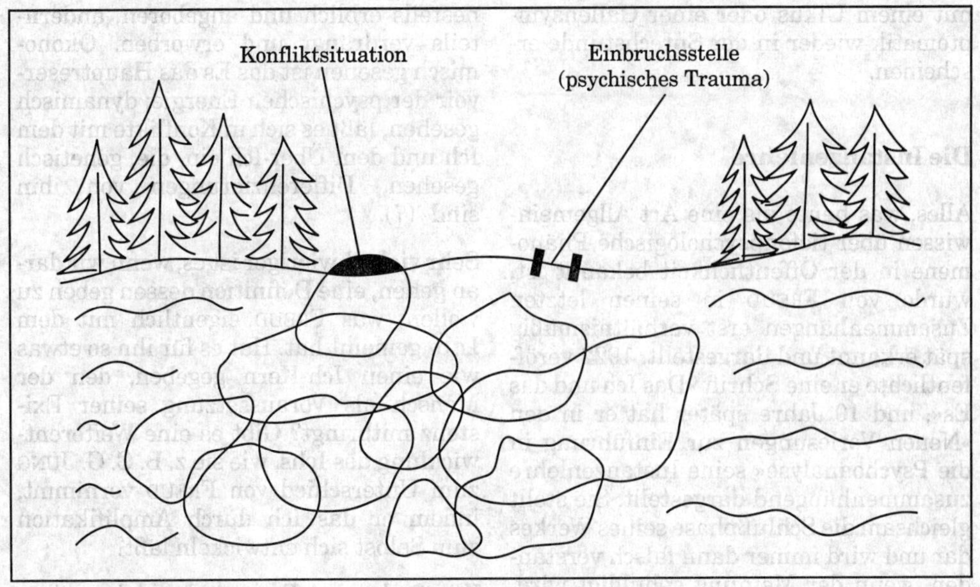

Abb. 2
Der auslösende Konflikt als sichtbare Spitze eines verborgenen Berges

baren Ausbruch eines Konfliktes dadurch kommen, daß der Mensch eine Fehlhandlung begeht. Es leuchtet ein, daß gerade dann, wenn der auslösende Faktor unbedeutend zu sein scheint, die gesamte Situation nur aufgrund der Menge der »Steine« beurteilt werden kann, die die Psyche belasten. Es kann somit gleichsam von einer psychischen Eisbergsituation gesprochen werden.

Unser Beispiel läßt aber noch weitere Rückschlüsse zu: Steine in einem See unterliegen einer dauernden Erosion. Sie reiben sich gegenseitig und tauchen in veränderter Form eines Tages an der Oberfläche wieder auf. Ebenso geht es mit den psychischen Erlebnissen. Die Fehlhandlung unserer Patienten ist also in den meisten Fällen nicht eindeutig und kurzschlüssig nur auf irgendwelche scheinbar sich anbietende Kindheitserinnerungen zurückzuführen. Vielmehr bedarf es eines langwierigen Prozesses, bei dem eben jede Erosion des psychischen Erlebnisses bewußt gemacht und in der Übertragungsneurose noch einmal durchlebt wird.

Natürlich ist es auch möglich, durch eine scharfe Reaktion im erzieherischen Sinne die nach oben getretene Konfliktsituation gleichsam wieder unter die Oberfläche zu drücken und sie dadurch für einige Zeit unsichtbar zu machen. Das wird sogar gelegentlich notwendig sein, wenn es sich z. B. um eine Sofortmaßnahme handelt, die weitere Schädigungen für den Patienten unmöglich macht. Dies jedoch hat mit einer wirklichen Therapie nichts zu tun. Entweder wird der gleiche Konflikt in derselben Form in kurzer Zeit wieder auftauchen, oder aber – was sehr viel wahrscheinlicher ist – ein »Stein« wird an einer anderen Stelle der Oberfläche der Psyche zum Vorschein kommen. In der Psychosomatik sind es häufig jene Kranken, die nach einer nur somatisch behandelten Gastritis wenige Monate später mit einem Ulkus oder einer Gallensymptomatik wieder in der Sprechstunde erscheinen.

Die Instanzenlehre

Alles, was heute als eine Art Allgemeinwissen über tiefenpsychologische Phänomene in der Öffentlichkeit bekannt ist, wurde von FREUD in seinen letzten Zusammenhängen erst verhältnismäßig spät erkannt und dargestellt. 1922 veröffentlichte er eine Schrift »Das Ich und das Es«, und 10 Jahre später hat er in den »Neuen Vorlesungen zur Einführung in die Psychoanalyse« seine Instanzenlehre zusammenhängend dargestellt. Sie stellt gleichsam die Schlußphase seines Werkes dar und wird immer dann falsch verstanden, wenn der Meinung gehuldigt wird, die Ausführungen über »Ich – Über-Ich – Es« stünden am Anfang aller Betrachtungen FREUDS.

Den Ausdruck »Das Es« hat FREUD verwendet, um damit den unpersönlichen Anteil der Psyche, der vom Ich unterschieden ist, zu bezeichnen. Ursprünglich stammt der Begriff »Es« nicht von ihm. Man kann ihn schon bei NIETZSCHE antreffen. Bei FREUD aber stellt das Es das eigentliche Kräftereservoir der Psyche dar. Dennoch aber bleiben zwischen Es und dem Unbewußten bestimmte Wesenseigenschaften bestehen. Dem Unbewußten sind Widersprüche fremd, es fehlt ihm der Begriff der Negation, und es fehlt ihm das Zeitmaß. Bei dem Nachdenken über das Wesen der Traumdeutung und der psychoanalytischen Technik wird diese Feststellung noch eine Rolle zu spielen haben.

FREUD erweiterte jedoch den Begriff des Unbewußten zum Begriff des Es, weil dieser Begriff fruchtbarer und umfassender ist. FREUD hat sehr früh erkannt, daß das Unbewußte mehr enthält als nur das Verdrängte. »Das Es bildet den Triebpol der Persönlichkeit; seine Inhalte, psychischer Ausdruck der Triebe, sind unbewußt, einesteils erblich und angeboren, andernteils verdrängt und erworben. Ökonomisch gesehen ist das Es das Hauptreservoir der psychischen Energie; dynamisch gesehen, läßt es sich in Konflikte mit dem Ich und dem Über-Ich ein, die, genetisch gesehen, Differenzierungen von ihm sind« (7).

Sehr viel schwieriger ist es, wenn wir daran gehen, eine Definition dessen geben zu wollen, was FREUD eigentlich mit dem Ich gemeint hat. Hat es für ihn so etwas wie einen Ich-Kern gegeben, den der Mensch als Voraussetzung seiner Existenz mitbringt? Gibt es eine Weiterentwicklung des Ichs, wie sie z. B. C. G. JUNG zum Unterschied von FREUD vornimmt, indem er das Ich durch Amplifikation zum Selbst sich entwickeln läßt?

Wir finden bei FREUD sehr viel weniger Definitionen als Erklärungen des Ichs: »Die funktionelle Wichtigkeit des Ichs kommt darin zum Ausdruck, daß ihm normalerweise die Herrschaft über die Zugänge zur Motilität eingeräumt ist. Es gleicht im Verhältnis zum Es dem Reiter, der die überlegene Kraft des Pferdes zügeln soll, mit dem Unterschied, daß der Reiter dies mit eigenen Kräften versucht, das Ich mit geborgten. Dieses Gleichnis trägt ein Stück weiter. Wie dem Reiter, will er sich nicht vom Pferd trennen, oft nichts anderes übrigbleibt, als es dahin zu führen, wohin es gehen will, so pflegt auch das Ich den Willen des Es in Handlung umzusetzen, als ob es der eigene wäre« (8).

Nicht ganz so schwer haben wir es, wenn wir uns das Über-Ich bzw. die Über-Ich-Funktionen klarzumachen beginnen. Das Über-Ich kann im wesentlichen als jene Instanz aufgefaßt werden, die ein Gesetz verkörpert und verbietet, eben dieses Gesetz zu überschreiten. Die klassische Psychoanalyse setzt die Entstehung und die Hauptwirkungsweise des Über-Ichs auf das Ich in die Zeit der ödipalen Phase, in der es sich durch die Zurkenntnisnahme der elterlichen Forderungen und Verbote vordringlich bildet.

Angemerkt sei allerdings, daß GLOVER und R. SPITZ ebenso wie vorher MELANIE KLEIN die Bildung des Über-Ichs bereits auf einer präödipalen Stufe vermuten. Wir werden aber festhalten können, daß es Normen der verschiedensten Art sind, die sich als Über-Ich-Strukturen auswirken können. Das können neben der elterlichen Autorität auch Normen der religiösen Sittlichkeit, des nationalen Normenbewußtseins oder der allgemeinen Moral sein.

Allen Über-Ich-Strukturen jedoch ist gemeinsam, daß sie einengend, ja oft sogar zerstörend auf das Ich eindringen (s. Abb. 1). Aus dieser Tatsache ist in den letzten 15 Jahren gelegentlich gefolgert worden, daß der totale Abbau von Über-Ich-Funktionen ein starkes und unbeeinflußtes Ich hervorbringen könnte. Es hat sich jedoch gezeigt, daß mit dem völligen Zurücktreten von Über-Ich-Strukturen in der Kindheit sich nicht etwa eine gestärkte Persönlichkeit, sondern eine neurotische Struktur entwickelt, die an der Unsicherheit beträchtlich leidet. Der Junge wird eben erst Mann in der Auseinandersetzung mit dem Vater, so wie das Mädchen erst in der Auseinandersetzung mit der Mutter zur Frau reift. Zur psychischen Gesundheit wird also nötig sein, die Über-Ich-Strukturen gleichsam als eine Art elastische Wand aufzufassen, die dem Drang des Ichs in seinem berechtigten Wollen nachzugeben vermag.

Wichtig bleibt allerdings, daß die Handlungsweisen des Ichs niemals von sich selbst, sondern eben sowohl von jener Über-Ich- als auch von der Es-Instanz aus gesteuert und beeinflußt werden. So gilt der Grundsatz FREUDs, daß überall dort, wo »Es« gestanden hat, im Verlauf des Reifungsprozesses des Menschen »Ich« werden, und daß überall dort, wo »Über-Ich« gestanden hat, »Ich« werden muß. Das bedeutet in der Praxis, daß die Entscheidungen des Menschen ihm selbst einsichtig sein müssen und er sich den Hintergrund seines Handelns so bewußt wie möglich machen müßte, wenn er eben jenen Reifegrad erreichen will, der nach FREUD in der Balance zwischen Lust- und Realitätsempfinden besteht. Angemerkt sei, daß es in letzter Zeit Tendenzen gibt, die Formulierung umzudrehen und die Forderung zu erheben: Wo »Ich« steht, muß »Es« werden. Dies geschieht in gewissen Bereichen der Esoterik, die nicht ohne Einfluß auf die Psychotherapie bleiben.

Das Heer der Neurotiker mit Zwangsneurosen, Phobien und auch Hysterien ist in starkem Maße durch überstarke Über-Ich-Funktionen geprägt. Inwieweit Über-Ich-Strukturen auch zur Bildung der Schizophrenie beitragen, ist heute noch umstritten (9). Unbestreitbar ist aber die beherrschende Rolle, die alle Über-Ich-Strukturen für die Neurosebildung besitzen. Hierzu nur ein Beispiel:

Frau Y. leidet an einer reaktiven Depression, die bei fortschreitendem Alter immer stärker wird. Phobische Erscheinungen wie Raumangst und das Unvermögen, ein Warenhaus aus Angst vor den dort befindlichen Personen auch nur zu betreten, kommt hinzu. Sie hat mehrere Jahre lang keinen Omnibus mehr benutzen können und macht auch die weitesten Wege zu Fuß.

Die Analyse ergibt, daß die dominierende Mutter alle Ansätze zur Eigenständigkeit unterdrückt hat. Dies hat sich besonders auch auf die Wünsche der Patientin für Kleider, Süßigkeiten und andere ein Kinderleben erfüllende scheinbare Kleinigkeiten ausgewirkt. Eines Tages sieht sich die Patientin vor einem Café stehen und verspürt den heißen Wunsch, am Vormittag ein Stück Marzipantorte zu essen. Sofort weist sie dieses Begehren ab, weil »man zwischen den Mahlzeiten nichts zu sich nimmt«. Erschrocken fährt sie zusammen, als sie plötzlich ihre eigene Stimme hört, die mit beachtlicher Lautstärke sagt: »Halt den Mund, Du bist längst tot, und ich gehe jetzt hinein und esse Marzipantorte.«

Dies war ein Zeichen der Überwindung der Über-Ich-Reaktion der Mutter, die noch im 5. Lebensjahrzehnt so stark nachschwang. Dieses Anzeichen einer Befreiung von der Über-Ich-Struktur bahnte den Weg zu einer weiteren prognostisch günstigen Entwicklung.

Im Hinblick auf das »Es« verwiesen wir schon eingangs auf jenes »dunkle Reich«, von dem wir auch heute noch nicht allzuviel wissen. Sicher ist nur, daß alle psychischen Traumata positiver und negativer Art vom Es aufgenommen werden. Sicher ist auch, daß die negativen Traumata so lange nicht nach außen dringen, als sie (s. Abb. 2) nicht die »Oberfläche« unseres Seelischen durchbrechen. Für die psychoanalytische Diagnose ist es wichtig zu wissen, daß in das Es abgesunkene Traumata keineswegs wieder in der gleichen Form an die Oberfläche gelangen, in der sie einmal in das Es hineingesunken sind.

»Die Mutter als Schicksal« heißt das berühmte Buch von FELIX SCHOTTLÄNDER, mit dem er dem FREUDschen Gedankengut in weiten Kreisen der Bevölkerung Bahn schuf. Eine solche Themaformulierung konnte nur auf dem Hintergrund der Theorie vom Unbewußten gefunden werden, wie sie uns FREUD aufzeigt. Wie wir sahen, kennt er nur das jedem Individuum in der Abhängigkeit von seinen Über-Ich-Strukturen zukommende Unbewußte und daher die Neurosebildung – durch Erlebnisse in der frühen Kindheit einsetzend – ausschließlich als etwas, was diesem einen Menschen in seiner persönlichen Struktur eigen und deshalb als Krankheit zu heilen ist. Heilung im Sinne von FREUD heißt immer Befreiung von der Neurose und Befähigung zu den 3 Grundkategorien FREUDschen Gesundheitsbewußtseins: liebesfähig – arbeitsfähig – kontaktfähig.

Das kollektive Unbewußte bei C. G. JUNG

Zweifellos wird diese Auffassung bei JUNG um einige Gesichtspunkte erweitert. Für ihn tritt neben das auch von ihm anerkannte persönliche Unbewußte das, was er als das kollektive Unbewußte definiert. Es ist dies für ihn »die gewaltige geistige Erbmasse der Menschheitsentwicklung, wiedergeboren in jeder individuellen... Struktur« (10).

An der jahrzehntelangen Arbeit mit den Märchen der Völker und den Träumen der Menschheit fällt ihm auf, daß es bestimmte Traumbilder und Märchen gibt, die nicht nur in allen Kulturen, sondern auch in allen Zeiten wiederkehren. Es muß also – so schließt JUNG – in der Entwicklung des Seelischen beim Menschen eine Parallele zu der Jahrmillionenentwicklung des Organischen gefunden werden können. »Unser Geist hat seine Geschichte, so wie unser Körper seine Geschichte hat.« Ebenso könnte man sich z. B. darüber wundern, daß der Mensch einen Blinddarm hat. Weiß er, daß er einen haben muß? Er ist einfach damit geboren. Millionen von Menschen wissen nicht, daß sie eine Thymusdrüse haben, und sie haben sie doch... Unser Unbewußtes ist wie unser Körper ein Lagerhaus von Relikten und Erinnerungen aus der Vergangenheit (11). Er stellt erstaunliche Parallelen zwischen den Visionen und Träumen seiner Patienten mit aufgefundenen asiatischen Papyri fest und folgert daraus: »Das Gehirn wird mit einer fertigen Struktur geboren, es arbeitet im Sinne der Gegenwart, aber es hat seine Geschichte. Es hat sich im Lauf von Millionen von Jahren entwickelt und stellt die Geschichte dar, deren Ergebnis es ist« (12).

Das ist der Hintergrund, auf dem er 1934 formuliert hat: »In Anbetracht solcher Tatsachen müssen wir wohl annehmen, daß das Unbewußte nicht nur Persönliches, sondern auch Unpersönliches, Kollektives in Form vererbter Kategorien oder Archetypen enthalte. Ich habe daher die Hypothese aufgestellt, daß das Unbewußte, in seinen tieferen Schichten gewissermaßen, relativ belebte, kollektive Inhalte besäße. Ich spreche darum von einem kollektiven Unbewußten« (13).

Es darf aber nicht übersehen werden, daß JUNG eine »Schicht« gelten läßt, die auch er als »persönliches Unbewußtes« bezeichnet. »Die in dieser Schicht enthaltenen Materialien sind insofern persönlicher Natur, als sie einesteils als Erwerbungen der individuellen Existenz, anderenteils als psychologische Faktoren, die ebenso gut bewußt sein könnten, charakterisiert sind... Wir erkennen diese Materialien als persönliche Inhalte daran, daß sie ihre Wirkungen oder ihr partielles Erscheinen oder ihre Herkunft in unserer persönlichen Vergangenheit nachweisen können« (14).

Bei der Frage, ob sich dies analytisch nachweisen läßt, würde JUNG wohl vor allem auf seine Methode der amplifikatorischen Traumdeutung hinweisen. Unklar bleibt aber bei ihm, wo zwischen dem persönlichen und kollektiven Unbewußten die Stellung des Ichs anzunehmen ist. Da er sich in der Frage des Unbewußten sehr deutlich von FREUD zu distanzieren versucht, schafft er in seiner Terminologie eigene Begriffe, die nicht immer scharf sind. Eigentlich finden wir in seinen Werken nur eine einzige klar definierte Aussage über das Ich: »Unter Ich verstehe ich einen Komplex von Vorstellungen, der mir das Zentrum meines Bewußtseinsfeldes ausmacht und mir von hoher Kontinuität und Identität mit sich selber zu sein scheint« (15).

Diese nur scheinbar sehr trockene Arbeit an den Definitionen ist für den Psychotherapeuten in der praktischen Arbeit darum so wichtig, weil eben die Intention zur Überwindung der Neurosen bei FREUD eine andere ist als bei JUNG. Für JUNG ist nicht unbedingt die Befreiung von der Neurose die Hauptaufgabe, sondern die Individuation als Lebensziel des Menschen. Er könnte nicht sagen: »Wo Es war, muß Ich werden«, sondern er würde vermutlich definieren: »Wo Ich ist, muß Selbst werden.« Die philosophische Forderung »Werde, der Du bist« ist für ihn maßgeblich, und er schickt sich an, diese Forderung als psychologischen Vorgang darzustellen. Mit der Neurose leben und Aussöhnung mit dem Symptom ist für ihn, stärker als für FREUD, nicht nur Teilaspekt des Heilungsvorganges. »Mehr als ein Kranker hat mir gestanden, daß er gelernt habe, seinen neurotischen Symptomen dankbar zu sein, denn sie hätten ihm stets wie ein Barometer gezeigt, wann und wo er von seinem individuellen Weg abgewichen sei, oder wann und wo er wichtige Dinge unbewußt gelassen habe« (16). Einen solchen Satz könnte FREUD in der Tat nicht geschrieben haben.

Der Vollständigkeit halber sei noch über den Begriff des Unbewußten bei dem dritten großen Nährvater der Psychoanalyse, bei ALFRED ADLER, hingewiesen. In Parallelität zu dem FREUDschen Gegensatz zwischen Lustprinzip und Realitätsprinzip ist bei ADLER das Prinzip zwischen dem Machtstreben und dem Gemeinschaftsgefühl ausschlaggebend. Dabei ist das Gemeinschaftsgefühl immer grundlegend. Erst sekundär, aus der Not der – nach ADLER meist organisch hervorgerufenen – Minderwertigkeit heraus, kommt es zu dem kompensatorischen psychischen Zwang, der im »Willen zur Macht« sich äußert. Für ihn ist also Neurose keineswegs ein Konflikt zwischen Bewußtsein und Unbewußtem, sondern sie ist die deutliche Reaktionsweise eines verängstigten Ichs, das angesichts sozialer Aufgaben, die es nicht bewältigen kann, weil ungenügend vorgebildet, die Flucht ergreift und dadurch in einen Schockzustand verschiedenster Art gerät. »Die Neurose ist in erster Linie Sicherung« (17).

Die Verstärkung des Gemeinschaftsgefühls ist für ihn der Weg zur Neurosentherapie. Dazu kommt die Notwendigkeit, die Entwicklung der Menschheit als einen Lernprozeß zu begreifen. So wird er zum eigentlichen Vater der heutigen Verhaltenstherapie. Allerdings wird dabei eine menschliche Gemeinschaft vorausgesetzt, von der es sicher ist, daß sie sich immer besser und immer höher entwickelt. Solchem Positivismus vermag freilich der im Grunde seines Wesens pessimistische FREUD nur größte Skepsis entgegenzubringen. Wenn ADLER in seiner geradezu sozial-religiösen Schrift »Sinn des Lebens« formulieren kann: »Es besteht die berechtigte Erwartung, daß in viel späterer Zeit, wenn der Menschheit genug Zeit gelassen wird, die Kraft des Gemeinschaftsgefühles über alle äußeren Widerstände siegen wird. Dann wird der Mensch Gemeinschaftsgefühl äußern wie atmen. Bis dahin bleibt wohl nichts anderes übrig, als diesen notwendigen Lauf der Dinge zu verstehen und zu lehren« (18), wird der Psychiater und der Psychotherapeut aus den täglichen Erfahrungen seiner Praxis es schwer haben, hier zuzustimmen. Jedoch sei nicht verschwiegen, daß die Auffassungen ADLERs und die sich daraus entwickelnden modernen Formen lerntherapeutischer Prozesse sich in vielen Teilen der Welt heute wachsender Beliebtheit erfreuen.

Am Ende auch einer fragmentarischen Betrachtung über die Phänomene des Unbewußten darf nicht fehlen, daß die Arbeiten an dem Narzißmusproblem der letzten Jahre zu einer Ausweitung und zu einer bestimmten weiteren Differenzierung FREUDscher Grundkategorien geführt haben. Von der heute nicht mehr ausreichenden Unterscheidung zwischen einem primären und einem sekundären Narzißmus ausgehend, wobei der erste Begriff einen frühen Zustand der Kindheit meint, in dem das Kind sich – notgedrungenerweise – seine gesamte Libido auf sich selbst bezieht, bezeichnet der 2. Begriff eine spätere Rückwendung der Libido des Menschen von seinen ersten Objektbeziehungen zurück auf sich selbst. Diese Tatsache nimmt FREUD 1924 zum Anlaß, seine ursprüngliche Definition, wonach die Neurose »der Erfolg eines Konfliktes zwischen dem Ich und seinem Es, die Psychose aber der analoge Ausgang einer solchen Störung in den Beziehungen zwischen Ich und Außenwelt« sei, zum Anlaß, um nunmehr den Begriff der narzißtischen Neurose einzuführen, die er zwischen der Übertragungsneurose und der Psychose ansiedeln möchte (19).

Von einer frühen griechischen Sage ausgehend, wonach Narziß sich beim Anblick seines eigenen Bildes in einem Waldsee in sich selbst verliebt, definiert man im allgemeinen den Narzißmus als eine Liebe, die man dem eigenen Bild entgegenbringt.

Weil aber das Individuum dabei den eigenen Leib an die Stelle eines Sexualobjektes setzt, hat FREUD für dieses Phänomen den Ausdruck »einer Perversion, welche das gesamte Sexualleben der Person aufgesogen hat«, verwendet (20). Die Tatsache aber, daß eine Ich-Libido sich mit sich selbst befaßt, ohne eine direkte libidinös besetzte Objektbeziehung zu haben, ist FREUD geradezu unheimlich. Er meint, daß nur die Beschäftigung mit der Dementia praecox und der Paranoia hier weiterführen könne. Im übrigen aber scheint ihm »ein direktes Studium des Narzißmus ... durch besondere Schwierigkeiten verwehrt zu sein« (21).

Durch die Arbeiten von R. SPITZ, EDITH JAKOBSON und MARGARET MAHLER wissen wir aber heute über die Aufnahme der ersten Objektbeziehungen des Kleinkindes eine Reihe von Dingen, die FREUD damals unbekannt sein mußten (22–24). Ausgehend davon, daß wir bei der Geburt des Kindes zwischen einer physischen und psychischen Geburt zu unterscheiden haben, hat uns SPITZ darauf aufmerksam gemacht, daß die 2. Hälfte des 1. Lebensjahres ohne Austauschmöglichkeit der Objektbeziehung verläuft. Die Einheit Mutter und Kind wird vom Kind so erlebt, daß die Beziehung zur Mutter keine Objektbeziehung, sondern eigentlich eine narzißtische Beziehung auf das eigene Selbst darstellt. Die Trennung von dieser Auffassung liegt erst in der Zeit zwischen dem 8.–18. Lebensmonat. Hier wird die »Dyade« der Mutter-Kind-Beziehung (SPITZ) aufgelöst, und das Kind erfährt die Mutter bzw. alle Kontaktpersonen als Objekte außerhalb des eigenen Selbst.

Dieser wohl kritischste psychische Entwicklungsabschnitt im Leben des Kleinkindes würde aber das Verhältnis vom Ich zum Über-Ich in einer neuen Weise anreichern. Wir würden mit SANDLER für diese Stufe eine dreifache Form des Selbst annehmen müssen: Das ideale Selbst, das reale Selbst und das negative Selbst. Die narzißtische Spannung, die zur eigentlichen Neurose führt, würde dann zwischen dem Ich und dem realen Selbst liegen. Gelingt es nicht, diese Spannung aufzuarbeiten und zu überwinden, dann eben kommt es zu jenem »Größenselbst« (KOHUT), das das eigentliche Wesen der narzißtischen Persönlichkeitsstruktur ausmacht.

Aber es ist eben jener KOHUTsche Begriff vom Selbst, der die ursprünglichen Kategorien der FREUDschen Instanzenlehre grundlegend erweitert. »Die Begriffe einerseits des Selbst, andererseits des Ichs, Über-Ichs und Es, ebenso wie die von Persönlichkeit und Identität, sind Abstraktionen, die verschiedenen Ebenen der Begriffsbildung angehören. Es, Ich und Über-Ich sind die Bausteine einer spezifischen, hohen, d. h. erfahrungsfernen Abstraktion in der Psychoanalyse: Des psychischen Apparates... Als psychische Struktur hat das Selbst weiterhin auch einen psychischen Ort. Genauer gesagt, verschiedene – und häufig widersprüchliche – Selbstrepräsentanzen sind nicht nur in Es, Ich und Über-Ich, sondern auch in einer einzigen psychischen Instanz vorhanden. Es kann z. B. widersprüchliche bewußte und vorbewußte Selbstrepräsentanzen nebeneinander geben – z. B. Größen- und Minderwertigkeitsvorstellungen –, die entweder umschriebene Lokalitäten im Bereich des Ichs oder Sektoren in dem Bereich der Psyche einnehmen, in dem Es und Ich ein Kontinuum bilden. Das Selbst ist also ganz entsprechend den Objektrepräsentanzen ein Inhalt des psychischen Apparates, aber es ist nicht einer seiner Bausteine; d. h., es ist keine psychische Instanz« (25).

War für FREUD die narzißtische Neurose psychoanalytisch kaum beeinflußbar, sondern erlaubte höchstens »einen Blick über den Zaun«, so ist es uns nun seit den Arbeiten von KOHUT möglich geworden, bestimmte Therapieformen zu entwickeln, die von der Eigenbezogenheit der Libido Möglichkeiten zur Übertragung der Libido auf Objektbeziehungen gangbar erscheinen lassen. War für FREUD die narzißtische Struktur des Patienten von vornherein neurotisch, so wird heute mit KOHUT gesagt werden müssen, daß »in vielen Fällen ... die Neubildung der narzißtischen Strukturen und deren psychische Integration als echteres und wertvolleres therapeutisches Ergebnis angesehen werden, als der fragwürdige Gehorsam eines Patienten auf die Forderungen, daß er seinen Narzißmus in Objektliebe verwandeln solle...« (26).

Die Psychotherapie steht heute in der Gefahr, die Methodenfrage und die sich daraus ergebenden Therapieformen abstrahiert von den jeweiligen Theorien zu sehen. Das wird ihr auf die Dauer nicht gut bekommen, sondern bei bestimmten Kreisen den Ruf der angeblichen Scharlatanerie aller Psychotherapie nur noch verstärken. So sehr wir daran festhalten, daß wir heute aufgrund der augenblicklichen theoretischen und praktischen Kenntnisse psychischer Vorgänge uns keiner Schule ausschließlich verschreiben können, so werden wir doch nur dann fachgerecht und verantwortlich behandeln können, wenn wir die theoretischen Grundvoraussetzungen der psychotherapeutischen Schulen kennen, die heute unsere tägliche Praxis bestimmen.

Literatur

1. FREUD, S.: Die Frage der Laienanalyse. Ges. W. XIV, 225 (1926).

2. FREUD, S.: Studienausgabe, Band III, Seite 147. Das Unbewußte.

3. FREUD, S.: Studienausgabe, Band I, Seite 50 ff.

4. BALINT, M.: Der Arzt, sein Patient und die Krankheit. Klett, Stuttgart 1965.

5. Siehe hierzu: BATTEGAY, R.: Psychoanalytische Neurosenlehre, Seite 23 ff.

6. Diese und weitere Beispiele in FREUD, S.: Studienausgabe, Band I, Seite 50 ff. Vorlesungen zur Einführung in die Psychoanalyse.
7. FREUD, S.: Das Vokabular der Psychoanalyse, Band I, Seite 147.
8. FREUD, S.: Studienausgabe Band III, S. 294. Das Ich und das Es.
9. Siehe dazu: FOUDRAINE, J.: Wer ist aus Holz? Neue Wege der Psychiatrie. Deutscher Taschenbuch-Verlag, München 1976.
10. JUNG, C. G.: Seelenprobleme der Gegenwart (psychologische Abhandlungen) Band III. Zürich 1946.
11. JUNG, C. G.: Grundlagen der analytischen Psychologie, 2. Vorlesung der Tavistock Lectures. Seite 54, 1935.
12. JUNG, C. G.: op. cit. Seite 55.
13. JUNG, C. G.: Studienausgabe: Die Beziehungen zwischen dem Ich und dem Unbewußten. S. 25. Walter, Olten.
14. JUNG, C. G.: Die Beziehungen zwischen dem Ich und dem Unbewußten. Seite 26.
15. JUNG, C. G.: Die Beziehungen zwischen dem Ich und dem Unbewußten. Seiten 45 u. 46. Darmstadt 1928.
16. JUNG, C. G.: Probleme der Psychotherapie. S. 31. Walter, Olten.
17. ADLER, A.: Heilen und Bilden, Seite 98 (zus. mit FURTMÜLLER, C. u. E. WEXBERG) Wien 1914.
18. ADLER, A.: Sinn des Lebens, Seiten 189 u.190. Wien 1932. Beide Zitate nach RATTNER, J. u. A. ADLER. Rohwohlt, Reinbek 1972.
19. FREUD, S.: Studienausgabe, Band III, Seite 333 ff. Neurose und Psychose.
20. FREUD, S.: Studienausgabe, Band III, Seite 41. Psychologie des Unbewußten.
21. FREUD, S.: Studienausgabe, Band III, Seite 49. Psychologie des Unbewußten.
22. SPITZ, R.: Vom Säugling zum Kleinkind. Klett, Stuttgart 1963.
23. JAKOBSON, E.: Das Selbst und die Welt der Objekte. Suhrkamp, Frankfurt/M. 1973.
24. MAHLER, M.: Symbiose und Individuation. Klett, Stuttgart 1972.
25. KOHUT, H.: Narzißmus. Seite 14 ff. Suhrkamp, Frankfurt/M. 1973.
26. KOHUT, H.: Narzißmus. Seite 256. Suhrkamp, Frankfurt/M. 1973.
27. FISCHLE, H. u. Mitarb.: Theorie der Psychoanalyse. Bonz, Waiblingen 1979.
28. FÜRSTENAU, P.: Zur Theorie psychoanalytischer Praxis. Klett-Cotta, Stuttgart 1992.

Erschienen in:
internist. prax. **17,** 105–115 (1977)
tägl. prax. **18,** 121–131 (1977)

Grundlagen der psychosomatischen Medizin

Th. v. Uexküll,
Freiburg im Breisgau

Das Problem einer Theorie der Heilkunde

Dieser Beitrag der psychosomatischen Medizin sei mit der provozierenden Behauptung begonnen, daß psychosomatische Medizin ein Versprechen einzulösen habe, dessen Erfüllung uns die Heilkunde bis heute schuldig geblieben ist, nämlich eine allgemeine Theorie der Medizin zu entwickeln. Sie muß mit anderen Worten mit dem Problem ihrer Grundlagen zugleich das Problem der Grundlagen der Heilkunde klären. Dieser Ausgangspunkt hat den Vorteil, daß sich die Konzepte oder Modelle, welche die psychosomatische Medizin entwickelt hat, unter dem Aspekt betrachten und bewerten lassen, was sie zur Lösung dieser Aufgabe beitragen. Doch soll zunächst meine Behauptung begründet werden:

Selbstverständlich hat die moderne Medizin eine Theorie. Die Medizinischen Fakultäten haben sich sogar häufig in einen theoretischen und in einen klinischen Fachbereich unterteilt und unterrichten die Medizinstudenten, ehe sie in die Klinik kommen, 2 Jahre lang in dieser Theorie. Wenn Studenten dann nach dem Physikum zum 1. Mal mit kranken Menschen in Berührung kommen, haben sie in Physik, Chemie, Biochemie, Anatomie und Physiologie bereits die Theorie der modernen Medizin erlernt, nach der der anatomische Aufbau des menschlichen Körpers und die komplizierten biochemischen Mechanismen in seinem Inneren Ausgangspunkt für eine Definition der Begriffe »Krankheit« und »Gesundheit« (und damit auch »Therapie«) sind. Von dieser Theorie haben es dann nicht nur Medizinstudenten, sondern auch Ärzte schwer, eine Brücke zu der Theorie (oder den Theorien) zu schlagen, die in den Vorlesungen oder Lehrbüchern über medizinische Psychologie, medizinische Soziologie und Psychotherapie gelehrt werden. Es stellt sich rasch heraus, daß unser Wissen über menschliches Verhalten, seine Störungen und die therapeutischen Möglichkeiten zur Behandlung dieser Störungen auf einer ganz anderen Theorie der Medizin basieren.

So entsteht der Eindruck, daß psychosozial ausgelöste Störungen und Krankheiten neben den Erkrankungen der Organfächer (der Inneren Medizin, der Chirurgie, der Gynäkologie oder der vielen Spezialdisziplinen, wie Dermatologie, Neurologie usw.) wieder eine besondere Gruppe von Leiden darstellen, für die ebenfalls eine Spezialdisziplin entwickelt werden muß. Die gegenwärtigen wissenschaftspolitischen Ambitionen, die psychosomatische Medizin als Teil der analytischen Psychotherapie reklamieren, unterstreichen diesen Eindruck.

Sobald wir aber als Ärzte mit Patienten konfrontiert sind, stellen wir fest, daß diese Vorstellung wirklichkeitsfremd ist. Wir erfahren, daß Magenschmerzen, Herzsymptome und andere somatische Erscheinungen psychische und soziale Determinanten haben und daß auf der anderen Seite seelische Störungen, wie ein Delir oder

Stimmungsschwankungen, somatisch bedingt sein können. Wir erfahren, daß der Arzt ständig vor der Frage steht, ob und wieweit Symptome eines Kranken oder der Verlauf einer Krankheit durch physiologische, psychologische oder soziale Determinanten – oder durch eine Kombination aus diesen dreien – bedingt sind und daß wir immer wieder entscheiden müssen, ob und welche biochemischen, physikalischen, psychologischen oder soziologischen Verfahren für Diagnostik und Therapie einzusetzen sind.

Mit Problemen dieser Art ist die psychosomatische Medizin konfrontiert. Da sie nicht auf eine allgemeine Theorie der Heilkunde zurückgreifen kann, die somatische, psychische und soziale Faktoren in einem Zusammenhang zeigt, steht sie in der Tat vor der Aufgabe, eine umfassende Theorie der Heilkunde zu entwickeln und ihre bisherigen Konzepte kritisch unter der Frage zu prüfen, ob und wieweit sie zur Lösung dieser Aufgabe beitragen.

Diese Aufgabe entspringt nicht einer abstrakten Neigung für eine Entwicklung von Theorien; die Frage, ob und wie wir sie lösen, hat unmittelbar praktische Konsequenzen.

Ein »Pflichtenheft«

Der Versuch, einen notgedrungen sehr kursorischen Überblick über die wichtigsten Konzepte der psychosomatischen Medizin zu geben, stellt im Grunde unsere moderne Heilkunde als schwierigen Patienten vor. Es ist sicher sinnvoll, mit den Problemen dieses Patienten zu beginnen; denn es könnte sich herausstellen, daß die vielen schwierigen Patienten, die täglich unseren Rat suchen, nur deshalb so schwierig – oder schwierig geworden – sind, weil wir mit den Schwierigkeiten unserer Heilkunde nicht besser fertig werden. Unter diesem Aspekt läßt sich sogar eine Art »Pflichtenheft« – wie die Schweizer das nennen – zusammenstellen, einen Katalog, in dem die wichtigsten Fragen notiert sind, auf die eine allgemeine Theorie der Heilkunde Antwort geben müßte. Dieser Wunschzettel sei an dem konkreten Beispiel eines Krankheitsbildes entwickelt, mit dem wir besonders häufig konfrontiert sind: den sog. funktionellen Syndromen. »Funktionelle Syndrome« machten, wie wir seinerzeit in einer epidemiologischen Untersuchung in Gießen mit PFLANZ feststellen konnten, 25–30% aller von niedergelassenen Ärzten der Medizinischen Poliklinik überwiesenen Patienten aus (13). Dem Verlauf nach handelt es sich fast immer um chronische Leiden, die schon 10–15 Jahre bestehen und die – nach den katamnestischen Untersuchungen von CREMERIUS (4) – meistens auch nach 10–15 weiteren Jahren nicht zur spontanen Besserung, geschweige denn zur Heilung führten. Mit anderen Worten: Es handelt sich um Leiden, die ein ganzes Leben stören – und oft genug zerstören.

Das Konzept der Internisten ist dürftig genug: Es begnügt sich mit der n e g a t i v e n Feststellung: Es gibt im Bereich der körperlichen Vorgänge keine Ursachen, welche die vielfältigen und oft äußerst quälenden Symptome erklären. Nach der Theorie der Medizin, die die Studenten während ihres Studiums erlernen, dürfte es sich also nicht um Krankheiten handeln; und wenn dem so ist, läßt sich von dieser Theorie her auch keine Therapie ableiten. Eine solche Feststellung ist zwar enttäuschend, aber immer noch besser als die vielen Pseudodiagnosen, welche die Leiden in irgendein Organschema pressen und die Patienten als Herz-, Kreislauf-, Magen- oder Drüsenkranke abstempeln und auf diese Weise iatrogen zur Chronifizierung beitragen.

Aber auch die Abstinenz von einer falschen Diagnose schützt die Patienten nicht vor iatrogenen Schäden; denn die vage Annahme, daß psychische Störungen oder nervöse Faktoren eine Rolle spielen, führt zur Verordnung von Psychopharmaka. In einer epidemiologischen Untersuchung fand CHESTER (3), daß Frauen nach der Scheidung in 85% an körperlichen Symptomen erkrankten, die sie in 75% zum Arzt führten. Unter den Symptomen waren Herzschmerzen, Schwindel, Hautausschläge, Abszesse, Haarausfall, Anorexie und Magenbeschwerden am häufigsten. Eine psychotherapeutische Aussprache oder soziale Beratung fand fast nie statt. Statt dessen erhielten die meisten Patienten Psychopharmaka, mit dem Erfolg, daß nach 2 Jahren noch 25% der Frauen in ärztlicher Behandlung und – viele von ihnen drogenabhängig – auf alle Fälle zu »schwierigen Patientinnen« geworden waren.

Statt der vagen Annahme nervöser oder psychischer Spannungen bietet die psychosomatische Medizin dem Arzt folgende Hypothesen an:

1. Die auslösende Ursache liegt in der sozialen Umgebung, häufig einem Ereignis, das man psychoanalytisch als drohenden oder tatsächlichen Objektverlust bezeichnen kann.

2. Das Ereignis löst in dem Patienten aufgrund seiner entwicklungspsychologisch determinierten seelischen Struktur eine emotionale Reaktion aus, Angst oder einen Zustand der Hilflosigkeit und Hoffnungslosigkeit (SCHMAHLE, ENGEL).

3. Der Organismus antwortet auf diese psychische Reaktion mit somatischen Symptomen, bei Patienten mit funktionellen Leiden mit Herz-, Kreislauf-, Magen-, Darmbeschwerden, Hauterscheinungen und anderem mehr, bei Kranken mit psychosomatischen Leiden wie Colitis ulcerosa, Ulcus duodeni usw., jedoch auch mit pathophysiologischen und pathoanatomischen Veränderungen.

Wie sieht die Situation aus, wenn wir von diesen Hypothesen ausgehen?

Wenn wir ehrlich sind, können wir nur in 3 phänomenologisch verschiedenartigen Bereichen (einem somatischen, einem psychischen und einem sozialen) Ereignisse feststellen, deren Zusammenhang zwar möglich, ja, sogar wahrscheinlich, aber aufgrund des bisherigen medizinischen Vorstellungsschemas nicht denkbar ist. Dieses Schema »kausaler Ursache-Wirkungs-Zusammenhänge« funktioniert nämlich bestenfalls zwischen gleichartigen Phänomenen, d. h. zwischen Vorgängen im sozialen Bereich (etwa zwischen ökonomischen und politischen) oder im psychischen Bereich (etwa zwischen Angst und Verdrängung) oder im somatischen Bereich (etwa zwischen Adrenalinausschüttung und Herzklopfen). Dieses Vorstellungsschema funktioniert aber nicht zwischen den verschiedenen Ebenen. Nach ihm hätten wir es lediglich mit parallelistischen Abläufen, ohne Querverbindungen, »Gleichzeitigkeitskorrelaten« (MITSCHERLICH), zu tun, deren Zuordnung zueinander höchstens aufgrund statistischer Wahrscheinlichkeit plausibel gemacht werden kann. Das mag für Gruppenvergleiche angehen, ist für den individuellen Fall aber höchst unbefriedigend.

In dem »Pflichtenheft« für eine allgemeine Theorie der Heilkunde muß also an erster Stelle die Forderung nach dem Konzept einer Einheit stehen, die (in sich) in somatische, psychische oder soziale Ebenen strukturiert ist und uns damit die Möglichkeit gibt, Hypothesen aufzustellen, wie Vorgänge einer Phänomenebene sich auf den anderen Ebenen auswirken. Erst wenn wir ein solches Modell besitzen, können wir Vorstellungen und Hypothesen entwickeln (und verifizieren oder falsifizieren), was ein Objektverlust auf der sozialen Ebene auf der psychischen Ebene bewirkt, welche Auswirkungen von dort auf der somatischen Ebene zu erwarten sind und was umgekehrt somatische Vorgänge für die Vorgänge in psychischen und sozialen Ebenen bedeuten?

Negativ ausgedrückt heißt das: Physiologische Modelle sind ebenso unzureichend wie psychologische (oder psychodynamische), und auch soziologische Modelle helfen uns keinen Schritt weiter. Was wir benötigen, sind Modelle, die uns den »Sprung« von einer Ebene in die andere plausibel machen, mit einem Wort »grenzüberschreitende« oder »überbrückende« Modelle. Eine den konkreten Bedürfnissen der ärztlichen Situation genügende Definition der Begriffe »Krankheit« und »Gesundheit« und Hinweise für eine entsprechende Therapie lassen sich nur von solchen Modellen ableiten.

Die wichtigsten psychosomatischen Konzepte

In einem groben Überblick unter diesem Aspekt betrachtet, lassen sie sich unter folgenden Überschriften subsumieren:

1. Das Konzept der »Konversion«, unter dem FREUD die »Umsetzung der Erregungssumme unerträglicher seelischer Vorstellungen ins Körperliche« (6) verstand. Will der Arzt den Konversionsbegriff nicht so weit ausdehnen, daß er wieder problematisch wird, muß er ihn auf körperliche Vorgänge begrenzen, die eine Ausdrucksfunktion haben. Vorgänge, die sich im Inneren des Körpers abspielen, z. B. ulzerative Prozesse im Dickdarm oder Erhöhung des peripheren Widerstands im Gefäßsystem, haben, worauf ALEXANDER (1) hinwies, keine Ausdrucksfunktionen, lassen sich daher mit Hilfe des Konversionsmodells allein nicht interpretieren. Das Konversionskonzept stellt zwar, und das ist wohl auch der Grund für die Faszination, die es auf so viele Ärzte ausübt, eine Querverbindung zwischen den verschiedenen Ebenen her. Diese Querverbindung ist aber auf eine Interpretation als Symbol bzw. Ausdrucksgeschehen beschränkt.

2. Das Konzept der »Re-Somatisierung« von M. SCHUR enthält die Vorstellung einer Regression auf allerfrüheste Entwicklungsphasen, in denen, wie er sich ausdrückt, die psychophysiologische Einheit (11) (nach der Terminologie der französischen Schule [9] der »psychosomatische Kern«) noch nicht in Psyche und Soma differenziert sei. Dadurch soll die Neutralisation, welche die Primärprozesse mit der psychischen Differenzierung erfahren, rückgängig gemacht werden, so daß nun traumatische Einflüsse unmittelbar zu pathophysiologischen Abläufen führen können.

Wissenschaftstheoretisch ist dieses Konzept hochinteressant, nur erfahren wir nicht, was wir uns unter einer »psychophysiologischen Einheit« vor ihrer Differenzierung in eine körperliche und eine seelische Entwicklungsreihe vorstellen sollen. In diesem Begriff sind daher alle wissenschaftstheoretischen Probleme wie in einer Nußschale versteckt.

3. Die psychophysiologischen Konzepte basieren auf der Vorstellung, daß bestimmte physiologische Funktionen, entweder nach angeborenen oder nach erworbenen Programmen, mit psychischen, vor allem emotionalen Abläufen verbunden sind. Ein Beispiel dafür ist das Konzept des spezifischen Konflikts, z. B. zwischen aggressiven Tendenzen und Verboten, die jede Aggression blockieren auf der einen und einer Hypertonie auf der anderen Seite, das ALEXANDER für den essentiellen Hochdruck entwickelt hat. Auch das CANNONsche Konzept der »emergency states«, aber auch die »Alarmreaktion«, die SELYE im Streßkonzept beschrieben hat, gehören hierher. Alle diese Konzepte versuchen, eine Brücke zwischen der somatischen und der psychischen Ebene zu schlagen, indem sie angeborene oder erworbene Koppelungen zwischen physiologischen und psychischen Abläufen postulieren. Ihr Nachteil besteht darin, daß sie es, genau wie die anderen Konzepte, unterlassen, die Begriffe »somatisch« und »psychisch« zu definieren. Daher bleibt auch unklar, was wir uns unter »Koppelungen« vorstellen sollen.

4. Eine Sonderstellung nehmen die Konzepte der Verhaltenstherapeuten ein. Die Begriffe »Konditionierung« (PAWLOW) und »Verstärkung« (SCINNER) sind, sofern man sie nicht rein behavioristisch auslegt, ebenfalls wissenschaftstheoretisch interessant, aber die Frage, wie ein nicht rein behavioristisches Bezugssystem aussehen mußte, ist ungeklärt.

5. Das »Familienmodell« bringt als soziales Konzept einen neuen Gedanken in die Diskussion, nämlich den Verdacht, daß Forschung und Therapie in der psychosomatischen Medizin durch die vorherrschenden individuellen Konzepte behindert worden seien, weil diese als lineare Modelle die individuelle Lebenssituation mit emotionalen Vorgängen und diese wieder mit einer körperlichen Krankheit in einer Kausalkette zu verbinden suchten (10). Auf diese Weise werde Krankheit als etwas definiert, was »in« dem Individuum eingeschlossen sei. Forschung und Therapie, die sich nur auf das Individuum richten, würden ein zu begrenztes Ziel verfolgen. Sie würden den Kranken lediglich als passiven Empfänger schädlicher Einflüsse aus der Umgebung betrachten und die therapeutischen Konsequenzen darauf beschränken, ihn von diesen Einflüssen durch Herauslösung aus der schädigenden Umgebung oder durch individuelle Psychotherapie abzusondern. Sie würden die Last der Veränderung allein dem Patienten aufbürden.

Das Familienkonzept, in dem das Individuum in seinem sozialen Kontext abgebildet würde, erlaube ein besseres Verständnis für psychosomatische Vorgänge; denn jetzt erschiene der Patient als Symptom einer kranken Familie und der Gegenstand der Therapie sei nicht mehr der Kranke, sondern die Familie insgesamt. Auf diese Weise ließe sich die psychosomatische Krankheit als das »häufig« einzige Mittel eines Individuums verstehen, im Kontext eines bestimmten Familientyps psychisch zu überleben.

Nach diesem Konzept ist Krankheit nicht mehr Eigentum eines Patienten, sondern ein soziales Phänomen. Dies ist sicher ein Gesichtspunkt, der auch für andere soziale Zusammenhänge fruchtbar ist, aber Krankheit ist auf der psychischen Ebene auch Angelegenheit des Individuums, und sie ist auf der somatischen Ebene auch eine Angelegenheit des Organismus. Die Frage, wie diese Ebenen zusammenhängen, bleibt auch hier unbeantwortet.

Wenn wir die verschiedenen psychosomatischen Konzepte überblicken, stellen wir fest, daß jedes von ihnen ein Teilproblem herauslöst und darauf eine Antwort gibt, aber die grundlegenden Probleme ungelöst läßt. Sie definieren »Seele« – soweit sie sie überhaupt definieren – als »psychischen Apparat«, in dem Libido sich organisiert und »Körper« weiterhin als »anatomisch-physiologisch-biochemische Maschinerie«. Sie beschreiben 2 Ebenen, zwischen denen nach wie vor die »geheimnisvolle Kluft« liegt, »the mysteries leap«, wie F. DEUTSCH (5) es formuliert hat. Das gleiche gilt für die Beziehungen zu Phänomenen der sozialen Ebene.

Auf der anderen Seite haben uns die psychosomatischen Konzepte eine Fülle von Informationen über Vorgänge geliefert, die – nicht nur bei den sog. psychosomatischen Erkrankungen, sondern bei allem Kranksein – im Bereich des Seelischen ablaufen. Diese Informationen können aber für die psychosomatische Medizin erst dann wirklich fruchtbar werden, wenn wir sie in die Sprache grenzüberschreitender Modelle übersetzen können.

Der Weg zu einer solchen Sprache führt aber durch ein Stück Wissenschaftsgeschichte, und hier beginnt meine Schwierigkeit: Wissenschaftsgeschichte ist immer Auseinandersetzung mit Vätern, oder sie bleibt sterile Historie. Die meisten Psychoanalytiker, denen wir psychosomatische Konzepte verdanken, haben ein Stück eigene Wissenschaftsgeschichte erlebt und mitgestaltet. In ihr hat die Auseinandersetzung mit FREUD meist die mit allen anderen wissenschaftlichen Vätern überschattet. So entstand bei ihnen ein Mißtrauen gegen alle Lösungsversuche, die nicht von der eigenen Wissenschaftsgeschichte ausgehen.

Vom Vitalistenstreit zur Kybernetik

Der Zugang zu grenzüberschreitenden Modellen ist aber an eine Wissenschaftsperiode geknüpft, die sich außerhalb der Psychoanalyse vollzog. Sie ist als Vitalismusstreit in die Geschichte eingegangen: Das Problem, das in der psychosomatischen Medizin als »geheimnisvolle Kluft« (»mysteries leap«) erscheint bzw. als Frage, wie psychische Vorgänge sich im Somatischen auswirken können und umgekehrt, hat in der Philosophie und Biologie eine jahrhundertlange Geschichte. In ihr waren die Wissenschaftler in 2 Lager, das der Mechanisten und der Vitalisten gespalten. Die Mechanisten stellten die Forderung auf, man müsse alle Vorgänge, die sich im Körper abspielen, durch physikalische Ursachen erklären, alles andere sei unwissenschaftlich. Demgegenüber behaupteten die Vitalisten, daß mechanische Erklärungen zur Interpretation von Lebenserscheinungen nicht ausreichen würden. Sie postulierten eine (nicht-physikalische) Lebenskraft, die als vitales Prinzip zu den mechanischen Kräften hinzukommen müsse. »Lebenskraft«, »vitales Prinzip« oder »psychische Energie« waren dabei mehr oder weniger synonyme Begriffe.

Für die psychosomatische Medizin ist die Geschichte des Vitalismusstreites aus 2 Gründen lehrreich:

1. weil sie zeigt, daß unauflösbare Widersprüche die Folge unzureichender begrifflicher Definitionen sein können und daß solche Widersprüche sich unter Umständen auflösen, wenn uns die Auseinandersetzung mit den Phänomenen zu konkreteren Definitionen zwingt;

2. weil FREUD, sehr im Gegensatz zu seinen Intentionen, mit dem Konzept des psychischen Apparates und der psychischen Energie das vitale Prinzip in die mechanistische Medizin eingebracht und dort konkreter definiert hat.

Unter diesen beiden Gesichtspunkten ist es wichtig, daß der Streit mit den Mechanisten auch in anderen Bereichen die Wissenschaftler zwang, die Eigenschaften präziser zu beschreiben, die nach ihrer Meinung Lebewesen von Maschinen unterscheiden. Unter den zahlreichen Eigenschaften, die als spezifisch für Lebensvorgänge beschrieben wurden, haben schließlich 4 besondere Bedeutung gewonnen:

1. 1890 beschrieb v. EHRENFELS eine Eigenschaft organischer und psychischer Phänomene, die er als Ganzheit bezeichnete. Er stellt die These auf, das Ganze sei mehr als die Summe seiner Teile, und wurde zum Begründer der Gestaltpsychologie.

2. Wenig später stellte DRIESCH aufgrund seiner Versuche an Seeigeleiern die These auf, Lebewesen besäßen im Unterschied zu Maschinen die Eigenschaft der Entelechie, d. h. die Fähigkeit zu zielgerichtetem bzw. teleologischem Verhalten.

3. Zu Beginn unseres Jahrhunderts beschrieb J. v. UEXKÜLL den Funktionskreis als ein Modell, mit dem sich das Verhalten von Lebewesen besser interpretieren ließ als mit den bekannten Maschinenmodellen.

4. In den zwanziger Jahren formulierte L. v. BERTALANFFY die These, lebende Organismen seien im Unterschied zu unbelebten Gegenständen und Maschinen Fließgleichgewichte wie eine Kerzenflamme oder ein Fluß. Während z. B. ein Kristall seit Jahrmillionen aus den gleichen Bestandteilen zusammengesetzt sei, unterlägen die Bestandteile der Lebewesen einem permanenten Austausch, ohne daß sie dabei ihre Gestalt und Struktur verändern.

Diese Fleißarbeit der Vitalisten konnte jedoch die Mechanisten zunächst nicht überzeugen. Die Diskussion trat jedoch in ein neues Stadium, als 1943 ROSENBLÜTH, WIENER und BIGALOW mitteilten, es sei ihnen gelungen, eine teleologische Maschine zu bauen. Diese neue Maschine unterschied sich von den bisher bekannten durch das Prinzip des Regelkreises mit negativer Rückkoppelung und zeigte die von den Vitalisten beschriebenen Eigenschaften: Es handelte sich um eine Ganzheit, die mehr darstellte als die Summe ihrer Teile, sie besaß Entelechie, sie arbeitete nach dem Prinzip des Funktionskreises, und sie konnte Fließgleichgewichte aufrechterhalten.

Damit trat eine entscheidende Wendung im Streit zwischen Vitalisten und Mechanisten ein: Die bisher als unwissenschaftlich abgelehnten Begriffe »Ganzheit«, »Entelechie« und »Fließgleichgewicht« wurden wissenschaftlich akzeptabel. Was das Konzept des Funktionskreises betrifft, so fanden sich in ihm bereits alle Elemente des Regelkreises in ein Modell zur Beschreibung des Verhaltens von Lebewesen eingebaut.

In dieser Situation stellte der Mathematiker TURING (12) die verblüffende Frage, was wohl der Grund für unseren Zuwachs an Vertrauen in Begriffe, Ideen, Konzepte oder Modelle sein mag, wenn es gelingt, sie in Maschinen zu übersetzen? Er gab die überraschende Antwort: Erst die Konstruktion einer Maschine, die mit genügender Genauigkeit das Verhalten eines Lebewesens imitiert, sei der Beweis dafür, daß wir dieses Verhalten exakt beobachtet und beschrieben haben. Die Existenz der Maschine sei also nur der Beweis für die Genauigkeit unserer Beschreibung des Verhaltens von Lebewesen.

Damit waren ein Grundstein für eine umfassende Theorie der Modelle und mit ihr ein neuer erkenntnistheoretischer Ansatz gegeben, der nicht mehr von objektivistischen Voraussetzungen ausgeht und der zu einer Überwindung des linearen Denkens in Kausalketten führt. Seitdem gilt die Forderung, daß Modelle für Lebenserscheinungen auf jeder Ebene, auch wenn sie sich nicht (oder noch nicht) in eine Maschine übersetzen lassen, den Mechanismus der Rückkoppelung einbauen und die kybernetischen Begriffe in die Sprache ihres Phänomenbereiches übersetzen müssen.

Der Funktionskreis als zyklisches und grenzüberschreitendes Modell – Sollwert als Trieb und Phantasie

Man hat Betrachtungen darüber angestellt, was kybernetische Modelle zu unserem Verständnis der Natur beitragen, und darauf hingewiesen, daß sie zu den beiden Grundelementen der klassischen Physik Materie und Energie ein 3. Element, die Information, hinzufügen. Ich möchte einen anderen Punkt hervorheben: Regelkreise unterscheiden sich von linearen Modellen durch 4 Eigentümlichkeiten:

1. Sie besitzen »Sollwerte«, d. h., sie definieren, »was sein soll«.
2. Sie besitzen »Fühler«, d. h. Einrichtungen, welche Abweichungen vom Sollwert registrieren.
3. Sie besitzen »Regler«, d. h. Einrichtungen, welche die registrierten Phänomene unter dem Aspekt der Abweichung von dem, was sein soll, interpretieren.
4. Sie besitzen »Stellwerke«, d. h. Einrichtungen, die dafür sorgen, daß die Interpretationen der Phänomene das Verhalten zu den Phänomenen bestimmen.

Mit dieser Überlegung haben wir Begriffe unserer Umgangssprache, wie sie auch in psychosomatischen Konzepten verwendet werden, um die Phänomene verschiedener Ebenen zu beschreiben, in eine wissenschaftliche Terminologie mit einem eigenen Begriffssystem übersetzt. »Sollwert« entspricht dem, was wir sonst »Bedürfnis« oder »Trieb« nennen, »Fühler« dem, was wir als »Sinnesorgane« bezeichnen, und die Tätigkeit des »Reglers«, welcher Phänomene der Wahrnehmung unter dem Aspekt von Sollwerten, d. h. von Bedürfnissen und Trieben interpretiert, jener Tätigkeit, die wir mit dem etwas schillernden Terminus »Phantasie« bezeichnen. »Stellwerk« entspricht schließlich allen Einrichtungen, mit denen wir auf unsere Umgebung aktiv Einfluß nehmen können, also unseren Gliedmaßen ebenso wie unserer Sprache.

Diese Zusammenhänge werden in dem Modell des Funktionskreises (Abb. 1) anschaulich, das kybernetische Begriffe in eine Sprache übersetzt, mit der sich das Verhalten von Lebewesen beschreiben läßt.

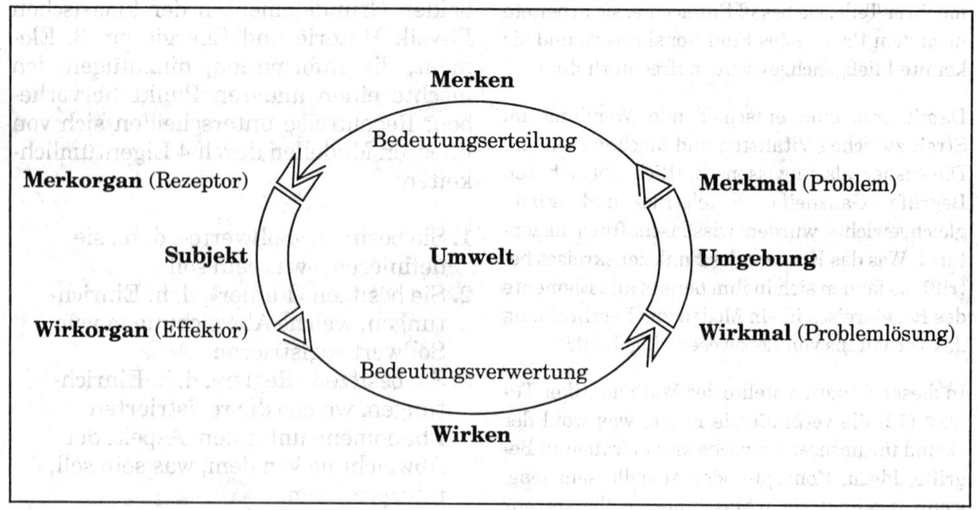

Abb. 1
Der Funktionskreis. In ihm entspricht Rezeptor oder Merkorgan dem Fühler, Sollwert oder Regler dem Subjekt, das die Umgebung aufgrund seiner Triebe oder Bedürfnisse durch Bedeutungserteilung interpretiert, Stellwerk dem Effektor oder dem Wirkorgan, welches die Interpretation des Subjektes in ein Verhalten = Wirken (als Bedeutungsverwertung) umsetzt

Mit dem Modell des Funktionskreises hat J. v. UEXKÜLL (8) seinerzeit die Theorie aufgestellt, daß ein Lebewesen von seiner Umgebung nur das »merkt«, was ihm seine Sinnesorgane (= Rezeptoren) vermitteln, und daß es nur mit solchen Umgebungsfaktoren umgeht, auf die seine Bewegungsorgane (= Effektoren) »wirken« können. Jedes Lebewesen macht danach mit seinen Merk- und Wirkorganen aus der objektiven (physikalisch-chemischen oder biologischen) Umgebung einen, seiner Art entsprechenden Ausschnitt – seine Umwelt –, wie er diesen subjektiven Ausschnitt genannt hat. In der Umwelt existiert von allen neutralen Vorgängen und Gegenständen, die ein außenstehender Beobachter wahrnimmt, nur ein mehr oder weniger enger und mehr oder weniger veränderter Ausschnitt. Darin findet sich nur das, was die Sinnes- und Bewegungsorgane (Merk- und Wirkorgane) des Lebewesens für seine spezifischen Bedürfnisse auswählen und interpretieren. Dieser Ausschnitt – die subjektive Umwelt – umgibt jedes Lebewesen als feste, aber für den Außenstehenden unsichtbare Hülle.

Der außenstehende Beobachter kann jedoch die Umwelt eines Lebewesens aufgrund seiner Kenntnisse der Merk- und Wirkorgane sowie der spezifischen Bedürfnisse des Lebewesens als Einheit aus Merk- und Wirkwelt rekonstruieren. Er kann dann das Verhalten des Lebewesens als Ablauf eines Funktionskreises, der aus einem Merk- und einem Wirksektor besteht, analysieren. Nach diesem Modell heften z. B. die Sinnesorgane eines hungrigen Lebewesens einem bis dahin neutralen Außenweltfaktor mit bestimmten optischen, olfaktorischen und taktilen Merkmalen die Bedeutung »Nahrung« als eine Art Etikette an. Damit taucht in der Umwelt des Lebewesens ein Nahrungsobjekt auf. Das mit dem Merkmal verbundene Etikett – die Bedeutung »Nahrung« – löst ein Verhalten (eine Aktivität der Wirkorgane) aus, das dem Nahrungsobjekt (durch Ergreifen, Zerbeißen und Hinunterschlucken) Wirkmale erteilt, die nun das Merkmal (mit seinem Bedeutungsetikett) subjektiv (durch Sättigung) oder objektiv (durch Verschlingen) auslöschen. Damit ist der Funktionskreis abgelaufen und das Verhalten des Lebewesens kommt zur Ruhe.

In diesem Zusammenhang sind 3 Punkte hervorzuheben:

1. Mit dem »Funktionskreis« ist ein zyklisches Modell entwickelt, in dem das Verhalten von Lebewesen als ein sich selbst regelndes Geschehen beschrieben ist, in dem Änderungen der Hämostase im somatischen Bereich über Bedürfnisse das Erleben und Verhalten eines Lebewesens zur Umgebung bestimmen. Das zyklische Modell ist also auch ein grenzüberschreitendes Modell.

2. Das Modell des Funktionskreises beschreibt ein dynamisches Handlungssystem, ein pragmatisches System, in dem rezeptorische (Merk-) und effektorische (Wirk-) Anteile zur Erfüllung vitaler Bedürfnisse bzw. Triebe zusammenarbeiten.

3. Umgebung wird in dem pragmatischen System des Funktionskreises unter dem Aspekt von Triebbedürfnissen des Individuums für dessen Verhaltensmöglichkeiten (als dessen Umwelt) interpretiert. Dieser Vorgang beschreibt letztlich nichts anderes als die biologische Vorstufe dessen, was wir als »Phantasie« bezeichnen, eine noch an die Triebbedürfnisse gefesselte Phantasie.

Das Modell des Funktionskreises erfüllt also eine in unserem »Pflichtenheft« beschriebene Grundforderung: Es handelt sich um ein »grenzüberschreitendes« Modell. Unter diesem Gesichtspunkt lassen sich auch die Begriffe »Gesundheit« und »Krankheit« neu definieren: Auf den kürzesten Nenner gebracht wäre G e s u n d h e i t reibungsloser Auf- und Umbau von Umwelt, K r a n k s e i n dagegen gestörte Umweltbildung. Diese Definition stimmt mit der Definition der Streßtheorie überein, nach der G e s u n d s e i n reibungslose Adaptation an die Umgebung, also reibungsloser Auf- und Umbau von Umwelt, Kranksein dagegen als »Maladaptation«, d. h. gestörte Umweltbildung definiert wird, wobei Maladaptation über Alarmreaktion oder Erschöpfung der Adaptationsreserven zu körperlicher Manifestation von Krankheit führt. ILLICH (7) gibt übrigens eine ganz ähnliche Definition; nach ihm ist Gesundheit die Fähigkeit eines Menschen, Umgebung seinen Bedürfnissen entsprechend zu verändern.

Konsequenzen für die Entwicklungspsychologie und eine allgemeine Theorie der Heilkunde

Trotz dieser Vorteile reicht das Funktionskreismodell natürlich nicht aus, um daraus eine allgemeine Theorie der Heilkunde abzuleiten. Der Ansatz der Umwelttheorie kann aber in der Entwicklungspsychologie fruchtbar gemacht werden, wenn sie sich die Frage vorlegt, wie aus »Umwelt«, in der das Tier zu Hause ist, »Welt« oder »Wirklichkeit« entsteht, die den Menschen umgibt. Damit stellt man die Frage, wie sich »Phantasie«, die auf der Stufe des Biologischen Merken und Wirken im Dienst der Triebe gestaltet, von biologischen Triebbedürfnissen löst, an die sie im Funktionskreismodell noch unmittelbar gebunden bleibt. Psychoanalytisch formuliert, geht es um die Frage, wie aus primärprozeßhaftem Verhalten, welches das Modell des Funktionskreises beschreibt, sekundärprozeßhaftes Verhalten entstehen kann und welches Modell dafür erforderlich ist?

Die Entwicklungspsychologie hat bereits eine Fülle bedeutsamen Materials zusammengetragen, aus dem sich die Umwandlung einer biologischen Umwelt in eine menschliche Welt, nicht nur in großen Zügen, sondern bereits in zahlreichen Einzelheiten rekonstruieren läßt. Damit beginnen sich erste Umrisse für eine künftige Anthropologie, aber zugleich auch für eine umfassende Theorie der Heilkunde abzuzeichnen. In ihr muß das Funktionskreismodell durch den sozialen Aspekt ergänzt werden, für den sich die Entwicklung des Menschen in dem gesellschaftlichen System vollzieht, in das er als Kind hineingeboren wird, in dem er aufwächst und später lebt. Das Problem der Verwandlung von Umwelt in Welt bzw. Wirklichkeit stellt sich unter diesem Aspekt als Problem der S o z i a l i s a t i o n dar.

Damit werden Vorstellungen bedeutsam, welche die Wissenssoziologie entwickelt hat, für die »Wirklichkeit«, die wir als »Welt« oder »Außenwelt« bezeichnen, ein kulturell geprägtes Wissen widerspiegelt, d. h. letzten Endes eine »soziale Konstruktion« ist (2). Kinder, die in einer bestimmten Kultur aufwachsen, lernen danach einen Vorrat von Programmen, mit deren Hilfe sie (neutrale) Umgebungsfaktoren so interpretieren können, daß sie mit anderen Menschen ihrer Umgebung kommunizieren und die Umgebung in Interaktion mit ihren Mitmenschen für gemeinsame (soziale) Bedürfnisse verändern können. Sie erwerben mit anderen Worten einen »Schatz von Programmen«, um individuelle Wirklichkeiten aufzubauen, die, wenigstens in groben Zügen, mit den individuellen Wirklichkeiten ihrer Mitmenschen übereinstimmen.

Individuelle Wirklichkeit – soziale Wirklichkeit – und das Modell des Situationskreises

Ich will versuchen, die Konsequenzen, die sich aus diesem Ansatz ergeben, zu skizzieren: Zunächst gehen die hochkomplexen Anforderungen, welche die Sozialisation an den Menschen stellt, weit über die Aufgaben hinaus, die das Tier mit dem Aufbau seiner Umwelt lösen muß. Der entscheidende Unterschied zwischen menschlicher Wirklichkeit und tierischer Umwelt liegt darin, daß Wirklichkeit mehrdeutig ist und verschiedene – manchmal verwirrend viele – Alternativen offen läßt, während Umwelt weitgehend eindeutig bleibt und für Alternativen wenig Raum läßt.

Wirklichkeitsaufbau unterscheidet sich von dem, was der Funktionskreis beschreibt, demnach durch folgendes: Der Mensch interpretiert seine Umgebung nicht als Umwelt, in der Bedeutungserteilung (z. B. als Nahrung) die Bedeutungsverwertung (das Verhalten) automatisch erzwingt; er interpretiert Umgebung zunächst als Problemsituation, bei der die Bedeutungserteilung noch nicht automatisch das dazugehörige Verhalten auslöst. Die Problemsituation läßt verschiedene Lösungen offen, die zunächst in der Phantasie (als Probehandlungen) durchgespielt und abgewogen werden. Erst wenn eine Konstellation von Programmen gefunden ist, die eine Lösung der Problemsituation verspricht, kommt es zur Bedeutungsverwertung, d. h. zum aktiven Handeln. Das pragmatische System, in dem Wirklichkeit entsteht, durchläuft also einen Bereich der Phantasie, des Innerpsychischen, und was resultiert, ist dann schließlich etwas, was der Terminus »Situation« am besten beschreibt, weil er das Offene und Experimentelle in unserer Auseinandersetzung mit der Umgebung zum Ausdruck bringt.

Versuchen wir, diese Modifikation in das Modell des Funktionskreises einzuzeichnen, so erhalten wir als neues Modell den »Situationskreis« (Abb. 2).

Die Voraussetzung für den Aufbau von Situationskreisen ist demnach eine Entwicklung der Phantasie, die sich von dem unmittelbaren Zwang biologischer Triebbedürfnisse gelöst hat. Die Freisetzung

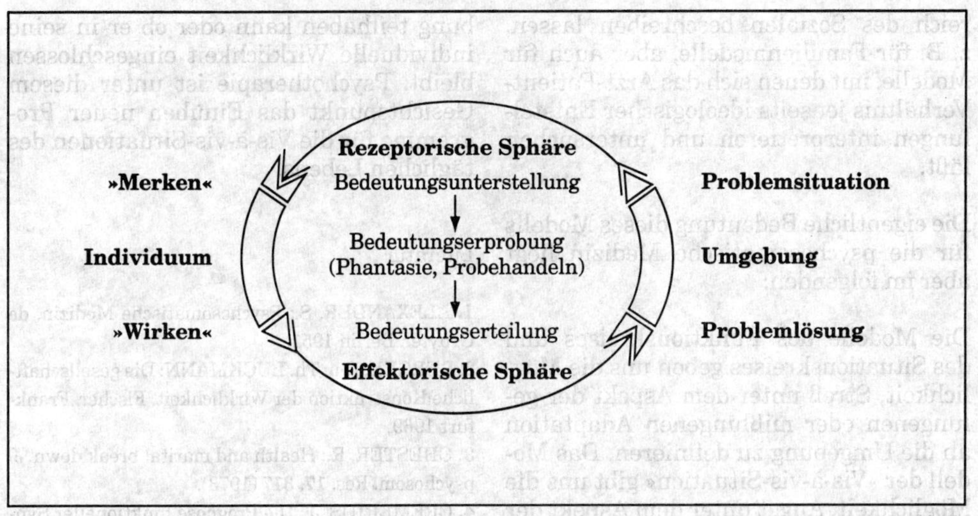

Abb. 2
Der Situationskreis. Im Situationskreis liegt zwischen Deuten und Verhalten bzw. zwischen Problem und Problemlösung das Suchen nach passenden Programmen durch Probehandlungen in der Phantasie

unserer Phantasie von den biologischen Zwängen erfolgt in einem Milieu des Spiels. Spielen wiederum setzt eine Existenz voraus, in der die Erfüllung unserer biologischen Triebbedürfnisse gesichert ist. Unter diesem Aspekt ist die verlängerte Kindheit, in der die Gesellschaft die Erfüllung der Triebbedürfnisse der Kinder übernimmt, eine Voraussetzung für die Entwicklung der Phantasie und damit auch für die Möglichkeit von Sozialisation.

Der Einfluß der sozialen Umgebung erschöpft sich aber nicht in der Freisetzung unserer Phantasie von den Zwängen biologischer Triebe und in der Vermittlung von Programmen zum Aufbau unserer individuellen Wirklichkeiten während der Kindheit. Der Einfluß der sozialen Umgebung bekundet sich in jedem Augenblick, in dem der einzelne mit einem anderen Menschen zusammentrifft. Jetzt müssen beide (oder wenn es mehr als 2 sind – alle) eine gemeinsame Wirklichkeit aufbauen, in der Kommunikation und Interaktion zwischen ihnen möglich wird.

Ein Modell, das dieses dramatische und für die psychosomatische Medizin entscheidend wichtige Ereignis beschreiben kann, ist das der »Vis-à-vis-Situation«, die nach BERGER u. LUCKMANN (2) den Prototyp aller gesellschaftlichen Interaktionen darstellt. In ihr orientiert sich jeder Partner ständig am Ausdruck des anderen. Durch diese »Reziprozität« eröffnen sie sich gegenseitig den Zugang zu ihren individuellen Wirklichkeiten. Das Erproben der Programme des anderen in der eigenen individuellen Wirklichkeit orientiert sich ständig am Erfolg, der sich am Ausdruck des anderen ablesen läßt.

Hier kann die psychosomatische Medizin ein Schema für zyklische Modelle finden, mit deren Hilfe sich Phänomene im Bereich des Sozialen beschreiben lassen, z. B. für Familienmodelle, aber auch für Modelle, mit denen sich das Arzt-Patient-Verhältnis jenseits ideologischer Entstellungen interpretieren und untersuchen läßt.

Die eigentliche Bedeutung dieses Modells für die psychosomatische Medizin liegt aber im folgenden:

Die Modelle des Funktionskreises und des Situationskreises geben uns die Möglichkeit, Streß unter dem Aspekt der gelungenen oder mißlungenen Adaptation an die Umgebung zu definieren. Das Modell der »Vis-à-vis-Situation« gibt uns die Möglichkeit, Angst unter dem Aspekt der gelungenen oder mißlungenen Anpassung unserer individuellen Wirklichkeit an soziale Wirklichkeiten zu verstehen. Der Ausschluß aus einer sozialen Gemeinschaft, mit der man sich identifiziert, erzeugt, wie kein anderes Ereignis, Angst. Auf diese Weise enthält unser Gesundheits- und Krankheitskonzept die soziale Dimension, die für eine allgemeine Theorie der Heilkunde unerläßlich ist.

Von hier aus gewinnen wir aber auch einen neuen Zugang zu der Frage, was sich in einer Psychotherapie zwischen Arzt und Patient abspielt: Es handelt sich um das Einüben der Fähigkeit zur Kommunikation, d. h. zum Aufbau gemeinsamer Wirklichkeiten. Nach dem psychoanalytischen Konzept gehen die Programme, die wir als Kinder in den Vis-à-vis-Situationen mit Müttern, Vätern und Geschwistern eingeübt haben und nach denen wir später in den Vis-à-vis-Situationen des Alltags gemeinsame Wirklichkeiten aufbauen, durch Introjektion in die seelischen Instanzen des Ich und des Überich ein. Von ihnen hängt es dann weitgehend ab, ob ein Patient an den sozialen Wirklichkeiten seiner mitmenschlichen Umgebung teilhaben kann oder ob er in seine individuelle Wirklichkeit eingeschlossen bleibt. Psychotherapie ist unter diesem Gesichtspunkt das Einüben neuer Programme für die Vis-à-vis-Situationen des täglichen Lebens.

Literatur

1. ALEXANDER, S.: Psychosomatische Medizin. de Gruyter, Berlin 1951.

2. BERGER, P. u. Th. LUCKMANN: Die gesellschaftliche Konstruktion der Wirklichkeit. Fischer, Frankfurt 1969.

3. CHESTER, R.: Health and marital break down. J. psychosom. Res. **17,** 317 (1973).

4. CREMERIUS, J.: Die Prognose funktioneller Syndrome. Stuttgart 1968.

5. DEUTSCH, F.: On the mysterous leap from the mind to the body. New York 1959.

6. FREUD, S.: Die Abwehrneuropsychosen (1894). Ges. Werke Bd. I, 63.

7. ILLICH, J.: Selbstbegrenzung. Rowohlt, Hamburg 1975.

8. KRISZAT, G. u. J. v. UEXKÜLL: Streifzüge durch die Umwelten von Menschen und Tieren. Springer, Berlin 1936, Hamburg 1956, Frankfurt 1969.

9. MARTI, P., M. d. M'UZAN u. C. DAVID: L'investigation psychosomatique. PUF, Paris 1963.

10. MINUCHIN, S.: Families and family therapie. Harvard Univ. Press. Cambridge, März 1974.

11. SCHUR, M.: Das Es und die Regulationsprinzipien des psychischen Geschehens. Fischer, Frankfurt 1973.

12. TURING: Zit. nach MILLER, G. A., E. GALLANTER u K. H. PRIBRAM: Plans and the structure of behaviour. London-New York-Sidney-Toronto, 1970.

13. UEXKÜLL, Th. v.: Funktionelle Syndrome in der Praxis. Psyche IX (1958).

Erschienen in:
internist. prax. **16,** 817–828 (1976)
tägl. prax. **17,** 745–756 (1976)

Psychosexuelle Störungen

Einfluß auf die Fertilität des Mannes

H.-J. VOGT, München

Einleitung

Auch in Zeiten der drohenden Überbevölkerung unserer Erde darf die ungewollt kinderlose Ehe nicht als schicksalshafter Beitrag des Ehepaares zu den Umweltproblemem freudig begrüßt werden. Dem stehen entgegen der Wunsch und Wille des individuellen Paares auf eigenen Nachwuchs. Aufgabe des Arztes ist es, Rat und Hilfe suchenden Patienten menschlich gegenüberzutreten und mit allen wissenschaftlich begründbaren Mitteln beizustehen. Dies setzt die Kooperation der verschiedenen Fachdisziplinen voraus, wie sie z. B. FIKENTSCHER immer wieder gefordert hat.

Die Zusammenarbeit zwischen Gynäkologen, Endokrinologen und Andrologen hat sich inzwischen recht gut eingespielt; in der Psychodiagnostik, Psychotherapie sowie Sexualmedizin ist sie noch deutlich verbesserungsfähig.

In der Sterilitätsdiagnostik der Frau wird die Psyche seit vielen Jahren mit einbezogen (5, 8, 10–15). Im Vergleich hierzu sind Beweise für die psychogene Fertilitätseinschränkung beim Mann eher spärlich (16).

Hemmung der Spermiogenese

Seit 1924 hat STIEVE (29) in seinen grundlegenden Arbeiten histologisch nachgewiesen, wie sehr die Psyche die Spermiogenese beeinträchtigen kann. So wurden z. B. im Hoden eines Mannes, der innerhalb von 3 Wochen 4 Frauen vergewaltigt hatte und deshalb 41 Tage nach der letzten Vergewaltigung hingerichtet wurde, nur noch SERTOLI-Zellen gefunden; zuvor muß eine vollständige Spermiogenese bestanden haben, da 2 der 4 vergewaltigten Frauen gravide wurden. STIEVE schließt hieraus, daß Furcht und seelische Spannung den Spermiogenesestop hervorgerufen hatten.

Daß emotionaler Streß einen negativen Einfluß ausübt sowohl auf die Spermatozoenzahl wie auf die Motilität und Morphologie, ist vielfach belegt (12, 15, 16). Eine Erklärung hierfür kann in den Erkenntnissen von LEVIN u. Mitarb. (9) gefunden werden, daß nämlich nach i.v.-Gabe einer Überdosis Adrenalin bei gesunden Männern die Testosteronproduktion signifikant abfällt. Offen bleibt die Frage, ob das bei emotionalem (Dauer-) Streß zuviel ausgeschüttete Adrenalin direkt die Steroidgenese in den LEYDIG-Zellen oder sekundär über Hypothalamus oder Hypophyse supprimiert.

Die Diagnose somatischer Ursachen von Fertilitätsstörungen des Mannes erreicht inzwischen einen hohen Grad von Perfektion.

Trotzdem werden in vielen Fällen von Normozoospermie oder stark schwankender spermatologischer Werte die eigentlichen Gründe für die ungewollte kinderlose Ehe nicht erkannt. Psychische Besonderheiten für eine funktionell sterile Ehe werden oft vermutet, selten nachgewiesen. Dabei ist es leicht einfühlbar, daß eine ungewollte Kinderlosigkeit eine erhebliche Belastung für beide Ehepartner darstellt. Nicht selten werden aufgrund früherer Erkrankungen oder bestehender oder befürchteter körperlicher Mängel Schuldgefühle aufgebaut. Folgen von Hänseleien seitens der Verwandtschaft oder des Bekanntenkreises, verbunden mit dem mehr oder weniger diskreten Hinweis auf die Notwendigkeit einer ärztlichen Untersuchung, können ebenfalls zu diesen Gefühlen beitragen.

Emotionale Spannungen unterschiedlicher Intensität sind immer dann zu erwarten, wenn eine Gravidität – unabhängig von der Ursache – nicht in dem erwarteten Zeitraum eintritt. Dies wird ohne weiteres der Frau konzediert, trifft aber in gleicher Weise auch für den Mann zu. Die Problematik ist hier mehrschichtig: Eine Frau ist geneigt, die »Schuld« zunächst bei sich zu suchen. Obwohl der Holländer Ham schon im Jahre 1676 die Spermatozoen entdeckt hat, wird noch in unserer heutigen doch so aufgeklärten Zeit von vielen an dem Glauben festgehalten, daß die Beischlaffähigkeit des Mannes der Zeugungsfähigkeit gleichzusetzen und das Auswerfen eines Ejakulates dafür beweisend sei.

Lehnt ein Gynäkologe heute eine über die palpatorische Untersuchung der Frau hinausgehende Untersuchung ab, bevor nicht ein andrologisches Zeugnis des Mannes vorliegt, so geschieht dies in dem Wissen, daß bei ungewollt kinderloser Ehe die Ursache hierfür bei Mann und Frau etwa gleich verteilt ist. Eine Suche nach somatischen Abweichungen wird zunächst damit begründet, daß eine Heilung psychischer Störungen die Wirkung auf eventuelle bestehende somatische Krankheiten nicht einschließt. Bei einer derartigen Argumentation wird übersehen, daß auf diesem Wege eine Polarisierung betrieben wird, die den Patienten nicht dient. Da Psyche und Soma nicht zu trennen sind, ist eine Gesamtbehandlung erforderlich. Ob dabei der eine oder andere Teil im Vordergrund steht, wird sich aus dem Individualaspekt ergeben.

Die Mitteilung über eine verminderte Zeugungsfähigkeit trifft den Mann tief in seinem Selbstverständnis. Erstmals beginnt er, an seiner körperlichen Integrität zu zweifeln, was in dem furchtdiktierten Schlagwort gipfelt: Ich bin kein Mann! Die Ängste konzentrieren sich zum einen darauf, daß er seiner Frau nicht die erhoffte Konzeption bringen, zum anderen, daß er selbst – in vorher unvorstellbarer Separation von seiner Frau – kein Kind bekommen kann.

Störungen des Samentransportes

Eine allgemein anerkannte Forderung ist, niemals eine Therapie aufgrund eines einzigen Spermiogrammes einzuleiten. Wenngleich auch Reihenuntersuchungen darüber fehlen, ist doch wahrscheinlich, daß sich ein durch Masturbation gewonnenes Ejakulat spermatologisch und biochemisch nicht wesentlich von einem beim Koitus ejakulierten Material unterscheidet. Dies bezieht sich jedoch nicht notwendigerweise auf das Erstejakulat, das zur Untersuchung durch meist ungewohnte masturbatorische Tätigkeit an ungewohntem Ort unter ungewöhnlichen Umständen gewonnen wird. Ein Termin für ein Kontrollspermiogramm nach wiederum 5tägiger sexueller Karenz sollte etwa 4–6 Wochen nach der Erstuntersuchung angesetzt werden, um dem Mann und seiner Frau eine gewisse Adaptation an die neue Situation zu erlauben. Die Hoffnung auf ein besseres Ergebnis und das Wissen über die Voraussetzungen, unter denen das Ejakulat gewonnen werden muß, begünstigen bei der Zweituntersuchung meistens einen korrekten Befund.

Treten bei weiteren andrologischen Kontrollen stark schwankende spermatologische Werte auf, ist dies vorwiegend auf psychosexuelle Störungen aufgrund von Leistungsdenken oder von Partnerstörungen zurückzuführen. Hierbei wird es sich nicht um Störungen der Spermiozytogenese handeln, sondern um psychogene Samentransportstörungen. Den Beweis erbringen kurzzeitig nacheinander erstellte Spermiogramme mit erheblich unterschiedlichen Spermienzahlen, die bei einer Spermiogenesedauer von 72–76 Tagen (7) nicht auftreten dürften.

Einen weiteren Hinweis für den gestörten Samentransport bietet die Erfahrung einer nicht selten zwischen der Terminvereinbarung zur andrologischen Untersuchung und dem vereinbarten Untersuchungstermin eintretenden Konzeption. Etwa 40% der Absagen für ein Erstspermiogramm erfolgen wegen eingetretener Schwangerschaft (25). Termine für ein Kontrollspermiozytogramm wegen im Erstspermiozytogramm vermuteter eingeschränkter Fertilität werden ebenfalls oft mit der Begründung der inzwischen eingetretenen Gravidität der Ehefrau abgesagt. Diese Tatsache korreliert gut mit den Ergebnissen von LÜBKE u. STAUBER (12), die eine vergleichbare Graviditätsrate nach der Erstuntersuchung der Frau ohne jegliche Therapie fanden.

Die wichtigsten Ergebnisse im Gießen-Test zeigen, daß beide Partner miteinander rivalisieren und versuchen, sich gegenseitig zu dominieren; sie sind aggressiv-gespannt. Die Frau hat darüber hinaus eine depressiver getönte Rolle, während der Mann sich offensichtlich hypomanischer verhält, als er sich selbst fühlt. Beide suchen Anerkennung und Kontakt; die Partnerstruktur ist durch ein anklammernd-symbiotisches Beziehungsmuster geprägt, wie es von BECKMANN u. JUNKER (1) bei neurotischen Ehen beschrieben wurde.

Unter den vielschichtigen Gründen für das Eintreten der Gravidität bei der Ehefrau vor der Erstuntersuchung des Mannes oder im Anschluß daran ohne jede Therapie sind vor allem 2 hervorzuheben: Der Mann fühlt sich durch einen ultimativ vorgetragenen Kinderwunsch der Ehefrau unter einem enormen Leistungszwang, der ihn hindert, sich beim Geschlechtsverkehr voll hinzugeben. Dies kann sogar zur intravaginalen Anorgasmie oder Ejaculatio deficiens führen (23). Schon der Entschluß zu einer andrologischen Untersuchung kann manchmal die psychische Sperre aufheben. In anderen Fällen gelingt dies erst dadurch, daß dem Andrologen die Entscheidung über die Zeugungsfähigkeit aufgebürdet wird.

Die Frau, die sich des Wunsches ihres Mannes nach einem gemeinsamen Kind nicht sicher ist, wird sich erst dann vorbehaltlos dem Sexualakt hingeben, wenn er durch Terminvereinbarung mit dem Andrologen beweist, daß er sich aktiv um die Aufklärung eventueller Konzeptionshindernisse bemüht. Vergleichbare psychische Sperren können auch bei der starren Terminierung des Geschlechtsverkehrs vor dem errechneten Zeitpunkt der Ovulation vorliegen – was in gleicher Weise für die homologe Insemination wie auch für alle anderen reproduktionsmedizinischen Maßnahmen gilt.

In all diesen Fällen hat sich der Einsatz von Psychopharmaka bewährt, und zwar für beide Partner (20). Eine statistisch saubere Beurteilung können wir deshalb nicht vorlegen, weil gleichzeitig beide Partner regelmäßig begleitende psychische Hilfe durch den behandelnden Arzt (Androloge und/oder Gynäkologe) erhalten. Hierbei dient besonders der biologisch begründete Hinweis, daß ein Spermium 2 Tage befruchtungsfähig ist und daß die optimale Samenqualität nach exakt 5tägiger sexueller Karenz vorliegt. Dies leuchtet dem Patienten ein, da auch für die andrologische Untersuchung der gleiche Zeitraum zur Auflage gemacht wurde. Nach diesen 5 Tagen ist die sexuelle Spannung meist derartig, daß ein Kongressus nicht als unbedingtes Muß empfunden wird. Darüber hinaus wird auf diese Weise auch der früher geforderte iterative Geschlechtsverkehr zum Zeitpunkt der Ovulation verhindert, da auch bei ungestörter Fertilität das Befolgen dieser obsoleten Forderung einerseits ein regelrechtes Vermeidungsverhalten provoziert, andererseits zur Erschöpfungsazoospermie führen kann. Im übrigen ist die Beurteilung einer medikamentösen Beeinflussung von Fertilitätsstörungen immer schwierig, da die individuellen Parameter zweier Individuen eine Statistik erschweren.

Beim Mann glaubt man, in den spermatologischen Befunden einen maßgebenden Parameter zu haben. Dies trifft in hohem Maße zu bei hormonellen Dysregulationen, doch in allen anderen Fällen wird die psychische Beeinflussung außerordentlich hoch sein. Einerseits kann der unbedingte Glaube an die positive Wirkung des Medikamentes dahin führen, daß der Mann sich ohne innerliche Ängste hingeben kann, andererseits kann er durch die Pflicht zur regelmäßigen Einnahme der Medikamente ständig an seine Unvollkommenheit erinnert werden. Erst nach Absetzen der Medikation – weil zwecklos – kommt es manchmal spontan zu einer Besserung der spermatologischen Befunde (27).

Einem Kind das Leben zu »schenken«, bleibt auch in unserer »kontrazeptiven Gesellschaft« die Inkarnation der Ehe (13). Bei fanatischem Kinderwunsch kann die Kinderlosigkeit eine derartig starke narzißtische Kränkung hervorrufen und in eine Depression münden (depressiv-narzißtische Neurose). Hier ist zu fragen, ob die Erfüllung des Kinderwunsches den tiefer liegenden inneren Konflikt beheben kann. So ist PETERSEN (28) der Meinung, daß sterile Paare schon vor der Feststellung ihres unerfüllten Kinderwunsches an einer ausgeprägten psychosomatischen Störung leiden, die im unerfüllten Kinderwunsch kumuliert. Dieser wäre dann eine sinnvolle unbewußte Schutzmaßnahme. Werden hier ohne intensive Beratung und Psychotherapie reproduktionsmedizinische Maßnahmen vorgenommen, wird das psychosomatische Leiden durch die medizinische Manipulation eher noch verstärkt. Wie sehr der »Arzt als Manipulator der Fruchtbarkeit« (13) die Folgen seines Tuns bedenken muß, wird eindrucksvoll belegt durch Nachuntersuchungen von STAUBER, der schwere seelische Fehlentwicklungen eines Kindes nach forcierter Fruchtbarmachung bei Eltern mit neurotisch geprägtem Charakter beschreibt. Der Erfolg reproduktionsmedizinischer Maßnahmen kann also nicht an der Schwangerschaftsrate definiert werden (8). Ärztliche Aufgabe ist es, in gleicher Weise dem Mann und dem Paar zu helfen, die Situation realistisch zu sehen und einen gemeinsamen Weg zu finden.

Partnerprobleme

DUBIN u. AMELAR deckten unter 1294 infertilen Männern bei 5,1% sexuelle Probleme im Sinne von emotionellen Partnerkonflikten und bei 2% Ejakulationsstörungen als Ursache auf. Dies weist darauf hin, daß grundsätzlich alle Formen von Beischlafstörungen ursächlich für die Einschränkung der Zeugungsfähigkeit in Frage kommen können (2, 24).

Ein weiteres Problem ist das Syndrom der nicht-vollzogenen Ehe (6). Bei andrologischen Patienten kann Virginität in der Ehe nur aufgedeckt werden, wenn unter anderem nicht nur die Koitusfrequenz, sondern auch die Art des Sexualvollzuges erfragt wird. Nach unseren Erfahrungen ist damit zu rechnen, daß unter 500 Patienten, welche den Andrologen wegen eines bisher unerfüllten Kinderwunsches aufsuchen, 1–2mal ein Virgin-Wives-Syndrom gefunden werden kann.

FRIEDMANN hat die Charakterstruktur der jungfräulichen Ehefrau beschrieben und einen Brunhilde-Typ neben einen Dornröschen-Typ gestellt. Bezeichnenderweise binden sich diese Frauen vorwiegend an Männer, die ebenfalls Verhaltensabweichungen zeigen und zu Störungen der Beischlaffähigkeit neigen (3).

Andrologische Untersuchungen mit dem Ziel nachzuweisen, daß beim Mann keine organischen oder funktionellen Störungen des Genitalapparates und seiner übergeordneten Steuerung vorliegen, können das männliche Selbstwertgefühl und die Selbstsicherheit steigern und festigen (17).

Eine Kooperation mit dem Gynäkologen ist zwingend erforderlich. Da bei psychosexuellen Fertilitätsstörungen reproduktionsmedizinische Maßnahmen kontraindiziert sind, sollte auch hier dem eventuellen Wunsch nach einer homologen Insemination oder gar nach einer donogenen Insemination nicht nachgegeben werden. In diesen Fällen ist eine Psychotherapie für beide Partner anzustreben.

Störungen der Potentia coeundi

Beischlafstörungen unterschiedlicher Art können Ursache der ungewollten Kinderlosigkeit sein durch

Störungen der Libido sexualis,
Störungen der Erektion,
Störungen des Orgasmus,
Störungen der Ejakulation.

Libidostörungen

Vollständig alibidinöse Männer sind kaum bekannt, da sie ihr Verhalten ja nicht als krankhaft ansehen und somit nicht den Andrologen konsultieren. Den deckfaulen Tieren entsprechend gibt es Männer, die in ihrer Ehe nicht häufiger als höchstens 10mal im Jahr kohabitieren und eine anderweitige sexuelle Betätigung kategorisch verneinen. Auch hier ist auffällig, daß die Partnerwahl wiederum auf Frauen fällt, deren Libido ebenfalls nur schwach ausgeprägt ist. Inwieweit somatische Faktoren hierbei eine Rolle spielen, ist unbekannt. Wird jedoch andrologischerseits keine Einschränkung der Fertilität festgestellt, sollte neben der Klärung und eventuellen Therapie des Libidomangels eine intensive Beratung für das Konzeptionsoptimum vorgenommen werden (22, 26). Ein täglicher Sexualvollzug ist dann nicht als Libidostörung anzusehen, wenn dies den Wünschen beider Partner entspricht. Bei Kinderwunsch kann dies zu Schwierigkeiten führen. Vor allem bei eingeschränkter Fertilität sollte auf eine exakte 5tägige sexuelle Karenz vor dem errechneten Konzeptionsoptimum hingewiesen werden.

Erektionsstörungen

Sie stellen das größte Kontingent der Beischlafstörungen dar, da die Erektion innerhalb der sexuellen Reaktionen am ehesten störanfällig ist. Meist gelingt es den Partnern doch, eine intravaginale Ejakulation herbeizuführen. Bei der vollständigen Impotentia erectionis muß selbstverständlich den Ursachen nachgegangen werden. Nicht selten ist zu erfahren, daß »um den vermuteten Zeitpunkt des Eisprungs herum« mehrfach täglich ein Kongressus versucht wurde. Es ist nicht verwunderlich, daß ein derartiges – aus spermatologischer Sicht – unsinniges Vorgehen zu Sexual- und Partnerstörungen führen kann.

Sind organische und hormonelle Störungen ausgeschlossen und ist der Patient der Gesprächstherapie nicht zugänglich, sollte baldmöglich eine Psychotherapie eingeleitet werden. Stellt sich bei der Exploration heraus, daß der unbedingte Kinderwunsch für die Impotentia erectionis ursächlich ist, kann gegebenenfalls durch eine pragmatisch durchgeführte erfolgreiche homologe Insemination der Mann für eine Psychotherapie zugänglich werden.

Orgasmusstörungen

Unter Orgasmusstörungen des Mannes werden sowohl Störungen der emotionalen Verarbeitung als auch ein vorzeitiger oder retardierter Orgasmus und die Anorgasmie (primär, sekundär und situativ) verstanden (18).

Störungen der emotionalen Erlebnisfähigkeit können aufgrund länger bestehender pathologischer Verstimmungen zur Störung oder zur Aufhebung der Partnerschaft führen. Unterschiedlich starke Lustempfindungen oder auch ein gelegentliches Fehlen einer Lustempfindung sind durchaus möglich, besonders bei iterativem oder individuell zu häufigem Geschlechtsverkehr. Durch eine ausführliche Exploration ist zu entscheiden, ob es sich um ein psychiatrisches Krankheitsbild oder um Verhaltens- oder Partnerprobleme handelt. Abzutrennen hiervon ist der Orgasmus mit Mißempfindungen bis hin zu Schmerzen, wofür in 80% (21) ein organisches Korrelat gefunden werden kann.

Eine Ejakulation setzt als Conditio sine qua non einen Orgasmus voraus. Bei der sogenannten Ejaculatio praecox (Orgasmus praecox) verläuft die Ejakulation korrekt; gestört ist die zeitlich davor liegende sexuelle Reaktion, so daß der Orgasmus unerwünscht vor- bzw. frühzeitig eintritt. Als Störung wird empfunden, wenn der Orgasmus mit nachfolgender Ejakulation zwanghaft und unbeherrschbar aufgehoben ist und dieser regelmäßig vor der Immissio penis oder nach wenigen Friktionen eintritt. Unsinnig ist die Meinung, daß der Orgasmus beider Partner synchron ablaufen sollte. Ebenso unzulässig ist eine Korrelation zur Orgasmusfähigkeit der Frau, da hier Ursache und Wirkung miteinander verquickt werden. Neben seltenen organischen Ursachen, wie einer (relativen) Phimose oder entzündlichen Veränderungen – z. B. im Rahmen eines Lichen sclerosus et atrophicus –, stehen Ängste unterschiedlicher Art im Vordergrund.

Beim Orgasmus retardatus ist die Fähigkeit retardiert, den Orgasmus zu erreichen; ist der Orgasmus eingetreten, verläuft die Ejakulation regelrecht. Wenn auch organische Ursachen, wie z. B. Diabetes mellitus oder zerebrale bzw. spinale Veränderungen ebenso ausgeschlossen werden müssen wie eine begleitende Wirkung eines Medikamentes, so sind doch in der überwiegenden Mehrzahl diese Störungen psychisch bedingt.

Dies gilt besonders für die situative Anorgasmie (Ejaculatio sejuncta), da hierbei ja lediglich der intravaginale Orgasmus überhaupt nicht bzw. nur bei einer bestimmten Frau oder in einer bestimmten Situation nicht erreicht werden kann. Durch Masturbation hingegen kann regelmäßig ein Orgasmus erzielt werden.

Neben tiefenpsychologischen Aspekten konnten wir mehrfach folgenden Tatbestand aufdecken: Schwängerung einer Partnerin, die der Mann aus emotionalen oder anderen Gründen nicht heiraten wollte; Finanzierung eines Abortus arteficialis gegen den ursprünglichen Willen der Frau. Anschließend meist heterosexuelle Abstinenz oder ungestörter Orgasmus bei Kontrazeption mit Zufallsbekanntschaften. Bei späterem Geschlechtsverkehr mit der geliebten Frau, welche die Mutter seiner Kinder werden soll, war von Anfang an kein intravaginaler Orgasmus möglich, auch nicht bei Anwendung von Kontrazeptiva. In diesen Fällen hat sich als pragmatisches Vorgehen eine homologe Insemination bewährt, nach deren Gelingen alle Schwierigkeiten schnell aufgearbeitet werden konnten.

Bei Frauen ist eine Anorgasmie nicht selten und dem Laien bekannt. Daß auch Männer anorgastisch sein können, ist hingegen kaum bekannt. Im gegebenen Fall führt dies zu Fehlinterpretationen und zu einer Subsumierung unter anderen diagnostischen Begriffen, die sich vor allem auf das Fehlen der Ejakulation beziehen. Physiologisch jedoch ist eindeutig, daß ohne Orgasmus auch keine Ejakulation eintreten kann. Die männliche Anorgasmie wird definiert als die Unmöglichkeit, durch Masturbation oder Geschlechtsverkehr jemals einen Orgasmus zu erreichen. Zu unterscheiden ist die primäre Anorgasmie, bei der es dem Mann bislang niemals möglich war, einen Orgasmus zu erzielen, von einer sekundären Anorgasmie. Dies heißt, daß es dem Mann nach vormals ungestörtem Sexualerleben trotz nächtlicher Pollution sowie Beischlaffähigkeit mit vollständiger Erektion nicht mehr möglich ist, einen Orgasmus zu erzielen. Anorgasmie bedeutet also nicht ein gelegentliches Nichterreichen eines Orgasmus. Ebenso sind Kohabitationsstörungen aufgrund mangelnder Erektion und dadurch bedingtem Ausbleiben des Orgasmus abzutrennen. Ursächlich für eine primäre Anorgasmie sind grundsätzlich Ängste in der Jugend- und Pupertätszeit.

Die Behandlung erfolgt mit einem Elektro-Vibrationsgerät. Voraussetzung hierfür ist eine intensive psychische Führung, da die Wirksamkeit der mechanischen Ipsationshilfe wohl weniger auf das Gerät zurückzuführen ist als auf die ärztliche Verordnung an sich. Es ist als sicher anzunehmen, daß durch andersartige genitale Reizung eine gleich hohe Stimulierung erreicht werden kann. Konnte trotzdem zuvor kein Orgasmus produziert werden, ist dies auf die die Anorgasmie auslösenden Ängste einschließlich der negativen Konditionierung zurückzuführen. Erst die ärztlich angeordnete Verwendung eines als indifferent angesehenen Apparates ermöglicht ein Durchbrechen der psychischen Sperre. Ist der erste Orgasmus erreicht, folgt eine Lernphase, welche zur Selbstsicherheit notwendig ist. Bei der sekundären Anorgasmie ist wiederum zu unterscheiden zwischen organischer und psychischer Auslösung. Bei einer hochsitzenden Querschnittslähmung muß jegliche Therapie vergebens bleiben. Dagegen kann bei einer Querschnittslähmung, welche spontane Miktionen und Defäkationen erlaubt, eine Behandlung wie bei der primären Anorgasmie zum Erfolg führen. Ähnliches gilt für sekundäre Anorgasmien nach Unfällen oder psychischen Traumen (19).

Ist die Anorgasmie mit Hilfe des Elektro-Vibrators unter entsprechender psychischer Führung behoben, kann in den Fällen, in denen sich der Mann wegen des vermuteten oder echten Kinderwunsches der Ehefrau unter Leistungszwang fühlt, der Übergang zum vollständigen intravaginalen Sexualvollzug erschwert sein. Hier ist wie bei der oben beschriebenen situativen Anorgasmie durch eine homologe Insemination voller Erfolg zu erwarten. Die ärztliche Aufgabe ist also in der Hinführung zur Orgasmusfähigkeit bis zur Vollendung der erstrebten Partnerbeziehung zu sehen.

Ejakulationsstörungen

Voraussetzung für eine Ejakulation ist ein Orgasmus. Erfolgt nach der Akme keine sichtbare Ejakulation, kann es sich entweder um eine retrograde Ejakulation in die Harnblase handeln, oder aber die Ejakulation fehlt trotz des ungestört ablaufenden Orgasmus. Für viele Fälle einer retrograden Ejakulation läßt sich kein organpathologisches Substrat finden, doch nicht in allen. Hier läßt sich eine psychosexuelle Bedingtheit vermuten, obwohl überzeugende Berichte hierüber fehlen. Ätiologisch müßten tiefenpsychologische Aspekte, wie z. B. Kastrationsängste von analytischer Seite einbezogen werden. Vergleichbares gilt auch für die Formen der Ejaculatio deficiens, die sich nicht auf organische Ursachen oder die Einnahme bestimmter Medikamente wie Guanethidin, Thioridazin oder Antiandrogene zurückführen lassen. Eine Behandlung ist abhängig zu machen von den auslösenden Ursachen. Bei der organisch bedingten retrograden Ejakulation kann eine homologe Insemination mit durch Katheterisierung gewonnenem Sperma erfolgreich sein.

Zusammenfassung

Psychosexuelle Störungen des Mannes können zu einer Beeinträchtigung der Potentia generandi führen durch

Hemmung der Spermiogenese,
Störungen des Samentransportes,
Partnerprobleme,
Störungen der Potentia coeundi.

Ätiologisch stehen Hemmungen und Ängste unterschiedlicher Natur und Ausprägung im Vordergrund. Das therapeutische Vorgehen erfolgt wie bei anderen Erkrankungen auch: Anamnese, klinischer Befund und Labor- und apparative Untersuchungen. In Zusammenschau dieser Trias ergibt sich schnell der Hinweis auf eine psychische Ursache oder Mitverursachung des unerfüllten Kinderwunsches. Eine weitere Exploration wird zur korrekten Diagnose als Grundlage der notwendigen Therapie führen. Der Therapieerfolg darf nicht allein an der erzielten Schwangerschaftsrate gemessen werden, sondern sollte die Partnerschaftssituation mit einbeziehen.

Literatur

1. BECKMANN, D. u. H. E. JUNKER: Ehepaarstrukturen im Gießen-Test (GT) Z. Psychother. med. Psychol. **23,** 140–150 (1973).

2. BORELLI, S.: Die psychogenen Sexual- und Fertilitätsstörungen beim Mann. In: MARCHIONINI, A. (Hrsg.): Handbuch der Haut- und Geschlechtskrankheiten. JADASOHN, J.: Erg-Werk VI/3. S. 641–736. Springer, Berlin-Göttingen-Heidelberg 1960.

3. CLYNE, M. B.: Virgin Wives – ein Circulus vitiosus. Sexualmed. **2,** 500–502 (1973).

4. DUBIN, L. u. R. D. AMELAR: Sexual Causes of Male Infertility. Fert. Steril. **23,** 579–582 (1972).

5. EICHER, W.: Die sexuelle Erlebnisfähigkeit und die Sexualstörungen der Frau. 2. Aufl. Fischer, Stuttgart-New York 1977.

6. FRIEDMANN, L. J.: Virginität in der Ehe. Hubert und Klett, Stuttgart-Bern 1963.

7. HELLER, C. G. u. Y. CLERMONT: Spermatogenesis in man: An estimate of its duration. Sciece **140,** 184–186 (1973).

8. KENTNICH, H.: Die Probleme des Arztes in der Sterilitätsbehandlung. In: VOGT, H.-J. u. V. HERMS (Hrsg.): praktische sexualmedizin. S. 63–73. Medical Tribune, Wiesbaden 1993.

9. LEVIN, J. u. Mitarb.: The effect of epinephrine on testosterone production. Acta endocrin **55,** 184–192 (1967).

10. LIDBERG, L.: Die Psyche infertiler Partner. Sexualmed. **5,** 414–417 (1976).

11. LÜBKE, F.: Über die Problematik psychischer Gesichtspunkte bei der Behandlung steriler Ehepaare. Andrologie **1,** 53–62 (1969).

12. LÜBKE, F. u. M. STAUBER: Analyse therapeutischer Erfolge bei sterilen Ehepaaren unter dem Aspekt der sogenannten psychogenen Sterilität sowie ein Beitrag zu ihrer Diagnostik. Geburtsh. Frauenheilk **32,** 192–201 (1972).

13. NIJS, P.: Psychosomatik der ungewollten Kinderlosigkeit: Das Paar. In: VOGT, H.-J. u. V. HERMS (Hrsg): praktische sexualmedizin. S. 41–54. Medical Tribune, Wiesbaden 1993.

14. PRILL, H. J.: Psychodiagnostik der Sterilität. Therapiewoche **27,** 699–709 (1977).

15. STAUBER, M.: Psychosomatik der sterilen Ehe. In: SCHIRREN, C. u. K. SEMM (Hrsg.): Fortschr. Fertilitätsforsch. 7. Grosse, Berlin 1979.

16. STAUBER, M.: Psychosomatische Untersuchungen zur sterilen Partnerschaft. Gynäkologe **15,** 202–206 (1982).

17. VOGT, H.-J.: Virgin Wives-Syndrom as a problem in the field of Andrology. World Congress on Fertility, 3.–9.Nov. 1974.

18. VOGT, H.-J.: Anorgasmie des Mannes. Sexualmed. **3,** 116–118 (1974).

19. VOGT, H.-J.: Männliche Anorgasmie als Unfallfolge. Hefte Unfallheilkunde **126,** 665–668 (1976).

20. VOGT, H.-J.: Infertilität als Folge psychosexueller Störungen des Mannes. gynäkol. prax. **1,** 697–702 (1977).

21. VOGT, H.-J.: Andrologie. In: EICHER, W. (Hrsg.): Sexualmedizin in der Praxis. S. 117–201. Fischer, Stuttgart 1980.

22. VOGT, H.-J.: Konzeptionsoptimum aus andrologischer Sicht. gynäkol. prax. **16,** 69–72 (1992).

23. VOGT, H.-J.: Männlicher Orgasmus. Gynäkologe **26,** 184–188 (1993).

24. VOGT, H.-J. u. S. BORELLI: Sexualstörungen des Mannes. Sexualmed. **6,** 93–97 (1977).

25. VOGT, H.-J. u. J. MAYER: Psychische Barrieren bei ungewollt kinderloser Ehe. In: SCHIRREN, C. u. K. SEMM (Hrsg): Fortschr. Fertilitätsforsch. 8. S. 107–110. Grosse, Berlin 1980.

26. VOGT, H.-J. u. K. P. THEOBALD: Wissen der Männer um das Konzeptionsoptimum. gynäkol. prax. **6,** 475–477 (1982).

27. WEISMAN, A. I.: What to do and what not to do for the infertile male. Int. J. Fertil. **6,** 159–162 (1962).

Weiterführende Literatur

28. PETERSEN, P.: Manipulierte Fruchtbarkeit. Zitiert in 13.

29. STIEVE, H.: Der Einfluß des Nervensystems auf Bau und Tätigkeit der Geschlechtsorgane des Menschen. Thieme, Stuttgart 1952.

Psychosomatische Aspekte funktioneller Syndrome

W. WESIACK, Innsbruck

Über funktionelle Syndrome zu sprechen ist ein Wagnis – und trotzdem eine Notwendigkeit. Es ist ein Wagnis, weil in einer vorwiegend objektivistisch-naturwissenschaftlich orientierten Medizin weder für den Arzt die Beschäftigung mit diesen Syndromen noch die Betroffenheit für den Patienten prestigefördernd sind. Der Arzt riskiert seinen Ruf, ein seriöser Wissenschaftler zu sein, so wie der funktionell gestörte Patient Gefahr läuft, seinen Patientenstatus in Frage zu stellen. Zwar scheinen die Zeiten endgültig überwunden zu sein, in denen man diese Patienten kurzerhand in die Nähe von Simulanten, Faulpelzen und Asozialen rückte, geblieben ist ihnen aber bis auf den heutigen Tag ein gewisses Odium, eigentlich keine »ganz richtigen« Patienten zu sein.

Dies sollte uns aufhorchen lassen. Denn wenn eine große Anzahl von Patienten, als Gruppe genommen vielleicht die größte, die unsere Sprechzimmer bevölkert, eigentlich nicht unsere »richtigen« Patienten sind, dann ist im ärztlichen Versorgungssystem etwas verkehrt. Entweder kommen die falschen Leute zum Arzt oder der Arzt kann die Patienten, die zu ihm kommen, nicht verstehen, kann sie nicht in seine wissenschaftlichen Bezugsysteme einordnen und vermag daher auch nicht, ihnen optimal zu helfen. An dieser Stelle wird uns klar, wie notwendig es ist, uns mit diesen Syndromen eingehender zu beschäftigen. Sollte sich dabei herausstellen, daß wir dann diese Patienten besser verstehen, ihnen somit besser helfen können und daß sie uns darüber hinaus auch eine Reihe wissenschaftlich interessanter Aspekte bieten, dann wären unsere Bemühungen um diese Patienten reichlich belohnt, und es stünde zu erwarten, daß sich auch unsere zunächst ablehnende Haltung ihnen gegenüber, in der sich zuletzt unsere Hilflosigkeit und unser Unvermögen spiegeln, allmählich ändern wird.

Die Schwierigkeit bei der Beschäftigung mit diesen Syndromen beginnt schon mit der Terminologie, die alles andere als einheitlich ist. In den meisten Bezeichnungen finden wir das Adjektiv vegetativ wieder, wie z. B in der vegetativen Dystonie (WICHMANN), der vegetativen Neurose, der vegetativen Stigmatisation (V. BERGMANN), Labilität und Ataxie, aber auch im vegetativ-endokrinen Syndrom (CURTIUS) und in den psychovegetativen Syndromen (DELIUS, FAHRENBERG u. JORES). Auch der alte Neurastheniebegriff (BEARD) und die neurozirkulatorische Asthenie (OPPENHEIMER u. LEVINE) werden oft synonym verwendet.

Ich habe mich hier für den von v. UEXKÜLL geprägten Terminus funktionelle Syndrome entschieden, weil er der allgemeinste ist, am wenigsten präjudiziert und lediglich darauf hinweist, daß es sich um funktionelle Störungen handelt, bei denen wir keinen gravierenden Organbefund feststellen können, halte aber andererseits auch die Bezeichnung psychovegetative Syndrome, die

DELIUS, FAHRENBERG und JORES in ihren Monographien verwenden, für gut brauchbar.

Ähnlich unbestimmt wie die Terminologie ist auch die Symptomatik dieser Erkrankungen. Es sind mehr oder weniger stark ausgeprägte Beeinträchtigungen des Befindens mit entweder nur allgemeinen oder aber auf Organsysteme und -funktionen bezogene Klagen, denen keine oder nur unwesentliche Befunde entsprechen. Die einzigen, aber wiederum nicht ausnahmslos anzutreffenden körperlichen Symptome scheinen eine erhöhte Labilität und Unausgeglichenheit der vegetativen Funktionen zu sein.

In psychischer Hinsicht fallen entweder eine erhöhte Ängstlichkeit oder ein mehr demonstrativ-theatralisches Verhalten, häufig auch ein subdepressiv-hypochondrisches Verstimmtsein oder aber eine Mischung dieser 3 Verhaltensweisen auf. Man ist versucht, etwas paradox zu formulieren, daß gerade das Fließend-Uncharakteristische das Charakteristikum dieser Erkrankung ist. Das für diese Erkrankungen typische Fließend-Uncharakteristische beruht vermutlich darauf, daß sie wie eine Drehscheibe im Mittelpunkt unserer ärztlichen Bemühungen stehen mit fließenden Grenzen sowohl zum »Gesunden« und »Normalen« als auch zu den verschiedenen klar definierten Krankheiten hin. Schließlich ist es unser wissenschaftlich ordnender Verstand, der aus der Fülle der Lebensphänomene in idealtypischer Weise das »Normale« und die verschiedenen »Krankheiten« ausgrenzt.

Es ist daher sicherlich mehr als ein Zufall, daß dieses Fließend-Uncharakteristische der funktionellen Syndrome bereits jenem Arzt auffiel, nämlich THOMAS SYDENHAM, der sich zu Beginn der Medizin der Neuzeit um eine nosologische Ordnung bemühte, indem er in Analogie zu LINNÉS Species plantarum zu einer Species morborum zu gelangen suchte. 1681 schrieb SYDENHAM, daß diese Krankheitsbilder – er nannte sie dem antiken Sprachgebrauch zufolge bei der Frau Hysterie und beim Manne Hypochondrie – »proteus- und chamäleonartig« andere organische Krankheiten nachahmen würden. Sie seien außerordentlich häufig und machten über die Hälfte seines nicht fieberhaften Krankengutes aus. Ein wichtiges pathognomonisches Zeichen war ihm die Entleerung großer Mengen hellen wasserklaren Harns. Müßiggehende Frauen und Männer mit sitzender Lebensweise, z. B. Kaufleute und Gelehrte, seien besonders befallen. Als Ursache nahm er eine Ataxie – wir würden heute sagen Dystonie – der Spiritus animales an und empfahl als Therapie Stärkungsmittel, Eisenpräparate, schwere körperliche Arbeit und als ehemaliger Rittmeister CROMWELLS vor allem das von ihm so geschätzte Reiten.

Wir sehen also, daß jene Gesundheitsstörungen, die wir heute unter dem Begriff der vegetativen Dystonie oder besser noch der funktionellen oder der psychovegetativen Syndrome zusammenfassen, ein altes Problem der Medizin darstellen und daß sich die therapeutischen Ratschläge seit SYDENHAMS Zeiten nur wenig geändert haben. Das aber würde wiederum bedeuten, daß wir im Verständnis dieser Krankheitsbilder in den 300 Jahren seit SYDENHAM kaum vorangekommen sind.

Gegenwärtig werden folgende 4 ätiopathogenetische Konzepte diskutiert:

1. Die funktionellen Syndrome sind primäre Erkrankungen des vegetativen Nervensystems oder des Endokriniums.

2. Die funktionellen Syndrome sind Mikroformen, sog. »formes frustes«, bekannter organischer Erkrankungen.

3. Die funktionellen Syndrome sind somatische Begleiterscheinungen larvierter endogener Depressionen.

4. Die funktionellen Syndrome sind besondere Verlaufsformen neurotischer Krankheiten.

Für und gegen diese Hypothesen wurden die verschiedensten Argumente und Gegenargumente vorgebracht. Ich will versuchen, hinter diesen gegensätzlichen Hypothesen ein gemeinsames Grundkonzept herauszuarbeiten, das uns im Verständnis dieser Krankheitsbilder weiterführen könnte.

Hinter der 1. Hypothese, die funktionellen Syndrome seien Erkrankungen des vegetativen Nervensystems oder des Endokriniums, steht unausgesprochen die breite ärztliche Erfahrung, daß es sich offenbar um Störungen der intraorganismischen Nachrichtenübertragung und -verarbeitung handelt. Allerdings, so muß hier kritisch angemerkt werden, engt diese Hypothese den Blickwinkel ausschließlich auf das anatomische und biochemische Substrat, nämlich den Nachrichtenträger, ein und übersieht völlig den Inhalt der Nachricht, auf den es letztlich ankommt.

Die 2. Hypothese, die funktionellen Syndrome seien Mikroformen bekannter Krankheiten, beruht ebenfalls auf ärztlicher Erfahrung, nämlich auf der Feststellung, daß zumindest ein Teil dieser Syndrome nahezu ubiquitär und im Grenzbereich zwischen dem, was wir »gesund« und »krank« nennen, angesiedelt ist. So kann z. B. das die Angst begleitende Herzklopfen neben anderen Sensationen und vegetativen Regulationsstörungen sowohl ein physiologisches als auch ein pathologisches Phänomen sein.

Die 3. Hypothese, die funktionellen Syndrome seien somatische Begleiterscheinungen larvierter Depressionen, schließt hier an und hält wiederum uraltes ärztliches Erfahrungsgut fest, daß nämlich Gemütsbewegungen, Stimmungen und Verstimmungen mit bestimmten körperlichen Begleiterscheinungen verbunden sind. Stimmungen und Verstimmungen sind aber das Resultat bestimmter Nachrichtenverarbeitung.

Bei der 4., der neurosenpsychologischen Hypothese, ist es dann offensichtlich, daß es sich um Erkrankungen mit gestörter Informationsverarbeitung handelt. Wenn wir uns nun eingehender mit dieser Hypothese beschäftigen, dann müssen wir uns klar machen, daß der Neurosebegriff in der Medizin seit seiner Einführung durch CULLEN 1777 viele Wandlungen durchlaufen hat und auch in der gegenwärtigen Literatur nicht ganz eindeutig definiert ist. Seit SIGMUND FREUD ist Neurosenpsychologie zunächst Konfliktpsychologie; dies wird für die klassischen Psychoneurosen, nämlich die Hysterien, die Phobien und auch die Zwangsneurosen kaum noch ernstlich bestritten. Die psychoanalytische Methode, die sich bei der Erforschung und Behandlung der Psychoneurosen so sehr bewährt hat, wurde nun im weiteren Verlauf der Forschung einerseits auf die benachbarten Bereiche der Psychosen, der psychopathischen Charakterstörungen und der psychosomatischen Erkrankungen und andererseits auch auf die Erforschung der Gruppendynamik ausgedehnt, wodurch nicht nur neue Erkenntnisse gewonnen, sondern auch der vorher klar umgrenzte Neurosenbegriff erweitert und verwaschen wurde. Ob diese Erweiterung des Neurosebegriffes ein Fortschritt ist, bleibe dahingestellt. Festhalten müssen wir jedenfalls, daß wir derzeit auch im Bereiche der psychoanalytischen Theorie 2 Neurosebegriffe nebeneinander, nämlich einen engen auf die Psychoneurosen begrenzten und einen weiteren mit verwaschenen Grenzen, verwenden.

Die neuen Erkenntnisse, die diese Vorstöße über die Grenzen der Psychoneurosen hinaus in immer frühere Entwicklungsstadien des Menschen brachten, bestanden unter anderem darin, daß das in der Neurosenpsychologie so bewährte Konfliktmodell bereits einen gewissen Reifegrad der psychischen Entwicklung und eine Strukturierung der psychischen Instanzen Es, Ich und Über-Ich sowie Objektbeziehungen voraussetzt. Vorher liegt aber in den ersten Lebensmonaten eine Entwicklungsphase, die man als eine symbiotische Dualunion zwischen Mutter und Kind bezeichnet hat; sie läßt sich noch nicht mit dem Konfliktmodell, sondern nur mit den Kategorien »genug« und »zuwenig« beschreiben.

Eine Mangelsituation auf dieser Entwicklungsstufe führt zu schwerwiegenden psychischen Strukturdefekten. Auf dieser Stufe können wir auch noch nicht von einem getrennten somatischen und psychischen Bereich, sondern bestenfalls mit LOCH von einem »bio-psychosozialen Simultangeschehen« sprechen. Bei den auf dieser Ebene Gestörten versagt deshalb auch unser klassisch-psychoanalytisches therapeutisches Instrumentarium, nämlich die deutende Bearbeitung von Übertragung und Widerstand, und muß einer anaklitisch-stützenden Therapie weichen, um so dem Patienten evtl. die Möglichkeit für einen »Neubeginn« zu geben.

Nach diesen gerafften entwicklungspsychologischen Überlegungen werden wir also 2 verschiedene Typen funktioneller Syndrome erwarten: Patienten, bei denen Psychoneurosen mit umschriebener Konfliktproblematik bestehen, und Patienten, bei denen wir eine Grundstörung im Sinne von BALINT annehmen müssen. Es sei aber noch auf eine 3. Patientengruppe hingewiesen, nämlich die relativ flüchtigen Reaktionen, die nach stärkeren Belastungen auftreten und nach deren Ende wieder abklingen. Bei ihnen handelt es sich wirklich um Zwischenstadien zwischen Gesundheit und Krankheit.

Für jede dieser 3 Gruppen sei ein Beispiel angeführt, das jeweils das gleiche Leitsymptom, nämlich funktionelle Herzbeschwerden, enthält, die in unserer täglichen Praxis außerordentlich häufig angegeben werden.

Beispiel 1

Das Sprechzimmer betritt eine etwa 20j. gesund, blühend und attraktiv aussehende Frau und bittet um eine gründliche Herzuntersuchung. Sie bekomme nachts Herzklopfen und Beklemmungsgefühle in der Herzgegend, die mit starker Angst verbunden seien. Wenn der Ehemann, der noch Student ist, übers Wochenende bei ihr daheim ist, sei sie merkwürdigerweise völlig beschwerdefrei, aber an den Wochentagen bzw. besser gesagt Nächten, an denen er in seiner Unversitätstadt ist, bekomme sie diese Herzanfälle. Ausgerechnet dann, wenn sie ihn am nötigsten brauchte, sei er nicht da. Früher, vor ihrer Eheschließung, habe sie so etwas noch nie gehabt; sie sei bisher eigentlich überhaupt noch nie ernstlich krank gewesen. Ganz schlimm sei es nach der vor einigen Monaten erfolgten Geburt ihres 1. Kindes geworden, das tagsüber von ihrer Mutter versorgt werde, während sie zur Arbeit gehe, um das Studium des Ehemannes mitzufinanzieren. Die Ehe sei trotz gewisser Belastungen äußerer Art ihren Angaben zufolge gut.

Die Pat. berichtet weiter, daß sie bereits einen anderen Internisten, der sonst ihre Familie auch hausärztlich betreut, aufgesucht habe. Dieser habe sie gründlich untersucht und ihr dann erklärt, daß sie körperlich völlig gesund sei, auch ein ganz gesundes Herz habe und die Beschwerden nur nervös seien. Sie glaube ihm zwar, sei aber andererseits doch sehr beunruhigt, weil trotz Einnahme von *Valium* die nächtlichen Herzbeschwerden und Angstzustände, wenn auch in etwas gedämpfter Form, immer noch vorhanden seien.

Beispiel 2

Auch diese Pat., eine über 30j. Malerin, meldet sich zur Untersuchung wegen Herzbeschwerden und Angstzuständen an. Schon bei der telefonischen Anmeldung gibt sie zu erkennen, daß sie sehr ängstlich und unsicher und jeder ärztlichen Untersuchung und Behandlung gegenüber sehr zwiespältig eingestellt ist. Zur Untersuchung erscheint sie dann mit ihrem fast 30 J. älteren Ehemann, der zunächst die Gesprächsführung ganz an sich zieht, während sie still und in sich gekehrt, anscheinend fast unbeteiligt dasitzt. Erst nachdem der Ehemann das Sprechzimmer verlassen hat, beginnt sie, zunächst ängstlich abwehrend, dann aber zusehends Vertrauen fassend, zu berichten.

Sie sei das einzige Kind und bis zum heutigen Tage der Liebling des Vaters gewesen, den sie immer noch sehr verehre. In der Schule und während ihres Kunststudiums sei sie zwar sportlich aktiv, andererseits aber, was persönliche Kontakte anbetrifft, eher scheu und zurückhaltend gewesen. Während des Studiums habe sie sich nur einmal richtig in einen älteren Lehrer verliebt, sei aber von ihm sehr enttäuscht worden. Für sexuelle Beziehungen habe sie nie etwas übrig gehabt, wisse aber, daß »Männer so etwas bräuchten«, ihr selber sei Sex jedoch gleichgültig.

Vor 3 J. habe sie ihren Mann kennengelernt, der sich damals in Scheidung und in einer schweren seelischen Krise befunden habe. Sie habe ihn bald danach geheiratet, weil er ein »prima Kerl« sei und ohne ihre Hilfe wohl vor die Hunde gegangen wäre, zumal da sie eben noch einen Suizidversuch von ihm verhindern konnte.

Ihren ersten Herzanfall habe sie vor 2 J. erlitten, nachdem sie von einem 2monatigen Aufenthalt in Italien, den sie vorwiegend allein verbracht und in dem sie sehr viele Bilder gemalt habe, nach Hause zurückgekehrt war. Es begann eigentlich mit heftigen Kopfschmerzen. Dann traten Herzklopfen und beengende Herzbeschwerden auf, die von starken Angstzuständen begleitet waren. Diese Angstzustände haben sich im Laufe des letzten Jahres so gesteigert, daß sie nur noch in Anwesenheit des Ehemannes oder ihres Vaters einigermaßen angstfrei sei. Sie könne nicht mehr allein auf die Straße gehen, weil sie dann in panische Angst verfalle, ihr Herz bliebe stehen und sie fiele tot um. So sei sie zur Gefangenen ihres kranken Herzens und ihrer Angst geworden.

Beim Vergleich dieser beiden Krankenschilderungen wird, so glaube ich, bereits sichtbar, daß es sich, trotz gewisser Ähnlichkeiten in der Symptomatik, um im Grunde genommen verschiedene Krankheitsbilder handelt. Noch größer aber ist der Unterschied zu unserem nächsten Patienten.

Beispiel 3

Das Sprechzimmer betritt ein 29j. korrekt-neutral wirkender Mann, der hinter einem verbindlich-gewinnenden Lächeln eine gewisse Distanziertheit erkennen läßt. Er eröffnet das Gespräch damit, daß er freundlich-lächelnd erklärt, er befinde sich in einer verzweifelten und hoffnungslosen Situation. Seit er vor 5 oder 6 J. nachts mit einem Retrosternalschmerz aufgewacht sei, habe er dauernd einen Druck hinter dem Brustbein, verbunden mit einem Leeregefühl im Kopf und mit Parästhesien in den Gliedern. Er habe sich deshalb auch schon einer Reihe von ambulanten und auch klinischen Untersuchungen unterzogen, ohne daß ein ernster Befund erhoben und ihm geholfen werden konnte. Auf Anraten eines Kardiologen habe er auch einen Psychoanalytiker aufgesucht, der ihn aber wieder an seinen Hausarzt zurückgeschickt habe mit der Bemerkung, sein Leiden sei nicht für eine psychoanalytische oder psychotherapeutische Behandlung geeignet.

In den letzten Wochen haben sich dann seine Beschwerden wieder verschlimmert. Er könne aber keinerlei Umstände benennen, die evtl. zu seinem ersten Herzanfall oder jetzt wiederum zur Verschlimmerung geführt haben könnten, in seinem Leben sei alles unauffällig und in Ordnung.

Auf Befragen teilt er dann mit, daß er Einzelkind und wohl immer schon ängstlich und ein Einzelgänger gewesen sei. Er habe Physik studiert, das Studium aber nicht abgeschlossen, da er sich nie zur Abfassung seiner Diplomarbeit entschließen konnte. Jetzt arbeite er im Betrieb seines Vaters. Nur auf direktes Befragen während der körperlichen Untersuchung ist zu erfahren, daß er schon seit 10 J. eine Freundin habe, mit der er aber nur sehr sporadisch, höchstens 4–5mal im Jahr sexuellen Kontakt habe.

Allen 3 Patienten ist eines gemeinsam: Sie haben Herzbeschwerden und suchen zunächst keineswegs einen Psychotherapeuten, sondern einen Arzt für Allgemeinmedizin oder aber einen Internisten auf. Eine weitere Gemeinsamkeit ist die Tatsache, daß bei der auch wiederholten und gründlichen körperlichen Untersuchung außer einer Labilität und Unausgeglichenheit der vegetativen Funktionen kein gravierender Organbefund erhoben werden kann.

Hier gerät nun der rein organisch eingestellte Arzt in 2fache Versuchung. Entweder sagt er dem Patienten, daß ihm nichts fehle und daß er vollständig gesund sei, was therapeutisch keineswegs ausreichend ist, denn nach kurzer Beruhigung wird der Patient bei fortbestehenden Beschwerden erneut denselben oder aber einen anderen Arzt aufsuchen, da sie ihn weiterquälen und beunruhigen; oder aber er überbewertet einen Nebenbefund der vegetativen Labilität und stempelt den Patienten nun zum Pseudoorgankranken, der von da an mit ärztlichem Beistand an seinem »Herzmuskelschaden«, seinem »Blutdruck«, seinem »vegetativen Nervensystem«, seiner »Schilddrüsenüberfunktion« usw. leidet. In beiden Fällen ist damit die erste und in dieser Form nie mehr wiederkehrende Chance eines frühzeitigen (psycho)-therapeutischen Eingriffes vertan und der Weg zur Chronifizierung beschritten, die später, wenn überhaupt, so nur durch einen unverhältnismäßig großen psychotherapeutischen Aufwand rückgängig gemacht werden kann. Der rein naturwissenschaftlich ausgebildete und entsprechend interessierte Arzt ist sich eben nur selten der Tatsache bewußt, daß er durch alles, was er tut und sagt, und vor allem dadurch, wie er es tut und sagt, den Patienten beeinflußt und d. h. natürlich auch ihn verändert.

Es ist daher unumgänglich, diesen kommunikativen Interaktionsprozessen zwischen Arzt und Patient, also den sog. psychischen Aspekten, größere Aufmerksamkeit zuzuwenden. Tut man das, dann entdeckt man plötzlich eine Reihe von Befunden, die man früher nicht wahrgenommen hat, die uns nun aber aus der lähmenden Sterilität, es fehle dem Patienten ja eigentlich nichts, herausführen, uns im Verständnis dessen, was in ihm eigentlich vorgeht, was ihm eigentlich fehlt, weiterbringen und uns damit Handlungsanweisungen (V. UEXKÜLL) für ein sinnvolles therapeutisches Vorgehen geben.

Betrachten wir nun unter diesen Gesichtspunkten unsere 3 Patienten, dann zeigt sich vordergründig eine weitere scheinbare Gemeinsamkeit: Alle 3 haben auch Angst, herzkrank zu sein. Diese Angst ist aber qualitativ doch bei genauerem Hinsehen recht verschieden. Bei der 1. Patientin, der Studentenfrau, die im übrigen einen gesunden und auch psychisch unkomplizierten Eindruck macht, ist es mehr eine Ratlosigkeit gegenüber der Symptomatik, eine mehr unbestimmte Sorge, »es wird doch nichts Ernstes mit meinem Herzen los sein«. Die anderen beiden Patienten leiden unter der Angst, das Herz werde stehenbleiben, und sie würden tot umfallen. Der Charakter ihrer Angst ist jedoch recht verschieden. Bei der Malerin sind es phobische Ängste, die ihren Lebenskreis einengen und sich, wenn sie allein ist, zu panikartigen Angstzuständen steigern, während sie in Anwesenheit ihres Vaters oder Ehemannes angstfrei ist. Beim 3. Patienten sind es hypochondrische Befürchtungen, die ihn so gut wie nie verlassen und ihn zu einer dauernden Beschäftigung mit sich und seinem Herzen zwingen.

Betrachten wir nun den Interaktionsstil, das, was ARGELANDER treffend die »szenische Information« genannt hat. Auch hier können wir deutliche Unterschiede an diesen 3 Patienten wahrnehmen. Bei der 1. Patientin besteht von Anfang an ein offener und warmer Gesprächskontakt. Bei der 2. Patientin sind nach anfänglicher ängstlicher Zurückhaltung eine deutliche Ambivalenz der Gefühlseinstellung und schließlich ein zunehmendes Vertrauen spürbar, während beim letzten Patienten das Gespräch auffallend sachlich distanziert, ja fast mechanisch-neutral bleibt, was den Eindruck einer un-sichtbaren Trennwand zwischen Patient und Arzt erweckt. Schließlich sind auch beträchtliche Unterschiede im Inhalt dessen, was uns die Patienten mitteilen, vorhanden. Die junge Studentenfrau bekommt ihre Herzbeschwerden nur nachts, wenn sie allein und – hier können wir wohl ergänzen – sexuell unbefriedigt im Bett liegt. Die Malerin bekommt ihre phobischen Anfälle, wenn sie allein ist und – so können wir ergänzen – wenn sie damit Versuchungssituationen ausgesetzt ist, und beim 3. Patienten bleibt die ganze Anamnese merkwürdig farblos und leer. Hier haben wir einen Patienten vor uns, der formal gut, ja übergut an die Erfordernisse seiner Umwelt angepaßt ist und der bewußt unter keinerlei seelischen Problemen, sondern nur noch unter seinen körperlichen Beschwerden leidet.

Auch im sexuellen Verhalten und im Umgang mit den Mitmenschen, also dem, was der Psychoanalytiker Objektbeziehungen nennt, sind deutliche Unterschiede festzustellen. Die Ehefrau des Studenten hat unauffällige Objektbeziehungen und ein normales Sexualleben. Sie bekommt ihre Beschwerden nur, wenn letzteres aus äußeren Gründen unterbunden ist und zu einem Triebstau führt. Die Malerin hat ausgesprochen ambivalente Objektbeziehungen und auch ein ambivalent ablehnendes Verhältnis zur Sexualität, während beim 3. Patienten die Objektbeziehungen sehr distanziert und fast mechanisch-formal verdünnt sind und sexuelle Betätigung kaum noch stattfindet.

Diese Befunde, die ich hier nur in recht groben Zügen skizzieren konnte, ermöglichen uns wichtige differentialdiagnostische und -therapeutische Unterscheidungen. Die 1. Patientin ist trotz einiger leicht hysterischer Züge nicht eigentlich neurotisch krank. Ihre Symptome sind das Resultat abgewehrter sexueller Triebbedürfnisse, also K o n v e r s i o n s s y m p t o m e, die nur unter für sie besonders belastenden Situationen (Getrenntsein vom Ehemann) auftreten. Hier genügt das ein- oder mehrmalige verständnisvoll deutende ärztliche Gespräch, das der Patientin den Zusammenhang zwischen ihren abgewehrten Triebbedürfnissen und dem Symptom verständlich und erlebbar macht, um sie auf Dauer von ihren Beschwerden zu befreien.

Allerdings ist – und das möchte ich nachdrücklich betonen – diese Herstellung des Zusammenhangs zwischen Erleben und Symptom für den Therapieerfolg außerordentlich wichtig. Kommt sie nicht zustande, bleibt das Symptom für den Patienten unverständlich und fremd – etwa durch den Hinweis, es fehle ihm ja eigentlich nichts –, dann behält es zwangsläufig auch seinen bedrohlichen Charakter, ängstigt den Patienten weiterhin und wird so zum Kristallisationskern einer fortschreitenden neurotischen Entwicklung mit allen unerfreulichen Folgen.

Bei der 2. Patientin, der Malerin, handelt es sich um einen ausgeprägten psychoneurotischen Prozeß mit entsprechenden psychovegetativen Begleiterscheinungen, nämlich um eine P h o b i e, die nur durch systematische, am besten psychoanalytische Psychotherapie adäquat behandelt werden kann. Nach der psychoanalytischen Theorie beruhen die Psychoneurosen auf unbewußten und ungelösten intrapsychischen Konflikten, die durch deutende Bearbeitung von Übertragungen und Widerstand geheilt werden können.

Während also bei diesen beiden Erkrankungstypen die differentialtherapeutische Problematik zumindest im Prinzip und in den wesentlichen Zügen gelöst ist, was natürlich nicht ausschließt, daß in der Realität der Praxis davon noch sehr wenig Gebrauch gemacht wird, liegen die Verhältnisse bei dem 3. Erkrankungstyp weit weniger günstig. Diese Patienten wurden, wie sich durch eine Reihe psychoanalytischer Untersuchungen zeigte, bereits auf der frühen symbiotisch-dyadischen Mutter-Kind-Entwicklungsstufe geschädigt; sie werfen für uns nach wie vor große therapeutische Probleme auf. BALINT nannte diese Schädigungen treffend »Grundstörungen«. Wir wissen heute, daß sie die Matrix für spätere charakterneurotisch-psychopathische Entwicklungen sowie für psychotische und psychosomatische Erkrankungen abgeben. Die klassische psychoanalytische Therapie, die auf der deutenden Bearbeitung von Übertragung und Widerstand beruht, wird diesen Erkrankungen nicht mehr ganz gerecht. Sie muß deshalb modifiziert werden. Wir stehen noch mitten in diesem therapeutischen Entwicklungsprozeß.

Die verschiedenen Erkrankungstypen funktioneller Syndrome finden wir auch bei den anderen Formen wieder. Neben dem funktionellen kardiovaskulären Syndrom können wir im Bereich der inneren Medizin als häufige Syndrome das funktionelle Syndrom des Magens und des unteren Verdauungstraktes, das funktionelle Atemsyndrom, das funktionelle Kopfschmerzsyndrom und das diffuse, nicht lokalisierte funktionelle Syndrom unterscheiden. Bei allen diesen Syndromen lassen sich die 3 Krankheitstypen sowie Mischformen beobachten, obwohl wir gerade bei Patienten mit funktionellem Atemsyndrom besonders häufig hysterische Neurosen und beim funktionellen Syndrom des Magens, des unteren Verdauungstraktes und beim funktionellen Kopfschmerzsyndrom sehr häufig Patienten mit Grundstörungen und depressiven Verstimmungen antreffen.

Abschließend sei auf die katamnestische Untersuchung von CREMERIUS über die Prognose der funktionellen Syndrome hingewiesen, da sie, soweit ich sehe, die gründlichste und umfassendste Studie zu diesem Thema ist. Er hat bei 371 Patienten mit funktionellen Syndromen, die 1949–1951 an der Medizinischen Poliklinik München untersucht wurden, 9–11 Jahre später folgende Ergebnisse festgestellt.

Bei 45% dieser nachuntersuchten Patienten bestand das Syndrom in gemilderter, gleicher oder verstärkter Form weiter. Diese Syndrompersistenz war beim funktionellen Syndrom des unteren Verdauungstraktes mit 81% und beim funktionellen Syndrom des Magens mit 70% am deutlichsten und beim nervösen Atemsyndrom mit 14% am schwächsten.

Ein Syndromwandel bestand bei 8% der Nachuntersuchten. Er war beim diffusen, nicht lokalisierten funktionellen Syndrom mit 29% am ausgeprägtesten, wobei eine starke Tendenz dieses Syndroms sichtbar wurde, in eine der monosymptomatischen Formen, bevorzugt ins funktionelle Syndrom des Magens bzw. ins funktionelle kardiovaskuläre Syndrom überzugehen.

Bei 11% waren organische Erkrankungen am vorher funktionell irritierten Organ festzustellen, und zwar bei 26% des funktionellen Syndroms des Magens ein Ulkus, bei 20% des nervösen Atemsyndroms eine chronische Bronchitis und bei 7% des funktionellen kardiovaskulären Syndroms eine Herzinsuffizienz.

Bei 21% der nachuntersuchten Patienten bestand jetzt eine reine Psychoneurose, bei 2% eine Organkrankheit, bei 5% eine psychosomatische Erkrankung und nur bei 8% eine Spontanheilung nach 10 Jahren. Diese war beim nervösen Atemsyndrom mit 25% am häufigsten und beim funktionellen Syndrom des Magens mit 3% bzw. Kopfschmerzsyndrom mit 0% am geringsten.

Die Ergebnisse von CREMERIUS unterstreichen nicht nur die starke Tendenz zur Chronifizierung, sondern legen auch, wie oben geschehen, eine pathogenetische Differenzierung der funktionellen Syndrome nahe.

Man kann mir natürlich mit Recht vorwerfen, daß meine Einteilung vielleicht zu sehr vereinfachend und schematisierend sei, denn die Wirklichkeit ist bunter und besteht meist aus Mischbildern. Trotzdem glaube ich, daß die Unterscheidung von Krankheitstypen, die wir differentialdiagnostisch und dann auch differentialtherapeutisch voneinander abgrenzen können, außerordentlich wichtig ist. Erst wenn uns das gelingt, ertrinken wir nicht mehr in der Fülle der Phänomene und können nun sinnvolle therapeutische Maßnahmen ergreifen.

Bei den neurotischen Reaktionen müssen wir durch ein verständnisvoll deutendes Gespräch einen für den Patienten erlebbaren Zusammenhang zwischen seinen Problemen und seinen Symptomen herstellen und ihn darüber hinaus beraten, anstatt ihn mit dem Hinweis, es fehle ihm nichts, oder mit einer Pseudoorgandiagnose abzuspeisen. Wir befinden uns hier in der sozialmedizinisch so wichtigen Grauzone zwischen Gesundheit und Krankheit. Dem erstkonsultierten Arzt, dem Arzt der ersten ärztlichen Linie (BRAUN) fällt hier ein weiter, aber auch ein außerordentlich verantwortungsvoller Arbeitsbereich zu, der in seiner medizinalpolitischen Bedeutung noch keineswegs voll erkannt ist. Hier wirken sich ärztliches Sagen und Handeln nur allzuoft schicksalhaft auf den gesamten weiteren Verlauf aus.

Die Psychoneurosen, die – wie wir festgestellt haben – ebenfalls oft Trägerinnen der funktionellen Syndrome sind, müssen fachpsychotherapeutisch behandelt werden.

Die therapeutischen Probleme, die uns die 3. Gruppe, die der Patienten mit Grundstörungen, aufgibt, sind noch keineswegs befriedigend gelöst. Das pathogenetisch Interessante an dieser Krankheitsgruppe ist jedoch, daß wir es hier – soviel wir heute wissen – mit sehr frühen Entwicklungsstörungen und Schädigungen zu tun haben, wobei genetischkonstitutionelle und psychosoziale Faktoren ineinandergreifen. Die Therapie muß auch hier, soweit sie nicht rein symptomatisch und nur anaklitisch-stützend sein will, bestrebt sein, für den Patienten einen erlebbaren Zusammenhang zwischen seinen Symptomen und seinen Problemen herzustellen. Dies ist aber bei diesen Patienten unendlich viel schwieriger als bei den neurotischen Reaktionen und den Psychoneurosen, weil hier jedes Konflikterleben zunächst fehlt und erst über einen komplizierten und nicht immer vollziehbaren Labilisierungsprozeß erreicht werden kann. Dieser Prozeß läßt sich am erfolgversprechendsten in psychotherapeutischen Gruppen vollziehen, in denen ja emotionelle Stützung, Labilisierung und Konfliktbearbeitung nebeneinander herlaufen.

Wenn wir uns abschließend fragen, woher es wohl komme, daß die offizielle Medizin im Verständnis und in der Behandlung der funktionellen Syndrome in den 300 Jahren seit SYDENHAM praktisch nicht vorangekommen ist, dann beruht das wohl darauf, daß die physikalistisch orientierte naturwissenschaftliche Medizin die physiologischen und pathologischen Prozesse des Organismus ausschließlich mit den Kategorien Masse und Energie zu erfassen suchte. Sie übersah lange Zeit, daß wir organismische Vorgänge nur adäquat beschreiben und verstehen können, wenn wir eine weitere Kategorie hinzunehmen, nämlich die Kategorie Information, die sich weder auf Masse noch auf Energie allein zurückführen läßt. Erst seit wir, vor allem in der Nachfolge FREUDs, gelernt haben, auch und vor allem den Menschen als störanfälliges informationsverarbeitendes Wesen, das auf inter- und intrapersonelle Kommunikation essentiell angewiesen ist, zu begreifen, gewinnen wir auch für die somatischen Begleiterscheinungen dieser gestörten Informationsverarbeitung, die wir funktionelle Syndrome nennen, neues Verständnis und neue therapeutische Zugänge.

Literatur

UEXKÜLL, T. v. u. K. KÖHLE: Funktionelle Syndrome. In: UEXKÜLL, T. v.: Psychosomatische Medizin. 4. Aufl. Urban & Schwarzenberg, München 1990.

Weitere Literatur beim Verfasser.

Erschienen in:
internist. prax. **15,** 571–578 (1975)
tägl. prax. **16,** 555–562 (1975)

Psychotherapie des ärztlichen Sprechstundengesprächs

W. Wesiack, Innsbruck

Die Psychotherapie ist ein weites Feld. Es reicht von einfachen, oft unabsichtlich gegebenen Suggestionen über übende und konditionierende Verfahren bis zur hohen Kunst der Psychoanalyse, und es ist nicht leicht, den Standort der Psychotherapie des ärztlichen Sprechstundengesprächs in diesem weiten Feld zu bestimmen. Sollen wir sie an den Anfang, in die Mitte oder gar ans Ende der langen Reihe psychotherapeutischer Verfahren setzen? Ist sie die elementarste und der Ausgangspunkt aller Psychotherapie oder die Summe unserer psychotherapeutischen Kenntnisse, die brennspiegelartig auf kleinstem Raum und in kurzer Zeit unser gesamtes Wissen und Können auf diesem Gebiet zusammenfaßt?

Da beide scheinbar entgegengesetzte Positionen einen wahren Kern enthalten, wollen wir uns nicht länger mit müßigen Fragen der Ortsbestimmung aufhalten, sondern vorweg zweierlei feststellen:

1. Die Psychotherapie des ärztlichen Sprechstundengesprächs ist jene Form von Psychotherapie, die grundsätzlich jeder Arzt, der Arzt für Allgemeinmedizin so gut wie der Spezialist, ausüben kann, deren Ausübung aber

2. auf sehr verschiedenem Niveau erfolgt, in Abhängigkeit vom Wissen und Können des Arztes, von den Bedürfnissen und Besonderheiten des Patienten und den Möglichkeiten der äußeren Bedingungen. Sind der Ausbildungsstand des Arztes, wie heute meistens, unzureichend, der Patient unfähig oder unwillig zu sprechen und die äußeren Bedingungen so, daß sie ein Gespräch unterbinden, dann wird das so notwendige diagnostische und therapeutische Gespräch nicht in Gang kommen können.

Güte und Niveau des Gesprächs hängen also von vielen Faktoren und nicht nur vom Arzt allein ab. Eine Meisterschaft ist aber – sieht man einmal von einzelnen Naturbegabungen ab – ebenso wie in anderen Bereichen der Medizin nur durch mehrjährige intensive Beschäftigung und Übung zu erreichen.

Es können hier nicht alle Dimensionen, die weitreichenden Möglichkeiten, aber auch die Grenzen des ärztlichen Gesprächs dargestellt werden, sondern ich möchte mich auf einige wesentliche Strukturelemente beschränken. Ich kann analog zu dem Arzt in der Praxis nur den Anstoß für einen hoffentlich weiterwirkenden Prozeß geben.

Das ärztliche Gespräch beginnt mit dem »Angebot« des Patienten, der damit den »diagnostisch-therapeutischen Zirkel« eröffnet. Unter ihm verstehe ich jenen mit der ersten Begegnung beginnenden und erst mit der letzten endenden Interaktionsprozeß, der sich zwangsläufig, wenn auch oft viel zu wenig beachtet, zwischen Arzt und Patient abspielt. Er hat bewußte und unbewußte Aspekte, die sich keineswegs decken, und durchläuft – schematisch gesehen – immer wieder 3 Stufen, die wir mit Wahrnehmung, Deutung und Realitätsprüfung am besten beschreiben können.

Der Patient macht bei sich bestimmte Wahrnehmungen (z. B. Ängste, Symptome, Leistungsminderungen), die er als bestimmte Erkrankungen (z. B. Nerven-, Herz- oder Magenleiden oder anderes) deutet, und sucht nun einen Arzt auf, um seine Deutungen zu veri-, falsi- oder zu modifizieren. Das, was er dem Arzt als Symptom oder Beschwerdenkomplex zunächst anbietet, nennt man mit BALINT das Angebot des Patienten.

Der Arzt seinerseits kommt aufgrund seiner Wahrnehmungen, die natürlich das Angebot des Patienten einschließen, zu Deutungen, diagnostischen Hypothesen, die er nun durch weitere diagnostische und therapeutische Maßnahmen zu veri-, falsi- oder zu modifizieren sucht. Das Resultat nimmt er wieder zum Ausgangspunkt neuer Deutungen, die wiederum überprüft werden müssen usw. So entsteht das, was ich den diagnostisch-therapeutischen Zirkel nenne. Es ist ein immer weiter fortschreitender und sich verfeinernder Interaktionsprozeß, in dem jedes vom Arzt gesprochene Wort, aber auch jede von ihm angeordnete Maßnahme, ganz gleichgültig, ob sie diagnostischer oder therapeutischer Natur ist, auf den Patienten eine Wirkung ausübt, weil sie ja sein Interpretations- und Realitätsprüfungssystem verändert (11).

Die vielen Fußangeln, die in jedem Interaktionsprozeß zwischen Arzt und Patient, also in jedem diagnostisch-therapeutischen Zirkel lauern, sind allen erfahrenen Ärzten nur allzu gut bekannt. Einen Kardinalfehler möchte ich aber herausheben, der durch unser Ausbildungssystem sehr gefördert wird, demzufolge jeder Therapie die abgeschlossene Diagnose vorausgehen müsse, was meist, insbesondere in der ärztlichen Praxis, unmöglich ist. Dieser Fehler besteht in der vorzeitigen Hypostasierung, d. h. diagnostische Hypothesen bzw. Teildiagnosen werden verabsolutiert.

Wenn wir bei einem Patienten, der uns das Angebot von z. B. Herz- oder Magenbeschwerden macht, nur die ganze Apparatur der komplizierten klinischen Diagnostik einsetzen, ohne uns genau danach zu erkundigen, wie er seine Beschwerden erlebt und welche Deutung er ihnen gibt, dann haben wir den diagnostisch-therapeutischen Zirkel vorzeitig zugunsten einer rein somatischen Hypostasierung abgebrochen und haben später die allergrößten Schwierigkeiten – oft ist es schon unmöglich geworden –, das ursprüngliche Angebot des Patienten, das sich inzwischen durch die ihm von den Ärzten angebotenen Deutungen stark verändert hat, wieder aufzunehmen.

Um nicht mißverstanden zu werden, sei hier kurz eingefügt: Es geht nicht darum, an die Stelle der bisher fast rein somatischen Medizin eine psychische zu setzen, sondern eine psychosomatische, die psychische und somatische Krankheitsfaktoren gleichermaßen berücksichtigt. D. h. aber, daß wir bestrebt sein müssen, weder durch rein somatische Diagnostik und Therapie das psychotherapeutische ärztliche Gespräch zu behindern, noch über dem ärztlichen Gespräch notwendige somatische Diagnostik und evtl. auch Therapie zu vergessen. Daß man das kann, haben z. B. G. ENGEL in Rochester (8), TH. V. UEXKÜLL in Ulm und viele andere bewiesen.

Wie soll also der Arzt das Angebot des Patienten aufnehmen, damit ein erfolgreiches ärztliches Gespräch entstehen kann? Ich möchte sagen: anteilnehmend, vorurteilsfrei und neugierig! Anteilnehmend, weil hier ein leidender Mitmensch unsere Hilfe sucht. Vorurteilsfrei (so gut es geht), weil wir sonst vorzeitig den diagnostisch-therapeutischen Zirkel abbrechen und uns in Sackgassen verrennen. Neugierig aber auf die Dynamik, die das Symptom bzw. den Beschwerdenkomplex hervorruft und in Gang hält. Ist es nicht die reizvolle Lust und zugleich schwere Bürde unseres Berufes, hinter den Symptomen die wirkenden Kräfte aufspüren zu müssen, damit wir sinnvoll helfen können?!

Das Angebot des Patienten darf in uns nicht nur Assoziationen bekannter Krankheiten hervorrufen (z. B. verschiedener Herz- oder Magenerkrankungen, der Hyperthyreose oder gar der Allerweltsdiagnosen: vegetative Dystonie oder Depression), um den Patienten möglichst schnell mit einem diagnostischen Etikett zu versehen, sondern sollte insbesondere dann, wenn wir nicht den Verdacht auf einen abwendbar gefährlichen Verlauf (im Sinne von BRAUN, 3) haben, unsere Neugierde mobilisieren, um zu verstehen: Was bedeutet das Symptom für den Patienten?

Hier droht uns aber die entgegengesetzte Gefahr, nämlich das rasche »Erraten« und allzu frühe Festlegen auf eine bestimmte Psychodynamik, z. B. »sexuelle Frustration«, »unerträglichen Autoritätsdruck«, »Objektverlust« usw. Obwohl wir solche Ideen ebenso wie die Assoziationen bekannter Krankheiten zur weiteren Spurenverfolgung dringend brauchen, würden sie uns – zu früh verabsolutiert – doch den Fortgang des diagnostisch-therapeutischen Zirkels empfindlich stören. Sie wären auch in dieser allgemeinen Form noch viel zu unspezifisch, um sie therapeutisch erfolgversprechend nützen zu können. Um dem Patienten wirklich zu helfen, müssen wir ihn erst einmal verstehen, und zwar besser verstehen, als er sich selbst versteht, d. h., wir müssen lernen zu verstehen, was für ihn eine bestimmte sexuelle Frustration, ein Autoritätsdruck oder ein Objektverlust bedeuten, wie sie sich auswirken, welche Folgen sie für ihn haben usw. Erst wenn wir die Psychodynamik bis in ihre Details und Verästelungen hinein durchschauen, werden wir dem Patienten diese Kenntnisse vermitteln und damit entscheidend helfen können.

Dieser wichtige Prozeß des Verstehens ist nur mit Hilfe des Patienten selbst möglich. Im richtig geführten ärztlichen Gespräch enthüllen sich dann die unentbehrlichen Details der Psychodynamik. Dabei machen wir eine überraschende, ja faszinierende Entdeckung: Im ärztlichen Gespräch sind Diagnostik und Therapie bereits unlösbar miteinander verbunden. Indem wir gemeinsam mit dem Patienten den Details seiner Psychodynamik nachspüren, gewinnen wir beide, Arzt und Patient, ein tieferes Verständnis seines Krankheitsverlaufes, das für uns Verfeinerung der Diagnostik, für den Patienten aber bereits Therapie bedeutet.

Welche Faktoren sind es aber, die ein gutes Gespräch besonders therapeutisch erfolgreich machen? Wir können dabei auf die zahlreichen Untersuchungen von ROGERS und seinen Mitarb. zurückgreifen, die nachgewiesen haben, daß 3 Verhaltensweisen des Arztes bzw. des Psychotherapeuten für einen psychotherapeutischen Erfolg maßgebend sind:

1. Verbalisierung emotionaler Erlebnisinhalte des Patienten,

2. emotionale Wärme und positive Wertschätzung, die der Therapeut dem Patienten entgegenbringt und

3. Echtheit bzw. Selbstkongruenz, die der Therapeut zwischen seinem Erleben, seinen Wertvorstellungen und seinen verbalen und nonverbalen Äußerungen herzustellen vermag.

TAUSCH drückt das folgendermaßen aus: »Je größer das Ausmaß angemessener Verbalisierung emotionaler Erlebnisinhalte von Klienten durch Psychotherapeuten, je größer das Ausmaß positiver Wertschätzung und emotionaler Wärme von Psychotherapeuten sowie innerhalb gewisser Grenzen das Ausmaß ihrer Echtheit-Selbstkongruenz, um so größer ist die Wahrscheinlichkeit gewisser konstruktiver Änderungen des Erlebens und Verhaltens von Klienten am Ende der Gesprächspsychotherapie und in der nachfolgenden Zeit« (10).

ROGERS beschreibt die ideale Einstellung des Therapeuten wie folgt: »Am charakteristischsten: Der Therapeut ist imstande, vollkommen an der Kommunikation des Patienten teilzunehmen. Sehr charakteristisch: Der Therapeut befindet sich mit seinen Anmerkungen immer in Übereinstimmung mit dem, was der Patient mitzuteilen versucht. Der Therapeut betrachtet den Patienten als einen Mitarbeiter, mit dem er gemeinsam an einem Problem arbeitet. Der Therapeut behandelt den Patienten als seinesgleichen. Der Therapeut ist sehr gut imstande, die Gefühle des Patienten zu verstehen. Der Therapeut folgt immer dem Gedankengang des Patienten. Der Therapeut teilt durch die Modulation seiner Stimme seine vollständige Fähigkeit mit, die Gefühle des Patienten zu teilen« (9).

Nimmt also ein Arzt anteilnehmend, vorurteilsfrei und neugierig das Angebot des Patienten auf und ist er sich während des Gesprächs der 3 von ROGERS beschriebenen therapierelevanten Variablen bewußt, nämlich der Verbalisierung emotionaler Erlebnisinhalte, der emotionalen Wärme und positiven Wertschätzung sowie der Echtheit bzw. der Selbstkongruenz, dann wird er bereits ein gutes, d. h. für den Patienten hilfreiches Gespräch mit ihm führen können. Er wird damit die bereits von FREUD als so außerordentlich wichtig erachtete Spiegelfunktion des Therapeuten einnehmen, die dem Patienten ermöglicht, sich und seine Krankheit in der Reflexion dieses Spiegels besser zu erkennen (4).

Arbeitet nun ein Arzt nach diesen Empfehlungen, indem er sich bemüht, anteilnehmend und neugierig die Spiegelfunktion für den Patienten darzustellen, dann wird er, wenn er sehr aufmerksam ist, 3 Entdeckungen machen: Er wird

1. feststellen, daß manchmal im Verlauf eines Gesprächs blitzartige »Aha-Erlebnisse« bei ihm selbst und manchmal auch beim Patienten eintreten, die BALINT u. Mitarb. »Flashphänomene« genannt haben. Sie erleuchten schlagartig die Situation und die Krankheitsdynamik des Patienten und sind von außerordentlichem therapeutischem Wert, denn sie verändern meist entscheidend die gesamte Psychodynamik des Patienten (2).

Die 2. Entdeckung des Arztes wird sein, daß der Patient nicht ohne weiteres bereit ist, alle Einsichten, die gemeinsam erarbeitet wurden, zu akzeptieren, oder genauer gesagt: Er wird die Erfahrung machen, daß der zunächst so kooperative Patient beim Verfolgen bestimmter Spuren plötzlich die Gefolgschaft und Mitarbeit aufkündigt und einem weiteren Fortschreiten des Verstehensprozesses Widerstand entgegensetzt.

Dieses Phänomen des Widerstandes, das FREUD erstmals beschrieben hat, spielt in der Theorie und Praxis der Psychoanalyse eine zentrale Rolle (5). Es versperrt den Zugang zum eigentlichen, auch dem Patienten unbewußten Kernkonflikt des neurotischen Krankheitsprozesses und kann nicht leicht aufgelöst werden. Wie soll sich hier der Arzt in der Sprechstunde verhalten, dem die Technik und die Möglichkeiten des Psychoanalytikers fehlen?

Im Gegensatz zum Psychoanalytiker, der versuchen wird, den Widerstand des Patienten zu bearbeiten, d. h. aufzulösen, muß der Arzt in der Sprechstunde versuchen, den Widerstand zu umgehen bzw. zu unterlaufen, denn jedes gewaltsame Verfolgen von Spuren, denen der Patient nicht folgen mag oder kann, würde seinen Widerstand nur unnötig verstärken und verhärten. In der Psychotherapie des ärztlichen Sprechstundengesprächs muß der Arzt Geduld haben und warten können. Er muß es ganz dem Patienten überlassen, was, wieviel und wann dieser sein Geheimnis preiszugeben gedenkt.

Im Gegensatz etwa zur Chirurgie, in der der Arzt aktiv ist, der Patient aber nur reagiert, sind in der Psychotherapie – und deshalb ist sie für den zur Aktivität erzogenen Mediziner manchmal so schwer zu erlernen – die Fronten geradezu verkehrt. Der Patient ist der aktive, er macht uns die Angebote, auf die wir dann, allerdings richtig, reagieren müssen. Ist uns eine Spur, ein Weg durch den Widerstand des Patienten verlegt, dann müssen wir auf ein neues Angebot vom Patienten warten, das uns wieder weiterführt. Es wird vielleicht schon in diesem Gespräch, vielleicht aber erst in Tagen, Wochen oder Monaten gemacht werden. Die Initiative dazu müssen wir weitgehend dem Patienten überlassen. Wir müssen nur bereit sein, auf seine Angebote einzugehen.

Der aufmerksame Arzt wird aber im ärztlichen Gespräch noch ein 3. Phänomen beobachten können, das ebenfalls schon von FREUD beschrieben wurde und das, wie das Phänomen des Widerstandes, in der Theorie und Praxis der Psychoanalyse ebenfalls eine zentrale Rolle spielt. Es ist das Phänomen der Übertragung (6). FREUD beschreibt es wie folgt: »Der Patient wendet dem Arzt ein Ausmaß von zärtlichen, oft genug mit Feindseligkeiten vermengten Regungen zu, welches in keiner realen Beziehung begründet ist und nach allen Einzelheiten seines Auftretens von den alten und unbewußt gewordenen Phantasiewünschen des Kranken abgeleitet werden muß.«

Der Patient bezieht also den Arzt gleichsam in seine Neurose ein; er überträgt auf ihn infantile Verhaltensmuster und konstelliert mit ihm, wie ARGELANDER u. LOREZZNER beschrieben haben, eine »Szene« (1). So konstelliert der Patient (z. B. der gehemmte, der ängstliche, der verführende, der anmaßende, der unterwürfige usw., um nur einige Beispiele zu nennen) ganz unbewußt und unwillkürlich »in der Übertragung« mit dem Arzt eine »Szene«, die uns, wenn wir diese szenischen Informationen zu deuten wissen, wertvolle Hinweise auf die Psychodynamik und die Beziehungsstörungen des Patienten geben.

Mit LOCH (7) können wir 3 Übertragungs- bzw. Beziehungsebenen zwischen Arzt und Patient unterscheiden, die für alle Arzt-Patienten-Beziehungen, also auch für das ärztliche Gespräch bedeutungsvoll sind:

1. Ebene des »fiktiven Normal-Ich«, auf der sich das sachliche Funktionsgespräch zwischen Arzt und Patient abspielt.

2. Die Ebene der symbiotischen Mutter-Kind-Beziehung, der sog. anaklitisch-diatrophischen Gleichung. Es ist jene Ebene des Urvertrauens, der Sicherheit und der Suggestibilität, auf der sich der Patient, wenn er nicht allzusehr gestört ist, vom Arzt beschützt, geborgen und verstanden fühlt.

3. Die Ebene der neurotischen Übertragung und Gegenübertragung im eigentlichen Sinne. Es ist die Domäne der Psychoanalyse, die durch deutende Bearbeitung von Übertragung und Widerstand vor allem auf dieser Ebene wirkt.

Mit Hilfe dieser 3 Übertragungs- und Beziehungsebenen läßt sich das ärztliche Gespräch recht gut strukturieren. Sie geben dem das Gespräch führenden Arzt Anhaltspunkte dafür, mit welcher »Schicht« des Patienten er jeweils vorwiegend kommuniziert, und geben ihm so die Möglichkeit, die Reichweite und Tiefe seiner Gesprächsinterventionen besser zu dosieren.

In der Psychotherapie des ärztlichen Sprechstundengesprächs wird der Arzt vor allem auf den ersten beiden Ebenen tätig werden. Er wird den Patienten auf der Ebene des »fiktiven Normal-Ich« über Zusammenhänge aufklären und ihn sachlich beraten. Auf der 2. Ebene wird der Arzt zum anteilnehmenden Beobachter, der die Spiegelfunktion ausübt. Er wird darüber hinaus zur verstehenden und beschützenden Mutterfigur, der sich der Patient ruhig anvertrauen kann. Zum Meister auf diesem Gebiet wird er aber, wenn es ihm gelingt, auch die 3. Ebene, nämlich von Übertragung und Widerstand, mit einzubeziehen. Dies erfordert allerdings besondere Fähigkeiten des Arztes, die bisher in der ärztlichen Ausbildung nicht vermittelt wurden.

Schließlich sind noch 2 Fragen zu erörtern. Wie lange soll ein ärztliches Gespräch dauern, und wie kann man die notwendigen Kenntnisse und Fertigkeiten des ärztlichen Gesprächs erwerben?

Das Gespräch kann unterschiedlich lang sein. Man könnte, um Zahlen zu nennen, sagen, zwischen 6–60 Minuten. Die Dauer wird vom Angebot des Patienten, aber natürlich auch von den Möglichkeiten des Arztes abhängen. Es gibt Angebote seitens der Patienten, die so zaghaft, scheu und gewissermaßen nur am Rande anläßlich einer Untersuchung oder einer Rezepterneuerung gemacht werden, daß sie nur jeweils wenige Minuten beanspruchen und über Monate, ja oft Jahre hinweg anläßlich verschiedener Arztkontakte bearbeitet werden.

Natürlich gibt es auch Situationen, in denen ein länger dauerndes Gespräch am Platze ist. Hier ist es letztlich eine organisatorische und kassentechnische Frage, inwieweit es gelingt, dem Patienten die für die Gespräche notwendige Zeit einzuräumen. Wer jedoch die Prinzipien der Psychotherapie des ärztlichen Sprechstundengesprächs beherrscht und anzuwenden weiß, der wird, und das haben nicht zuletzt die Arbeiten BALINTS und seiner Mitarb. gezeigt, fähig sein, in relativ kurzer Zeit viel zu erreichen, denn es ist falsch anzunehmen, daß die Wirksamkeit von Gesprächsinterventionen unbedingt ihrer Länge proportional ist.

Wie die Anwendung jeder ärztlichen Methode benötigt natürlich auch das ärztliche Gespräch neben gewissen Voraussetzungen, z. B. der Bereitschaft von Arzt und Patient, sich auf ein Gespräch einzulassen, und einer entsprechenden Befähigung des Arztes dazu, einen gewissen Zeitaufwand. Er wird, wie auch sonst in der Medizin, beim Ungeübten groß und beim Meister relativ kurz sein. Eines sei aber besonders betont: Es ist ein Irrtum zu meinen, wer Psychotherapie des ärztlichen Sprechstundengesprächs betreibt, benötige dazu unverhältnismäßig viel Zeit. Sein evtl. momentaner zeitlicher Mehreinsatz wird mehr als ausgeglichen durch seltenere Inanspruchnahme, insbesondere durch Abnahme von dringenden Hilferufen, Haus- und Nachtbesuchen. Wenn der Patient die Erfahrung gemacht hat, daß er mit seinem Arzt seine Probleme besprechen kann und von diesem auch verstanden wird, dann ist er nicht mehr im gleichen Ausmaß wie früher gezwungen, seine Hilferufe so sehr in Form von somatischen Symptomen zu artikulieren. In der Interaktion von Arzt und Patient ist somit, im Sinne von BALINT, »eine neue Ebene«, nämlich die des verstehenden Gesprächs, erreicht, die es weitgehend überflüssig macht, mit Symptomen zu agieren. Vor allem aber wird der therapeutische Prozeß für den Patienten effektiver und damit für beide, Arzt und Patient, befriedigender.

Wo und wie kann man sich nun das für das ärztliche Gespräch notwendige Rüstzeug erwerben? Hier bietet sich vor allem die mehrjährige Mitarbeit an einer BALINT-Gruppe an. Wer weiter und tiefer in die Kunst und Technik der ärztlichen Gesprächsführung eindringen will, dem sei eine psychotherapeutisch-psychoanalytische Weiterbildung anempfohlen.

Literatur

1. ARGELANDER, A.: Die szenische Funktion des Ichs. Psyche **24**, 325 (1970).

2. BALINT, E. u. J. S. NORELL: Fünf Minuten pro Patient. Suhrkamp, Frankfurt 1975.

3. BRAUN, R. N.: Lehrbuch der ärztlichen Allgemeinmedizin. Urban & Schwarzenberg, München-Berlin-Wien 1970.
4. FREUD, S.: Ratschläge für den Arzt bei der psychoanalytischen Behandlung. Ges. W., Bd. VIII, S. 394. Fischer, London 1940.
5. FREUD, S.: Vorlesungen zur Einführung in die Psychoanalyse. Ges. W., Bd. XI., S. 296. Fischer, London 1940.
6. FREUD, S.: Vorlesungen zur Einführung in die Psychoanalyse. Ges. W., Bd. XI, S. 447. Fischer, London 1940.
7. LOCH, W.: Über theoretische Voraussetzungen einer psychoanalytischen Kurztherapie. Jahrbuch der Psychoanalyse, Bd. IV, 1967 und WESIACK, W.: Das ärztliche Gespräch. Hippokrates **42,** 207 (1971).
8. MORGAN, W. L. u. G. L. ENGEL: The Clinical Approach to the Patient. Saunders, Philadelphia-London-Toronto 1969.
9. ROGERS, C. R.: Die klient-bezogene Gesprächspsychotherapie. Kindler, München 1973.
10. TAUSCH, R.: Gesprächspsychotherapie, 2. Aufl. Vandenhoeck und Ruprecht, Göttingen 1968.
11. WESIACK, W.: Grundzüge der psychosomatischen Medizin. Becksche Schwarze Reihe, Bd. 114. Beck, München 1974.
12. WESIACK, W.: Das ärztliche Gespräch – Versuch einer Strukturanalyse. In: UEXKÜLL, T. v. (Hrsg.): Psychosomatische Medizin. 4. Aufl. Urban & Schwarzenberg, München 1990.

Erschienen in:
internist. prax. **17,** 709–714 (1977)
tägl. prax. **18,** 709–714 (1977)
gynäkol. prax. **2,** 97–102 (1978)

Autorenverzeichnis

BASLER, Prof. Dr. Dr. H.-D.
Institut für Medizinische Psychologie
der Philipps-Universität
Bunsenstraße 3
35037 Marburg

BATTEGAY, Prof. Dr. R.
Psychiatrische Universitätspoliklinik
Kantonsspital
Petersgraben 4
CH-4031 Basel

BAUER, Prof. Dr. J.
Psychiatrische Universitätsklinik
Hauptstraße 5
79104 Freiburg im Breisgau

BECK, Prof. Dr. D. †

BERNER, Prof. Dr. P.
14, Rue Mayet
F-75006 Paris

BERTI, Dr. L. A.
Hinter den Wiesen 19
55127 Mainz

BIERMANN, Prof. Dr. GERD
Platschweg 34
I-39042 Brixen-Milland

BIERMANN, Dr. RENATE
Platschweg 34
I-39042 Brixen-Milland

BLANKENBURG, Prof. Dr. W.
Am Hasselhof 11
35041 Marburg

BOSSE, Prof. Dr. Dr. K.
Universitäts-Hautklinik
von Siebold-Straße 3
37075 Göttingen

BRAUN-SCHARM, Dr. H.
Klinik Rottmannshöhe
Jugendpsychiatrische Abteilung
der Heckscher Klinik München
82335 Berg

BURKHARDT, Dr. R.
Waldkehre 7
21149 Hamburg

BUTOLLO, Dr. ANDREA
Josef Rapsstraße 7
80805 München

BUTOLLO, Prof. Dr. W.
Institut für Psychologie,
Klinische Psychologie
der Universität
Leopoldstraße 13
80802 München

CURTIUS, Prof. Dr. F. †

DIEL, Dr. R.
Neumünstersche Straße 23
20251 Hamburg

DITTMAR, Dipl.-Psych. F.
Praxis für Psychotherapie
Kainzenweg 3
94036 Passau

DORST, Prof. Dr. K. G.
Institut für Präventivmedizin
Grevenstraße 91
48159 Münster

DRENK, Dr. K.
Ingerweg 2a
40670 Meerbusch

EHL, Dr. M.
Kreuzbergstraße 6a
97080 Würzburg

EICKE, Prof. Dr. D.
Gottschalkstraße 4
34127 Kassel

ENGELHARDT, Prof. Dr. K.
3. Medizinische Klinik
Städtisches Krankenhaus
Chemnitzstraße 33
24116 Kiel

ERMANN, Prof. Dr. M.
Abteilung für Psychotherapie
und Psychosomatik
Klinikum Innenstadt der Universität
Nußbaumstraße 7
80336 München

FALCK, Dr. H.-R.
Schwalenberger Straße 4
30449 Hannover

FAUST, Prof. Dr. V.
Abteilung Psychiatrie I
Universitätsklinikum Ulm
Psychiatrisches Landeskrankenhaus
88214 Ravensburg-Weißenau

FEIEREIS, Prof. Dr. H.
Medizinische Universität
Ratzeburger Allee 160
23538 Lübeck

FRANK, Dr. R.
Institut für Kinder-
und Jugendpsychiatrie
der Universität
Nußbaumstraße 7
80336 München

FRIESE, Dipl. Psych. Dr. H.-J.
Klinik und Poliklinik für Kinder-
und Jugendpsychiatrie
der Universität
Füchsleinstraße 15
97080 Würzburg

GERICH, Dr. L.
Griesäckerstraße 30
97078 Würzburg

GÖTTER, Dr. phil. Dipl.-Psych. URSULA
Institut für Kinder-
und Jugendpsychiatrie
der Universität
Nußbaumstraße 7
80336 München

HANSEN, Dr. K.-J.
Pferdemarkt 7
23552 Lübeck

HOFFMANN, Prof. Dr. S. O.
Klinik für Psychosomatische Medizin
und Psychotherapie der
Universität
Untere Zahlbacher Straße 8
55131 Mainz

HOLE, Prof. Dr. G.
Abteilung Psychiatrie I
Universitätsklinikum Ulm
Psychiatrisches Landeskrankenhaus
88214 Ravensburg-Weißenau

HÖRMANN, Prof. Dr. Dr. K.
Von-Esmarch Straße 111
48149 Münster

KALUZA, Dr. K.
Institut für Präventivmedizin
Grevenstraße 91
48159 Münster

KLAGES, Prof. Dr. W.
Am Lorch 15
35041 Marburg

KLUGE, Dr. CÄCILIA
Zeil 3
57080 Siegen

KLUGE, Dr. PAUL
Zeil 3
57080 Siegen

KNOEPFEL, Prof. Dr. H.-K.
Berninastraße 93
CH-8057 Zürich

KNÖLKER, Prof. Dr. U.
Poliklinik für Kinder-
und Jugendpsychiatrie
der Medizinischen Universität
Kahlhorststraße 31–35
23538 Lübeck

KOCKOTT, Prof. Dr. G.
Psychiatrische Klinik und Poliklinik
der Technischen Universität
Ismaningerstraße 22
81675 München

KUTTER, Prof. Dr. P.
Brenntenhau 20 A
70565 Stuttgart

LEHNERT, Dr. H.
Institut für Präventivmedizin
Grevenstraße 91
48159 Münster

MAASS, Dr. G.
Fachbereich Psychosomatische Medizin
Deutsche Klinik für Diagnostik
Aukammallee 33
65191 Wiesbaden

MENTZOS, Prof. Dr. S.
Abteilung für Psychotherapie
und Psychosomatik
Zentrum der Psychiatrie
Klinikum der J.W.G.-Universität
Heinrich-Hoffmann-Straße 10
60528 Frankfurt am Main

MÖHRING, Priv.-Doz. Dr. P.
Höhenstraße 56
35435 Wettenberg

NERAAL, Dr. Dr. ANNEGRET
Abteilung Psychosomatik
Zentrum für Innere Medizin
der Universität
Baldingerstraße
35033 Marburg

NIJS, Prof. Dr. P.
Psychosomatische Abteilung
Universitäts-Frauenklinik Gasthuisberg
B-3000 Leuven

PFEIFFER, Prof. Dr. W. M.
Rennesstraße 13a
91054 Erlangen

RASSEK, Dr. M.
Klinik am Kurpark
Am Hainberg 10–12
36251 Bad Hersfeld

RECHENBERGER, Prof. Dr. H.-G. †

REITER, Ass.-Prof. Dr. L.
Universitätsklinik
für Tiefenpsychologie
und Psychotherapie
Währinger Gürtel 18–20
A-1090 Wien

RIEMANN, Prof. Dr. F. †

RIPKE, Dr. TH.
Mönchhofstraße 11
69120 Heidelberg

RÜGER, Prof. Dr. U.
Abteilung Psychosomatik
und Psychotherapie
der Universität
von-Siebold-Straße 5
37075 Göttingen

SCHEFERLING, Dipl.-Psych. BIRGIT
Klinik für Kinder-
und Jugendpsychiatrie
der Vorwerker Heime
Triftstraße 139–143
23554 Lübeck

SCHMIDT, Dr. H.
Kurklinik Königsfeld
Holtauser Talstraße 2
58256 Ennepetal

SEEMANN, Dr. W. F.
Rotenberg 8
35037 Marburg

SONNECK, Prof. Dr. G.
Institut für Medizinische
Psychologie
Severingasse 9
A-1090 Wien

TEICHMANN, Prof. Dr. A. T.
Frauenklinik
Klinikum Aschaffenburg
Am Hasenkopf
63739 Aschaffenburg

THILO, Prof. Dr. H.-J.
Königstraße 98
23552 Lübeck

V. UEXKÜLL, Prof. Dr. TH.
Sonnhalde 15
79104 Freiburg im Breisgau

UNNEWEHR, Dr. Dipl.-Psych. SUZEN
Klinische Pyschologie
Psychiatrische Klinik und Poliklinik
des Universitätsklinikums
Eschenallee 3
14050 Berlin

VOGT, Prof. Dr. Dr. H.-J.
Dermatologische Klinik und
Poliklinik der Technischen Universität
Biedersteiner Straße 29
80802 München

WALTER, Univ.-Doz. Dr. HENRIETTE
Universitätsklinik für Psychiatrie
Währinger Gürtel 18–20
A-1090 Wien

WESIACK, Prof. Dr. W.
Universitätsklinik für Medizinische
Psychologie und Psychotherapie
Sonnenburgstraße 16
A-6020 Innsbruck

ZAPOTOCZKY, Prof. Dr. H. G.
Universitätsklinik für Psychiatrie
Auenbruggerplatz 22
A-8036 Graz

Sachverzeichnis